中华影像鉴别诊断学

消化分册

主　审　梁长虹　宋　彬

主　编　严福华

副主编　刘爱连　孙应实　刘再毅　孟晓春

人民卫生出版社

·北　京·

图书在版编目（CIP）数据

中华影像鉴别诊断学. 消化分册 / 严福华主编. --
北京：人民卫生出版社，2024. 10. -- ISBN 978-7-117-
37074-5

Ⅰ. R445

中国国家版本馆 CIP 数据核字第 2024FG5704 号

| 人卫智网 | www.ipmph.com | 医学教育、学术、考试、健康，购书智慧智能综合服务平台 |
| 人卫官网 | www.pmph.com | 人卫官方资讯发布平台 |

中华影像鉴别诊断学——
消化分册
Zhonghua Yingxiang Jianbie Zhenduanxue——
Xiaohua Fence

主　　编：严福华
出版发行：人民卫生出版社（中继线 010-59780011）
地　　址：北京市朝阳区潘家园南里 19 号
邮　　编：100021
E - mail：pmph @ pmph.com
购书热线：010-59787592　010-59787584　010-65264830
印　　刷：北京华联印刷有限公司
经　　销：新华书店
开　　本：889×1194　1/16　　印张：42.5
字　　数：1316 千字
版　　次：2024 年 10 月第 1 版
印　　次：2024 年 11 月第 1 次印刷
标准书号：ISBN 978-7-117-37074-5
定　　价：228.00 元

打击盗版举报电话：010-59787491　E-mail：WQ @ pmph.com
质量问题联系电话：010-59787234　E-mail：zhiliang @ pmph.com
数字融合服务电话：4001118166　　E-mail：zengzhi @ pmph.com

（以姓氏笔画为序）　编　者

马　静　新疆生产建设兵团总医院
王　劲　中山大学附属第三医院
王　青　山东大学齐鲁医院
王中秋　江苏省中医院
王远成　东南大学附属中大医院
邓丽萍　浙江大学医学院附属邵逸夫医院
石　喻　中国医科大学附属盛京医院
龙学颖　中南大学附属湘雅医院
龙莉玲　广西医科大学第一附属医院
叶　枫　中国医学科学院肿瘤医院
冯仕庭　中山大学附属第一医院
曲金荣　河南省肿瘤医院
吕培杰　郑州大学第一附属医院
朱　亮　北京协和医院
任　克　厦门大学附属翔安医院
刘文亚　新疆医科大学第一附属医院
刘再毅　广东省人民医院
刘爱连　大连医科大学附属第一医院
孙应实　北京大学肿瘤医院
严福华　上海交通大学医学院附属瑞金医院

李　震　华中科技大学同济医学院附属同济医院
李若坤　上海交通大学医学院附属瑞金医院（兼秘书）
李春媚　北京医院
杨大为　首都医科大学附属北京友谊医院
肖文波　浙江大学医学院附属第一医院
余日胜　浙江大学医学院附属第二医院
沈　文　天津市第一中心医院
张雪宁　天津医科大学第二医院
陈天武　重庆医科大学附属第二医院
邵成伟　海军军医大学第一附属医院
郁义星　苏州大学附属第一医院
孟晓春　中山大学附属第六医院
饶圣祥　复旦大学附属中山医院
姜慧杰　哈尔滨医科大学附属第二医院
袁　放　四川大学华西医院
容鹏飞　中南大学湘雅三医院
程　瑾　北京大学人民医院
童　彤　复旦大学附属肿瘤医院
谢传淼　中山大学肿瘤防治中心
熊美连　福建医科大学附属第一医院

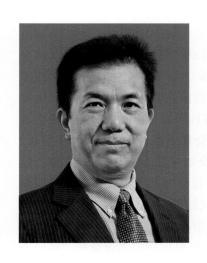

梁长虹

　　主任医师、教授、博士生导师及博士后合作导师。广东省人民医院医学影像科主任。主要从事腹部影像诊断及医学影像数据挖掘方面的研究。已培养硕士、博士及博士后100名。任中国医师协会放射医师分会候任会长、中国康复医学会医学影像学与康复医学专业委员会副主任委员及《中华放射学杂志》副主编等。先后担任华南理工大学医学院副院长、中华医学会放射学分会副主任委员、广东省医学会放射学分会主任委员及广东省医师协会放射科医师分会主任委员及亚洲腹部放射学会主席等。获得过国家重点研发计划、国家自然科学基金面上项目、广东省重点研发计划等。主编国内第一部对比剂安全使用指南及10余部学术著作。获得过广东省科技进步奖一等奖及二等奖、教育部科技进步奖等多项奖项。

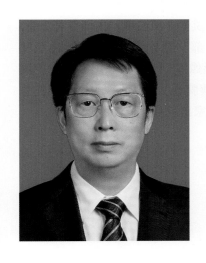

宋　彬

　　四川大学华西临床医学院主任医师、教授、博士生导师。长期致力于腹部影像的临床、科研和转化研究，特别是对影像学在肝癌的早期筛查、精准诊断、生物学行为评估、个性化治疗决策、疗效预测和预后评估等方面经验丰富，先后主持国家级课题12项，发表SCI论文200余篇，主编/参编学术著作10余部。担任中华医学会放射学分会副主任委员、中国医师协会放射医师分会副会长、四川省医学会放射学专业委员会主任委员、亚洲腹部放射学会候任主席等职，荣获人民日报社第四届"国之名医·优秀风范"奖，以及"欧洲胃肠与腹部放射学会（ESGAR）荣誉会员""韩国放射学会（KSR）荣誉会员"等称号，并入选爱思唯尔中国放射学界高被引学者。

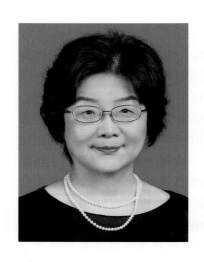

严福华

　　二级教授,主任医师,博士生导师,上海交通大学医学院附属瑞金医院放射科主任,上海交通大学医学院医学影像学系主任及医学技术学院医学影像技术系主任。上海市放射诊断质量控制中心主任。国家"十三五"及"十四五"重点研发计划首席科学家。担任中国医师协会放射医师分会副会长、中华医学会放射学分会常务委员及磁共振学组组长、中国医学装备协会磁共振应用专业委员会副主任委员、中国研究型医院学会磁共振专委会副主任委员、中国医疗保健国际交流促进会影像医学分会副主任委员。担任《磁共振成像》和《诊断学理论与实践》杂志的副主编,以及《中华放射学杂志》等10余种杂志的编委。从事影像诊断35年,专业特长为腹部影像诊断,特别是擅长肝脏疾病的影像诊断。科研方向聚焦 CT 和 MR 新技术的临床应用研究。在国内外期刊包括影像学领域顶级期刊 *Radiology* 等杂志发表论文 470 余篇。主持国家级及省部级课题 20 余项。执笔撰写专家共识或指南 10 余项。曾获"上海市巾帼建功标兵"、上海市卫生健康系统三八红旗手、全国住院医师规范化培训"优秀专业基地主任"等多项荣誉称号。曾获国家科技进步奖二等奖、中华医学科技奖二等奖及上海市科技进步奖一等奖等 8 项奖项。主译专著 2 部,主编、副主编、参编规划教材和专著 20 余部。参与编写人民卫生出版社出版的《中华影像医学丛书暨中华临床影像库(12 卷)》获得第五届中国出版政府奖,担任《中华影像医学·肝胆胰脾卷》(第 3 版)主编。担任总主编的《现代体部磁共振诊断学》,获得国家出版基金资助。

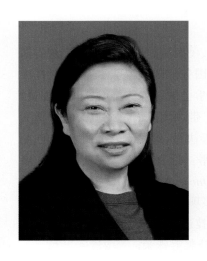

刘爱连

　　教授,主任医师,博士生导师。大连医科大学附属第一医院放射科主任,辽宁省超极化磁共振工程专业技术创新中心主任,大连市医学影像人工智能工程技术研究中心主任。长期从事腹部CT/MR影像诊断及医学影像人工智能研究。现任中华医学会放射学分会常务委员、腹部学组副组长、科普工作组组长;中国医师协会放射医师分会常务委员、泌尿生殖学组组长等。主持各级课题10余项,先后获省市级科技奖5项。以第一作者或通信作者发表学术论文300余篇,SCI期刊收录64篇,参编专家共识及指南11篇,主编、副主编、参编教材及医学专著13部,获国家发明专利5项,授权软件著作2项。获"中国最美女医师""辽宁省优秀教师""辽宁名医"称号。

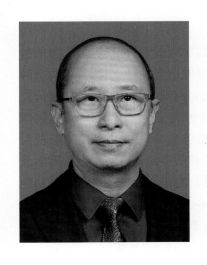

孙应实

　　教授,博士生导师,北京大学肿瘤医院医学影像科主任、北京大学医学部影像医学学系主任,中国抗癌协会肿瘤影像专业委员会候任主任委员,中华医学会放射学分会委员,北京医学会放射学分会副主任委员,《中国医学影像技术》杂志副主编。系统开展了多模态影像学技术、人工智能医学图像分析技术、磁共振多功能成像在常见恶性肿瘤精准诊断、疗效评估和预后预测中的研究,同时推动研究成果的临床转化,切实解决临床实践难题。主编国家卫生健康委员会中国结直肠癌诊疗规范中的影像学部分,主编《中国肿瘤整合诊治技术指南》的《MR检查》《CT检查》分册。主持9项国家自然科学基金项目、科技部课题以及多项省部级重点项目。以第一完成人获得北京市科学技术进步奖二等奖、中国抗癌协会科技奖二等奖。

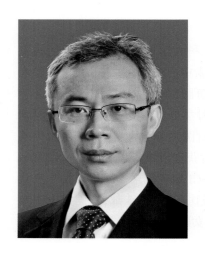

刘再毅

  主任医师,博士生导师,现任广东省人民医院放射科主任及广东省医学影像智能分析与应用重点实验室主任,国务院政府特殊津贴专家,任中华医学会放射学分会常务委员、广东省医学会放射学分会候任主任委员、亚洲腹部放射学会执行委员等学术任职。带领团队通过挖掘医学影像大数据、构建智能化预测模型,助力临床精准决策,特别是在恶性肿瘤的 AI 量化研究上,达到国内领先、国际先进水平。近五年,以第一或通信作者(共同)发表 SCI 论文超百篇,涵盖 *J Clin Oncol*、*Nat Metab* 等顶级期刊,并获批多项发明专利与软件著作权。主持多项国家级、省级科研项目,荣获中华放射学会"杰出青年奖"及广东省科技进步奖一等奖,以及国家杰出青年科学基金项目获得者、广东省丁颖科技奖等殊荣。

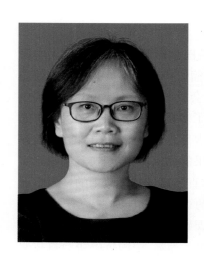

孟晓春

  主任医师,博士生导师。中山大学附属第六医院放射科主任、影像教研室主任,中山大学医学院放射与影像科学教研室主任;中国抗癌协会肿瘤影像专业委员会委员,中华医学会放射学分会腹部学组委员;中国研究型医院学会肿瘤影像诊断学专业委员会常务委员;广东省医学会放射学分会副主任委员、肿瘤影像与大数据分会常务委员;广东省医师协会放射医师分会常务委员兼消化学组组长等。主要从事消化系统疾病影像学及分子影像学研究。以第一或通信作者(共同)身份发表 SCI 及中华系列论著 40 余篇,包括 *Nat Commun*、*EBioMedicine*(封面文章 1 篇)、*Eur Radiol*、*ESMO Open*、*Small Struct* 等。副主编专著 2 部,其中《肝脏移植影像学》为国内最早的肝移植领域影像学专著。

出版说明

医疗资源分布不均、区域不平衡是我国医疗卫生体系中长期存在的突出问题。2024年政府工作报告指出,提高基层医疗卫生服务能力和引导优质医疗资源下沉依然是政府保障和改善民生的工作重点。相信在今后较长的时期内,这项工作重点一直会是我们卫生健康行业需要解决的瓶颈问题,也自然是出版工作的使命所在。

正是基于以上的认识和思考,人民卫生出版社联合中华医学会放射学分会和中国医师协会放射医师分会启动了"中华影像鉴别诊断学丛书·中华临床影像征象库"的编写工作。

相对于既往医学影像类图书以疾病为单元的内容体系,"中华影像鉴别诊断学丛书·中华临床影像征象库"在编写思路方面进行了系统性的创新。丛书以临床所能见到的影像学基本病变/征象为编写切入点,直面"同病异征,同征异病"的临床实际问题,对人体疾病在身体各部位的影像学变化/征象进行了系统梳理,对临床上能见到的各种影像学基本变化相关疾病的鉴别诊断进行了全面总结。通过"逆向"的编写思路契合临床实践中"正向"的影像诊断思维,实现了编写思路的重大突破,更好地契合了影像科医师的实际需求。

在纸质书稿编写的同时,构建了"以影像学基本病变/征象为单元"的中华临床影像征象库。征象库汇集了纸质书中各种基本病变/征象所对应疾病的具体病例,对各病例影像学检查DICOM格式的影像资料进行了系统展示,以类似于"情景再现"的形式为读者呈现了影像科医师在临床工作中所能获取的病例资料,并由权威专家进行了全面解读。登录中华临床影像征象库,相当于随时随地进入165家大型三甲医院影像科的联合工作站,零距离跟着知名专家学习阅片。创新性地解决了医学影像从业人员业务能力提升中"百闻不如一见"的痛点,推动了优质医疗影像资源的扩容和下沉。

纸质书与征象库"目录相互对应""内容相互融合""纸质载体与数字载体(手机/电脑)互补运用",为读者呈现了从所见影像学变化/征象,到诊断思路解读,再到具体疾病的诊断与鉴别诊断,全流程"闭环"的知识体系。创新了出版形式,体现了理论总结、思路梳理与临床阅片场景再现的有机结合,进一步缩短了出版物中知识的抽象性与临床工作的实践性之间的距离,创新性地落实了优质医疗影像资源下沉的国家战略。

基于医学影像从业人员的亚专科分工,丛书共分为9个分册,征象库包括9个分库。汇集了全国165家大型三甲医院珍贵的病例资源和近千位专家丰富的临床智慧。中华医学会放射学分会和中国医师协会放射医师分会等学术组织的专家构成了编委的核心力量。

该丛书将于2024年下半年陆续出版,相应的征象库也将同步上线。

神经分册	主　审	陈　敏
	主　编	马　林、朱文珍
	副主编	张　辉、余永强、廖伟华、陈　峰
头颈分册	主　审	王振常
	主　编	鲜军舫、陶晓峰
	副主编	曹代荣、吴飞云、沙　炎、罗德红
胸部分册	主　审	郭佑民、陈起航
	主　编	伍建林、萧　毅
	副主编	胡春洪、赵绍宏、于　红
心血管分册	主　审	卢光明
	主　编	郑敏文、赵世华
	副主编	吕　滨、侯　阳、张龙江、王怡宁
消化分册	主　审	梁长虹、宋　彬
	主　编	严福华
	副主编	刘爱连、孙应实、刘再毅、孟晓春
泌尿生殖分册	主　审	洪　楠、张惠茅
	主　编	赵心明、居胜红
	副主编	高剑波、薛华丹、沈　君、辛　军
骨肌分册	主　审	孟悛非
	主　编	袁慧书
	副主编	程晓光、曾献军、王绍武、陈　爽
乳腺分册	主　审	王培军
	主　编	彭卫军
	副主编	顾雅佳、汪登斌、杨　帆
儿科分册	主　审	朱　铭
	主　编	邵剑波、李　欣
	副主编	钟玉敏、宁　刚、彭　芸、严志汉

前　言

　　随着影像技术的不断发展和完善,医学影像诊断在临床疾病的诊断中发挥了重要作用。以往的专业参考书都是系统地介绍疾病的影像学表现、诊断及鉴别诊断,而本书则是从影像诊断的基本功——征象的识别着手,抽丝剥茧,最终做出综合诊断与鉴别。本书介绍了消化系统疾病的相关症状和体征以及影像学的相关征象,包括其定义、形成该征象的病理基础、影像学不同检查方法上的表现及相关疾病,并阐述出现该征象最常见于哪些常见及少见的疾病中,以及其在鉴别诊断中的价值。此外,结合大量丰富的图例,加深对征象的认识和理解,特别是总结凝练出鉴别诊断的路径,给读者一个清晰的思路,形成良好的阅片临床思维和分析习惯。然而,要编写这样一本书籍并非易事,需要编写者具备丰富的临床实践经验,才能凝练出关键征象和诊断要点,帮助读者掌握消化系统疾病的影像学特征和鉴别诊断的方法,本书的编写过程也是一个不断学习和积累的过程。同类书籍非常少见,但它们对于提高医学影像诊断的水平具有重要意义。本书有幸邀请到了国内在消化影像方面具有深厚功底和丰富经验的影像学中青年专家担任编委,在广泛参阅国内外相关领域的专著及研究成果的基础上,结合多年的临床实践经验凝集而成。针对肝胆胰脾四个器官,总结凝练了200 余个征象,系统描述和阐释了征象的病理基础、鉴别诊断的思路和要点,以帮助读者加深理解,提高影像诊断的水平。

　　本书展示了丰富的图例并给予详细的讲解,这些典型案例将帮助我们更好地理解和记忆消化系统疾病相关的影像学征象,通过梳理和总结,可以培养良好的阅片临床思维,提高个人诊断能力。因此,本书将为医学影像从业者提供全面的指导和参考,同时也适合于普外科、消化科等相关学科的临床医师以及相关专业的教师、住院医师及研究生将其作为学习的参考书。

　　非常感谢全体编者秉持认真负责的态度,把自己的知识积累和临床经验都融入撰写过程中,在此表示诚挚的感谢。也特别感谢总主编刘士远教授、主审梁长虹教授和宋彬教授在本书撰写过程中给予的悉心指导和鼓励。

　　由于编写时间以及经验和水平有限,可能对有些疾病的征象认识不全、分析不深,疏漏和错误在所难免,恳请广大读者批评指正。

严福华

2024 年 9 月

目　录

第一章 概论

第一节 肝脏解剖、病理生理、疾病发病情况、影像学的价值

一、肝脏解剖

肝脏,位于腹腔右上部,是人体最大的实质性脏器之一,主要功能包括胆汁合成、储存糖原、调节蛋白及其他化合物合成和解毒等。肝脏的外表光滑,内脏面有血管、胆管、淋巴管、神经出入口,称为肝门,按照具体的结构不同以及外科的操作,又分为第一肝门、第二肝门和第三肝门。①第一肝门是肝脏的腹膜内中央裂隙(在内脏表面),分隔尾状叶和左内叶,是门静脉、肝动脉、肝管、肝神经丛和淋巴管等重要结构的出入口。通过第一肝门,门静脉左、右支和肝固有动脉左、右支的血液流进肝脏;肝内左、右胆管排出胆汁到肝外胆管。②第二肝门指肝左、中、右静脉出肝后注入下腔静脉的位置(在腔静脉沟的上端处,位于膈面顶部)。③第三肝门指右半肝(右后下静脉)或尾状叶的一些小短静脉(3~8 条小静脉)注入下腔静脉(腔静脉窝下段)位置。

1957 年法国外科医生 Claude Couinaud 基于 Glisson 系统的分布和肝静脉的走行将肝脏分为 5 叶和 8 段(图 1-1-1,彩图见文末彩插),每一肝段都有自己的流入、流出血管和引流胆管。三支肝静脉走行区形成的纵行切面将肝脏分隔为四部分,也称为 4 个扇区(不包括尾叶),每个扇区又被门静脉左、右支的水平切面分成上下 2 段。尾叶为独立的一个段,同时接受来自左、右肝门静脉和肝动脉的分支供血,其静脉血经肝小静脉直接回流到下腔静脉。肝脏的分段在第一肝门水平以上按顺时针走向分别为Ⅶ、Ⅷ、Ⅳ、Ⅱ段,在第一肝门水平以下按顺时针走向分别为Ⅵ、Ⅴ、Ⅳ、Ⅲ段。

肝脏的分叶分段对确定病灶部位、选择治疗方

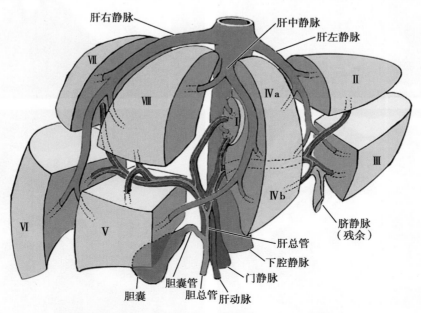

图 1-1-1 肝脏 Couinaud 分段法解剖示意图
Ⅰ段:尾状叶;Ⅱ段:左外叶上段;Ⅲ段:左外叶下段;Ⅳ段:左叶内侧段;Ⅴ段:右前叶下段;Ⅵ段:右后叶下段;Ⅶ段:右后叶上段;Ⅷ段:右前叶上段。

案非常重要。特别是 Couinaud 分段法为外科医生提供了一种系统化和结构化的方法来确定肝脏病变的位置及计划手术切除的范围。此外,它还为医学影像学提供了一个标准化的方法来描述肝脏病变。

(一)肝脏横断面解剖

详细图像可见肝脏的 CT 横断面解剖(图 1-1-2)

和 MRI 横断面解剖(图 1-1-3)。

(二)常见肝脏血管变异

肝脏血管变异非常常见,对于外科医生和影像科医生来说,了解这些变异至关重要,因为它们可能影响患者的术前规划和术后的恢复。

(1)肝动脉变异

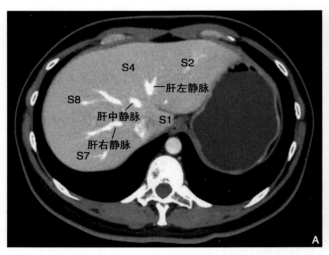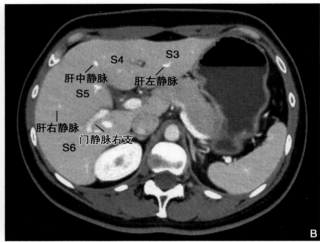

图 1-1-2　CT 横断面解剖图

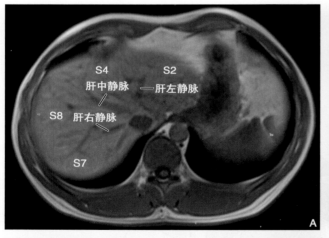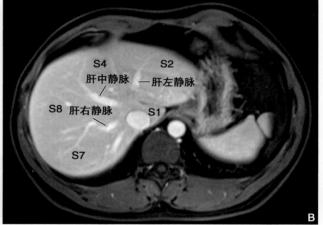

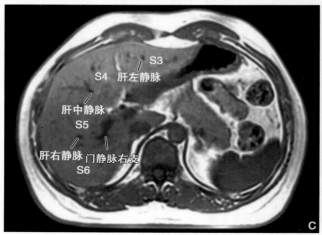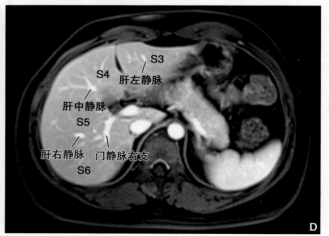

图 1-1-3　MR 横断面解剖图

在 55%～60% 的个体中，肝总动脉通常起源于腹主动脉，分出肝固有动脉，然后分为左、右肝动脉。然而，40%～45% 的个体存在肝动脉解剖结构的异常。常见的有副肝动脉，是指在肝动脉正常分支的基础上，伴随着异常起源的动脉参与肝脏供血。替代肝动脉则是指在肝动脉分支正常解剖缺失的情况下，其供血来源于异常起源的动脉。肝总动脉的异常可能起源于腹主动脉或肠系膜上动脉，而肝左、右动脉的全部或部分可能起源于其他血管，替代了其正常的解剖血管。两种常见的变异包括肠系膜上动脉起源的替代肝右动脉和胃左动脉起源的替代肝左动脉。

肝动脉解剖 Michels 分型如下（由 Michels 等人在 1955 年提出）：

1 型：正常。约占 60%。

2 型：替代肝左动脉。约占 7.5%。

3 型：替代肝右动脉。约占 10%。

4 型：替代肝右动脉和替代肝左动脉。约占 1%。

5 型：副肝左动脉起源于胃左动脉。约占 10%。

6 型：副肝右动脉起源于肠系膜上动脉。约占 5%。

7 型：副肝右动脉和副肝左动脉。约占 1%。

8 型：副肝右动脉和替代肝左动脉，或替代肝右动脉和副肝左动脉。约占 2.5%。

9 型：肝总动脉起源于肠系膜上动脉。约占 3%。

10 型：肝总动脉起源于胃左动脉。约占 0.5%。

肝动脉解剖 Hiatt 分型如下（由 Hiatt 等人 1994 年提出）：

1 型：正常：肝总动脉起源于腹腔干，分出肝固有动脉及胃十二指肠动脉，肝固有动脉又分为肝左、右动脉。约占 75.9%。

2 型：替代或副肝左动脉起源于胃左动脉。约占 9.7%。

3 型：替代或副肝右动脉起源于肠系膜上动脉。约占 10.6%。

4 型：双替代型，肝右动脉起源于肠系膜上动脉 + 肝左动脉起源于胃左动脉。约占 2.3%。

5 型：肝总动脉起源于肠系膜上动脉。约占 1.5%。

6 型：肝总动脉起源于腹主动脉。约占 0.2%。

肝动脉变异不仅会影响手术方案的实施，而且会导致手术难度增加、时间延长、术中出血风险及术后并发症概率上升。在肝胆手术、肝移植、经动脉介入治疗时，提前了解肝动脉的潜在变异至关重要，特别对肝移植来说尤为重要。动脉异常也可能导致胆道并发症，手术中易发生缺血性损伤。在其他手术

中，如胰十二指肠切除术和腹腔镜胆囊切除术，异常肝右动脉可导致意外损伤，而肝左叶一过性灌注异常往往与肝动脉变异有关。

（2）门静脉变异

门静脉主干长 6～8cm，主要由脾静脉和肠系膜上静脉汇合而成，行至肝门处分为门静脉左支和右支。左支的主要分支有左外叶上段静脉、左外叶下段静脉、左内叶静脉、尾状叶左段静脉。右支的主要分支有右前叶静脉、右后叶静脉、尾状叶右段静脉。

门静脉的常见变异是门静脉主干同时分为左支、右前和右后支。

门静脉变异分型如下：

1 型：标准型，门静脉主干在肝门处分为左支和右支，右支再分为右前及右后支。约占 65%～80%。

2 型：三分支型，门静脉主干同时直接分出左支、右前支及右后支。约占 7%～11%。

3 型：门静脉主干先发出右后支，然后再同时分出右前支及左支。约占 5%～13%。

4 型：Ⅵ 段分支单独起自门静脉右支。约占 0.1%～3%。

5 型：Ⅶ 段分支单独起自门静脉右支。约占 0.1%～6%。

了解门静脉变异类型对于手术来说非常重要，如结扎不完全可能导致大出血风险，而结扎过度可能引发正常肝段缺血，甚至发生肝功能衰竭。

二、肝脏病理生理

肝脏是人体最大的代谢器官，在代谢、分泌、合成、解毒和免疫中都起到了关键作用。当各种致病因子作用于肝脏时，会造成肝细胞损害，从而影响其正常功能，患者可能出现一系列的临床症状，例如黄疸、出血、继发性感染、肾功能障碍，严重时会出现肝性脑病。肝细胞损伤的机制有多种，包括氧化应激反应、线粒体功能障碍、细胞凋亡及焦亡、肠道菌群失调、免疫应答错乱等。

三、肝脏常见疾病的发病情况

肝脏疾病种类繁多，可分为肿瘤性病变、弥漫性病变、炎症性病变、血管性病变和外伤（图 1-1-4）。肝脏肿瘤性病变按照第 5 版 WHO（2019）的肝和肝内胆管肿瘤的分类方法，可进一步分为肿瘤样病变、肝细胞性肿瘤、其他肿瘤（包括间叶性肿瘤、生殖细胞肿瘤、淋巴造血系统肿瘤、转移性肿瘤）和肝内胆管肿瘤（图 1-1-5）。肿瘤性病变中最为常见的是肝

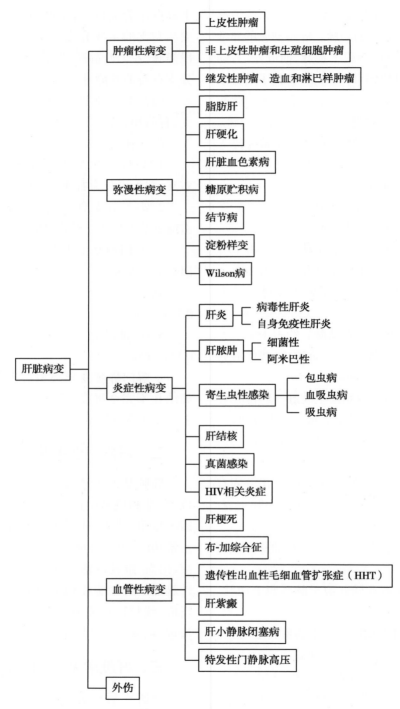

图 1-1-4 肝脏疾病分类

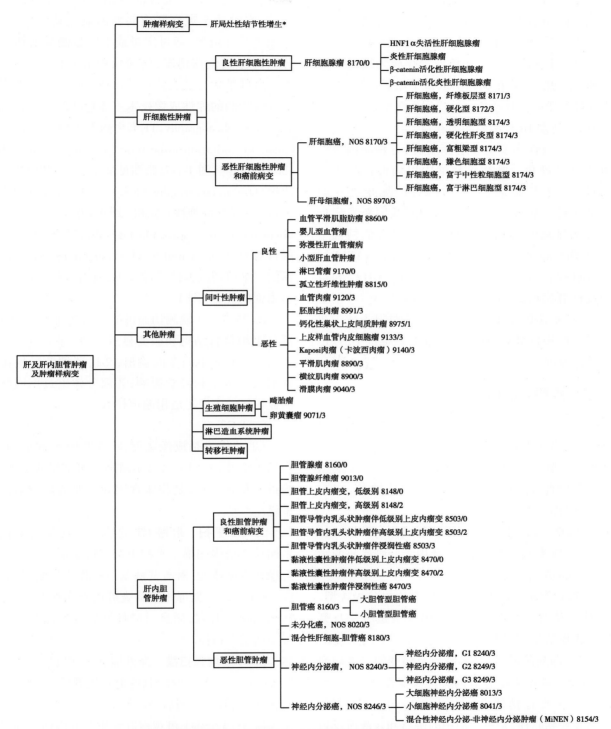

注：参考2019版WHO消化系统肿瘤分类。*肝局灶性结节性增生在2019版中被单独列出，
非肿瘤病变，而是继发于局部血管异常的肝细胞的再生性增生反应。

图 1-1-5　肝脏肿瘤性病变分类

细胞癌（hepatocellular carcinoma，HCC），我国发患者数占全球的 50% 以上。早期肝癌的治疗方法包括手术切除术、肝移植或局部治疗，5 年生存率可达到 60%~70%。但仍有 50%~60% 的患者因确诊时处于晚期或因局部治疗后疾病进展而必须接受系统性治疗。随着肿瘤分子信号通路和肿瘤微环境研究的不断深入，目前靶向治疗和免疫治疗成为晚期 HCC 临床研究的热点，并在临床上取得了明显效果，部分患者在接受靶向治疗或免疫治疗后生存期延长，复发率降低，使晚期 HCC 患者明显获益。

肝脏弥漫性病变主要有脂肪肝，各种病因所致的肝炎及肝硬化。既往疾病谱中以病毒性肝炎多见，但近 20 年来，随着公共卫生条件的改善，疫苗的推广及多种抗病毒药物的普及使用，我国新发病毒性肝炎明显减少，而非病毒性肝病包括非酒精性脂肪性肝病（nonalcoholic fatty liver disease，NAFLD）、药物性肝损害（drug induced liver injury，DILI）和自身免疫性肝病（autoimmune liver disease，ALD）则呈增长趋势，尤其是 NAFLD，已取代病毒性肝炎成为我国最常见的慢性肝病，这也是目前非病毒性 HCC 迅速增长的原因。

四、影像学的价值

影像学检查在肝脏病变的诊断中发挥了重要作用，特别是肝细胞癌的诊断主要依据影像学的表现而确诊。肝脏病变的影像学检查方法有 US、CT、MRI 及核医学检查，每种影像学技术均有其优缺点。

（一）US

1. **优点** US 具有无创、无辐射成像、实时性强、操作方便、成本低廉等优点，首选用于肝脏疾病的筛查与追踪随访。

2. **检查方法** 根据显示方式，超声可分为 A 型、B 型、D 型及 M 型。肝脏主要采用 B 型超声及 D 型超声。①B 型超声又称为二维超声，以不同灰度的光点强弱（即灰阶形式）显示脏器及病变的二维切面（图 1-1-6A），能准确区分肝内囊性及实性病变。②D 型超声又称多普勒超声（doppler ultrasound，D 超），以声学多普勒原理，采集运动中的脏器和血液所反射回波的多普勒频移信号进行检测并处理，转换成声音、波形、色彩和灰度等信号，从而显示人体内部器官的运动状态，血流的时间和空间信息，并对血流信息经相位监测、自相关处理、彩色灰阶编码等处理后叠加到超声二维灰阶图像上。包括彩色多普勒血流成像（color doppler flow imaging，CDFI）（图 1-1-6B，彩图见文末彩插）和频谱多普勒。③超声造影（contrast-enhanced ultrasound，CEUS）（图 1-1-6C～D，彩图见文末彩插），应用微泡超声对比剂的非线性声学效应来进一步提高灰阶成像的空间分辨率和对比分辨率，可实时动态观察肝内病变的血流动力学表现。④超声弹性成像，通过定量或半定量测量剪切波在肝内传导或位移情况，间接反映肝脏硬度，较多应用于肝纤维化分期及治疗后疗效评估。临床上用于肝硬度检测的弹性成像技术主要包括瞬时弹性成像（transient elastography，TE）、声辐射力脉冲弹性成像（acoustic radiation force impulse elastography，ARFI elastography）（图 1-1-7，彩图见文末彩插）和应变弹性成像（strain elastography，SE），其中 ARFI 弹性成像技术包括点剪切波弹性成像和二维剪切波弹性成像（two-dimensional shear wave elastography，2D-SWE），而声触诊弹性成像（sound touch elastography，STE）是最新的二维剪切波弹性成像技术，具有成像速度快、穿透力强的优势（图 1-1-8）。

3. **缺点** ①检测切面可能受肠气、肺气等干扰，部分组织器官结构和病变显示欠清，深部组织不利于直径＜1cm 小病变的检出；②机器调节受操作医师的技术水平和经验影响；③部分体重过重或肠道明显积气的患者不适用超声检查。

（二）CT

CT 的优势是成像速度快，受呼吸影响小，断层扫描无重叠，解剖关系显示清晰。可测量病变的 CT 值进行量化分析，是临床常用和主要的影像学检查手段。

1. **CT 平扫** 肝脏 CT 的检查方法包括平扫和多期动态增强扫描。平扫可观察肝脏的形态、大小、边缘和密度改变，对有些病变可以作出诊断，如脂肪肝（图 1-1-9）。也可用于筛查肝内有无病变，但对小病灶的检出有限，而且对局灶性病变的诊断均需进行多期增强扫描。

2. **多期增强扫描** 经外周静脉注射碘对比剂之后进行扫描，包括动脉期（注射对比剂后 30 秒左右）、门脉期（注射对比剂后 70 秒左右）和延迟期（注射对比剂后 3～5 分钟），可观察肝实质及肝内病变的强化方式（图 1-1-10），并可采用多平面重建技术对病变进行多方位观察及精准定位，评估病变与邻近血管、胆道及脏器的关系（图 1-1-11，彩图见文末彩插），有助于病变的诊断、鉴别及术前规划。

3. **能量 CT** 在两个或更多的能量下获取物质衰减信息，不同组织的能量依赖性不同，可基于光子

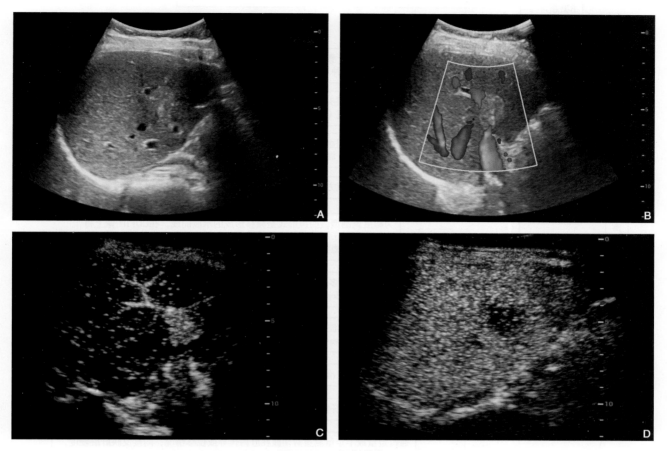

图 1-1-6　超声成像

A～D 为腹部超声图像。A. 超声，显示右肝前叶下段高回声结节；B. 为 CDFI，该异常回声未见明显血流信号；C. 超声造影动脉期（注射对比剂后 10 秒），可见病灶明显强化；D. 延迟期（注射对比剂后 6 分 32 秒后可见对比剂廓清）。

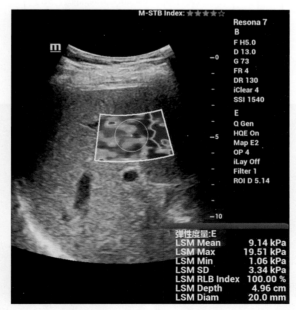

图 1-1-7　肝脏占位性病变

使用声辐射力脉冲弹性成像测得的肝脏硬度。

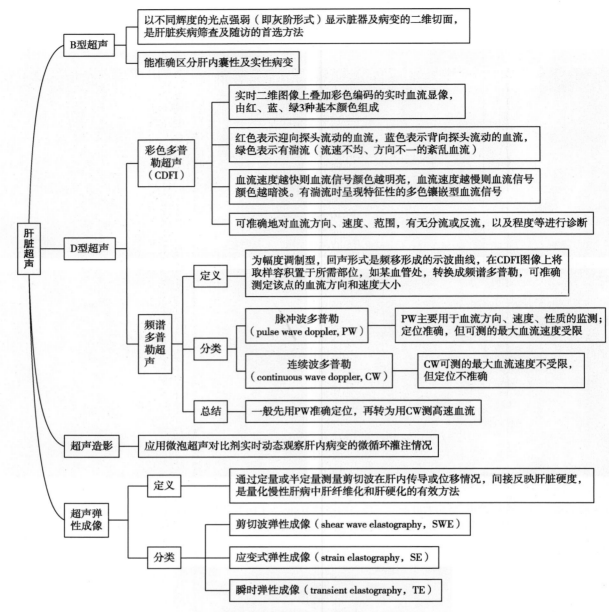

图 1-1-8　肝脏超声检查方法汇总

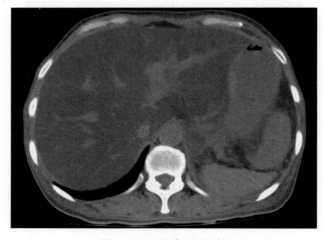

图 1-1-9　肝脏 CT 平扫

显示肝脏密度均匀减低,低于同层面脾脏实质的密度,肝内血管呈相对高密度改变,提示脂肪肝。

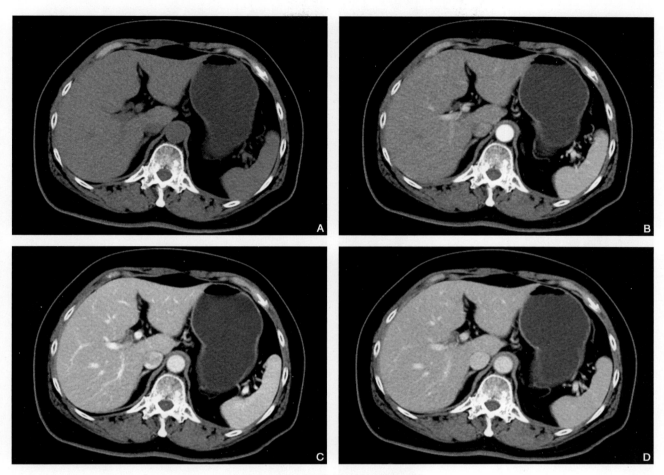

图 1-1-10　肝脏 CT 多期增强扫描

A. CT 平扫；B. 增强扫描动脉期，可见腹主动脉明显强化，肝脏实质轻度强化；C. 增强扫描门脉期，门静脉及肝实质均明显强化，肝实质强化达到峰值；D. 增强扫描延迟期，门静脉、肝静脉及肝实质强化程度均较门脉期减低，下腔静脉强化明显。

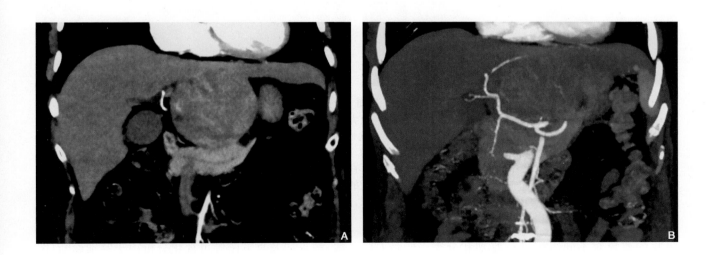

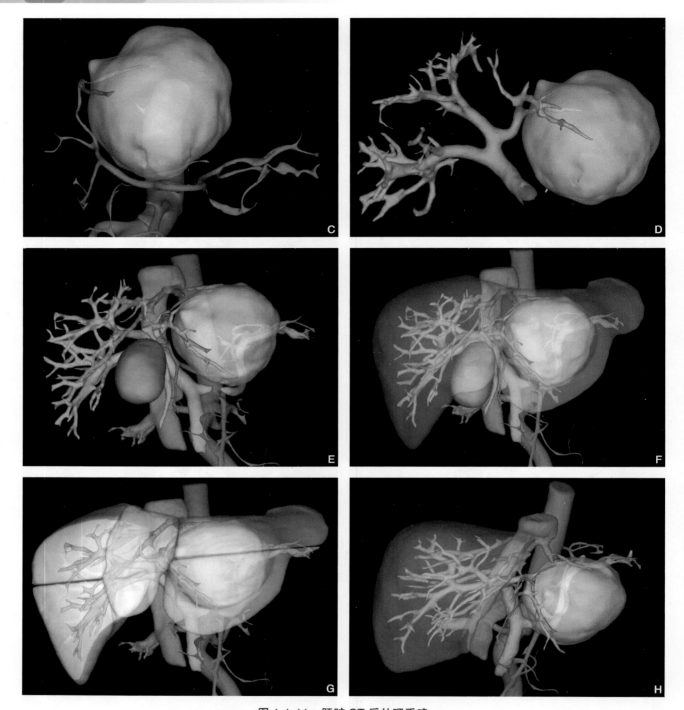

图 1-1-11　肝脏 CT 后处理重建

A. 动脉期图像的冠状位重建,清晰显示肝脏左叶占位性病灶大部分向肝外生长;B. 最大密度投影,显示肝左叶病灶和肝左动脉的关系;C. 肝动脉三维重建,伪彩图上更加明确地显示病灶的供血动脉;D. 门静脉三维重建,伪彩图上显示门静脉走行及与肝内病灶的关系;E. 三维融合重建,显示肝动脉、门静脉、肝静脉与肝脏肿瘤之间的关系,可更直观地评估病灶与邻近血管及胆道的关系;F. 三维融合重建,增加了肝脏的背景,可直观显示肝内病灶的部位以及与肝内血管的关系;G. 基于 CT 图像的三维重建可清晰显示 Couinaud 分段,并可测定各肝段的体积,为术前规划提供全面直观的信息;H. 基于三维重建图像,可进行虚拟半肝切除手术,并精准测量残余右半肝的体积,以评估患者的肝功能储备。

吸收的差异对不同组织进行鉴别和分类。能量 CT 成像的技术主要包括基于 X 射线球管(源)的能量 CT 技术和基于探测器的能量 CT 技术。目前主要应用于生成常规诊断图像、虚拟单能量图像及物质分离图像,并可构建肝内不同病变组织成分的能谱曲线、散点图及直方图等可视化分析用于鉴别诊断(图 1-1-12、图 1-1-13,彩图见文末彩插)。

CT 的不足是有一定的 X 线电离辐射,短期内不能重复多次检查,软组织分辨率低于 MRI,碘对比剂过敏的患者不能接受 CT 检查。

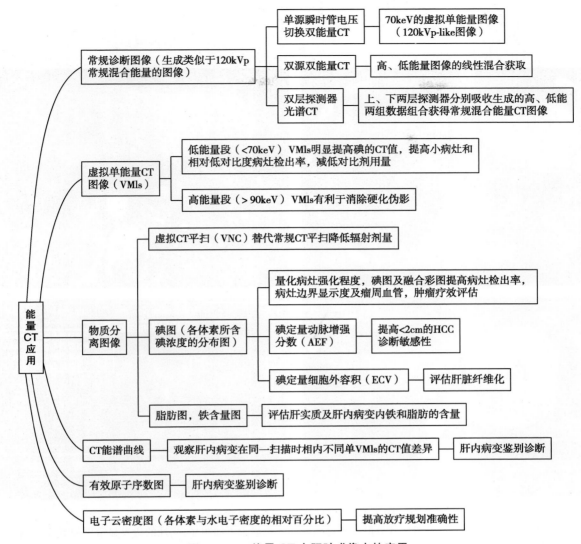

图 1-1-12　能量 CT 在肝脏成像中的应用

（三）MRI

MRI 的优势是无电离辐射，多参数多方位成像，软组织分辨率高，对肝脏小病灶的检出率及鉴别诊断优于 CT 和 US。肝脏 MRI 的检查序列有 T_1 加权成像（T_1 weighted imaging，T_1WI），包括同反相位，T_2 加权成像（T_2 weighted imaging，T_2WI），加或不加脂肪抑制，弥散加权成像（diffusion weighted imaging，DWI）（图 1-1-14，彩图见文末彩插）。多期动态增强扫描包括注射细胞外间隙钆对比剂的动脉晚期（注射对比剂后约 30～35 秒）、门静脉期（70～90 秒）及延迟期（3～5 分钟）成像（图 1-1-15），对于肝脏局灶性疾病的检出和鉴别诊断均大有裨益。另外近年来肝胆细胞特异性对比剂（常用的是钆塞酸二钠，Gd-EOB-DTPA）的应用越来越广泛，其具有双功能特点，即可像细胞外间隙对比剂一样，反映病灶和组织的血供特征，肝胆细胞期成像又可反映肝细胞的功能改变，有助于进一步提升肝脏局灶性

病变的检出率和鉴别诊断的准确性，并可用于评估肝脏的功能储备。肝胆细胞特异性对比剂动态增强四期扫描包括：动脉晚期（同上）、门静脉期（同上）、移行期（注射 Gd-EOB-DTPA 2～5 分钟后扫描）以及肝胆特异期，通常在注射钆塞酸二钠 12～20 分钟后扫描；肝功能正常者，一般在肝胆特异期 12～15 分钟扫描，而肝功能明显降低者，一般需延迟 30 分钟（图 1-1-16）。

MR 弹性成像（magnetic resonance elastography，MRE）是一种非侵入性定量检测软组织弹性及结构的影像检查手段，可以评估肝脏的生理和病理变化所产生的生物力学特征的改变，也是目前对肝纤维化分期诊断效能最高的无创性评估方法。MRE 首先通过外置机械波发生器产生持续且动态的剪切波，从而引起被检测组织内部质点相位的位移。其次，利用运动敏感的梯度来获取组织内质点的空间位移图像，其中位移的程度与质点的弹性硬度相关。最

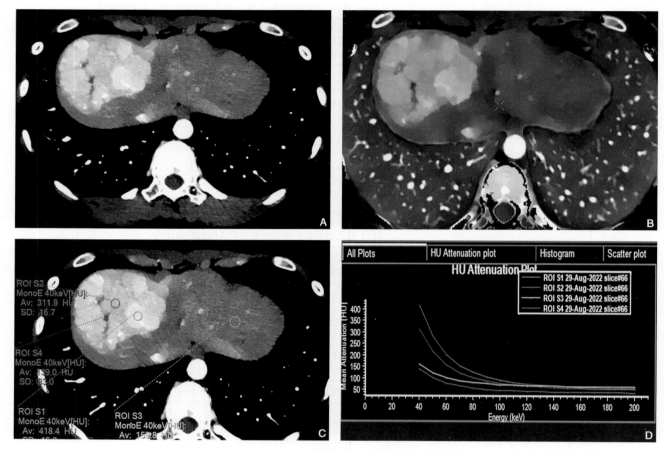

图 1-1-13 肝脏能量 CT 多参数分析

A. 动脉期 40keV 虚拟单能量图像,肝脏膈顶处肝细胞癌病灶的强化显示更加明显,病灶的边界显示更加清晰;B. 动脉期碘密度图像,肝脏膈顶处肝细胞癌病灶的碘浓度明显高于邻近的肝实质;C. 在动脉期 40keV 虚拟单能量图像上分别勾画肝实质(ROI S3)、肿瘤病灶不同强化程度区域的感兴趣区(ROI S1、ROI S2 及 ROI S4);D. 为上述感兴趣区组织的能谱曲线,提示在低能量段的虚拟单能量图像上,能够更好地区分病灶内的不同性质组织的成分。

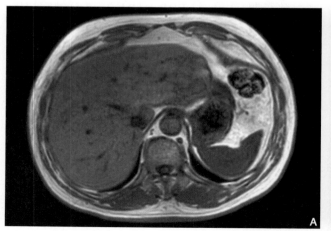

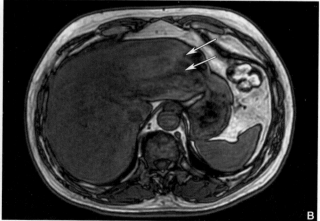

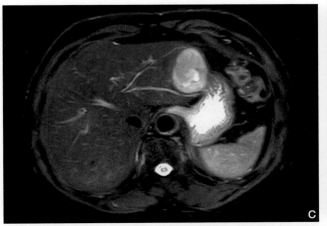

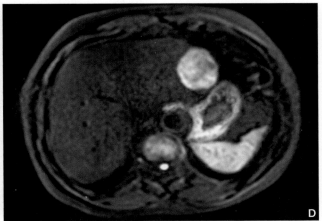

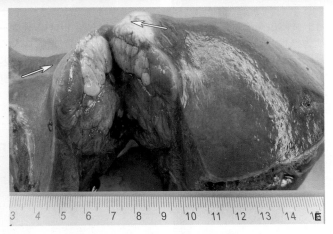

图 1-1-14　HCC 患者的肝脏 MR 检查

A. 为 T_1WI 同相位,可见肝脏 S_2 段类圆形异常信号影,呈等高不均匀混杂信号;B. 为 T_1WI 反相位,肝脏背景信号减低(提示存在脂肪肝),S_2 段病灶内局部信号明显减低,提示病灶内有脂肪变性(箭头);C. 为 T_2WI+脂肪抑制,S_2 段病灶呈椭圆形、不均匀高信号改变;D. 为 DWI,S_2 段病灶呈不均匀高信号;E. 为 S_2 段病灶手术切除后的大体标本,病灶内见黄色含脂肪的区域(箭头)。

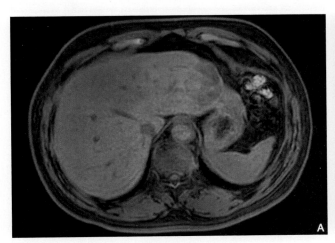

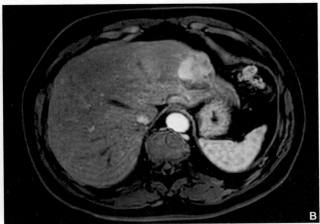

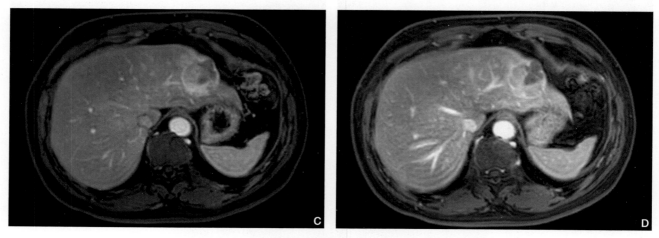

图 1-1-15　HCC 患者的肝脏 MR 动态增强检查，与图 1-1-14 为同一患者

A. 为增强前蒙片，显示 S_2 段病灶为低信号，边界不清；B. 为增强动脉期，S_2 段病灶明显不均匀强化；C. 为门脉期，S_2 段病灶的强化程度下降，实质部分的信号低于邻近的肝实质信号，病灶周边可见包膜强化；D. 为延迟期，S_2 段病灶内实质部分的强化程度进一步下降，低于邻近肝实质，病灶内脂肪成分始终无强化呈低信号，病灶周边见完整的包膜强化。

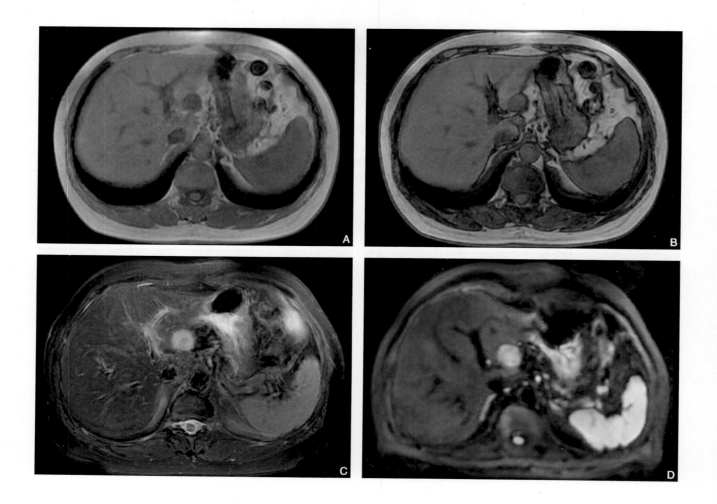

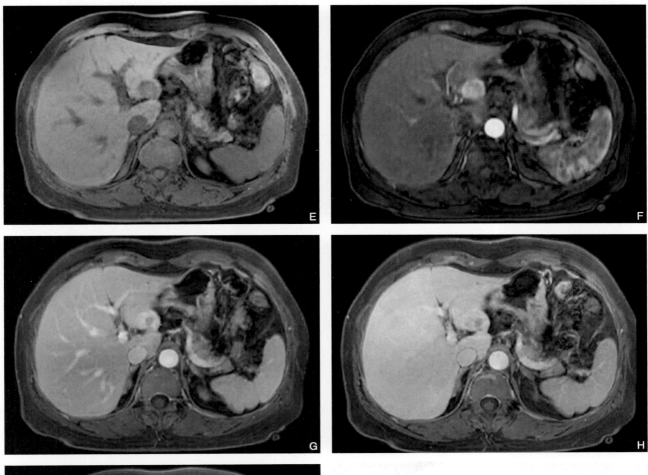

图 1-1-16　HCC 患者肝胆细胞特异性对比剂钆塞酸二钠增强 MR 扫描

A. 为 T_1WI 同相位, 显示 S_2 段低信号病灶; B. 为 T_1WI 反相位, S_2 段病灶仍为明显的低信号; C. 为 T_2WI+ 脂肪抑制, 病灶呈不均匀高信号改变; D. 为 DWI, 病灶呈高信号; E. 为增强前蒙片, 显示病灶为低信号; F. 为动脉期, 病灶明显强化呈高信号; G. 为门脉期, 病灶仍持续强化呈不均匀高信号; H. 为移行期, 病灶中心信号下降, 周边仍为高信号; I. 为肝胆期, 可见肝内病灶呈明显低信号。肝内血管呈低信号改变, 胆道系统因有对比剂排泄呈高信号改变。

后, 通过拟合反演算法, 得出弹性系数的分布图, 即弹性图, 并计算相应的组织硬度和黏度。通过测量肝脏组织或肝内肿瘤性病变的弹性硬度的变化进行肝纤维化分期及肝内肿瘤诊断及鉴别 (图 1-1-17)。与超声弹性成像技术相比, MRE 有其独特的优点, 如不受采集声窗和检查路径的限制, 可扫描整个肝脏, 对其进行全面评估, 避免了抽样误差; 可结合常规 MRI 扫描技术对腹部脏器进行一站式检查。

MR 的不足是检查价格相对较高, 成像时间较长, 屏气不佳的患者成像质量较差, 影响病变的检查与诊断。此外有心脏瓣膜置换、起搏器置入、人工瓣膜或耳蜗, 微量输液泵, 铁磁性异物和幽闭空间恐惧症的患者均不能行此检查。MRE 检查需要配备额外硬件, 目前临床应用尚不普及。

（四）核医学

放射性核素显像以放射性核素标记化合物作为示踪剂, 通过探测放射性核素在发生核衰变过程中发射出来的射线, 达到显示被标记的化学分子踪迹的目的, 用以研究被标记物在生物体系或外界环境中分布状态或变化规律的技术。优点在于反映器官的功能、代谢和病理生理变化。在肝脏应用方面, 曾经采用的核素显像方法包括肝胆血流血池动

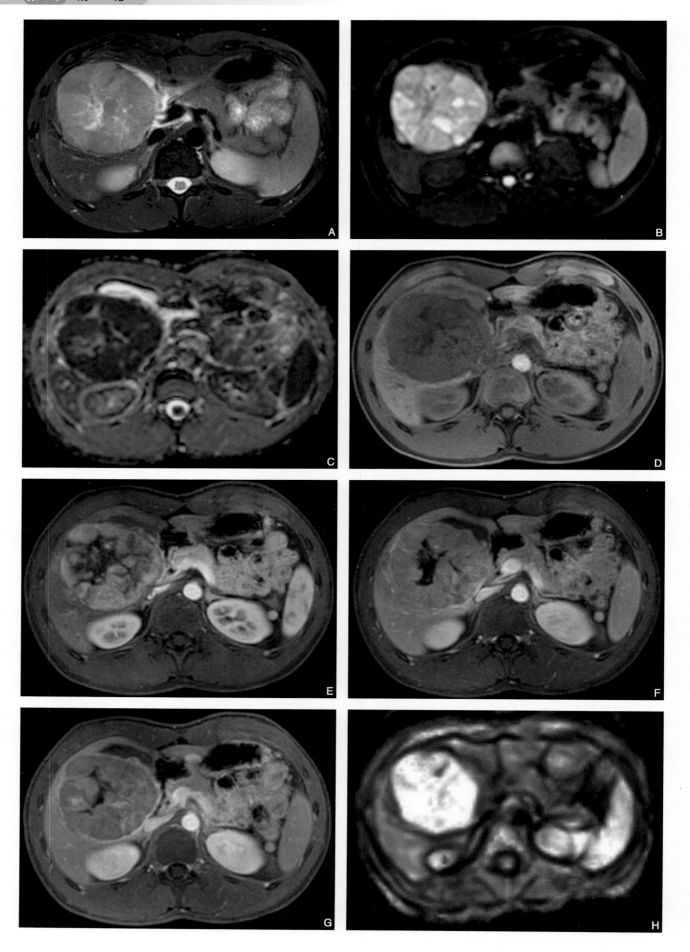

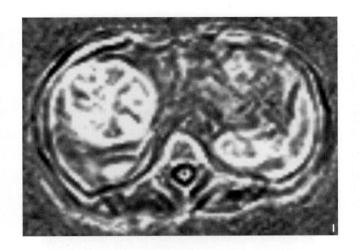

图 1-1-17　HCC 患者肝脏动态增强 MR 扫描

A. 为 T_2WI+脂肪抑制，S_5 段巨大占位性病灶呈不均匀高信号改变；B. 为 DWI，病灶呈不均匀高信号；C. 为 ADC 图，病灶的信号明显减低，提示扩散受限；D. 为增强前蒙片，显示病灶呈低信号；E 为动脉晚期，病灶不均匀高强化；F. 为门脉期，病灶强化程度减退且可见包膜样强化；G. 为延迟期，病灶强化进一步减退，中心坏死区始终无强化，包膜强化更为明显，呈病灶周边的线样高信号；H. 为 MRE 的硬度图，可测量肝实质与肝肿瘤的硬度；I. 为 MRE 的黏度图，可测量肝实质与肝肿瘤的黏度（或流动性）。

态显像、肝胶体显像、肝脏受体显像、肝脏肿瘤的标记和放免显像。由于 CT 及 MRI 的普及，上述这些检查在肝脏方面的应用较少。PET/CT 是一种无创、全身性的检查，一次检查可显示全身肿瘤病灶，因此，已广泛应用于多种肿瘤的早期诊断、临床分期、疗效评估及预后等方面。^{18}F-FDG PET/CT 诊断 HCC 的敏感度较低，但对转移性肝癌病灶的检出敏感性较高。另外，PET/MR 是一种融合了正电子发射型计算机断层显像（PET）和磁共振（MR）成像的先进显像设备（图 1-1-18，彩图见文末彩插），可同时提供磁共振成像多参数、多序列、高软组织分辨率和 PET 成像所包含的人体生理代谢信息的探测灵敏性与分子靶向性，但在肝脏方面的应用尚有待大组病例的临床研究结果。

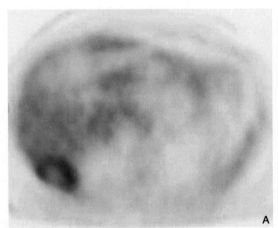
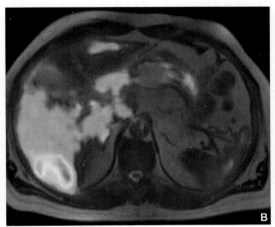

图 1-1-18　肝脏 ^{18}F-FDG PET/MRI 显像

A. 为肝脏 ^{18}F-FDG PET 图像；B. 为 ^{18}F-FDG PET 与 T_2WI 融合的图像，可见肝右后叶环状摄取增高区。

（严福华　李卫侠　刘桂雪）

参 考 文 献

1. 中华医学会放射学分会，中国医师协会放射医师分会，安徽省影像临床医学中心. 能量 CT 临床应用中国专家共识[M].中华放射学杂志，2022，56（5）：476-487.

2. The WHO Classification of Tumours Editorial Board. WHO classification of tumors[M]. 5th ed.Lyon：IARC press：2019.

3. RAJIAH P，PARAKH A，KAY F，et al. Update on multienergy CT：physics，principles，and applications[J]. Radiographics，2020，40（5）：1284-1308.

4. SELVARAJ EA，MÓZES FE，JAYASWAL ANA，et al. Diagnostic accuracy of elastography and magnetic resonance imaging in patients with NAFLD：A systematic review and meta-analysis[J].J Hepatol，2021，75（4）：770-785.

5. POETTER-LANG S，BASTATI N，MESSNER A，et al. Quantification of liver function using gadoxetic acid-enhanced MRI[J]. Abdom Radiol（NY），2020，45（11）：3532-3544.

6. 原发性肝癌诊疗指南编写专家委员会. 原发性肝癌诊疗指南（2024 年版）[J]. 中国临床医学，2024，31（2）：277-334.

第二节　胆道解剖、病理生理、疾病发病情况、影像学的价值

一、胆道解剖

胆道系统收集肝实质产生的胆汁并将其引流至十二指肠降段。胆道系统分为肝内和肝外胆管系统。肝内胆管由毛细胆管、胆小管、肝段胆管组成。肝段胆管在肝门附近汇合成左、右肝管。肝外胆管系统包括左、右肝管,肝总管,胆囊管,胆囊以及胆总管。

　　1. 胆囊及胆囊管　胆囊是呈梨形的囊状器官,长径 8～12cm,宽 3～5cm,容量 40～60mL,可储存和浓缩胆汁,借助疏松结缔组织附着于肝右叶下方的胆囊窝内,其下面覆以腹膜。胆囊上方为肝,下后方为十二指肠及横结肠,左为幽门,右为结肠右曲,前为腹前壁。胆囊可分为四部分:胆囊底,胆囊体,胆囊颈和胆囊管。胆囊底为突向前下方的盲端,胆囊体位于胆囊底与胆囊颈之间,是胆囊的主体。胆囊颈弯曲且细,位置较深,起始部膨大形成 Hartmann 囊,胆囊结石常存留于此处。胆囊管较胆囊颈稍细,直径 0.2～0.3cm,向下在肝十二指肠韧带内以锐角与左侧的肝总管汇合成胆总管。

　　2. 左、右肝管和肝总管　左、右肝管分别由左、右半肝内的肝段胆管汇合而成,左、右肝管在肝门处汇合成肝总管。右肝管起自肝门的后上方,较为短粗,与肝总管之间的角度较大。左肝管横部位置较浅,横行于肝门左半,与肝总管之间的角度较小。肝总管长约 4cm,直径 0.3～0.5cm,下行于肝十二指肠韧带内,并与胆囊管结合为胆总管(图 1-2-1)。

　　3. 胆总管　胆总管长度 4～8cm,直径一般为 0.6～0.8cm,根据其走行可分为以下四段:①十二指肠上段:在肝十二指肠韧带内,自胆总管起始部至十二指肠上部上缘。②十二指肠后段:位于十二指肠上部的后方,向下内行于下腔静脉前方,肝门静脉右方。③胰腺段:弯向下外方,此段上部多从胰头后方经过,下部大多被一薄层胰腺组织所覆盖,位于胆总管沟内。④十二指肠壁段:斜穿十二指肠降部中段的后内侧壁与胰管汇合,形成一稍膨大的共同管道即肝胰壶腹(Vater 壶腹),开口于十二指肠大乳头。

　　(一)胆道系统横断面解剖

　　正常肝内胆管在 CT 及 MRI 常规横断面图像上一般不显示,如有扩张则可见与门静脉平行的双套

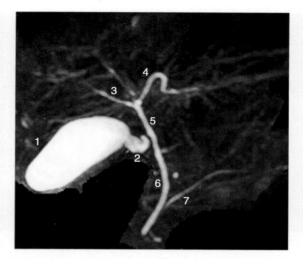

1. 胆囊;2. 胆囊管;3. 右肝管;4. 左肝管;5. 肝总管;6. 胆总管;7. 胰管。

图 1-2-1　MRCP 显示的正常胆道系统

管状影。经肝门区的横断面可见门静脉前方的肝总管及左、右肝管,肝总管及门静脉构成肝门区 "H" 形结构的横沟(图 1-2-2A)。肝门区 "H" 形结构的左纵沟前半部分为肝圆韧带裂,右纵沟前半部分为胆囊窝,其内可见胆囊(图 1-2-2B)。肝断面内侧、椎间盘的右前方可见一大血管断面为下腔静脉,下腔静脉前方可见肝门静脉,其右侧与十二指肠降部之间有胆总管的断面(图 1-2-2C～D)。

　　(二)胆道系统常见变异

　　1. 胆囊变异　胆囊变异可分为数目变异、形态变异与位置变异。

　　(1)数目变异:包括先天性胆囊缺如、双胆囊、三胆囊。先天性胆囊缺如患者除胆囊缺如外,通常还伴有胆囊管缺如。双胆囊患者同时存在两个互不相连各自独立的胆囊和胆囊管,大部分患者的两个胆囊发育良好,但两个胆囊腔的大小往往不等。

　　(2)形态变异:包括折叠胆囊、分隔胆囊、胆囊憩室、胆囊缺如等。折叠胆囊是常见胆囊变异,约占人群的 10%,横断面 CT 扫描可见胆囊内分隔的两个腔(图 1-2-3),三维重建则显示两腔相通,分隔为胆囊底部扭曲折叠所致的假象。而分隔胆囊变异则为真性分隔,胆囊腔被完全性或部分性分隔成两个腔,常不相通,胆囊造影检查时对比剂只能进入其中一个腔。胆囊憩室通常无临床症状,偶尔可并发憩室炎或结石。

　　(3)位置变异:包括肝内胆囊、左位胆囊、膈下胆囊、游离胆囊等。横断面 CT 表现为胆囊窝内无胆囊显示,而在其他位置可见到胆囊样结构。

　　2. 肝内胆管变异　主要分为以下七型。

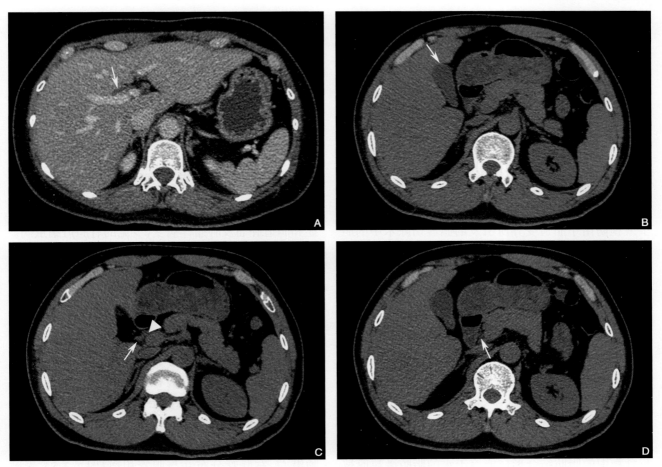

图 1-2-2　正常胆道 CT 横断面解剖图
A. 箭头指向肝总管；B. 箭头指向胆囊；C. 箭头指向胆囊管，三角形指向肝总管；D. 箭头指向胆总管。

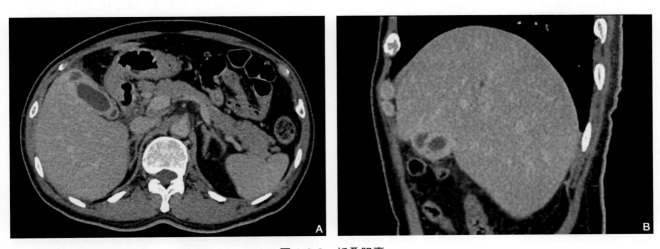

图 1-2-3　折叠胆囊
A、B. 分别为增强 CT 扫描的横断位和矢状位图像，胆囊窝内可见胆囊折叠，形成多个腔。

Ⅰ型：正常肝内胆管走行。

Ⅱ型：右前后肝管与左肝管汇合。

Ⅲ型：根据右后肝管的汇入位置进一步分为三型。

Ⅲa 型为右后肝管汇入左肝管。

Ⅲb 型为右后肝管汇入肝总管。

Ⅲc 型为右后肝管汇入胆囊管。

Ⅳ型：右肝管汇入胆囊管。

Ⅴ型：存在副肝管。

Ⅵ型：二、三级肝管汇入右肝管或肝总管。

Ⅶ型：其他较为复杂的变异类型。

3. **肝外胆管变异**　胆管汇合变异包括右肝管汇入胆囊管、胆总管汇入胰管、右前肝管汇入左肝管再与右后肝管汇合成肝总管等。胆囊管解剖变异主要包括胆囊管低位、胆囊管高位、胆囊管与肝总管并行、胆囊管过短、胆囊管汇入右肝管、胆囊管于肝总管内侧汇入等。

术前影像学检查显示胆道的解剖关系，发现可能存在的胆道变异对于手术的安全实施至关重要，例如胆囊管与肝总管并行并低位开口于胆总管下段时，胆囊切除术中切断胆囊管时就很容易造成胆总管的损伤；当胆囊三角或肝门附近存在异常肝管时，很可能被误认为是胆囊管的延续而被切断。因此，术前 MRCP、术中胆道造影等技术对于最大限度地减少或预防由于胆道变异所引发的胆囊切除术中的胆道损伤是极其必要的。

二、胆道病理生理

胆道系统具有分泌、贮存、浓缩与输送胆汁的功能。成人每日分泌胆汁约 800～1 200mL，胆汁主要由肝细胞分泌，约占胆汁分泌量的 3/4，胆管细胞分泌的黏液约占 1/4。胆汁中 97% 是水，其他成分主要有胆汁酸与胆汁酸盐（胆盐）、胆固醇、磷脂、胆红素、脂肪酸和无机盐等。胆汁呈中性或弱碱性，其主要生理功能包括乳化脂肪，胆盐随胆汁进入肠道后与食物中的脂肪结合形成能溶于水的脂肪微粒而被肠黏膜吸收。胆汁参与胆固醇和胆红素的代谢及清除。抑制肠内致病菌生长繁殖和内毒素形成。刺激肠蠕动。中和胃酸。胆管主要生理功能是输送胆汁至胆囊和十二指肠，由胆囊和 Oddi 括约肌协调完成。空腹时，Oddi 括约肌收缩，胆管内的压力升高，胆汁流向压力较低的胆囊并在胆囊内浓缩和储存。进餐后，迷走神经兴奋，食物中的脂肪、蛋白质和胃酸促进十二指肠释放胆囊收缩素，致使胆囊收缩、Oddi 括约肌松弛，胆汁排入十二指肠。另外，胆管分泌的黏液参与胆汁的形成。

胆囊的生理功能也较多，包括浓缩储存胆汁、排出胆汁、分泌黏液性物质，主要是黏蛋白，有润滑和保护胆囊黏膜的作用。胆囊管梗阻时，胆汁中胆红素被吸收，胆囊黏膜分泌黏液增加，胆囊内积存的液体呈无色透明，称"白胆汁"。

胆道系统功能损害可以有多种不同的机制，包括胆道结石、肿瘤、炎症和结构性异常等引起的胆道梗阻，胆道系统内压力增高，胆汁淤积，进而损害胆道系统的功能。炎症和感染也较为常见，致病菌通过胆道逆行或血液循环等各种途径进入胆道系统，会导致胆道系统的炎症反应，引起胆管壁的水肿、缺血坏死、纤维化或瘢痕等病理改变，从而影响胆道系

统的正常功能。胆道系统解剖结构异常，如先天性胆道畸形、胆囊发育异常等解剖结构异常会影响胆汁的流动和排出，造成细胞死亡，从而导致胆道系统功能障碍。此外，一些自身免疫性疾病，如原发性胆汁性胆管炎、原发性硬化性胆管炎等，会导致人体免疫系统攻击自身胆道系统，引起胆道炎症和纤维化，从而损害胆道系统的功能。

三、胆道系统常见疾病的发病情况

胆道系统疾病包括先天性异常、胆道炎症、胆石症和胆道肿瘤及肿瘤样病变，少见的有胆道蛔虫病。

（一）胆道先天异常

胆道先天异常指发生在肝内外胆管任何部位的先天性畸形，如先天性胆总管囊肿（图 1-2-4）、先天性胆管闭锁等。先天性胆总管囊肿分为五型，包括胆总管囊状扩张型（Ⅰ型）、胆总管憩室型（Ⅱ型）、胆总管囊肿脱垂（Ⅲ型）、多发性肝内外胆管扩张（Ⅳ型）和多发性肝内胆管囊状扩张（Ⅴ型，又称 Caroli 病）。如 Caroli 病的患者可能伴有反复发作的胆管炎引起的发热和腹部疼痛等症状，同时存在恶性转化的风险。横断面 CT 上可见肝内多发大小不等的囊肿沿左、右肝管分布并与胆管相通（图 1-2-5），囊腔呈圆形或梭形的液性低密度影，有时可呈节段性或均匀性扩张，增强 CT 上扩张的肝内胆管内可见小点状强化，其病理基础为门静脉分支被扩张胆管的壁包绕。

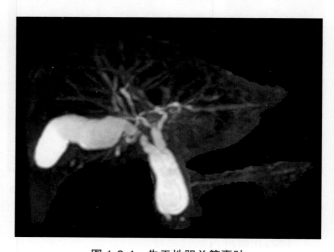

图 1-2-4　先天性胆总管囊肿

MRCP 显示胆总管明显扩张，胆囊明显肿大，胰管未见明显扩张。

（二）胆囊炎

胆囊炎是由胆囊管阻塞、胆囊排空障碍或细菌感染而引发的，高发于 20～50 岁，女性患者多于男

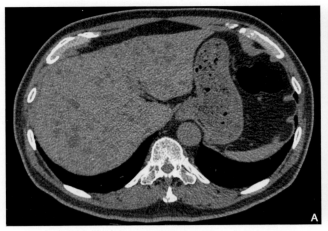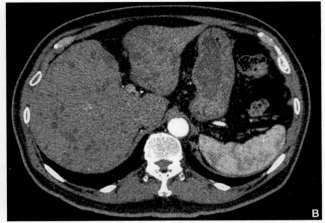

图 1-2-5　Caroli 病
A. CT 平扫显示肝脏内多发小囊状液性低密度灶;B. CT 增强显示肝内小囊状低密度病灶无强化。

性,可分为急性与慢性。急性胆囊炎的主要临床表现为右上腹痛、恶心、呕吐和发热等,US 是其首选检查。90%～95% 的急性胆囊炎由胆囊结石引起,超声探及结石结合胆囊触痛或胆囊壁增厚＞3mm 时,诊断急性胆囊炎的阳性预测值分别达 92% 和 95%。急性胆囊炎的 CT 征象包括胆囊壁增厚、胆囊周围积液、胆囊周围脂肪组织呈线状高密度、浆膜下水肿、

胆囊扩张及胆汁密度增高。慢性胆囊炎则以胆囊壁增厚为主要表现,胆囊体积缩小,少数可见胆囊壁钙化(图 1-2-6)。对于胆囊炎的治疗,急性胆囊炎发病时间大于 72 小时,伴有胆囊坏疽或穿孔、继发局限性或弥漫性腹膜炎、脓毒症等并发症,需首选急诊胆囊切除术。慢性胆囊炎则主要通过对症药物治疗。

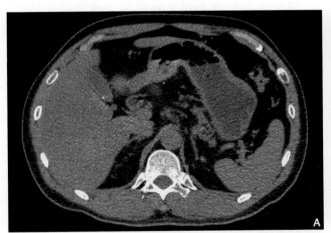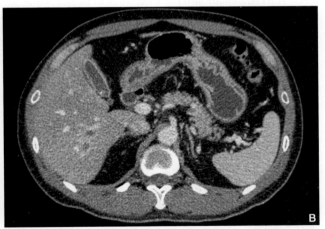

图 1-2-6　慢性胆囊炎
A 和 B 分别为平扫 CT 和增强 CT。平扫上可见胆囊充盈欠佳,腔内见点状高密度影,胆囊壁稍增厚,增强扫描可见胆囊壁明显强化。

（三）胆石症

　　胆石症是胆道系统中最多见的疾病之一,在中年女性中较为多见。胆结石可发生于胆道系统的不同部位,依结石所在部位的不同,胆石症可分为肝内胆管结石、胆囊结石和肝外胆管结石 3 种(图 1-2-7)。胆结石大多位于胆囊内,胆囊管、肝管和胆总管结石较为少见。胆囊结石可为胆固醇结石、胆色素结石或混合性结石。淤积性结石多见于胆管内,这种结

石多是在胆囊内形成,然后移入胆管,其成分多为胆固醇和胆色素混合结石,一般钙盐很少。胆石症患者的胆结石大小不一,数目不等,较大的结石多见于胆囊内。腹部 US 对胆道结石的敏感性超过 95%,结石在 US 声像图上表现为回声增强的光团或光斑,其后方常伴有声影。CT 可以反映结石的化学成分,如胆固醇结石为低密度或等密度,胆色素结石则为高密度,混合性结石表现为环状高密度。对于胆管结

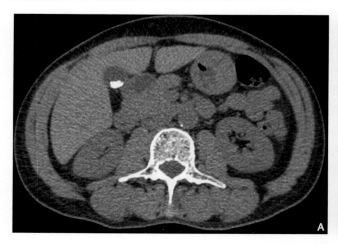
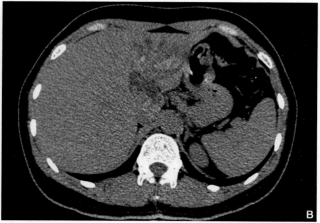

图 1-2-7　胆道系统结石

A. 为胆囊结石病例，平扫 CT 上显示胆囊腔内可见结节状高密度影；B. 为肝内胆管结石病例。平扫 CT 上显示左叶肝内胆管明显扩张，其内见多发大小不等类圆形、柱状稍高密度影，与胆管走行一致。

石，MRCP 上可见充盈缺损影，并可显示胆管的扩张程度，胆总管结石可表现为扩张的胆总管下端呈"倒杯口"状充盈缺损。对于胆石症患者，应根据结石的部位、大小以及自身情况，采取个性化的治疗方案。

（四）胆道系统肿瘤

胆道系统恶性肿瘤包括胆囊癌、胆管细胞癌，约占所有消化系统肿瘤的 3%，患者预后极差。胆囊癌是胆道系统最常见的恶性肿瘤，多见于 50～80 岁的患者。胆囊癌的影像学表现根据其分型有所差异，浸润型胆囊癌可见胆囊壁局限性或不均匀增厚，边缘毛糙，与正常肝组织分界不清；结节型胆囊癌表现为胆囊壁向腔内凸起的乳头状或菜花状肿物，增强扫描呈明显强化（图 1-2-8）；肿块型胆囊癌表现为胆囊窝内密度不均匀的肿块，胆囊腔消失或显示不清，增强可见不同程度的强化。胆管细胞癌是一种高

异质性的恶性肿瘤，其发生部位遍布于毛细胆管到胆总管。大体病理分为结节型、浸润型和乳头型，以浸润型多见。影像上根据胆管癌的发生部位又将其分为 4 型：①周围型，肿瘤位于肝内较小的胆管，又称肝内胆管癌；②肝门型，肿瘤位于肝门部胆管（左、右肝管及肝总管）；③肝外胆管型，即胆总管癌；④壶腹型，肿瘤位于胆总管下端近壶腹区。胆管癌影像学表现为胆管壁不均匀增厚或肿块，增强扫描可见环形强化或结节样强化，管腔局限性狭窄、阻塞，肝内胆管扩张呈软藤状。胆道系统肿瘤的治疗方式包括根治性切除术以及靶向免疫治疗等。

胆道系统良性肿瘤少见，相对常见的是胆囊腺瘤，一般体积较小，呈乳头状改变。一般认为腺瘤是癌前期病变。根据 WHO 2019 版的分类，胆囊和肝外胆管肿瘤的分类见图 1-2-9。

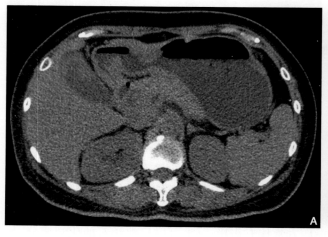
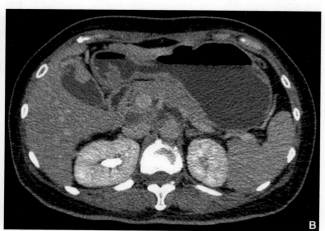

图 1-2-8　胆囊癌

患者，女，54 岁，右上腹痛 1 月余。A、B. 分别为平扫 CT 和增强 CT，显示胆囊壁不均匀增厚，局部见实性结节突向腔内，增强扫描后增厚的胆囊壁和结节明显强化。

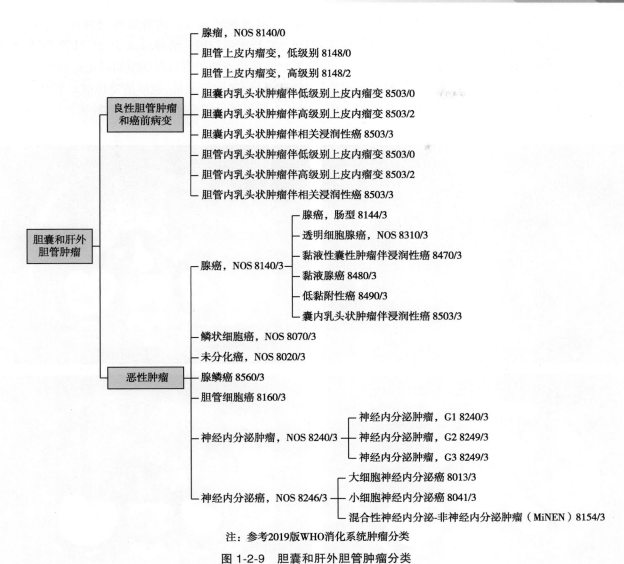

注：参考2019版WHO消化系统肿瘤分类

图 1-2-9　胆囊和肝外胆管肿瘤分类

四、影像学的价值

（一）US

US 是胆系疾病的首选和主要影像检查方法之一，优点是方便快捷、费用低廉、无辐射损伤，能清楚地显示胆囊和胆管解剖及胆系结石、肿瘤等病变，还能进行胆囊收缩功能检查。此外，彩色多普勒血流成像（CDFI）还可用于了解胆系肿瘤血供及其与邻近门静脉和肝动脉的关系。US 检查前需禁食 8 小时以上，以保证胆囊、胆管内胆汁充盈，并减少胃肠内容物和气体的干扰；检查前 24 小时禁食脂肪食物，停用影响排空胆汁的药物；US 检查应在 X 线钡餐造影 3 天后、胆系造影 2 天后进行。

US 也存在一定的不足，对胆道内细小病变易漏诊；气体对 US 影响很大，患者容易受到患者肠气干扰等因素从而影响检查结果；检查结果易受医师临床技能水平的影响。

（二）X 线

腹部 X 线检查可发现胆系内含钙量较高的结石（阳性结石）和胆管积气，目前临床上很少以此为目的进行该项检查。胆系造影目前应用极少。"T 形"管胆道造影往往是胆管术后患者需了解胆系是否有残余结石的方式，经手术时放置的"T 形"引流管注入碘对比剂以显示胆管。内镜逆行性胆胰管造影（endoscopic retrograde cholangiopancreatography，ERCP）检查是在透视下首先插入内镜到达十二指肠降部，再通过内镜将导管插入十二指肠乳头，注入对比剂以显示胆胰管病变的方法，同时可进行取石术或其他介入手术。经皮穿刺肝胆道成像（percutaneous transhepatic cholangiography，PTC）检查是在 X 线、US 的监视下，经皮穿入肝内胆管，将碘对比剂直接注入胆道，使肝内外胆管快速显影，可以显示肝内外胆管病变的部位、范围、程度、性质等。

（三）CT

CT 平扫有利于发现阳性结石，常需行薄层扫描或薄层重建，以便更好地显示胆系的小病变。应用后处理技术行胆系冠状位、矢状位多平面重建和曲面重建能全面直观、多方位地观察胆系全貌。若平扫发现

胆囊、胆管壁增厚或腔内有软组织肿块（图 1-2-10），通常需行增强扫描。增强扫描方法与肝脏 CT 检查类似。增强检查使胆管与周围组织对比更加明显，经后处理可行 CT 胆管成像，能够清楚地显示胆系的立体解剖，便于评价胆系梗阻的原因和肿瘤的侵犯程度。

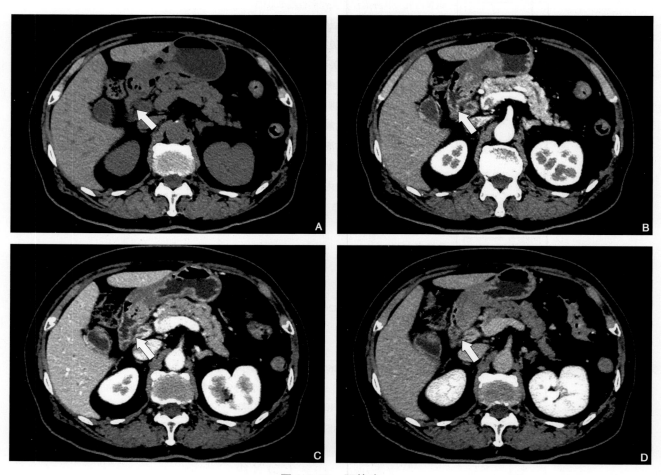

图 1-2-10　胆管癌

患者，女，78 岁，近 1 个月体重减轻 3kg 入院。A. 平扫 CT 上箭头显示胆总管上段管壁不均匀环形增厚，管腔狭窄；B～D. 分别为动态增强动脉期、门脉期和延迟期，显示增厚的胆管壁呈渐进性强化方式（箭头）。

（四）MRI

1. 常规 MRI 检查

（1）MRI 平扫：常规行 T_1WI 和 T_2WI 检查，除了行横断位扫描外，还可根据需要加行冠状、矢状、斜矢状位扫描（图 1-2-11）。

（2）MRI 增强：通过注射对比剂，可以使血管、器官或组织在 MRI 图像中更加清晰地显示出来，从而有助于区分不同的结构或病变。

（3）MRCP 检查：主要用于评估胆系梗阻，对于明确梗阻部位、程度和病因均有较高价值，通常是

在常规检查后进行，以便两者显示的异常表现相互印证。

2. 钆塞酸二钠（gadolinium-ethoxybenzyl-diethylenetriamine pentaacetic acid，Gd-EOB-DTPA）增强胆系成像　该检查的优势在于通过胆系排泄成像，可清楚显示术后（尤其是复杂手术）的解剖变化。当胆系发生损伤、胆漏时，Gd-EOB-DTPA增强胆系成像可发现损伤处含有高信号对比剂的胆汁外漏，并可清楚显示胆漏的部位及胆系损伤的类型。

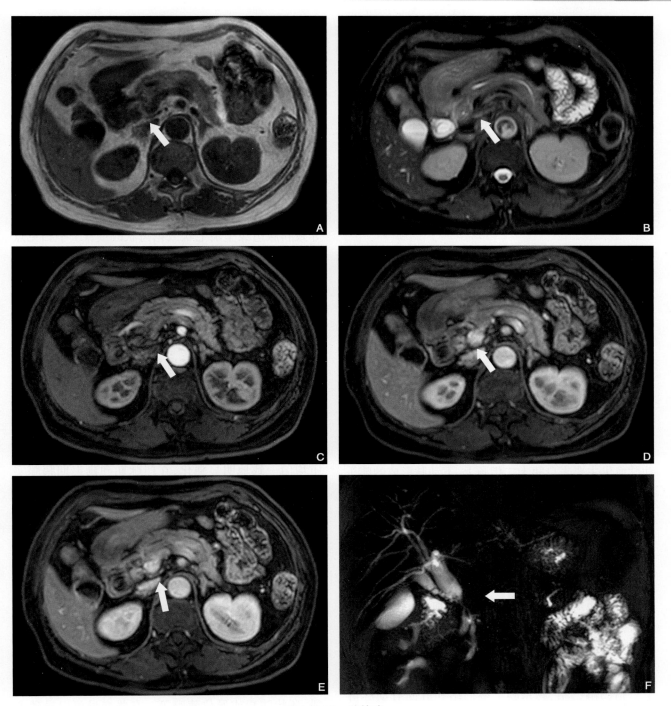

图 1-2-11 胆管癌

与图 1-2-10 为同一患者。A.T$_1$WI 显示胆总管上段管壁增厚,呈低信号(白箭);B.T$_2$WI+脂肪抑制序列上,病灶稍高信号,管腔明显狭窄(白箭);C~E. 分别为动态增强扫描动脉期、门脉期和延迟期,显示增厚的胆管壁呈渐进性强化方式(白箭);F.MRCP 上显示胆总管上段明显变细、狭窄(白箭),肝总管及胆囊管明显扩张。

(刘再毅 赵香田)

参 考 文 献

1. BANALES JM,HUEBERT RC,KARLSEN T,et al. Cholangiocyte pathobiology[J]. Nat Rev Gastroenterol Hepatol,2019,16:269-281.

2. KISSELEVA T,BRENNER D.Molecular and cellular mechanisms of liver fibrosis and its regression[J]. Nature Reviews Gastroenterology & Hepatology,2020,18:151-166.

3. FELDMAN AG,SOKOL RJ.Neonatal cholestasis:emerging molecular diagnostics and potential novel therapeutics[J]. Nat Rev Gastroenterol Hepatol,2019,16:346-360.

4. FAHRNER R,DENNLER SG,INDERBITZIN D.Risk of malignancy in Caroli disease and syndrome:A systematic

review [J]. World J Gastroenterol，2020，26（31）：4718-4728.

5. BRINDLEY PJ，BACHINI M，ILYAS SI，et al. Cholangio-carcinoma [J]. Nat Rev Dis Primers，2021，7（1）：65.

第三节 胰腺解剖、病理生理、疾病发病情况、影像学的价值

一、胰腺解剖

胰腺由十二指肠原始内胚层里的两个胚芽（背胰原基、腹胰原基）发育而成，随着十二指肠部分旋转，两个胚芽相互接近以致融合。胰腺位于第1～2腰椎前方的腹膜后肾旁前间隙内，右侧为十二指肠降部与水平部形成的凹陷，左侧端靠近脾门，前面为小网膜囊后壁的一部分，后面为腹主动脉及分支、下腔静脉、腹腔神经丛及胸导管等结构。胰腺大小及形态多变，与年龄、体型（肥胖）有关。胰腺从右向左分头、颈、体、尾四个部分。胰头饱满膨隆，下部有一向左的突起，称为钩突。胰颈为胰头和胰体移行的部分。胰体走向左侧靠近脾门时逐渐变细，移行为胰尾。胰腺动脉血供主要来自胰十二指肠上、下动脉形成的胰头动脉弓，以及脾动脉的胰支；胰腺的静脉血主要回流到门静脉-肠系膜上静脉系统。胰颈的下部在肠系膜上静脉汇入门静脉的前方，这一解剖特点对胰腺癌外科手术非常重要，因为肿瘤若侵犯这些血管会导致肿瘤无法切除。而肿块压迫门静脉时，可导致肝门静脉高压症。胰腺的淋巴管伴随血管走行至器官外，注入胰周局部淋巴结。胰体和尾部的淋巴大多回流入胰脾淋巴结，也有一些淋巴直接回流入主动脉旁淋巴结。来自胰颈部和头部的淋巴常回流入胰十二指肠淋巴结、肠系膜上淋巴结和肝固有动脉淋巴结。

主胰管是胰液分泌进入十二指肠的一条管道，起始于胰尾，贯穿于胰的全长，沿途收纳胰液，约85%的人胰管与胆总管汇合形成"共同通道"，下端膨大部分称Vater壶腹，开口于十二指肠乳头，其内有Oddi括约肌。一部分人虽有共同开口，但两者之间有分隔；少数人两者分别开口于十二指肠。这种共同开口或共同通道是胰腺疾病和胆道疾病互相关联的解剖学基础。在胰头部胰管上方有副胰管，通常与胰管相连，收纳胰头前上部的胰液，开口于十二指肠副乳头。

（一）胰腺横断面解剖

横断面上先找到肠系膜上静脉，静脉右侧壁以右被十二指肠包绕的部分为胰头，肠系膜上静脉左侧壁以左为胰体部分，胰颈部位于二者之间。靠近脾门区的为尾部。钩突部位于胰头下方。

CT是胰腺常用的检查方法。CT平扫显示胰腺密度均匀，从头至尾逐渐变细且连续光滑，增强扫描胰腺期，胰腺实质呈明显均匀强化，静脉期胰腺实质强化程度减低（图1-3-1）。增强扫描可以清晰显示胰腺周围的血管。肥胖者或老年者，由于脂肪浸润导致胰腺边缘呈羽毛状或锯齿状改变，CT平扫见点状、弥漫分布的低密度脂肪沉积影，与较高密度的胰腺腺泡影相间。

MRI软组织分辨率高，在胰腺疾病的诊断中也有广泛应用。胰腺腺泡内含有丰富的黏液蛋白，胰腺间质内存在一定量的脂肪组织，因此在T_1WI上胰腺实质的信号略高于肝脏实质信号，在脂肪抑制T_1WI上胰腺实质呈明显高信号。T_2WI上胰腺实质的信号强度较肝脏和肌肉的信号高。随着年龄的增长，胰腺组织发生纤维化，导致胰腺实质信号强度减低而接近肝脏实质信号；增强动脉期胰腺实质均匀一致地明显强化，在门脉期和延迟期胰腺实质强化程度减弱（图1-3-2）。MRCP也是胰腺常用的检查方法。正常胰管直径2～3mm，从胰头到胰尾逐步变细，边界光滑，MRCP上显示清晰，但分支胰管较细往往不能显示，如果见到分支胰管显示常提示有潜在的病变（通常为慢性胰腺炎或胰管的阻塞）。

（二）胰腺解剖变异

胰腺胚胎发育过程中出现异常，导致胰腺各种变异及先天异常。包括胰腺形态变异，如分叶状胰头、胰腺增宽、哑铃型胰腺等。其他还包括胰腺分裂，环状胰腺或异位胰腺等。有些变异可以导致疾病的发生。

1. **胰腺分裂** 胰腺分裂是最常见的胰腺先天性异常，发生率为4%～14%，其定义为腹胰管和背胰管在发育过程中的不融合或融合不全。多数研究认为胰腺分裂患者出现胰腺炎发作或者胰性腹痛等症状的概率明显高于正常人。胰腺分裂的腹胰管（ventral pancreatic duct）仅引流腹胰原基的胰液，而胰腺的大部分胰液经由背胰管（dorsal pancreatic duct）从十二指肠副乳头引流。

2. **环状胰腺** 环状胰腺是指胰腺组织以环状或钳状包绕十二指肠致其梗阻的一种先天性畸形，约

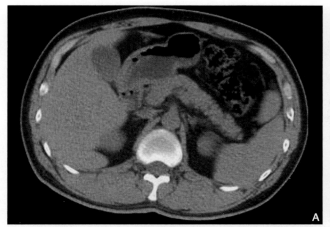 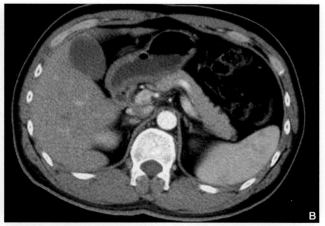

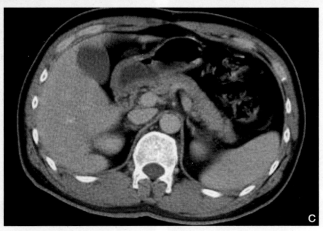

图 1-3-1　正常胰腺 CT

A. 平扫显示胰腺轮廓清晰,密度均匀;B. 动态增强动脉期示胰腺实质均匀明显强化;C. 静脉期显示胰腺实质强化程度均匀减低。

占十二指肠梗阻病例的 10%～30%。环状的形成机制多认为与胰腺胚胎时期腹侧、背侧原基和十二指肠旋转异常有关。环状胰腺较为少见,发生率低于胰腺分裂。儿童患者在临床上主要表现为十二指肠梗阻。成人环状胰腺的主要临床表现有腹痛、呕吐、胰腺炎或肝功能异常。根据胰腺组织环绕十二指肠的程度,可分为完全型和不完全型。

　　3. **异位胰腺**　又称为迷路胰腺或副胰,是正常胰腺以外孤立的分化正常的胰腺组织,与正常胰腺之间没有解剖及血管关系,具有独立的神经支配和血液供应。异位胰腺大多出现在消化道,胃和十二指肠相对常见,空肠、回肠较为少见,罕见的有肠系膜、大网膜、脾、胆囊、肝等器官。消化道异位胰腺多位于黏膜下层,可伸展到肌层或浆膜下。内镜检查可确诊胃及十二指肠的异位胰腺。

二、胰腺病理生理

　　胰腺是人体第二大消化腺,具有非常重要的外分泌功能,主要分泌多种消化酶,对消化至关重要。

主要的消化酶有蛋白酶,包括胰蛋白酶、糜蛋白酶和弹性蛋白酶。胰淀粉酶则对淀粉有消化作用。胰脂肪酶是消化脂肪的。这些酶在消化系统内帮助消化三大营养物质——糖类、蛋白质和脂肪,参与各种营养物质的代谢吸收过程。正常的胰腺每天分泌大量的消化酶,流入十二指肠,与胆汁一起参与食物的消化。胰岛是胰腺的内分泌组织,为散在分布于腺泡之间的细胞索团,分泌多种激素,有胰岛素和胰高血糖素,主要调节血糖浓度。胰岛细胞分泌胰岛素,胰岛素能促进组织细胞对糖的摄取、贮存和利用,抑制糖原分解和糖异生,促进肝糖原和肌糖原的合成和促进葡萄糖进入肌肉和脂肪组织,从而达到降低血糖的效果。胰岛素缺乏时,血糖水平升高,发生糖尿病。胰高血糖素能够促进肝糖原和肌糖原的分解来维持机体血糖的平衡。

三、胰腺常见疾病的发病情况

　　胰腺常见的疾病有炎症及感染性病变和肿瘤性病变,少见的有胰腺损伤。

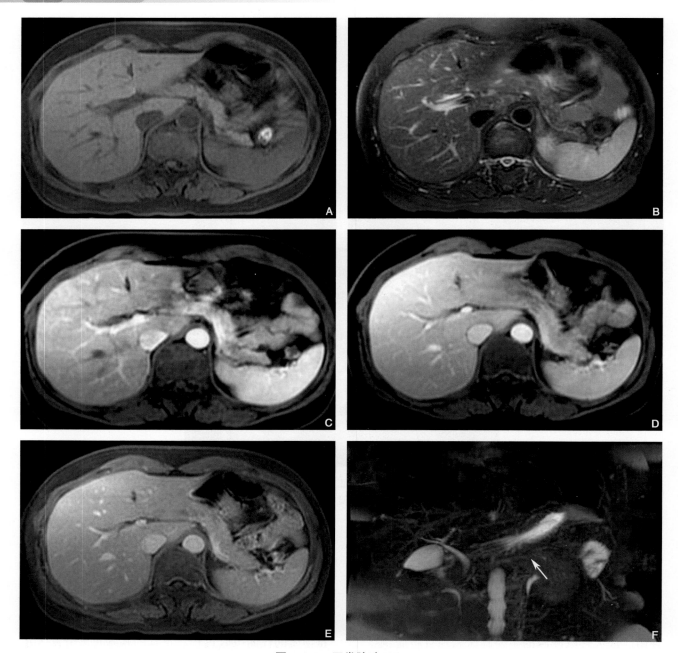

图 1-3-2　正常胰腺 MRI

A. T₁WI 上胰腺实质的信号略高于肝脏信号；B. T₂WI 上胰腺实质的信号略高于肝脏信号；C. 动态增强动脉期，胰腺实质明显均匀强化；D. 静脉期，胰腺实质强化程度减低；E. 延迟期，胰腺实质的强化程度进一步减低；F. MRCP 对胆囊及胆管系统显示良好，胰管隐约可见（箭头）。

（一）炎症及感染

各种原因导致的胰管梗阻、腺泡破裂，胰酶激活胰腺局部炎症反应。根据病因及病理分为急性胰腺炎、慢性胰腺炎及特殊类型胰腺炎。急性胰腺炎分为水肿性胰腺炎和坏死性胰腺炎，前者占 80%～90%，表现为胰腺间质充血水肿伴炎性细胞浸润，可伴胰周液体积聚，多数能自行吸收，若未吸收则演变成假性囊肿。坏死性胰腺炎以胰腺坏死、出血为特征。胰液、炎性渗出、出血、坏死组织等积聚在胰腺内和/或胰腺外，并向腹膜后间隙扩展。可伴有胰

周动静脉受侵，形成血栓、假性动脉瘤。慢性胰腺可表现为间质纤维化及胰体实质钙化，小胰管和主胰管均扩张，管腔内有蛋白栓子、结石，不同程度的腺泡破坏、导管扩张、小囊肿形成。自身免疫性胰腺炎（autoimmune pancreatitis，AIP）是自身免疫机制异常导致特殊类型的慢性胰腺炎。胰腺实质纤维性增生和导管上皮增生，不规则胰管狭窄和胰腺弥漫性肿大，伴显著的 T 淋巴细胞、浆细胞等慢性炎细胞浸润，激素治疗有效，偶伴其他自身免疫性疾病。胰腺少见感染有结核、寄生虫病、梅毒和 HIV 感染相关胰

腺炎。

（二）胰腺肿瘤

胰腺肿瘤包括上皮性肿瘤、间叶性肿瘤及转移瘤。常见的上皮性肿瘤包括胰腺导管腺癌、胰腺浆液性囊腺瘤、黏液性囊腺瘤、胰腺导管内乳头状黏液性肿瘤、胰腺实性假乳头状瘤、胰腺神经内分泌肿瘤等。胰腺导管腺癌（pancreatic ductal adenocarcinoma, PDAC）占胰腺外分泌肿瘤的90%以上。胰腺浆液性囊腺瘤（pancreatic serous cystadenoma, PSCA）是由分泌浆液的无异型性上皮细胞构成的良性肿瘤。病理分型有微囊型、寡囊型、实性浆液性肿瘤、希佩尔-林道病相关性及混合性浆液性-神经内分泌肿瘤。微囊型最多见（70%～80%）。胰腺黏液性囊腺瘤（pancreatic mucinous cystadenoma, PMCA）占胰腺外分泌部肿瘤2%～5%，是胰腺最常见的囊性肿瘤（占50%）。恶性风险为10%～17%。黏液性囊腺瘤和黏液性囊腺癌常被认为是病变发展的两个阶段。胰腺导管内乳头状黏液性肿瘤（intraductal papillary mucinous neoplasm of the pancreas, IPMN）表现为导管上皮乳头状增生伴不同程度的黏液分泌和胰管扩张。病变沿胰管表面分布，或以乳头样突入胰管腔内。根据累及主胰管和分支胰管的范围分为：主胰管型、分支胰管和混合型。胰腺实性假乳头状瘤（solid pseudopapillary neoplasm of the pancreas, SPN）是低度恶性肿瘤，占胰腺肿瘤1%～2%。胰腺神经内分泌肿瘤（pancreatic neuroendocrine neoplasm, pNEN）起源于干细胞，能产生生物活性胺或激素，属于一组肿瘤，具有共同的组织学、生物学和临床特征。根据Ki-67指数和核分裂象分为G_1、G_2、G_3级和神经内分泌癌（neuroendocrine carcinoma, NEC）。胰腺转移瘤占胰腺恶性肿瘤2%～5%，广泛转移患者

3%～12%有胰腺受累。主要源于血行播散，常见原发灶肿瘤包括肾脏（70%）、乳腺（7%）、肺（6%）、结肠（6%）、黑色素瘤（3%）等。可以呈单发（约73%）、多发（约10%）或弥漫性浸润（约15%）。较少累及胰管和胆管。

四、影像学的价值

（一）X线

X线检查可显示钙化、结石和急性胰腺炎所致的肠淤张及结肠截断征，但不能直接显示胰腺及病变，价值有限。经腹超声受肠气的干扰，诊断价值受限，多用于筛查。CT和MRI能够全面显示胰腺大小、实质密度/信号、血供及胰周情况，在胰腺疾病的检查中有重要价值。

（二）CT

CT是目前胰腺疾病首选的检查手段。CT平扫可显示胰腺的形态、大小和密度改变，特别是对钙化的显示尤为敏感。CT多期动态薄层（2～3mm层厚）增强（包括动脉期或胰腺实质期、门脉期和延迟期）常用于胰腺先天性变异的识别、胰腺疾病的诊断、鉴别及肿瘤术前可切除性评价。能量CT多参数分析（虚拟单能量图像、碘密度图、有效原子序数图、能谱曲线等）在小病灶检出、定性、CT血管成像方面更有优势，可更加准确地评估肿瘤血管侵犯程度和手术的可切除性。如胰腺炎，CT可显示胰腺的水肿、出血、纤维化、钙化、胰管结石等。通过增强扫描评估胰腺的血供和实质有无坏死。增强CT是急性胰腺炎分级和预后预测最可靠的影像检查手段。水肿性胰腺炎表现为不同程度的胰腺体积弥漫或局部增大，轮廓模糊，伴胰周积液（图1-3-3）。增强扫描示胰腺实质均匀强化，未见无强化的胰腺内及胰周组

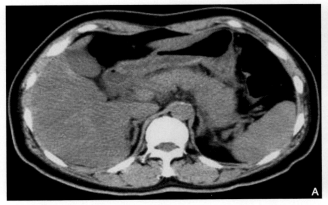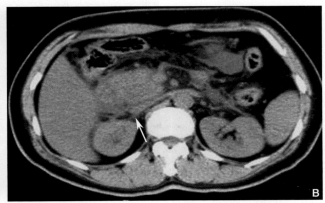

图1-3-3　急性间质水肿性胰腺炎

A.胰腺体尾部层面平扫显示胰腺体尾部肿大，小叶结构消失，边缘模糊；B.胰头层面显示胰头肿大，边缘模糊，见条片状略低密度影，右侧肾前间隙有积液（箭头）。

织坏死。而坏死性胰腺炎表现为胰腺和/或胰周组织出血、坏死。胰腺体积明显弥漫性增大，呈混杂密度（伴高密度出血）（图1-3-4）。

　　对慢性胰腺炎来说，CT能显现胰腺的萎缩、胰管扩张等特征，CT对胰腺钙化（慢性胰腺炎特征）和胰管结石显示敏感（图1-3-5），也可显示主胰管与分支胰管全程粗细不均的狭窄与扩张的特征，但对胰

管扩张或狭窄程度的评估不及MRCP。其他间接征象包括：胰周筋膜增厚、胆道梗阻性扩张（胆总管自上而下逐渐变细小）、假性囊肿等。

　　CT对自身免疫性胰腺炎的诊断也有一定价值，可显示特征性的胰腺弥漫性肿大（腊肠样）或局灶性肿大，密度均匀。增强扫描可显示病灶强化不均匀，延迟期渐进性强化。胰腺周围环绕的包膜样结构

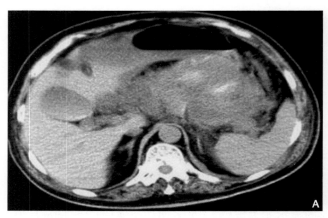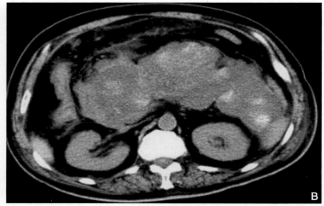

图1-3-4　急性坏死性胰腺炎

A、B.平扫显示胰腺明显肿大，失去正常形态及轮廓，呈高低混杂密度，周围见片状水样低密度积液和混杂密度的坏死物。其中斑片状高密度为出血。

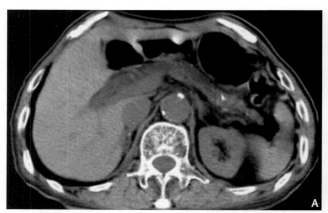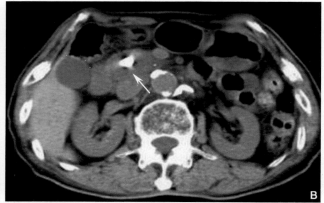

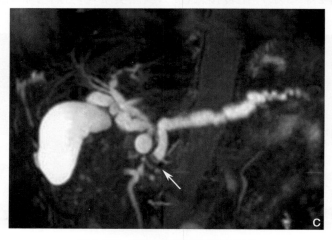

图1-3-5　慢性胰腺炎伴胰管结石

A.CT平扫显示胰腺体尾部萎缩，见管状低密度影（胰管）；B.CT平扫显示胰头内结节状致密影（箭头）；C.MRCP显示胰管全程扩张，至胰头部梗阻，梗阻局部呈杯口状（箭头）。

（胶囊征）对自身免疫性胰腺炎的诊断有特异性。胰管呈多发节段性或弥漫性狭窄而无扩张。

　　CT 对胰腺肿瘤的诊断与鉴别尤为重要。肿瘤的术前分期及可切除性评估也是以 CT 为主。如可直接显示胰腺导管腺癌的直接征象——肿块。胰腺癌为乏血供肿瘤，增强扫描动脉期肿瘤强化程度低于周围胰腺组织，随着时间的延迟肿瘤逐渐强化，且病灶周边强化稍显明显（图 1-3-6）。CT 也可显示间接征象，如胰头肿瘤可同时侵及主胰管及胆总管造成的双管征。富血供肿瘤中常见的是胰腺神经内分泌肿瘤，功能性肿瘤往往较小，增强动脉期既有明显强化，肿瘤较大时密度可不均匀（图 1-3-7）。无功能性的肿瘤往往较大，边界清晰，有包膜，内部常出现囊变，多伴出血、钙化，实性成分明显不均匀强化。

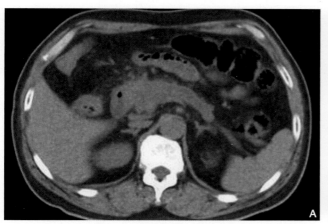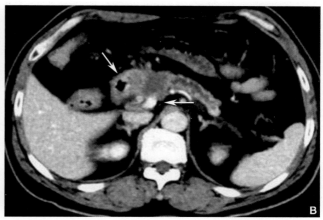

图 1-3-6　胰体癌

A. 平扫示胰体饱满，密度未见明显异常，胰尾萎缩，一贯扩张；B. 增强静脉期显示肿块不均匀周边强化，远端胰管扩张，邻近血管及十二指肠肠壁受侵（箭头）。

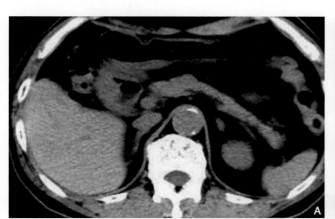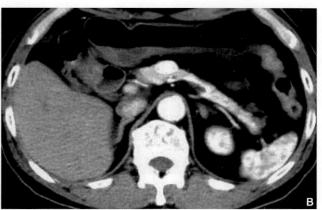

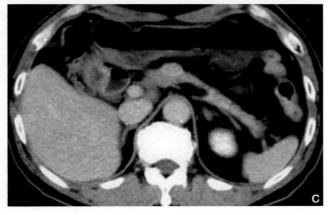

图 1-3-7　胰腺神经内分泌肿瘤

A. 平扫示胰颈体交界处前缘局限突出，局部密度略低；B. 增强扫描动脉期见病灶明显均匀强化，边界清楚；C. 延迟期显示病灶持续均匀强化，密度高于邻近的胰腺实质。

CTA可清晰显示肿瘤与邻近血管的关系,为评估手术可切除性提供重要信息;肝脏是胰腺癌最常见的转移部位,为乏血供的结节或肿块,增强扫描肿瘤呈环状强化。

(三) MRI

MRI多序列多参数成像、软组织分辨率高,对胰腺病变的检出和定性具有重要价值。特别是MRCP不仅可显示胰腺的先天发育异常,如胰腺分裂,也可直观显示胰胆管扩张和狭窄的情况,判断梗阻性黄疸的部位和病因。MRI通过观察胰腺大小、轮廓、信号以及胰周改变,评估胰腺炎症,MRCP能更直观显示胆胰管结石及胆管梗阻。对于急性间质水肿性胰腺炎和坏死性胰腺炎的鉴别,MRI有独到的优势,显示出血、坏死区更为敏感,能很好地显示胰周间隙筋膜增厚,间隙积液或积血,对积液中的非液化成分的识别更加可靠,比CT的判断更准确。但对慢性胰腺炎导致的钙化、胰管结石等,MRI不如CT。慢性胰腺炎时,T_2WI可以更敏感地反映胰腺纤维化,表现为信号减低,因胰腺腺泡蛋白酶减少或消失(图1-3-8)。

对自身免疫性胰腺炎来说,MRI可显示特征性的胰腺弥漫性肿大(腊肠样)或局灶性肿大,信号均匀。DWI上病变区域呈明显高信号,ADC呈较低信号,是自身免疫性胰腺炎的特征。增强扫描动脉期胰腺病变强化减弱。MRCP显示主胰管不完全闭塞,呈多发性不规则狭窄。胆总管胰头段呈"鸟嘴样"狭窄,狭窄段以上肝内、外胆管不同程度扩张(图1-3-9);无胰周积液,无钙化;类固醇治疗后胰腺及胰管病变均可消失。

对胰腺肿瘤而言,MRI可更加清晰地显示病变内部成分,如实性、囊实性或囊性,为鉴别诊断提供线索。特别是对囊性肿瘤来说,是否和胰管相通是鉴别诊断的关键依据,MRCP可以明确显示病灶和胰管的关系从而作出诊断(图1-3-10)。MRCP还可以显示胆总管或胰管受压移位、被包绕或梗阻等改变。MRI对显示微囊型肿瘤的蜂窝状、微小多房囊腔有独特优势,病灶内部的分隔、囊壁结构均可清晰显示(图1-3-11)。对囊内黏液、出血、蛋白成分及壁结节的显示也优于CT。

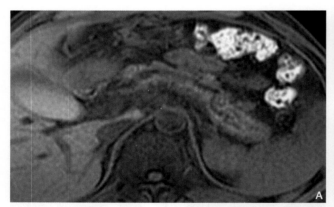 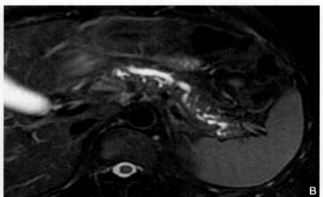

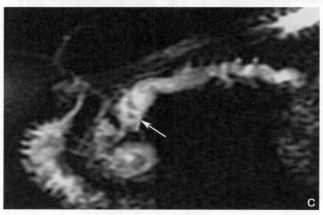

图1-3-8　慢性胰腺炎

A.脂肪抑制T_1WI显示胰腺实质萎缩、信号弥漫减低,胰管扩张;B.脂肪抑制T_2WI示胰管不规则扩张,胰腺实质萎缩伴信号减低;C.MRCP示胰管明显扩张,其内见多发充盈缺损(箭头)。

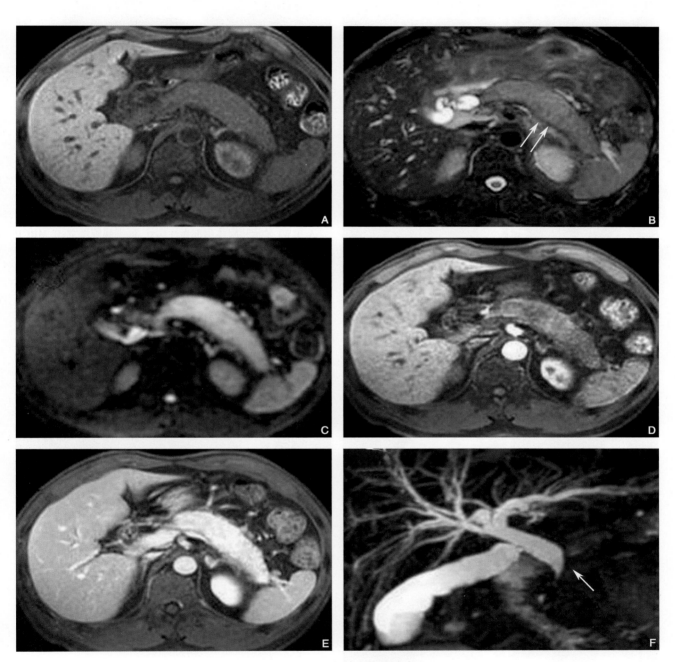

图 1-3-9　自身免疫性胰腺炎

A. 脂肪抑制 T_1WI 显示胰腺弥漫信号减低；B. 脂肪抑制 T_2WI 显示胰腺均匀稍高信号，周围见线状低信号包膜样结构（箭头）；
C. DWI 显示胰腺呈均匀高信号；D～E. 分别为动态增强动脉期和延迟期，显示动脉期胰腺实质的强化普遍减弱，延迟期明
显均匀强化；F. MRCP 显示胆总管胰腺段呈鸟嘴样逐渐狭窄（箭头），伴十二指肠环开大。

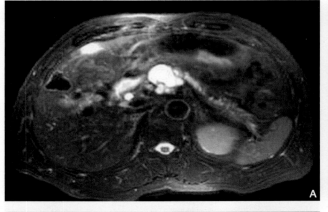
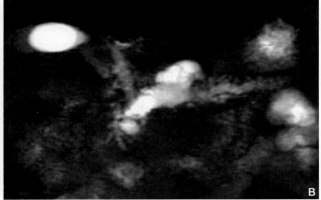
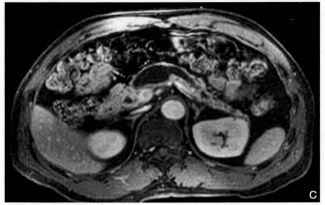

图 1-3-10 胰腺导管内乳头状黏液性肿瘤

A. T₂WI 显示胰腺体颈部囊性病灶,远端胰管增宽;B. MRCP 显示主胰管近端局限扩张,体颈部见与胰管相通的囊腔,远端胰管及分支亦增宽;C. 增强扫描显示扩张的胰管及囊腔内壁光整,无异常强化结节。

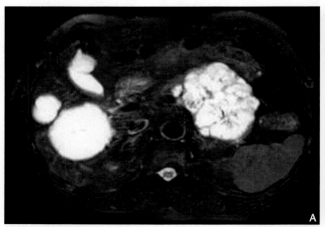
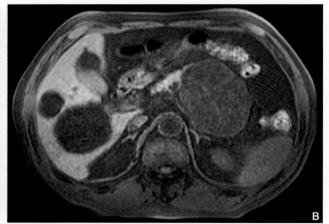
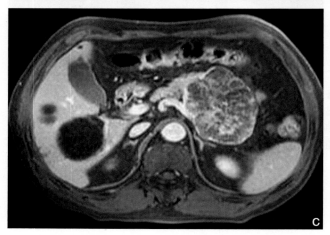

图 1-3-11 胰腺浆液性囊腺瘤

A. 脂肪抑制 T₂WI 显示胰尾巨大分叶状高信号肿块,其内见细小等信号分隔;B. 脂肪抑制 T₁WI 显示胰尾肿块为低信号,与高信号正常胰腺分界清晰;C. 增强扫描延迟期,T₂WI 上高信号的区域无强化,而中心细小分隔明显延迟强化。

（刘爱连　张钦和　胡文君　石　喻）

参考文献

1. 艾格放射诊断学(第6版)(上,下卷)/(英)亚当(Adam, A.)等原著;张敏鸣,主译. 6版.北京:人民军医出版社, 2015.

2. 郭启勇.中华临床医学影像学·消化分册[M].北京:北京大学医学出版社.

3. 宋彬,严福华.中华影像医学·肝胆胰脾卷[M].3版.北京:人民卫生出版社,2019.

4. 于春水,郑传胜,王振常.医学影像诊断学[M].5版.北京:人民卫生出版社,2022.

5. 周存升,孙丛,柳澄,等.螺旋CT双期扫描技术及其在胰腺癌诊断中的价值[J].中华放射学杂志,2001,35(2):90-95.

6. KIM SS,SHIN HC,HWANG JA.et al. Various congenital abnormalities and anatomic variants of the pancreas:a pictorial review[J].J Belg Soc Radiol,2019,103(1):39, 1-9.

第四节　脾脏解剖、病理生理、疾病发病情况、影像学的价值

一、脾脏解剖

脾脏是人体最大的淋巴器官,位于胃底和横膈膜之间左季肋区的肋弓深处。脾脏外形多变,通常表现为一个略微弯曲的楔形,或呈长圆形或圆形,甚至呈分叶状。脾可分为膈、脏两面,前、后两端和上、下两缘。膈面平滑、凸隆。脏面凹陷,有脾血管、淋巴管和神经等出入,称为脾门,出入脾门的结构称为脾蒂。脾上极平左侧第9肋的上缘,脾下极平左侧第11肋,其长轴与左第10肋平行。脾上极通过胃脾韧带与胃相连,并通过膈脾韧带与后腹壁相连。脾下极通过脾肾韧带与后腹壁及结肠脾曲相连。脾动、静脉的末端,以及胰尾部,位于脾肾韧带的两个腹膜层之间。脾脏由脾动脉供血。脾动脉多起自腹腔干,沿胰背侧面的上缘、左肾和左肾上腺前方继续走行,其远段进入脾肾韧带内,并在韧带内发出它的各级分支,终末支经脾门入脾内。进入脾门后,分成四到五个段动脉。段动脉在脾小梁内分支成为滤泡性小动脉。脾实质的血液由脾小梁静脉收集,它们连接起来形成节段静脉。节段静脉连接在一起形成"叶"静脉,这些"叶"静脉联合形成脾静脉。脾静脉多位于脾动脉的后下方,走行于胰后面横沟,向右到达胰颈处与肠系膜上静脉汇合成肝门静脉。脾脏虽是淋巴器官,但它没有淋巴输入管。脾脏在脾门处

可见淋巴输出管。淋巴从白髓开始流向包膜下淋巴丛,经淋巴通道流入脾门淋巴结,再沿脾动脉引流至腹腔淋巴结和乳糜池。

(一)脾脏横断面解剖

脾脏大致呈三角形,位于胃体左后方和左肾的外侧。胰尾紧邻脾门、居脾肾韧带中(图1-4-1)。

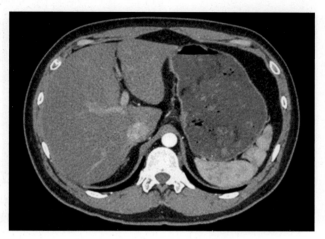

图1-4-1　CT横断面图像
CT增强动脉期图像,显示脾脏不均匀强化,位于左上腹,胃后方。

脾门位于脾脏的脏面凹陷处,可见脾血管出入。腹主动脉向前发出腹腔干,继而分支为脾动脉,后者沿胰体后上部实质、左肾前方走行,进入脾脏。脾静脉位于脾动脉的后下方,走行于胰后面横沟,向右走行与肠系膜上静脉汇合成肝门静脉(图1-4-2)。

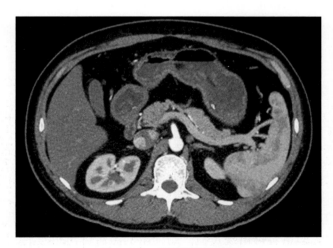

图1-4-2　CT横断面图像
CT增强动脉期图像(腹腔干水平),显示脾静脉走行于胰腺后方,向右走行与肠系膜上静脉汇合成门静脉。

(二)脾脏先天性变异

1. 副脾　是先天性良性异位脾组织,与主体脾脏分离。多数患者无症状。大多数副脾位于脾门或

附近韧带内,CT平扫时与正常脾脏的密度相同,增强扫描动脉期呈花斑样强化,静脉期及延迟期呈均匀强化(图1-4-3)。MRI上副脾在各序列上的信号特征均与正常脾脏相同,表现为T_1WI低信号,T_2WI高信号。增强后的强化方式和脾脏一致。一般无症状的患者无需进一步干预,出现并发症(如扭转、破裂或出血等)、脾功能亢进、淋巴瘤脾切除后复发的患者,可进行手术切除副脾。

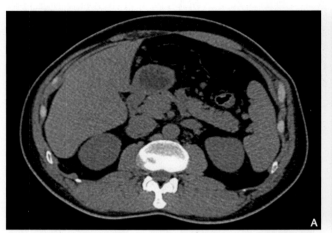
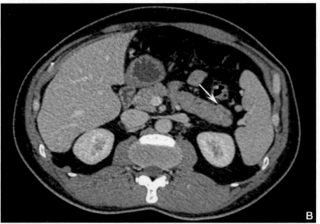

图1-4-3　副脾

A. CT平扫示脾门处可见一类圆形结节影,和脾脏密度一致;B.增强扫描显示结节强化方式与脾脏一致,边界清楚(箭)。

2. **游走脾**　因韧带附着异常导致脾脏活动度增大,以致难以保持在正常位置。一般无症状或体查时可触及活动性肿块。一旦发生扭转、梗死,则可出现发热、呕吐、腹痛等症状。X线片上可见脾影增大或左上腹脾影消失,中下腹出现压迫肠道的肿块。CT上可见左上腹无脾脏。脾脏移位、增大,血管蒂延长,脾静脉扩张和邻近静脉曲张。由于血管被腹膜和脂肪包绕,当发生脾扭转时,脾门出现旋涡状透明和致密带,即开瓶器征。若出现血栓,血栓可在平扫时呈高密度。增强扫描时,整体脾实质无强化,较充血或梗死引起的不均匀强化常见。可出现腹腔积液或脾周脂肪水肿。一般可通过手术治疗达到复位和固定。然而,如果出现脾功能亢进、血栓形成或梗死,需要进行脾切除术,并进行疫苗接种和抗生素预防治疗。

3. **多脾综合征**　是与多脾相关的累及多系统的复杂遗传综合征。少部分患者成年后才出现临床症状,常表现为心脏疾病,包括心脏杂音、充血性心力衰竭、发绀、传导阻滞等。胆道闭锁或其他胆道异常的患者可出现黄疸。肠梗阻的患者可出现腹痛,肠旋转不良的患者可出现肠道缺血症状。影像学上可见左侧异构或双左侧异构。脾脏表现为数量增多,通常为位于左上腹,也可位于右腹、双侧腹部(图1-4-4)。心血管系统可出现大血管转位、右心室双出口、肺动脉瓣狭窄、主动脉下狭窄或闭锁、下腔静脉中断并延续为奇静脉等。肺可出现双肺左侧异构

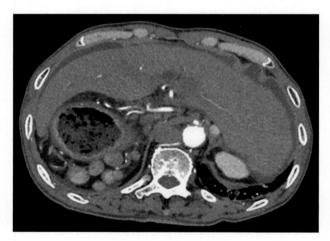

图1-4-4　多脾综合征

CT增强扫描显示内脏反位,肝脏位于腹腔左侧,胃腔位于右侧,右上腹后侧见多发类圆形结节影,增强后明显均匀强化。

(两叶)。其他的异常有胰腺较短或胰腺背侧发育不全、肠旋转不良、水平肝伴胆道异常(胆囊缺失,胆道闭锁)、肾脏缺如等。对心血管异常、消化系统异常的患者需进行手术治疗。

4. **无脾综合征**　是与无脾相关的累及多系统的复杂遗传综合征。多数患者在1岁之前死于严重先天性心脏病。多数患者因脾脏缺失而免疫功能低下。影像学上可见腹腔右侧异构或双右侧异构。脾区未见脾脏(图1-4-5)。所有患者均患有先天性心脏病,包括完全性肺静脉异位引流、心内膜垫缺损、单心室、大血管转位、肺动脉狭窄或闭锁、右位心、

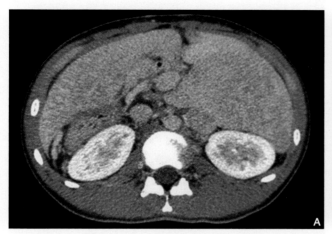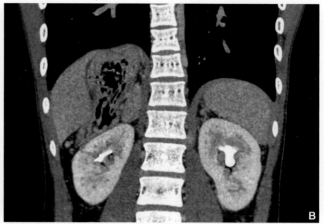

图 1-4-5 无脾综合征
A. 为 CT 增强扫描横断位;B. 为 CT 增强冠状位,显示腹腔内脏反位,腹腔内未见脾脏。

中位心、室间隔缺损、单房室瓣、双上腔静脉等。主动脉和下腔静脉常位于同侧(通常为右侧)。肺可出现双肺右侧异构(三叶)。其他异常可出现肠扭转不良、肛门闭锁、异位肝、马蹄肾、膀胱尿道裂、输尿管积水、腭裂、唇裂、脊髓脊膜膨出等。患者的预后差,死亡率取决于心脏发育异常的严重程度。因多数患者免疫功能低下,需预防性应用抗生素。

二、脾脏病理生理

脾脏是人体最大的外周免疫器官,主要具有以下功能:①过滤血液中的衰老的血细胞、病原体、免疫复合物等异物;②成熟 T、B 淋巴细胞定居的场所;③接受血源性抗原产生免疫应答的场所;④合成分泌补体、细胞因子等生物活性物质;⑤储存血液。感染、病毒、细菌等病原体感染,可刺激脾脏,导致脾淋巴细胞、巨噬细胞及血管系统反应性增生,血流量增多造成脾脏增大。脾脏肿瘤比较少见,肿瘤细胞在脾脏内浸润可以引起脾脏增大。血液系统疾病如溶血性贫血,由于红细胞形态改变,变形能力减弱,因此在脾内破坏增加,脾索和血窦扩张、充血,内皮细胞增生,导致脾脏增大。肝硬化时会导致流经肝脏和脾脏的血管压力增加,因脾静脉压力增高,脾血回流受阻,脾脏淤血,静脉窦明显扩张。

三、脾脏常见疾病的发病情况

脾脏疾病相对较为少见,相对常见的疾病有外伤和肿瘤。

(一)脾外伤

外伤可导致脾脏损伤破裂,大多合并多个脏器损伤。脾脏损伤包括完全性破裂、中央破裂和包膜下破裂。患者可出现左上腹或全腹部疼痛,可伴失血性休克的相应症状以及腹膜刺激征。影像学检查对诊断有一定帮助。如 X 线片上可表现为脾影增大,边缘不清,密度增高。胃体右移,左半结肠以及脾曲位置下移。CT 对脾脏损伤的显示更加全面直观。平扫可显示脾脏密度不均匀,增强扫描可明确损伤的程度,如脾撕裂伤在增强扫描上表现为脾脏实质内有低密度窄带样影,外伤急性期较模糊,后期逐渐清晰。多发撕裂伤时见多发不规则低密度影,可延伸至脾脏边缘。脾包膜下血肿表现为脾周围可见新月形或双凸面高密度影,密度随着时间延长逐渐低于脾脏密度,周围脾脏实质受压。增强扫描血肿不强化。脾内血肿表现为圆形或不规则形的稍高密度、等密度或低密度影,增强扫描血肿不强化(图 1-4-6)。脾周血肿可表现为脾周的高密度影,增强后无强化表现。脾脏外伤在 MRI 上的表现和 CT 表现基本相同,MRI 对出血的显示更为敏感,而且血肿信号随着时间发生变化,在 MRI 上的表现各不相同。当脾脏损伤较轻、未累及脾门、血流动力学稳定、未合并其他脏器损伤时,可考虑非手术对症支持治疗,否则应及时进行手术治疗。

(二)脾肿瘤

1. 脾血管瘤 脾脏血管瘤病因不明,与遗传因素、动脉硬化和创伤等有关。分为海绵状血管瘤、毛细血管瘤和混合型血管瘤。一般无明显症状,较大脾血管瘤可对周围脏器产生压迫症状。少数脾血管瘤可发生破裂,出现低血压、急腹症。CT 平扫上呈类圆形、边缘清晰的低密度区,少数伴有点状钙化灶。增强动脉期病灶周围开始出现明显结节状强

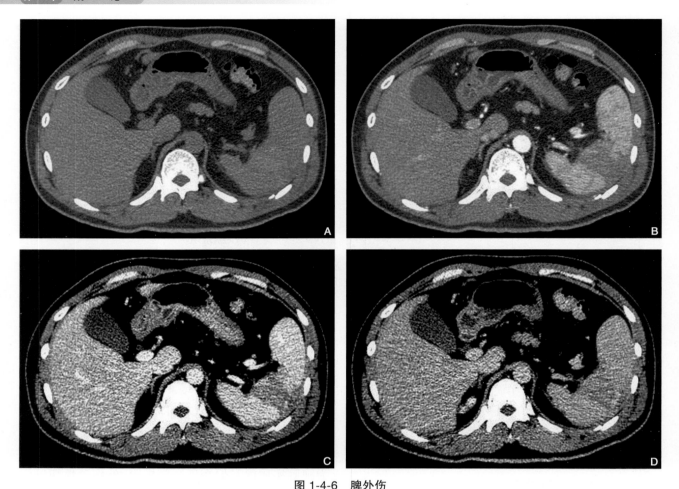

图 1-4-6 脾外伤

A. CT 平扫可见脾肿胀,内见斑片状稍高密度影;B～D.增强扫描动脉期、门脉期和延迟期,见脾脏内片状无明显强化区。

化,逐渐呈向心充填,最后与正常脾脏实质呈等密度(图 1-4-7)。MRI 对血管瘤的诊断更加准确,在 T_1WI 上,血管瘤呈边缘清晰的低信号,T_2WI 上呈特征性的显著高信号,增强扫描呈明显渐进性向心强化。若血管瘤较小,且无临床症状,可考虑密切观察随访。若血管瘤较大,增长迅速,有自发破裂倾向,则应进行手术治疗。

2. 脾脏淋巴瘤 脾脏淋巴瘤可由病毒感染、免疫反应、理化因素和遗传因素等所致。分为弥漫肿大型、粟粒型、多发结节型和孤立肿块型。患者可发生左上腹痛伴有发热和体重减轻。CT 平扫可表现为脾脏肿大,脾脏密度不均,单发或多发的低密度影,边界不清。增强扫描呈轻度不规则强化,密度低于正常脾脏组织(图 1-4-8)。MRI 平扫可见脾脏肿大,有单发或多发边界不清的圆形、椭圆形肿块,T_1WI 呈等或等低混杂信号,T_2WI 呈稍高混杂信号。增强后病灶呈轻度强化,信号强度低于脾脏,与正常脾脏组织信号差别大,故呈"地图样"低信号区。

3. 脾脏转移瘤 常由其他脏器恶性肿瘤直接侵犯或血运转移而来。患者一般有原发恶性肿瘤病史,可伴有体重减轻、恶病质等临床表现。脾脏可肿大伴压痛。CT 平扫可见单发或多发的低密度病灶,增强后病灶显示更加清晰,但密度仍比周围脾脏实质低(图 1-4-9)。MR 平扫 T_1WI 上病灶呈低信号,T_2WI 上呈稍高信号,增强后呈轻、中度强化,强化程度不一,但多数病灶的强化程度仍低于周围脾脏实质。

四、影像学的价值

(一) US

超声检查作为脾脏疾病的筛查方法,可测量脾脏大小、显示脾脏的形态、病变、脾血管及血流状态。脾实质在超声上表现为均匀中等回声,光点细密,脾包膜呈光滑的细带状回声。

(二) CT

CT 是脾脏疾病检查的常用手段,在平扫上可显示脾脏的大小、形态、密度,增强扫描动脉期脾脏迅速强化,但强化不均匀呈"花斑脾",因此对疾病诊断的价值有限。门静脉期和实质期脾脏的密度均匀,

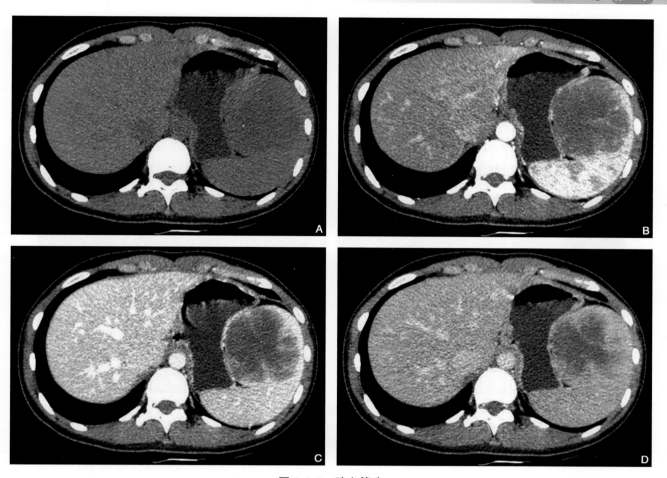

图 1-4-7　脾血管瘤

A. CT 平扫见脾脏肿大，可见一类圆形低密度灶，胃腔受压；B～D. 分别为增强扫描动脉期、门脉期和延迟期，病灶周围出现结节状强化，并呈渐进性向心填充。

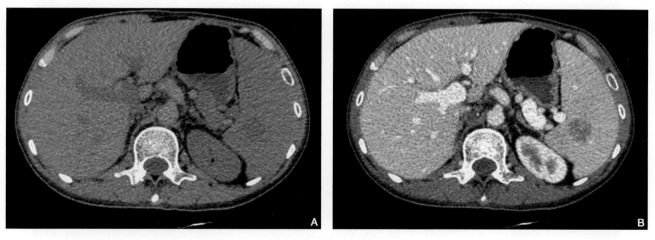

图 1-4-8　脾脏淋巴瘤

A. CT 平扫示脾脏增大，脾脏内见类圆形低密度影，边界不清；B. 增强扫描门脉期，病灶强度强化，和脾脏实质相比呈低信号。

脾内的病灶也易于显示（图 1-4-10）。CT 可确定脾脏病变的存在和范围，结合临床及相关辅助检查，有助于判断病变的性质。

（三）MRI

脾脏在 T_1WI 上呈均匀低信号，信号强度略低于肝脏，在 T_2WI 上呈较高信号（图 1-4-11）。MRI 与CT 的诊断价值相似，但对于显示脾脓肿、脾血管瘤、脾脏弥漫性病变（如淋巴瘤）更有优势。

（四）核医学

脾脏放射显像呈放射性分布均匀。脾内病变或受全身疾病影响时，常表现为脾脏弥漫性肿大或局限性放射性分布稀疏、缺损区。脾显像有助观察脾

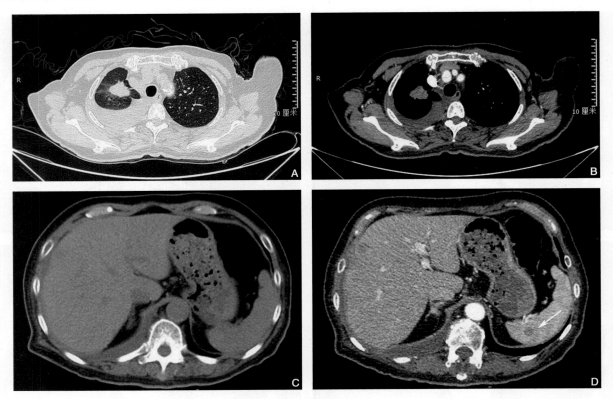

图 1-4-9　肺癌伴脾转移

A.胸部CT平扫肺窗显示右肺上叶尖段见分叶状肿块影,边界模糊,可见胸膜牵拉;B.胸部增强扫描见病灶不均匀强化;C.腹部 CT 平扫显示脾脏内一类圆形低密度影,边界不清;D.增强扫描显示脾内病灶轻度强化,呈相对低密度,边界仍然显示不清(箭头)。

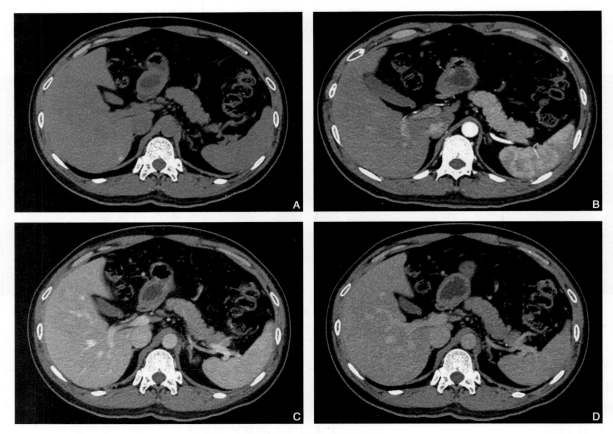

图 1-4-10　脾脏的 CT 表现

A.平扫可显示脾脏的大小、形态和密度;B～D.分别为动脉期、门脉期和延迟期,可反映脾脏的血供特征,动脉期强化不均匀,呈"花斑脾"。

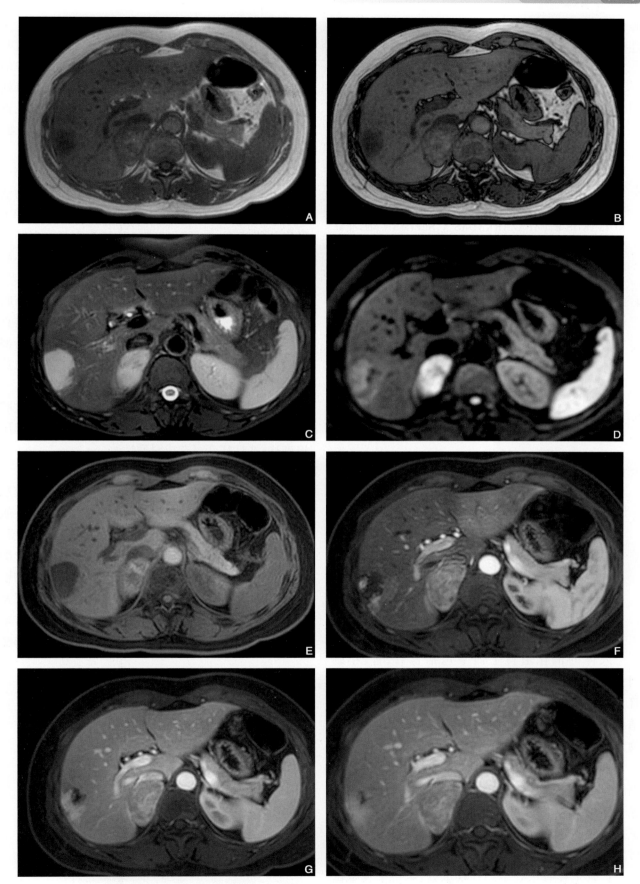

图 1-4-11　脾脏的 MRI 表现

A. 为 T_1WI 同相位,脾脏的信号强度稍低于肝脏;B. 为 T_1WI 反相位,脾脏的信号强度低于肝脏;C. 为 T_2WI+脂肪抑制,脾脏的信号强度明显高于肝脏;D. 为 DWI,脾脏的信号强度明显高于肝脏;E. 增强前蒙片,脾脏的信号强度稍低于肝脏;F. 为动态增强动脉期,脾脏强化不均匀,呈"花斑脾";G、H. 分别为门脉期和延迟期,脾脏强化均匀,信号强化高于肝脏。

脏位置及大小,用于探查脾肿瘤、脓肿、囊肿等占位性病变,帮助鉴别左上腹肿块及发现异位脾脏。

（杨大为　杨正汉）

参 考 文 献

1. ANDREAS ADAM,ADRIAN K. D,JONATHAN H. G,et al. Grainger & Allison's Diagnostic Radiology:a Textbook of Medical Imaging［M］. Elsevier,2020.

2. MAHADEVAN V.Anatomy of the Pancreas and Spleen［J］. Surgery(Oxford),2019,37(6):297-301.

3. KOLIAKOS E,PAPAZARKADAS X,SLEIMAN MJ,et al. Wandering spleen volvulus:a case report and literature review of this diagnostic challenge［J］. Am J Case Rep, 2020,21:e925301.

4. SADIQ AM,SADIQ AM.Heterotaxy syndrome with polysplenia,fused adrenal glands,and diabetes mellitus［J］. Clin Med Insights Cardiol,2022,16:11795468221116851.

5. MOROZOV SV,IZRANOV VA.Methods of ultrasound spleen morphometry［J］. J Ultrasound Med,2022,41(9): 2123-2133.

6. DING Q,REN Z,WANG J,et al. Intrapancreatic accessory spleen:evaluation with CT and MRI［J］. Exp Ther Med, 2018,16(4):3623-3631.

7. LEWIS SM,WILLIAMS A,EISENBARTH SC,et al. Structure and function of the immune system in the spleen ［J］. Sci Immunol,2019,4(33):eaau6085.

第五节　消化道解剖、病理生理、疾病发病情况、影像学的价值

一、消化道解剖

人体的消化道自上而下包括食管、胃、小肠(十二指肠、空肠、回肠)、结肠、直肠、肛管各部分。食管、小肠和结直肠呈中空的管道样结构,胃为囊袋状结构。消化道各部分相连接,起到运送存储消化食物、吸收营养、排出粪便的作用。

食管是一个前后压扁的肌性管道,位于胸部纵隔内偏后的位置,位于脊柱前方,上端在第6颈椎下缘平面与下咽相延续,下端与胃的贲门连接,从上到下按行程可分为颈段、胸段和腹段,胸段又以奇静脉弓和左侧下肺静脉为界分为胸上段、胸中段和胸下段。食管全程有三处生理性狭窄处:第一个狭窄位于食管和咽的连接处,距门齿约15cm;第二个狭窄位于食管与左支气管交叉处,距门齿约25cm;第三狭窄为穿经膈肌处。这些狭窄处异物容易滞留,也

是肿瘤好发部位。

胃是一个位于上腹部的空腔器官,是机体暂时贮存食物的部位,具有消化功能。胃是消化管中最膨大的部分,上连食管,下续十二指肠,上下开口处分别为贲门和幽门,贲门部胃壁肌层较厚,可防止胃内食物与胃液反流入食管。幽门具有括约肌结构,其收缩可控制胃内食物排空,并防止反流。

小肠是消化道中最长的一段,成人全长约5～7m,可分为十二指肠、空肠和回肠三部分,是食物消化、吸收的主要部位。十二指肠固定在腹后壁,呈C形半包绕胰头,自屈氏韧带后延续为空肠。空肠主要位于左腹部,回肠主要位于右腹部和盆腔。小肠形成很多肠袢,被小肠系膜系于腹后壁。

大肠是介于阑尾与直肠之间的一段大肠,结肠在右髂窝位置起于回盲部,在第3骶椎平面连接直肠。结肠分升结肠、横结肠、降结肠和乙状结肠部分,大部分固定于腹后壁,结肠的冠状面形态类似英文字母"M",将小肠包围在内。

消化道器官分别位于颈部、胸部、腹部及盆腔内,与邻近脏器解剖关系密切,良性病变通常引起压迫推移,恶性病变可造成浸润性改变。

(一)消化道横断面解剖

消化道器官在横断面上由内至外依次由黏膜层(包括上皮层、固有层和黏膜肌)、黏膜下层、固有肌层、浆膜下层、浆膜层组成(食管较特殊,无浆膜层,在肌层之外仅有一层菲薄的纤维膜)(图1-5-1,彩图见文末彩插),在CT和MRI图像上表现为不同的密度和信号(图1-5-2)。黏膜层由消化道上皮、固有层及黏膜肌组成;黏膜下层由疏松结缔组织构成,内有丰富的血管、淋巴管和神经丛,当胃扩张和蠕动时起缓

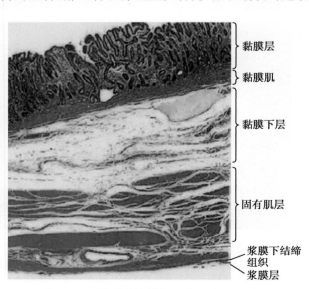

图1-5-1　胃肠道的横断面病理分层结构图

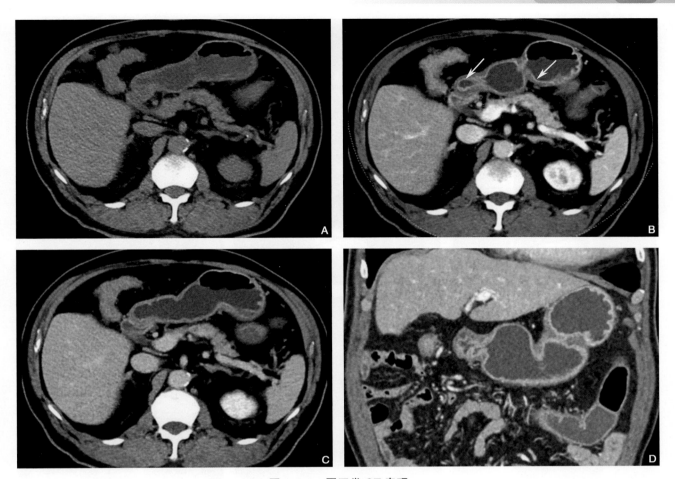

图 1-5-2　胃正常 CT 表现

A. 为 CT 平扫；B. 为增强动脉期；C. 为增强门脉期；D. 为增强门脉期冠状位。显示胃黏膜层在动脉期强化明显呈线样改变（箭头）。门脉期胃壁全层强化，黏膜下层和固有肌层的强化程度较黏膜层低。

冲作用。肌层较厚，由外纵、中环、内斜的三层平滑肌构成。纵行肌以胃小弯和大弯处较厚。环行肌环绕胃的全部，浆膜层为脏层腹膜在胃肠道外表面的覆盖。CT 增强扫描门脉期上，正常的消化道的黏膜层表现为连续的线样强化，黏膜下层和固有肌层表现为低强化，胃肠道的外膜面即为浆膜层。MRI T$_2$ 加权成像上，消化道黏膜层常表现为低信号，黏膜下层为高信号，肌层为低信号，浆膜层为等信号，增强 MRI 上显示各层强化程度与 CT 类似（图 1-5-3 ）。

（二）先天性变异

食管的先天畸形最主要的是食管闭锁（esophageal atresia），是新生儿期消化道的一种严重发育畸形。本病临床上不少见，新生儿的发病率约为 1/2 500～1/4 000，男女发病无差异，主要表现为婴儿吃奶时出现呕吐、青紫、呛咳和呼吸困难等症状。

胃的先天性疾病和发育异常主要有：先天性幽门狭窄、胃重复畸形、胃异位胰腺。先天性幽门狭窄是婴幼儿胃疾病中最重要的一种病变，最常见的临床症状是呕吐，但呕吐物中无胆汁。胃镜或 X 线可

发现胃出口狭窄，幽门管延长，胃扩张，排空时间延长。病理学显示幽门部黏膜下层水肿、肌层明显增厚。胃重复畸形可单独发生，也可伴食管及十二指肠重复畸形。胃重复畸形是一种少见的先天性消化道畸形，是指胃周围另有一个重复的胃，呈囊状或管状空腔状。胃重复畸形多附着于胃的一侧，与胃有共同的壁，大多不与胃腔相通。内层黏膜为胃黏膜或邻近消化道的黏膜，周围可有异位的胰腺组织。胃异位胰腺是指先天发育时一小部分胰腺组织异位至胃壁内，最常见于胃下端，在其他器官如十二指肠、空肠上半部也可见到异位胰腺（图 1-5-4）。大多数情况下胃异位胰腺并不引起症状，也无需治疗，有时发生了梗阻、炎症或溃疡会引发腹痛、呕吐及出血等症状。少数异位胰腺可发生胰腺炎及癌变。

小肠的先天性疾病和发育异常主要有肠旋转不良、梅克尔（Meckel）憩室、肠重复畸形等。小肠旋转不良是指胚胎期肠管以及肠系膜上动脉为轴心的旋转运动发生障碍，导致肠管位置发生变异及肠系膜附着不全，易引起肠梗阻的一种先天性疾病。梅克尔

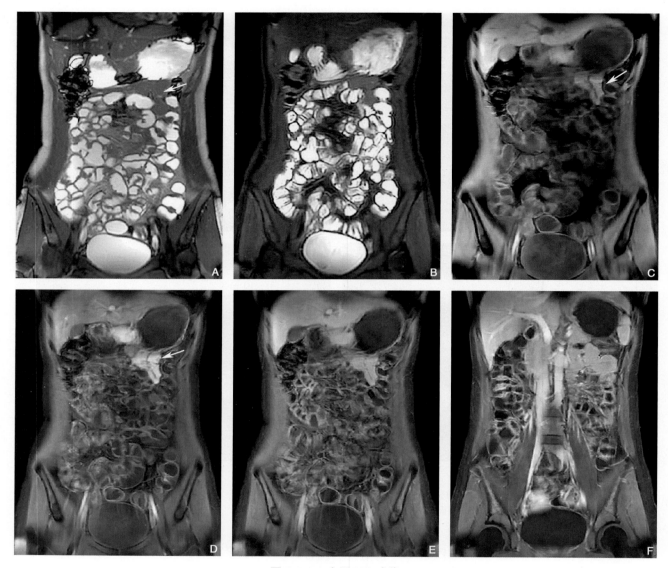

图 1-5-3　小肠 MR 成像

A. 为小肠冠状面 T_2WI，可见小肠及结肠均呈高信号改变，肠壁呈低信号改变，箭头为局部未充盈的空肠；B. 为小肠冠状面 T_2WI+脂肪抑制成像；C～F. 分别为冠状面增强扫描前蒙片、动脉期、门脉期及延迟期图像，可见肠壁均匀持续强化，左上腹聚积空肠（箭头）亦可见明显强化。

憩室是末端回肠壁上的指状突出物，为卵黄肠管部分未闭所遗留下来的一种先天性畸形。梅克尔憩室可并发肠梗阻、憩室出血、憩室炎、憩室穿孔等病症。

大肠的先天性疾病主要有肠重复畸形和先天性巨结肠。肠重复畸形与胃及小肠的重复畸形类似，即在正常的大肠旁出现的管状囊性灶。先天性巨结肠是由于肠壁神经丛内的神经节细胞发育缺少，导致肠壁痉挛、蠕动消失、肠内容物不能通过而滞留在近端肠腔内，导致近端肠腔明显扩张。临床上通常在婴儿出生后会出现便秘、肠梗阻、腹部胀气膨隆等表现。

二、消化道病理生理

食管壁由黏膜、黏膜下层和肌层和外层纤维膜组成，没有浆膜层，故食管病变不受浆膜限制易扩散至纵隔。食管括约肌可防止胃内容物逆流入食管，其功能失调可引起反流性食管炎和贲门失弛缓症。

胃壁由黏膜层、黏膜下层、肌层和浆膜层组成。黏膜层含有丰富的腺体，其中泌酸腺主要分布在胃底和胃体，主要由 3 种细胞组成：壁细胞，主细胞和黏液细胞，主要作用是分泌胃酸及酶类，帮助消化及保护胃黏膜。

胃的主要功能是暂时储存食物，通过蠕动将食物和胃液充分混合，进行机械性和化学性消化，形成食糜，并促使胃内容物进入十二指肠。幽门括约肌的功能是控制胃内容物进入十二指肠，防止反流。

小肠的主要功能是消化和吸收。小肠内消化是整个消化过程的主要阶段。胰液、胆汁、小肠液的化

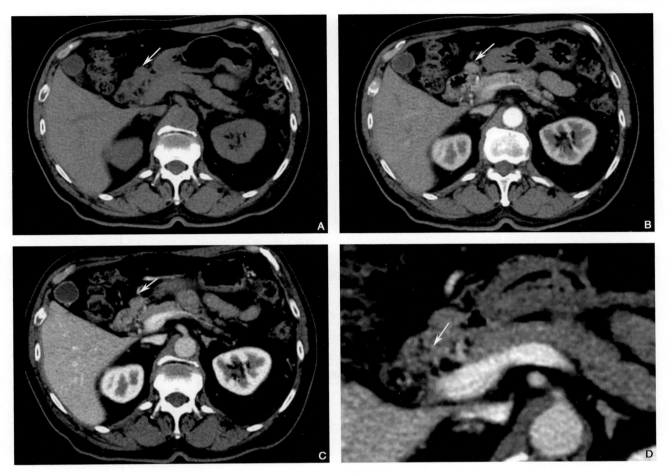

图 1-5-4　异位胰腺

A~C. 分别为横断面 CT 平扫、动脉期及门脉期图像，可见胃窦下缘结节影（箭头），平扫及增强扫描各期均与胰腺密度相似；
D. 为横断面 CT 门脉期图像局部放大图，可见结节内细小分支样低密度影，提示可能为胰管结构（箭头）。

学性消化及小肠运动的机械性消化使食物成分得以分解，营养物质在小肠内被吸收。小肠具有巨大的吸收面积，食物在其中停留时间约 3~8 小时，被消化为适于吸收的小分子物质。小肠先天性和后天性酶缺乏、肠黏膜炎性和肿瘤性病变、肠段切除过多导致短肠综合征等，均为造成消化和吸收障碍的主要因素。

　　大肠包括盲肠及阑尾、结肠、直肠几部分，全长约 1.5m。在回肠末端与盲肠交界处的环形肌形成回盲瓣结构，其主要功能是防止回肠内容物过快进入大肠，延长其在小肠内停留的时间，有利于食物的充分消化和吸收。回盲瓣能阻止大肠内容物反流入回肠。大肠腺的分泌液富含黏液、碳酸氢盐，呈碱性，其主要作用在于其中的黏蛋白能保护黏膜、润滑粪便。大肠主要的功能是吸收水分和电解质，并为消化后的食物残渣提供暂时储存的场所。大肠内的细菌可对食物残渣和植物纤维起分解作用，并合成维生素，经肠道吸收起营养作用。肠腔内寄生的细菌由相对稳定的菌群组成，当菌群失调时会导致疾病。食物残渣在大

肠内的停留时间在 10 小时以上，经过大肠内细菌酶的发酵及腐败作用最终形成粪便，排出体外。各种原因导致水分吸收不完全则可发生腹泻。当肠道病变或外来压迫导致肠道动力减弱或堵塞时可发生肠梗阻。

三、消化道常见疾病的发病情况

　　研究结果显示，2019 年全球消化系统疾病的发病次数为 73.2 亿，患者数为 28.6 亿，导致 800 万人死亡。在所有消化系统疾病中，肠道感染是发病率、死亡率的首要原因，而肝硬化和其他慢性肝病则是患病率最高的疾病类型。消化系统疾病病种在我国疾病谱中占比重较大，患病率居主要疾病前列，其中消化道恶性肿瘤对公民健康的威胁较大。

　　消化道常见的良性疾病包括以下几种：

　　1. **胃食管反流**　以反流、烧心为主要临床表现。

　　2. **胃炎**　包括急性胃炎、慢性胃炎，慢性胃炎又包括慢性萎缩性胃炎和慢性非萎缩性胃炎，其中慢性非萎缩性胃炎往往预后较好，而慢性萎缩性胃炎需根据萎缩范围以及萎缩程度综合判断，对于全胃

萎缩、重度萎缩或伴有异型增生的患者,由于发生胃癌的概率有所增加,需进行密切监测。

3. 消化性溃疡 包括胃溃疡和十二指肠球部溃疡,幽门螺杆菌的感染为首要病因,根除幽门螺杆菌后,消化性溃疡的复发率将减少。

4. 肠道疾病 如便秘、炎性肠病,包括溃疡性结肠炎、克罗恩病等。炎性肠病发病率较低,而功能性便秘多见于老年患者。

消化道的恶性肿瘤主要包括上皮起源的癌(图1-5-5)以及间叶组织起源的各种肉瘤(图1-5-6)等,还有全身系统性疾病如淋巴瘤、转移瘤可以累及消化道。

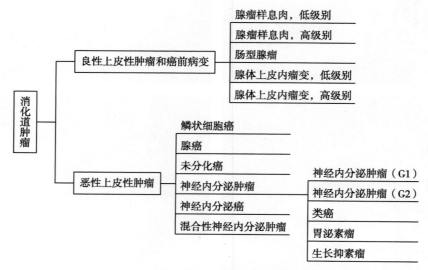

图 1-5-5 常见的消化道上皮性肿瘤

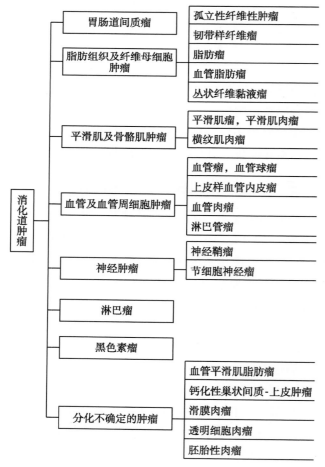

图 1-5-6 常见的消化道间叶性肿瘤

四、影像学的价值

消化道疾病有以器质性改变为主者,也有以生理功能性改变为主者,更有器质性伴功能性改变者。影像学检查与诊断时要注意区别功能变化与器质性病变,如胃出口梗阻,影像学检查时必须鉴别其为单纯功能性痉挛、炎性狭窄伴痉挛、癌性狭窄伴痉挛和癌肿狭窄。

消化道病变的临床症状大多不具有特异性,如腹胀、腹痛、食欲减退、消化道出血等。不但消化道内各器官病变可出现这些相似的症状,甚至消化道外器官或全身性疾病也可出现上述消化道症状。由于症状的不特异,各种物理学检查手段(包括影像学检查)对确认病变的起源及性质非常重要。

多种影像学检查方法可用于消化道的检查。由于消化道自身的蠕动,常需要进行动态检查,以腔内造影检查为主。检查前特别强调检查前的患者准备、合作,上消化道检查前应禁食,钡灌肠检查前应清洁肠道,使消化道内的残余食物或残渣排出后才能获得良好的检查效果,检查方法的合理选择及检查时的操作技术也很重要。

(一) US

超声检查易行、无创、无辐射,广泛用于检查消化系统疾病,多普勒超声和超声造影检查还能反映病变的血流状况,进一步提高了对病变定性的诊断能力。

如超声消化道造影检查能够反映病变对胃壁和十二指肠壁的侵犯深度,有利于确定病变范围和肿瘤性病变的局部分期。

(二) X线

X线片有较大的应用限度,除能发现高密度或钙化性病变如消化道异物,以及用于检查急腹症中的肠梗阻(图1-5-7)和消化道穿孔外,对其余大多数消化系统病变,X线片检查作用有限。

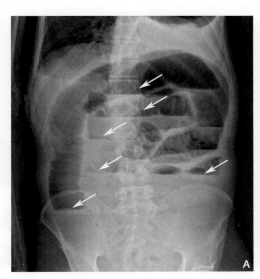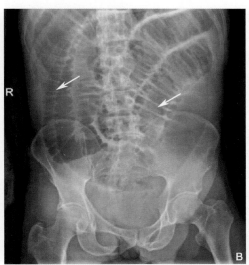

图 1-5-7　肠梗阻
A. 为腹部立位平片,可见中上腹小肠扩张积气伴多发阶梯状气液平面(箭头);B. 为卧位平片,
可见扩张肠祥内弹簧样黏膜皱襞贯穿肠祥走行(箭头),提示为空肠。

(三) 消化道钡剂造影

目前仍是消化道疾病的必要影像检查方法,尤其对于较小的局灶性病变如小的溃疡的检出,具有较高的敏感性,此外还可评估消化道的功能性改变;但食管和消化道钡剂造影检查仅能显示腔壁异常,不能评价病变的壁外延伸情况,具有局限性(图1-5-8)。

(四) CT

近年来,多排螺旋CT的技术发展,使得CT在消化道疾病的诊疗中发挥了重要作用。CT可以清晰地显示消化道的各部分结构,结合对比剂的使用,可以用来诊断多种良性及恶性疾病。由于CT扫描速度快,在消化道疾病急诊诊断中应用广泛,如消化道穿孔(图1-5-9)、消化道梗阻(图1-5-10)、扭转、肠套叠(图1-5-11)、肠系膜血管病变导致血运性肠梗阻(图1-5-12)、消化道出血、肠壁积气坏死(图1-5-13)等急性病程疾病。增强CT是消化道良恶性占位的诊断和恶性肿瘤的分期时最常用的检查,如消化道脂肪瘤、淋巴管瘤、重复畸形等病可通过病变密度直接诊断。引入阴性对比剂(水或气体)后,CT可检出消化道息肉、食管癌、胃肠癌、胃肠间质瘤、淋巴瘤、转移瘤等恶性占位。CT扫描可以清晰显示恶性占位的位置,了解有无肿瘤的局部浸润、淋巴结转移和远处转移等。

(五) MRI

MRI具有多平面、多参数、功能成像、软组织分辨力高等优点,在消化道良恶性疾病的诊疗中的应用逐渐增多。磁共振小肠成像可用于炎性肠病及小肠功能性疾病的诊断(图1-5-14)。在直肠癌的诊疗中,磁共振检查已成为国际指南中首选的影像检查,用于直肠癌的局部分期、复发或转移的高危因素评估等。弥散加权成像可用于食管癌、胃癌、胃肠间质瘤及直肠癌的疗效评价。随着磁共振技术的不断发展,其在消化道疾病诊疗中的潜力将被不断挖掘。

(六) 核医学

正电子发射断层成像技术(PET/CT及PET/MR)在CT和MRI断层成像的基础上,增加了病变代谢水平的评价,通过测量病变葡萄糖代谢水平以及一些特殊的放射性药物标记的生物标志物的代谢水平,帮助医生诊断。PET/CT在消化道肿瘤的分期诊断中发挥了重要作用,特别是检出远处转移的能力优于常规CT和MRI。在消化道神经内分泌肿瘤的诊疗中,由于奥曲肽对于神经内分泌肿瘤的特异性非常高,^{18}F-奥曲肽显像在神经内分泌肿瘤的病灶筛查、分级分期、治疗选择、疗效监测及预后判断等中均显示出良好的诊断价值,充分弥补了常规影像学检查的不足及病理活检的局限性。

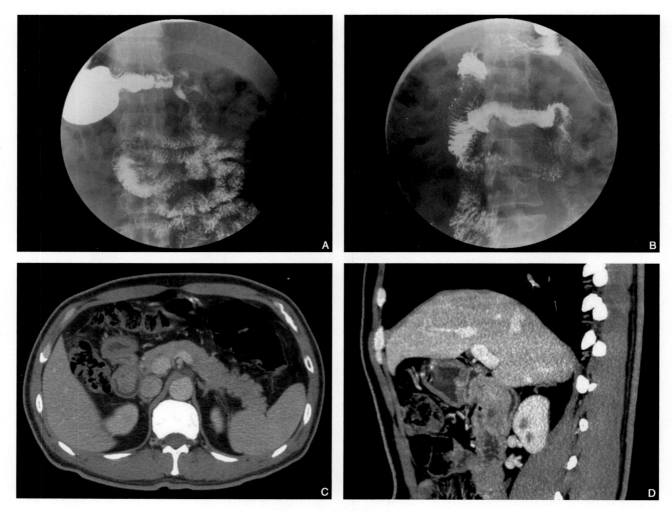

图 1-5-8 十二指肠腺瘤

A、B. 为消化道钡餐检查,显示十二指肠降段肠腔扩张,内见充盈缺损,表面黏膜隆起撑开;C. 为 CT 增强门脉期横断位图像,显示十二指肠降段腔内软组织肿块,明显均匀一致的强化,肠腔扩张;D. 为斜冠状位重建,肿块范围显示得更为清晰。

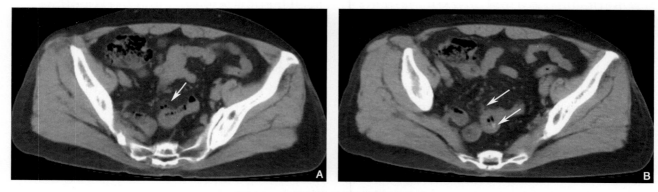

图 1-5-9 误吞枣核后导致回肠穿孔

A、B 分别为自膈顶向下不同层面的横断面 CT 增强图像;A. 可见回肠旁系膜内游离小气泡(箭头);B. 可见枣核的梭形高密度影(箭头)穿透肠袢,邻近系膜密度增高。

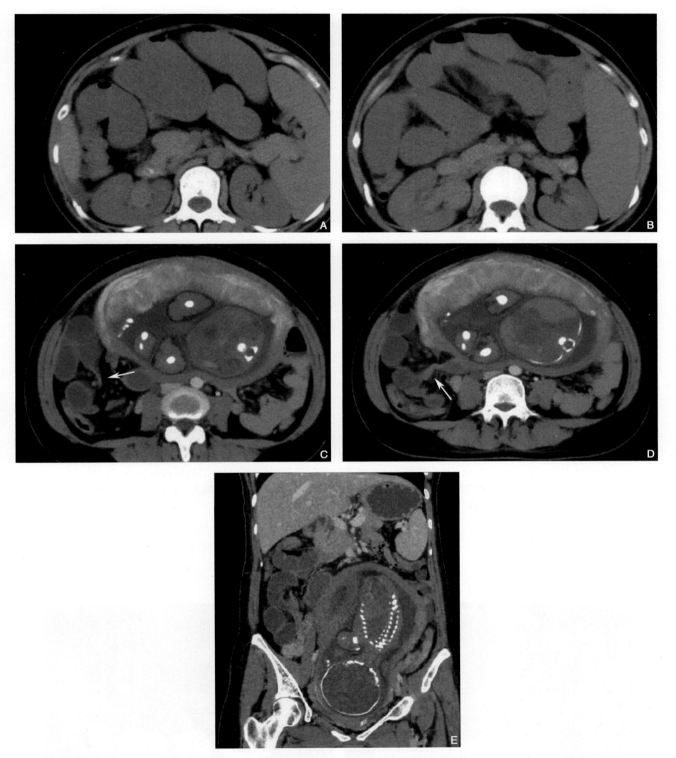

图 1-5-10　输卵管和肠段粘连形成束带导致肠梗阻

A～D. 为不同层面的 CT 横断面图像;E. 为冠状面 CT 重建。可见小肠扩张积液,右下腹子宫右侧(箭头)可见束带样结构,
邻近肠袢受压塌陷,近端小肠梗阻改变。

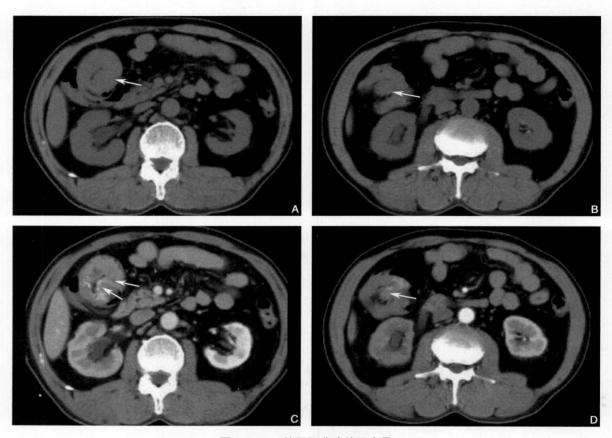

图 1-5-11 结肠肝曲癌伴肠套叠

A～B. 为横断面 CT 平扫图像,C～D 为横断面 CT 增强扫描门脉期图像;A. 可见结肠肝曲肠壁明显增厚(箭头),
中央可见条状低密度影(系膜组织);B. 可见部分肠袢靶样改变,并可见系膜组织陷入(箭头);C～D 可见增厚肠壁
明显不均匀强化,内可见系膜血管强化(箭头)。

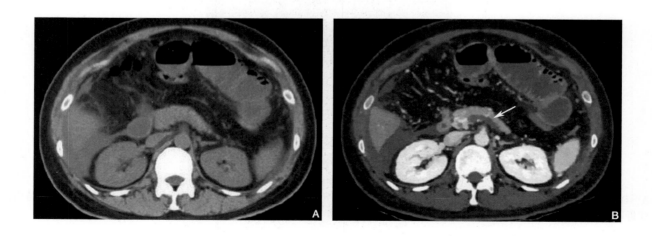

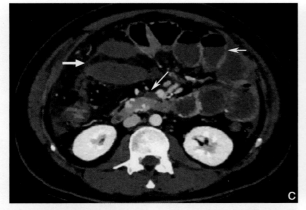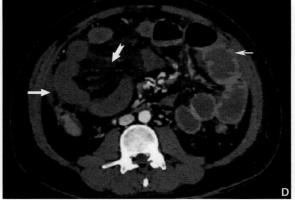

图 1-5-12　肠系膜上静脉及其分支、脾静脉血栓导致血运性肠梗阻

A. 为横断面 CT 平扫，可见左上腹部肠祥扩张积液，肝周腹腔积液；B～D. 为自膈顶向耻骨联合方面扫描的不同层面的横断面虚拟单能量 40keV 水平的能量 CT 门脉期图像，图 B 箭头可见脾静脉内充盈缺损，图 D 燕尾白箭显示右中腹肠系膜血管未见显影，并可见肠系膜肿胀，密度增高（缆绳征），与左中腹肠壁（短箭）相比，右中腹肠壁未见强化（粗箭）；E. 为门脉期冠状面重建图像，均可见小肠扩张积液伴液平。C 图及 E 图可见肠系膜上静脉内充盈缺损（细长箭），提示脾静脉及肠系膜上静脉内血栓形成，与左中腹肠壁（细短箭）相比，右中腹肠壁（粗箭）未见强化。

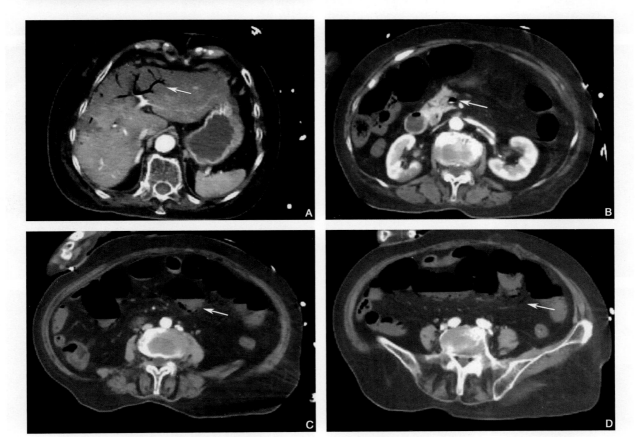

图 1-5-13　肠壁坏死积气伴肠系膜上静脉及门脉分支积气

A～D. 为横断面 CT 增强扫描门脉期图像；A. 可见肝内分支样气体密度影，直达包膜下（箭头），提示为门静脉积气而非胆道扩张积气；B. 可见肠系膜上静脉内气体密度影（箭头）；C. 可见肠壁内气体密度影（箭头）；D. 可见肠系膜内条状走行的气体密度影（箭头），提示为肠系膜上静脉小分支内积气。

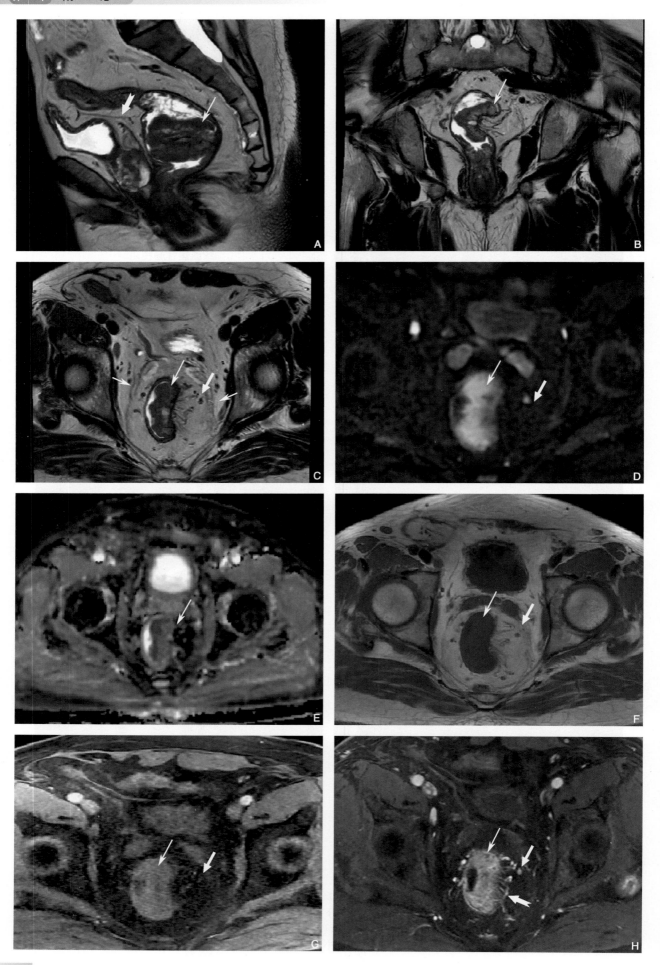

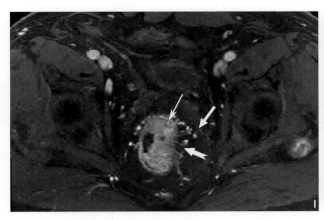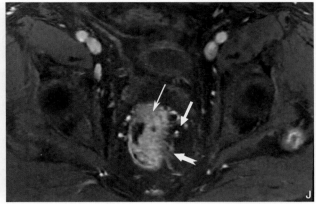

图 1-5-14　直肠癌 MR 分期

A～C. 分别为直肠矢状位、冠状位及轴位 T_2WI,细白箭代表肿瘤,其中图 A 燕尾箭代表腹膜反折,细白箭所示病灶位于腹膜反折以下,提示为直肠中段占位,图 C 短箭代表直肠系膜筋膜,提示病灶仍位于直肠系膜筋膜内,粗白箭为直肠系膜内小淋巴结;D、E. 分别为直肠轴位 DWI 及 ADC 图像,细白箭所见肿瘤 DWI 信号增高,ADC 信号降低,提示弥散受限,粗白箭可见直肠系膜内弥散受限的小淋巴结;F. 为轴位 T_1WI,可见直肠内病灶呈低信号改变,细白箭为肿瘤,粗白箭为淋巴结;G～J. 为轴位 T_1WI 增强前蒙片、动脉期、静脉期图像,可见病灶明显不均匀强化(细白箭),病灶浆膜层外条状影(燕尾箭),提示病灶浸润至固有肌层外脂肪组织,系膜内淋巴结亦可见明显强化(粗白箭)。

（孙应实　李卫侠）

参 考 文 献

1. 柏树令,丁文龙.系统解剖学(第 9 版)[M].北京:人民卫生出版社,2018.

2. BOSMAN FT,CARNEIRO F,HRUBAN RH,et al. WHO classification of tumours of the digestive system [M]. Lyon:IARC Press,2010.

3. 方三高,魏建国,陈真伟.WHO(2019)消化系统肿瘤分类[J].诊断病理学杂志,2019,26(12):6.

第二章　临床症状/体征

腹痛为最常见的临床症状之一,是由多种腹部疾病(如炎症、肿瘤、梗阻、穿孔、出血、创伤、胃肠道功能障碍等)或全身性疾病(如带状疱疹、腹型过敏性紫癜、酮症酸中毒、尿毒症、铅中毒等)引起的腹部疼痛不适感。国际疼痛研究协会将疼痛定义为"一种不愉快的感觉和情感体验,与实际或潜在的组织损害有关"。由于可导致腹痛的病因众多、病理机制复杂,不同疾病所引起的腹痛在发病过程、疼痛性质与程度、器官损害程度以及患者预后上存在显著差异,因此对腹痛患者的诊断需要密切结合病史,认真了解发病过程,以及重要体征和辅助检查结果,才能有效进行鉴别诊断,避免误诊和漏诊,实现精准诊断指引下的个体化精准治疗。

一、腹痛的发生机制

腹痛的发生机制包括以下三种:内脏性腹痛、躯体性腹痛和牵涉性腹痛。

1. **内脏性腹痛**　当腹腔内器官受到直接性刺激或损伤时,痛觉信号可经内脏的传入神经纤维传入脊髓并上达大脑皮质导致内脏性腹痛,其疼痛性质多具有以下特点:疼痛接近腹中线、范围较弥漫、定位不确切,痛感较模糊,常呈钝痛、灼痛或痉挛、不适表现;常伴随恶心、呕吐、出汗等其他自主神经兴奋的表现。

2. **躯体性腹痛**　当病变累及腹壁、腹膜壁层或肠系膜根部时,痛觉信号可经体神经或脊神经末梢传入脊髓,反映到相应脊髓节段支配的皮肤产生躯体性腹痛,其疼痛常有以下特点:定位相对较准确,程度尖锐而剧烈,可伴局部压痛、反跳痛和腹肌强直,体位改变或增加腹内压时腹痛可加重。

3. **牵涉性腹痛**　内脏痛觉信号传入脊髓后,还可经同一脊髓节段支配的体表神经纤维传导和扩散到相应体表部位,表现为体表某处有明显痛感,但该处并无实际损伤,称为牵涉性腹痛或牵涉痛。牵涉性腹痛有以下特点:疼痛定位明确,程度相对剧烈,可伴局部压痛、腹肌紧张和皮肤感觉过敏。熟悉腹部脏器的传入神经相对应的体表部位,对判断牵涉性腹痛具有一定帮助。常见的消化道器官相对应的牵涉痛分布区域为:肝胆对应右上腹及肩胛区域;胃对应上腹部;小肠对应脐周;升结肠对应下腹部;乙状结肠和直肠对应会阴与肛门区域。

二、腹痛的分类及病因

腹痛按起病缓急、病程长短可分为急性腹痛、慢性腹痛,其中需要进行外科紧急处理的急性腹痛统称"急腹症(acute abdomen)"。

腹痛病因较多,多数由腹部脏器病变引起,如:腹部脏器急慢性炎症、溃疡、消化道或胆道阻塞或扩张、脏器扭转或破裂、腹膜炎症、腹部大血管或内脏血管疾病(如动脉瘤、动脉夹层、动静脉栓塞等)、腹壁外伤或炎症、腹部肿瘤压迫或浸润等均可引起的不同程度的急性或慢性腹部疼痛。此外,一些腹腔外疾病及全身性疾病也可引起不同程度的急性或慢性腹痛,如带状疱疹、腹型过敏性紫癜、酮症酸中毒、尿毒症、铅中毒等(表2-1-1)。因此导致腹痛的疾病种类繁杂,临床及影像表现存在较多重叠,影像诊断工作中高度重视患者的临床表现非常有助于腹痛的精准诊断。

三、腹痛的临床表现

1. **腹痛部位**　多数情况下,腹痛部位与病变所在部位一致。

(1)右上腹腹痛:常见于肝脏、胆管、胆囊、结肠肝曲或升结肠上段以及右侧膈下、右上腹腔和门静脉病变。值得注意的是,右肺或右侧胸腔下部病变也可导致右上腹痛,诊断中需要加以鉴别。胆道病变可

表 2-1-1 腹痛常见病因及分类

腹腔内脏 疾病	炎症性疾病	急性胆囊炎、胰腺炎、各类胃肠道炎症、溃疡、急性阑尾炎、结肠憩室炎、肾盂肾炎、腹膜炎等
	脏器穿孔	胃十二指肠溃疡穿孔、胆囊穿孔、肠道或阑尾穿孔、胃肠道肿瘤急性穿孔等
	腔道器官梗阻	肝内外胆管结石、胆绞痛、胆道蛔虫病、急性胆囊扭转、急性胃扭转、急性肠扭转、肠梗阻、肠套叠、腹内或腹壁疝、输尿管结石
	脏器出血	胆道出血、肿瘤破裂、腹主动脉瘤破裂、异位妊娠破裂出血、卵巢囊肿破裂出血等
	脏器缺血	急性肠系膜血管血栓、急性门静脉或肝静脉血栓、脾梗死、肾梗死、卵巢囊肿/肿瘤蒂扭转等
	脏器损伤	腹部外伤导致内脏挫伤或裂伤
	器官肿胀或肿瘤压迫	中重度肝炎、肝淤血、肝脓肿、恶性肿瘤压迫或浸润等
	功能紊乱	胃肠功能紊乱
腹腔外脏 器疾病	心肺或胸腔疾病	肺炎、肺梗塞、心绞痛或急性心肌梗死、急性心包炎、气胸或液气胸、胸膜炎、胸主动脉瘤或夹层、肋间神经痛等
	全身炎症性、变态反应性、血液性疾病	带状疱疹、腹型风湿热、回盲肠综合征等
	中毒性、代谢性或其他非感染性疾病	糖尿病酮症酸中毒、急性铊中毒、铅中毒、尿毒症、卟啉病、腹型癫痫、腹型过敏性紫癜等

放射至右背与右肩部并常伴黄疸、发热和 Murphy 征阳性。

（2）中上腹腹痛：常见于食管下段、胃、十二指肠、横结肠、肝左叶、小网膜/横结肠系膜病变，以及这一区域内的大血管（主动脉/腹腔干/胃左动脉/肝总动脉、门静脉和下腔静脉）病变，其中大血管病变主要表现为深部疼痛或腰背部疼痛。

（3）左上腹腹痛：常见于胃、脾胃间隙、结肠脾曲或降结肠上段、胰腺尾部以及左上腹腔病变，需要与冠心病心肌梗死以及左肺和左侧胸腔下部病变鉴别。

（4）右侧中下腹腹痛：常见于阑尾、回盲部、回肠末段、升结肠下段/盲肠、右肾及输尿管病变，以及相应区域的腹腔、腹膜后和腹膜外病变。其中，阑尾病变以 McBurney 点压痛为特征；肠道、肾及输尿管病变常呈阵发性疼痛或绞痛，其中肠道病变常伴腹泻、便秘、肠鸣音增强等，而肾及输尿管病变常伴尿频、尿急、血尿和蛋白尿；肾脏、输尿管、腹膜后病变以腰背部疼痛为主，肾、输尿管病变所致的疼痛还常放射至腹股沟、大腿内侧及外生殖器区域。

（5）中腹部腹痛：常见于脐部、脐周，以小肠、肠系膜病变为主，常表现为阵发性或持续性绞痛，伴恶心、呕吐和肠鸣音异常，其中经网膜孔的小网膜囊疝患者身体蜷缩或前倾时，可以减轻局部压力并减轻腹痛症状，因此患者常保持膝胸蜷缩体位。胰腺和

大血管（主动脉、肠系膜上动静脉、肾动静脉以及门静脉）病变也可导致中腹部疼痛，主要表现为深部持续性疼痛或腰背部疼痛。

（6）左侧中下腹部：常见于左肾、左输尿管、降结肠、乙状结肠以及相应区域的腹腔、腹膜后和腹膜外病变。

（7）下腹部疼痛：常见于盆腔小肠、膀胱、乙状结肠/直肠、子宫附件病变以及盆腔的腹膜内和腹膜外间隙病变。卵巢扭转、经阔韧带疝、异位妊娠等所导致的腹痛可以偏向下腹一侧。

（8）弥漫性或部位不定：常见于全身性或范围广泛的腹部病变，如急性弥漫性腹膜炎、卟啉病、铅中毒、腹型过敏性紫癜、肠系膜动/静脉广泛性血栓形成等。

2. 腹痛的性质和程度 尽管绝大多数病变炎性或肿瘤性病变所引发的腹痛为持续或间断发作的轻度隐痛或钝痛，没有特征性，但也有少数疾病导致的腹痛疼痛性质和程度存在一定特征性，认识这些表现有助于这些疾病的鉴别诊断。

（1）突发的剧烈刀割样或灼烧样疼痛：常见于各种原因导致的急性胃、肠道穿孔，多伴压痛和反跳痛。

（2）突发的阵发性绞痛：常见于各种原因导致的肠梗阻、腹内疝、胆石症、泌尿系结石以及空腔脏器痉挛等。胃肠道炎症及多数机械性肠梗阻患者出

现阵发性腹痛时,均可伴有肠鸣音亢进,但前者常伴腹泻、出现黏液便或水样便等,而梗阻所致阵发性腹痛,则伴有不同程度的肠道停止排气排便。单纯性机械性肠梗阻不伴肠壁血运障碍时,腹痛呈阵发性发作,间隔缓解期;发生肠壁血运障碍后,即出现绞窄性肠梗阻时,腹痛的缓解期逐步减少、消失,表现为逐步加重的持续的绞痛,后期可出现肠鸣音减弱。阵发性剑突下钻顶样疼痛,常见于胆道蛔虫病。胆结石、泌尿系结石位置改变时,刺激周围管壁,可出现相应区域的急性阵发性腹痛或持续性疼痛阵发性加剧,胆绞痛可向右侧肩背部放射,泌尿系绞痛向腹股沟区、大腿内侧及外生殖器区域放射。

(3)腹痛伴明显的腹肌紧张、压痛、反跳痛:是典型的急性腹膜炎三联征表现;其中急性弥漫性腹膜炎患者通常起病急、病情危重,表情痛苦、身体屈曲、体位受限,严重者出现板状腹,疼痛剧烈而持续;局限性腹膜炎患者症状和体征相对较轻,范围局限。

(4)程度剧烈且持续的腹痛:当患者以深部腹痛或腰背部疼痛为主要表现时,常见于急性胰腺炎和大血管病变(如腹主动脉/腹腔干/肠系膜上动脉等大动脉发生动脉夹层或动脉瘤破裂)。急性胰腺炎患者多可触及压痛、反跳痛,伴不同程度血尿淀粉酶异常;而动脉夹层患者,常呈持续性撕裂样或刀割样剧痛,可放射至肩背部,部分患者甚至出现面色苍白、肢体湿冷、出汗等休克前期表现,但多无压痛及反跳痛;血红蛋白迅速降低时还需要注意动脉瘤破裂。当女性患者出现与月经周期有关的、反复发作的剧烈、持续但定位不明确的腹痛时,还要注意急性间歇性卟啉病的可能,出现尿色加深(咖啡色尿)或进行卟胆原定性实验有助于诊断,少数患者也可以表现为持续、剧烈的但定位不明确的腹部绞痛。

(5)持续存在的、随体位变化不明显的隐痛和钝痛:多以内脏痛或相对局限、位置固定的炎症为主;右下腹 McBurney 点腹痛突然减轻,常提示急性化脓性阑尾穿孔。

(6)胀痛:多为实质性脏器的包膜牵张所致,如急性重症肝炎、淤血肝肿大、肿瘤等。

3. 腹痛的诱发或缓解因素 腹痛在发作前可能存在一定的诱发因素,或在某些因素诱导下腹痛出现加重或缓解,认识这些诱发或缓解因素可能有助于腹痛病因的判断。常见的诱发或使腹痛缓解的因素包括以下几类:

(1)酗酒、暴饮暴食:可导致急性胃扩张、急性糜烂性胃炎、慢性胃炎急性发作、急性胃/十二指肠溃疡穿孔、急性胰腺炎等。

(2)高脂饮食:可能诱发急性胆囊炎、胆石症、急性胰腺炎等。

(3)不洁饮食:可导致急性胃肠炎。

(4)腹部手术史:常与机械性肠梗阻、腹内疝、肠扭转、肠系膜血管病变、胆瘘/肠瘘/尿瘘等有关。

(5)腹部外伤后剧痛或休克:多与骨折或内脏破裂有关。

(6)服用药物或植物:可诱发药物或化学物质相关性胃肠炎、急或慢性药物性肝损伤、急性肾损伤等。

(7)进食:进食可诱发或加重胃溃疡、肠梗阻、腹内疝、急性胰腺炎等导致的腹痛,减轻或缓解十二指肠溃疡导致的腹痛。

(8)呕吐或排气、排便后腹痛缓解:常见于各种原因导致的消化道梗阻患者,出现呕吐者多为上消化道梗阻所致;肠易激综合征患者的腹痛也可能因呕吐或排气、排便而有所缓解。

(9)体位变化:部分疾病导致的腹痛可能与体位有关,改变体位可引起腹痛的加剧或缓解,如反流性食管炎导致的烧灼痛可在立位时减轻,卧位或身体前屈时加重;胃黏膜脱垂患者左侧卧位时腹痛可以缓解;十二指肠淤滞症所致腹痛和呕吐可在俯卧胸膝位时缓解;胰体癌所致腹痛在仰卧位加剧、俯卧位或前倾位时减轻;经网膜孔的小网膜囊疝患者可在膝胸位身体蜷曲时得到缓解。

4. 腹痛的发作时间 部分疾病导致的腹痛发作时间有一定特征,如餐后痛,发生于餐后约 0.5~1 小时,持续 1~2 小时,常见于胆胰疾病、缺血性肠病及胃炎、胃溃疡;饥饿痛或空腹痛,发生于餐后 3~4 小时,进食后疼痛减轻或缓解,常见于胃食管反流病、十二指肠溃疡;与月经来潮有关的周期性腹痛是子宫内膜异位症患者的典型表现;此外,由于雌激素可增强卟啉前体(ALA)合成酶的作用,女性急性间歇性卟啉病患者也可表现为与月经周期有关的腹痛。

5. 腹痛的放射与转移 当内脏病变产生的痛感经同一脊髓节段支配的体表神经纤维反馈到相应体表部位时(即牵涉痛途径),可引起非病变所在区域的体表产生放射痛;当病变进一步加重或扩散到其他部位时,可出现转移性腹痛或扩散性腹痛。常见表现如下:

(1)放射至后背部的疼痛:常见于急性胰腺炎、胰腺癌、十二指肠球后溃疡、主动脉夹层等。

(2)放射至上腹部的疼痛:常见于心绞痛、大叶性肺炎、心肌梗死等。

（3）放射至左肩的疼痛：常见于心绞痛、脾梗死、左侧膈下脓肿等。

（4）放射至右肩的疼痛：常见于胆石症、胆囊炎、右侧膈下脓肿等。

（5）放射至腹股沟、外阴、大腿内侧的疼痛：见于肾、输尿管病变。

（6）转移性腹痛：急性阑尾炎早期产生的内脏性牵涉痛位于上腹部、脐周，随着病情进展腹痛逐步转移至右下腹部，产生转移性腹痛。

（7）扩散性腹痛：当胃肠道、阑尾或胆囊穿孔时，消化液及肠内容物、脓液或胆汁流注至下腹、盆腔或对侧腹腔时，还可产生不同于初始腹痛部位的相应部位的腹部疼痛，即扩散性腹痛。

四、腹痛的伴随症状

腹痛的病因多种多样，不同疾病导致的腹痛还具有其疾病本身的症状，掌握这些表现能够对正确诊断疾病提供有力支持。以下为临床常见的腹痛伴随症状：

1. **腹痛伴发热、寒战**　常见于各类器官或腹腔/腹膜外感染性疾病，如肝脓肿、急性化脓性胆管或胆囊炎症、腹腔或腹膜后脓肿、肾盂肾炎、膀胱炎等。

2. **腹痛伴黄疸或陶土样大便**　黄疸合并陶土样大便可见于各种原因导致的胆道梗阻，如胆石症、胆管癌或胰腺癌等；急性病毒性、药物性或中毒性肝炎、急性溶血性贫血等也是导致不同程度腹痛合并黄疸的常见原因。

3. **腹痛伴消化道出血**　消化道病变，如肿瘤、溃疡、憩室、炎症、血管瘤或血管畸形、肠梗阻/肠套叠、缺血性肠病、食管胃底静脉曲张等，常伴呕血或便血，其中上消化道出血为柏油便、下消化道出血为鲜血便，小儿果酱样便常见于肠套叠，恶臭血便常见于细菌性痢疾、坏死性肠炎等。

4. **腹痛伴腹泻、黏液便、里急后重等**　见于各类肠道急慢性炎症，如急性胃肠炎、克罗恩病、溃疡性结肠炎等；少数肠道肿瘤，如结直肠黏液腺癌，也可以出现腹痛伴腹泻，或大便表面黏附黏液或胶冻样物质。

5. **腹痛伴血尿**　常见于泌尿系炎症、结石或肿瘤，或相邻区域炎症或肿瘤累及泌尿系，如肠道憩室炎或肿瘤穿透膀胱壁等。

6. **腹痛伴尿频、尿急、尿痛**　见于急性泌尿系感染，如急性肾盂肾炎、膀胱炎、输尿管炎、泌尿系结核或急性前列腺炎等。

五、影像学检查在腹痛诊断中的应用

在腹痛诊断中，各种影像学检查方法，包括 US、X 线、CT 及 MRI 检查均可发挥重要作用。按照由简到繁的影像技术选择原则，US 及 X 线检查为最常用的腹痛病因筛选方法，其次为 CT 和 MRI 检查。

1. **US 检查**　常用于怀疑胆道结石、泌尿系结石、腹盆腔积液、积脓、阑尾炎、急性胰腺炎、实质器官肿瘤等疾病的诊断，还可用于观察肝脏、脾、肾脏、肠系膜及腹膜后较大血管栓塞等。

2. **X 线检查**　腹痛患者 X 线检查常规拍摄腹部立位和卧位片，需要进行前后方向定位时加照侧位片。阳性的胆道结石和泌尿系结石可在 X 线片上显示。胃肠穿孔，较多量气体进入腹腔时，可在腹部立位片双侧或单侧膈下以及右侧卧水平投照右侧腹壁下方见到低密度气体影。肠梗阻、肠扭转或肠套叠时，X 线片可见肠曲扩张、积气、积液，通过观察扩张肠管的宽度、肠腔积液情况、相邻肠管管壁厚度等细节，能够初步判断是否绞窄性肠梗阻；通过观察肠曲的位置分布，可以初步判断是否存在肠扭转或闭袢性肠梗阻。怀疑肠套叠时，还可以进行空气灌肠检查，在气体衬托下能够显示肠管套叠的情况；怀疑胃肠道穿孔、肠梗阻时，不可采用 X 线钡餐或钡灌肠造影，可以用稀释的含碘对比剂或空气进行 X 线造影检查。此外，通过观察胁腹线、腰大肌轮廓、肝及双肾轮廓等也可以对相应区域病变有所察觉。

3. **CT 检查**　随着对个体化精准治疗要求的提高，CT 已逐步成为最常用于腹痛诊断的影像学技术，从胸腹部脏器疾病，到胸腔、腹腔、肠系膜病变，再到全身心血管疾病，都可以通过 CT 增强、CT 血管成像技术得到诊断，高清各向同性的薄层图像（1mm、0.5mm）非常有利于观察小肠疝、肠粘连、梅克尔憩室、没有出现大量腹腔游离气体的胃肠穿孔等容易被误诊和漏诊的疾病，增强 CT 通过显示实质性脏器、胃肠道管壁的强化情况，帮助我们发现常规 X 线不能识别的病变，如胃肠道壁炎症、缺血、管壁连续性中断、胰腺炎、重症肝炎、肝淤血、肝脓肿、各类型胆管炎、胆囊炎、肾盂肾炎、输尿管及膀胱炎症、各类腹腔和腹膜后病变，以及胸腹部肿瘤，因此广泛适用于各类型腹痛患者。

4. **MR 检查**　MRI 检查因检查时间长，检查前准备相对严格，较少直接用于腹痛患者的一线检查，多数用于一线筛查后的疾病鉴别或精准分期,是公认实质性和空腔器官肿瘤诊断(肝、胰、脾、双肾、前列腺、胆道、结直肠等)以及肝癌、结直肠癌、前列腺癌等多种肿瘤 TNM 分期的首选的影像学检查方法。

5. PET/CT 检查 PET/CT 检查通常用于肿瘤筛查,不作为腹痛患者的常规检查手段,但对经过其他检查,包括 CT、MRI 等,仍不能明确诊断的患者,可以采用 PET/CT 检查进一步明确有无其他隐匿性的病变。PET/CT 检查是发现 CT、MRI 检查不能诊断的隐匿性消化道出血的很好的无创性检查技术。

六、腹痛的诊断思路

可导致腹痛的疾病种类众多,范围涵盖自胸部至腹部乃至全身性的几十种疾病,各种疾病的临床表现可能存在一定重叠,因此详细了解患者的病史、起病过程、诱发缓解因素、发作及持续时间、腹痛部位、性质和程度以及腹痛与体位的关系、有无放射痛、转移痛等,并对患者进行详细的体格检查,完善实验室检测,合理选择影像学检查,对于疾病的诊断和鉴别至关重要。建议在诊断过程中,按照"常见病为主、少见病为辅"的思路,警惕并首先排除可能威胁患者生命的危重疾病:如急性心肌梗死、动脉夹层、急性胃肠道穿孔、绞窄性肠梗阻、急性重症胰腺炎、化脓性梗阻性胆管炎、腹腔内脏大出血、腹主动脉瘤破裂等。在工作中不断学习和积累知识,拓宽视野,丰富对各类疾病的认识,也是不断提高腹痛诊断能力的必由之路。图 2-1-1 列举了急性腹痛的诊断思路。

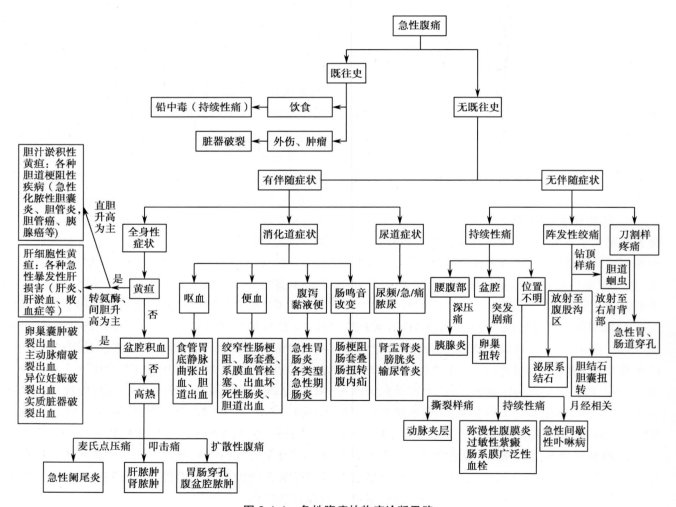

图 2-1-1 急性腹痛的临床诊断思路

(孟晓春 李文儒)

参 考 文 献

1. MCNAMARA R, DEAN AJ. Approach to acute abdominal pain [J]. Emerg Med Clin North Am, 2011, 29 (2): 159-173.

2. SABO CM, GRAD S, DUMITRASCU DL. Chronic abdominal pain in general practice [J]. Dig Dis, 2021, 39 (6): 606-614.

3. NATESAN S, LEE J, VOLKAMER H, et al. Evidence-based medicine approach to abdominal pain [J]. Emerg Med Clin North Am, 2016, 34(2):165-190.

4. 中华医学会,中华医学会杂志社,中华医学会消化病学分会,等.慢性腹痛基层诊疗指南(2019年)[J].中华全科医师杂志,2019,18(7):618-627.

5. 万学红,卢雪峰.诊断学[M].9版.北京:人民卫生出版社,2018.

6. 葛均波,徐永健,王辰.内科学[M].9版.北京:人民卫生出版社,2018.

第二节 腹 胀

腹胀(abdominal bloating)是一种常见的主观上感觉腹部胀满的消化系统症状,不同患者的腹胀程度差异巨大,多数患者仅以腹部胀气为主,感到腹部充满感或紧绷感,部分患者症状较重,可伴嗳气、呕吐、腹痛等不适或出现客观的腹围增加,即真性腹部膨隆(abdominal protuberance),甚至可能严重影响患者生活质量。引起腹胀的原因多种多样,不同疾病所引起的腹胀在发病年龄、起病急缓、伴随症状、治疗方法及患者预后上均存在差异,因此需要密切结合患者病史,认真了解发病过程、重视患者的体征、必要时进行影像学或其他检查,才能有效进行腹胀的诊断和鉴别。

一、腹胀的发生机制

腹胀发生可能与以下多种因素的作用有关:

1. **胃肠道管腔内气体增加** 是产生腹胀感最常见的原因。肠腔内气体增加主要由于:①胃肠道蠕动减弱或消失可导致肠腔内气体排出障碍;②肠内容物排空延迟、肠内容物增多还能在肠道细菌作用下导致产气增多;③各种疾病引起肠壁血运障碍时,可引起消化道管壁对腔内气体吸收障碍;④长时间讲话或不良饮食习惯,如用吸管喝饮料、大口地吞咽食物等,也可导致吸入胃肠道的空气增多。

2. **胃肠道内容物增加** 胃肠道消化吸收和排空能力下降,导致肠内容物积聚,或肠梗阻、肠道炎症引起肠腔积液,均可导致患者产生腹胀感觉,严重者可伴随腹围增加。

3. **腹腔内容物显著增加** 如大量腹腔积液或巨大肿瘤等,也可导致患者出现腹胀感觉。

二、腹胀的分类与病因

多种因素可导致患者出现腹胀感受,从最常见的饮食因素或便秘所致腹胀,到癌性腹胀或腹膜炎等均为腹胀的常见原因。根据是否存在器质性病变以及是否存在病因明确的功能性疾病,可以将腹胀大致分为:

1. **器质性疾病导致的腹胀** 为保护患者安全,任何情况下都应首先明确患者是否存在器质性病变。导致患者腹胀的器质性疾病多种多样,主要包括以下几类:①影响胃肠道蠕动以及消化吸收功能的多种消化系统疾病,包括胃肠道及肝脏炎症、失代偿期肝硬化、消化道溃疡、梗阻、肿瘤、慢性缺血性肠炎、胃肠麻痹等;②影响胃肠道蠕动以及消化吸收功能的全身性、系统性疾病,包括自身免疫性、代谢性或遗传性疾病等,如硬皮病、甲状腺功能减退、囊性纤维化、双糖酶缺乏症等;③可导致大量腹腔积液的任何器质性疾病,包括良恶性腹膜炎、心力衰竭、肾功能衰竭等;④各种存在器质性疾病基础的便秘,如任何直肠肛管病变导致的肛门括约肌痉挛(如耻骨直肠肌痉挛等)或直肠肛管管腔狭窄(如耻骨直肠肌肥厚等)、结直肠完全性或不完全性梗阻、盆底结构异常、盆腔脏器脱垂等;⑤与治疗相关的腹胀,如各类术后并发症导致消化道出口梗阻、使用持续气道正压通气机、既往胃食管手术(如胃底折叠术、减肥手术)等;⑥引起腹腔占位增加的消化道外的腹盆腔巨大肿瘤;⑦其他。其中以消化道溃疡最为常见。

2. **功能性胃肠病(functional gastrointestinal disorder,FGID)导致的腹胀** 如肠易激综合征(irritable bowel syndrome,IBS)合并便秘、功能性便秘(functional constipation,FC)、功能性消化不良(functional dyspepsia,FD)以及功能性腹泻(functional diarrhea,FDr)患者均可出现不同程度的腹胀。

3. 与器质性、系统性、代谢性疾病无关,病因不明且不属于FGID的功能性腹胀(functional abdominal bloating,FAB)。

4. **其他已知病因的、非器质性疾病或非FGID所导致的腹胀** 如饮食因素、肠道菌群失调、腹膈运动失调、进食障碍(如厌食症等)、吞气症等。

三、腹胀的临床表现

不同人群、不同病因所导致的腹胀起病状态和临床表现常常存在较大差异,腹胀表现可以独立出现,也可以与其他症状或体征伴随,正确识别有助于鉴别各种不同病因所致的腹胀,患者预后也因腹胀的病因不同而存在较大差异。

1. 腹胀的起病特征

（1）发病年龄：不同年龄的人群，腹胀发生的常见原因有所不同。儿童腹胀多见于营养不良、消化不良、肠道寄生虫病、遗传性疾病（囊性纤维化、双糖酶缺乏症等）等导致的腹胀；青壮年腹胀多见于器质性疾病导致的腹胀，如胃肠道及肝脏炎症、失代偿期肝硬化、消化道溃疡、慢性胰腺炎、腹膜炎、消化道梗阻、慢性缺血性肠炎、硬皮病等；老年人腹胀则多为FC、FD、消化道传输减慢、盆底结构异常或盆腔脏器脱垂伴便秘、胃肠道肿物、甲状腺功能减退等。

（2）发病缓急：急起逐渐加重的腹胀常见于各种原因导致的急性腹膜炎、急性肠梗阻、急性胃扩张、腹腔内出血、急性或亚急性暴发性肝炎等；发病缓、症状相对隐匿者常见由不完全性幽门梗阻、慢性消化道炎症、慢性胰腺炎、失代偿期肝硬化、各种原因导致中大量腹腔积液、慢性腹膜炎、吸收不良综合征、FGID、FAB，以及一些遗传性或其他非器质性疾病等所导致的腹胀。

2. 腹胀的诱发或缓解因素　绝大多数腹胀患者的诱发或缓解因素与其病因和基础疾病的类型有关，如胃肠道、肝脏、胰腺炎症以及消化道或消化道外肿瘤、各种类型腹腔积液、各种类型肠梗阻或直肠肛管及肛周病变等。功能性腹胀、饮食因素（如进食小麦、奶制品、果糖、纤维素、不吸收的糖类）、肠道菌群失调、吞气症等导致的腹胀常以进食后腹胀加重为典型表现，空腹及夜间休息后可缓解。双糖酶缺乏症的患者，进食牛奶、乳糖或蔗糖、淀粉等含糖食物后可出现腹鸣、腹痛及腹泻（水样、酸臭便，有泡沫）症状，停服上述的食物后症状消失。

四、腹胀的伴随症状

（1）餐后腹胀伴嗳气：常见于吞气症、上消化道炎症或溃疡、幽门不全梗阻等。

（2）腹胀伴急慢性腹痛：腹胀合并急性腹痛常见于急性消化道穿孔、急性胰腺炎、急性肠梗阻等患者。腹胀合并反复出现或持续存在的腹部隐痛常见于消化道溃疡、结核性腹膜炎、慢性不完全性肠梗阻（如粪石性肠梗阻、肠道肿瘤或肠外肿瘤压迫等）、慢性胰腺炎、慢性胆囊炎、消化道或消化道外腹部肿瘤、慢性缺血性肠炎等。

（3）腹胀伴腹泻：常见于各种原因引起的消化吸收不良（如肠道菌群失调等）、肠易激综合征、功能性腹泻、慢性缺血性肠炎以及双糖酶缺乏症等，其中

双糖酶缺乏症的患者，由于肠道对糖的消化、吸收障碍，导致肠腔内渗透负荷增高，细菌作用下双糖发酵产生乳酸等有机酸及二氧化碳和氮气，这些因素共同作用可使肠道产气过多引起腹胀及肠鸣音增强，粪便呈水样、酸臭味，有泡沫。

（4）腹胀伴便秘：常见于结直肠完全性或不完全性梗阻、任何直肠肛管病变导致的肛门括约肌痉挛或直肠肛管管腔狭窄、肠道易激综合征、消化道慢传输等引起的功能性便秘、盆底功能障碍、盆腔脏器脱垂以及先天性巨结肠、囊性纤维化、甲状腺功能减退、假性肠梗阻等。

（5）腹胀伴腹腔积液：见于各种可导致良恶性腹腔积液的患者，腹胀部位随体位变动，直立时下腹饱满，仰卧时则腹部两侧膨隆呈蛙状腹。

（6）腹胀合并腹部肿块：见于各种类型的消化道或消化道外腹部肿瘤，以及腹内疝、闭袢性肠梗阻患者闭袢肠段内显著积气积液时。

（7）腹胀伴便血：常见于各种类型的消化道肿瘤、失代偿期肝硬化患者消化道出血、消化道溃疡、肠套叠、肠梗阻、各种类型的急性肠炎等。

（8）腹胀伴黄疸：常见于活动性肝炎、失代偿期肝硬化、肝淤血、自身免疫性胰腺炎、胆管炎等肝胆相关疾病。

（9）其他：由于腹胀的原因极其多样，腹胀患者还可出现多种伴随表现，如甲状腺功能减退的患者常出现食欲降低、疲惫嗜睡、少言寡语、反应迟钝、面部浮肿、心率缓慢等表现；硬皮病患者可有明显的皮肤紧绷、皱纹减少、面容呆板、张口受限以及皮肤增厚、色素加深、发作性血管痉挛（雷诺现象）等表现；囊性纤维化和双糖酶缺乏症均多见于儿童，常见不同程度机体营养不良和生长发育落后，囊性纤维化的患儿由于黏液黏稠，常有反复支气管感染和气道阻塞、肠梗阻病史，排出泡沫恶臭粪便时有助于诊断，严重者可出现脂肪泻。

五、腹胀的诊治思路

导致腹胀的疾病种类众多，范围涵盖自身免疫性、代谢性、遗传性疾病以及消化道和消化道外多种疾病，详细了解患者的病史、起病过程、诱发缓解因素，并对患者进行详细的体格检查，完善实验室检测和影像学检查，对于疾病的诊断和鉴别至关重要。在诊断过程中，首先需要明确是否存在器质性基础疾病，尤其需要排除可能威胁患者生命的重要疾病，如消化道或消化道外肿瘤、肠梗阻、肠麻痹、导

致大量腹腔积液的器质性疾病(心力衰竭、肾功能衰竭或恶性腹腔积液)、严重肝淤血、重症肝炎、晚期肝硬化等,以及是否存在症状轻微、容易忽视的疾病,如自身免疫性、代谢性或遗传性疾病、胃肠道炎症或溃疡、直肠肛管管腔良性狭窄(如耻骨直肠肌痉挛或肥厚等)、盆底结构异常、盆腔脏器脱垂等。之后结合胃肠道蠕动排空状态及患者病史,才能诊断非器质性的功能性和非功能性腹胀。在某些疾病状态下,患者的体征有助于疾病鉴别,例如各种与腹膜炎、晚期肝硬化、心力衰竭、肾病综合征等所致腹腔积液有关的腹胀,常以蛙腹为主要表现:卧位时液体积聚于腹腔两侧,腹壁向两侧膨出;立位及坐位时积聚于下腹,腹壁向下方膨出。胃肠道大量积气导致的腹胀,如肠梗阻、肠麻痹等,常引起全腹膨隆,卧位时以前腹壁膨隆为主,腰侧腹壁膨出不明显并且随体位变化不明显。腹腔内巨大肿瘤导致的腹胀主要以患侧为主,不随体位变动。在工作中不断学习和积累知识,拓宽视野,丰富对各类疾病的认识,是不断提高腹胀诊断能力的必由之路。图2-2-1列举了腹胀的诊断思路。

六、影像学检查在腹胀诊断中的应用

腹胀涉及多种疾病,诊断的核心在于明确病因及影像学检查方法,超声、X线、CT及MRI检查均

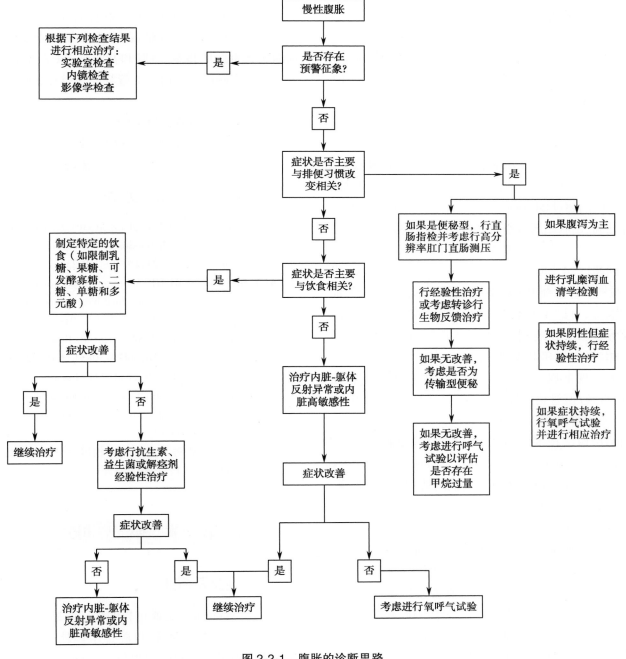

图2-2-1　腹胀的诊断思路

可发挥重要作用。按照由简到繁的影像技术选择原则,超声及 X 线检查为最常用的腹部疾病初筛方法,其次为 CT 和 MRI 检查。

1. 超声检查 常用于怀疑腹盆腔积液、腹部肿瘤、肝炎/肝硬化、急性胰腺炎等疾病的诊断,近年来在肠梗阻初筛中也越来越多地发挥作用。

2. X 线检查 腹部 X 线片可以发现胃肠道气体增多(常由于饮食不当或产气菌过度生长)和怀疑肠梗阻的患者筛查,腹部立卧位照片可以发现积气扩张的肠曲,并初步判断肠曲积气积液的程度;怀疑肠套叠时,可以进行空气灌肠检查,在气体衬托下能够显示肠管套叠的情况,并在适当的空气压力下进行套叠肠曲的复位。全消化道钡餐造影用于诊断胃及小肠疾病并观察胃和小肠的蠕动排空情况,部分腹胀的患者存在显著的胃、小肠蠕动减弱和排空延迟,服钡剂 6 小时后胃内钡剂残留 20% 以上可判断幽门梗阻;超过 6 小时钡剂未到达盲肠或超过 8 小时小肠内钡剂未排空,可判断为小肠排空延迟。X 线胃肠传输试验也是通过测定对比剂在肠道的通过时间和排空率,评估肠道运动和排空功能的影像学检查方法,能够为功能性和动力障碍性胃肠疾病的诊断提供依据,主要用于评估全结肠的蠕动排空功能:当升结肠排空时间超过 24 小时、横结肠排空时间超过 48 小时、降结肠、乙状结肠排空时间超过 72 小时,可诊断结肠排空延迟;直肠内含钡粪便超过 50mL,在直肠内存留时间超过 24 小时,可诊断直肠排空障碍,即出口梗阻。X 线钡灌肠检查用于观察结直肠病变,如结直肠炎症、肿瘤等,有助于发现各种结直肠管腔内或管腔外病变导致的肠腔狭窄。X 线排粪造影通过动态观察静息相、提肛相和力排相的肠管形态变化及排便过程,能够发现常规检查所不能察觉的直肠前突、直肠脱垂、直肠/肛管狭窄等功能性或器质性的出口梗阻。

3. CT 检查 CT 检查是腹部影像学检查中最常用的影像学技术之一,广泛用于胸部及腹部疾病的影像诊断,对于明确是否存在导致腹胀的器质性疾病具有重要价值。注射对比剂的薄层 CT 增强检查通过显示实质器官、胃肠道管壁的强化情况,能够有效地帮助我们发现常规 X 线检查不能识别的病变,如胃肠道壁炎症、缺血、肿瘤、各类完全性或不完全性肠梗阻、胰腺炎、重症肝炎、肝硬化、右心反流或肝淤血、各类肾脏疾病导致的肾脏萎缩和肾功能衰竭、各类腹腔和腹膜后肿瘤或肿瘤样占位,以及心包积液、硬皮病和囊性纤维化等导致的肺部病变,因此非常有助于腹胀的病因诊断。

4. MRI 检查 尽管常规 MRI 检查因检查时间长,较少直接用于腹胀患者的一线检查,但不能否认的是由于其卓越的软组织分辨能力,MRI 检查仍然是直肠肛管病变以及多种盆腔器官(前列腺、子宫/宫颈)病变的首选影像学检查方法,在疾病诊断与鉴别中发挥重要作用。近年来 MRI 排粪造影在便秘及腹胀患者诊断中的应用越来越多,在常规直肠肛管 MRI 平扫检查基础上,应用超声耦合剂灌肠后矢状位动态采集静息状态、提肛状态、力排状态图像,不仅可以在常规序列图像观察直肠、肛管及肛周、盆腔脏器的解剖与病变,如耻骨直肠肌肥厚、盆底肌肉薄弱、直肠肛管管壁病变、盆腔病变等,还能动态观察提肛和排便过程中的直肠/肛管的管壁运动状态和管腔形态、肛周肌群(肛提肌、耻骨直肠肌)及盆腔脏器的协调运动情况,发现常规检查无法识别的耻骨直肠肌痉挛、直肠和盆腔脏器(子宫、膀胱等)脱垂、直肠前突、直肠/肛管管腔狭窄及盆底肌群运动失调等。

5. PET/CT 检查 PET/CT 检查通常用于肿瘤筛查,不作为腹胀患者的常规检查手段。

(孟晓春 李文儒)

参 考 文 献

1. LACY BE, CANGEMI D, VAZQUEZ-ROQUE M. Management of chronic abdominal distension and bloating [J]. Clin Gastroenterol Hepatol, 2021, 19(2): 219-231.

2. LACY BE, CANGEMI DJ. A pragmatic approach to the evaluation and treatment of abdominal bloating and distension [J]. Am J Gastroenterol, 2022, 117(5): 701-705.

3. MEARIN F, LACY BE, CHANG L, et al. Bowel disorders [J]. Gastroenterology, 2016: S0016-5085(16)00222-5.

4. CHEN F, TAN N, CHEN S, et al. The disease spectrum and natural history of patients with abdominal bloating or distension: a longitudinal study [J]. J Neurogastroenterol Motil, 2024, 30(1): 64-72.

5. 刘金波,谷晓明,张海荣,等. 1890 例慢性便秘患者的消化道传输特征分析 [J]. 中华胃肠外科杂志, 2016, 19(7): 776-779.

第三节 呕 吐

一、定义及概述

呕吐(vomiting)是通过胃的强烈收缩迫使胃或部分小肠内容物经食管、口腔排出体外的现象,可由多种原因引起。呕吐中枢位于延髓,其中神经反射中枢位于延髓外侧网状结构背部,接受来自消化道、大脑皮质、内耳前庭、冠状动脉以及化学感受器触发带的传入冲动,直接支配呕吐动作;化学感受器触发带位于延髓第四脑室底面,接受外来化学物质或药物及内生代谢产物的刺激,引发神经冲动至呕吐中枢引起呕吐。按发病机制可归纳为下列几类:

1. 反射性呕吐 由于吸烟、炎症等所致咽部刺激;胃肠道炎性、梗阻性疾病;肝胆胰及腹膜炎症;肾输尿管结石;异位妊娠破裂;急性心肌梗死;青光眼等。

2. 中枢性呕吐 见于颅内炎症、肿瘤、外伤和卒中等所致颅压增高;尿毒症等全身性疾病;药物及中毒;精神因素等。

3. 前庭障碍性呕吐 常见疾病有:梅尼埃病,为突发性的旋转性眩晕伴恶心呕吐;晕动病,一般在航空、乘船和乘车时发生。

二、临床表现及诊断检查

1. 临床表现

(1)呕吐的时间:晨起呕吐多见于早期妊娠、尿毒症、慢性酒精中毒或功能性消化不良;鼻窦炎亦可导致晨起恶心、干呕;晚上或夜间呕吐常见于幽门梗阻。

(2)呕吐与进食的关系:进食过程中或餐后即刻呕吐,多为幽门管溃疡或精神性呕吐;餐后1小时以上呕吐提示胃张力下降或胃排空延迟;进食数餐后呕吐隔夜宿食见于幽门梗阻;餐后近期呕吐,特别是集体发病者,多由食物中毒所致。

(3)呕吐的特点:进食后立刻呕吐,吐后又可进食,长期反复发作而营养状态不受影响,多为神经官能性呕吐;喷射状呕吐多为颅内高压性疾病。

(4)呕吐物的性质:带发酵、腐败气味提示胃潴留;带粪臭味提示低位小肠梗阻;不含胆汁说明梗阻平面在十二指肠乳头以上,含多量胆汁提示在此平面以下;含有大量酸性液体者多有胃泌素瘤或十二指肠溃疡,无酸味者可能为贲门狭窄或贲门失弛缓症;上消化道出血呕吐物常呈咖啡色样。

2. 伴随症状

(1)伴腹痛、腹泻:多见于急性胃肠炎、霍乱、副霍乱、细菌性食物中毒及其他原因引起的急性食物中毒。

(2)伴右上腹痛及发热、寒战或有黄疸:应考虑急性胆囊炎或胆石症。

(3)伴头痛及喷射性呕吐:常见于颅内高压症或青光眼。

(4)伴眩晕、眼球震颤:常见于前庭器官疾病。

(5)应用阿司匹林、某些抗生素及抗癌药物:呕吐可能与药物副作用有关。

(6)已婚育龄妇女晨间呕吐:应注意早孕。

呕吐的临床伴随症状的诊断思路见图2-3-1。

3. 体格检查 着重腹部查体,注意腹部外形、胃肠蠕动波与肠型、腹部压痛与反跳痛、包块、肠鸣音等。有指征时进行神经系统、前庭神经功能与眼科检查等。

4. 辅助检查 包括实验室检查如血糖、血常规、生化、甲状腺功能、妊娠试验、呕吐物检查,有指征时进行腹部US、X线片或CT、颈椎X线片、心电图、头颅CT或MRI、眼底检查、内镜检查等。

三、影像学在呕吐中的应用

(一)影像学检查阳性的病因(图2-3-2、图2-3-3)

1. 胃肠道疾病

(1)十二指肠溃疡:胃肠钡餐造影为主要诊

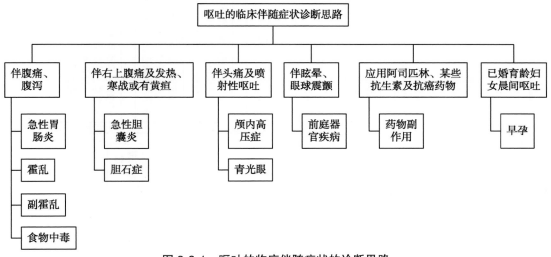

图 2-3-1 呕吐的临床伴随症状的诊断思路

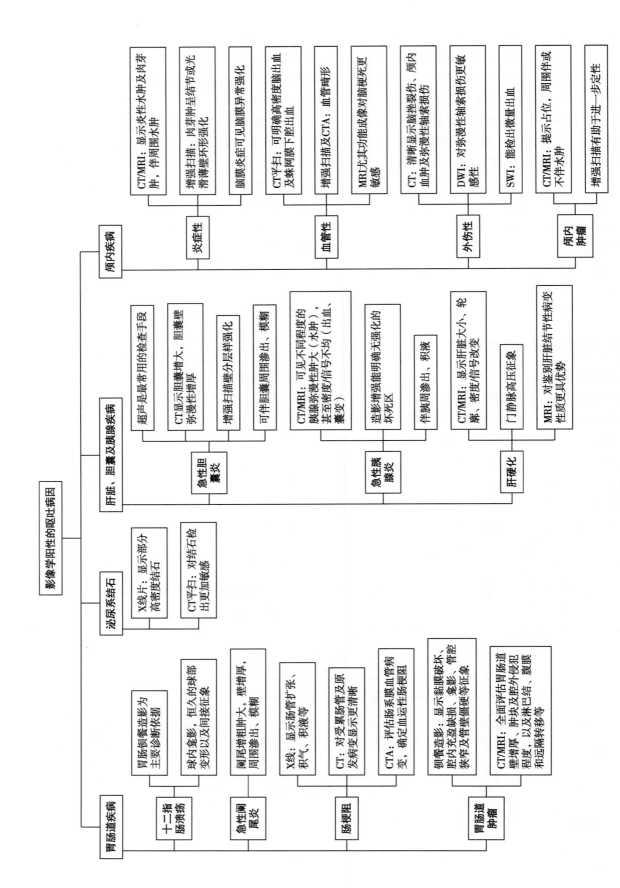

图 2-3-2 影像学阳性的呕吐病因的思维导图

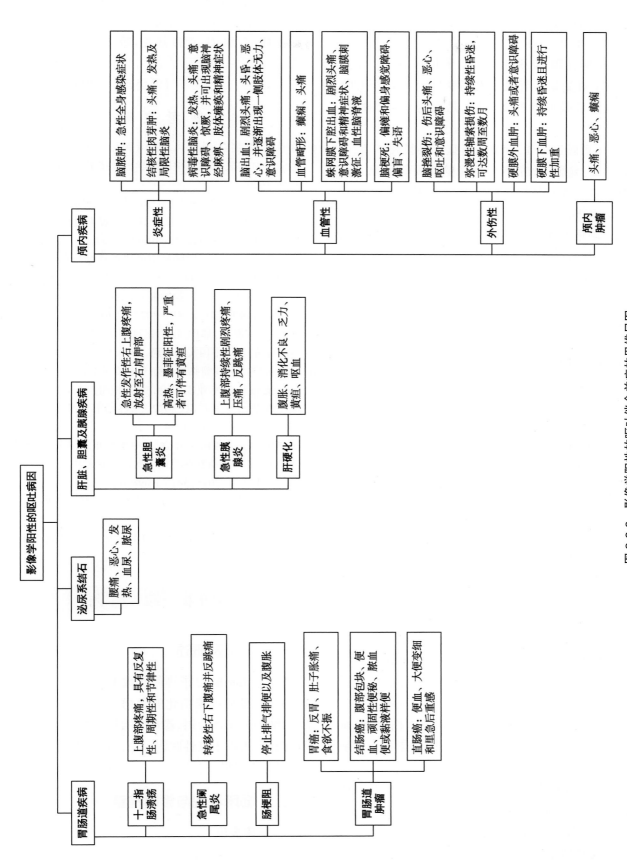

图 2-3-3　影像学阴性的呕吐伴合并症的思维导图

断依据,可见球内龛影、恒久的球部变形以及间接征象。

（2）急性阑尾炎:CT平扫见阑尾增粗肿大,壁增厚,周围渗出、模糊等。

（3）肠梗阻:X线片显示肠管扩张、积气、积液等;但CT对受累肠管及原发病变显示更清晰,CTA可评估肠系膜血管病变,确定是否为血运性性肠梗阻。

（4）胃肠道肿瘤:钡餐造影显示黏膜破坏、腔内充盈缺损、龛影、管腔狭窄及管壁僵硬等征象。但CT/MRI能全面评估胃肠道壁增厚、肿块及腔外侵犯程度,以及淋巴结、腹膜和远隔转移等。

2. 泌尿系结石　X线片可显示部分高密度结石,CT平扫对结石检出更加敏感。

3. 肝脏、胆囊及胰腺疾病

（1）急性胆囊炎:超声是最常用的检查手段。CT显示胆囊增大,胆囊壁弥漫性增厚,造影增强壁分层样强化,可伴胆囊周围渗出、模糊等。

（2）急性胰腺炎:CT、MRI检查均可见不同程度的胰腺弥漫性肿大(水肿),甚至密度/信号不均(出血、囊变),造影增强能明确无强化的坏死区。常伴胰周渗出、积液等。

（3）肝硬化:CT/MRI均能显示肝脏大小、轮廓、密度/信号改变,以及腹腔积液、脾大、静脉曲张等门静脉高压征象。MRI对鉴别肝脏结节性病变的性质更具优势。

4. 颅内疾病

（1）炎症性:CT、MRI均可显示炎性水肿及肉芽肿,表现为单发或多发圆形、椭圆形或不规则形病灶,伴周围水肿,增强扫描肉芽肿呈结节或光滑薄壁环形强化;脑膜炎症可见脑膜异常强化。

（2）血管性:CT平扫可明确高密度脑出血及蛛网膜下腔出血,疑似血管畸形时做造影增强及CTA能明确相应病变。MRI尤其功能成像对脑梗死更敏感。

（3）外伤性:CT能清晰显示脑挫裂伤、颅内血肿及弥漫性轴索损伤。DWI对弥漫性轴索损伤更敏感,SWI序列能检出微量出血。

（4）颅内肿瘤:CT/MRI检查提示占位,周围伴或不伴水肿,增强检查有助于进一步定性。

（二）影像学检查阴性的病因

1. 药物因素　患者对某些药物不能耐受,服药后产生胃肠不适症状。

2. 心理因素　少数抑郁症患者以消化道症状恶

心、呕吐、腹泻、打嗝、腹部不适为主。

3. 功能性消化不良　功能性消化不良是指一组源自上腹部、持续存在或反复发生的综合征,主要包括上腹痛、胀闷、食欲缺乏、嗳气、恶心或呕吐等症状。

（刘爱连　张钦和　石　瑜）

参 考 文 献

1. 陈希文,张笑春,陈连凤,等.10例儿童脑寄生虫病临床特征及MRI表现[J].中国医学影像技术,2022,38(11):1616-1620.

2. 陈文君,王亚萍,张佩雯.急诊成人急性阑尾炎患者腹部超声、CT平扫影像学特征及其诊断效果对比[J].中国CT和MRI杂志,2022,20(10):126-127.

3. 李彤巍,张雪宁.急性肠梗阻的影像诊断价值分析[J].医学信息,2021,34(06):177-179.

4. 杨天智,李继刚.CT影像诊断对急性胰腺炎的诊断效果[J].影像研究与医学应用,2022,6(19):122-124.

5. 潘会敏,朱新喜,邢程.以消化道症状为突出表现的隐匿性抑郁症[J].中国实用医药,2010,5(21):240-241.

6. 中国抗癌协会肿瘤临床化疗专业委员会,中国抗癌协会肿瘤支持治疗专业委员会.中国肿瘤药物治疗相关恶心呕吐防治专家共识(2022年版)[J].中华医学杂志,2022,102(39):3080-3094.

7. 中华医学会老年医学分会,《中华老年医学杂志》编辑委员会.老年人功能性消化不良诊治专家共识[J].中华老年医学杂志,2015,34(7):698-705.

8. 陈灏珠,钟南山,陆再英,等.《内科学》[M].9版.北京:人民卫生出版社.

9. 万学红,卢雪峰.《诊断学》[M].9版.北京:人民卫生出版社.

第四节　腹　泻

一、定义及概述

腹泻(diarrhea)指排便次数增多,粪质稀薄,或带有黏液、脓血或未消化的食物。腹泻发病机制复杂,归纳为分泌性腹泻、渗出性腹泻、渗透性腹泻、动力性腹泻、吸收不良性腹泻。腹泻涉及多种原因,有些因素互为因果。

二、临床表现与诊断检查

1. 临床表现

（1）起病及病程:急性腹泻起病急骤,病程较短,多为感染或食物中毒所致;慢性腹泻起病缓慢,病程较长,多见于慢性感染、非特异性炎症、吸收不良、消化功能障碍、肠道肿瘤或神经功能紊乱等。

（2）腹泻次数及粪便性质：急性感染性腹泻于进不洁食物后24小时内发病，每天排便数次甚至数十次，多呈糊状或水样便；慢性腹泻每天排便次数增多，可为稀便，亦可带黏液、脓血，见于慢性细菌性痢疾、炎性肠病及结直肠癌等；阿米巴痢疾粪便呈果酱样；粪便中带黏液而无异常发现者常见于肠易激综合征。

（3）腹泻与腹痛的关系：急性腹泻常有腹痛，尤以感染性腹泻较为明显。小肠疾病常伴脐周痛，便后缓解不明显；结肠病变疼痛多在下腹，便后可缓解；分泌性腹泻往往无明显腹痛。

2. 伴随症状和体征

（1）腹泻伴发热：见于急性细菌性痢疾、伤寒或副伤寒、肠结核、肠道恶性淋巴瘤、Crohn病、溃疡性

结肠炎急性发作期、败血症等。

（2）腹泻伴里急后重：提示直肠乙状结肠炎症或肿瘤。

（3）腹泻伴明显消瘦：提示病变位于小肠伴吸收不良。

（4）腹泻伴皮疹或皮下出血：见于败血症、伤寒、麻疹、过敏性紫癜等。

（5）腹泻伴腹部包块：见于胃肠道恶性肿瘤、肠结核、Crohn病等。

（6）腹泻伴重度失水：常见于分泌性腹泻，如霍乱、食物中毒或尿毒症。

（7）腹泻伴关节痛或关节肿胀：见于Crohn病、溃疡性结肠炎、系统性红斑狼疮、肠结核、Whipple病等。

腹泻的临床伴随症状的诊断思路见图2-4-1。

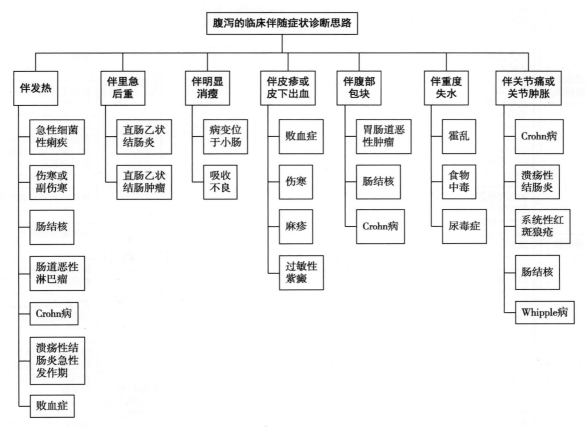

图 2-4-1　腹泻的临床伴随症状的诊断思路

3. 体格检查　全身状况包括生命体征、营养状况、贫血、恶病质、淋巴结肿大、皮肤黄染、突眼等。腹部查体应注意有无腹胀、腹部肿块、压痛、肠鸣音、肠蠕动等，必要时需行肛门指检。

4. 诊断检查　影像学（腹部 US、X 线片、CT、MRI）、实验室检查（血常规和生化、粪便常规检查和致病菌培养）和内镜检查等。

三、影像学在腹泻中的应用

（一）影像学检查阳性的病因（图2-4-2、图2-4-3）

1. 特异性炎症

（1）克罗恩病：病变呈节段性分布，钡剂造影见卵石征及纵行溃疡。CT/MRI 可全面显示病变范围，造影增强有助于评估炎症活动及并发症。

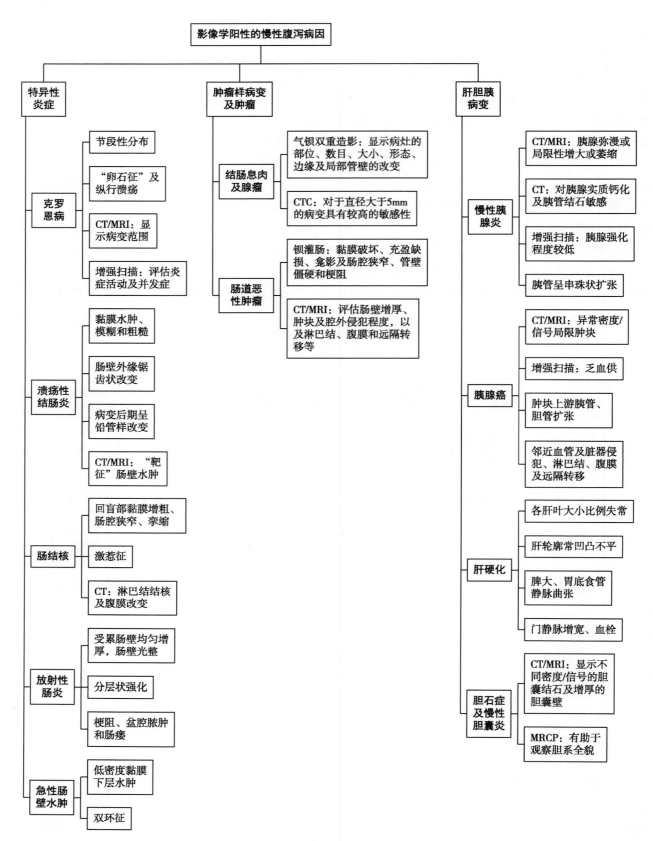

图 2-4-2 影像学阳性腹泻病因的思维导图

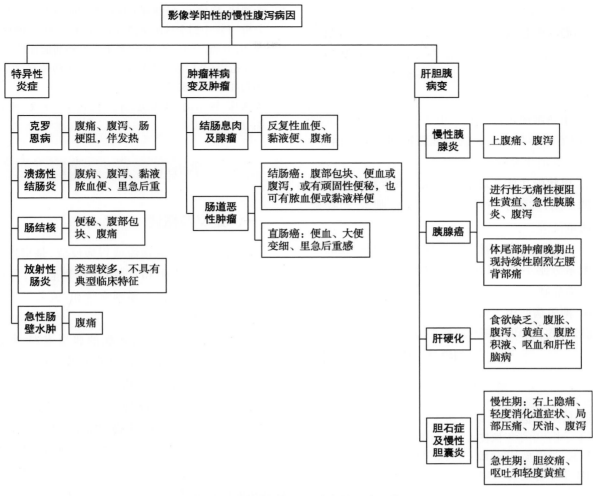

图 2-4-3　影像学阳性腹泻伴合并症的思维导图

（2）溃疡性结肠炎：X 线造影可显示黏膜水肿、模糊和粗糙，肠壁外缘锯齿状改变，病变后期呈铅管样改变。CT 和 MRI 表现为靶征肠壁水肿。

（3）肠结核：X 线造影表现为回盲部黏膜增粗、肠腔狭窄、挛缩，见激惹征；CT 检查显示回盲部病变的同时，可见淋巴结结核及腹膜改变。

（4）放射性肠炎：CT/MRI 显示受累肠壁均匀增厚，肠壁光整，增强扫描示分层状强化。病变严重的可见梗阻，也可显示盆腔脓肿和肠瘘。

（5）急性肠壁水肿：CT 平扫显示低密度黏膜下层水肿，增强呈双环征。

2. 肿瘤样病变及肿瘤

（1）结肠息肉及腺瘤：气钡双重造影可显示病灶的部位、数目、大小、形态、边缘及局部管壁的改变。CT 对于直径大于 5mm 的病变具有较高的敏感度。

（2）肠道恶性肿瘤：钡灌肠可见黏膜破坏、充盈缺损、龛影及肠腔狭窄、管壁僵硬和梗阻。CT/MRI 能全面评估肠壁增厚、肿块及腔外侵犯程度，以及淋巴结、腹膜和远隔转移等。

3. 肝胆胰病变

（1）慢性胰腺炎：CT/MRI 可显示胰腺弥漫或局限性增大或萎缩，CT 对胰腺实质钙化及胰管结石敏感；造影增强胰腺强化程度较低；胰管呈串珠状扩张。

（2）胰腺癌：CT/MRI 显示异常密度/信号局限肿块，造影增强为乏血供；肿块上游胰管、胆管扩张；邻近血管及脏器侵犯、淋巴结、腹膜及远隔转移。

（3）肝硬化：CT/MRI 显示各肝叶大小比例失常；肝轮廓常凹凸不平；脾大、胃底食管静脉曲张；门静脉增宽、血栓等。

（4）胆石症及慢性胆囊炎：CT/MRI 显示不同密度/信号的胆囊结石及增厚的胆囊壁；MRCP 有助于观察胆系全貌。

（二）影像学检查阴性的病因

1. 腹泻型肠易激综合征　是非器质性病变，属于慢性胃肠道疾病，以腹部胀痛不适并伴有排便习惯及大便性状异常等为主要综合征，是生物-心理-社会类病症。

2. 胆汁酸性腹泻　是由于人体肠肝循环机制紊乱发生的腹泻,过量的胆汁酸进入结肠,刺激结肠黏膜水分和电解质大量渗出,损伤肠黏膜,诱导结肠收缩,引发腹泻。

3. 小肠细菌过度生长　由于小肠中细菌数量增加和/或类型异常而引起的引起腹泻、脂肪泻、消瘦、营养不良等消化吸收不良症状等。

4. 甲状腺功能亢进症　甲状腺激素和儿茶酚胺的协调作用,加强了对胃肠道的兴奋性刺激、植物神经功能紊乱等。

5. Addison病　肾上腺皮质本身病变引起的糖皮质激素分泌不足,出现恶心、呕吐、食欲不振、腹泻等消化道症状。

6. 糖尿病腹泻　可能与胃肠道植物神经病变有关,间歇性腹泻,以夜间及清晨多见。

（刘爱连　张钦和　石　喻）

参 考 文 献

1. 王铸,周纯武,赵心明,等.结肠绒毛状腺瘤影像诊断的价值[J].中国医学影像技术,2001(11):1077-1079.
2. 郑祥武,吴恩福,程建敏.急腹症"双晕征"样肠壁增厚的CT诊断价值[J].临床放射学杂志,2004(05):416-418.
3. 余日胜,童斌斌,李蓉芬.肠结核的影像学诊断[J].中华结核和呼吸杂志,2001,(07):23-25+68.
4. 朱新影,赵东强.2018年英国胃肠病学会《成人慢性腹泻的调查指南》解读[J].中国全科医学,2021,24(07):780-783.
5. 王吕斌,钱军,陈杰,等.放射性肠炎内镜与影像诊断进展[J].肿瘤学杂志,2018,24(10):1008-1013.
6. 旷小春,程英升.CT在结直肠肿瘤筛查中的作用及与其他方法的比较[J].临床放射学杂志,2009,28(07):1030-1032.
7. 杜志琴,张志波,侯化东,等.LDCTC在筛查结直肠癌及癌前病变中的应用[J].中国CT和MRI杂志,2023,21(05):114-116.
8. 韩小胜,黄会.老年腹泻型肠易激综合征患者肠道菌群特征与临床症状的相关性[J].中国老年学杂志,2020,40(13):2771-2774.
9. 王诗琴,仝巧云.胆汁酸性腹泻的诊治进展[J].医学研究生学报,2018,31(03):333-336.
10. 高洁,杨楠,刘娟,等.胆汁酸肠肝循环及胆汁酸性腹泻的机制研究进展[J].东南大学学报(医学版),2021,40(02):256-260.
11. 王帅,左丽娟,高扬等.小肠细菌过度生长的治疗研究进展[J].临床消化病杂志,2021,33(04):303-306.
12. 余剑波,周倩云.慢性肾上腺皮质功能减退症十例诊治分析[J].中国全科医学,2015,18(32):3997-3998.
13. 魏玮,尹璐,刘力,等.消化系统常见病功能性腹泻中医诊疗指南(基层医生版)[J].中华中医药杂志,2020,35(03):1360-1364.
14. 陈灏珠,钟南山,陆再英,等.《内科学》.9版.北京:人民卫生出版社.

第五节　反　　酸

一、定义及概述

反酸,亦称为胃酸逆流或胃酸反流,是指胃内容物(包括胃酸、消化酶和食物)反流回食管,导致食管黏膜受损,从而引发一系列症状和/或并发症的现象,例如烧心、胸口不适等。

反酸是上消化道系统疾病的典型表现,尤其见于胃食管反流病(包括反流性食管炎),还有消化性溃疡(包括胃溃疡和十二指肠溃疡),这些疾病又称为酸相关性疾病。反酸的原因包括长期酗酒、食辛辣食物、精神紧张、某些药物、外科手术、严重烧伤或细菌感染、遗传等。反酸的病理基础是胃内容物经食管反流到口咽部,刺激或损伤食管黏膜,导致食管功能障碍和炎症。反酸的发生主要与以下因素有关:

1. 食管病变

（1）贲门括约肌功能不全:贲门括约肌是食管和胃之间的一段环形肌肉,它的作用是防止胃内容物反流到食管。当贲门括约肌张力降低或松弛时,容易诱发反酸。某些药物(如钙通道阻滞剂、抗胆碱能药物)、食物(如巧克力、咖啡、酒精)和激素(如孕激素)可降低贲门括约肌的压力,从而诱发反流的发生。

（2）食管蠕动异常:食管蠕动是指食管通过周期性收缩和舒张来推动食物向下运动的过程。当食管蠕动异常时,食物不能顺利通过食管,而在食管内滞留,与胃内容物混合后形成反流物。

（3）食管黏膜防御机制减弱:食管黏膜有一些防御机制,可以抵抗胃内容物的刺激或损伤,如黏液分泌、表皮屏障、血流灌注等。当这些防御机制减弱时,食管黏膜就容易受到反流物的侵袭,引起炎症或溃疡。

2. 胃内容物增加

（1）过量饮食:一次性摄入过多食物会增加胃

内容物的体积和压力,促进反流。

（2）胃排空延迟:胃排空延迟是指胃内容物在胃内停留时间过长,不能及时进入十二指肠。这样会增加胃内压力,促使胃酸分泌增加,从而增加反酸的可能性。某些病理状态(如胃轻瘫、糖尿病性胃轻瘫)会导致胃排空延迟,使胃内食物和酸性内容物滞留时间延长,增加反流风险。

3. 腹内压增加

（1）肥胖:腹部脂肪堆积增加腹内压,推动胃内容物反流到食管。

（2）怀孕:子宫增大压迫胃部,增加腹内压,导致反流。

（3）便秘和咳嗽:频繁便秘和慢性咳嗽也会增加腹内压,诱发反流。

（4）体位和压力因素:体位(尤其是弯腰或平躺时)和腹部压力的变化也可能促使胃内容物逆流。例如,咳嗽、打嗝、提重物等都可能增加胃酸逆流的风险。

4. 饮食和生活方式因素

（1）饮食习惯:高脂肪、辛辣、酸性食物以及巧克力、咖啡、酒精等饮料可诱发反流。

（2）生活习惯:吸烟、饮酒、睡前进食、进食后立即躺下等习惯会增加反流的风险。

5. 解剖结构异常 食管裂孔疝:胃的一部分通过食管裂孔(膈肌的开口)向上进入胸腔,可能导致贲门括约肌功能受损,使反流更容易发生。

6. 药物因素

（1）降压药:如钙通道阻滞剂、β受体拮抗剂等,可能降低贲门括约肌压力。

（2）抗胆碱能药物:这些药物会减少食管蠕动和贲门括约肌压力。

（3）某些抗抑郁药:可能影响贲门括约肌功能,增加反流风险。

7. 疾病因素

（1）胃食管反流病(gastroesophageal reflux disease,GERD):食管和胃之间的括约肌失去正常功能,导致胃酸逆流到食管中,引发烧心、胸痛、嗳气、呕吐等症状。贲门括约肌功能异常和食管蠕动功能障碍是其主要病因。

（2）胃溃疡:胃溃疡可影响胃的正常排空,增加反流风险。

（3）幽门螺杆菌感染:虽然幽门螺杆菌感染通常与胃炎和胃溃疡有关,但它也可能改变胃酸分泌和胃排空,间接导致反流。

（4）非溃疡性胃食管反流病:类似于GERD,但没有明显的食管损伤或溃疡,常见症状包括烧心和胸痛。

（5）咳嗽:慢性咳嗽,特别是夜间咳嗽,也与胃食管反流有关。

8. 其他因素

（1）遗传因素:有家族史的人可能更容易患反流。

（2）年龄因素:随着年龄的增长,贲门括约肌功能可能减弱,增加反流风险。

如果反酸反复发生或长期存在,或者伴有严重的烧心、胸痛、吞咽困难、呼吸道症状等,应及时就诊以排除更为严重的并发症,如食管糜烂、溃疡、出血、食管狭窄,甚至引发食管癌等。

二、临床表现与诊断检查

1. 临床表现

（1）反酸的起病:反酸通常是由于胃酸反流到食管引起的,其起病因素包括:

饮食习惯:辛辣食物、油腻食物、咖啡和酒精等容易引起反酸。

生活方式:吸烟、过量饮酒、肥胖和压力都可能导致反酸。

身体因素:怀孕、某些药物(如NSAIDs)、胃食管连接处的肌肉松弛等。

疾病因素:胃食管反流病、胃溃疡、幽门螺杆菌感染等。

（2）反酸的病程:反酸的病程可以分为以下几个阶段:

偶发性反酸:偶尔发生,通常与特定饮食或生活方式有关,可以通过调整饮食和生活方式来改善。

慢性反酸:反酸症状频繁发生(每周2次或更多),可能需要长期的生活方式调整和药物治疗。需要医疗评估以排除潜在的疾病,如胃食管反流病。

并发症期:如果长期未治疗或治疗效果不佳,可能引发并发症。常见并发症包括食管炎、食管狭窄、Barrett食管(食管癌前病变)等。严重者需要进一步的医疗干预,可能包括内窥镜检查、手术等。

2. 伴随症状和体征

（1）伴随症状

烧心感:胸骨后或上腹部的烧灼感,尤其在进食后、平躺或弯腰时加重。

反酸感:胃酸或食物逆流到口腔,导致口中有酸味或苦味。

嗳气:频繁打嗝,常伴有胃内容物的反流。

吞咽困难:吞咽时感到疼痛或困难,尤其是进食固体食物时。

咽喉不适:咽喉疼痛、干咳、声音嘶哑,这些症状常在早晨醒来时加重。

口腔问题:口腔异味、牙齿腐蚀,由于胃酸反流导致的口腔环境改变。

恶心:反酸严重时可能引发恶心,甚至呕吐。

(2)伴随体征

体重减轻:长期反酸影响食欲或进食后不适,可能导致体重减轻。

贫血:慢性食管炎或溃疡出血导致的贫血,表现为乏力、头晕等症状。

腹部压痛:上腹部或胸骨后的压痛,常见于反酸伴随的胃炎或溃疡。

呼吸系统症状:慢性咳嗽、哮喘恶化、喘息等,尤其是在夜间或早晨。

食管炎症状:食管内窥镜检查可见食管黏膜的发红、糜烂或溃疡。

Barrett食管:内窥镜检查发现食管下段的柱状上皮化生,属于癌前病变。

3. 体格检查

(1)一般状态检查:评估患者的外观、体重和营养状况,观察是否有消瘦或贫血的表现。

(2)腹部检查

视诊:观察腹部是否有明显的腹胀、瘢痕或皮肤变化。

触诊:轻柔触诊腹部,检查有无压痛点,特别是上腹部是否有压痛。

叩诊:通过叩诊检查腹部气体分布情况,评估是否有胀气。

听诊:听取肠鸣音,检查是否有异常的肠鸣音或肠梗阻的迹象。

(3)胸部检查

视诊和触诊:检查胸部有无畸形或异常。

听诊:听取心肺音,排除心脏和肺部疾病的可能性,因为这些疾病也可能引起反酸。

(4)咽喉检查:检查咽喉是否有红肿、炎症或其他异常,特别是长期反酸可能导致的咽喉刺激和损伤。

(5)口腔检查:检查口腔卫生、牙齿状态和口腔黏膜,观察是否有牙齿腐蚀、口臭或其他因胃酸反流引起的问题。

(6)体重和身高测量:记录体重和身高,计算体重指数(BMI),评估是否存在肥胖或体重减轻的情况。

4. 诊断检查

(1)上消化道内窥镜检查(胃镜):直接观察食管、胃和十二指肠的内壁,评估有无食管炎、溃疡、Barrett食管或其他病变。

(2)24小时食管pH监测:测量食管内的酸性环境变化,确定胃酸反流的频率和严重程度。

(3)食管测压检查:评估食管的蠕动功能和下食管括约肌的压力,以排除食管动力障碍。

(4)钡餐透视检查:通过吞服含钡剂的液体,观察食管和胃的形态及功能,评估反流情况。

三、影像学在反酸中的应用

(一)影像学检查阳性的病因(图2-5-1)

1. **食管裂孔疝** 食管裂孔疝(hiatal hernia)在钡餐造影或CT扫描中可以清晰显示。它是由于胃的一部分通过膈肌食管裂孔向上移位进入胸腔,引起胃内容物反流到食管。

2. **食管狭窄** 钡餐造影和内镜检查可以显示食管狭窄(esophageal stenosis),通常是由于长期的胃酸反流引起的食管炎症和瘢痕组织形成。

3. **Barrett食管** 通过内镜检查和组织活检可以确诊Barrett食管(Barrett esophagus),这是一种由于长期胃酸反流引起的食管下段黏膜变化,具有癌变潜能。

4. **食管炎** 发生食管炎(esophagitis)时,内镜检查可以直接观察到食管黏膜的炎症和溃疡,这些都是胃酸反流导致的典型病变。

5. **胃食管反流** 钡餐造影可以观察到钡剂从胃反流到食管的情况,这直接提示存在胃食管反流(gastroesophageal reflux)。

(二)影像学检查阴性的病因

影像学检查阴性意味着检查中没有发现明显的结构性异常。这种情况表明症状可能由其他原因引起,或是功能性问题。常见的影像学检查阴性病因包括:

1. **功能性胃食管反流** 在功能性胃食管反流(functional gastroesophageal reflux)情况下,患者有反酸症状,但影像学检查未见解剖异常。可能是由于食管下括约肌松弛或食管运动功能异常引起的。

2. **胃肠动力障碍** 胃肠动力障碍(gastrointestinal motility disorders)可以导致胃排空延迟和反酸症状,但可能在影像学检查中未显示明显异常。这类情况可以通过食管测压和24小时食管pH监测等功能性检查进一步评估。

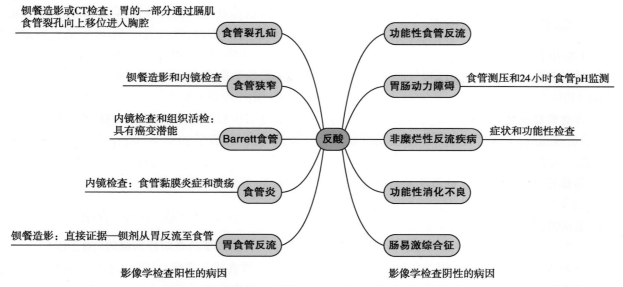

钡餐造影或CT检查：胃的一部分通过膈肌
食管裂孔向上移位进入胸腔 —— 食管裂孔疝

钡餐造影和内镜检查 —— 食管狭窄

内镜检查和组织活检：
具有癌变潜能 —— Barrett食管

内镜检查：食管黏膜炎症和溃疡 —— 食管炎

钡餐造影：直接证据——钡剂从胃反流至食管 —— 胃食管反流

影像学检查阳性的病因

反酸

功能性食管反流

胃肠动力障碍 —— 食管测压和24小时食管pH监测

非糜烂性反流疾病 —— 症状和功能性检查

功能性消化不良

肠易激综合征

影像学检查阴性的病因

图 2-5-1 影像学检查阳性和阴性的反酸病因思维导图

3. 非糜烂性反流疾病 非糜烂性反流疾病（non-erosive reflux disease，NERD）患者有反酸症状，但内镜检查未见食管糜烂或炎症。这类患者的诊断依赖于症状和功能性检查结果，而非影像学检查。

4. 其他功能性胃肠道疾病 某些情况下，患者的反酸症状可能与其他功能性胃肠道疾病相关，如功能性消化不良或肠易激综合征，这些疾病通常不会在影像学检查中显示异常。

（严福华 种欢欢）

参 考 文 献

1. PANDIT S，BOKTOR M，ALEXANDER JS，et al. Gastroesophageal reflux disease：A clinical overview for primary care physicians［J］. Pathophysiology，2018，25（1）：1-11.

2. CHEN J，BRADY P.Gastroesophageal Reflux Disease：Pathophysiology，Diagnosis，and Treatment［J］. Gastroenterol Nurs，2019，42（1）：20-28.

3. SHARMA P，YADLAPATI R.Pathophysiology and treatment options for gastroesophageal reflux disease：looking beyond acid［J］. Ann N Y Acad Sci，2021，1486（1）：3-14.

4. CLARRETT DM，HACHEM C.Gastroesophageal Reflux Disease（GERD）［J］. Mo Med，2018，115（3）：214-218.

5. KELLERMAN R，KINTANAR T.Gastroesophageal Reflux Disease［J］. Prim Care，2017，44（4）：561-573.

6. 丁辉，赵浩杰，李鹏飞，等.食管胃黏膜异位与咽部异物感及反酸、烧心的相关性研究［J］.中华消化内镜杂志，2016，33（9）：632-635.

7. 戴结，胡炳德，赵晓玲，等.胃食管反流症状与 Barrett 食管关系的 Meta 分析［J］.胃肠病学和肝病学杂志，2016，25（9）：1030-1036.

8. 中华中医药学会脾胃病分会.胃食管反流病中医诊疗专家共识意见（2017）［J］.中国中西医结合消化杂志，2017，25（5）：321-326.

第六节 嗳 气

一、定义及概述

嗳气（belching），又称为打嗝，是指胃内的气体通过食管口突然排出体外，发出一种短促的声音。这是由于食管下括约肌在气体进入食管口时突然关闭所引起的。生理性的嗳气通常不需要医学干预，但在某些情况下，嗳气可能与疾病有关，具有一定的病理基础。以下是一些可能与嗳气病理基础相关的情况：

1. 功能性消化不良 功能性消化不良可能导致胃内气体积累，增加嗳气的频率。胃中的气体可能是由于未能充分消化食物而产生的。

2. 胃食管反流病（GERD） 胃食管反流病是胃酸逆流到食管的情况，可能导致嗳气。反流的胃酸刺激食管和食管口，引发嗳气。

3. 食管裂孔疝 食管裂孔疝是胃的一部分进入胸腔的情况。这可能导致食管口的松弛，使气体更容易进入食管，从而引发嗳气。

4. 消化道炎症和溃疡 消化道炎症和溃疡可能影响气体的产生和排出，导致嗳气。

5. 消化道肿瘤 消化道肿瘤可能影响胃或食管的正常运动，从而影响嗳气过程。

6. 药物或刺激物 某些药物、饮料（如碳酸饮料）或刺激物可能刺激胃内气体产生和排出，增加嗳气的可能性。

二、临床表现与诊断检查

（一）临床表现

1. **嗳气症状**　询问患者关于嗳气的频率、时间、持续时间和特点。

2. **胃食管反流病（GERD）相关症状**　考虑是否存在胃食管反流病，了解是否有烧心、胸痛等症状，是否存在食管黏膜损伤的迹象。

3. **其他症状**　判断嗳气是否伴随其他症状，如胃疼、胃部不适、呕吐等。

4. **生活方式和饮食分析**　了解患者的生活方式和饮食习惯。询问是否有大量摄入碳酸饮料、辛辣食物、气泡饮料等可能导致气体积聚的食物和饮品。

5. **既往史**　包括消化系统疾病史、药物使用、生活方式、饮食习惯等。特别关注是否有消化不良、胃食管反流病、食管裂孔疝等相关疾病史。

（二）体格检查

相应的体格检查：包括体重、胸腹部的触听诊、心肺听诊、口咽部检查，分别用于评估整体健康情况，观察腹部是否合并肿块，评估消化系统功能，排除心血管和呼吸系统问题，观察口咽部是否合并溃疡或炎症，从而初步评估消化系统状况和可能存在的问题。

（三）诊断检查

包括内镜检查、血液检查、呼气氢试验、胃酸监测及影像学检查等。

内镜检查（胃镜、食管镜）以观察胃和食管的情况，结合胃酸监测、呼气氢试验，以评估胃酸逆流情况，发现溃疡、炎症、肿瘤等问题。

影像学检查，主要包括 X 线钡餐检查、超声检查或 CT/MRI 检查。X 线检查或胃肠道造影用于评估胃肠道结构和功能异常，用于诊断食管裂孔疝、食管及胃部炎症、食管狭窄等问题。超声及 CT、MRI 扫描：主要用于腹部器官的评估，用于发现胆囊结石、胆囊炎、腹部脏器肿块等。

三、影像学在嗳气中的应用

（一）影像学检查阳性的病因（图 2-6-1）

1. **胃食管反流病（GERD）**　胃食管反流病是一种由于胃内容物反流进入食管引起的一系列症状和并发症的慢性疾病。它主要表现为烧心和反流，可伴有胸痛、嗳气等症状，严重时可能导致食管炎、巴雷特食管（Barrett esophagus）和食管腺癌等。与嗳气不同的是，GERD 还可能伴随食管炎症和其他胃食管症状。

影像学检查：X 线钡餐可以显示胃内容物反流进入食管的情况，评估并发的食管裂孔疝、食管炎和食管狭窄等。必要时可完善上消化道内镜检查，可直接观察黏膜的炎症、溃疡等情况，是诊断 GERD 及其并发症的金标准。

2. **食管裂孔疝**　食管裂孔疝是指胃的一部分进入胸腔。这可能导致嗳气以及胸骨后的不适。此外，还可能出现胃灼热感、反酸等症状。

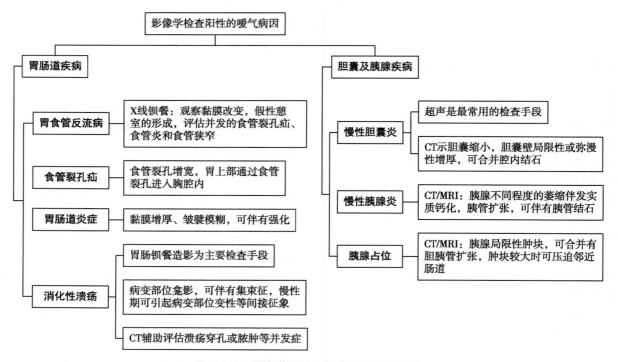

图 2-6-1　影像学阳性嗳气病因的思维导图

影像学检查:透视下可观察到胃上部通过食管裂孔进入胸腔内。CT 亦可观察到食管裂孔增宽,胃组织进入胸腔。

3. 胃肠道炎症 胃肠道炎症如胃炎、食管炎症可能导致嗳气,同时可伴有吞咽困难、胸部不适等症状。

影像学检查:X 线钡餐检查及 CT 检查可显示胃肠道黏膜皱襞增厚、增粗,呈现不规则或扭曲,肠壁僵硬,胃肠腔缩小等。

4. 消化性溃疡 消化性溃疡(peptic ulcer)是指胃或十二指肠黏膜发生的溃疡,主要表现为消化道黏膜被胃酸和胃蛋白酶侵蚀,形成深达黏膜下层甚至更深的溃疡病变。其主要症状包括上腹部疼痛、恶心、呕吐、食欲减退和体重下降等。可伴有嗳气,但同时伴随胃痛、胃部不适等症状。

影像学检查:溃疡在 X 线钡餐检查的主要表现为龛影,可见黏膜皱襞向溃疡集中,形成集束征,慢性溃疡可伴有溃疡周边的瘢痕组织和变形。CT 可显示胃壁的局部增厚和溃疡部位的凹陷,对进一步评估溃疡穿孔或脓肿等并发症有一定帮助。

5. 其他相关疾病 慢性胆囊炎可能导致胃部不适、引起嗳气,患者常伴有黄疸和右上腹痛。超声检查是胆囊疾病的首选检查,CT 也可辅助诊断。主要表现为胆囊缩小,胆囊壁局限性或弥漫性增厚,可合并腔内结石。慢性胰腺炎或胰腺肿块等疾病也可能导致嗳气,胰腺疾病影响胰腺消化酶的分泌,肿块压迫引起胃肠道的不适,均可导致嗳气,血液检查、超声检查或 CT、MRI 检查可辅助评估胰腺情况。慢性胰腺炎时,胰腺不同程度的萎缩伴发实质钙化,胰管扩张,可伴有胰管结石。CT/MRI 可发现胰腺局限性肿块,可伴有胆胰管扩张,肿块较大时可压迫邻近肠道。

(二)影像学检查阴性的病因

最多见于功能性胃肠病。

1. 功能性消化不良 功能性消化不良(functional dyspepsia)是一种常见的功能性胃肠病,可能导致胃内气体积聚,增加嗳气的频率。嗳气可能伴随胃区疼痛、胃部不适等症状。通常基于症状和排除其他器质性疾病的检查结果。

2. 吞气症 吞气症(aerophagia)是一种功能性胃肠道疾病,主要特点是频繁吞咽空气,导致过度嗳气和腹胀。此病在精神压力大、焦虑或某些神经性疾病患者中更为常见。

3. 肠易激综合征 肠易激综合征(irritable bowel syndrome,IBS)是一种功能性胃肠道疾病,主要特征是腹痛或不适,与排便习惯改变有关。IBS 影响了胃肠道的正常运动和感觉,没有明显的器质性病变。

4. 食管痉挛 食管痉挛(esophageal spasm)是一种功能性食管疾病,表现为食管肌肉的异常收缩,导致吞咽困难和胸痛。它可能引发嗳气,并伴有胸骨后的不适、吞咽困难等症状。

5. 药物或刺激物 某些药物、饮料(如碳酸饮料)或刺激物可能刺激胃内气体产生和排出,增加嗳气的可能性。需排除其他疾病后,结合患者病史作出诊断。

(严福华 林慧敏)

参 考 文 献

1. 战秀岚,陈冬,吴继敏.过度嗳气的病理生理学机制及其治疗研究[J].中国医学前沿杂志(电子版),2019,11(9):65-68.
2. 孙晓敏,柯美云.嗳气症的研究进展[J].中华消化杂志,2012,32(7):497-499.
3. 孙晓敏,柯美云,王智凤.嗳气症的病理生理机制初探[J].中华消化杂志,2013,33(5):303-306.
4. RICHTER JE.Gastroesophageal reflux disease treatment:side effects and complications of fundoplication[J].Clin Gastroenterol Hepatol,2013,11(5):465-471.

第七节 吞 咽 困 难

一、定义及概述

吞咽困难(dysphagia)是指食物从口腔至胃、贲门运送过程中受阻而产生咽部、胸骨后或剑突部位的梗阻停滞感觉,可伴有胸骨后疼痛。吞咽困难可由中枢神经系统疾病、食管及口咽部疾病引起,亦可由吞咽肌肉的运动障碍所致。

按照发病机制吞咽困难可分为机械性与运动性两类。

(一)机械性吞咽困难

是指吞咽食物的管腔发生狭窄引起的吞咽困难。正常食管壁具有弹性,管腔直径可扩张至 4cm 以上。各种原因使管腔扩张受限的同时必然存在吞咽困难。临床常见原因包括食管壁病变引起整个管腔狭窄及外压性病变导致的偏心性狭窄,例如食管良性肿瘤或炎症导致相应食管管腔狭窄,甲状腺极度肿大或纵隔占位压迫食管导致管腔狭窄。

(二)运动性吞咽困难

是指自然的吞咽动作发生困难,伴随一系列吞咽反射性运动障碍,使食物不能从口腔顺利运送至胃。此类障碍解剖结构没有异常,属于运动异常引起的障碍。运动性吞咽困难多由中枢神经系统障碍或肌肉病变等病理因素所致,如口咽肌麻痹引起吞咽启动困难,各种延髓麻痹引起咽、食管横纹肌功能障碍,系统性硬化症等全身疾病引起食管平滑肌收缩无力,弥漫性食管痉挛可导致食管异常收缩等。

以上两种吞咽困难有时可存在于同一疾病当中,但以其中某一机制为突出。如食管癌,主要是管腔狭窄所致机械性吞咽困难,但也可因肿瘤浸润管壁致该处食管蠕动减弱或消失。反流性食管炎主要是动力性吞咽困难,但长期的食管下段炎症可致弥漫性食管痉挛和狭窄,加重吞咽困难症状。

二、临床表现与诊断检查

(一)临床表现

按照部位吞咽困难可以分为口咽性和食管性两类。

1. 口咽性吞咽困难 口咽性吞咽困难主要由吞咽神经中枢或口咽部横纹肌功能障碍引起,其特点为食物由口腔进入食管过程受阻,食物阻滞于口腔及咽喉部,伴有经鼻反流、呛咳等。在年轻患者中,口咽性吞咽困难常由肌肉疾病、食管蹼或食管环引起。在老年患者中,则常由中枢神经系统疾病引起,包括脑血管病变、帕金森病、脑干肿瘤及脊髓灰质炎等。

2. 食管性吞咽困难 食管性吞咽困难主要由食管肿瘤、狭窄或痉挛等引起,表现为吞咽时食物阻滞于食管某一段,进食过程受阻。食管癌的吞咽困难病程较短,呈进行性,一般在半年内从进干食发噎发展到半流质、流质亦难以下咽;食管良性肿瘤的吞咽困难症状较轻,或仅为一种阻挡感。患者陈述的梗阻部位一般与食管病变的解剖部位基本吻合,有定位诊断的参考意义。

吞咽困难的临床伴随症状诊断思路见图2-7-1。

(二)体格检查

在全面掌握病史的同时,体格检查应包括口颜面功能、喉部功能评估及进食评估,以确定是否存在吞咽困难及其风险程度。评估内容包括吞咽困难发生及持续时间、对流质和固体食物咽下的反应、自觉咽下困难的部位和进展速度,具体可以通过反复唾液吞咽试验检测吞咽的次数和动度,观察改良饮水试验并记录饮水时间、有无呛咳、饮水状况等。

(三)诊断检查

包括影像学、内窥镜、食管测压检查等手段,如疑为全身疾病所致者,可测定代谢及免疫的有关实验室指标。其中,吞咽造影检查和软式喉内窥镜吞咽功能检查是确定吞咽障碍的金标准,能更直观、准确地评估口腔期、咽期和食管期的吞咽情况。

吞咽造影检查是诊断吞咽困难首选的理想的方法,以确定有无动力性或机械性狭窄、腔外压迫病变以及有无食管病变。CT 和 MRI 对于咽-食管连接区肿

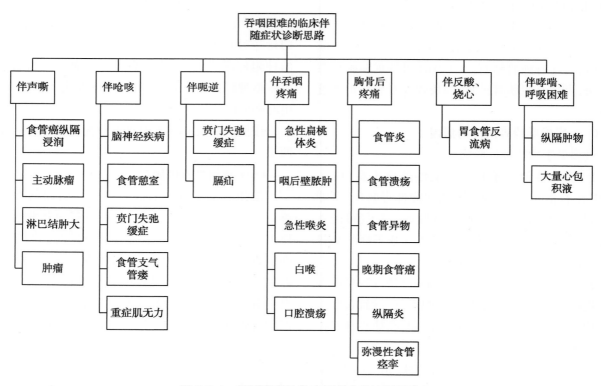

图 2-7-1 吞咽困难的临床伴随症状诊断思路

瘤病变性质、侵犯范围以及周围结构改变有重要作用。

三、影像学在吞咽困难中的应用

（一）食管癌

早期食管癌患者吞咽造影时可观察食管局部黏膜增粗或中断、局部管壁僵硬、蠕动消失，有时可见充盈缺损及龛影。晚期食管癌则可见不规则的肿块、管腔不规则狭窄、黏膜皱襞明显破坏与充盈缺损、食管外形突然成角，其近端有扩张和钡剂潴留等。

CT 是发现食管癌转移的最佳影像方法。CT 检查可充分显示食管癌病灶大小、肿瘤外侵袭范围及程度，对肿瘤的术前分类、分期、手术切除的可能性判断及预后的评估均有帮助。食管肿瘤可引起气管支气管的移位、变形，若同时伴有气管管腔狭窄、管壁肿胀，特别是呈不规则变形时，应高度怀疑恶性病变。MR 对食管癌的评估与 CT 相似。PET/CT 在检出食管癌转移方面比传统影像检查方法更加准确。

（二）食管良性狭窄

多有化学灼伤史（强碱、强酸、某些药物吞服史等），食管常见瘢痕增生、管腔狭窄，患者常于吞服药物后立即发生严重的灼伤及不同程度的胸痛、吞咽困难、作呕与流涎。吞钡检查可见食管狭窄、黏膜消失、管壁僵硬等。

（三）食管良性肿瘤

食管最常见良性肿瘤为平滑肌瘤，可发生于食管的各个部位，以下段多见。病程较长，无特异的临床症状与体征。食管良性肿瘤吞钡检查显示为突向管腔内的光滑圆形的附壁性充盈缺损、表面无溃疡，CT表现为突入腔内或腔外的圆形软组织密度肿块、表面光滑、密度均匀、管壁局灶性增厚，MRI 多呈等 T_1WI 和等 T_2WI 信号、边缘光整的肿块影。体积较大的食管平滑肌瘤可使周围组织受压、移位，但不侵犯周围组织。

（四）食管结核

多为继发性，多见于青壮年，常位于食管中段，缺乏临床特异性症状，临床表现主要取决于病理类型和侵犯的范围，可有不同程度的吞咽困难、疼痛及阻塞感。吞钡造影无特异性表现，可见病变部位缩窄僵硬、黏膜溃疡、充盈缺损或破坏、瘘管、食管旁淋巴结肿大、食管移位等。活检标本发现结核性肉芽肿和抗酸杆菌可确诊。

（五）贲门失弛缓症

病程较长，吞咽困难时轻时重，多呈间歇性发作，常伴胸骨后疼痛、反流症状，多在进餐后发作。吞钡检查典型表现为食管下段呈光滑鸟嘴状或漏斗状狭窄，食管体部不同程度的扩张。食管超声可发现胃食管连接处和远端食管壁同心性增厚，尤其是固有肌层增厚，但所有组织层均有受累更常见。

（六）食管静脉曲张

患者常有肝硬化病史，门静脉高压的症状和体征。吞钡检查可见食管下段黏膜皱襞增粗迂曲或呈串珠样充盈缺损，但管壁柔软、管腔扩张不受限。食管超声表现为圆形无回声、蛇行盘旋状管样结构，可走行于壁内或壁外，多位于黏膜下层。

吞咽困难是一种临床症状，病因多而复杂，因此有时需要采取多种影像学检查方法以便鉴别。吞咽困难的影像学检查流程见图 2-7-2。

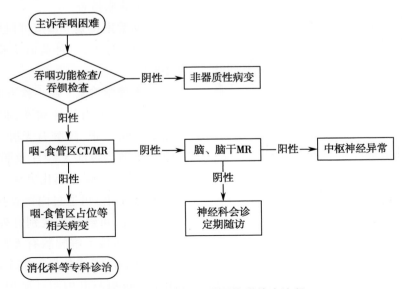

图 2-7-2　吞咽困难的影像学检查流程

（刘再毅　赵香田）

参 考 文 献

1. 万学红,卢雪峰.诊断学(第9版)[M].北京:人民卫生出版社,2018:27-28.
2. 中国吞咽障碍康复评估与治疗专家共识组.中国吞咽障碍评估与治疗专家共识(2017年版)[J].中华物理医学与康复杂志,2017,39(12):881-892.
3. YANG S,PARK JW,MIN K,et al. Clinical Practice Guidelines for Oropharyngeal Dysphagia[J]. Ann Rehabil Med,2023,47(Suppl 1):S1-S26.

第八节 黄 疸

一、定义及概述

黄疸(jaundice)是由于血清中胆红素升高致使皮肤、黏膜和巩膜发黄的症状和体征。正常血清总胆红素为 $1.7\sim17.1\mu mol/L$（$0.1\sim1mg/dl$）。胆红素在 $17.1\sim34.2\mu mol/L$（$1\sim2mg/dl$）时,临床不易察觉,称为隐性黄疸。胆红素超过 $34.2\mu mol/L$（$2mg/dl$）时出现临床可见黄疸。

黄疸有多种分类方法:根据病因可分为溶血性黄疸、肝细胞性黄疸、胆汁淤积性黄疸、先天性非溶血性黄疸;根据解剖部位可分为肝前性、肝性和肝后性黄疸;根据胆红素的性质可分为以非结合胆红素(unconjugated bilirubin,UCB)增高为主和以结合胆红素(conjugated bilirubin,CB)增高为主的黄疸。

二、临床表现与诊断检查

(一)临床表现

1. **溶血性黄疸** 一方面,由于大量红细胞的破坏,形成大量的UCB,超过肝细胞的摄取、结合与排泄能力。另一方面,由于溶血造成的贫血、缺氧和红细胞破坏产物的毒性作用,削弱了肝细胞对胆红素的代谢功能,使UCB在血中潴留,超过正常水平而出现黄疸。溶血性黄疸一般皮肤黏膜呈浅柠檬色,不伴皮肤瘙痒。急性溶血时可有发热、寒战、头痛、呕吐、腰痛,并有不同程度的贫血和血红蛋白尿(尿呈酱油色或茶色),严重者可有急性肾衰竭;慢性溶血多为先天性,除伴贫血外尚有脾肿大。

2. **肝细胞性黄疸** 多由各种致肝细胞严重损害导致肝细胞对胆红素的摄取、结合功能降低,因而血中的UCB增加。而未受损的肝细胞仍能将部分UCB转变为CB。CB部分仍经毛细胆管从胆道排泄,另一部分则由于肿胀的肝细胞及炎性细胞浸润压迫

毛细胆管和胆小管,或因胆栓的阻塞使胆汁排泄受阻而反流入血液循环中,致血中CB亦增加而出现黄疸。肝细胞性黄疸皮肤、黏膜呈浅黄至深黄色,可伴有轻度皮肤瘙痒。

3. **胆汁淤积性黄疸** 胆汁淤积性黄疸多由于胆道阻塞,阻塞上方胆管内压力升高,胆管扩张,致小胆管与毛细胆管破裂,胆汁中的胆红素反流入血。此外,肝内胆汁淤积有些并非由机械因素引起,而是由于胆汁分泌功能障碍、毛细胆管通透性增加,胆汁浓缩而流量减少,导致胆道内胆盐沉淀与胆栓形成。胆汁淤积性黄疸一般皮肤黏膜呈暗黄色,胆道完全阻塞者颜色呈深黄色,甚至呈黄绿色,并有皮肤瘙痒及尿色深,粪便颜色变浅或呈白陶土色。

4. **先天性非溶血性黄疸** 由肝细胞对胆红素的摄取、结合和排泄有缺陷所致的黄疸,多由基因突变或基因缺陷导致,临床较少见,包括Gilbert综合征、Dubin-Johnson综合征、Crigler-Najjar综合征及Rotor综合征。

黄疸的临床表现及伴随症状的诊断思路见图2-8-1。

(二)体格检查

高热常提示有细菌性感染,在急慢性病重者都能出现。恶病质、消瘦、肝掌、男性乳房女性化及蜘蛛痣表明慢性肝病。肝缩小、触及结节并有脾大则为肝硬化,而肿块或淋巴结肿大可能为恶性肿瘤或其他浸润性疾病。腹腔积液可出现于肝硬化、恶性肿瘤和较重的急性肝炎。触诊胆囊大常为恶性胆道梗阻。扑翼样震颤和精神症状则为肝病晚期。

(三)诊断检查

1. **实验室检查** 黄疸可根据血生化及尿常规检查作出初步分类,三种黄疸实验室检查的鉴别见下表2-8-1。

2. **影像学检查** 超声检查对了解肝脏的大小及形态、肝内有无占位性病变、胆囊大小及胆道系统有无结石及扩张、脾脏有无肿大、胰腺有无病变等有较大帮助。腹部X线片及胆道造影X线检查可发现胆道结石、胰腺钙化等病变。经内镜逆行胆胰管成像(ERCP)可通过内镜直接观察壶腹区与乳头部有无病变,可经造影区别肝外或肝内胆管阻塞的部位,也可间接了解胰腺有无病变。经皮穿刺肝胆道成像(PTC)能清楚显示整个胆道系统,可区分肝外阻塞性黄疸与肝内胆汁淤积性黄疸,并对胆道阻塞的部位、程度及范围进行了解。上腹部CT扫描对显示肝、胆、胰等病变,特别对发现肝外梗阻有较

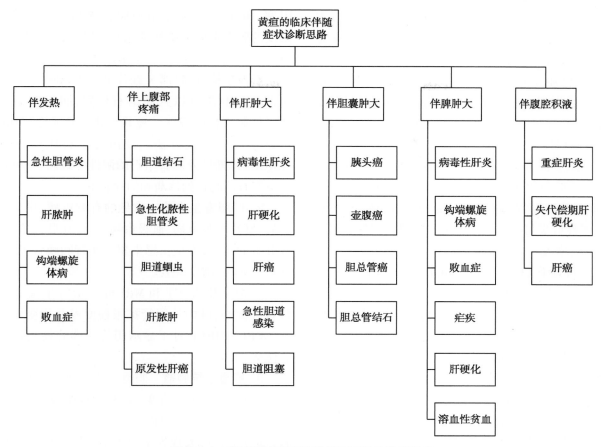

图 2-8-1　黄疸的临床表现及伴随症状的诊断思路

表 2-8-1　三种黄疸的胆色素代谢检查结果

项目	血清胆红素			尿胆色素	
	CB/($\mu mol \cdot L^{-1}$)	UCB/($\mu mol \cdot L^{-1}$)	CB/STB	尿胆红素	尿胆原/($\mu mol \cdot L^{-1}$)
正常人	0～6.8	1.7～10.2	0.2～0.4	阴性	0.84～4.2
胆汁淤积性黄疸	明显增加	轻度增加	>0.5	强阳性	减少或缺如
溶血性黄疸	轻度增加	明显增加	<0.2	阴性	明显增加
肝细胞性黄疸	中度增加	中度增加	0.2～0.5	阳性	正常或轻度增加

注:CB:结合胆红素;UCB:非结合胆红素;STB:血清总胆红素。

大帮助。放射性核素检查应用 ^{198} 金或 ^{99} 锝肝扫描可了解肝内有无占位性病变。用 ^{131} 碘玫瑰红扫描对鉴别肝外阻塞性黄疸与肝细胞性黄疸有一定帮助。磁共振胰胆管成像(MRCP)是利用水成像原理进行的一种非介入性胰胆管成像技术,可清晰显示胆管系统的形态结构,对各种原因引起的梗阻性黄疸胆道扩张情况可以作出比较客观的诊断,特别适用于超声或 CT 有阳性发现,但又不能明确诊断的患者。

三、影像学在黄疸中的应用

(一)溶血性黄疸

凡是能引起溶血的疾病都可引发溶血性黄疸。

常见病因有:①先天性溶血性贫血,如海洋性贫血、遗传性球形红细胞增多症;②后天性获得性溶血性贫血,如自身免疫性溶血性贫血、新生儿溶血、不同血型输血后的溶血以及蚕豆病、蛇毒、阵发性睡眠性血红蛋白尿等引起的溶血。

影像学检查:无特异性,US、CT 以及 MRI 可表现为肝、脾肿大。

(二)肝细胞性黄疸

肝细胞性黄疸多由各种致肝细胞严重损害的疾病引起,如病毒性肝炎、肝硬化、酒精性肝病、中毒性肝炎、钩端螺旋体病等。

1. 病毒性肝炎　是指由病毒所引起的肝脏感染性疾病,病理学上以急性肝细胞坏死、变性和炎症反应为特点。临床上引起黄疸的病毒性肝炎主要分为急性肝炎和慢性肝炎。急性肝炎起病急,前期常有发热、畏寒、腹痛、恶心等症状,继而出现明显厌食、乏力、尿色加深如浓茶、皮肤巩膜黄染,黄疸往往在3～5天后出现。慢性肝炎大多为非特异性症状,如乏力、腹胀、右上腹隐痛、学习或工作精力减退等,黄疸随着病程反复变化。

影像学检查:腹部超声和CT是常用的检查方法。急性肝炎表现为肝脏均匀性肿胀,脾脏轻度肿大,胆囊壁增厚,门静脉周围低密度(液体,淋巴水肿)。慢性肝炎可见体积缩小,肝门、胃肝韧带和腹膜后淋巴结增大。

2. 肝硬化(liver cirrhosis) 是各种慢性肝病导致弥漫性实质损伤、广泛纤维化和肝结构转变为结构异常结节为特征,代偿期无明显症状,失代偿期以门静脉高压和肝功能减退为临床特征。

影像学检查:腹部超声和CT检查可评估肝脏体积、纤维化、再生结节等,还可以显示肝硬化失代偿期包括静脉曲张、脾大、腹腔积液等肝外表现。MRI在肝硬化肝内局灶性结节的检测和表征方面具有优势,同时可以评估肝纤维化程度。

3. 酒精性肝病 由于大量饮酒所致的肝脏疾病,包括酒精性肝炎、酒精性脂肪肝、酒精性肝纤维化和肝硬化,可发展至肝癌。临床表现一般与饮酒的量和嗜酒的时间长短有关,患者可在长时间内没有任何肝脏的症状和体征。

影像学检查:腹部US和CT检查可评估肝脏体积、纤维化,可定量肝脂肪变程度。

(三)胆汁淤积性黄疸

1. 胆汁淤积性黄疸可分为肝内性和肝外性。肝内性又可分为肝内阻塞性胆汁淤积和肝内胆汁淤积,前者见于肝内泥沙样结石、寄生虫病(如华支睾吸虫病)。后者见于病毒性肝炎、原发性胆汁性肝硬化、妊娠期肝内胆汁淤积症等。肝外性胆汁淤积可由胆总管结石、狭窄、炎性水肿、肿瘤及蛔虫等阻塞所引起。肝外胆管结石及胆管炎可分为原发性和继发性。结石阻塞胆管后,肝外胆管结石的黄疸常呈现间歇性和波动性。结石阻塞胆管后,大部分阻塞以上胆管扩张,胆结石可漂浮上移而缓解梗阻,也可通过壶腹部排入十二指肠。因此,肝外胆管结石的黄疸常呈现间歇性和波动性。另外,结石引起胆道

阻塞、胆汁淤滞,感染造成胆管壁黏膜充血、水肿,反复的胆管炎使管壁纤维化并增厚、狭窄,也可引起黄疸。

影像学检查:腹部X线片可初步判断结石大小。腹部US和CT可以判断结石位置、胆管壁炎症以及肝外胆管扩张程度。磁共振胰胆管成像(MRCP)也是常用的检查方法。经内镜逆行胆胰管成像(ERCP)诊断肝外胆管结石的阳性率最高,并可行内镜下取石同时达到诊断和治疗目的。

2. 肝胆寄生虫病 常见的有蛔虫病、华支睾吸虫病、肝片形吸虫病、血吸虫病等,可在肝内移行,造成肝脏的疾病,寄生虫感染累及胆管和胰管等,可引起阻塞症状,诱发黄疸。

影像学检查:CT和MRI可显示寄生虫病灶的位置和大小、肝内外胆管扩张程度以及病变累及脏器。ERCP/MRCP对于显示胆管或胰管梗阻程度更有优势。

3. 胆道系统肿瘤 胆道系统良性肿瘤主要包括胆囊和胆管的良性病变,常见的有胆囊腺瘤、乳头状瘤、胆囊腺肌症、胆固醇性息肉等。患者多无症状,部分患者可表现为上腹不适、食欲减退,查体可有右上腹压痛,出现胆道梗阻及继发感染时可出现黄疸。胆囊和胆管癌为胆道常见的恶性肿瘤,多起病隐匿,早期多无特异性症状,进展期出现上腹痛、右上腹包块、黄疸。当出现进行性黄疸提示已进入晚期。

影像学检查:US为首选筛查手段。CT和MRI可明确病变性质,判断肿瘤浸润程度和肝脏、血管受累情况以及是否有淋巴结转移及远处转移,为判断病变分期及手术可能性提供依据。ERCP/MRCP可较好地显示胆道分支,反映胆管的受累范围,也可以明确病变性质。

(四)先天性非溶血性黄疸

临床较少见,包括Gilbert综合征、Dubin-Johnson综合征、Crigler-Najjar综合征及Rotor综合征。

影像学检查:Gilbert综合征影像学上没有肝细胞性、胆汁淤积性黄疸证据,肝脾多不大。Dubin-Johnson综合征口服胆囊造影不显影,静脉胆管造影可显影。Crigler-Najjar综合征和Rotor综合征无特征性,可表现为肝、脾肿大。

黄疸病因的影像学思维导图见图2-8-2。

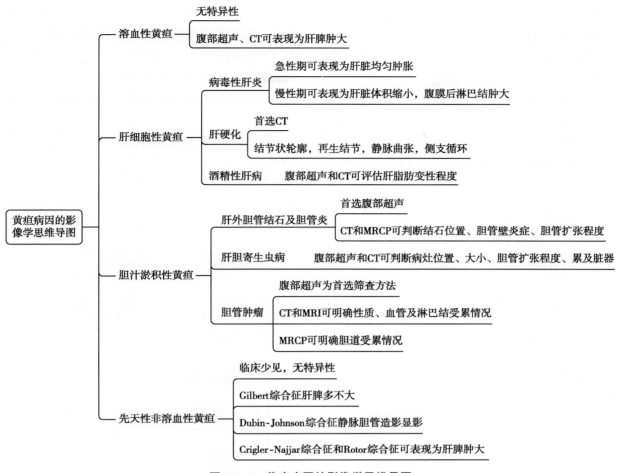

图 2-8-2　黄疸病因的影像学思维导图

（刘再毅　赵香田）

参 考 文 献

1. 万学红,卢雪峰. 诊断学［M］. 9 版. 北京:人民卫生出版社,2018:36-40.
2. 尹秋艳,刘凤奎,王国兴. 黄疸的临床诊断思路［J］. 中国临床医生杂志 2017,45（12）:9-13.
3. PAVLOVIC MARKOVIC A,STOJKOVIC LALOSEVIC M, MIJAC DD,et al. Jaundice as a Diagnostic and Therapeutic Problem:A General Practitioner's Approach［J］. Dig Dis, 2022,40（3）:362-369.

第九节　呕　血

一、定义及概述

呕血（hematemesis）是上消化道疾病包括食管、胃、十二指肠、肝脏、胆系、胰腺等疾病或全身性疾病所致的消化道出血后血液经口腔呕出的症状。

呕血提示出血灶位于 Treitz 韧带近端的消化道。呕血大多为急性出血,血性呕吐物提示可能存在持续性的中到重度出血,咖啡渣样呕吐物则提示出血较局限。呕血常伴有黑便。

二、临床表现与诊断检查

1. 临床表现

（1）呕血:上腹不适和恶心是常见表现,血性呕吐物的颜色不同,出血量多且在胃内停留时间短时多为鲜血,呈鲜红色或暗红色,常混有凝血块;出血量较少或在胃内停留时间长,则因血红蛋白与胃酸作用形成酸化正铁血红蛋白,呕吐物可呈咖啡渣样或棕褐色。

（2）血液学改变:呕血早期常无明显血液学改变,呕血 3 小时以后由于组织液的渗出或治疗输液的原因,血红蛋白及血细胞比容逐渐降低,血常规化验结果可有相应体现。

（3）失血性外周循环衰竭:当出血量小于循环血容量 10% 时,患者常无明显表现;出血量达循环血容量 10%～20% 时,可出现头晕、乏力等症状;出血量超过循环血容量的 20% 时,出现冷汗、四肢厥冷、心慌、脉搏加快等急性失血症状;若出血量超过循环血容量的30%,则有心率加快、面色苍白、脉搏细弱、血压下降、呼吸急促、神志不清等急性外周循环衰竭的表现。

(4)大量呕血可出现氮质血症、发热等其他症状。病史对呕血的诊断有很大帮助,如呕血之前有服用乙酰水杨酸类药物、吲哚美辛、皮质激素等,多见于急性胃黏膜病变引起的出血。酗酒或剧烈呕

吐后引起大量呕血者,应想到食管贲门黏膜撕裂伤所致。如有误服强酸、强碱或其他有腐蚀性的液体者,应想到急性腐蚀性食管炎、胃炎出血。做过胃大部切除术或食管手术者,应考虑出血来自吻合口溃疡、吻合口炎、胆汁反流性残胃炎或癌切除术后复发。

呕血的临床表现及伴随症状的诊断思路见图2-9-1。

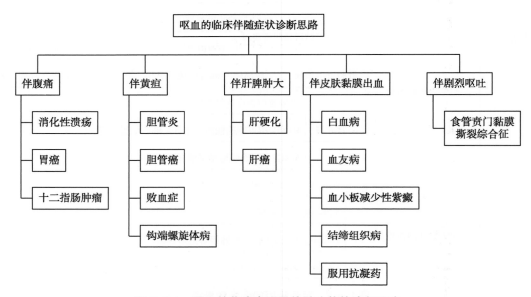

图 2-9-1 呕血的临床表现及伴随症状的诊断思路

2. **体格检查** 体格检查可以评估呕血后患者血流动力学稳定性。查体发现静息时心动过速,提示轻中度低血容量(血容量丢失<15%)。直立性低血压(由卧位变为立位时,收缩压下降超过20mmHg和/或心率加快20次/min)提示血容量丢失≥15%;仰卧位低血压提示血容量丢失≥40%。腹痛时应考虑可能有上消化道穿孔,特别是重度腹痛伴反跳痛或不自主腹壁肌紧张时。若有任何急腹症的体征,需在内镜操作前作影像学评估以排除穿孔。

3. **诊断检查** 包括影像学检查、内镜、血液学检查及感染病原学检查等。常用的影像学检查包括腹部X线片、上消化道钡餐造影检查、平扫及增强CT、核医学检查、腹腔动脉造影检查等。

X线片检查:胸片及立位腹平片是急腹症时最常用的检查,简便易行,立位腹平片可发现消化道穿孔、上消化道梗阻、肠梗阻、胸腹部异物、外伤骨折等病因。

X线钡餐造影检查:上消化道出血患者进行常规X线钡餐造影检查,对常见的出血病变如食管静脉曲张、胃十二指肠溃疡、胃癌等有诊断价值,但对

浅表病变引起的出血,如急性糜烂性胃炎、食管贲门撕裂综合征、食管炎等则不易被发现。应用气钡双重对比造影,对观察黏膜皱襞形态的细微变化有益,可提高病变的阳性发现率。

CT检查:CT检查可用于X线片病因诊断不明确的患者,尤其是对于消化道肿瘤的诊断有应用价值。

放射性核素检查:是诊断消化道出血的非创伤性检查方法,适用于年老体弱而不能耐受创伤性检查的患者。静脉注射放射性核素锝^{99m}Tc标记的不能透过血管壁的显像剂,腹部大血管及肝、脾富血供脏器正常显影,而胃肠壁因血容量相对较低,一般不显影。当胃肠道管壁破裂、出血时,^{99m}Tc标记的显像剂从出血部位渗出,不断进入胃肠道。显像剂聚集在胃肠道,应用SPECT显像可以作出胃肠道活动性出血的诊断并判断出血部位及程度。核素消化道出血显像主要是针对内窥镜检查的盲区,对空回肠出血的定位诊断有重要的临床实用价值。可疑消化道出血患者,行核素显像可以判断出血灶是否存在、出血程度及大致部位,亦可为进一步的内镜检查、动脉

造影或有关治疗提供重要信息和依据。

腹腔动脉造影：血管造影可直接发现出血病变、如血管瘤、动静脉畸形、肿瘤的异常血管改变等。选择性腹腔动脉造影尚可对未能直接发现病变者的出血部位进行定位诊断。造影时有活动性出血、表现为局部有对比剂溢出血管而进入消化道腔者，显示阳性出血部位后，可采用经动脉滴入垂体加压素或注入栓塞剂进行治疗。

三、影像学在呕血中的应用

（一）影像学检查阳性的病因

1. **食管、胃、十二指肠癌** 食管、胃及十二指肠上皮起源的癌是上消化道最常见的恶性肿瘤，癌造成食管、胃、十二指肠黏膜破溃可发生呕血。

影像学检查：X线钡餐造影可诊断上消化道癌，早期癌在造影中常表现为黏膜局部紊乱破坏，可见小的充盈缺损或龛影。进展期癌可见消化道管腔狭窄，管壁僵硬，肿块形成不规则的充盈缺损，而溃疡则表现为龛影。龛影多为消化道腔内龛影，伴黏膜破坏，恶性胃溃疡可见半月征、指压征等典型X线造影征象。CT及MRI检查是评估消化道癌分期的常用检查，增强CT上癌肿常表现为自黏膜层向消化道管壁深层的浸润，伴异常强化，可根据强化病变的浸润深度判断T分期，评估是否侵犯周围脏器或结构。CT和MRI检查可以检出颈胸腹部的肿大淋巴结，短径大于1cm的淋巴结或伴有坏死、包膜不完整的淋巴结被认为是转移的淋巴结。另外，CT和MRI可以检出肺部、肝脏、远处淋巴结、骨骼、脑等远处器官的转移，对消化道肿瘤进行精准分期。

2. **食管胃底静脉曲张** 食管胃底静脉曲张（esophageal and gastric varices）常因肝硬化门静脉高压造成，曲张的静脉破裂可造成消化道大出血进而呕血。

影像学检查：在X线钡餐造影检查中，食管胃底静脉曲张表现为食管黏膜皱襞增粗，中晚期呈串珠状，或蚯蚓状之充盈缺损，管壁边缘不规则。增强CT检查可见食管下段与胃底管壁中蜿蜒迂曲的增粗静脉，增强后呈血管样强化，追溯静脉可见汇入门静脉系统或奇静脉/半奇静脉等门静脉高压的侧支循环血管。

3. **胆囊癌、胆管癌、壶腹癌** 胆道恶性肿瘤出血时可引起大量血液流入十二指肠而造成呕血。

影像学检查：平扫及增强CT、MRI及PET检查可用于胆道恶性肿瘤的诊断，影像检查中可发现癌肿的直接征象，如胆囊、胆管或壶腹部异常强化的肿

物，同时可显示胆道梗阻造成的肝内外胆管扩张及胰管扩张，以及腹腔腹膜后淋巴结及远处转移征象。

（二）影像学检查阴性的病因

1. **血液系统疾病** 过敏性紫癜、血小板减少性紫癜、白血病、血友病、霍奇金淋巴瘤、遗传性毛细血管扩张症、弥散性血管内凝血及其他凝血机制障碍（如应用抗凝药过量）等。

2. **感染性疾病** 流行性出血热、钩端螺旋体病、登革热、暴发性肝炎、败血症等。

3. **结缔组织病** 系统性红斑狼疮、皮肌炎、结节性多动脉炎累及上消化道造成呕血。

（孙应实　王之龙）

参 考 文 献

1. BARKUN AN，ALMADI M，KUIPERS EJ，et al. Management of Nonvariceal UpperGastrointestinal Bleeding：Guideline Recommendations From the International Consensus Group［J］. Ann Intern Med，2019，171：805.

2. HWANG JH，FISHER DA，BEN-MENACHEM T，et al. The role of endoscopy in themanagement of acute non-variceal upper GI bleeding［J］. Gastrointest Endosc，2012，75：1132.

3. LAINE L，BARKUN AN，SALTZMAN JR，et al. ACG clinical guideline：upper gastrointestinal and ulcer bleeding［J］. Am J Gastroenterol，2021，116：899.

4. GRALNEK IM，DUMONCEAU JM，KUIPERS EJ，et al. Diagnosis and management of nonvariceal upper gastrointestinal hemorrhage：European Society of Gastrointestinal Endoscopy（ESGE）Guideline［J］. Endoscopy，2015，47：a1.

5. GRALNEK IM，STANLEY AJ，MORRIS AJ，et al. Endoscopic diagnosis and management of nonvariceal upper gastrointestinal hemorrhage（NVUGIH）：European Society of Gastrointestinal Endoscopy（ESGE）Guideline-Update 2021［J］. Endoscopy，2021，53：300.

6. SRYGLEY FD，GERARDO CJ，TRAN T，et al. Does this patient have a severe uppergastrointestinal bleed？［J］JAMA，2012，307：1072.

7. CAPPELL MS，FRIEDEL D.Initial management of acute upper gastrointestinal bleeding：from initial evaluation up to gastrointestinal endoscopy［J］. Med Clin North Am，2008，92：491.

第十节 便　血

一、定义及概述

便血（hematochezia）即消化道出血从肛门排出

的现象,由多种原因造成。便血的表现不一,大便可呈现鲜红色、暗红色或柏油样黑色,少量出血可能不会改变粪便颜色,需要通过隐血试验确定。

二、临床表现与诊断检查

1. **临床表现** 鲜血便通常是由于急性出血引起的,血液流出血管外后很短时间内就会经肛门随粪便排出,或者在排便后直接流出。流出的血液外观颜色鲜红或紫红、暗红,时间稍久后可以凝固成血块。

脓血/黏液血便是指排出的粪便中既有脓液(黏液)也有血液。这种情况通常见于直肠或结肠内的肿瘤及炎症,如结直肠癌、溃疡性结肠炎、肠道感染

性疾病如细菌性痢疾、阿米巴痢疾等。

黑便,医学上称为柏油样便,是上消化道出血的常见症状。上消化道出血量少且速度较慢,血液在肠道内停留时间较长,则大便颜色会变黑;若出血量较多或速度较快,则血液来不及变色,排出的粪便可能呈暗红色。粪便隐血试验是检测粪便中微量血液成分的敏感方法。所有可能导致消化道出血的疾病,如溃疡、炎症和肿瘤,都可能导致隐血试验呈阳性。定期进行粪便潜血检测是结直肠肿瘤筛查的重要手段。如果粪便隐血试验结果为阳性,建议复查并到消化科就诊,以进一步诊断原因。

便血的临床表现及伴随症状的诊断思路见图2-10-1。

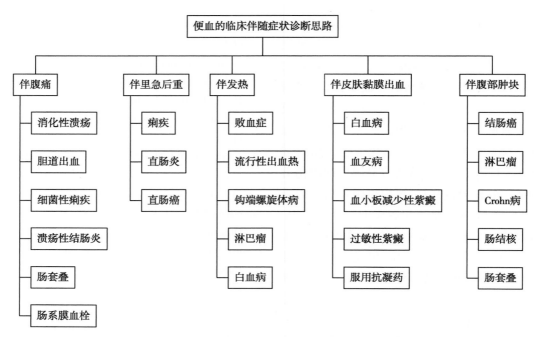

图 2-10-1 便血的临床表现及伴随症状的诊断思路

2. **体格检查** 体格检查可以评估急性下消化道出血后患者血流动力学稳定性。轻至中度低血容量时查体表现为静息状态下心动过速。直立性低血压(由卧位变为立位时,收缩压下降超过 20mmHg和/或心率加快 20 次/min)提示血容量丢失≥15%;仰卧位低血压提示血容量丢失≥40%。腹痛提示存在炎症性出血灶,如缺血性或感染性结肠炎、穿孔。

3. **诊断检查** 结肠镜是诊断和治疗下消化道出血的首选初始检查。其他可能有用的诊断性检查包括:放射性核素显像、增强 CT 及 MRI、CT 血管成像和肠系膜血管造影。这些放射影像学检查需要在检查时有活动性出血才能发现出血灶,因此多用于重度持续性出血患者。

X线检查在消化道出血的诊断中有一定的作用,但在急性出血期间不宜选择该项检查。消化道钡餐造影可以帮助发现肠道憩室及较大的隆起或凹陷样肿瘤,但对于急性出血的诊断价值有限。

腹部 CT 及 MRI 是非侵入性的影像学检查方法,可以用于诊断结直肠肿瘤及炎性病变。对于有腹部包块、肠梗阻征象的患者,腹部 CT 及 MRI 可以发现检出占位性病变,作出良性鉴别诊断。

血管造影是一种创伤性的检查方法,适用于当内镜未能发现病灶、估计有消化道动脉性出血时。通过血管造影可以观察到对比剂外溢的情况,这是消化道出血最可靠的征象。如果发现对比剂外溢,医生可以立即进行经导管栓塞止血,以控制出血。

三、影像学在便血中的应用

便血症状容易识别，其疾病诊断应根据不同部位的特点进行诊断。

1. 上消化道疾病 上消化道疾病出血，视出血量与速度的不同，可表现为便血或黑便。

2. 小肠出血 小肠肿瘤发病率相对较低，小肠肿瘤破裂可能出现大量黑便或鲜血便。CT 影像学及病理检查有助于诊断。

影像学检查：US、增强 CT、MRI 及 PET 等影像学检查均可用于小肠肿瘤的检出及诊断，多种断层扫描可发现小肠肿瘤的位置，发现局部肿块或肠壁增厚改变，肿瘤侵犯范围及是否存在淋巴结转移或远处转移的情况。

3. 结直肠出血 炎性肠病，如溃疡性结肠炎和克罗恩病，可表现为黏液血便、腹痛、腹泻。根据肠镜下典型表现、病理结果，可明确诊断。结直肠癌可表现为排便习惯改变、体重下降，其中右半结肠癌常表现为腹部肿块、腹痛、贫血，左半结肠癌可表现为暗红色便或鲜血便、肠梗阻。直肠癌可表现为便血、肛门坠胀感、便细。肠镜及病理检查可诊断。结肠息肉，可能表现为排便习惯改变、腹泻、便血，也可能无明显症状。肠镜病理活检可证实该病。感染性肠炎、细菌性痢疾、阿米巴痢疾、肠结核等除可能出现黏液血便、鲜血便等便血表现外，还多表现为腹痛、腹泻，可能有发热。根据特征性临床表现及病理、病原学检查等，可诊断。

影像学检查：增强 CT 和 MRI 常用于炎性肠病的诊断，常见的影像征象包括肠壁增厚、肠道狭窄、肠壁黏膜病变（溃疡、炎性假息肉样增生结节、卵石征）、病变肠壁信号或密度的改变、肠管假憩室突出、肠道周围肠系膜的改变（肠周炎性渗出、肠系膜淋巴结肿大、梳状征、肠系膜脂肪增生）和并发症（肠梗阻、肠瘘、腹腔脓肿、肠系膜静脉血栓形成）。结肠癌的 CT 和 MRI 诊断与上消化道肿瘤类似，直肠癌治疗指南推荐使用高分辨 MRI 进行分期及风险度分层评价。

4. 痔、肛裂 多表现为大便表面或末端附着鲜血，如为肛裂可伴有排便时肛门疼痛。通过肛诊、肛门镜等可明确。

5. 血液系统疾病 血液系统疾病可能导致全身多个部位的出血，其中包括皮肤、黏膜、软组织和关节等。这些出血可能表现为紫癜、瘀斑、血肿、鼻出血、牙龈出血、月经过多等症状。通过血液相关检查可进行诊断。

（孙应实　王之龙）

参 考 文 献

1. FARRELL JJ, FRIEDMAN LS.The management of lower gastrointestinal bleeding［J］. Aliment Pharmacol Ther, 2005, 21: 1281.

2. MORTENSEN PB, NØHR M, MØLLER-PETERSEN JF, et al. The diagnostic value of serumurea/creatinine ratio in distinguishing between upper and lower gastrointestinal bleeding［J］. A prospective study. Dan Med Bull, 1994, 41: 237.

3. OAKLAND K, CHADWICK G, EAST JE, et al. Diagnosis and management of acute lower gastrointestinal bleeding: guidelines from the British Society of Gastroenterology［J］. Gut, 2019, 68: 776.

4. CAPPELL MS, FRIEDEL D.Initial management of acute upper gastrointestinal bleeding: from initial evaluation up to gastrointestinal endoscopy［J］. Med Clin NorthAm, 2008, 92: 491.

5. PALMER ED.The vigorous diagnostic approach to upper-gastrointestinal tract hemorrhage.A 23-year prospective study of 14 000 patients［J］. JAMA, 1969, 207: 1477.

6. RICHARDS RJ, DONICA MB, GRAYER D.Can the blood urea nitrogen/creatinine ratio distinguish upper from lower gastrointestinal bleeding?［J］J Clin Gastroenterol, 1990, 12: 500.

7. JENSEN DM, MACHICADO GA.Diagnosis and treatment of severe hematochezia.The role of urgent colonoscopy after purge［J］. Gastroenterology, 1988, 95: 1569.

8. ZUCKERMAN GR, TRELLIS DR, SHERMAN TM, et al. An objective measure of stool color for differentiating upper from lower gastrointestinal bleeding［J］. Dig Dis Sci, 1995, 40: 1614.

9. WILCOX CM, ALEXANDER LN, COTSONIS G.A prospective characterization of upper gastrointestinal hemorrhage presenting with hematochezia［J］. Am J Gastroenterol, 1997, 92: 231.

10. LAINE L, SHAH A.Randomized trial of urgent vs. elective colonoscopy in patients hospitalized with lower GI bleeding［J］. Am J Gastroenterol, 2010, 105: 2636.

11. 李雪华, 冯仕庭, 黄丽, 等。中国炎性肠病影像检查及报告规范专家指导意见［J］。中华炎性肠病杂志, 2021, 05（2）: 109-113.

第三章　肝脏影像常见征象

第一节　肝脏形态改变

一、肝脏肿大

【定义】

肝脏肿大的定义是肝脏体积的异常增大。临床上,查体时若成年人仰卧和侧卧位吸气时,可触及肝脏称肝脏肿大。目前,US、CT、MR 均可以用于肝脏体积的测量。CT 体积分析是这些方法中最常用的方法,已经将肝体积的估计偏差减小到 5% 以内。因此,CT 肝容量测定被认为是测量肝脏总体积的金标准。

【病理基础】

肝脏肿大的机制主要为血管肿胀、炎症非肝细胞的沉积或细胞含量增多。肝脏肿大可以分为先天性因素和后天性因素。先天性肝肿大主要由巨细胞病毒、梅毒感染、21- 三体综合征、短暂性骨髓生成异常、胆道闭锁、贫血等原因。后天性因素包括感染、物理因素以及其他自身免疫性疾病、肿瘤等,其他如血管性病变、肝脏嗜酸细胞增多症、骨髓增殖性疾病、非酒精性脂肪性肝病、淋巴造血系统性疾病、肝淀粉样变性也都能出现肝脏肿大。

【征象描述】

肝脏肿大在 CT 和 MRI 上常表现为体积超过正常肝脏大小(图 3-1-1,彩图见文末彩插)。肝脏体积与人种、年龄、性别、身高、体重、体重指数、体表面积等因素密切相关。因此肝脏肿大是一种具有挑战性的影像学诊断,主要原因是对标准肝脏体积缺乏一个公认的标准和定义。一项以中国人为研究人群,CT 为研究方法的研究表明,中国人的平均肝脏总体积为(1 205.41±257.53) cm³(范围,593.80～2 250.10cm³),并建立适合中国人的标准肝脏体积计算公式:SLV (cm³)=758.259×BSA (m²)–124.272。另一项研究利用深度学习算法,对 3 065 人的肝脏体积进行 CT 自动化分割测量,标准化肝体积与患者体重呈线性关系,体重是主要的预测因素,得到如下公式:肝脏体积=14× 体重(kg)+417,确定肝肿大的阈值为:肝肿大 =14× 体重(kg)+979。

【相关疾病】

肝脏肿大是一种具有多种原因的非特异性医学体征,与肝脏肿大有关的常见疾病见表 3-1-1。

【分析思路】

US、CT、MRI 上可观察到肝脏形状和大小的变化,将肝脏肿大的形态学特点分为肝脏弥漫性肿大和局限性肿大。再结合临床特点和生化检查,如感染性还是非感染性,逐一鉴别筛选,确定最终的诊断。局限性肝肿大考虑肿瘤、囊肿、脓肿、肝包虫病等。而弥漫性肝肿大,则多考虑代谢性疾病、肝硬化、血液系统疾病、循环障碍、结缔组织病等导致的改变。年龄对鉴别诊断也有一定的价值。年龄小于 5 岁的肝肿大患者首先考虑先天性或遗传相关疾病。

【疾病鉴别】

出现肝脏肿大可能是生理性的,也可能是病理性的;全面了解肝脏肿大的病因,可以帮助放射科医生作出正确的诊断。

1. **诊断思路(图 3-1-2)**

2. **鉴别诊断**

（1）肝脏局限性肿大

1）原发性肝癌:肝细胞癌（hepatocellular carcinoma,HCC）是原发性肝癌最常见的类型,致死率高。肝脏肿大常发生在肝癌中、晚期,约占 95%。肝脏肿大呈进行性,常为非对称的局限性肿大,表现为质地坚硬结节,边缘不规则,表面凹凸不平呈大小结节状或巨块。在 CT 平扫上绝大多数 HCC 呈稍低密度;在 MRI 图像上,T_1WI 呈稍低或等信号,T_2WI 呈稍高信号(图 3-1-3);强化方式均呈典型"快进快出"表现。

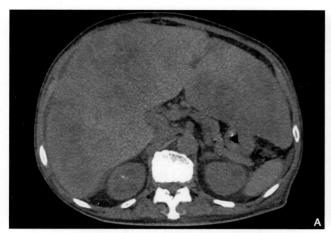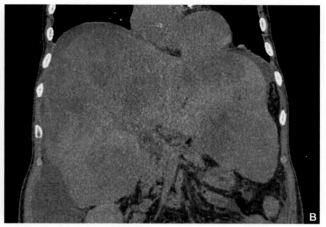

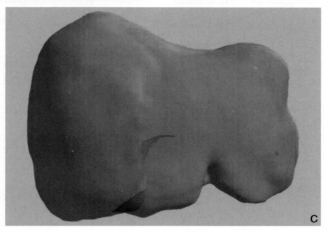

图 3-1-1　结肠癌肝脏多发转移致肝脏肿大

A. 为 CT 平扫横断位,显示肝脏肿大版密度不均匀,肝内多发低密度灶,边界不清。肝脏最大长径 271.34mm 及前后径 204.59mm;B. 为 CT 冠状位,显示肝脏肿大,上下径 210.84mm;C. 为三维后处理重建,测得肝脏体积约 4 886.52cm³,明显高于正常值范围。

表 3-1-1　肝脏肿大相关疾病

	病因	疾病
感染性	病毒感染	甲型肝炎、乙型肝炎、丙型肝炎、丁型肝炎、戊型肝炎
	细菌感染	急性梗阻性化脓性胆管炎、慢性胆管炎、细菌性肝脓肿、肝结核等
	寄生虫感染	阿米巴病、疟疾、血吸虫病、华支睾吸虫病、肝包虫、片吸虫病等
非感染性	中毒及药物	中毒及药物性肝损伤
	淤血性	心源性肝肿大、布-加综合征、肝窦阻塞综合征
	胆汁淤积	胆汁淤积性肝肿大
	代谢性疾病	酒精性脂肪肝、非酒精性脂肪肝、血色病、淀粉样变性、肝豆状核变性、糖原贮积病
	肝硬化	肝炎后肝硬化、酒精性肝硬化、胆汁性肝硬化、血吸虫性肝硬化、肝静脉回流受阻、遗传代谢性疾病、自身免疫性肝炎
	肿瘤与肿瘤性病变	良恶性肿瘤、肝囊肿、肝脏局灶性结节增生等
	血液病	白血病、淋巴瘤、多发性骨髓瘤、恶性组织细胞病、真性红细胞增多症、阵发性睡眠性血红蛋白尿、蚕豆病、血红蛋白病、遗传性铁粒幼细胞贫血
	结缔组织病	系统性红斑狼疮、结节性多动脉炎、类风湿性关节炎的某些类型、系统性硬化、干燥综合征、类狼疮性肝炎

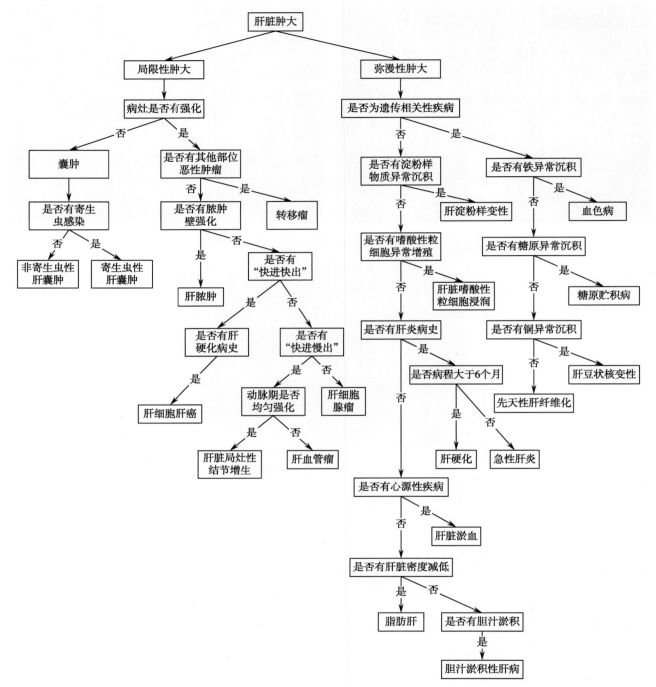

图 3-1-2 肝脏肿大诊断流程图

2）肝细胞腺瘤：肝细胞腺瘤（hepatocellular adenoma，HCA）是一种少见的良性肿瘤，好发于中青年女性，与口服避孕药、性激素治疗以及糖原累积有关，一般无明显临床症状和阳性体征，常在体检中被发现，也可因肿块巨大导致压迫症状而就诊，有恶变和出血的可能。HCA 早期诊断多依靠影像学检查，但误诊率较高，与肝癌有时难以鉴别，多无肝硬化病史，部分与脂肪肝伴随发生，其中孤立病灶约占80%，多发性病灶约占 20%。

HCA 的 CT 平扫表现为等密度或略低密度，在MRI 上，T_1WI 呈稍低信号，T_2WI 呈稍高信号，信号表现多样，并无特异性；CT 与 MRI 强化方式一致，动脉期明显强化，门静脉期及延迟期持续强化，为腺瘤强化的典型表现。

3）肝脏局灶性结节增生：肝脏局灶性结节增生（hepatic focal nodular hyperplasia，HFNH）是肝脏局部反应性增生引起的肿瘤性病变，以血管畸形、小胆管增生和结节状结构为特点。有部分研究表明 HFNH 多见于女性，可能与口服避孕药以及类固醇激素有关。

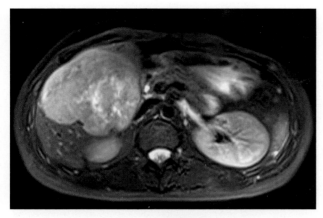

图 3-1-3　肝细胞癌

T$_2$WI 压脂图像上可见肝内巨大占位灶,呈不均匀高信号,造成肝脏局限性肿大。

典型 HFNH 的患者的病灶在 CT 和 MRI 上均可见中心瘢痕,瘢痕在 MRI 的 T$_2$WI 上呈高信号,增强动脉期除中心瘢痕外病灶明显强化,门脉期和延迟期瘢痕可延迟强化。另外,病灶中心或者周边可见粗大的供血动脉,特别是门脉期及延迟期,有时可见病灶中心的"辐射状"血管,强化方式为"中心开花式";病灶在 MRI 上,T$_1$WI 呈低信号,T$_2$WI 呈均匀的等或略高信号是 HFNH 的特征。

4)肝血管瘤:肝血管瘤是最常见的肝脏原发性良性肿瘤,约占全部肝脏良性肿瘤的 70%,其中海绵状血管瘤最多见。患者多无明显不适症状,当瘤体较大或迅速增长时可出现上腹部不适或触及腹部包块,有胃肠道受压导致的症状。巨大血管瘤有破裂出血风险,也可出现急腹症症状。

CT 平扫可表现为单发或多发的类圆形低密度病灶,在 MRI 上 T$_2$WI 表现为亮灯征,即血管瘤在 T$_2$WI 上呈均匀的高信号。增强扫描动脉期出现边缘结节状、斑片状、环状强化,门静脉期强化病灶呈现对比剂自边缘向中心充填,延迟期病灶呈等或高密度信号。

5)肝囊肿:肝囊肿是一种良性病变,一般是先天性的,多为单发,也可多发。多囊肝可合并多囊肾。

CT 平扫表现为肝实质内圆形低密度影,边缘光滑,境界清楚,囊内密度均匀,增强后囊肿无强化表现,囊壁一般不能显示。在 MRI 上,囊肿表现为 T$_1$WI 呈均匀低信号,T$_2$WI 上呈高信号,增强扫描病灶无强化。

6)肝脓肿:肝脓肿是肝内较常见的炎性病变,是肝组织局限性化脓性炎症。急性期局部肝组织充血、水肿、大量白细胞浸润,出现肝脏局部肿大,白细

胞进一步崩解,组织液化坏死,形成脓腔,周围肉芽组织增生形成脓肿壁。

肝脓肿 CT 平扫表现为肝内圆形或类圆形低密度灶,边界不清,20% 的病灶中心可出现气液平或气体影,此为肝脓肿的诊断依据。增强扫描动脉期边缘呈轻度环形强化,周围见片状异常灌注,门脉期呈等强化;部分中心可见不连续的嵴样分隔,中心液化坏死区各期均无强化。MRI 上,脓腔在 T$_1$WI 上呈低信号,T$_2$WI 呈不均匀高信号,最具特征性的是在 DWI 上呈明显高信号,这是由于脓液水分子扩散明显受限。脓肿壁在 MRI 的 T$_2$WI 上呈环形中等高信号,周围炎症充血带在 T$_2$WI 上可呈片状稍高信号。肝脓肿在 CT 和 MRI 上的强化方式相似,但增强 MRI 较 CT 可清楚区分中心的脓腔、边缘脓肿壁及周围肝内炎性充血带(图 3-1-4)。

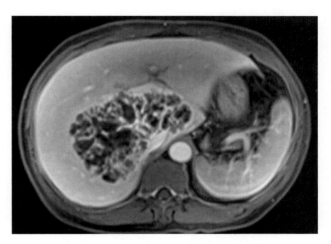

图 3-1-4　肝脓肿

MRI 增强门脉期可见尾叶和右叶巨大占位灶造成肝脏局部肿大,呈多房囊性改变,内见分隔强化及病灶周边环形强化。

7)肝转移瘤:肝转移性肿瘤是较常见的恶性肿瘤,在我国肝脏转移性肿瘤发病率仅次于肝细胞癌,大多数肝转移瘤是多发的。CT 表现为平扫可见肝实质内多发的、圆形或类圆形低密度病灶,增强扫描上肿瘤中央呈无增强的低密度灶,边缘强化呈高密度,与正常肝组织交界处强化密度更高,构成肝转移性肿瘤典型的牛眼征。肝转移瘤的环靶征是指病灶中心在 T$_2$WI 上呈高信号,T$_1$WI 呈低信号;在 T$_2$WI 上由于肿瘤周围水肿以及血管丰富,可出现高信号,称之为亮环征或晕征;MRI 动态增强上转移瘤多呈环形强化,但强化程度一般低于肝实质。

(2)弥漫性肝脏肿大

1)急性肝炎:急性肝炎是由于肝脏受病毒、药

物、毒物以及酒精等侵害,导致肝细胞受损,肝脏功能减退,通常病程不超过6个月。我国急性肝炎最常见的病因是病毒感染,病毒性肝炎可分为甲型、乙型、丙型、丁型和戊型五种,其中乙型最常见。

急性病毒性肝炎的CT及MRI表现多样,包括CT平扫肝实质密度减低、肝脏体积增大、肝内门静脉血管周围间隙明显增宽等,其中肝内门静脉血管周围间隙增宽为急性病毒性肝炎的典型CT表现。MRI的T_2WI上肝实质信号均匀增高;增强扫描肝实质内可见斑片状强化,门静脉周围可见晕圈征或轨道征。

2)肝硬化:肝硬化发病过程缓慢,在一种或多种原因的作用下,肝细胞出现弥漫性变性、坏死,进一步发生纤维组织增生和肝细胞结节状再生;最终肝小叶结构和血液循环途径发生改变,导致肝脏变形、变硬。

CT平扫可反应肝硬化的病理形态学改变,早期肝硬化可能只表现为肝肿大,影像学缺乏特异性,中晚期表现多样,可出现肝叶增大和萎缩,也可表现全肝增大或萎缩;肝脏通常呈弥漫或不均匀低密度,肝裂增宽,还会出现脾大、门静脉增宽、侧支循环形成以及腹腔积液等继发性改变。再生结节在CT平扫上呈略高密度,T_1WI上呈等或高信号,T_2WI上呈低信号,增强后无明显强化。

3)脂肪肝:脂肪肝是由于各种原因引起的肝细胞内脂肪堆积过多的病变。脂肪肝可以是一个独立的病变,也可以是某些全身性疾病的并发表现;脂肪肝通常伴有肝体积增大。

脂肪肝在CT上表现为肝脏密度减低,低于同层面脾脏密度,MRI信号改变为T_1WI反相位上信号较同相位减低,CT和MRI增强扫描上脂肪肝与正常肝实质强化方式类似,血管分布正常、无推移包绕等改变。

4)肝淤血:肝实质淤血是充血性心力衰竭和心包疾病常见的合并症。由于右心房和肝静脉相邻的解剖关系,增高的中心静脉压直接从右心房传递压力到肝静脉。心源性疾病均存在心脏增大或心包异常的表现。CT平扫可见肝脏密度基本正常,肝脏体积可弥漫性增大或局部(尾状叶或左叶)增大,增强后动脉期或者门脉期可见肝实质呈弥漫性不均匀的斑点样和网格状(马赛克样)强化(图3-1-5)。

5)胆汁淤积性肝病:胆汁淤积性肝病的病因包括最常见的胆管结石、慢性肝炎、胰腺炎、较少见的胆道系统肿瘤、肝脏肿瘤、胰头肿瘤、肝门部淋巴结

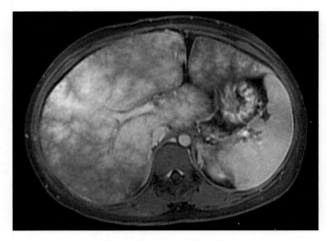

图 3-1-5 布-加综合征
增强门脉期可见肝脏弥漫性肿大,尾叶增大明显,肝实质强化不均匀,呈"地图样"改变。

肿大等压迫胆管。

CT、MRI均可显示肝内外胆管扩张,胆囊增大饱满;另外,可以发现胆道阻塞的病因,如结石、肿瘤等;约98%患者可出现尾状叶代偿性肿大。磁共振胰胆管成像(MRCP)是不明原因胆汁淤积性肝病的进一步检查手段,其灵敏度、特异度均超过80%,典型表现为局限或弥漫性胆管狭窄,其间胆管正常或继发性轻度扩张,典型者可见"串珠状"改变。

6)糖原贮积病:糖原贮积病(glycogen storage disease,GSD)是一种先天性遗传性疾病,多数为常染色体隐性遗传,一般在婴幼儿时期发病。它是由于糖代谢过程中缺乏某些酶,引起主要生化反应途径受阻,而导致糖原异常累积于肝、肾等组织,结果患者出现肝脾肿大、肌张力降低等临床表现。

GSD可合并HCA,CT平扫表现为肝脏显著增大和肝实质密度改变,肝脏密度会随着肝细胞内糖原累积到一定量而增高,CT值范围约为55~59Hu;如果同时合并有弥漫性脂肪肝,此时肝脏密度取决于肝细胞内糖原和脂肪的相对含量,可表现为密度增高、正常或减低;在MRI上,糖原累积合并脂肪浸润近似于脂肪肝的表现,T_1WI和T_2WI肝实质信号增高,T_2WI脂肪抑制肝实质信号减低;当GSD合并HCA时,HCA有糖原和脂肪成分,在MRI上T_1WI呈高信号,T_2WI呈明显高信号。

7)血色病:血色病(hemochromatosis)是一种遗传性疾病,其特征是肠道铁吸收及巨噬细胞铁释放增多,使转铁蛋白饱和度升高,导致进行性铁过载,并且主要影响肝脏。

若早期不治疗可进一步发展为肝纤维化、肝硬化及HCC;血色病CT扫描通常表现为肝脏弥漫性

增大,密度弥漫性增高,呈"白肝症"表现,而肝内血管密度呈相对减低。MRI 对血色病的诊断价值优于 CT,原因是 MRI 信号不受脂肪肝的影响,且铁的超顺磁性效应使肝组织的 T_1 弛豫时间延长,T_2 弛豫时间缩短,对于血色病的检出更敏感;MRI 的 T_1WI 和 T_2WI 信号明显均匀减低(与同层面肌肉信号对比),称为"黑肝症"。

8)肝豆状核变性:肝豆状核变性(hepatolenticular degeneration,HLD)也叫威尔逊病(Wilson disease),是一种常染色体单基因隐性遗传铜代谢障碍引起的疾病。可造成多种器官中的病理性铜累积,尤其是肝脏和大脑。影像基本表现为肝脏轮廓不规则、实质密度不均一和右叶萎缩,动脉期异常增生结节强化以及肝周脂肪层增厚;圆韧带厚度≥7mm 和门脉左右支周围厚度≥2mm 都被认为是 HLD 有意义的表现;因为铜沉积在肝脏相对早期的顺磁作用,在 MRI 上,可见多发低强度结节被高强度间隔包围。

9)先天性肝纤维化:先天性肝纤维化(congenital hepatic fibrosis,CHF)是一种常染色体隐性遗传病。主要累及肝胆系统和肾,以肝纤维化、门静脉高压、肾囊性病变为特征。影像早期可表现为正常,中晚期肝脾体积增大、肝动脉增多、增粗以及肝内外胆管扩张;可能会产生血管过多性良性再生结节相关肝、肾多囊性病变。

10)肝淀粉样变性:肝淀粉样变性是系统性淀粉样变的一部分,由于淀粉样物质(特异性糖蛋白纤维)侵及肝脏并浸润于肝细胞之间或沉积于网状纤维支架。肝淀粉样变性患者典型表现为肝脏弥漫性肿大,在 MRI 的 T_2WI 上肝实质信号均匀、质地细腻;增强肝实质强化峰值时间延迟且强化峰值减低,门脉期及延迟期强化欠均匀,并且肝内可见多发的局灶性的强化稍减低灶,以门脉期为著。

11)肝脏嗜酸性粒细胞浸润:肝脏嗜酸性粒细胞浸润(eosinophilic hepaticinfiltration,EHI)是一种以各种原因所致的嗜酸性粒细胞持续过量增殖为特征,并浸润局部肝组织所致的肝脏病变。主要影像表现为多发圆形或椭圆形病灶,伴肝脏体积增大。CT 及 MRI 的 T_1WI 平扫以等、低密度(信号)为主;增强后增生结节呈轻度强化或不强化,强化低于同层面肝实质,而增生结节边缘浸润部分可呈轻度强化改变。

12)血液系统疾病:多种血液系统疾病可累及肝脏,并导致肝脏肿大,常见的有溶血性疾病、凝血和抗凝因子缺陷、骨髓增殖性肿瘤、噬血细胞综合征、多发性骨髓瘤、白血病、淋巴瘤、朗格汉斯细胞组织细胞增生症等血液系统疾病。

(马　静　王泽华　殷　波)

二、肝脏缩小

【定义】

肝脏缩小是指肝脏体积较正常肝体积减小或者肝细胞数量的减少,也被称为肝萎缩。常见有生理性缩小和病理性的缩小,前者是随年龄增大而出现生理性的肝脏体积变小,一般变化较小,少部分肝脏体积缩小则是由先天性肝脏发育不良所致。后者则是指病理状态下的肝脏体积缩小,常可见肝硬化、肝衰竭以及肝脏手术切除后等。

【病理基础】

肝脏体积缩小多以肝硬化最为常见,肝硬化或者肝纤维化患者的肝内细胞逐渐被大量破坏,导致肝细胞结构变化,肝纤维化逐渐增加,假小叶形成,肝内纤维组织弥漫性增生,使得肝脏体积发生变化。当肝脏发生硬化后,肝脏的体积、每个肝叶的体积以及每个肝叶与整个肝脏体积的比例都会随着肝硬化发生程度的变化而变化。研究数据表明,肝脏发生硬化后,左内叶和右叶会发生一定程度的萎缩,而尾叶和左外叶则会发生一定程度的膨大,而每个肝叶的体积又与门静脉的血流灌注情况的相关性非常密切。主要是由于门静脉在肝门区分出两个分支,右边的分支通往肝右叶的实质部分,而左边的分支则在镰状韧带中行进了一段距离后才进入到肝脏左叶的实质内,当肝脏发生硬化时,血液会较多地流出到左支,相应的,左叶肝实质流入的血液也较多,导致增大现象,相反右叶则表现出萎缩现象。因此肝脏形状和体积的改变也是对肝脏功能的一种反应。少数肝脏缩小是由于先天发育所致肝脏体积的减少,但这部分肝缩小病变很少会有肝纤维化及假小叶形成,其也没有肝炎、血吸虫感染等病史。而肝急性衰竭病变更多的是短时间的肝细胞大量坏死,肝脏体积迅速缩小,表现为肝脏叶/段的缩小,主要由于相对应的门静脉流入受阻、肝静脉流出受阻或胆道梗阻,引起所在区域的肝叶/段的肝细胞凋亡、减少。常见疾病包括:肝内胆管结石、肝门部胆管癌以及肝内良性或恶性肿瘤。

【征象描述】

CT 和 MRI 上常表现为肝脏体积局限性或全肝实质的体积缩小(图 3-1-6)。各种疾病造成的肝脏缩小可导致肝裂增宽,肝脏表面不光整。肝实质的

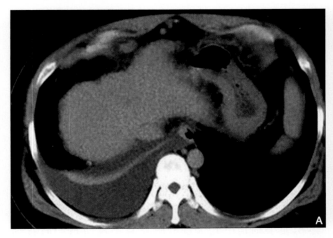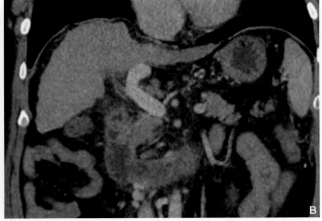

图 3-1-6 肝硬化

A、B. 分别为 CT 平扫横断位和增强门脉期冠状位重建图,显示肝硬化导致的肝脏体积缩小。CT 横断位上显示肝脏表面不光整,左叶缩小更为明显。

密度/信号往往不均匀。

【相关疾病】

与肝脏缩小有关的疾病见表 3-1-2。

表 3-1-2 肝脏缩小相关疾病

特点	常见疾病
肝叶/段体积缩小	肝内胆管结石
	肝门部胆管癌
	肝内良性或恶性肿瘤
	肝治疗后的形态变化
	布-加综合征
	先天发育异常
肝脏整体体积缩小	各种原因肝硬化
	急性肝衰竭
	复发性胆管炎
	先天性肝纤维化
	先天发育异常

【分析思路】

肝脏体积缩小是肝脏疾病常见的异常影像征象之一,常见于肝硬化等肝脏病变。肝硬化病变中常会伴有肝裂增宽、肝叶比例失调等典型征象,鉴别诊断应将可能导致肝硬化的疾病均考虑在内。慢性乙型肝炎、丙型肝炎以及酒精性肝病常可引起肝硬化,熟悉炎症性肝病、沉积性肝病、肝内胆管类疾病以及血管性肝病等不同时期的肝脏密度、信号强度的变化以及肝脏形态结构、大小的改变可提高对肝硬化所致的肝叶缩小疾病的鉴别诊断能力。分析肝脏病灶的特征性征象,理解征象背后的病理特征对放射医生是至关重要的。当然,我们不仅要关注到征象

本身而且也要综合分析除征象外的其他影像学表现以及在临床中所能获得的其他信息。密切结合临床病史、临床表现及实验室检查,达到对影像征象更全面、更客观的诊断目的,如对假性肝硬化的诊断需结合乳腺癌化疗后的病史进行综合分析与诊断,对先天性肝纤维化的诊断也应考虑到其肝静脉及其分支不可见和胆管扩张等影像学表现。

【疾病鉴别】

肝脏体积缩小与多种疾病相关,是肝脏影像中的一个有诊断价值的特征。它可以是不同原因的纤维化引起的血管损伤或慢性胆道梗阻局灶性或弥漫性肝实质萎缩的结果,也可以是肝脏先天性发育不良、肝缺血等情况下的肝脏萎缩。确认识肝脏体积缩小有助于缩小鉴别诊断的范围,对放射科医生的诊断思路具有重要的意义。

1. **诊断思路**(图 3-1-7)

2. **鉴别诊断**

(1)肝叶或段体积缩小

1)肝内胆管结石:肝内胆管结石常发生于硬化性胆管炎及低磷脂相关性胆石症综合征中。肝内胆管结石长期反复发作合并胆道梗阻时,常会导致慢性胆汁淤积及一系列并发症。肝内胆管结石易出现并发症,其中发生率最高的是受累肝叶段萎缩。肝内胆管结石在影像学检查可显示肝叶萎缩、肝硬化及胆管积气,增强扫描对肝内胆管结石导致的邻近肝实质炎症有很好的鉴别作用。肝内胆管结石以左叶受累明显,局部肝叶萎缩最常见。其他并发症如肝脓肿和胆管细胞癌虽发生率较低,但部分病例的影像表现有相似之处,需仔细鉴别。

2)肝门部胆管癌:肝门胆管癌是指累及肝总

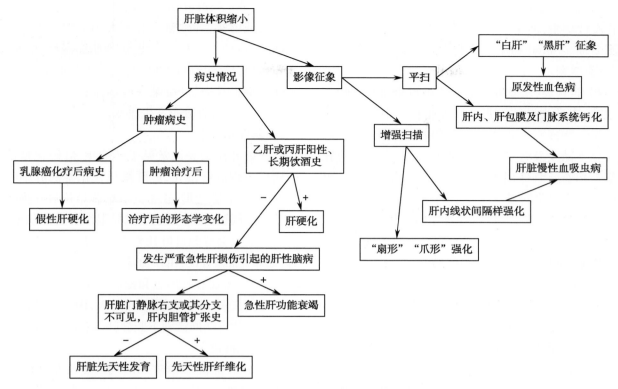

图 3-1-7　肝脏体积缩小诊断思路

管、左右肝管及其汇合部的胆管黏膜上皮癌。肝门部胆管癌影像学表现特点与其大体形态相关，最常见的是浸润型。CT 和 MRI 上表现为肿瘤沿胆管壁周围浸润生长，肝门部胆管壁不规则增厚，管腔狭窄伴狭窄段以上肝内胆管扩张。肝内胆管明显扩张呈软藤征和胆囊不增大则是肝门部胆管癌的主要间接征象。肝门部胆管癌易侵犯门静脉及其分支，造成同侧肝组织血供减少导致肝叶萎缩，对侧肝脏代偿性增生。

3）肝脏良性恶性肿瘤：肝脏良恶性肿瘤也可由于相对应的门静脉流入受阻、肝静脉流出受阻或胆道梗阻，引起所在区域的肝叶/段的肝细胞凋亡、减少而导致肝脏的体积缩小。恶性肿瘤中以肝细胞癌最为常见。

4）肝治疗后的形态变化：肝肿瘤的治疗也可引起肝脏的形态学改变。局部治疗也可引起形态学改变。特别是，经动脉化疗栓塞和门静脉栓塞可导致肝脏形态发生显著变化，治疗后的肝脏明显萎缩和对侧叶肥大。

5）布-加综合征（Budd-Chiari syndrome，BCS）：布-加综合征是由各种原因所致的肝静脉和其开口以上的下腔静脉阻塞性病变。其急性期和非急性期影像表现有所不同，急性期表现为肝脏密度减低、肝脏体积增大，非急性期可有肝硬化表现，肝脏体积缩小、尾叶增大，肝裂增宽等征象，肝实质可见斑片状、楔形、不规则低密度影，增强扫描呈"地图"样强化。血管造影为该疾病诊断的金标准。BCS 需与肝窦阻塞综合征（HSOS）相鉴别，HSOS 是肝窦内皮细胞和肝小静脉损害导致管腔狭窄或闭塞，导致肝内窦性门静脉高压症。其 CT 平扫可见沿门静脉走行的双轨征和以第二肝门为中心围绕三支肝静脉和下腔静脉分布的"爪"形稍高密度影。CT 增强动脉期可见肝动脉增粗、迂曲，肝实质可不强化或不均匀强化，门脉期可见肝静脉变窄、走行紊乱，下腔静脉肝段变扁。

6）先天发育异常：肝脏先天性发育不良主要包括发育过度和发育不全两大类。先天性的肝叶缩小需要与获得性的肝叶萎缩相鉴别，后者常由于血管、胆道疾病或手术所致。CT 和 MRI 上肝实质的密度和信号无异常，增强后肝实质无异常强化，肝内的血管及分支走行正常。该类疾病的影像征象结合临床信息不难做出鉴别诊断。

（2）肝脏弥漫性体积缩小

1）各种原因肝硬化：肝硬化可以由多种疾病所引起，最常见的原因是乙型和丙型肝炎病毒感染、慢性酒精中毒、胆道疾病和非酒精性脂肪肝。肝脏体积缩小多以肝硬化最为常见，其病理特征是由于广泛的肝纤维化和结节性再生而导致的肝结构扭曲，肝内细胞大量破坏、肝假小叶形成。肝内的纤维组织弥漫性增生,使整个肝脏发生萎缩。肝缘不规则、肝脏萎缩、左肝叶和尾状叶肥大、尾状/右叶比例增加,肝裂增宽。

2)胆管炎:反复发作的胆管炎可累及左外叶及右后叶,表现为显著扩张的肝外胆管或中央肝内胆管与无扩张或轻度扩张的外周胆管不成比例,导致末端分支减少及管径突然变细;并可见高密度的肝内胆管结石。急性期表现为肝实质强化不均匀,胆管周围实质强化明显。慢性期则出现受累的左外叶或右后叶肝实质萎缩,尾状叶及左内叶代偿性增生,呈现"球形"外观。MRCP可直观显示胆道扩张和狭窄的情况,同时可显示胆道内的结石。

3)先天发育异常:肝脏先天性发育不良主要包括发育过度和发育不全两大类。先天性的肝叶缩小需要与获得性的肝叶萎缩相鉴别,后者常由于血管、胆道疾病或手术所致。CT和MRI上肝实质的密度和信号无异常,增强后肝实质无异常强化,肝内的血管及分支走行正常。该类疾病的影像征象结合临床信息不难做出鉴别诊断。

(马 静 王泽华 殷 波)

三、肝叶比例失调

【定义】

肝叶比例失调是指肝脏各叶的形态和体积出现变化,在影像上常表现为肝右叶与肝左叶及肝尾叶的体积比例发生改变。较为多见的是肝右叶及左内叶萎缩、尾状叶及左外叶肥大,严重者肝门右移。正常情况下,肝脏呈楔形,上部较宽,下部较窄。当肝叶比例失调时,肝脏的形态可能会发生改变,如变扁平、变圆等。当肝叶比例失调时,肝脏某一叶可能明显增大或缩小,导致整个肝脏大小不均。而且肝脏的密度/信号也会发生改变,出现脂肪浸润、出血、坏死等病变,导致该叶的密度与周围正常肝组织不同。肝叶比例失调时,肝脏某一叶的血管可能受到压迫或牵拉,导致血管分布发生改变。

【病理基础】

肝脏叶比例失调常见于肝硬化,肝硬化是慢性肝病后出现肝纤维化,肝纤维化使正常的肝小叶变成假小叶、肝脏变形,正常的肝细胞结构被纤维化代替,因此肝脏局部体积缩小或局限性肝脏体积增大。慢性炎症也会导致肝叶比例失调。肝脏血管性病变时,如布-加综合征,由于血流动力学的改变,肝静脉回流障碍,出现肝脏形态和密度发生改变,后期导致肝脏比例失调,常见的是尾叶增大,因为尾叶由单独的肝短静脉直接回流到下腔静脉,造成代偿性增大。

【征象描述】

影像学检查(如CT、MRI等)可以发现肝叶比例失调的改变,从而为诊断和治疗提供依据。CT和MRI上常表现为肝脏的局限性缩小或者肥大(图3-1-8、图3-1-9)。

【相关疾病】

与肝叶比例失调有关的疾病见表3-1-3。

【分析思路】

肝叶比例失调可以发生于肝脏体积缩小及局限性肝脏肿大的占位性病变,正确、客观认识其影像学特征和必要的临床资料具有重要的作用。把握局限性肝脏肿大性疾病的强化特征,如肝细胞癌的"快进快出"、肝血管瘤和局灶性结节增生的"快进慢出"等增强方式,而占位性病变的强化均匀性等情况也

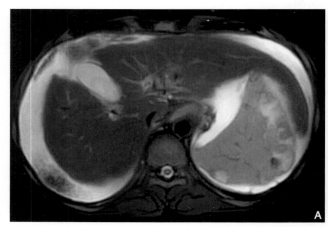
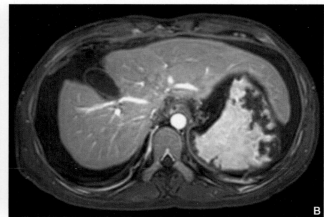

图3-1-8 肝硬化病例

A、B. 分别为MRI的T₂WI和增强门脉期图像,显示肝右叶体积缩小,肝左叶体积增大并延伸至脾脏外侧缘。肝裂增宽,肝脏表面不光整,肝包膜下有液性信号(腹腔积液)。

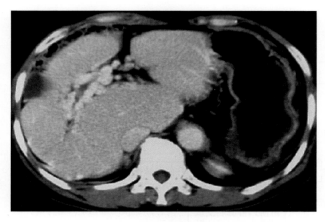

图 3-1-9　肝硬化病例

CT 增强门脉期图像显示肝右叶和尾叶体积增大，肝左叶体积缩小，肝裂增宽，肝脏表面不光整，门静脉主干血管影增多扭曲（周围侧支开放）。

表 3-1-3　肝叶比例失调相关疾病

特点	常见疾病
肝脏不等比例的体积缩小	肝右叶发育不良
	感染性肝脏疾病
	肝脏代谢性疾病
	肝脏血管性疾病
	肿瘤治疗后改变
局限性肿大性疾病	肝内占位性病变
	肝脏疾病早期病变

有助于鉴别诊断，如肝脓肿的环形强化及肝恶性肿瘤的非均匀性强化。肝脏体积缩小性疾病中充分认识和掌握肝硬化、血吸虫病、肝脏继发性疾病等的病理变化过程可以更好地提高鉴别诊断的能力，如血吸虫病相关钙化灶的特点。除关注肝脏本身的变化，还应观察门静脉、肝静脉等形态的改变。另外，临床病史对于影像诊断思路的拓展也发挥着重要作用，如乳腺癌化疗病史对假性肝硬化的诊断有重要价值。

【疾病鉴别】

肝叶比例失调与多种疾病相关，是肝脏影像中一个有诊断价值的特征。它可发生在肝脏体积缩小及局限性肝脏肿大的占位性病变。其中增强扫描可以缩小局限性占位性病变的鉴别诊断范围。明确临床病史对肝脏缩小性疾病具有诊断和排除诊断的作用，明确影像征象，掌握疾病的病理变化可以更客观地去全面认识和诊断疾病。

1. 诊断思路（图 3-1-10）

2. 鉴别诊断

（1）肝右叶发育不良

肝右叶发育不良是一种罕见的先天性疾病，影像学上诊断肝右叶发育不良必须满足 3 个条件，即肝右叶门静脉或分支、右叶静脉或分支未见显示，以及肝右叶胆管扩张，如果可见肝静脉或门静脉右支完整，则可以排除肝右叶发育不良的诊断。肝右叶体积减小甚至未见显示，肝脏门静脉右支或其分支不显示，肝内胆管扩张，肝左叶及尾状叶的体积代偿性增大。目前国内外文献及个案报道归纳分析，肝右叶发育不良在影像上的主要征象有：肝右叶体积减小甚至不可见，肝脏门静脉右支或其分支不可见，肝内胆管扩张，肝左叶及尾状叶的体积代偿性增大。

（2）感染性肝脏疾病

感染性肝脏疾病主要包括病毒、寄生虫等感染，可导致肝脏形态学改变，前者主要以乙型肝炎病毒和丙型肝炎病毒感染最为常见，后者则是以血吸虫病、华支睾吸虫病等疾病最为常见。

慢性肝炎病毒是可导致肝脏形成假小叶及纤维化，部分急性病毒性肝炎可引起急性肝衰竭，可表现出肝脏的局限性体积缩小。血吸虫病由于在门静脉及其小分支内虫卵沉积而导致门静脉周围纤维化和肝硬化，影像学上表现为包膜下和门静脉周围楔形低强化区，并伴有包膜收缩。也可导致脾肿大、门静脉高压和食管 - 胃底静脉曲张。华支睾吸虫感染可继发复发性化脓性胆管炎，也可合并肝硬化、门静脉高压。

（3）肝脏代谢性疾病

肝脏代谢性疾病中以原发性血色病、威尔逊病等最为常见。原发性血色病是一种常染色体隐性铁代谢遗传病，其特征是肠道对铁的异常吸收，导致铁过度沉积在肝细胞、胰腺腺泡细胞、心肌、关节、内分泌腺和皮肤中。晚期原发性血色素沉着症可导致纤维化，其在影像学检查中可表现出肝叶比例失调、肝脏体积缩小等征象。威尔逊病也称为肝豆状核变性，是一种罕见的常染色体隐性铜代谢异常，其特征是大脑、角膜（凯瑟 - 弗莱舍环）和肝脏中铜的过度积累。威尔逊病在晚期会出现肝硬化，在影像学检查中可表现出肝叶比例失调等征象。

（4）肿瘤治疗后改变

肝脏转移瘤化疗后常会出现肝硬化的征象，可能是由于化疗引起肿瘤周围的纤维增生反应，可出现肝脏体积缩小、肝叶比例失调等肝硬化征象，其常被称为假性肝硬化，乳腺癌治疗后最为常见。患者也会出现门静脉高压、脾肿大和腹腔积液。虽然影像学和临床表现可与肝硬化相似，但仅发生在肝转移瘤化疗后，患者无其他慢性肝病的病因，肝功能往往保持正常。

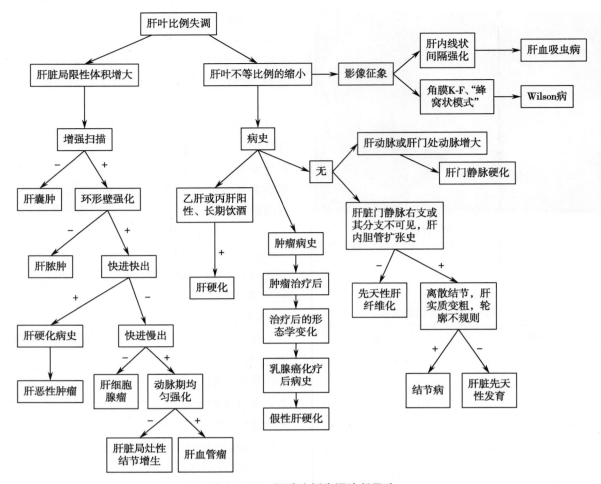

图 3-1-10　肝叶比例失调诊断思路

（马　静　王泽华　殷　波）

四、肝裂增宽

【定义】

肝裂是指肝内缺少管道成分的自然界限,肝脏有正中裂、左叶间裂、右叶间裂三个主裂,以及右段间裂、左段间裂和背裂。肝裂增宽一般是指肝叶与肝叶之间的自然裂纹明显增宽,提示肝叶的比例失调或者肝脏出现萎缩,是一种异常的影像学征象。

【病理基础】

肝脏纤维组织增生、肝叶萎缩、体积缩小则导致肝裂增宽。最常见于肝硬化、肝纤维化等病变,也与肝叶的先天发育异常以及血管、胆管病变、代谢性疾病有关,如病毒、酒精等对肝细胞的损伤,导致肝细胞广泛的坏死,从而引起肝细胞再生以及弥漫性的纤维化。肝内胆管疾病导致胆汁淤积、胆管坏死、胆管周围的炎症,从而导致小胆管增生,纤维组织从汇管区进入肝小叶,形成桥接纤维,逐步形成肝硬化。同样,肝脏铁、铜等微量元素过载,也会导致肝脏病理的改变,逐步导致肝纤维化,甚至肝硬化。肝脏血

管性疾病也可造成肝脏形态凹凸不平、肝实质不均匀的萎缩以及结节性再生性增生,造成肝硬化的假象,这类增生结节周围可见网状支架密集、塌陷、肝板萎缩,而无纤维间隔的形成。肝裂增宽是日常工作中常见的影像征象,了解其病理基础,对该类疾病诊断有着至关重要的意义。

【征象描述】

CT 和 MRI 上常表现为肝叶大小比例失调,轮廓不光整,肝叶/段的体积缩小,肝裂增宽。

【相关疾病】

与肝裂增宽有关的疾病包括先天性病变、肿瘤性病变、炎症性病变、代谢性病变、寄生虫性疾病、血管性病变等。

【分析思路】

肝裂增宽是肝脏疾病常见的异常影像征象之一,肝裂增宽最常见的原因是肝硬化和肝纤维化。因此,能导致肝硬化或肝纤维化的疾病均有可能出现肝裂增宽的表现,应熟悉各类疾病在不同时期的肝脏密度、信号强度变化以及肝脏形态结构、大小的

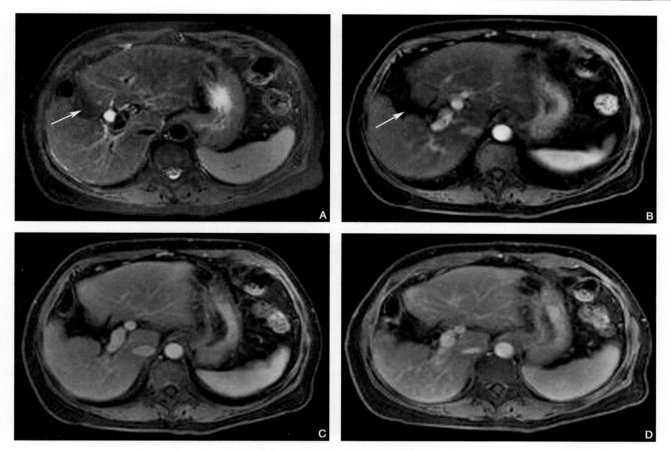

图 3-1-11 自身免疫性肝炎后肝硬化病例

A. 为 T_2WI+脂肪抑制序列,显示肝脏实质信号不均匀,体积缩小,包膜欠规整,白色箭头显示肝裂增宽;B～D. 为动态增强动脉期、门脉期和延迟期,增强后肝实质明显强化,"肝裂增宽"显示更加清晰。

改变。掌握这些疾病的肝脏密度、信号变化特征对鉴别诊断具有重要意义,比如铁沉积在肝脏 CT 上表现为密度增高,而 MRI 的 T_1WI 反相位上信号增高也具有特征性。增强扫描的特征也有助鉴别,如血吸虫病的肝内线状间隔样强化、布-加综合征的肝门附近形成"扇形"强化以及肝窦阻塞综合征的"爪形"强化等。肝内胆管类疾病也应当掌握其胆道影像特征,例如,Caroli 病囊性低密度病灶通常与胆道相通,而肝内胆管错构瘤的病灶不与胆道树相通等。MRI 可以实现对某些疾病的量化分析,可以对其分期进行评估以及治疗效果的评价。

当然,影像学检查只是临床诊断的辅助,我们需要在密切结合临床病史及实验室检查的基础上,结合某些疾病特征性的影像征象实现正确的诊断及鉴别诊断。

【疾病鉴别】

肝裂增宽是某些肝脏疾病表现的一种重要影像学特征。它是肝脏体积的变化和肝纤维化过程的体现,对于某些肝脏供血血管或胆道疾病的评估也具有潜在的价值。正确认识肝裂增宽有助于放射科医

生做出更加精确的鉴别诊断,提高诊断水平。

1. 诊断思路(图 3-1-12)

2. 鉴别诊断

(1)肝硬化:肝裂增宽被认为是肝硬化的典型表现。肝硬化常伴有纤维化的过程,引起肝实质的萎缩,从而导致肝裂和肝门增宽。早期肝硬化 CT 平扫无特异性,中晚期肝硬化出现肝各叶比例失调,肝裂增宽。在 MRI 上,表现为肝实质的信号不均匀,T_1WI 上可见多发等或高信号结节影,T_2WI 上可见多发低信号结节影和高信号细小网格结构,对比增强延迟期可见网格样强化,为纤维成分的强化。

(2)假性肝硬化:假性肝硬化有各种原因,常见的是化疗后假性肝硬化,是由于化疗药物对肝脏造成的损伤,导致肝脏出现纤维化和结节,从而引起假性肝硬化。化疗药物可以影响肝脏细胞的生长和分裂,导致肝细胞死亡,同时也会刺激肝脏内的炎症反应和纤维化。这些因素都可能导致肝脏出现假性肝硬化的症状,如腹腔积液、黄疸、肝功能异常等。肝包膜转移时也会出现假性肝硬化,可能原因为转移性结节收缩伴邻近肝组织纤维化。当病变后期存在

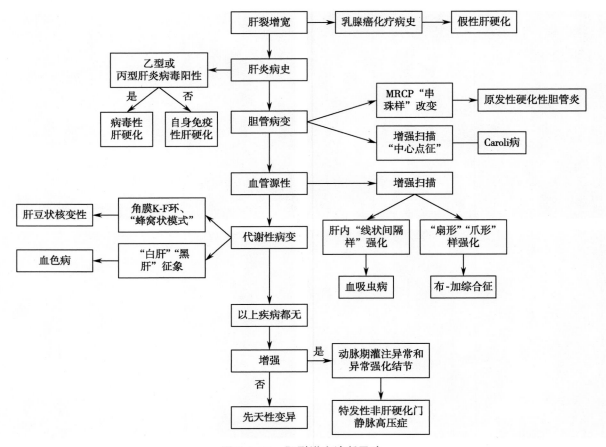

图 3-1-12　肝裂增宽诊断思路

弥漫性转移性结节及纤维化时,肝脏形态、大小比例失调,出现肝裂增宽的影像学表现。

（3）原发性硬化性胆管炎:原发性硬化性胆管炎（PSC）较为罕见,为胆管慢性进行性炎症疾病,可导致胆管纤维化、狭窄、胆汁淤积、肝实质改变,最终可引起肝硬化,CT 显示肝脏萎缩,肝裂出现增宽的影像征象。尾叶可出现代偿性肥大。CT 增强显示胆管扩张与狭窄交替出现,呈条形或环形强化。磁共振胰胆管成像（MRCP）可以显示 PSC 的特征性表现,为局限或弥漫性胆管狭窄和扩张（呈"串珠样"改变）、管壁增厚、肝内胆管分支少和走行僵硬,肝内胆管分支可达肝脏边缘。运用 MRCP 及内镜逆行胰胆管造影对该疾病有很好的鉴别诊断作用。

（4）Caroli 病:Caroli 病又称先天性肝内胆管扩张症,是一种常染色体隐性遗传疾病。CT 上典型的征象为肝内多发囊状或柱状低密度影,呈分支样扩张,且与胆管相通。在 MRI T_1WI 上呈低信号,T_2WI 上呈高信号,增强扫描可见扩张的肝内胆管内强化的小门静脉分支,称逗点征。MRCP 可显示肝内多发囊性病灶与胆道相通。Caroli 病最终可发展成肝硬化和门静脉高压,出现肝裂增宽。

（5）肝豆状核变性:肝豆状核变性,又称 Wilson 病（WD）,是一种由于 *ATP7B* 基因突变引起的遗传性铜代谢障碍性疾病。*ATP7B* 基因功能缺失导致肝细胞的铜负荷过重,从而导致肝脏的病理改变。约 40%～60% 的 WD 患者以肝病为首发症状,也可能伴有其他症状。随着时间的推移,可能会发展成肝纤维化和肝硬化。肝豆状核变性的肝硬化表现不具有特征性,大部分主要表现为结节性肝硬化。平扫 CT 多显示高密度结节,MRI T_1WI 上呈高信号,T_2WI 上为多发低信号结节,其周围可见高信号间隔,增强扫描结节强化不显著。除了肝脏的征象以外,对于肝豆状核变性的诊断,临床上需结合头颅 MRI、检查眼角膜有无 Kayser-Fleisher 氏角膜环（K-F 环）等。

（6）血吸虫:血吸虫病可造成肝硬化改变,导致肝裂增宽。CT 平扫可见肝脏比例失调、肝裂增宽,肝脏密度不均匀,肝实质内可见各种类型的钙化,增强扫描肝实质强化不均匀,汇管区可以扩大,包膜钙化也是血吸虫病的 CT 特征,有时肝表面的钙化可与肝实质钙化相连续,形成"地图肝"的特征性改变。

（7）布 - 加综合征:布 - 加综合征（Budd-Chiari syndrome,BCS）亚急性期/慢性期可出现肝硬化表现,表现为肝脏体积缩小,尾状叶增大,肝脏萎缩、肝裂增宽征象,并可见斑片状、楔形、不规则低密度影,增强扫描肝实质强化不均匀,区中央斑片状强化,呈"地图"样。下腔静脉血管造影是该疾病诊断的金标准,可以明确梗阻位置与程度,明确侧支循环情况。

(马　静　王泽华　殷　波)

五、獭尾肝

【定义】

獭尾肝是肝左外叶的一种解剖变异,形似海狸扁长的尾巴,表现为肝脏左外叶细长,延伸至脾脏,严重者可以包裹脾脏,是临床上并不多见的肝脏形态学变异,常见于女性。可以偶然发现,也可以因出现症状而就诊时发现。其重要性在于鉴别诊断。

【病理基础】

肝脏的解剖变异主要与胎儿时期肝脏发育、肝脏血供变化以及肝周脏器对肝脏的二次塑形等因素密切相关。出生前,肝脏营养靠脐静脉输送。脐静脉在左叶间裂处向右自然弯曲与门静脉连接,同时营养左右肝叶。出生后,肝脏营养靠肝动脉、门静脉输送,脐静脉闭合,肝内血管合并、退化,数目减少,

门静脉主干与其左支的夹角成锐角,致使左肝供血、生长发育均不及右叶,左外叶后部肝组织逐渐退化,遗留的残迹称为肝纤维附件或肝纤维垂,其内可有少许肝组织和迷走肝管,若其内仍有完整肝组织,形成的肝叶就是獭尾肝,见于5%的成人中。

【征象描述】

在CT和MRI横断面上,獭尾肝形态为肝左外叶呈舌状延伸至脾脏外侧。冠状面可以更清晰地显示向左后方延长、弯曲的肝左缘位于脾脏后方,延长部分与左外叶连接处可相对变细(图3-1-13)。门脉左外支、肝左静脉相应向左后延长,平扫及增强扫描显示延长的肝组织与其他部位肝组织密度/信号一致。

【相关疾病】

与獭尾肝有关的疾病见表3-1-4。

【分析思路】

作为一种肝脏正常的变异,獭尾肝并不具有病理学意义,但需要注意的是需要和病变进行鉴别,特别是在左上腹部损伤的情况下,可能会被误诊为脾

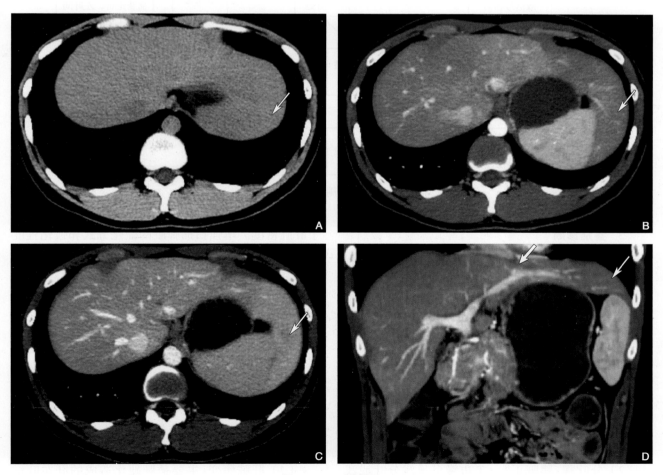

图 3-1-13　獭尾肝

A～C. 分别为CT横断面平扫、动脉期及门脉期图像,显示肝左叶横向延伸至脾脏外侧,类似海狸尾巴(细白箭);D. 为CT增强动脉期冠状位重建图像,显示肝左叶细长,延伸至脾脏外侧(细白箭),内可见肝脏血管走行(粗白箭),肝右叶形态正常。

表 3-1-4 獭尾肝相关的疾病

脾脏病变	肝脏病变
残脾	肝硬化
分叶脾	肝叶发育不良
副脾代偿性肥大	
脾肿瘤	
脾周血肿	

包膜下血肿或脾周积液。如果在不知道其存在的情况下进行侵入性腹部外科手术,这种变异可能是致命的。在日常工作中,首先需要了解肝脏的各种正常变异,其次需要仔细观察"病变"和肝脏之间的关系,冠状位重建可清晰显示"病变"和肝脏之间的关系。此外,需要详问病史,结合病史,更易明确是否存在脾脏外伤造成的脾周血肿和积液,以及是否存在因肝硬化导致的肝叶比例失调。病变的密度、信号和强化方式对鉴别非常重要,因獭尾肝实质和正常肝脏实质的密度、信号和强化表现是一致的。

【疾病鉴别】

1. 诊断思路(图 3-1-14)

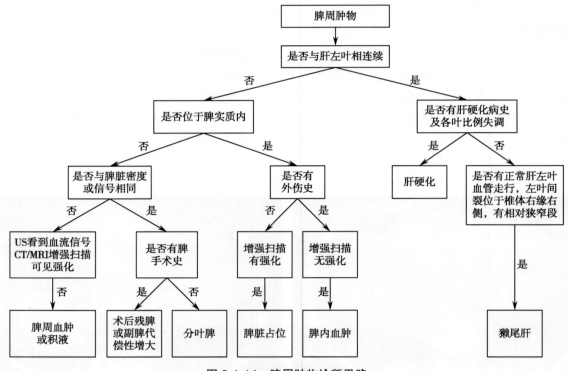

图 3-1-14 脾周肿物诊断思路

2. 鉴别诊断

(1)脾脏病变

1)脾脏外伤:脾脏质地脆且血运丰富,因此腹部外伤最容易造成脾脏损伤,从而直接引起脾破裂、脾周积血或包膜下血肿等症状。在 CT 扫描中,当肝和脾的密度相同时,很难识别獭尾肝,此时易误诊为脾包膜下血肿或脾周积液。脾周血肿往往呈新月形改变,新鲜出血呈高密度,和肝脏、脾脏之间易于区别,增强后无强化表现。此外,脾脏边缘不规则,甚至发现肋骨骨折,则有助于脾周血肿或积液的诊断。而獭尾肝与左肝相连,密度和信号无差异,是诊断的要点。

2)分叶脾:脾脏正常 CT 边缘可见浅分叶或浅切迹,当脾脏发生变异时,脾脏边缘出现明显的分叶。正常脾脏在 CT 平扫时,密度均匀一致,但略低于肝脏密度。增强扫描脾脏的强化方式和强化程度有助于其与獭尾肝的鉴别。动脉期脾脏的强化往往呈"花斑脾",而獭尾肝强化方式和肝脏实质一致,强化程度不及脾脏明显,但密度相对均匀。

3)残脾及副脾代偿性肥大:一般手术后脾残留的机会较少。副脾代偿性增大时,一般呈结节样改变,密度和信号与脾脏一致,而与肝脏无延续性。

4)脾肿瘤:脾肿瘤形态多呈圆形,椭圆形及不规则形,肿块大部分位于脾实质内,与肝脏无延续性;而獭尾肝位于脾实质轮廓之外,与肝左外叶相连。多平面重建,多方位观察易于鉴别。

(2)肝脏病变:主要是肝硬化造成的肝左叶增大也需要与獭尾肝相鉴别。肝硬化的左叶增大一般呈球状,边缘轮廓饱满,没有相对狭窄段和向后弯曲。常有肝右叶相对萎缩、肝裂增宽、第一肝门向右后方移位,此外肝实质内可见到肝硬化结节、脾大等肝硬化其他表现,与獭尾肝不难鉴别。

（马　静　王泽华　殷　波）

六、扇贝征

【定义】

扇贝征是用于描述肝包膜或包膜下区域肝缘凹陷或变平、皱缩的形态学改变。扇贝征常见于腹膜假性黏液瘤,有助于放射医师在综合其他影像征象和临床信息后作出正确诊断和鉴别。

【病理基础】

导致肝脏扇贝征改变的原因常见于结核性腹膜炎和腹膜种植转移性肿瘤引起的黏稠积液,由于蛋白成分高、张力大,对肝脏表面压迫造成不同深度的压迹。常见的是假性黏液瘤形成的凝胶样肿块对肝脏造成压迫、分隔和积液,有时可出现线状钙化。

【征象描述】

CT 和 MRI 上扇贝征的表现为肝周弧形或月牙形的液性密度,肝脏的轮廓不光整、可有局部的内陷或皱缩(图 3-1-15)。多平面重建可以更加直观地显示这一改变。

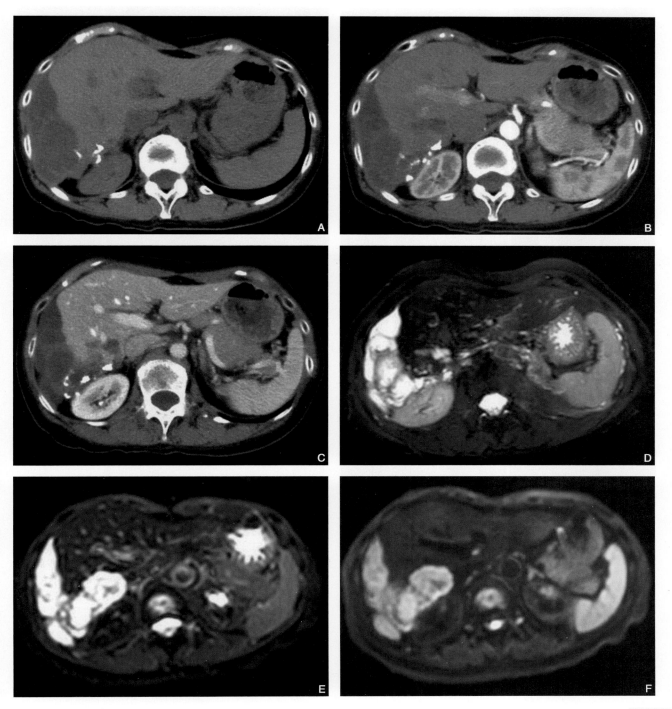

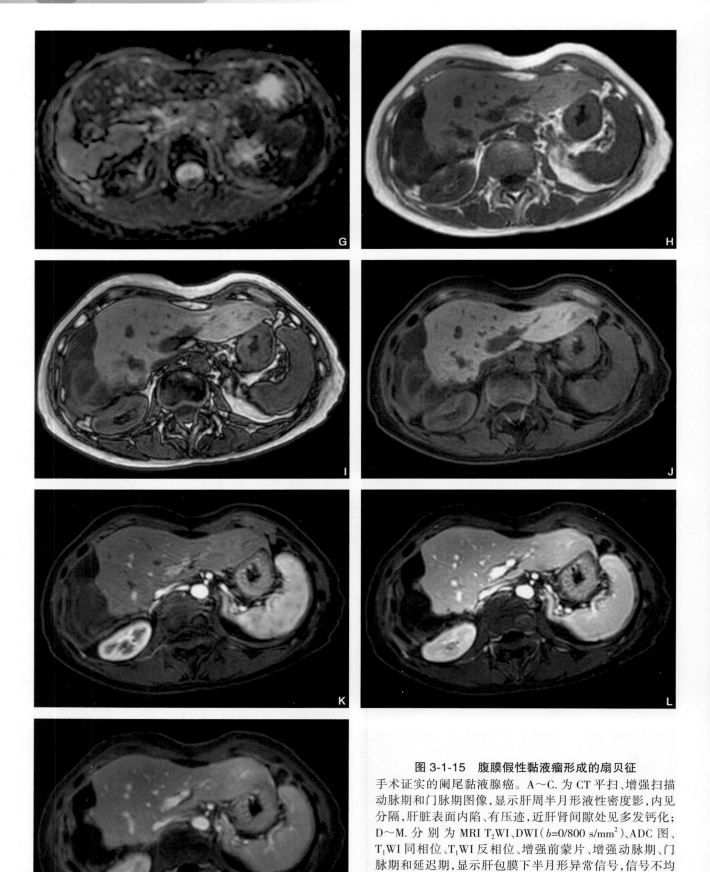

图 3-1-15 腹膜假性黏液瘤形成的扇贝征

手术证实的阑尾黏液腺癌。A～C. 为 CT 平扫、增强扫描动脉期和门脉期图像,显示肝周半月形液性密度影,内见分隔,肝脏表面内陷、有压迹,近肝肾间隙处见多发钙化;D～M. 分别为 MRI T_2WI、DWI($b=0/800~s/mm^2$)、ADC 图、T_1WI 同相位、T_1WI 反相位、增强前蒙片、增强动脉期、门脉期和延迟期,显示肝包膜下半月形异常信号,信号不均匀,增强后液性成分无强化,内部分隔有延迟强化,肝脏表面形成明显的扇贝征。

【相关疾病】

与扇贝征有关的疾病见表3-1-5。

表3-1-5 扇贝征相关疾病

恶性病变	良性病变
腹膜假性黏液瘤	肝硬化源性腹腔积液
恶性腹膜间皮瘤	融合性肝纤维化
	结核性腹膜炎

【分析思路】

正确认识扇贝征有助于疾病的诊治。扇贝征的一个常见原因是假性黏液瘤,有时原发灶不明确,根据该表现需要关注其他部位,比如消化道、卵巢、阑尾等部位,是否出现占位性病变。肝硬化晚期可出现腹腔积液,肝硬化造成肝脏表面波浪状改变,导致肝表面不规则或结节状改变形似"扇贝",而假性黏液瘤是一种黏冻样成分压迫肝脏表面,形成"扇贝"样附着在肝包膜上,而肝实质本身的密度和信号是均匀一致的。如肝实质内出现转移性病灶,则更加有助于假性黏液瘤的诊断,而且需建议临床给患者做腹盆腔的全面检查,有助于寻找原发灶。结核性腹膜炎也会出现肝包膜下积液,由于炎症性改变,腹腔积液内的蛋白含量较高,也会对肝包膜造成压迹,形成扇贝征。但结核性腹膜炎可造成腹膜和肠系膜增厚,增强后强化明显,可伴有淋巴结的肿大、钙化,有时腹腔内形成包裹性积液,这些征象有助于和肿瘤性病变相鉴别。

【疾病鉴别】

肝扇贝征与多种疾病相关,是肝脏影像中的一个有诊断价值的特征。它可能显示肝脏受压或侵犯的程度(肝脏外与肝脏内)。正确认识扇贝征有助于缩小鉴别诊断的范围,开阔放射科医生的诊断思路。

1. **诊断思路**(图3-1-16)

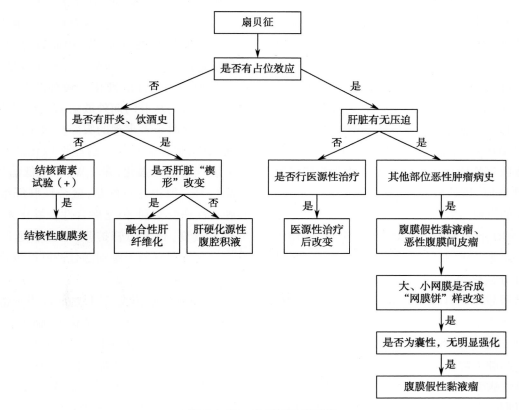

图3-1-16 扇贝征诊断思路

2. **鉴别诊断**

(1)恶性病变

1)腹膜假黏液瘤:腹膜假黏液瘤(pseudomyxoma peritonei,PMP)通常由肿瘤细胞分泌黏液而引起,大量、稠厚的黏液或胶陈样物质于腹腔内进行性积聚。黏液含有丰富的黏蛋白,由高柱状黏蛋白分泌细胞排列的上皮团碎片组成,导致肝脏被胶状黏液压迫形成凹陷,从而形成肝扇贝征。黏液多来自阑尾黏液性肿瘤的破裂或者卵巢、胃或胰腺的黏液性肿瘤的转移。患者的长期生存率较低,5年生存率约为50%。

CT可显示肝包膜下的积液,CT值多高于一般漏出液,并伴有絮状或线条状高密度影。肝脏表面可见多个深度不一压迹,呈"扇贝样"边缘(图3-1-17)。此外可伴有网膜增厚、密度增高或伴有网膜饼、结节

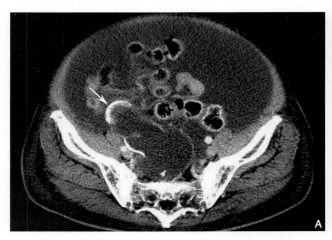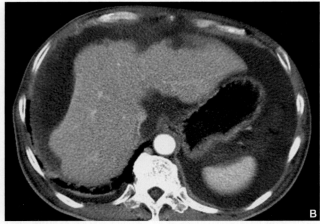

图 3-1-17 阑尾黏液性肿瘤

A. 为盆腔增强扫描见回盲部区葫芦形囊性低密度灶,轮廓清晰,壁有轻度线样强化,并见蛋壳样钙化(箭头);B. 肝脏增强扫描门脉期见肝脏边缘不规则,局部内陷,呈典型的扇贝征。

等,累及范围广泛。MRI 可清晰显示肝包膜下的液性信号,有时可呈多囊状改变,囊内物质的信号和清亮的液体不同。有时可显示囊壁及其内分隔,菲薄或略厚,厚度一致。含蛋白成分高的稠厚黏液在 T_1WI 上的信号较高,可在肝脏表面形成"扇贝"样皱褶状或结节样压迹,此征象较为典型。

2）恶性腹膜间皮瘤:恶性腹膜间皮瘤(alignant peritoneal mesothelioma,MPM)是一种起源于腹膜间皮细胞的高侵袭性肿瘤,临床罕见。MPM 发病率占所有肿瘤的 0.02%～0.04%,多见于女性,大多数既往有石棉或致癌物质接触史。典型表现为腹膜局限性或弥漫性增厚,压迫肝包膜,加之腹腔积液形成,导致扇贝征的出现。

CT 及 MRI 上表现为腹腔囊实性、不均匀软组织肿块,边缘不规则,增强扫描后囊性成分不强化,结节及实性部分强化明显。当病变侵犯膈肌、腹膜时,虽然平扫检查较难与其他导致肝脏扇贝征的肿瘤性或非肿瘤性病变检查区分,但腹膜结节的延迟强化有助于鉴别。此外,腹膜弥漫性增厚伴结节、肿块形成以及淋巴结肿大常见。

（2）良性病变

1）肝硬化源性腹腔积液:肝硬化源性腹腔积液是肝硬化门静脉高压最常见的征象。患者有肝炎病史、饮酒史或长期服用中草药史。肝功能、凝血常规、抗核抗体系列指标异常,且肝硬化晚期表现为肝表面不规则或结节状改变,肝脏形态学改变,以及门静脉高压的表现,如脾大、食管-胃底静脉曲张、门静脉增粗及扩张等。而肝表面不规则或结节状凹陷及腹腔积液在肝包膜下间隙的填充,可表现为肝扇贝征。

肝硬化源性腹腔积液在 CT 与 MRI 上均表现为水样密度和信号,不伴腹膜或包膜的增厚及结节形成。虽然有时难以与腹膜假性黏液瘤相鉴别,但结合肝硬化病史和典型的影像学表现较易诊断。

2）融合性肝纤维化:融合性肝纤维化是指肝脏内细胞外基质组织的过多沉积而致,是肝脏慢性炎症的后遗改变,提示疾病的进程到了晚期阶段,最常见于长期的酒精性肝硬化。融合性肝纤维化在 CT 上通常表现为从肝门向外放射的三角形或楔形的低密度区。此时患者出现的腹腔积液主要聚集在包膜下间隙内,形似扇贝征。这些纤维化区域在增强扫描上表现为延迟强化,在 T_1WI 上呈低信号,T_2WI 上呈高信号。值得注意的是,融合性肝纤维化有时需和肿瘤性病变鉴别,但是融合性纤维化无占位效应,呈楔形改变,且无胆管扩张,增强后延迟期强化明显。上述特征有助于鉴别融合性肝纤维化与腹膜肿瘤引起的肝脏形态改变。

3）结核性腹膜炎:结核性腹膜炎一般好发于青壮年,常继发于肺结核、肠结核等,临床上以低热、盗汗等结核毒血症状为主诉,体征主要表现为腹腔积液,腹壁柔韧感,腹部压痛,部分有腹膜炎体征,少数可出现腹部包块。结核性腹膜炎主要累及腹膜、肠系膜和大网膜,可以游离腹腔积液为主要表现,也可以腹膜和肠系膜增厚为主要表现,可出现干酪性结节、淋巴结肿大和纤维蛋白粘连。

结核性腹膜炎最常见的 CT 表现是腹腔积液,肝包膜下的积液由于密度较高,对肝包膜造成压迹,形成扇贝征改变。其他可显示腹膜和肠系膜增厚,增强后强化明显,淋巴结的肿大伴钙化或者中央区坏死,对诊断有帮助。

（马　静　王泽华　殷　波）

七、肝包膜回缩征

【定义】

肝包膜回缩征是用于描述肝包膜光滑的轮廓内陷或局部变平的形态学名词，是横断位图上可见的罕见征象，出现在大约2%的肝病患者中。以往认为包膜回缩征仅与肝恶性肿瘤相关，实际上它也与多种良性病变以及治疗后的改变有关。虽然包膜回缩征无特异性，但它有助于放射医师在综合其他影像征象和临床信息后作出诊断和鉴别。

【病理基础】

导致包膜回缩的原因依据病变类型而不同。例如，恶性肿瘤可引起病灶内或邻近组织的炎性纤维化，针对肿瘤的治疗也可引起肿瘤坏死以及肝实质的增生反应。良性病变则可能是由于胆汁淤积或血管损伤而引起肝组织局部萎缩。外在的病因包括通过在肝包膜上施加压力，导致肝实质变形扭曲从而产生假性回缩表现。

除此之外，肝脏的介入治疗如经颈静脉肝内门体分流术（TIPS）和经动脉导管化疗栓塞术的应用，也可造成包膜回缩征。

【征象描述】

CT和MRI上常表现为肝脏局部轮廓不光整，可有局部的内陷或者局部变平（图3-1-18）。

【相关疾病】

与包膜回缩征有关的疾病见表3-1-6。

【分析思路】

正确认识包膜回缩征有助于疾病的诊治，识别真性包膜回缩征和假性包膜回缩征也非常重要。假性包膜回缩征的一个常见原因是相邻肋骨或横膈对肝包膜的压迫，通过多平面重建可以明确显示这一改变。穿透性或钝性创伤可能导致肝实质扭曲，引起包膜回缩征。腹膜假性黏液瘤是一种罕见的情况，黏液性成分像"扇贝"样附着在肝包膜上，类似于包膜回缩征。如果想区别出该种现象，作为放射科医生应想到给患者做下腹部或盆腔的检查，有助

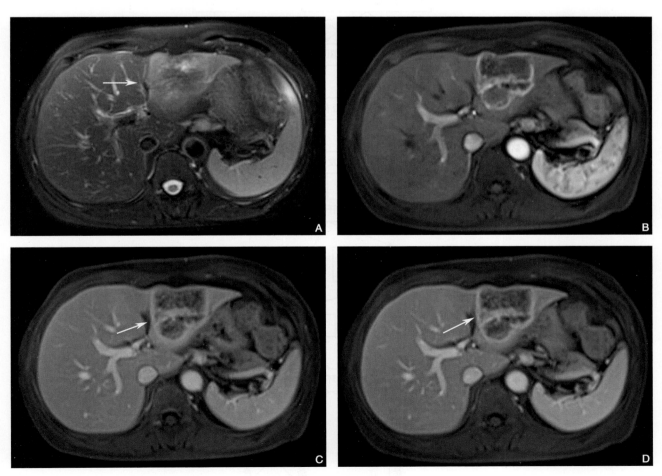

图3-1-18 肝内胆管癌

A. MRI T₂WI显示肝左外叶巨大占位性病灶，信号不均匀，呈混杂高信号，箭头显示左内叶包膜局部凹陷、不光整；B. 动态增强动脉期显示病灶边缘环形强化，内部可见斑片状强化；C、D. 为门脉期和延迟期，显示病灶渐进性强化，包膜回缩征（箭头）显示更加清晰。

表 3-1-6 与包膜回缩征有关的疾病

恶性病变	良性病变	医源性和治疗后的改变	类似征象及其他
肝内胆管癌	硬化性血管瘤	假性肝硬化	胆道梗阻(良性或恶性)
上皮样血管内皮瘤	炎性假瘤	经动脉导管化疗栓塞后改变	正常变异
转移性疾病	融合性肝纤维化	放疗后改变	创伤
肝细胞瘤(包括纤维板层亚型)		经颈静脉肝内门体分流术置入后	腹膜假性黏液瘤

于寻找原发灶,因最常见的病因来源于阑尾黏液腺癌或卵巢黏液腺癌。

【疾病鉴别】

肝包膜回缩征与多种疾病相关,是肝脏影像中的一个有诊断价值的特征。它可能表明潜在的纤维化过程(肿瘤或非肿瘤),对血管损伤或慢性胆道梗阻作出反应的局灶性肝实质萎缩。正确认识包膜回缩征有助于缩小鉴别诊断的范围,开阔放射科医生的诊断思路。

1. 诊断思路(图 3-1-19)

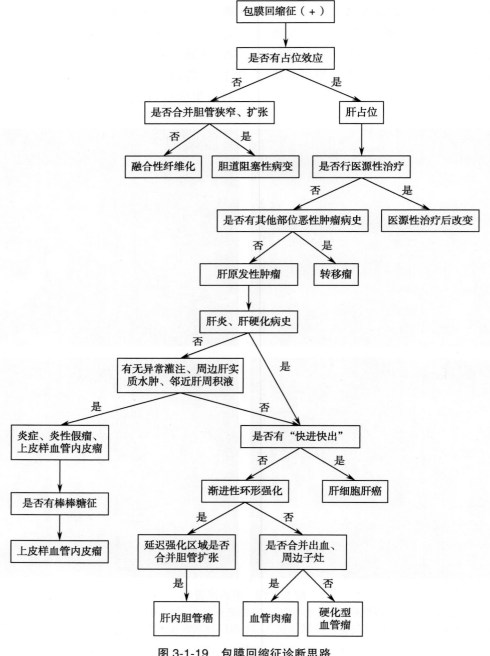

图 3-1-19 包膜回缩征诊断思路

2. 鉴别诊断

（1）恶性病变

1）肝内胆管癌：胆管癌是肝脏第二常见的原发性肝癌，可源于肝内小胆管。慢性胆道炎症是引起肝内胆管癌的最常见的危险因素，包括原发性硬化性胆管炎和华支睾吸虫流行地区的肝吸虫感染等。

包膜回缩征可在20%的胆管癌中观察到。肝内胆管癌常常含有纤维成分，引起邻近肝实质的萎缩，从而导致肝包膜的回缩。此外，当病变位于肝脏外周接近包膜时，更容易看到包膜回缩征（图3-1-18）。

在CT平扫上，不易显示纤维化成分，增强后特别在延迟期有强化的表现。在MRI上，肿块呈不均匀的高信号，而其内的纤维成分在T_2WI上呈低信号。在非特异性的细胞外间隙钆对比剂动态钆增强图像上，胆管癌表现出与CT类似的增强模式，包括动脉期不规则的边缘环形强化，继而在病灶内逐渐集聚对比剂而表现为延迟强化。使用肝胆细胞特异性对比剂钆塞酸二钠（Gd-EOB-DTPA）作增强扫描时，胆管癌通常在肝胆期上呈低信号，而低信号的程度有所差别。此外在肝胆期，有时能看到浮云征或靶征，即病灶中心出现形态各异的高信号。弥散加权成像（DWI）也有助于显示内部的纤维成分，多达75%的肿块型肝内胆管癌由于存在与肿瘤细胞相邻的纤维或坏死区域的交替带，也可表现为靶征，即病灶中心出现低信号。

2）上皮样血管内皮瘤：上皮样血管内皮瘤（epithelioid hemangioendothelioma，EHE）是一种罕见的低级别肝脏原发性血管源性恶性肿瘤，主要发生于年轻女性，生长相对缓慢。EHE通常在包膜下区域产生纤维状黏液基质，这也是为什么在10%～50%的EHE中可以观察到包膜回缩征。

EHE通常多发，病灶常呈圆形。CT平扫呈低密度，增强扫描呈边缘环形强化的方式较为多见，常常需与转移性肝癌鉴别。病灶在T_2WI上为高信号，信号往往不均匀，富含细胞的区域呈明显的高信号，富含纤维组织的区域呈稍低信号。钆对比剂增强后，EHE可表现为动脉期周边环状强化、延迟期病灶内部可见高信号靶征。也有少数病灶表现为动脉期均匀强化、门脉期和延迟期呈稍高信号或等信号，与其他良性肿瘤鉴别困难，但包膜回缩征有重要的鉴别诊断价值，如局灶性结节增生（FNH）极少出现包膜回缩征。EHE累及范围可较广泛，如多个肿块可同时累及肝脏的两个叶。如果有纵向随访的图像，可以观察到这些分散的局灶性肿块会逐渐融合形成大肿块。与肝内胆管细胞癌不同的是，EHE常无胆管扩张（图3-1-20）。

3）肝血管肉瘤：原发性肝血管肉瘤是最常见的肝脏间叶组织来源恶性肿瘤，占全部原发性肝肿瘤的1%～2%。以往文献报道，血管肉瘤与接触某些环境致癌物如二氧化钍、氯乙烯和砷有关，但目前来看，患者常无明确的接触史。血管肉瘤是一种侵略性很强的肿瘤，预后差。由于在诊断时多已处于晚期，血管肉瘤的手术切除率较低，加之具有较高的复发率，也不适合行肝移植手术。

血管肉瘤引起包膜回缩征较为少见，主要的鉴别要点还是MRI T_2WI上不均匀的高信号以及强化的方式。

4）纤维板层型肝细胞癌：包膜回缩征对纤维板层肝细胞癌的诊断有一定的特异性，因病灶内含有大量纤维组织。不到10%的纤维板层肝细胞癌可见到包膜回缩征。

纤维板层型肝细胞癌较为少见，通常发生于无肝硬化背景的患者，预后较好，且好发于年轻人。患者常无症状，因此发现时病灶往往较大，甚至可大于10cm。CT平扫时病灶内可见钙化，增强扫描病灶早期强化明显，往往不均匀。门脉期和延迟期往往有持续强化的特点。病灶中心常见纤维瘢痕，在T_2WI上信号低于肝实质，增强扫描的延迟期会有渐进性的强化。

5）肝转移瘤：转移性瘤是最常见的肝脏恶性肿瘤。虽然转移瘤出现包膜回缩征的机会不多，但较高的肝转移发生率也使其成为肝包膜回缩征最常见的原因。一项研究结果显示，在经组织学证实可引起包膜回缩征的肝转移性肿瘤中，47%为结直肠原发病变，24%为胰腺癌，6%为支气管病变，6%为食管病变，6%为乳腺病变，6%为胆囊病变，6%是胰腺神经内分泌病变。肝包膜回缩虽然不是特定类型原发性肿瘤的特异性征象，但是也表明肿瘤含有促结缔组织增生的成分，因此更常见于这些类型的原发肿瘤（图3-1-21）。

（2）良性病变

1）肝血管瘤：血管瘤是最常见的肝脏良性肿瘤，包膜回缩征见于以下三种情况：巨大血管瘤、肝硬化基础上的血管瘤和硬化性血管瘤，前两种情况较为少见，而在硬化性血管瘤中，多达70%的病灶可引起包膜回缩。其病理改变为病灶中央可有血栓形成而造成血管瘤变性，可导致进行性的纤维化和瘢痕形成，这也是肝血管瘤出现包膜回缩的原因。此

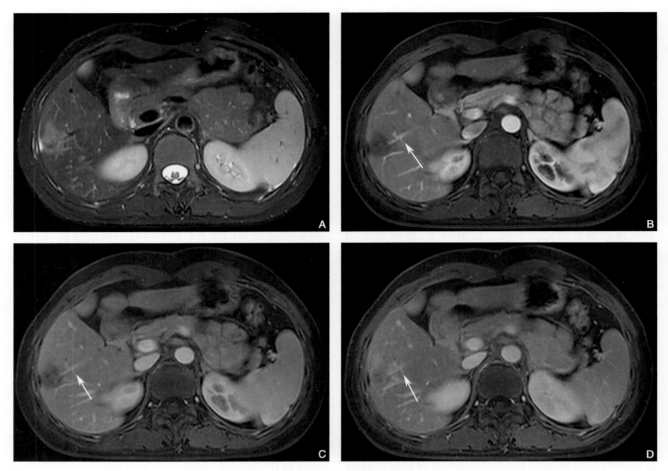

图 3-1-20 上皮样血管内皮瘤

A. MRI T₂WI 显 BCD 示肝脏右后叶包膜下高信号病灶,信号不均匀,局部肝包膜凹陷伴局部少量包膜下积液;B～D. 分别为增强动脉期、门脉期和延迟期,病灶中心渐进性强化,边界不清,可见棒棒糖征,糖为肿块,棒为血管影(箭头)。

外,纤维化和瘢痕形成也会引起血管瘤和周围肝实质的萎缩。

硬化性血管瘤病灶中的血管间隙部分闭塞或完全闭塞,因此造成其表现和典型的血管瘤不同,常常导致误诊。在 MRI 上,典型的血管瘤通常在 T₂WI 上呈均匀的高信号,称为亮灯征,增强扫描表现为动脉期外周结节样强化,逐渐向中心填充,延迟期呈高信号,而硬化性血管瘤通常在 T₂WI 上表现为不均匀的斑片状高信号夹杂低信号区域。增强扫描的强化方式也不典型,因血管间隙的闭塞导致其无典型的外周结节状强化、逐渐向中心扩展的方式。有时可见边缘结节状或环形强化,但强化的程度不及典型的血管瘤。

2)融合性肝纤维化:融合性肝纤维化是因肝脏内细胞外基质组织的过多沉积而致,是肝脏慢性炎症的后遗改变,提示疾病的进程到了晚期阶段,最常见于长期的酒精性肝硬化。融合性肝纤维化在 CT 上通常表现为从肝门向外放射的三角形或楔形的低密度区。当包膜下受累时,包膜回缩主要累及肝脏的右前叶或左内叶。这些纤维化区域在增强扫描上表现为延迟强化,在 T₁WI 上呈低信号,T₂WI 上呈高信号。值得注意的是,融合性肝纤维化有时需和肿瘤性病变鉴别,但是融合性纤维化无占位效应,呈楔形改变,且无胆管扩张。上述特征有助于鉴别融合性肝纤维化和同样也表现为渐进性强化的肿块样肝内胆管细胞癌。

3)炎性假瘤:炎性假瘤是主要由纤维基质内的炎症细胞组成的局灶性病变,其病因尚不完全明确,导致炎性假瘤的机制可能有自身免疫原因、创伤和感染。炎性假瘤的影像学表现往往无特异性,在 MRI 图像上,T₁WI 呈低信号,T₂WI 呈中等强度的高信号,增强以后强化的方式依据细胞成分的变化而有所不同,早期因充血、炎性肉芽肿形成,病灶可有明显强化,而晚期主要以纤维化为主,以延迟强化为特征,特别是病灶中心出现凝固型坏死、周边见纤维包膜,因此可出现纤维组织收缩而形成的包膜回缩

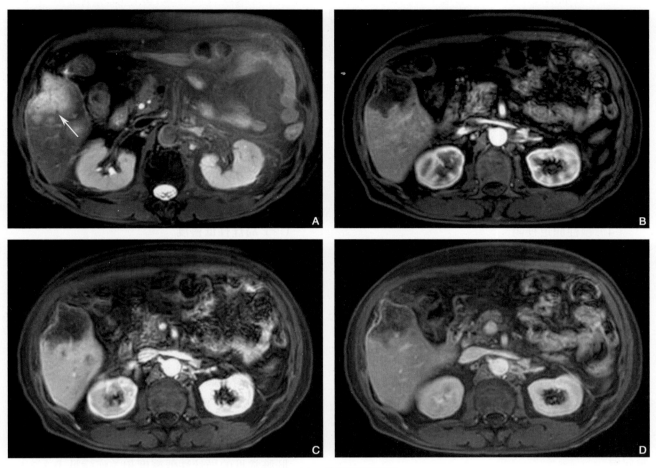

图 3-1-21　结肠癌肝转移

A. T$_2$WI 显示肝脏右前叶多发占位,包膜下高信号大病灶引起局部包膜凹陷(箭头);B～D. 分别为增强动脉期、门脉期和延迟期,病灶周边轻度环形强化,边界清楚,包膜回缩征显示得更为清晰。

征。因炎性假瘤的表现多样,最终诊断往往由病理证实。

（3）医源性和治疗后的改变

1）转移性肝癌治疗后的假性肝硬化:假性肝硬化可能是接受治疗的转移性肝癌病灶本身和未受累的肝实质发生反应性改变的结果。包膜回缩征可能是病灶的坏死、纤维化和退缩以及肿瘤相邻肝实质中的结节性再生增生所导致的征象。包膜回缩最常见于大的乳腺癌肝转移灶治疗后,与转移病灶的数量、化疗的类型以及原发肿瘤的组织病理学诊断无关。有文献报道,50% 的乳腺癌肝转移病例可观察到包膜回缩征。

2）肝肿瘤局部治疗后改变:肝肿瘤的局部干预治疗也越来越普遍,包括肝动脉插管化疗栓塞术（TACE）、钇-90 放射微球栓塞、射频消融、微波消融等手段。局部治疗可造成肿瘤坏死,因此在目标病变附近可引起包膜回缩。

TACE 治疗在临床上中晚期 HCC 治疗的应用中最为广泛,因治疗后肿瘤内部的成分复杂,可导致 T$_2$WI 上的信号较为混杂,残存的肿瘤部分增强后会有强化表现。据文献报道,多达 89% 的 HCC 经 TACE 治疗后可发生包膜回缩,认为是肿瘤坏死和治疗后肝实质的纤维化和瘢痕形成所致。

3）肝梗死:肝脏具有特殊的双重血供,即门静脉供血约占 70%,肝动脉供血约占 30%,肝梗死通常很少见。然而在肝硬化患者中,门静脉血流量减少,因此肝动脉的供血增加。在接受 TIPS 治疗的肝硬化患者中,有效的门静脉血流量进一步降低,可导致肝实质的梗死。虽然 TIPS 治疗后梗死发生的确切机制尚不明确,但目前可能的原因包括对邻近动脉或静脉的直接损伤、支架对血管的压迫以及流出道阻塞等。影像学上梗死通常表现为位于肝脏外周的三角形或楔形改变,当梗死逐渐慢性化时,也可引起包膜回缩。梗死在 T$_2$WI 上呈不同程度的高信号,在 T$_1$WI 上呈低信号,增强后表现为缺乏血供的区域,边界比较清楚。

4）肝肿瘤放疗后改变：尽管随着放疗技术的进步，外照射治疗的应用更加精准，但仍然可能对邻近器官造成损伤，特别是在靶向肝脏的治疗过程中肝实质的损伤较为常见。受照射的肝脏区域可出现肝包膜回缩。放疗后的肝实质会发生一系列的变化，首先是水肿，随后是与包膜回缩征相关的进行性纤维化和肝实质萎缩。水肿在 CT 上表现为低密度，MRI T$_2$WI 上表现为不均匀的高信号。纤维化在动态增强上表现为延迟强化，因对比剂在纤维组织内缓慢积聚。放射剂量和影像学表现与病变严重程度之间无线性关系。

（4）慢性胆道梗阻

慢性胆道梗阻可引起肝包膜回缩，可能有多种原因，包括外伤性、血管性、炎症性、感染性和肿瘤进展。包膜回缩的确切机制尚无法明确，以下为两个有代表性的病因。

1）缺血性胆管病：胆道树的血供来源于动脉，因此缺血性胆管病发生在肝动脉供血不足的情况下。动脉栓塞或血管炎、接受过肝移植以及接受过干预治疗的患者可出现动脉血供减少。胆道树缺血和随后的愈合可导致胆管的狭窄和／或坏死。胆管引流区域的肝段受累，可能会发生萎缩，继而导致包膜回缩。

2）复发性化脓性胆管炎：复发性化脓性胆管炎与华支睾吸虫或蛔虫感染有关，较为罕见。由于其对胆道系统的影响，患者会出现反复疼痛、发热和黄疸。大的导管内结石源自感染病灶，可引起胆道梗阻以及胆管弥漫性扩张。随着进行性梗阻加重和反复感染，可发生胆管狭窄和肝实质的坏死，从而导致包膜回缩。这些患者患胆管癌的风险也是增加的。

（严福华　李卫侠）

第二节　肝脏密度改变

一、CT 平扫低密度

【定义】

肝脏是人体最大的消化腺，也是体内新陈代谢的重要场所。正常肝实质的密度（即 CT 值）稍高于脾脏，在 40～70Hu 范围内。在平扫 CT 上，若肝脏密度低于同层面脾脏密度则认为低密度，包括局灶性低密度和弥漫性低密度。

【病理基础】

肝实质密度减低的病理基础主要有代谢异常、

炎症、肿瘤或血管性病变：①代谢异常中最常见的是脂肪沉积，淀粉样变也会导致肝脏密度减低。②炎症性疾病，如急性肝炎和胆管炎，其肝实质呈低密度，反映肝细胞的肿大、坏死、炎性细胞浸润等。炎症后期可出现炎症细胞浸润、细胆管增生和纤维组织增生，肝实质也显示为低密度。③肿瘤性疾病表现为肝脏占位，平扫时绝大部分显示为低密度。④血管性病变可导致肝脏缺血，平扫时也可显示为低密度。⑤先天性病变，如肝囊肿、多囊肝、胆管错构瘤等，也显示为局灶性或弥漫性的低密度。

（一）局灶性低密度

肝脏局灶性低密度主要指肝内单发孤立的病变，或者虽为多发病变，但病变未引起肝实质广泛且显著的密度异常。常见的有肝囊性病变、肝脓肿、肝寄生虫病、肝梗死、肝挫伤、肝脏各种良恶性肿瘤等。

【征象描述】

CT 上常表现为肝内单发的、孤立的病变，边界清楚或者不清楚，或者虽为多发病变，但病变未引起肝实质广泛且显著的密度异常（图 3-2-1，图 3-2-2）。

【相关疾病】

肝脏常见的局灶性低密度相关疾病见表 3-2-1。

【分析思路】

肝脏 CT 平扫局灶性低密度是大多数疾病的基本表现，是肝实质密度异常的常见表现。掌握其特征性表现和鉴别要点在临床诊疗过程中起到非常重要的作用。发现肝局灶性低密度，首先观察是否有占位效应，无占位效应的病变主要有局灶性脂肪沉积、肝梗死、肝挫伤等。有占位征象的肝局灶性低密

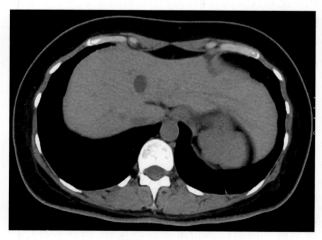

图 3-2-1　肝囊肿

横断面 CT 平扫示肝脏 S$_4$ 段局限性类圆形低密度影，密度均匀，边界清晰。

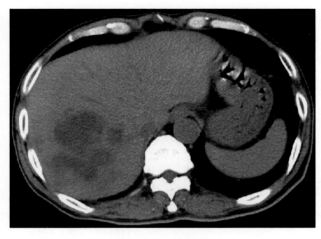

图 3-2-2　肝脓肿

横断面 CT 平扫示肝右叶不规则形低密度区,脓肿壁密度高于脓腔、低于正常肝,部分边缘模糊。

度可分为囊性、实性及囊实性病灶,根据病变特征必要时进行 CT 或 MRI 增强检查以鉴别。

【疾病鉴别】

肝脏大部分疾病在 CT 平扫均呈低密度,肝局灶性低密度与多种疾病相关,是肝脏影像中的一个有诊断价值的特征。掌握肝脏各疾病的 CT 平扫低密度特征,在疾病鉴别诊断中特别重要。

1. 诊断思路(图 3-2-3)

2. 鉴别诊断

(1)无占位效应的病变

1)肝脏局灶性脂肪沉积:常表现为多灶性、楔形、边界欠清的低密度,增强扫描无强化,内可见正常的血管通过,CT 值可轻度升高。

表 3-2-1　肝常见的局灶性低密度相关疾病

无占位效应的病变	囊性病变	实性病变	囊实性
局灶性脂肪沉积	肝囊肿	炎性肉芽肿性病变	肝脓肿
肝梗死	囊型包虫病	肝细胞癌	泡型包虫病
肝挫伤	间叶源性错构瘤	肝内胆管癌	间叶源性错构瘤
	Caroli 病	转移瘤	黏液性囊性肿瘤
		海绵状血管瘤	囊腺瘤或囊腺癌
		局灶性结节增生	
		腺瘤	
		血管平滑肌脂肪瘤	

2)肝梗死:指由于循环受阻导致相应供血区域局部缺血,最终发展为坏死,最常见的原因是血管内栓子形成。由于肝脏有肝动脉和门静脉双重血供,肝梗死较为少见。在肝硬化中,梗死的再生结节是由缺血后低灌注导致的。在肝移植过程中,当侧支血管切断的时候,移植肝发生的肝动脉血栓更容易导致肝梗死。CT 上呈楔形、圆形或卵圆形低密度区域伴不均匀强化。

3)肝挫伤:临床上一般有明确的急性外伤病史,常见的症状是腹痛、压痛、反跳痛、肌紧张、腹部膨隆、腹腔穿刺抽出不凝血,甚至会发生失血性休克。CT 检查挫伤区因肝细胞坏死呈稍低密度,新鲜血肿呈高密度,随着时间的延长,血肿逐步液化可呈低密度。

(2)有占位效应的病变

1)肝囊肿:肝囊肿是胚胎时期胆管发育异常形成的闭合腔隙,内含液体,可为单发性和多发性。CT 平扫表现为肝实质内类圆形低密度影,边缘光滑,边界清楚,囊内密度均匀。增强扫描囊内不强化,囊壁一般不显示。

2)囊型包虫病:囊型包虫病(cystic echinococcosis,CE)是感染细粒棘球绦虫的幼虫所引起的疾病,65%~80% 发生于肝脏,其次是肺部、大脑等。患者常有流行区居住史。目前临床上主要使用的标准化分型为 WHO 包虫病专家工作组(WHO Informal Working Group on Echinococcosis,WHO/IWGE)在 Gharbi 超声分型基础上制定并达成共识的分型方案,此分型将 CE 分为六型:囊型病灶(CE)、单囊型(CE1)、多子囊型(CE2)、内囊塌陷型(CE3)、实变型(CE4)、钙化型(CE5)。囊型包虫 CE1 型表现为类圆形囊性病灶,内呈水样密度,囊壁较厚时能够显示,增强扫描病变无强化;CE2 型呈现子囊征象,依据母囊囊液的含量及子囊的排列呈现"囊内囊"、轮辐征、蜂房征,母囊囊液密度高于子囊;CE3 型囊壁分层呈现双壁征,内囊壁塌陷,漂浮在囊液中表现为飘带征,如合并胆瘘或感染,囊内出现气体,呈现水上浮莲征;CE4 型表现为实性软组织密度占位,多能见到较厚的囊壁,囊内密度不均匀,增强扫描病灶边界清楚,不强化;CE5 型囊壁呈现厚壳状钙化,囊内容物

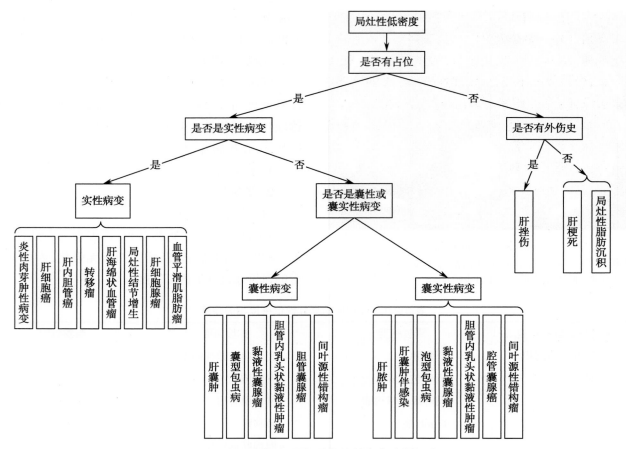

图 3-2-3 肝脏 CT 平扫局灶性低密度诊断思路

密度增高,部分或全部钙化。

3)肝脏黏液性囊性肿瘤:肝脏黏液性囊性肿瘤(mucinous cystic neoplasms,MCN)是自 2010 年消化系统肿瘤 WHO 分类中新命名的一类病变,包括 MCN 伴低或中度上皮内瘤变、MCN 伴高度上皮内瘤变和 MCN 伴相关性浸润性癌,MCN 属于癌前病变。MCN 易发生于 40～50 岁中年女性,具有恶变倾向。肿瘤边界清楚,瘤体内可见多个囊腔,囊腔内含有黏液,囊腔之间的间隔由纤维基质构成,囊壁有三层,内层被覆单层柱状或立方上皮,上皮下为卵巢型间质,外膜由胶原纤维构成,囊腔与胆管不通。CT 平扫显示巨大囊实质性肿块,单房或多房,边缘清晰,以囊性成分为主,可见壁结节和纤维分隔,薄层增强扫描可提高显示率。如肿瘤内软组织成分多,壁较厚而不规则,厚分隔伴粗大钙化和息肉样赘生物,则以恶性可能大。

4)胆管内乳头状黏液性肿瘤(intraductal papillary neoplasms of the bile ducts,IPNB):非常罕见,IPNB 和 MCN 在影像学上的表现非常类似,病理上的鉴别依据是根据是否有卵巢基质而区分。IPNB 以分泌黏液为特征,是明确的癌前病变。影像学上可见肝内囊性占位,实际上是明显扩张的胆管,称为动脉瘤样扩张,扩张程度与梗阻部位不匹配,而且肿瘤近端

和远端胆管均有扩张,扩张程度与肿瘤大小不匹配,肿瘤很小但胆管扩张程度很重,病灶和胆管相通也是和 MCN 鉴别的要点。如果出现厚的分隔、囊内赘生物伴有强化,提示恶性的可能性大。

5)肝脓肿:肝脓肿是由细菌、真菌或阿米巴等微生物侵入肝,并在其中繁殖,从而导致肝脏占位性、化脓性病变。CT 平扫表现为多发类圆形低密度区;脓肿壁稍高于脓腔但低于肝组织密度;早期病变边界不清,后期边界较清楚,约 20% 病灶内可见气体影。MRI 扫描中脓腔于 T_1WI 平扫呈低信号,T_2WI 上呈高或高低不均匀信号,脓液因蛋白含量不同信号差别较大,DWI 上呈明显高信号,ADC 呈低信号改变,增强扫描各期脓腔内均不强化;脓肿壁 T_1WI 稍高于脓腔但低于肝组织,T_2WI 上呈环形中等高信号,增强扫描可见环形强化;部分病例脓肿周围可见水肿带,于 T_1WI 呈低信号,T_2WI 呈高信号。脓肿周围肝组织因炎症充血,动脉血流增加可出现动脉期一过性异常强化,门脉期呈等密度改变。

6)肝间叶性错构瘤:为肝内罕见的良性病变,绝大多数见于 2 岁以下婴幼儿,偶见于成人,发病率约占小儿肝脏良性肿瘤的 18%～29%,居儿童肝脏良性肿瘤的第二位。主要分为多分隔囊性、囊实性(多

见）和实性肿块,病灶常位于肝右叶,也可占据 2 个叶或突出肝外。多分隔囊性平扫为多房囊性肿块,囊壁菲薄,厚薄均匀,无壁结节,增强扫描囊壁及分隔强化,囊性成分不强化;囊实性分隔常厚薄不均,病灶边缘可见软组织密度影,囊腔大小不等,因其成分不同密度可不均匀,少数可见液 - 液平面,增强扫描囊壁及实性成分常轻至中度延迟强化,少数实性成分较多病灶可于动脉期明显强化;实性病灶多密度不均,内常见斑片状低密度影,增强扫描动脉期边缘明显强化,静脉期、延迟期强化范围向中心填充。

7）肝细胞癌:肝细胞癌是我国常见恶性肿瘤之一。肝细胞癌患者通常合并慢性肝病和/或肝硬化,CT 平扫和增强后的影像表现为多样化。一般在肝实质内出现单发或多发的低密度类圆形结节或肿块,增强扫描呈"快进快出"样强化,可见假包膜。

8）肝内胆管癌:是肝内第二大常见的原发恶性肿瘤。CT 平扫图像表现为低密度肿物,可伴肿瘤远端胆管节段性扩张及邻近包膜皱缩。增强扫描典型表现为动脉期肿瘤仅见周边环状强化,门脉期及延迟期外周可见对比剂廓清改变,中央可见延迟强化。

9）肝转移瘤:有原发肿瘤病史。常为多发,CT 平扫呈多发圆形低密度影,增强扫描可见环状强化,呈"牛眼"状。

10）肝局灶性结节增生:多为单发,仅有 10%～20% 为多发。90% 以上的 FNH 无包膜,病灶边界较清楚,多呈分叶状。典型的 CT 表现为平扫呈等密度或略低密度,中央瘢痕呈更低密度。增强扫描呈"快进慢出"的特点,动脉期病灶显著强化,中央瘢痕无强化改变;门脉期及延迟期病灶持续强化,呈等或稍高密度改变,中央瘢痕逐渐强化。

11）肝海绵状血管瘤:是肝脏最常见的良性肿瘤,多见于中年女性。CT 平扫表现为低密度,且密度均匀,大的血管瘤病灶中央可见更低密度区,呈星形裂隙状或不规则形,瘤内偶见钙化。增强扫描表现为动脉期病灶边缘呈结节样明显强化,门脉期及延迟期可见强化区域进行性向中心扩展,呈"快进慢出"的表现。

12）肝细胞腺瘤:是肝脏少见的良性肿瘤。主要发生在育龄期妇女,与长期口服避孕药关系密切,停服避孕药后可自行消退。偶见于男性,也与服用合成激素有关。CT 平扫肝内低密度或等密度肿块,可伴出血、囊变、钙化和脂肪变。合并近期或陈旧出血含铁血黄素沉积为不规则高密度改变,较有特征性,内含脂肪或肿瘤坏死为低密度区。5% 的患者可

显示粗点钙化。平扫超过 30% 的患者瘤周出现较完整的低密度"透明环",常为特征性表现,其病理基础为瘤周被挤压的肝细胞脂肪变性。部分学者认为多数肝细胞腺瘤没有包膜,但可压迫邻近肝组织形成一较薄层、不完整的假包膜。增强扫描显示富血供肿瘤的特点,动脉期显著均匀强化,不均匀强化者除外出血、坏死囊变、钙化、脂肪变等,需穿刺活检及随访复查排除恶性变;门脉期呈等密度或略高密度;延迟期常为等密度或略低密度。瘤周"透明环"无增强表现,部分表现为延迟强化。

13）泡型包虫病:由多房棘球绦虫虫卵感染肝脏所致,是一种少见但严重的寄生虫病,其致病性强、致残率和致死率高,素有"虫癌"之称。泡型包虫病灶 CT 表现为不均质实性肿块,边缘可呈多发小囊泡影,平扫边缘欠清,增强扫描因病灶内部无强化边界显示更清晰。

（二）弥漫性低密度

肝脏弥漫性低密度影,通常见于脂肪浸润(脂肪变性),但也可发生于弥漫性肿瘤(如淋巴瘤)、肝淤血、布 - 加综合征、肝淀粉样变性、肝紫癜病、感染(如急性重症病毒性肝炎、机会性感染)或急性药物中毒等。脂肪肝(肝脂肪变性)是最常见的弥漫性密度减低的肝脏疾病,以下主要介绍脂肪肝的表现。

【征象描述】

CT 上表现为肝实质密度弥漫性减低,低于同层面脾脏的密度,如密度下降明显则可出现肝 - 脉管对比度消失,甚至出现反转,即肝血管呈现相对高密度(图 3-2-4)。

【相关疾病】

肝脏弥漫性低密度病变的相关疾病见表 3-2-2。

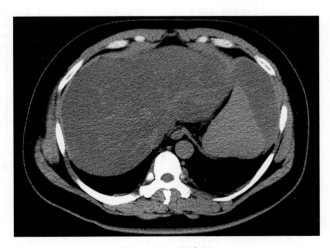

图 3-2-4 脂肪肝
横断面 CT 平扫示全肝弥漫性密度减低,衬托之下的肝血管呈相对高密度而显示清晰。

表 3-2-2 肝弥漫性低密度相关疾病

代谢性疾病	肿瘤性病变	血管性病变	炎性/感染性病变
脂肪肝	弥漫性肝细胞癌	心源性肝淤血	急性/重症肝炎
糖原贮积病	弥漫性淋巴瘤	布-加综合征	自身免疫性肝炎
	弥漫性转移瘤	肝窦阻塞综合征	药物性肝损伤
		肝紫癜	肝淀粉样变
			肝结节病

【分析思路】

肝脏 CT 平扫弥漫性低密度相关疾病的诊断首先观察肝脏的形态、肝叶比例以及体积有无变化。肝脏密度减低是否均匀,有利于鉴别肿瘤性和非肿瘤性的病变。平扫对定性的难度很大,需结合增强检查以观察其他征象,并且需结合临床综合考虑。

【疾病鉴别】

肝脏 CT 平扫弥漫性低密度的疾病除了脂肪肝以外,其他大部分疾病并不常见,在鉴别诊断上需观察肝脏其他相关表现,如肝脏体积、肝叶比例、肝脏形态以及肝内血管/胆管等改变,并结合临床综合考虑才能作出诊断。

1. 诊断思路(图 3-2-5)

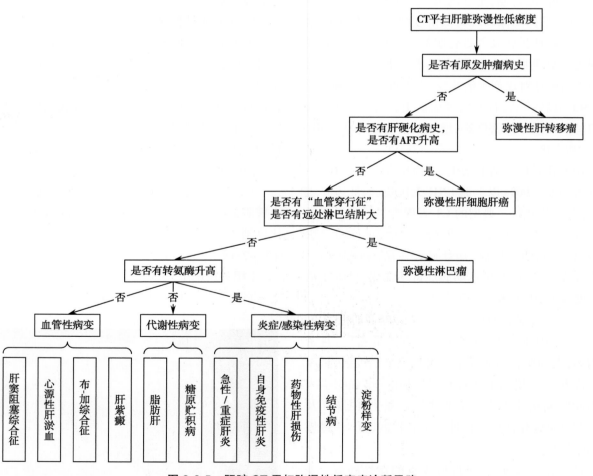

图 3-2-5 肝脏 CT 平扫弥漫性低密度诊断思路

2. 鉴别诊断

(1)代谢性病变

1)脂肪肝:脂肪肝的 CT 表现主要为肝脏密度减低,呈弥漫性或局部肝实质密度减低,其密度与浸润脂肪含量密切相关(负相关),随着肝细胞内脂肪含量越高,对应的 CT 值越低。当肝脏实质密度降低,肝实质与肝血管 CT 相对密度发生变化。肝组织与肝内血管相比呈等密度时,为轻度脂肪肝;肝组织密度低于肝血管(肝血管反转显示),为中度脂肪肝;肝组织密度明显低于肝血管密度时,为重度脂肪肝。

2）糖原贮积病：是一种先天性糖原代谢紊乱性疾病，CT 表现主要为肝脏显著增大和肝实质密度改变，当肝细胞内糖原积聚到一定量时，肝密度增高。然而，当并发弥漫性肝脂肪浸润，可部分或完全抵消糖原对肝密度的影响，此时肝脏密度取决于糖原和脂肪的相对量，可表现为升高、正常或降低。糖原贮积病可以合并肝细胞腺瘤、肝细胞癌。

（2）肿瘤性病变

1）弥漫性肝细胞癌：患者常有肝硬化病史，AFP 升高，CT 表现为弥漫性低密度，肝脏形态和体积发生变化。弥漫性肝细胞癌常伴有门静脉癌栓形成，增强检查可显示这一特征，对诊断有重要价值。

2）弥漫性淋巴瘤：非常罕见。肝实质呈弥漫性低密度伴门静脉周围晕征，不形成明确的肿块。肝脏体积可有增大，增强扫描可见门静脉分支穿行，血管可受压变窄，但无受侵，门静脉也很少出现癌栓。原发性淋巴瘤少见，继发性淋巴瘤常可见远处淋巴结肿大，这对鉴别诊断有帮助。

3）弥漫性肝转移瘤：常有原发肿瘤病史，肝内弥漫性的低密度灶，增强扫描可显示其环形强化的特征。

（3）血管性病变

1）心源性肝淤血：肝脏被动灌注肝实质内血流缓慢引起肝淤血，是充血性心力衰竭和心包疾病常见的合并症。肝脏增大，CT 平扫肝实质密度基本正常或不均匀减低，腔静脉和肝静脉扩张，CT 增强扫描会出现下腔静脉逆向充盈显影及肝实质异常灌注等征象。

2）布-加综合征：多为慢性代偿期肝硬化或慢性失代偿期肝硬化伴脾功能亢进。布-加综合征的特征为肝静脉流出道梗阻，静脉内血液淤滞，导致门静脉高压和肝实质缺血。临床表现为腹痛、腹腔积液以及肝脏肿大。CT 表现包括肝脏肿大、增强扫描强化不均匀。慢性期可见侧支循环建立和纤维化，肝尾状叶肥大和增生结节形成。

3）肝窦阻塞综合征：患者大多有明确的吡啶类生物碱药物（如"土三七"）服用史，或接受过放疗、化疗。肝脏因淤血而肿大，同时伴有不规则的肝组织坏死。CT 平扫可见肝脏弥漫性肿大和肝实质区因血流淤滞所致的密度不均匀减低，增强扫描呈典型的"地图样"不均匀强化以及伴有肝静脉主支或肝下腔静脉狭窄的"三叶草样"强化。

4）肝紫癜：是一种罕见的良性肝脏血管性病变，病理表现为肝实质内多发、大小不等的充血囊腔，囊腔可与肝窦或中央静脉沟通，其与肝窦扩张的区别在于可见支持肝细胞和肝窦的网状纤维破坏。CT 平扫上根据潴留腔的形态呈弥漫性或多发性的低密度区，显示出与血液相同的密度值。因血液潴留腔和肝窦有交通，增强扫描显示有对比剂进入，较大的肝紫癜结节强化程度与海绵状血管瘤类似。

（4）炎症/感染性病变

1）急性/重症肝炎：表现为肝脏肿大，肝实质密度减低，均匀或不均匀，门静脉周围可见低密度轨道征，提示水肿。有时可出现胆囊壁水肿和腹腔积液，但影像表现不具有特异性，需要结合临床除外其他病变。

2）自身免疫性肝炎：自身免疫性肝炎（AIH）是由自身免疫反应介导的肝实质炎症性病变，具体病因不明。AIH 多发于女性，以高丙种球蛋白血症、血清自身抗体阳性和对免疫抑制治疗应答为特点。AIH 的 CT 表现常显示肝脏的体积增大，后期出现体积缩小，肝实质密度不均匀减低，包膜不光整。后期出现门静脉高压的表现，如脾脏肿大、脾静脉扩张扭曲。腹腔淋巴结肿大较为常见，也会出现腹腔积液。影像学检查不能用于确诊 AIH，但定期随访有助于判断疗效以及发现后期的并发症。

3）药物性肝损伤：在药物使用过程中，因药物本身及其代谢产物或由于特殊体质对药物的超敏感性或耐受性降低所导致的肝脏损伤称为药物性肝损伤，是最常见和最严重的药物不良反应之一。临床上可表现为各种急慢性肝病，轻者停药后自行恢复，重者危及生命。肝脏受损后，CT 平扫上呈低密度，后期可出现小结节样改变，增强后强化不均匀，可以出现"地图样"改变。影像学无法诊断，需结合临床病史才能作出综合诊断。

4）肝淀粉样变：是淀粉样蛋白沉积在受累器官细胞外引起器官功能障碍的疾病。CT 平扫示弥漫性肝大，淀粉样蛋白沉积区可显示为地图状或块状低密度影，以肝镰状韧带为顶点的三角形肝大为其特征。

5）肝结节病：病因不明，是一种肉芽肿性病变，肝脏受累少见，表现为多发的小结节状低密度，边界不清，以门脉周围分布为特点，增强后无强化表现。肝脏受累时常见脾脏受累，也表现为多发的低密度、无强化结节。

二、CT 平扫高密度

【定义】

CT 平扫上若肝脏绝对密度高于 75Hu 则认为肝

脏密度增高,包括局灶性高密度和弥漫性高密度。

【病理基础】

肝实质 CT 密度增高,是因为高原子序号的元素或高分子化合物在肝的异常沉积,肝内脉管系统的密度相对减低。临床多见于钙化、铁沉积、糖原沉积等。此外,出血在 CT 平扫上也是高密度,因为血红蛋白对 X 线的吸收增加。部分疾病在医源性或治疗后可呈高密度改变,如肝动脉(化疗)栓塞术后碘油沉积等。

(一)局灶性高密度

【征象描述】

CT 上常表现为肝内单发的、孤立的病变,或者虽为多发病变,但病变未引起肝实质广泛且显著的密度异常(图 3-2-6,图 3-2-7)。

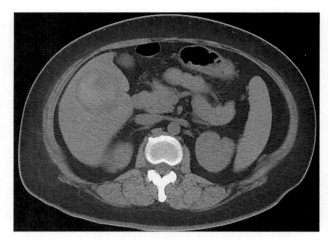

图 3-2-7 肝细胞腺瘤伴出血

横断面 CT 平扫示肝实质内低密度占位内高密度影,密度不均匀。

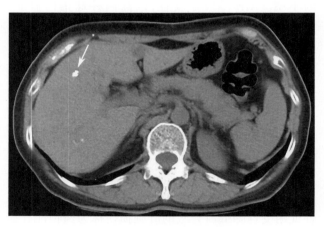

图 3-2-6 肝内钙化灶

横断面 CT 平扫示肝脏右前叶结节状高密度影,边界清晰(箭头)。

【相关疾病】

肝脏局灶性高密度疾病见表 3-2-3。

【分析思路】

肝脏 CT 平扫局灶性高密度即 CT 平扫下与周围肝实质相比呈现局灶性高密度的病变。包括在 CT 平扫上呈高密度的物质(碘化油、钙质、铁等)的异常沉积、血肿,伴发出血或者钙化的病变。肝细胞癌射频消融术后因蛋白质凝固亦呈高密度。脂肪肝内的局限性肝岛、重度脂肪肝背景下的占位性病变、肝硬化病例中被纤维间隔分隔的再生结节均显示为相对高密度。肝结核病灶可出现高密度钙化,典型的表现呈"粉末状"钙化。寄生虫病的病灶也常伴有钙化呈高密度,如肝吸虫病、包虫病等。

表 3-2-3 肝脏局灶性高密度相关疾病

增生性病变	钙化	出血	医源性和治疗后改变	脂肪肝背景
肝细胞增生结节	肝实质单纯钙化	肝挫伤	肝细胞癌 TACE 后碘油沉积	肝岛
	病灶钙化	肿瘤内出血	肝细胞癌消融治疗后	脂肪肝背景下的占位性病灶
	肝内胆管结石			

【疾病鉴别】

1. **诊断思路**(图 3-2-8)

2. **鉴别诊断**

(1)肝细胞增生性病变:肝脏血流动力学发生改变时,可导致肝细胞增生,但不伴有纤维组织增生,CT 平扫上可呈相对高的密度。再生结节形成是肝硬化的基本病变,是肝硬化纤维组织增生,肝脏正常结构破坏,假小叶形成所产生的结节。部分再生结节内有铁沉积,称为含铁结节。CT 平扫上含铁结节呈高密度,增强扫描多无强化,延迟轻度强化,与肝实质密度接近或一致。

(2)钙化:可能是肝脏因为炎症、创伤等因素,使肝组织局限性坏死形成了纤维化瘢痕,伴有钙质的局部沉积。CT 平扫显示明显高于肝实质和脉管的局灶性高密度影,边界清楚,CT 值达 80Hu 以上。很多肝脏病变内亦可出现钙化,在 CT 上比较好识别。

(3)出血:出血在平扫上为高密度,CT 值 80Hu,慢性出血或吸收期 CT 值相对稍低。常见于肝挫伤、肿瘤卒中等疾病,在临床中结合临床病史和 CT 值可鉴别。

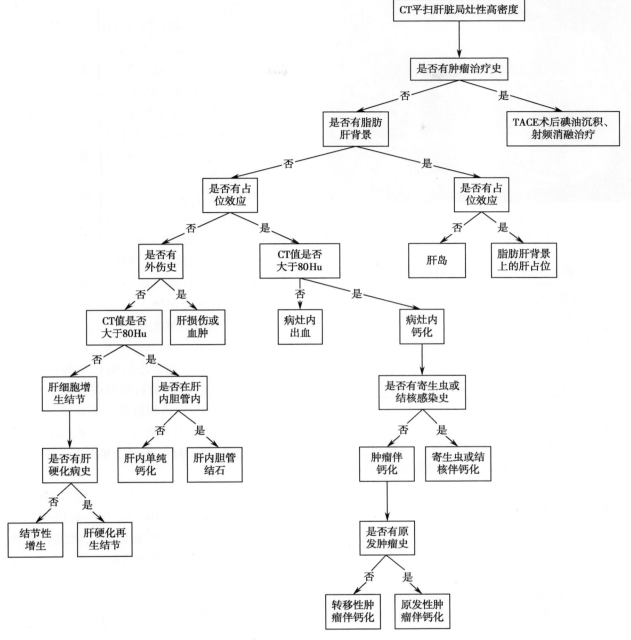

图 3-2-8　肝脏 CT 平扫局灶性高密度诊断思路

（4）医源性和治疗后改变

1）肝细胞癌 TACE 后碘油沉积：CT 平扫显示栓塞区域碘油沉积呈现高密度。坏死区域的碘油沉积可达 1 个月以上，正常和非坏死肝组织的碘油沉积在 1 个月左右消失。

2）肝肿瘤射频消融治疗后：射频消融术的一般适应证是肿瘤数目<3 个，直径<3cm、无明显血管浸润、无肝外病变的肝细胞癌。CT 平扫中，与周边肝实质相比，肿瘤凝固坏死呈稍高密度。

（5）脂肪肝背景

1）肝岛：在脂肪肝的背景上，个别残留的正常肝脏组织，呈略高密度，边界清晰，CT 值为正常肝脏密度，多呈圆形或不规则形。常位于胆囊窝、叶间裂或肝被膜下，大小不一，但没有占位效应。增强扫描肝脏正常强化，肝岛内可见正常血管穿行。

2）重度脂肪肝背景下的实质性占位：重度肝脂肪背景下肝实质呈明显低密度，相对肝内其他病变呈高密度。需根据增强或 MRI 检查进一步定性。

（二）弥漫性高密度

【征象描述】

CT 上表现为肝实质密度弥漫性密度增高，CT 值>75Hu（图 3-2-9）。

【相关疾病】

肝脏弥漫性高密度相关疾病见表 3-2-4。

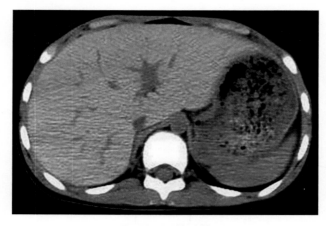

图 3-2-9　铁过载

横断面 CT 平扫示全肝密度弥漫性增高，呈"白肝症"。

表 3-2-4　肝弥漫性高密度相关疾病

异常沉积	其他
铁过载	进展期肝硬化
糖原贮积病	重度贫血
威尔逊病	
胺碘酮肝	

【分析思路】

常因高原子序号元素和高分子化合物代谢异常、沉积所致。如长期输血致血色素沉积、钆沉积、铜过剩蓄积等，临床诊断中要结合临床病史方能作出诊断。进展期肝硬化、重度贫血等肝实质也可呈弥漫性高密度。

【疾病鉴别】

肝脏 CT 弥漫性高密度多为代谢性疾病所致，需要结合患者临床症状及相关实验室检查进行鉴别。MRI 水脂分离的方法可用于鉴别肝糖原贮积病和铁过载。

1. 诊断思路（图 3-2-10）

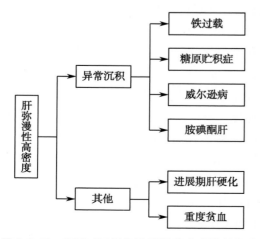

图 3-2-10　肝脏 CT 平扫弥漫性高密度诊断思路

2. 鉴别诊断

（1）铁过载：各种原因引起铁代谢混乱，使大量铁蛋白和含铁血黄素形成并沉积所致，严重者可致肝硬化，甚至肝癌。包括原发性和继发性铁异常沉积。原发性铁过载又称肝血色素沉着症，继发性可因肝硬化、骨髓增生异常综合征、地中海贫血、外源性摄取增加及多次输血等原因导致。CT 平扫表现为肝实质呈弥漫性高密度，典型的铁过载症，肝 CT 密度可超过 1 000Hu。

（2）糖原贮积病：是遗传性酶缺陷导致的糖原代谢紊乱性疾病，多发于婴幼儿和青少年，主要临床表现为低血糖、肝大、脾大及生长发育迟缓。肝实质因葡萄糖蓄积成为高密度，但肝型糖原贮积病常伴脂质代谢异常，同样可出现因肝脂肪沉积造成密度减低，故肝实质密度取决于糖原蓄积和脂肪沉积所占的比例。常伴肝脏肿大。

（3）威尔逊病：又称 Wilson 病（Wilson disease），是一种常染色体隐性遗传的铜代谢障碍疾病，该病临床表现复杂，主要为肝脏和神经系统病变，易漏诊、误诊。CT 平扫呈弥漫性结节状高密度影，但由于肝的密度受到铜和铁等金属蓄积、脂肪沉积的影响，肝密度变化多样，需结合临床资料进行鉴别诊断。

（4）胺碘酮肝：抗心律失常药乙胺碘呋酮是含碘的抗心律失常药物，由于苯并呋喃衍生物是脂溶性的，蓄积在肝脏会导致肝实质密度弥漫性增高。有报道称肝实质密度值与血中乙胺碘呋酮浓度有关。

三、地图征

【定义】

肝脏地图征是指肝实质因密度不均匀而呈现为大小不等的片状区域，形似"地图样"。

【病理基础】

肝实质因各种原因导致肝细胞变性、纤维增生，肝窦、肝小叶中央和/或小叶间静脉内皮细胞损伤导致管腔狭窄或闭塞，在 CT 扫描上呈现"地图样"改变。

【征象描述】

CT 门静脉期显示肝脏密度不均匀，斑片状强化区域与低密度低灌注区域相间的"地图样"改变（图3-2-11）。

【相关疾病】

肝脏地图征相关疾病如肝窦阻塞综合征、HELLP

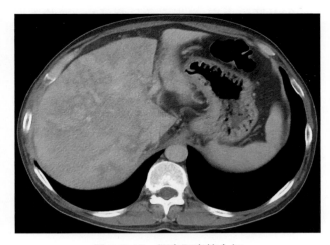

图 3-2-11　肝窦阻塞综合征
横断面 CT 增强门静脉期可见特征性的"地图样"改变。

综合征及肝泡型包虫病。

【分析思路】

地图征常因各种原因导致肝脏密度不均而呈现大小不一的片状区域,相关疾病如肝窦阻塞综合征、肝泡型包虫病、HELLP 综合征均有明显的致病因素或流行区生活史,结合临床相关资料不难诊断。

【疾病鉴别】

肝窦阻塞综合征常见于服用"土三七"或干细胞移植、肝移植及恶性肿瘤放化疗后;肝泡型包虫常有流行区生活史;HELLP 综合征有明确的患病群体,并且三者的影像学表现均有其特点,容易鉴别。

1. 诊断思路(图 3-2-12)

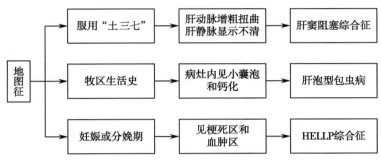

图 3-2-12　肝脏地图征诊断思路

2. 鉴别诊断

(1)肝窦阻塞综合征:是一种因肝窦内皮完整性破坏、肝窦内充血阻塞产生肝窦血液回流障碍,导致肝功能损害及门静脉高压等一系列症状。我国患者多因服用含吡咯生物碱植物而致病,其中以"土三七"最为常见。CT 平扫显示肝肿大、密度减低,有时伴有腹腔积液;增强后动脉期显示肝动脉及其分支增粗扭曲,以肝门区为著,肝实质不强化或斑片状不均匀强化;门静脉期可见特征性的"地图状"改变(肝脏密度不均匀,斑片状强化区域与低密度低灌注区域相间)、肝静脉显示不清、肝内外无扩张的代偿静脉、下腔静脉肝段变扁;延迟期肝内仍有斑片样低密度区存在,其中 CT 低密度区与活检肝实质坏死区一致。典型者在肝静脉主干及下腔静脉周围呈现低密度,如"三叶草"征象。肝外非典型征象包括脾大、胆囊壁水肿、胸腔积液等。

(2)肝泡型包虫病:是一种罕见却具有"类肿瘤样"生长的寄生虫病,主要流行于牧区。CT 上病灶呈不均质实性肿块,病灶内可见小囊泡和钙化,中心可见液化坏死区,共同构成"地图样"外观。

(3)HELLP 综合征:是妊娠后期或分娩期的严重中毒症,表现为溶血性贫血、肝酶上升和血小板减少三大主要症状。由于血管痉挛,造成肝局限性梗死、包膜下血肿和肝内血肿,肝实质内呈梗死区低密度、血肿区高密度及正常肝实质混合的地图状表现。

四、龟背征

【定义】

肝实质内呈现条纹状钙化或纵横交错成为形似地图或龟壳样花纹的钙化。

【病理基础】

血吸虫的虫卵在门静脉小分支内停留形成虫卵结节和纤维化反应,导致门静脉分支周围大量纤维组织增生,最后形成线条形钙化,线状钙化十分广泛时,可纵横交错则成为地图状或网织状形态,具有特征性。

【征象描述】

CT 平扫上垂直于肝包膜的钙化性分隔,使肝脏显示为龟背征(图 3-2-13)。

【相关疾病】

肝脏龟背征是血吸虫病的特征性影像学表现。

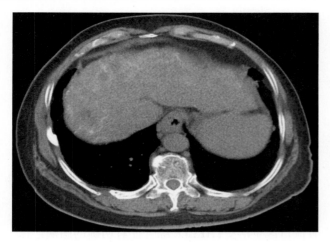

图 3-2-13 血吸虫病

横断面CT平扫示肝实质内垂直于肝包膜的钙化性分隔。

【分析思路】

肝血吸虫病常有进食生鱼片的病史,急性期表现为肝实质、胆管的炎症及扩张。慢性期表现为胆管壁增厚,胆管的梗阻、扩张虫体阻塞胆管引起周围小胆管囊状扩张较具特征性,具有诊断特异性。CT可见肝实质形态多样的钙化,其表面的钙化可与肝实质的钙化相连续,形成"地图肝"或"龟背样"的特征性改变。肝内及包膜钙化是血吸虫性肝硬化的基本病理特征和CT诊断的主要依据。

【疾病鉴别】

龟背征是血吸虫病的特征性影像学征象,表现为肝实质表面呈现细条状高密度形似龟背。肝窦阻塞综合征和肝内胆管结石虽也有类似"龟背征样"的"地图样"分隔,但肝窦阻塞综合征不伴钙化,影像上容易鉴别。

1. 诊断思路(图 3-2-14)

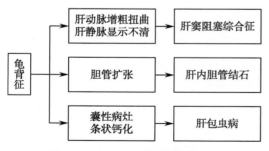

图 3-2-14 肝脏龟背征诊断思路

2. 鉴别诊断

(1)肝窦阻塞综合征:内容同地图征内肝窦阻塞综合征。

(2)肝内胆管结石:呈圆形或椭圆形,沿肝内胆管走行分布并有远端肝内胆管扩张,与血吸虫性肝硬化沿门脉血管走行的肝内"地图样"钙化好鉴别。

(3)肝包虫病:患者有牧区生活史,CT检查肝内单发或多发囊性病灶,囊壁可呈弧形或蛋壳状钙化,囊内容物亦可见片状或条状钙化,与血吸虫性肝硬化的"地图样"钙化不难鉴别。

(严福华 刘文亚)

第三节 肝脏信号改变

一、T_1WI 高信号

【定义】

肝脏病变在 T_1WI 序列上信号高于正常肝实质。

【病理基础】

在射频脉冲激发下,组织内氢质子吸收能量处于激发状态,射频脉冲终止后,处于激发状态的氢质子恢复其原始状态,这个过程称为弛豫。在弛豫过程中,氢质子将其吸收的能量释放到周围环境中,若氢质子及所处晶格中的质子进动频率接近 Larmor 频率,那么氢质子的能量释放就较快,组织的 T_1 弛豫时间越短,T_1WI 信号强度就越高。大分子蛋白质与自由水结合产生的结合水效应、脂类物质、顺磁性物质(高铁血红蛋白、铜、锰、黑色素)的进动频率接近 Larmor 频率,因而在 T_1WI 上呈现高信号。

在肝脏病变中,当发生胆道梗阻及肝硬化时,胆汁中的铜排泄受阻,肝内铜含量升高,T_1WI 上可表现为高信号。此外,当肝窦扩张时,由于血液在血窦内缓慢流动,黏滞性增加或继发血栓形成,也可在 T_1WI 上表现为高信号。

【征象描述】

在 T_1WI 序列上病变相对正常肝组织表现为高信号。根据病变的不同类型,可为均匀高信号或不均匀高信号,可为弥漫性也可为局限性,可为良性也可为恶性。

【相关疾病】

与 T_1WI 高信号有关的疾病见表 3-3-1。

【分析思路】

肝脏内诸多病灶可表现为 T_1WI 高信号,但不同病灶的临床特点、实验室检查及影像学表现各异,需要影像诊断医师掌握丰富的知识进行鉴别。

【疾病鉴别】

1. 诊断思路 首先判断病变是否假性高信号,其次判断病变内所含成分,如脂肪、大分子蛋白、顺磁性物质、出血等,病变为弥漫性或局灶性分布,以及增强扫描病变的强化方式(如有),最后还须查看

表 3-3-1 呈 T_1WI 高信号相关的疾病

病灶内含物	T_1 高信号机制	良性	恶性
脂肪	缩短 T_1 弛豫时间	脂肪瘤、血管平滑肌脂肪瘤、局灶性肝脂肪变性、肝细胞腺瘤、FNH	HCC、脂肪肉瘤转移
出血（含铁血红蛋白）	顺磁效应	肝细胞腺瘤、血肿、子宫内膜异位症	HCC
铜沉积	顺磁效应	局灶性结节状增生、肝细胞腺瘤	HCC
黑色素	顺磁效应		黑色素瘤转移
大分子高蛋白	结合水效应	脓肿、复杂性囊肿	HCC、富黏液性肿瘤转移
肝窦扩张	黏度增加或血栓形成	肝细胞腺瘤、毛细血管扩张性 FNH、肝硬化	HCC

注：FNH：局灶性结节增生（focal nodular hyperplasia）；HCC：肝细胞癌（hepatocellular carcinoma）。

有无合并肝外表现，综合临床资料分析定性。

2. 鉴别诊断

（1）假性高信号

1）相对高信号：由于铁沉积（血色病或肝硬化）、水肿或纤维化，肝实质在 T_1WI 上可呈弥漫性低信号，因此一些病灶可表现为相对高信号。此外，在脂肪抑制的弥漫性脂肪肝图像上，肝实质中任何乏脂区域或病变均可表现为相对高信号。

2）伪影：大血管（主要是腹主动脉）的运动伪影可表现为肝脏的高信号局灶性病变。

（2）含脂病灶

主要包括脂肪瘤、血管平滑肌脂肪瘤、局灶性肝脂肪变性、畸胎瘤，以及来自脂肪肉瘤、肾母细胞瘤、透明细胞型肾细胞癌等的转移瘤。含脂病灶可通过同反相位、抑脂序列与其他病变相鉴别。

（3）弥漫性病变

1）肝硬化再生结节与异型增生结节：慢性肝病（病毒性肝炎、血色病等）可导致肝实质弥漫性变性坏死，并继发肝细胞再生增生结节。根据其病理演变过程，可分为再生结节（regenerative nodule，RN）、异型增生结节（dysplastic nodule，DN），与最终形成的小肝癌（small hepatocellular carcinoma，sHCC）。结节内包含胆汁淤积、含铁血黄素沉积，故 MRI 表现多样，较典型的表现为 T_1WI 上均匀的弥漫结节状高信号影。结节血供主要来自门静脉，动态增强扫描曲线呈缓慢上升型。在肝胆期，RN、DN 因含有正常的肝细胞，可摄取对比剂而成高信号，而大部分 sHCC 呈低信号。

2）结节性再生性增生：结节性再生性增生（nodular regenerative hyperplasia，NRH）以肝内弥漫分布的、无纤维分隔的小再生性结节为特点。NRH 与肝硬化再生增生结节病理发生机制及影像学表现类似，

区别在于其无肝炎肝硬化病史，常发生于患有布-加综合征、血液及免疫系统疾病、门静脉高压的患者。

（4）出血性病变

在亚急性期（出血后 3～14 天），包括肿瘤或囊性病变合并出血、HELLP 综合征、外伤性出血、血管畸形出血等。

1）肝细胞癌：肝癌发生出血坏死可表现为高信号；射频消融术后，由于凝固性坏死或瘤内出血，术后早期消融区可表现为高信号。此外，原发性透明细胞型肝癌发生率占所有肝癌的 0.9%～8.8%，肿瘤细胞内富含糖原，在 T_1WI 上呈稍高信号，与典型 HCC "快进快出" 强化方式不同，该型肝癌常缺少动脉期显著强化，门脉期及延迟期也多呈低信号，可见环形强化的肿瘤包膜。

2）肝囊性病灶：胆管囊肿、胆管囊腺瘤等可因出血、感染表现为高信号，肝脓肿可因脓液富含蛋白质表现为高信号。

3）肝细胞腺瘤：常与口服避孕药和糖原贮积病有关。多为单发类圆形结节，59%～77% 的肝细胞腺瘤在 T_1WI 上可为高信号，可能与肿瘤细胞富含糖原、脂肪、瘤内出血有关。

4）转移瘤：转移瘤通常在 T_1WI 图像上呈低信号，但当转移瘤合并出血（神经内分泌肿瘤、黑色素瘤）、富含黏液（如胰腺大囊性囊腺癌、卵巢腺癌）、含有脂肪（畸胎瘤、脂肪肉瘤、肾母细胞瘤和肾细胞癌）或蛋白质合成活跃时可呈高信号。

（5）局灶性结节样增生

好发于年轻女性，结节有特征性的中央性星形瘢痕，内含增生的胆小管和肝动脉。在 T_1WI 可呈高信号但并不常见（2.1%～6.0%），可能与胆管梗阻相关的铜聚集有关。毛细血管扩张性 FNH 占 FNH 病例的 10%～15%，好发于口服避孕药的中年妇女，病

灶常多发,内见明显的血窦扩张,易出血。

（6）其他病变

1）锰沉积:主要见于肝硬化和门 - 体静脉分流者,亦可见于全胃肠外营养、糖尿病或锰职业接触者（焊接工）。

2）肝硬化症、肝脏未分化胚胎性肉瘤、肾上腺静止性肝肿瘤、局灶性肝内髓外造血、格林森鞘假性脂肪瘤、朗格汉斯组织细胞增生症中的黄色瘤、肝周子宫内膜异位症、肝肺吸虫病等。

（肖文波　林　琳）

二、T$_1$WI 低信号

【定义】

肝脏病变在 T$_1$WI 序列影像上信号低于正常肝实质。

【病理基础】

T$_1$ 弛豫描述了磁化矢量沿纵向方向恢复的过程,与每个体素中的自旋（水质子）数量成正比,正常肝实质 T$_1$ 弛豫时间相对较短,相对肌肉呈等或高信号,相对脾脏呈高信号。自由水的 T$_1$ 弛豫时间较长,存在细胞水肿、坏死或存在黏液成分等的病变,如囊肿、血管瘤、肝细胞癌、转移瘤等,因含自由水增多,T$_1$ 弛豫时间延长,在 T$_1$WI 上呈相对低信号。

【征象描述】

在 T$_1$WI 序列上病变相对正常肝组织表现为低信号。根据病变的不同类型,可表现为均匀低信号或不均匀低信号,部分病灶中可见相对高信号成分。

【相关疾病】

T$_1$WI 呈低信号的肝脏疾病见表 3-3-2。

表 3-3-2　T$_1$WI 呈低信号的肝脏疾病

恶性病变	良性病变	炎症或感染性病变
肝细胞癌	血管瘤	炎性假瘤
胆管细胞癌	局灶性结节增生	肝脓肿
上皮样血管内皮瘤	融合性纤维化	
转移瘤	囊肿	
	囊腺瘤	

【分析思路】

对于肝脏 T$_1$WI 低信号病灶,应重点观察病灶的形态、信号均匀与否、强化特点及周围结构的变化,并结合患者的临床特点、症状、体征、实验室检查及其他影像学检查进行综合分析。

【疾病鉴别】

1. **诊断思路**　T$_1$WI 信号降低可表现在肝脏的多种良恶性疾病中,代表病灶内自由水成分增多,是常见的非特异性征象,主要结合强化后的病变特点及其他征象,共同对疾病进行鉴别。

2. **鉴别诊断**

（1）恶性病变

1）原发性肝癌:原发性肝癌主要包括肝细胞癌（hepatocellular carcinoma,HCC）、胆管细胞癌及混合性肝癌。典型 HCC 在 T$_1$WI 上呈低或稍低信号,在 T$_2$WI 上呈稍高信号,部分 HCC 因糖原贮积 T$_1$WI 信号增高,钆对比剂增强扫描示病灶呈"快进快出"样强化,即动脉期可见斑片状结节状早期强化,门静脉期强化程度迅速减退,低于肝实质,平衡期强化程度继续减退。胆管细胞癌指发生在肝内胆管上皮的恶性肿瘤,在 T$_1$WI 上呈低信号,T$_2$WI 上呈不均匀高信号,增强后病灶常表现为渐进性强化,即动脉期呈边缘强化,静脉期及延迟期呈不均匀强化,有时肿块周边可见胆管扩张。

2）上皮样血管内皮瘤:上皮样血管内皮瘤（epithelioid hamangioendothelioma,EHE）是一种血管源性肿瘤,由上皮样内皮细胞组成,偶见点状钙化,常多发,可融合,并引起包膜回缩,未受累的肝脏节段代偿性肥大。EHE 在 T$_1$WI 上呈低信号,在 T$_2$WI 上呈稍高信号,钆对比剂增强后,可表现为动脉期边缘环状强化,延迟期病灶内部强化,呈靶征,也有少数病灶表现为动脉期均匀强化、门脉期和延迟期呈稍高信号或等信号。

3）转移瘤:肝转移瘤的血液供应来自于肝动脉,大多数病灶内血管比邻近肝实质少,转移灶内血管增多的原发肿瘤包括乳腺、肾脏、甲状腺、神经内分泌肿瘤和黑色素瘤等。大多数转移灶在 T$_1$WI 上表现为低信号,在 T$_2$WI 上表现为高信号,其信号与脾脏的信号大致相仿,常为多发,动脉期常呈环形强化,静脉期及延迟期强化程度低于周围肝实质。使用肝细胞特异性对比剂时,因转移瘤无法摄取,在肝胆期表现为低信号。

（2）良性病变

1）血管瘤:血管瘤（hemangioma）是最常见的肝脏良性肿瘤,主要包括海绵状型、毛细血管型及硬化型。典型的血管瘤在 T$_1$WI 呈边界清晰的低信号灶,钆增强后,动脉期病灶边缘呈结节状强化,静脉期呈向心性强化,延迟期呈高信号。不典型血管瘤可有不同的 MRI 表现,如迅速填充型血管瘤表现为动脉期迅速强化,静脉期及延迟期持续强化;巨大血管瘤(直径>4cm)则可表现为延迟期不完全填充强化,可见裂隙样区域及长T_1信号分隔;出血性血管瘤在T_1WI上可有高信号的瘤内出血表现;硬化型血管瘤缺乏早期强化,表现为静脉期或延迟期边缘轻度强化,常可见包膜回缩征。

2)局灶性结节增生:局灶性结节增生(focal nodular hyperplasia,FNH)是一种肝脏良性富血供占位性病变,多见于20~50岁女性,20%的病例可有多发病灶。组织学上,FNH由排列异常的肝脏组织构成,包括肝细胞、胆管、Kupffer细胞和中间纤维间隔,高达50%的FNH病变具有典型的中央星状纤维血管瘢痕,这种中央瘢痕是FNH的相对特异性表现,但部分病变仍难以与腺瘤、肝细胞癌等鉴别。FNH在T_1WI上大多表现为等或稍低信号,在T_2WI上表现为等或稍高信号,中心瘢痕在T_1WI上呈低信号,在T_2WI上呈高信号。钆对比剂增强后,FNH呈"快进慢出"样强化,即动脉期呈明显均匀强化,通常周围可见供血血管,门脉期及延迟期强化稍减退,仍高于肝实质,中央瘢痕在延迟期可有强化。在使用肝细胞特异性对比剂时,其可被FNH中的肝细胞摄取,病灶在肝胆期呈等或高信号,可与腺瘤鉴别。

3)融合性纤维化:融合性纤维化(confluent fibrosis)常发生在肝硬化背景下,组织学上可见大片融合性纤维化组织,受累区域萎缩,在T_1WI上信号减低,在T_2WI上信号增加,增强后动脉期常无明显强化,也无占位效应。

4)囊腺瘤:肝脏囊腺瘤包括浆液性、黏液性及混合型,其中黏液性囊腺瘤(mucinous cystic neoplasm,MCN)约占95%。MCN是一种癌前病变,常见于40~50岁女性,具有恶变倾向。典型MCN表现为多房性囊性病变或囊实性病变,囊内液体呈均匀性T_1WI低信号,囊内出血或蛋白含量升高时信号可不均匀,增强后病灶边缘及分隔轻度强化。若肿瘤囊壁见壁结节、囊壁不均匀增厚或乳头样突起等,提示恶性。

(3)炎症或感染性病变

1)炎性假瘤:肝脏炎性假瘤(inflammatory pseudotumors of the liver,IPTL)是以纤维结缔组织增生伴大量慢性炎性细胞浸润形成的边界清楚的局灶性病变,其影像学表现多样。大部分IPTL在T_1WI呈均匀低信号,也有部分病灶呈两层或三层同心圆状靶征,即中心呈低信号,增强后可呈动脉期边缘强化,门脉期及延迟期等或低强化,或呈渐进性强化。使用肝细胞特异性对比剂时,因病灶中无肝细胞,肝

胆期病灶呈低信号。

2)肝脓肿:MRI不作为肝脓肿(hepatic abscess)的首选检查手段,主要用于超声、CT鉴别诊断有困难的病例。因脓腔内含坏死物质,在T_1WI上呈均匀或不均匀低信号,脓肿壁的信号高于脓腔,但仍低于邻近肝实质。病灶内可见分隔,急性期周边可见低信号水肿带,增强后可见病灶边缘及分隔强化,水肿带延迟强化。

(肖文波 邹文菁)

三、T_2WI 高信号

【定义】

肝脏病变在T_2WI序列影像上信号高于正常肝实质。

【病理基础】

T_2代表横向磁化从最大水平衰减到原来37%时所需的时间,被称为横向弛豫时间。它的长短与外磁场和组织内磁场的均匀性有关。由于人体正常与病变组织之间的T_2值是相对恒定的,因而可以用于病灶的结构显象。T_2WI可显示出组织的水肿和液体成分,用于区分实性、囊性病灶及水肿。肝脏内T_2WI高信号病灶,其可能是因为该病灶内存在细胞水肿、坏死、扩张的肝血窦或黏液成分等。由于不同的病变类型由不同成分按不同比例构成,导致其T_2增高程度也各不相同。依据病灶T_2信号增高的水平及分布范围,结合其他影像学特征,可为疾病影像诊断提供重要的线索。

【征象描述】

在T_2WI序列上病变相对正常肝组织表现为高信号。根据病变的不同类型,可表现为均匀高信号或不均匀高信号,可为良性也可为恶性,可为肿瘤性也可为非肿瘤性。

【相关疾病】

与T_2WI高信号病灶有关的疾病见表3-3-3。

【分析思路】

肝脏内诸多病灶均可表现为T_2WI信号增高,但不同病灶其T_2WI增高程度及特点均不相同,需要放射诊断医师掌握不同疾病的T_2WI信号增高的特点,并结合其他影像学征象,共同对疾病进行诊断和鉴别。

【疾病鉴别】

1. 诊断思路 T_2WI信号增高可表现在肝脏的多种良恶性疾病中,代表病灶内存在液性成分或水肿,是一个非特异性特征。它需要与其他征象结合,

表 3-3-3　与 T_2WI 高信号有关的疾病

恶性病变	良性病变	炎症或感染性病变	其他
肝细胞癌	海绵状血管瘤	肝脓肿	肝梗死
肝内胆管癌	局灶性结节样增生	肝结核	创伤引起胆汁瘤或胆汁假囊肿
肝门部胆管癌	肝细胞腺瘤	肝寄生虫病	
癌肉瘤	肝内胆管腺瘤	炎性假瘤	
血管肉瘤	肝囊肿		
转移性疾病			

共同对疾病进行鉴别。

2. 鉴别诊断

（1）恶性病变

1）肝细胞癌：肝细胞癌（hepatocellular carcinoma，HCC）是肝脏最常见的原发恶性肿瘤，好发于中老年男性，并多伴有肝硬化病史。HCC 在 T_2WI 上通常呈轻、中度高信号，少数呈等或低信号，部分信号混杂。T_2WI 高信号代表 HCC 内液化坏死、出血或癌细胞周围扩张的肝血窦。在增强扫描上，HCC 的典型表现为"快进快出"。HCC 较易在门静脉或下腔静脉等血管中形成癌栓，其通常表现为 T_2WI 稍高信号。

2）肝内胆管细胞癌：肝内胆管细胞癌（intrahepatic cholangiocarcinoma）是第二常见的肝内原发恶性肿瘤，发生于胆管二级分支。瘤体通常边缘不规则，可呈分叶状，增强扫描动脉期呈周边环形强化，并伴或不伴胆管扩张。在 T_2WI 上肿瘤的信号高低与肿瘤内成分有关，具有较大的异质性。瘤内如纤维组织较多时、黏液坏死组织少时，T_2WI 呈等或稍低信号；当黏液坏死组织多、纤维成分少时，T_2WI 为高信号。

3）肝门部胆管癌：肝门部胆管癌（perihilar cholangiocarcinoma）是指累及肝总管、左右肝管及其汇合部的胆管上皮细胞癌，以腺癌多见，常表现为肝门部胆管管壁的不规则增厚模糊，管腔狭窄、闭塞，远端胆管不同程度扩张，部分可浸润十二指肠及胰腺等邻近器官。在 MRI 上，肿瘤通常呈 T_2WI 高信号，可能与恶变的胆管上皮细胞中常富有黏液成分相关，增强扫描时其常表现为胆管管壁在动脉期的轻度强化，延迟后进一步强化。

4）肝脏癌肉瘤：原发性肝脏癌肉瘤（primary hepatic carcinosarcoma，PHCS）是一种罕见的肝内恶性肿瘤，其同时包含肉瘤成分和癌细胞成分，好发于老年患者，缺乏特异的临床表现。PHCS 通常体积较大，其内囊性及实性成分混杂，可伴有钙化。在 T_2WI 上 PHCS 通常呈混杂高信号，肿瘤异质性明显。

5）肝脏血管肉瘤：原发性肝血管肉瘤是一种血管源性的恶性间叶组织肿瘤，多见于 60 岁以上的成人。通常边界欠清，在 T_2WI 呈不均匀高信号，增强后其强化方式与血管瘤相仿，动脉早期瘤体内可见结节样强化，门脉期及延迟期对比剂持续充填。

6）肝转移瘤：肝转移瘤是最常见的肝脏恶性肿瘤之一，原发于消化道的恶性肿瘤、乳腺癌、肺癌、胰腺癌等均可经血行转移至肝脏，形成肝内单发或多发的转移瘤。肝转移瘤在 T_2WI 上多呈稍高信号，一部分转移瘤内可出现中央坏死，表现为病灶中央的更高信号，增强后呈牛眼征或靶征，即病灶边缘强化。

（2）良性病变

1）肝血管瘤：肝血管瘤是最常见的肝脏良性肿瘤，男性多见。较小的血管瘤在 T_2WI 呈较均匀的高信号，被称为灯泡征。较大的血管瘤中心可出现条带状的纤维分隔影，通常表现为 T_2WI 高信号，T_1WI 低信号。典型的血管瘤通常在增强扫描上表现为动脉期出现边缘结节样强化，延迟期对比剂进一步向内充填；部分为动脉期病灶整体明显强化，延迟期呈稍高或等强化。

2）局灶性结节增生：肝脏局灶性结节增生（focal nodular hyperplasia，FNH）是肝内第二常见的良性病变，好发于中青年女性，多无病毒性肝炎背景。FNH 在 T_2WI 上常呈等或稍高信号，其内 T_2 高信号与肝血窦扩张、局灶性充血或出血等有关。一部分的 FNH 内可见中心瘢痕，呈 T_1WI 低信号，T_2WI 高信号。增强扫描后，FNH 动脉期多呈明显强化，延迟期呈略高或等信号，中心瘢痕可呈延迟强化。

3）肝细胞腺瘤：肝细胞腺瘤（hepatocellular adenoma，HCA）是少见的肝细胞源性良性肿瘤，患者多为口服避孕药的女性。HCA 有多种分子分型，在 MRI 上具有不同的影像学特点，部分囊变、出血或脂肪变性。其中炎症型 HCA 在 T_2WI 表现为不同程度高信号,部分可呈 T_2WI 中央稍低、周围环形高信号,称为环礁征。β-catenin 激活型 HCA 在 T_2WI 呈高信号,内可见中央瘢痕。

（3）炎症或感染性病变

1）肝脓肿:肝脓肿（hepatic abcess）大致可分为急性炎症期、脓肿形成初期及脓肿形成期,不同时期形态不同。脓肿形成初期内多发分隔,后期脓肿完全液化后,则表现为单房大囊腔。在 MRI 上,脓腔 T_2WI 呈高或高低不均匀信号,脓肿壁在 T_2WI 上呈环形中等高信号,周围炎症充血部分则呈片状 T_2WI 稍高信号。

2）肝结核:肝结核好发于免疫力低下或存在肝基础病变人群,通常可分为肝实质型、浆膜型和胆管型。在 MRI 上,T_2WI 上可显示出干酪样或液化坏死结节,呈稍高或等信号。肝结核瘤如伴有液化坏死则呈不均匀高 T_2WI 信号,周边以炎性肉芽组织为主时在 T_2WI 上可呈高信号,以纤维为主时可呈等或稍低信号。

3）炎性假瘤:肝脏炎性假瘤（inflammatory pseudotumor of the liver,IPL）是一种肝内少见、病因不明的非特异性炎性病变,多为肝内孤立性肿块,少数多发。炎性假瘤内含有大量的炎性细胞、纤维母细胞和胶原纤维,在 MRI 上通常表现为 T_1WI 低或稍低信号,T_2WI 高或稍高信号。

（4）其他

1）肝梗死:肝脏由于其具有双重血液供应系统,较少发生梗死。临床上多见于肝脏术后、肝脏肿瘤或肝脏钝伤后等。肝梗死病灶多呈楔形,尖端指向肝门,在 MRI 上通常表现为 T_1WI 低信号,T_2WI 高信号。MRI 还可显示病变区域的血栓,呈 T_2WI 高信号。

2）创伤引起胆汁瘤或胆汁假囊肿:肝外伤引起胆道系统损伤后,可形成胆汁瘤或胆汁假囊肿,通常位于肝包膜下,呈均匀低密度。在 MRI 上,T_1WI 呈低信号,T_2WI 呈高信号。

（肖文波　王蕊萍）

四、T_2WI 低信号

【定义】

肝脏病变在 T_2WI 序列影像上信号低于正常肝实质。

【病理基础】

根据磁共振成像原理,导致肝脏病变 T_2WI 信号减低的原因为顺磁性物质的存在,包括:铁沉积、钙沉积、铜沉积、血液代谢产物的沉积、大分子物质、凝固坏死物质沉积和其他情况。另外当病灶内存在脂肪成分时,T_2WI 抑脂序列呈现相对低信号。

【征象描述】

在 T_2WI 序列上病变相对正常肝组织表现为低信号。根据病变的不同类型,可表现为均匀低信号或不均匀低信号,可为良性也可为恶性,可为肿瘤性也可为非肿瘤性。

【相关疾病】

与 T_2WI 低信号病灶有关的疾病见表 3-3-4。

【疾病鉴别】

1. 诊断思路　大多数肝脏局灶性病变在 T_2WI 上表现为高信号,但是,极少数肝脏的结节在 T_2WI 上出现部分或全部低信号。根据相邻肝实质的信号

表 3-3-4　呈 T_2WI 低信号有关的疾病

病灶内含物	T_2 低信号机制	良性	恶性
血液代谢产物	顺磁效应	FNH、NRH、肝细胞腺瘤、肝紫癜、血肿、子宫内膜异位症	HCC、转移瘤
铁沉积	顺磁效应	铁沉积结节、异型增生结节、FNH	HCC
铜沉积	顺磁效应	肝豆状核变性、FNH	HCC
大分子物质	顺磁效应	平滑肌（平滑肌瘤、血管平滑肌脂肪瘤）、纤维（FNH、肝细胞腺瘤、瘢痕）	黏蛋白/角蛋白（转移瘤）、纤维蛋白原（HCC）、黑色素（黑色素瘤转移）
凝固坏死	顺磁效应	孤立性坏死结节、射频消融术后、肝细胞腺瘤	HCC、转移瘤
钙沉积	顺磁效应	结石、肉芽肿、包虫病、肝细胞腺瘤、畸胎瘤	纤维板层型 HCC、转移瘤
脂肪	在 T_2 抑脂序列上呈现相对低信号	脂肪肝、血管平滑肌脂肪瘤、肝细胞腺瘤、脂肪瘤、FNH	HCC、脂肪肉瘤转移

注:FNH:局灶性结节增生（focal nodular hyperplasia）;NRH:肝脏结节性再生性增生（nodular regenerative hyperplasia）;HCC:肝细胞癌（hepatocellular carcinoma）。

强度,T_2WI 低信号表现可分为绝对及相对低信号。相对低信号最常见为 T_2WI 压脂序列上含脂肪成分的病灶,对于大多数病例结合其他的影像学表现和临床表现可得到正确诊断。

诊断时首先判断病变是否假性的低信号或相对低信号,其次判断病变内所含成分,如脂肪、大分子蛋白、顺磁性物质、出血等,病变为弥漫性或局灶性分布,以及增强扫描病变的强化方式(如有),最后还须查看有无合并肝外表现,综合临床资料分析定性。

2. 鉴别诊断

(1)血液代谢产物:肝细胞腺瘤易于出血,在少数病例中,出血与坏死物混杂在一起,使得信号强度不均匀,陈旧性出血通常在 T_2WI 上表现为低信号。此外,肝癌和转移瘤内也可合并出血。罕见情况下,部分 FNH 在 T_2WI 上可呈低信号,其确切的机制不明,可能与肿块快速生长导致的瘤内溶血有关。布-加综合征肝脏较大的再生结节中可发生出血、梗死或静脉充血。肝紫癜出血发生在大血管区时 T_2WI 可见低信号。

(2)铁沉积:肝内的铁存在形式是 Fe^{3+},是顺磁性的,在 T_2WI 引起低信号。肝硬化中的再生性铁质沉着性结节因细胞内铁沉积在 T_2WI 上表现为低信号。异型增生结节 T_2WI 低信号可能是铁原因导致,也可能是铜沉积等其他原因。肝细胞癌细胞铁含量与细胞内铁蛋白有关,与肿瘤组织学分级无关。体内注射网状内皮系统特异性对比剂(超顺磁性氧化铁,SPIO)后,病变内 Kupffer 细胞摄取铁后会呈现 T_2WI 低信号,如 FNH、肝细胞腺瘤、高分化的肝细胞癌等。

(3)铜沉积:Wilson 病早期阶段,铜沉积导致的顺磁性效应是引起相关肝脏结节低信号的原因;该病后期阶段有肝硬化,肝结节 T_2WI 低信号多认为是铁沉积效应大于铜沉积。早期肝细胞癌也可保持相当功能的铜摄取,并随肿瘤去分化摄取功能逐渐减低。此外,因胆管阻塞等更加少见的原因,如 FNH 内可有铜的沉积。

(4)大分子物质

1)平滑肌:在 T_2WI 上平滑肌和骨骼肌与体内的其他组织相比表现为低信号,与肌内的肌动蛋白、肌球蛋白、胶原以及细胞外液的减少使 T_2 缩短效应有关。由于富含平滑肌,血管平滑肌脂肪瘤和平滑肌瘤在 T_2WI 上表现为低信号。

2)纤维化:含大量胶原和少量细胞及血管的成熟纤维组织的乏细胞区域,表现为 T_2WI 低信号。部分肿瘤内有大量的纤维组织,如纤维板层癌是由大量的纤维板或层构成,因此其 T_2WI 信号减低。胆管细胞癌中存在大量的纤维化,是其 T_2WI 低信号的原因。含大量纤维基质的转移瘤(特别是腺癌)T_2WI 也可表现为低信号。肝内病变被纤维化替代时也可呈 T_2WI 低信号,如治疗后的肝淋巴瘤和炎性病变。

3)黏蛋白:黏蛋白为富含碳水化合物的糖蛋白。水合黏蛋白组织在 T_2WI 呈高信号,而在非水合黏蛋白分泌中,自由水的减少会造成明显的短 T_2 改变。来源于结肠、胃、胰腺和卵巢癌的肝转移瘤由于富含黏蛋白,其 T_2WI 呈低信号,呈所谓的"花椰菜样"表现。

4)黑色素:转移性肝黑色素瘤由于黑色素含量不同而表现不同。一般来说,大的黑色素转移瘤在 T_2WI 上呈高信号,而较小的呈等信号。但某些转移性黑色素瘤呈短 T_2 表现,可能与其内较高水平的黑色素含量或陈旧性出血有关。

5)纤维蛋白原:纤维蛋白原被认为是另一种引起 T_2WI 信号减低的大分子物质。胞质内 Malloy 小体代表纤维蛋白原在扩张的粗面内质网内累积,其所引起的 HCC 硬化改变在 T_2WI 可呈低信号。

(5)凝固性坏死:坏死区在 MRI 上显示出不同的征象,液化坏死区由于水含量增加,在 T_2WI 呈高信号改变。但是,凝固性坏死为脱水性坏死,在 T_2WI 呈特征性的低信号区,如射频消融术后病灶。肝脏孤立坏死结节是少见的非恶性病灶,在 T_2WI 呈低信号,也可能与其内较少的水分、血管和细胞并出现凝固性坏死有关。

(6)钙沉积:钙化灶在 T_1WI 和 T_2WI 上均呈典型的低信号,然而不明显或较小的钙化灶在 MRI 中不易显示。富含钙化的病灶如肉芽肿、已治愈的肝包虫囊肿在 T_2WI 呈低信号。病变中央瘢痕的钙化也可呈 T_2WI 低信号,如纤维板层型肝癌。一些转移瘤也会有钙化,在 T_2WI 中呈低信号。罕见的肝脏畸胎瘤也可以表现为大小不等的低信号钙化灶。

(7)脂肪:肝细胞腺瘤、血管平滑肌脂肪瘤、脂肪瘤及肝癌内有脂肪成分,其在抑脂序列 T_2WI 可呈低信号。FNH 中的脂肪浸润罕见,可能是病灶脂肪变性扩延或邻近肝肿瘤压迫导致缺血所致。

在众多肝脏疾病(包括良性和恶性)中,少数病变 T_2WI 表现为低信号,其病因非常多。了解这些病因有助于诊断,但应结合临床实际情况综合判断。

五、含脂病灶

【定义】

肝脏含脂病灶是指肝脏病灶内含有脂肪成分(宏观/镜下)。

【病理基础】

根据肝脏病灶的起源不同,病灶内脂肪可有不同的病理基础,对于起源于肝细胞的病灶,病灶内脂肪即为肝细胞内脂肪,常见原因为脂质代谢异常、肝细胞脂肪变性;对于起源于肝细胞以外的病灶,其内的脂肪成分与病灶本身的特点有关(如血管平滑肌脂肪瘤)。此外,部分病灶内脂肪成分来自于肝脏外,虽然影像上似位于肝内,实则不然。

【征象描述】

肝脏病灶内所含脂肪,可为宏观肉眼可见,也可为微观镜下可见。不同的影像学成像方法,相应的影像学表现不同。

在超声图像上,含脂病灶表现为病变内回声增高;血管平滑肌脂肪瘤或脂肪瘤病变后方甚至可出现声影。

在CT平扫图像上,测得CT值低于−20Hu是比较可靠的征象;但有时微观脂肪或细胞内脂肪可能仅显示病灶密度降低,但未低于−20Hu,此时依靠CT难以确定病灶内是否存在脂肪。

MRI成像为目前最为可靠的确定脂肪的成像方法。化学位移成像,即正相位/反相位成像,是磁共振识别脂肪较为特异的序列。在GRE序列T_1WI正相位图像上,脂肪呈高信号;在相应的反相位图像上,含水与含脂肪交界处组织信号明显减低;该序列识别细胞内脂肪非常敏感。此外,脂肪抑制序列也可用于判断病变内是否含脂。

【相关疾病】

含脂病灶相关的疾病见表3-3-5。

表 3-3-5 含脂病灶相关的疾病

起源于肝细胞	起源于肝细胞以外	肝外病灶
肝细胞癌	血管平滑肌脂肪瘤	Glisson 包膜假脂肪瘤
肝细胞腺瘤	脂肪瘤	下腔静脉假脂肪瘤
肝脏局灶性结节增生	肝脏含脂转移瘤	
肝脂肪变性	包虫囊肿	
	肾上腺剩余瘤	
	囊性畸胎瘤	

【疾病鉴别】

1. **诊断思路**(图3-3-1)

2. **鉴别诊断** 脂肪对于肝脏病灶是非常有意义的影像学征象,放射医生准确识别并描述病灶内脂肪可缩小鉴别诊断的范围,对于肝脏良性及恶性疾病的诊断均有重要价值。一些病灶的影像诊断具有一定挑战性,因此需要全面了解病史,将临床资料与影像相结合。

(1)起源于肝细胞的病灶

1)肝细胞癌:肝细胞癌(hepatocellular carcinoma, HCC)是最常见的肝原发恶性肿瘤,约占85%,常发生于肝硬化或具有潜在肝硬化疾病的患者(如病毒性肝炎、脂肪肝等)。在对比剂增强CT或MRI上,HCC的主要特征为病灶动脉期高强化,门脉期和/或延迟期廓清,密度/信号低于背景肝实质;病灶假包膜与超过阈值生长(6个月时间内长大超过50%)也是诊断的重要参考。HCC瘤内含脂肪并不少见,

多达35%的小肝癌(<1.5cm)组织病理学可发现病灶内脂肪,通常位于高 - 中分化肿瘤内。影像上典型表现为体素内脂肪,即GRE序列T_1WI反相位上可见信号降低,有时平扫CT上也可识别。HCC内脂肪超声图像上表现为高回声,可与海绵状血管瘤相似,其影像学表现与肝细胞腺瘤脂肪变性有较多重叠。

2)肝细胞腺瘤:肝细胞腺瘤是良性肝脏肿瘤,发生率大约为FNH的1/10,通常见于口服避孕药的女性,运动员使用合成代谢类固醇,或代谢类疾病患者。肝细胞腺瘤主要的并发症为出血及恶变,出血常见于大于5cm的肿瘤,恶变见于约5%的病例。肝细胞腺瘤可进一步划分亚型,包括炎性、肝细胞核因子1α(HNF1α)突变型、β- 连环蛋白激活型以及未分类型,其中炎性及HNF1α突变型肝细胞腺瘤最常见,约占85%。由于HNF1α突变型肝细胞腺瘤病灶内肝细胞脂肪变性,体素内脂肪为其特征性

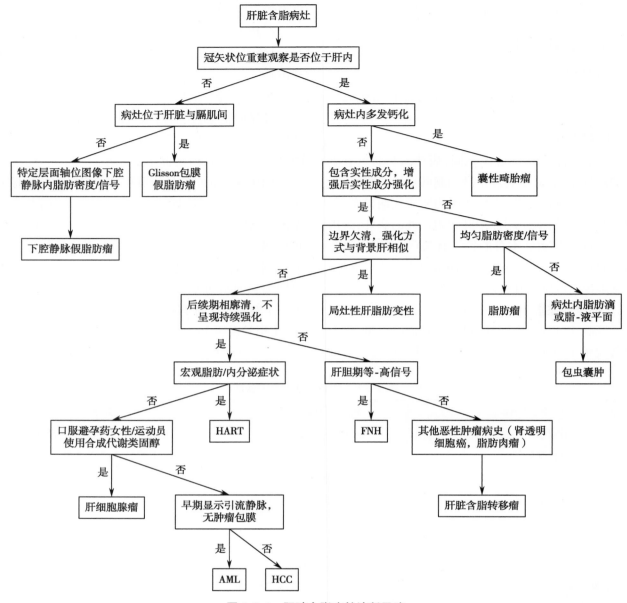

图 3-3-1 肝脏含脂病灶诊断思路

影像表现,其余各亚型肝细胞腺瘤体素内脂肪相对少见。HNF1α 突变型肝细胞腺瘤 T_1WI 及 T_2WI 呈等或稍高信号,钆对比剂增强后动脉期中等强化(低于炎性肝细胞腺瘤),后续期相不呈现持续强化,可与 HCC 的廓清表现相似,因此临床上对两者的鉴别尤为重要。

3)局灶性结节增生:局灶性结节增生(focal nodular hyperplasia,FNH)是第二常见的肝脏良性病变,绝大多数发生于无症状年轻女性,通常为偶然发现。FNH 包含肝细胞结节,由包含胆管及单核炎性细胞的纤维分隔包绕。FNH 影像上通常回声/密度/信号均匀,与背景肝实质相近,增强扫描动脉期明显均匀强化,后续期相相比于肝脏逐渐呈等强化;病灶可见中央瘢痕,尤其是在大于 2cm 的病灶内,瘢

痕呈长 T_1 长 T_2 信号,增强后渐进性强化。由于 FNH 包含胆管结构,其在肝胆期可见肝胆特异性对比剂潴留,表现为等-高信号。相比于组织学结果,影像上 FNH 内显示脂肪极为少见,有学者认为 FNH 内脂肪可能与背景肝脂肪变性有关,如果脂肪分布于病灶外周部,可能与邻近肝实质受压后继发缺血性改变有关。

4)局灶性肝脂肪变性:肝脏含脂肿瘤需与肝脂肪变性相鉴别,肝脂肪变性可为局灶性或弥漫性,病理上为甘油三酯在肝细胞内积累。病因包括酒精性和非酒精性因素(糖尿病、肥胖等)。局灶性肝脂肪变性通常伴有可预测的征象,如镰状韧带或胆囊窝旁的脂质沉积。偶尔局灶性肝脂肪变性也可表现为多灶性或不典型分布,这种情况下与肿瘤性病变的鉴

别具有一定的难度。肝脂肪变性病灶具有体内脂肪的影像学表现，即 T_1WI 反相位上信号降低，形态学上呈现局域性、边界不清晰，强化方式与背景肝相似。

（2）起源于肝细胞以外的病灶

1）血管平滑肌脂肪瘤：肝脏血管平滑肌脂肪瘤（angiomyolipoma，AML）由血管、平滑肌以及成熟脂肪细胞成分组成，虽然肝脏是 AML 第二常见发生的器官，但相比于肾脏，肝脏 AML 并不多见。6% 的肝脏 AML 与潜在的结节性硬化有关，这种情况下病灶可多发。乏脂型肝脏 AML 与其他肝脏肿瘤有时较难鉴别。肝脏 AML 区别于 HCC 的影像学征象可能包括动脉期或门脉期显示早期引流静脉，与引流静脉相连的异常扩张血管，病灶中心血管影以及无肿瘤包膜。

2）脂肪瘤：真正的肝脂肪瘤较 AML 更为少见，完全由成熟脂肪组织组成，CT 及 MRI 呈现脂肪病灶的特征性表现，测 CT 值 −20Hu 或更低，MRI 各序列上与皮下脂肪呈等信号，压脂序列上信号均一性降低，T_1WI 反相位边缘可见勾边低信号显示。

3）肝脏含脂转移瘤：肝脏含脂转移瘤较为少见，当肝外原发恶性肿瘤含有脂肪时可能发生。肾透明细胞癌是最常见的转移至肝脏的含脂原发恶性肿瘤，但仅有少部分肾透明细胞癌转移灶在化学位移 MRI 上显示脂肪信号。宏观脂肪可见于脂肪肉瘤转移灶，约 10% 的病例可转移至肝脏。

4）包虫囊肿：包虫病最常累及肝脏，见于 75% 的病例。肝包虫病最常见的并发症为破入胆道系统，据报道发生于 14%～37% 的病例中。当囊腔-胆道系统存在交通时，超声上表现为下游胆管扩张，内含有回声不伴声影的物质。病灶内脂肪滴或脂-液平面可作为肝包虫病与其他肝脏含脂病灶的鉴别点。肝包虫病的其他影像学征象与包虫囊肿所处时期有关，包括囊腔内碎片，对应于包虫囊肿的囊砂，超声上表现为囊肿底部密集点状强回声（落雪征）；多囊、多发分隔的病灶，内可见子囊部分或完全填入母囊，形似蜂巢；母囊内囊壁脱落漂浮于内囊（睡莲征）。

5）肝脏肾上腺剩余瘤：肝脏肾上腺剩余瘤（hepatic adrenal rest tumor，HART）起源于肾上腺外的异位肾上腺皮质细胞，这类肿瘤可为无功能性，也可产生激素而出现内分泌症状。组织学上 HART 由低柱状或立方透明细胞构成，与肾上腺皮质肿瘤相似。HART 的组织学成分中，肿瘤内脂肪是最具特征的表现，影像上 HART 通常位于包膜下，呈现宏观的脂肪以及富血供表现。影像学鉴别 HART、AML 以及 HCC 脂肪变性较为困难。

6）囊性畸胎瘤：真正的肝脏囊性畸胎瘤较为罕见，影像学文献中仅有零星的个案报道，大部分"肝脏畸胎瘤"实际上是腹腔内或腹膜后畸胎瘤侵犯了肝脏。畸胎瘤是来源于多能干细胞的肿瘤，大多数由多胚层组织构成，病灶内常含有脂肪、毛发、蛋白质碎片，以及钙化、骨化，影像学可反映病灶内上述特征性成分，易于诊断。

（3）肝外病灶

1）Glisson 包膜假脂肪瘤：Glisson 包膜假脂肪瘤是指肝包膜所覆盖的脂肪性病灶；也有学者认为这类病灶是因炎症脱落的结肠肠脂垂，外层纤维化包裹，并在腹膜腔内移动（称为游离体），最终定植于肝脏与膈肌之间所致。

2）下腔静脉假脂肪瘤：下腔静脉假脂肪瘤表现为下腔静脉肝内段脂肪密度/信号的充盈缺损，多是由下腔静脉周围邻近肝尾状叶的脂肪组织部分容积效应引起，不是真正的肿瘤。

（肖文波 岳钰峰）

六、结中结

【定义】

结中结定义为肝的大结节内出现不同影像征象的小结节，通常为结节内部存在一个或多个更小的结节，而这些结节具有肝癌的典型影像特征，而其周围通常显示为异型增生结节的影像特征。结中结也被认为是马赛克征的一个特殊子集。

2018 版的 LI-RADS 把结中结征作为支持肝癌的一个次要征象，当有这个征象时，可以把 LI-RADS 分类升 1 级直到 LI-RADS 4 类。

【病理基础】

病理上，与结中结外围部分相比，结中结代表在肝癌发生发展过程中去分化程度更明显的细胞克隆增殖，其内部结节通常诊断为肝细胞癌，而外围部分通常为异型增生结节，因此，结中结实际上是一个发展中的肝细胞癌，可被认为是 DN 与 HCC 之间的过渡。

【征象描述】

CT 检查：肝硬化背景下可见结节，其内部可见更小的结节，增强扫描为肝癌影像表现，结节的其余部分动脉期未见明确强化。

MRI 检查：肝硬化背景下可见结节，结节内的结节 T_1WI 中低信号，T_2WI 压脂序列中高信号，DWI 通常高信号，ADC 图低信号，增强扫描为肝癌影像表现（图 3-3-2），结节外围部分 T_1WI、T_2WI 压脂序列、增强扫描表现与周围肝脏实质接近。

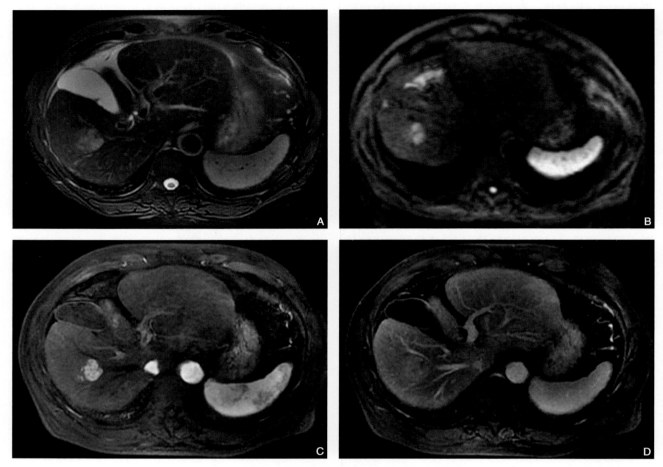

图 3-3-2　结中结高分化肝癌

A. T₂WI 压脂序列,结节偏内侧部分表现为中高信号,而其余部分表现与周围肝脏实质相仿;B. DWI 序列,T₂WI 压脂序列中高信号部分于 DWI 呈高信号,其余部分与周围肝脏实质呈等信号;C. 动脉晚期,T₂WI 压脂序列中高信号部分于增强扫描动脉晚期表现为明显强化,其余部分未见强化;D. 门脉期,显示结节内侧强化稍高于周围肝脏实质,其余部分与周围肝脏强化相仿,其中结中结为高分化肝癌,其余部分为 DN。

【相关疾病】

结中结有关的疾病主要是肝癌,尤其是 DN 向肝癌发展的中间阶段。

【分析思路】

正确认识结中结征象,有助于 LI-RADS 准确分类,对肝癌作出诊断。

【疾病鉴别】

结中结为肝癌 LI-RADS 里的一个次要征象,用于肝癌 LI-RADS 分级提升。

（叶　枫）

七、马赛克征/镶嵌征

【定义】

马赛克征为病灶表现为形状和大小不一的结节,具有不同的大小、密度或信号、强化特点,常见于 3cm 以上肿瘤。

与结中结一样,2018 版的 LI-RADS 把马赛克征作为支持肝癌的一个次要征象,当有这个征象时,可以把 LI-RADS 分类升 1 级直到 LI-RADS 4 类。

【病理基础】

马赛克征为病变内部肝细胞癌发生过程中处于不同阶段的去分化肝细胞克隆增殖组合,包括 DN、早期肝癌、进展期肝癌等,影像学表现的不同反映了组织学上的不同,不同影像特征的区域反应了不同分化程度的肝癌,也包括出血、囊变、坏死、纤维化等,该征象体现了肿瘤内部的异质性特征。

【征象描述】

CT 检查:平扫、增强各期示病变内部各区域表现为不同密度和强化。

MRI 检查:T₁WI、T₂WI 压脂序列、DWI 及增强扫描各期提示病灶内部不同区域影像表现不一样,可以有出血、坏死、囊变,部分区域可以表现为"快进快出",部分区域表现为"快进不出"、部分区域表现为无强化(图 3-3-3)等。

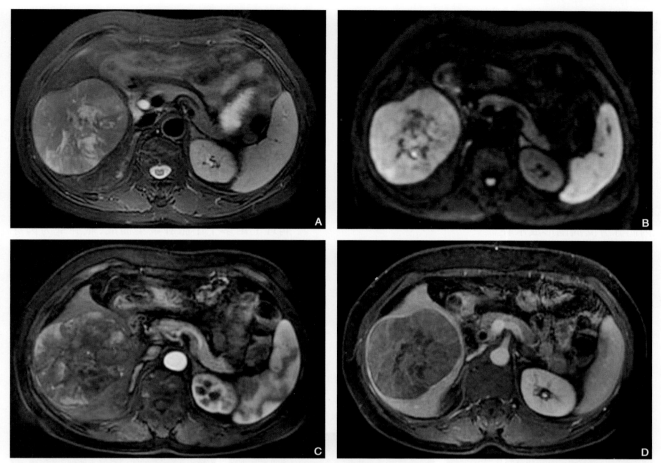

图 3-3-3 肝癌病例
A～D. 为 T_2WI 压脂序列、DWI、动脉晚期及门脉期，肝内可见不同影像表现的多个区域。

【相关疾病】

马赛克征体现了肿瘤内部的异质性特征，在肝癌的诊断上敏感性较高。

【分析思路】

正确认识马赛克征象，有助于 LI-RADS 准确分类，对肝癌作出诊断。

【疾病鉴别】

马赛克征为肝癌 LI-RADS 里的一个次要征象，用于肝癌 LI-RADS 分级提升。

（叶　枫）

八、门脉周围晕征

【定义】

门脉周围晕征是指门静脉周围间隙液体积聚，表现为低密度或 T_2WI 高信号或低强化带状影，在轴位图像上根据门脉走行表现为"环状"或"双轨样"改变，是反映肝实质病变的严重程度和病情评估的重要指标。

【病理基础】

门脉周围晕征的病理基础尚未得到证实，但可能是门管三联结构周围的疏松结缔组织即 Glisson 鞘内有液体积聚或淋巴系统扩张，Glisson 鞘内除了有门静脉、肝动脉、胆管外，还包括淋巴管。肝脏有肝动脉和门静脉两套供血血管进入肝脏后反复分支进入肝小叶并最终注入肝血窦，充分交换营养物质后汇集于中央静脉，再由小叶下静脉收集，绝大多数经肝静脉引流入下腔静脉，仅有少量血浆穿过血窦的狄氏间隙，在肝窦状隙生成淋巴液，围绕在门管三联结构周围的 Glisson 鞘内存在丰富的肝脏毛细淋巴管网，逐级收纳肝脏 80% 的淋巴液，然后引流至肝门淋巴结和小网膜囊淋巴结。肝脏损伤时，肝内出血和水肿发生在张力最低的门静脉周围疏松结缔组织内即门静脉周围的 Glisson 鞘内；肝门肿块和网膜淋巴结引起肝内淋巴管扩张；心力衰竭和小静脉阻塞会导致肝脏淋巴液分泌过多以致淋巴管扩张，从而出现门静脉周围水肿。

【征象描述】

T_2WI 压脂序列显示门脉周围稍高信号，增强扫描显示为门静脉周围低强化带状影。

【相关疾病】

门静脉周围晕征可发生在不同的疾病中，包括终末期原发性胆汁淤积性肝硬化、创伤、充血性心力衰竭、肝炎、肝肿块、肝门区淋巴结肿大和肝静脉阻塞、接受肝移植和骨髓移植治疗的患者。

【分析思路】

当出现门静脉周围晕征时,提示门静脉周围液体积聚或淋巴系统扩张,要详细分析可能的病因,需考虑到有以下可能:肝门肿块及肝门淋巴结导致门脉周围淋巴管扩张形成门静脉周围淋巴性水肿;心力衰竭、微静脉梗阻致使肝淋巴液生成过多,导致门脉周围淋巴管扩张形成门脉周围水肿;创伤时在肝内门脉分支周围形成水肿。

【疾病鉴别】

门静脉周围晕征是一个非特异的征象,不能孤立看待,需要联合其他影像学特征和临床信息进行诊断和鉴别诊断。出现门静脉周围晕征,需要结合临床病史如有无外伤史、肝炎及肝硬化病史、心衰病史、肝移植及骨髓移植病史,详细观察肝门及小网膜囊区域。

门静脉周围晕征需要与胆管扩张、门静脉血栓形成及正常存在于门静脉周围的脂肪鉴别。

（叶　枫）

九、簇状征

【定义】

簇状征为平扫或增强时表现为多发类圆形低密度灶或环形强化灶成簇聚集而成,通常见于细菌性肝脓肿形成初期,真菌感染及分歧杆菌感染不出现此征象。

【病理基础】

病理上由多个小脓肿聚集而成,脓肿壁为肉芽组织构成。

【征象描述】

MRI 表现:多发结节簇状聚集而成,结节中心长 T_1 长 T_2 信号改变,DWI 高信号,T_1WI 显示结节外围信号稍高于中心但低于周围正常肝脏实质,T_2WI 显示结节外围信号稍低于中心但稍高于周围正常肝实质,增强扫描呈多发厚薄均匀的环形强化小结节(图 3-3-4)。

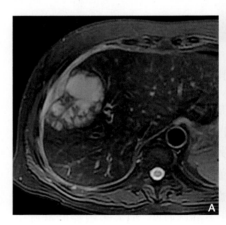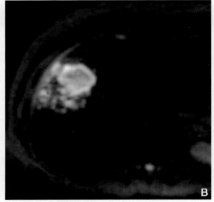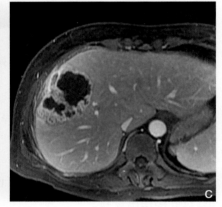

图 3-3-4　肝脓肿病例

肝右叶肿物由多发大小不一的结节聚集而成。A. 为 T_2WI 压脂,显示结节中心高信号,结节壁呈近等信号;B. 为 DWI,显示结节中心高信号;C. 为增强扫描门脉期,显示结节呈环形强化影。

【相关疾病】

簇状征多见于细菌性肝脓肿形成初期,需要和肿瘤性病变如肝胆管细胞癌、转移瘤鉴别。

【分析思路】

正确认识簇状征,有助于细菌性肝脓肿的诊断,簇状征结合肝脓肿典型的临床表现非常容易作出肝脓肿的诊断。但在少见情况下,临床症状不典型时,需认识真正的簇状征,并与肿瘤内囊变聚集而成的假性簇状征相鉴别,临床中少见情况下肝胆管细胞癌、转移瘤、肝黏液性囊性肿瘤可见类似于簇状征的表现,此时需重点关注这些疾病的临床和其影像表现特点。

【疾病鉴别】

簇状征影像表现为肝脏多房环形强化,有两类疾病可表现为多房环形强化,一类为非肿瘤性病变:肝脓肿;另一类为肿瘤性病变:肝胆管细胞癌、转移瘤和肝黏液性囊性肿瘤。

1. 诊断思路(图 3-3-5)

2. 鉴别诊断

(1) 肝脓肿:典型的发热病史、肝区疼痛病史,出现簇状征时,小囊内 DWI 高信号提示肝脓肿可能。

(2) 肝胆管细胞癌:患者中老年,上腹部隐痛不适、消瘦症状,CEA、CA19-9 增高,可见包膜回缩征、

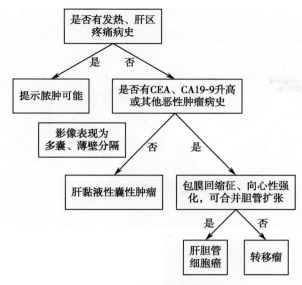

图 3-3-5 簇状征诊断思路

向心性延迟强化,可伴肿物远端胆管扩张,簇状征小囊壁极不规则、厚薄不一。

(3)肝转移瘤:主要需要有身体其他部位的恶性肿瘤病史。

(4)肝黏液性囊性肿瘤:肝脏多囊分隔肿物,壁薄不强化,囊内容 DWI 低信号。

(叶 枫)

十、棒棒糖征

【定义】

棒棒糖征(lollipop sign)是指在 CT 或 MRI 断层图像上,肝静脉或门静脉向病灶所在方向逐渐延伸,并在病灶边缘突然终止的征象。病灶代表棒棒糖的糖饼,连接并终止在病灶边缘的血管代表连着糖饼的棍子,因此而得名。

【病理基础】

我们一般认为棒棒糖征是肝上皮样血管内皮瘤(hepatic epithelioid hemangioendothelioma,HEHE)的特异征象,因此其病理基础主要体现为肝上皮样血管内皮瘤的组织病理特点,该肿瘤一般由上皮样细胞、内皮细胞、树突细胞组成,可为梭形、类圆形或印戒样,部分可见单个细胞的原始血管生成,内含红细胞,这也是该肿瘤命名的来源。该肿瘤常浸润及破坏肝窦、肝内静脉与门静脉系统,肿瘤围绕血管浸润并使其狭窄或闭塞,受累的血管可以有两种表现:①受累肝静脉或门静脉在肿瘤周围逐渐变细,边缘光滑;②静脉到达肿瘤边缘或者内部时中断,代表血管受侵闭塞。

【征象描述】

对棒棒糖征的观察常推荐使用增强 CT 或增强

MRI 横断图像,MRI 因有更佳的软组织分辨率,更利于观察该征象,表现为强化的肝静脉或门静脉向病灶所在方向逐渐延伸,并在病灶边缘突然终止(图 3-3-6A)。值得注意的是,如果血管通过病灶边缘进入病灶内部,甚至横穿整个病灶,或者血管紧贴病灶走行,无论血管的形态和强化程度如何,均不能称为棒棒糖征(图 3-3-6B、C)。

【相关疾病】

棒棒糖征我们一般认为是肝上皮样血管内皮瘤的特异征象,该命名是由 Alomari 等人在对肝上皮样血管内皮瘤的影像学研究中首次提出的,接下来有大量的研究证实了该征象是肝上皮样血管内皮瘤较为特异的影像学征象。

肝上皮样血管内皮瘤是一种罕见的血管源性低度恶性肿瘤,其性质介于血管瘤与血管肉瘤之间,主要发生于年轻女性,生长相对缓慢,也是一项罕见的肝移植指标。典型的肝脏上皮样血管内皮瘤除了表现出棒棒糖征以外,还可以表现出靶征、包膜凹陷征等,值得注意的是,对该类肿瘤的研究,不同文献所报道的棒棒糖征的出现率不尽相同,一般认为越大的肿瘤出现棒棒糖征的概率越高(如直径>5cm)。

【分析思路】

首先要掌握该征象的准确定义,病灶边缘突然终止的血管是该征象的核心,如前文所提到,若发现血管穿过病灶边缘进入病灶内部,或者血管紧贴病灶走行,无论血管的形态和强化程度如何,均不能称为棒棒糖征,此时需要对连续层面进行观察,避免误判。另外,使用正确的图像进行观察也尤为重要,如果只使用平扫 CT 或平扫 MRI 图像而忽略了增强图像,除能看见与病灶相连接的血管外,我们无法分辨病灶内部血管是否有延续,可能导致误判,另外对经验欠丰富的年轻医生而言,与病例相邻近扩张的肝内胆管也可能是误判的来源。

【疾病鉴别】

值得注意的是,肝上皮样血管内皮瘤除了能表现出典型的棒棒糖征,也能表现出类似棒棒糖征的征象,如血管延伸至病灶边缘但不中断,继续穿行在病灶内或在病灶内发生中断,另外在临床实践中,我们依然能发现不少类似于棒棒糖征的案例,如肝癌侵犯血管形成癌栓,并导致邻近肝静脉或门静脉的中断;肝内病灶射频消融后导致邻近血管破坏中断、血栓形成;肝内肿瘤或肿瘤样病灶的"假"棒棒糖征等。表 3-3-6 对肝内可表现出类似棒棒糖征的疾病进行了鉴别分析。

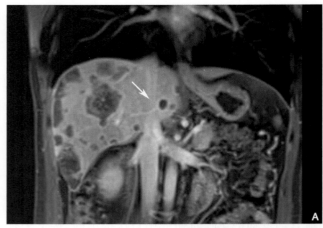
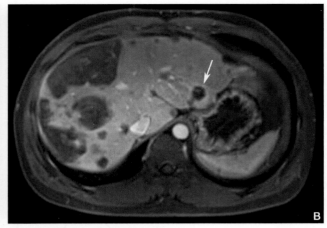
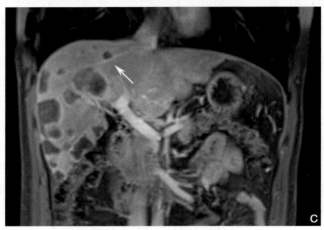

图 3-3-6　棒棒糖征病例

肝脏上皮样血管内三幅图皮瘤患者,T₁WI增强门脉期。A.显示了典型的棒棒糖征,血管走行至病灶边缘中断(箭头);B、C.显示了血管穿行入病灶内以及紧贴病灶走行(箭头),这两个表现均不符合典型的棒棒糖征。虽然这三幅图均来自同一患者,但并非每一个病灶都能表现出典型的棒棒糖征。

表 3-3-6　肝脏内棒棒糖征的疾病鉴别

疾病	病灶与血管关系	血管腔内表现
上皮样血管内皮瘤	1. 肝静脉或门静脉向病灶所在方向逐渐延伸,于病灶边缘突然终止(棒棒糖征) 2. 肝静脉或门静脉向病灶所在方向逐渐延伸,穿过病灶边缘走行于病灶内,可在内部中断	对比剂正常填充,一般无充盈缺损
肝癌侵犯血管	病灶以推挤邻近肝静脉或门静脉为主,发生侵犯时血管可有形态改变	形成癌栓时可见管腔内充盈缺损,癌栓可强化
肝内病灶射频消融治疗后	射频消融区域的血管分支可显示模糊或中断	形成血栓时可见管腔内充盈缺损,血栓无强化
肿块型或结节型淋巴瘤;炎性肌纤维母细胞瘤	血管可在病灶内穿行,可出现血管形态的轻度改变,如管径变窄、走行僵直	对比剂正常填充,一般无充盈缺损
局灶性脂肪肝	血管可在病灶内穿行,血管形态与走行和正常血管一致	对比剂正常填充,无充盈缺损

　　肝上皮样血管内皮瘤还会表现出一些其他征象,如靶征、包膜凹陷征等,常需要和以下疾病进行鉴别诊断,如转移瘤、肝内胆管细胞癌、硬化型肝癌等。使用多参数成像的增强 MRI 能够提供更多的诊断信息,提高诊断准确性。

　　典型的肝脏上皮样血管内皮瘤一般为肝内多发,主要分布在肝脏边缘,病灶可融合,病灶邻近肝包膜可凹陷,病灶在 T₁WI 呈不均匀低信号,中心可出现更低信号;T₂WI 常呈中心高信号(黏液样基质或胶原纤维、结缔组织),周围有晕环状稍高信号环绕,部分病灶可以见到中心高信号周围的低信号环;DWI 常呈环状高信号;动态多期增强可表现多样:

①边缘环状的向心强化；②边缘环状的渐进强化（中心强化不明显）；③动脉期间与门脉期可出现环状强化伴低密度环包绕，系肿瘤与肝实质之间的乏血供带，对该病有提示作用；④可出现棒棒糖征，是该肿瘤的相对特异征象。

转移瘤有原发灶，并且在肝内随机分布，病灶少见融合；肝内胆管细胞癌多为单发，常伴有邻近肝内胆管的扩张，CA19-9 的升高可辅助诊断；硬化型肝癌的边缘实性部分可表现为"快进快出"，中心特征性的纤维化区域常出现延迟强化，AFP 与 PIVKA-Ⅱ 的升高也有助于该病的诊断。

（袁　放）

十一、靶征

【定义】

靶征（target sign）是一个使用广泛的医学影像学名词，全身各系统的疾病诊断中均有应用。在肝脏影像中，一般是指在 CT 或 MRI 断层图像上，病灶中心与病灶边缘（环状）呈现密度或信号不一致，除此之外，部分病灶还会出现病灶边缘内以及周围肝实质多个环状的密度或信号改变，因病灶中心以外的密度或信号改变都表现为类似环形，与射击使用的枪靶相似，因此而得名。严格来说，牛眼征也是靶征的一种。

【病理基础】

靶征可以在多种肝脏疾病中出现，其病理基础各不相同，但都可以用病灶中心病理成分与边缘病理成分影像特征不一致来解释。

对于恶性程度高、生长迅速的肿瘤，肿瘤中心常出现因缺血缺氧导致的液化坏死，同时病灶外缘的肿瘤细胞密度较高；部分肿瘤的中心还会产生与周边肿瘤实质不一样的物质，如肝脏上皮样血管内皮瘤中心常出现黏液样基质及结缔组织，肝内胆管细胞癌与硬化型肝癌可出现病灶中心的纤维化成分；对于感染性病灶，如肝脓肿，除病灶中心的脓液外，病灶外周环绕的肝实质水肿带也能导致影像特征与病灶内不一致。此外，肝内病灶在经过射频消融治疗后，中心物质坏死，病灶边缘出现继发的炎性反应，也可表现出影像学的差异。

【征象描述】

1. **CT 检查**　平扫 CT 也可以观察到靶征，一般表现为中心低密度区域，周围有相对高密度的区域环绕，不同疾病有着不同的成分，如前文提到的中心液化坏死或黏液样基质等（图 3-3-7）。增强 CT 能强化靶征的显著性，使该征象表现得更明显与清晰，并体现出"靶子"的血供特征，特别是"靶环"相对于"靶心"以及邻近肝实质的血供差异：动脉供血丰富的"靶环"在动脉期可呈现环状强化，如肝内胆管细胞癌、转移瘤、内部大量液化坏死的肝细胞癌等（图 3-3-7，图 3-3-8）；硬化型肝癌的"靶环"还可在门脉期和/或延迟期出现廓清，并出现"靶心"的延迟强化，同时"靶心"的延迟强化也可出现在肝内胆管细胞癌中（图 3-3-9），炎性肌纤维母细胞瘤的边缘则可出现"靶环"样持续强化，肝脓肿壁可在多期扫描中表现出渐进、持续性的"靶环"样强化（图 3-3-10），这些期相的图像特点均符合靶征。对于肝细胞腺瘤，肿瘤生长对周围肝实质的长期压迫，可使引发周围肝实质的脂肪变性，在 CT 上表现为边缘环状低密度，这种低密度环可完整可不完整，当其表现连续、完整时，可出现靶征（即透明环征）（图 3-3-11）。

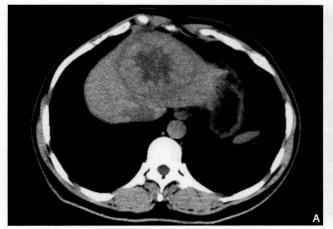
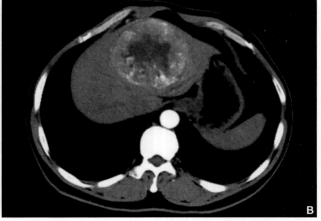

图 3-3-7　肝细胞癌的 CT 增强表现

A、B. CT 平扫与增强动脉期图像，肝左叶可见肿块，肿块中心的低密度影为坏死区（无强化），外缘肿瘤实质可见环状的相对高密度/高强化。

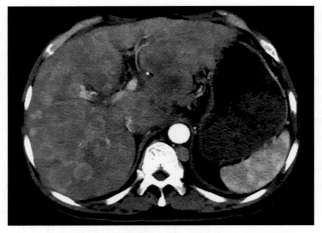

图 3-3-8　食管癌患者肝内多发转移的 CT 增强图像
CT 增强扫描动脉期图像示肝内多发的环状强化灶,密度表现为"内低外高"的靶征。

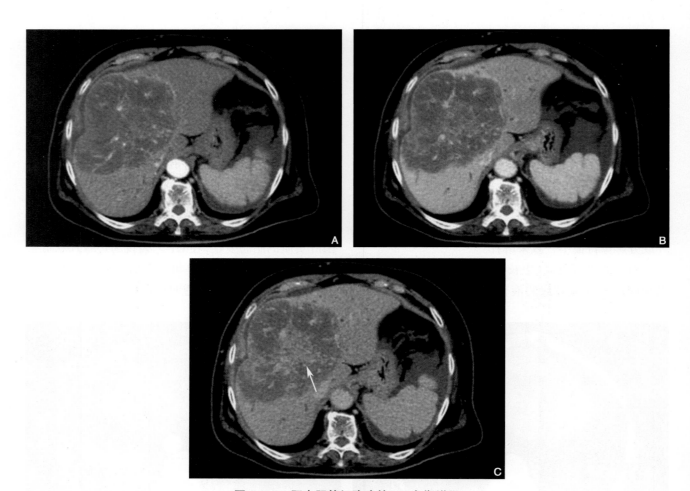

图 3-3-9　肝内胆管细胞癌的 CT 多期增强
A. CT 增强扫描动脉期图像,可见病灶边缘薄层环状强化(靶征)以及内部的不均匀强化;B. CT 增强扫描门脉期图像,可见病灶内部强化程度逐渐增加;C. CT 增强扫描延迟期图像,相较于动脉期,能看见病灶内部明显的延迟强化趋势(箭头),此时表现为"内高外低"密度的靶征。

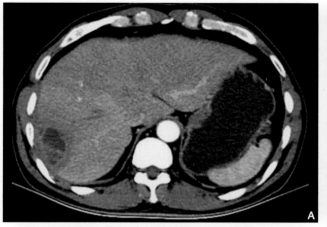
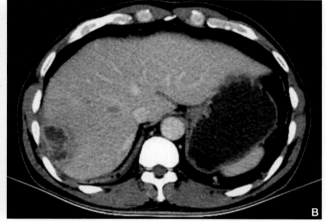
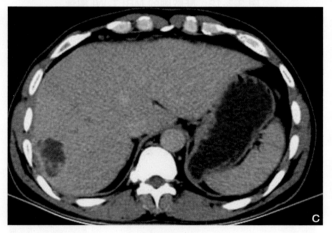

图 3-3-10 肝脓肿 CT 多期增强

A. CT 增强扫描动脉期图像,可见肝右叶包膜下的环状强化灶,内部为低密度脓液,外缘为低密度的环状肝实质水肿带;B. CT 增强扫描门脉期图像,脓肿壁环状强化逐渐明显,脓肿外缘的低密度水肿带开始强化;C. CT 增强扫描延迟期图像,可见明显强化的脓肿壁,同时脓肿外缘的低密度水肿带与肝实质强化一致,低密度带消失。

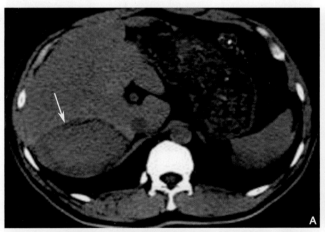
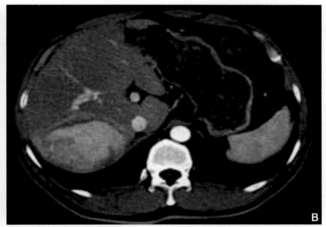
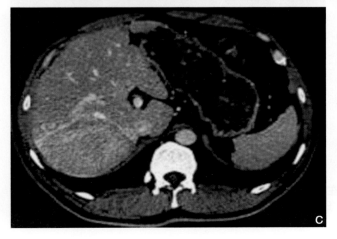

图 3-3-11 肝细胞腺瘤 CT 双期增强

A. CT 平扫横断面图像,箭头所指为病灶周围低密度环(一般认为脂肪变性);B、C. CT 动脉期与门脉期横断面图像,病灶边缘的低密度环持续存在,同时还可以看见低密度环外的延迟强化环,均呈现出靶状表现,该延迟强化环可能由肿瘤周边受压肝实质内的小血管及小胆管延迟强化所致。

2. **MRI 检查** 基于 MRI 多参数成像的特性，靶征可以出现在多种序列的图像中，如在 T_2WI 图像中，病灶中心的液化坏死、脓液或黏液样基质呈现高信号，病灶边缘为环状等或稍高信号，对于脓肿而言，环绕病灶的肝实质因水肿还可呈现环状高信号（图 3-3-12）；当病灶内出现纤维化成分，如肝内胆管细胞癌或炎性肌纤维母细胞瘤，或其他氢质子含量低的物质时（如结核、寄生虫病灶中心的钙化、晶体），T_2WI 可表现为中心低信号的靶征（图 3-3-13）；转移瘤、肝内胆管细胞癌可以在 DWI 图像中呈现高信号"靶环"（图 3-3-14），一般认为与病灶边缘肿瘤细胞密度较高导致弥散受限有关；增强 MRI 与增强 CT 类似，能强化靶征的显著性，体现出"靶环"相对于"靶心"以及邻近肝实质的血供差异，图 3-3-15 是上皮样血管内皮瘤与炎性肌纤维母细胞瘤的 MRI 增强图像，可见典型的靶征。肝脏恶性肿瘤因对周围小静脉的浸润以及新生血管的形成，可出现异常引流，并在动脉晚期或者门脉早期看到病灶边缘的强化灶，我们常称之为晕征，当这些异常静脉引流区域呈环形包绕肿瘤时（少见），可呈现环状强化，此时可表现为靶征（图 3-3-16）。

【相关疾病】

与靶征有关的疾病见表 3-3-7。

【分析思路】

靶征是一个影像表现既单一又多样化的征象，我们需要多维、动态地去理解该征象。说其单一是因为所有的表现在形态上都符合类似靶子的图像特征，说其多样是由于病灶内不同的病理成分与血供特点，可以在不同的扫描设备图像、不同的扫描期相、不同的扫描序列上表现出靶征，对"靶环"与"靶

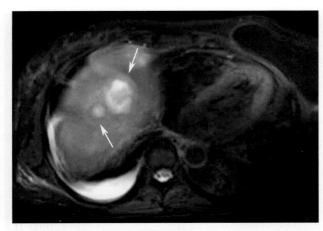

图 3-3-12　肝脓肿的 MRI T_2WI 图像

图中两个病灶，从内至外分别可见脓肿中心的液化坏死区域（因成分复杂，呈以高 T_2 信号为主的不均匀的信号）、脓肿壁（相对低信号）、脓肿周围肝实质水肿（箭头所指高 T_2 信号）。

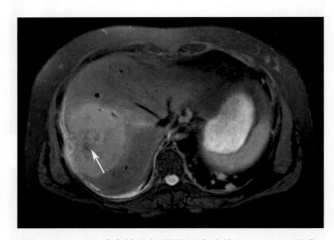

图 3-3-13　肝脏炎性肌纤维母细胞瘤的 MRI T_2WI 图像

肝右叶可见以稍高 T_2 信号为主的不均匀信号肿块，箭头所指不均匀低信号区域代表病灶内的纤维增生成分，周围有含水量较高的炎性组织包绕，此时呈现为内低外高的靶征。

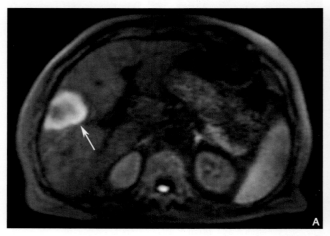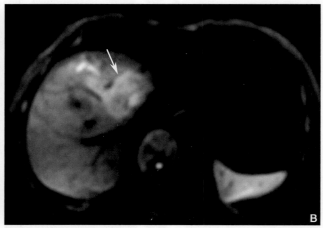

图 3-3-14　肝脏肿瘤在 DWI 序列呈现的靶征

A. 为直肠癌肝转移；B. 为肝内胆管细胞癌。均可见 DWI 环状高信号（箭头）形成的靶征。

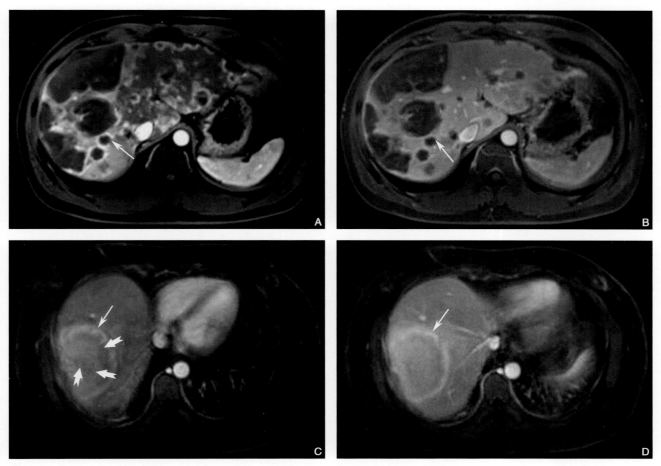

图 3-3-15　肝脏肿瘤在增强 MRI 表现出的靶征

A、B. 分别为肝脏上皮样血管内皮瘤的动脉期与门脉期图像,肝内见多发病灶伴环状强化,箭头所指为明显的持续环状强化(靶征);C、D. 分别为肝脏炎性肌纤维母细胞瘤的动脉期与门脉期图像,除明显的病灶外缘环状强化外(白箭头),还可以看见病灶内的分层靶状强化(从内至外表现为低 - 高 - 低,由三个燕尾箭头标注),这与病灶内的复杂炎性成分及血供相关,并且可随肿瘤的发展而发生变化。

心"的观察重点在于密度及信号的差异,可以是动态变化而没有固定的模式,这在动态多期增强扫描中尤为明显,如前文提到的硬化型肝癌,其动脉期可呈现出外"白"内"黑"的靶征,门脉期或延迟期可呈现内"白"外"黑"的靶征,对于某些在生长周期中成分与血供还会发生变化的肿瘤而言,如炎性肌纤维母细胞瘤,除上述类似硬化型肝癌表现,还可出现"靶环"持续强化这样同病不同影的靶征。所以掌握不同疾病可能出现的靶征模式,并且正确判断当前图像的靶征模式对病灶的诊断至关重要,特别是准确识别病灶的边界,才能正确判断"靶环"出现的位置(肿瘤实质或周边肝实质),为疾病诊断提供依据。

【疾病鉴别】

与靶征相关的疾病较多,但有的疾病常出现同病不同影的表现,这里选择一些较有特点、影像表现相对一致的疾病进行鉴别。

1. 肝脓肿　靶征是肝脓肿较为典型的表现(也

称牛眼征),增强后其靶环可表现出单环、双环、三环。当脓肿中心液化坏死后,脓肿壁可表现为单环;双环的内环代表脓肿壁,外环代表肝实质水肿带;三环的内环与中环分别代表炎性组织与纤维肉芽组织,中环的纤维肉芽组织强化最明显,外环为水肿带,强化弱于邻近肝实质(图 3-3-17)。若病灶"靶心"出现气体影,对诊断有辅助作用。肝脓肿临床表现起病急,进展快,常合并有炎性中毒症状,如高热、寒战,甚至肝区痛或多脏器衰竭等。实验室检查出现白细胞计数增高等特点。

2. 肝内胆管细胞癌与硬化型肝癌　将这两个疾病放在一起的原因在于两者的靶心都可产生特征性的纤维间质,典型影像学表现为延迟强化,且都可因纤维化的牵拉导致肝包膜凹陷。不同之处在于,肝内胆管细胞癌来源于胆管上皮细胞,靶环(肿瘤实质)一般呈现为进行性持续强化,常伴有邻近肝内胆管受侵扩张,且 CA19-9 的升高对疾病诊断有帮助;

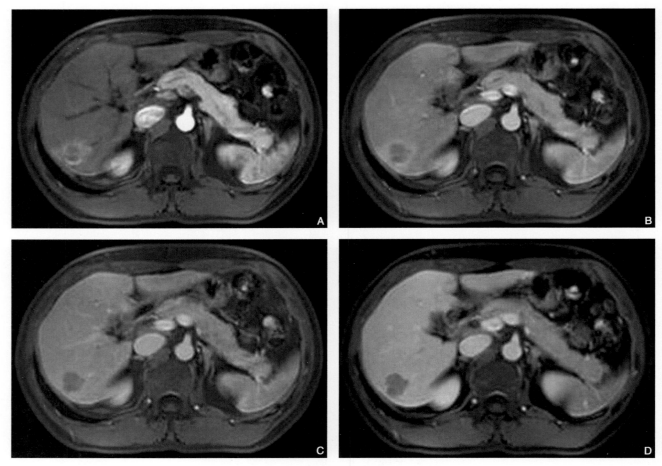

图 3-3-16 肝细胞癌多期增强 MRI 表现

A～D. 分别为 MRI 增强扫描动脉晚期、门脉早期、门脉期及延迟期图像。在 A、B 图像中，可见肝右叶病灶边缘的晕状强化，这与提前的异常静脉引流相关，当该晕状强化呈较为连续的环状，可称为靶征，一般认为该征象常出现在动脉晚期与门脉早期，在门脉期与延迟期消退，本病例与之相符，在 C、D 图像中，晕状强化带消退。

表 3-3-7 与靶征有关的疾病

感染性疾病	肿瘤及肿瘤样性疾病	治疗后改变
肝脓肿	肝内胆管细胞癌	射频消融术
肝结核	硬化型肝癌	
寄生虫	肝细胞癌伴内部大量液化坏死	
	炎性肌纤维母细胞瘤	
	大 B 细胞淋巴瘤	
	上皮样血管内皮瘤	
	转移瘤	
	IgG4 相关疾病的肝内病灶	

硬化型肝癌是肝细胞癌的一种罕见特殊类型，其靶环（肿瘤实质）可呈现类似肝内胆管细胞癌的持续强化，也可表现出 HCC 的"快进快出"，当"快进快出"征象出现时有助于诊断，同时甲胎蛋白（AFP）与异常凝血酶原（PIVKA-Ⅱ）的升高也有助于该疾病的诊断。

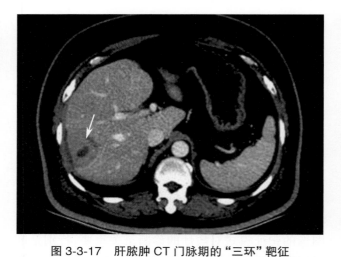

图 3-3-17 肝脓肿 CT 门脉期的"三环"靶征

肝脓肿病灶位于肝右叶，病灶从内至外分别为无强化液化坏死区（脓液）、稍高强化的炎性组织、更高强化的纤维肉芽组织（箭头）、病灶周围水肿带。需要注意的是，内环与中环时常没有明确分界或可能相互交错，本例在部分区域也难以区别内环与中环的明确边界。

3. **上皮样血管内皮瘤** 上皮样血管内皮瘤一般为肝内多发，主要分布在肝脏边缘，病灶可融合，病灶邻近肝包膜可凹陷,病灶在T_1WI呈不均匀低信号,中心可出现更低信号;T_2WI常呈中心高信号(黏液样基质或胶原纤维、结缔组织),周围有晕环状稍高信号环绕,部分病灶可以见到中心高信号周围的低信号环;DWI常呈环状高信号;动态多期增强可表现多样:①边缘环状的向心强化;②边缘环状的渐进强化(中心强化不明显);③动脉期间与门脉期可出现环状强化伴低密度环包绕,系肿瘤与肝实质之间的乏血供带,对该病有提示作用;④可出现棒棒糖征,是该肿瘤的相对特异征象。

4. 转移瘤 肝转移瘤的影像学表现与原发病灶相关,一般为多发,可出现靶征,代表内部液化坏死或周边肿瘤实质生长快、血供丰富等,找到原发灶对肝转移瘤的诊断至关重要。

(袁 放)

十二、飘带征/水上浮莲征

【定义】

飘带征(floating membrane sign)/水上浮莲征(water lily sign)是一组非常形象且特异的影像学征象,一般是指肝包虫病中的囊型包虫病(CE3型)的一个典型征象,表现为肝内囊性病灶内游离的不规则的带状影,如同飘带,此为飘带征的由来,同时也可类似俯瞰水中的莲叶的轮廓,此为水上浮莲征的由来。

【病理基础】

包虫病又称为棘球蚴病,是由棘球绦虫的幼虫寄生于哺乳动物体内所致的一种人畜共患疾病。人类包虫病可以发生在全身各系统,但主要发生于肝脏。目前感染人体的包虫病主要分为囊型包虫病(cystic echinococcosis,CE)和泡型包虫病(alveolar echinococcosis,AE),分别由细粒棘球绦虫和多房棘球绦虫所致。

肝脏囊型包虫病一般在肝内形成由囊壁和囊内容物构成的囊性病灶,囊壁一般厚度为3~5mm。囊壁在病理上可分为外囊和内囊,外囊是内囊周围的一层纤维包膜;内囊为包虫本体,由两层构成,内层为生发层,外层为多层角质层;囊内容物成分复杂,可以包含囊液、育囊、原头节、生发囊和子囊。

根据WHO包虫病专家工作组的分型方案,肝脏囊型包虫病分为6型,包括CL(囊型病灶)、CE1(单囊型)、CE2(多子囊型)、CE3(内囊塌陷型)、CE4(实变型)、CE5(钙化型),而飘带征/水上浮莲征则是CE3型的典型征象,其机制为:当内囊因损伤、退化、感染等破裂时,囊液进入内外囊之间,当内囊部分或完全脱离外囊,塌陷并悬浮于囊液中时,即可呈现出飘带征/水上浮莲征。

【征象描述】

1. CT检查 一般为肝实质内类圆形低密度影,边缘光滑规则,病灶壁呈等或稍高密度,有时可见壁的高密度钙化,囊壁增强后可有轻度延迟强化;病灶内囊液的密度常均匀一致,CT值为-15~25Hu,单一清澈的囊液密度呈水样,当退化或合并感染时密度可以升高;合并胆漏时,囊液可密度不均,甚至出现脂肪密度影。增强后囊液无强化。塌陷的内囊呈形态各异的条带状等密度影(有时可见钙化),一般都是连续的,可以部分贴合在病灶的内缘,也可以完全脱离外囊壁漂浮在病灶内,增强扫描病灶内条带状影不强化(图3-3-18)。

2. MRI检查 本征象在MRI的形态学表现与CT类似,但MRI对钙化不敏感,无法显示囊壁可能

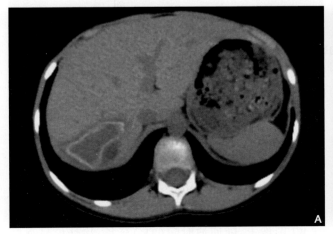
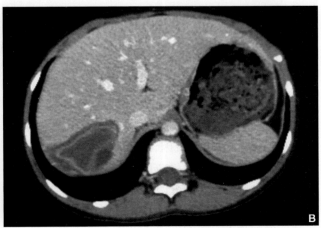

图3-3-18 囊型包虫病CE3型CT图像

A. 横断面CT平扫示完全脱离囊壁、漂浮在囊内的带状高密度影(伴钙化);B. 横断面CT增强门脉期图像中囊性灶及内部飘带均无强化,囊性灶外缘似有轻微的强化。

存在的细小钙化灶;病灶外壁一般呈 T_1WI 等或稍高信号,T_2WI 低信号。囊液的 MRI 表现和肝囊肿类似,一般呈均匀的 T_1WI 低信号,T_2WI 明显高信号,当囊液成分复杂时,可出现信号不均。囊液与囊液内的条带影增强后均无强化,外囊壁可有轻度延迟强化。

【相关疾病】

飘带征/水上浮莲征在肝脏影像中具有较强的特异性,一般特指肝包虫病中的囊型包虫病(CE3 型)。

【分析思路】

本征象虽然具有明显的特征性,尤其是出现典型的水上浮莲征时,强烈提示肝脏囊型包虫病的诊断。但需要注意的是,当病灶较小,或者内囊没有完全脱离外囊,部分贴附于外囊壁,以及塌陷的内囊因局部纤薄或者扫描层厚较厚而局部显示不清时,可能与肝内其他带有分隔样结构的囊性病灶混淆,比如肝内黏液性囊性肿瘤、多房性肝脓肿等,此时对病灶边缘以及内部分隔或条带样物质的仔细观察尤为重要,如边缘是否光滑、规则,内部结构是否有强化等。

另外,严格来说,当内囊没有完全脱离外囊,部分贴附于外囊壁时,推荐使用飘带征进行描述,只有内囊完全脱离外囊时才会呈现典型的水上浮莲征。

【疾病鉴别】

因飘带征/水上浮莲征是肝脏囊型包虫病的特异征象,以下列举了常与肝脏囊型包虫病进行鉴别诊断的疾病。

1. **肝囊肿** 肝囊肿的信号及密度表现与肝脏囊型包虫病类似,且部分肝囊肿具有分隔甚至伴有分隔钙化,可能造成误诊,但肝囊肿的分隔非常纤细(<1mm),这与肝脏囊型包虫病的内囊有较大差异,另外结合实验室检查以及牧区生活史也有助于鉴别诊断。

2. **肝内黏液性囊性肿瘤** 该类疾病以前常称为"胆管囊腺瘤/癌"等,2010 WHO 重新定义为肝内黏液性囊性肿瘤,虽然其内有大量囊性成分伴分隔,但其内部可出现蛋白、出血等成分,这可与肝脏囊型包虫病进行鉴别。同时该类肿瘤内分隔常较薄、与肿瘤内壁相连,分隔可有强化,且可有不规则钙化,另外出现壁结节一般提示恶变,这些都是用于鉴别诊断的要点(图 3-3-19)。但值得注意的是,当该疾病呈现为单一囊性病灶且不伴分隔时,难以和单纯肝囊肿进行鉴别。

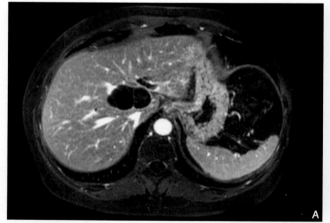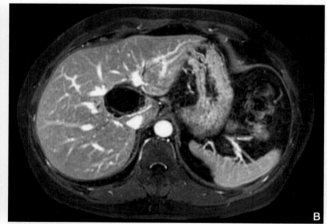

图 3-3-19　肝内黏液性囊性肿瘤
A、B. 为同一患者 T_1WI 增强不同层面的门脉期图像,可见肝脏尾状叶囊性病灶伴分隔,分隔与肿瘤内壁相连。

3. **多房性肝脓肿** 多房性肝脓肿壁常较厚,外缘可呈现靶征。多房性肝脓肿内部多发分隔常厚薄不均且伴强化,腔内脓液因含有坏死物、细菌、炎性细胞及渗出物等,较为黏稠,且其 CT 与 MRI 表现与肝脏囊型包虫病内囊性成分差异较大,且脓液在 DWI 图像呈现弥散受限的特点,有助于鉴别诊断。另外,肝脓肿一般起病急,进展快,常合并有炎性中毒症状,如高热、寒战等。实验室检查可出现白细胞计数增高。

（袁　放）

十三、灯泡征

【定义】

灯泡征(light bulb sign)在肝脏影像中,是特指占位性病灶在 MRI T_2WI 图像上呈现相对均匀且明显高信号的一种征象。一般来说符合灯泡征的病灶,在 T_2WI 图像上,随回波时间(TE)延长,病灶信号强度递增,在重 T_2WI 图像上达到显著高信号,就如同在相对暗的肝脏背景中一只耀眼的灯泡,因此而得名。

【病理基础】

肝内病灶的灯泡征是 MRI T_2WI 图像中的特异表现,当病灶内水含量极其丰富的时候,会表现出灯泡征,肝海绵状血管瘤主要由扩大、充盈血液的血管腔隙即血窦构成,而血液含水量很高(可超过 80%),故灯泡征是肝海绵状血管瘤的典型征象;肝囊肿因囊液几乎都为水,也表现出灯泡征;另外黏液含量丰富的肿瘤、富含胆汁的病灶因含水量丰富,可呈现出类似灯泡征的影像表现。

【征象描述】

灯泡征一般用于形容团块状占位性病灶,其他

形状如网状、条带状的病灶并不包括在此列,这需要连续层面的观察来确定病灶的形态特点。同时,灯泡征在 T_2WI 图像上呈现明显高信号,且随回波时间(TE)延长,病灶信号强度递增,在重 T_2WI 图像上达到显著高信号。该类病灶在 T_1WI 上一般呈现低信号,增强后根据病灶的性质会有不同方式的强化,如海绵状血管瘤渐进性向心强化,肝囊肿则无强化(图3-3-20,图 3-3-21)。值得注意的是,该类含水量丰富的病灶,在 DWI 序列图像上可以呈现高信号(尤其是 b 值较低时),其原因并非真的弥散受限,而是因其明显的 T_2 高信号所致的 T_2 穿透效应,此时需同步观

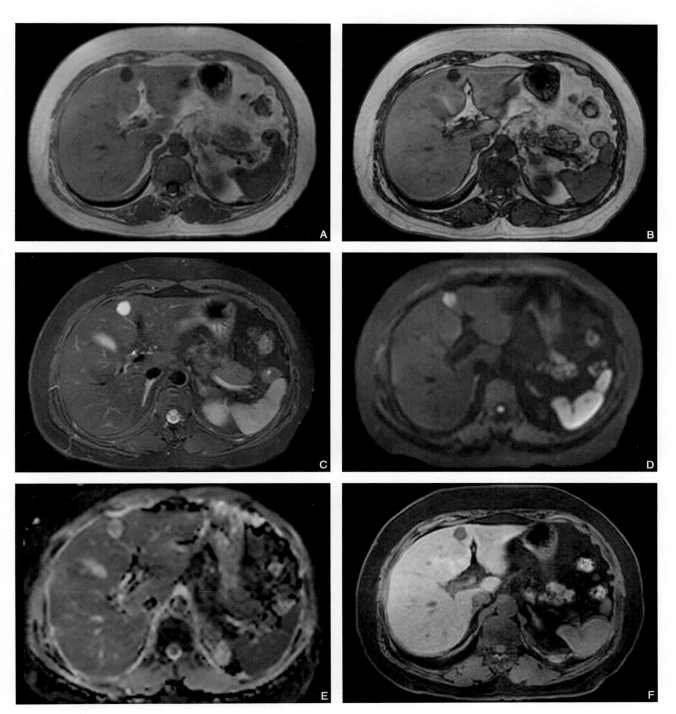

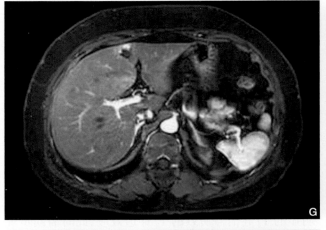

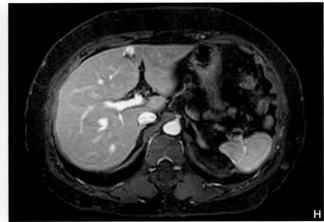

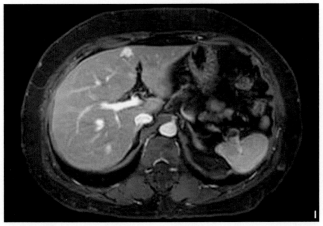

图 3-3-20　肝脏血管瘤

A、B. 分别为横断面 T_1WI 正相位及反相位图像,可见肝脏 S_4 段类圆形低信号影;C. 为横断面压脂 T_2WI,病灶呈明显高信号改变,也即灯泡征;D. 为横断面 DWI 图像,病变呈高信号改变;E. 同层面 ADC 图像亦呈高信号改变,提示 DWI 信号增高为 T_2 穿透效应所致;F~I. 分别为压脂 T_1WI 平扫、动脉期、门脉期及延迟期图像,可见病灶呈外周结节样强化,并可见对比剂进一步充填改变。

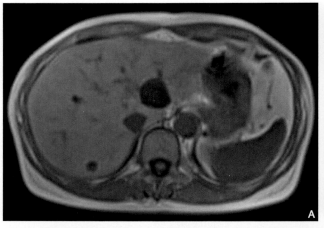

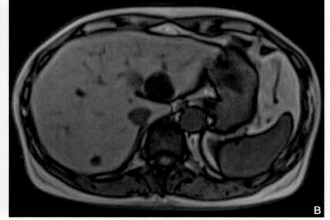

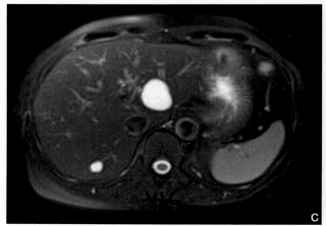

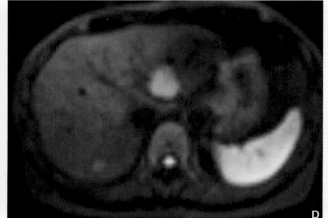

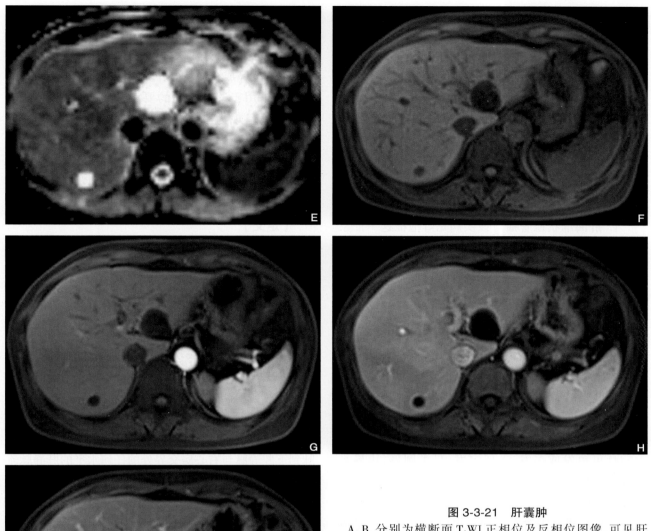

图 3-3-21　肝囊肿

A、B. 分别为横断面 T_1WI 正相位及反相位图像,可见肝内两枚类圆形低信号影;C. 为横断面 T_2WI 压脂图像,可见病灶呈明显高信号改变,也表现为灯泡征;D、E. 分别为DWI 及 ADC 图像,病变均呈高信号改变,提示 DWI 病变信号增高为 T_2 穿透效应所致;F~I. 分别为压脂 T_1WI 平扫、动脉期、门脉期及延迟期图像,左外叶病灶各期未见明显强化,肝脏 S_7 段病变似见环状强化,可能由于肝血窦受压或继发感染所致。

察 ADC 图像来确定是否真的弥散受限。

【相关疾病】

在肝脏 MRI 影像中,能表现出典型灯泡征的是肝海绵状血管瘤和囊肿,但值得注意的是,内部含水量丰富的病灶也可以表现出类似征象,如出现大量液化坏死的肿瘤,黏液含量丰富的肿瘤(如肝内黏液性囊性肿瘤)以及脓肿、胆管扩张、射频消融治疗后等,此时需分析病灶形态、内容物、强化方式、病史等关键信息进行鉴别诊断。

【分析思路】

1. 形态　如前所述,灯泡征一般用于形容肝内团块状的占位性病灶,网状、条带状的病灶并不包括在此列。

2. 信号　首先,我们需要注意阅片时窗位的设置,过低的窗位设置可能导致伪灯泡征的出现。其次,准确判断灯泡征需要对灯泡两个字有准确理解,其代表着耀眼,因此需要呈现出明显的 T_2 高信号,当我们发现肝内 T_2 高信号的病灶时,可与同层面的椎管内脑脊液信号,或者邻近的胆囊内胆汁信号做对比,因为这二者内都含有大量的水,只有肝内病灶与上述两种信号类似时才能诊断为灯泡征。

3. 扫描序列　我们需要在常规 T_2WI 序列或重

T_2WI 序列上进行观察,如果误选了一些图像表现类似 T_2WI 序列的图像进行观察,可能导致误判,如平衡式稳态自由进动(balance-steady state free precession,SSFP),该序列在不同设备上有不同的名称。该序列图像实际是由组织 T_2/T_1 信号产生,对于海绵状血管瘤这种可以表现出典型灯泡征的病灶,由于其内成分复杂,在 balance-SSFP 序列可能出现不均匀的信号;另外,脂肪抑制是必需的,在没有脂肪抑制的 T_2WI 序列中,脂肪也呈现明显的高信号,会导致误判。

【疾病鉴别】

1. **肝海绵状血管瘤**　该疾病是灯泡征这一征象的出处,是最常见的肝脏良性肿瘤,因缺乏包膜,病灶边缘常不规则,可有分叶。病灶的强化方式有特异性,典型者在多期增强中呈现出动脉期边缘结节状强化,门脉期及延迟期强化范围向病灶中心推进的特点。值得注意的是,肝海绵状血管瘤可以因不同的病理成分表现出不同影像征象,如透明变性的海绵状血管瘤,其内含有较多纤维成分,在 T_2WI 上仅为稍高信号,多期增强可表现为轻微的边缘延迟强化,这与其他肿瘤鉴别困难,需要活检。

2. **肝囊肿**　肝囊肿可表现出典型的灯泡征,肝内病灶可单发或多发,一般多发,呈类圆形,边界光滑锐利,具有张力感,部分病灶内可有纤细的分隔。病灶 T_1WI 呈低信号,T_2WI 呈明显高信号,增强后无强化。少数囊肿因含有蛋白和出血,可在 T_1WI 呈等或高信号,甚至可见液-液平。

3. **肝内黏液性囊性肿瘤**　该疾病因含有大量的黏液成分可在 T_2WI 呈现出类似灯泡征的表现(图3-3-22),以前该类疾病常称为"胆管囊腺瘤/癌"等,

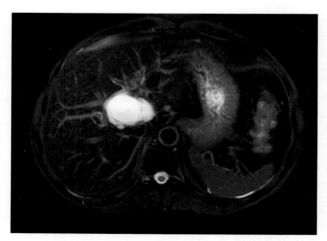

图 3-3-22　肝内黏液性囊性肿瘤的类灯泡征
为横断面 T_2WI 压脂图像,示肝脏尾状叶一明显高信号病灶,内可见低信号分隔,这有别于典型灯泡征内的均匀、明显高 T_2WI 信号。

2010 WHO 重新定义为肝内黏液性囊性肿瘤。其内除含有大量黏液成分外,一般含有较多分隔,分隔常不规则,可强化,并可见不规则钙化,肿瘤内可出现蛋白、出血等成分,另外出现壁结节一般提示恶变,这些都是用于鉴别诊断的要点。但值得注意的是,当该疾病呈现为单一囊性病灶且不伴分隔时,难以和单纯肝囊肿进行鉴别。

(袁　放)

十四、蜘蛛网征

【定义】

蜘蛛网征(spider web sign)在全身多个器官的疾病影像描述中都有应用,肝内蜘蛛网征一般认为是布-加综合征(Budd-Chiari syndrome,BCS)在肝静脉造影或下腔静脉造影时的特异征象,表现为肝内(血管阻塞区域远心端)出现导管周围区域如同蜘蛛网般对比剂扩散的表现,因此而得名。也有研究者通过磁共振增强序列观察到布-加综合征患者肝内类似的征象。

【病理基础】

布-加综合征一词适用于从任何病因所致肝小静脉到下腔静脉与右心房交界处的任何水平的肝静脉流出道梗阻的临床表现。静脉内梗阻引起静脉腔内压力增高,在肝内形成多发、细小的侧支循环,将血液引流至邻近的肝静脉甚至体静脉,这些多发、细小的侧支循环充满对比剂时,呈现出网状表现,类似蜘蛛网。

【征象描述】

在静脉造影时,根据静脉梗阻位置不同,将导管终端放置于梗阻点远心端的肝内静脉或下腔静脉并注射对比剂,此时可见导管所在的肝内静脉周围多发、混杂、迂曲的小静脉侧支循环,如同蜘蛛网状的改变。

在增强 MRI 中,门静脉期有时可见梗阻点前的肝内静脉周围出现的网状强化影,但受限于磁共振的分辨率以及部分容积效应,该征象并不典型,通常显示为肝静脉周围的云雾状影,见图3-3-23。

【相关疾病】

蜘蛛网征在肝脏影像中具有较强的特异性,一般指布-加综合征在肝静脉造影或下腔静脉造影时的表现,也有研究者在磁共振增强序列观察到类似的征象。

【分析思路】

1. **肝静脉造影**

(1)造影方式:判断蜘蛛网征的先决条件是在

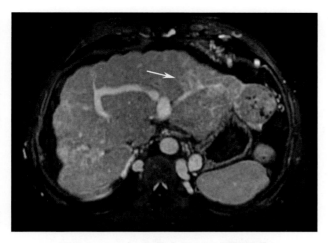

图 3-3-23　布 - 加综合征 MRI 增强图像
横断面 MRI 增强扫描,图中箭头所指区域可见肝静脉周围的云雾状影,如同蜘蛛网状,故也有研究者称其为 MRI 中的蜘蛛网征。

肝静脉或者下腔静脉内注射对比剂,不能在肝动脉或门静脉进行造影时对蜘蛛网征进行判断。

(2)征象判断:蜘蛛网征形成的本质是肝静脉周围混杂、迂曲、多发的侧支循环血管,但根据病程的长短以及严重程度,侧支循环血管网的粗细及密集程度可有差异。当造影时发现肝静脉周围出现源于肝静脉的异常血管网,并伴有肝静脉流出道梗阻时,即可诊断蜘蛛网征(图 3-3-24)。

(3)伴随征象:布 - 加综合征患者在行肝静脉造影或下腔静脉造影时除可以表现蜘蛛网征以外,还可以伴有汇入下腔静脉的粗大侧支静脉、肝包膜下静脉显影及静脉 - 静脉瘘。

2. 增强 MRI　由于受限于磁共振的分辨率以

及部分容积效应,该征象并不典型,且难以和肝硬化所形成的纤维瘢痕的强化进行鉴别,所以在对布 - 加综合征的 MRI 描述中,很少用到该征象术语。

【疾病鉴别】

1. 布 - 加综合征　为肝静脉流出道梗阻导致肝脏出现的一组临床综合征,包括原发性与继发性。原发性布 - 加综合征的病因包括:先天性或者获得性高凝状态、膜性阻塞、炎症、感染、口服避孕药及妊娠等多种因素。继发性布 - 加综合征则主要由肿瘤压迫、瘤栓等引起。布 - 加综合征急性期可见肝脏肿大,慢性期肝脏萎缩伴尾状叶肥大,肝内可见多发再生结节。增强扫描可见:①肝动脉扩张,这可能与动脉 - 门静脉分流有关;②肝实质早期中央型强化,即肝门周围以及尾叶强化明显,而外周肝实质强化较弱,延迟期肝实质内强化差异减小或一致;③还可表现为肝实质"马赛克"样广泛不均匀强化;④尾状叶肥大引起的下腔静脉长节段性压迫是其较为典型的征象;⑤肝外侧支静脉扩张,如奇静脉、半奇静脉、腰升静脉、肋间静脉等,还可见肝段以下的下腔静脉扩张,值得注意的是,布 - 加综合征一般不出现门静脉系统的侧支循环,这可与肝硬化导致的门静脉高压伴侧支循环进行鉴别。布 - 加综合征在静脉造影中可出现特征性的蜘蛛网征,同时还能对下腔静脉膜性阻塞进行诊断,常表现为胸 9 椎体以上对比剂填充区域的天幕状改变。

2. 肝窦阻塞综合征　因肝窦内皮完整性破坏、肝窦内充血阻塞产生肝窦血液回流障碍,导致肝功能损害及门静脉高压等一系列症状。在国外,肝窦

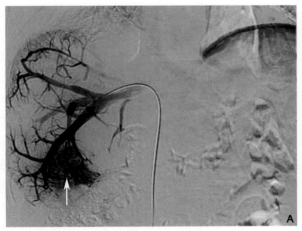
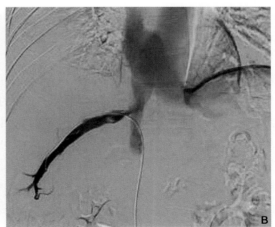

图 3-3-24　布 - 加综合征 DSA 图像
A. 为患者经右侧股静脉穿刺选择性插管至右肝静脉的造影摄片,示右肝静脉开口处极重度狭窄,对比剂潴留,远端肝静脉周围出现源于肝静脉的异常血管网形成蜘蛛网征(箭头);B. 为右肝静脉狭窄处置入球囊导管,并逐级扩张球囊(6mm×60mm～10mm×40mm)行血管成形术后,再次造影示狭窄情况明显改善,肝静脉回流通畅,对比剂迅速汇入下腔静脉(图 A 所示血管网该次未见显影)。

阻塞综合征（hepatic sinusoidal obstruction syndrome，SOS）常见于造血干细胞移植或含有奥沙利铂的药物化疗。在国内则多见于摄入含有吡咯里西啶类生物碱（PAs）植物的人群，以"土三七"最多见。该病平扫 CT 与 MRI 中可表现为肝脏广泛肿胀，密度及信号不均匀，伴不同程度的腹腔积液，脾脏大小正常或不同程度的肿大。增强扫描可见：

（1）动脉期：肝动脉及分支代偿性增粗，以肝门区为著，肝实质不强化或斑片状不均匀强化。

（2）门静脉期：①肝静脉显示不清，下腔静脉肝段变扁；②肝实质"地图状"强化，典型者可见特征性的"爪样"或"三叶草"强化，表现为以肝静脉为中心，周边肝实质的相对高强化；③门静脉高压及侧支循环开放，如胆囊壁水肿、肠壁水肿、食管 - 胃底静脉曲张等；④肝内门静脉及下腔静脉肝段周围常有低密度带包绕，这可能与淋巴回流增加有关。

（3）延迟期：肝实质常表现为不均匀强化，系窦性阻塞的区域不强化或强化减弱，这与布 - 加综合征在延迟期常表现为相对均匀强化不同，这是两种疾病肝内血供变化的不同所导致，布 - 加综合征在肝内可以形成静脉侧支循环，而肝窦阻塞综合征则少见，此为鉴别要点。

（袁　放）

十五、轮辐征

【定义】

轮辐征（spoke wheel sign）是指 CT/MRI 增强扫描供血动脉伸入病灶中心，并由中央供血动脉向外周呈放射状分布，是肝脏局灶性结节增生（focal nodular hyperplasia，FNH）比较特异的征象。

【病理基础】

轮辐征最常见于 FNH，这与其特殊供血方式有关，肝脏 FNH 血供丰富，内含大量结缔组织、较大的厚壁动脉及多发毛细血管，无门静脉及中心静脉；目前多认为 FNH 由肝动脉及其分支供血，且是由中央瘢痕进入并沿纤维分隔放射状分布的离心性血供，在影像学上表现为供血动脉伸入病灶中心，并由中央供血动脉向外周呈放射状分布，即轮辐征。

【征象描述】

1. CT 检查　CT 增强扫描表现为供血动脉伸入病灶中心，并由中央供血动脉向外周呈放射状分布；增强 CT 检出率明显高于增强 MRI，且动脉早期检出率明显高于动脉晚期，且动脉晚期轮辐征显影较动脉早期浅淡，动脉早期 MIP 显示更佳。

2. MRI 检查　MRI 增强扫描表现为供血动脉伸入病灶中心，并由中央供血动脉向外周呈放射状分布。

3. US 检查　完全肝动脉供血的放射状分布离心性血供特点，即轮辐征。

【相关疾病】

轮辐征被认为是 FNH 较特异的征象，也可出现其他病变，包括良、恶性肿瘤及感染性病变等，详见表 3-3-8。

表 3-3-8　轮辐征相关疾病

恶性肿瘤	良性肿瘤	感染性疾病
肝细胞癌（粗梁型）	FNH	肝包虫病
	血管瘤	

【分析思路】

轮辐征分析思路如下：

1. 轮辐征的检出率与时相的关系。轮辐征是在增强 CT 或 MRI 中出现的征象，但是如果时相把握不好，可能会漏检该征象；有研究表明增强 CT 轮辐征检出率明显高于增强 MRI，且动脉早期此征象检出率明显高于动脉晚期。动脉早期定义为仅肝动脉显影而门静脉不显影的时相，把握好扫描时相是检出此征象的前提条件，另外在增强 CT 动脉早期 MIP 重建有助于该征象的检出。

2. 认识该征象。该征象是指供血动脉伸入病灶中心，并由中央供血动脉向外周呈放射状分布，其反应的是病变内部动脉血供的改变，重点关注的是动脉期（尤其动脉早期）病变内部血管的改变。而肝包虫病也可出现此征象，指的是在含子囊型包虫中母囊内含有多个子囊，可呈现轮辐征改变，以增强扫描静脉期显示更为清晰。

3. 分析病灶其他伴随影像学表现，如是否有中心瘢痕、粗大的供血动脉、病灶强化方式等。

4. 结合患者的临床病史、临床症状及体征、诊疗经过、实验室检查等临床资料，可缩小鉴别诊断范围。如：①肝细胞癌好发于中老年男性，有乙肝、肝硬化病史，AFP 升高等；②肝包虫病好发于畜牧业发达地区，多有疫区生活史或接触史，实验室检查嗜酸性粒细胞增多，补体结合试验阳性；③FNH 及血管瘤多见于年轻女性，血管瘤 T_2WI 为明显高信号，呈灯泡征，增强扫描呈典型"快进慢出"改变，FNH 中心有瘢痕，增强扫描瘢痕延迟强化。

【疾病鉴别】

轮辐征只是一个征象，决不能孤立对待，需结合影像学特征、临床信息及实验室检查进行诊断和鉴别诊断。

1. **诊断思路**（图 3-3-25）
2. **鉴别诊断**（表 3-3-9）

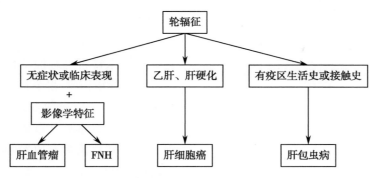

图 3-3-25　轮辐征相关疾病的鉴别诊断思路

表 3-3-9　轮辐征在常见疾病中的主要鉴别诊断要点

疾病	典型影像特征	鉴别要点	主要伴随征象
FNH	孤立的、边界清晰的、无包膜的、分叶状低密度肿块，通常小于 5cm，增强扫描呈典型"快进慢出"改变，中心可见瘢痕，瘢痕延迟强化，肝胆期病变为高信号	中心可见瘢痕，增强扫描瘢痕延迟强化，肝胆期病变为高信号	动脉早期可显示中央瘢痕里的较大供血动脉
肝细胞癌（粗梁型）	CT 平扫为低密度，T_1WI 呈稍低信号，T_2WI 呈稍高信号，DWI 弥散受限，增强扫描呈"快进快出"改变，动脉期明显强化，门静脉期对比剂迅速退出，延迟期为低密度（信号），肝胆期通常为低信号	好发于中老年男性，有乙肝、肝硬化病史，AFP 升高	常伴有门静脉高压改变（食管-胃底静脉曲张、脾大、腹腔积液等）；可见门静脉癌栓、肝门及腹膜后淋巴结肿大
肝血管瘤	CT 通常为低密度，较大者密度可不均匀，T_2WI 为明显高信号，呈灯泡征，增强扫描呈明显"快进慢出"改变	女性多见，T_2WI 见灯泡征，增强扫描呈典型"快进慢出"改变	无
肝包虫病	肝脏圆形或类圆形边缘光滑锐利的囊性占位，囊液在 T_1WI 表现为低信号，T_2WI 表现为高信号，信号均匀，增强后无异常强；可见飘带征、水上浮莲征等特殊征象	有疫区生活史或接触史，可见飘带征、水上浮莲征等特殊征象	实验室检查嗜酸性粒细胞增多，补体结合试验阳性

（容鹏飞）

十六、繁星征

【定义】

繁星征（starry sky sign）是指 MRI 胰胆管成像显示低信号的肝实质内（天空）散布着无数细小的 T_2 高信号囊性灶（星星），均匀分布在肝脏，与胆道不相通，呈"星空"状，与多发胆管错构瘤（multiple biliary hamartomas，MBH）有关。

【病理基础】

胆管错构瘤由涉及小叶间胆管的导管板畸形引起的，表现为肝内胆管发育障碍，局部胆管样结构聚集、不同程度胆管扩张，在丰富的结缔组织间隔背景上可见内衬胆管上皮，被致密纤维间隔包裹。多数直径＜15mm，大小近似，弥散多发且不均匀地分布

于肝实质内，一般位于门脉周围，偶有单发病变，此囊性结构形态不规则，与周围胆管不相通，囊壁由单层立方或扁平的胆管上皮细胞构成，周围绕以纤维组织及胆管周围腺体，腔内可包含嗜酸性纤维。

【征象描述】

肝实质内散布着无数细小囊性病灶，病灶大小：1～10mm，多＜15mm，最大可达 30mm，边界清楚，无包膜。

1. **CT 检查**　平扫为囊性低密度，增强扫描多无强化，部分可环状强化。

2. **MRI 检查**　肝实质内多发长 T_1 长 T_2 信号，重 T_2WI 信号进一步增高，接近脑脊液信号，MRCP 与胆管无相通，增强扫描多无强化，也可部分环状强化、壁结节强化。

【相关疾病】

繁星征主要见于多发胆管错构瘤,但其他疾病也可出现类似表现,如肿瘤病变、感染性病变、良性病变及先天性病变等,详见表3-3-10。

表3-3-10 与繁星征相关的疾病

先天性疾病	良性病变	感染性疾病	肿瘤病变
Caroli 病	肝囊肿	多发微脓肿	胆管错构瘤
			囊性转移瘤

【分析思路】

繁星征分析思路如下:

1. 认识该征象。在CT或MRI上肝实质弥漫分布小囊性病变时,需进一步完善MRCP检查,重点观察病变有无与胆管相通,是否符合繁星征改变。

2. 分析病灶分布范围、大小、强化方式及与胆管的关系。病灶分布于整个肝实质,病灶直径<15mm,无强化或部分环状强化,与胆管不相通,最常见于多发胆管错构瘤;病灶分布不均匀,小于10个,大小不等,增强无强化,考虑为肝囊肿;肝内多发囊状病变与胆管相通,主要见于Caroli病。

3. 分析肝脏及其他伴随影像学表现,如有无合并胆管炎,腹腔有无肿大淋巴结等。

4. 结合患者的临床病史、症状及体征、实验室检查等临床资料与影像学特征,可缩小鉴别诊断范围。如胆管错构瘤、肝囊肿多无明显临床症状,大多偶然发现,但是肝囊肿多大小不等、数目少于10个,而胆管错构瘤弥漫分布整个肝实质,病变直径多小于15mm;转移瘤多有原发肿瘤病史;多发微脓肿多有发热、腹痛、白细胞升高等病史;Caroli病影像学表现与胆管相通有助于鉴别。

【疾病鉴别】

繁星征只是一个征象,绝不能孤立对待,需结合影像学特征、临床信息及实验室检查进行诊断和鉴别诊断。

1. 诊断思路(图3-3-26)

2. 鉴别诊断(表3-3-11)

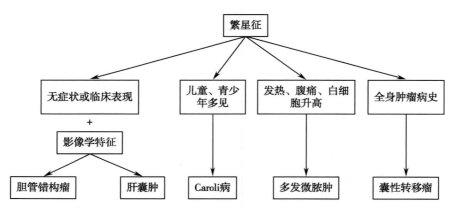

图3-3-26 繁星征相关疾病的鉴别诊断思路

表3-3-11 繁星征在常见疾病中的主要鉴别诊断要点

疾病	典型影像特征	鉴别要点	主要伴随征象
胆管错构瘤	弥漫性分布的小囊性低密度病变,病变直径多小于15mm,边界清楚,MRI呈长T_1、长T_2信号,MRCP不与胆道相通,增强扫描多无强化	繁星征,弥漫分布肝实质,与胆管不通,增强无强化,无症状,实验室检查正常,随访病变无变化	无
Caroli 病	多发、大小不等的囊性病变,与胆管相通,MRI为长T_1、长T_2信号,增强扫描囊性扩张的中央有明显的点状、条状强化,即中央点征	儿童、青少年多见;中央点征,与胆管相通,肝内胆管扩张但无梗阻	常染色体隐性遗传病,可合并肾脏囊性病变(髓质海绵肾)
肝囊肿	CT多为囊性低密度灶,边界清楚,MRI为长T_1、长T_2信号,增强扫描无强化	分布不均匀,数目少于10个,大小不等	多囊肝可合并多囊肾
多发微脓肿	多发囊性病变,囊壁厚薄不均匀,可见靶征,MRI脓腔为长T_1、长T_2信号,脓肿壁信号介入肝实质和脓腔之间,DWI脓腔弥散受限,增强扫描囊壁可见强化	有发热、腹痛等病史,靶征,DWI脓腔弥散受限,抗炎治疗有效	白细胞升高

续表

疾病	典型影像特征	鉴别要点	主要伴随征象
囊性转移瘤	多发类圆形囊性低密度灶,边缘模糊,MRI 为稍长 T_1、稍长 T_2 信号,DWI 囊壁弥散受限,增强扫描边缘强化	全身肿瘤病史	常伴其他器官转移

（容鹏飞）

十七、环礁征

【定义】

环礁征（atoll sign）表现为病变周围的 T_2WI 高信号带（如环礁）和与周围肝实质相比呈等信号的中心（如围绕的海域），在病变中心可见 T_2WI 高信号的小结节（如小岛屿），与炎症型肝细胞腺瘤相关。

【病理基础】

肝细胞腺瘤的病理显示主要由层状或索状肝细胞和少量 Kuppfer 细胞组成,不含有胆管,细胞大而淡染,腺瘤内可有脂肪变性、坏死和出血,可有假包膜。肝细胞腺瘤根据基因型与组织学表型特征相结合,分为 4 种不同亚型:炎症型肝细胞腺瘤（inflammatory hepatocellular adenoma,I-HCA）、肝细胞核因子 1α 失活型肝细胞腺瘤（hepatocyte nuclear factor 1 alpha-mutated hepatocellular adenoma,H-HCA）、β- 连环蛋白激活型肝细胞腺瘤（β-catenin-mutated hepatocellular adenoma,B-HCA）、未分化型肝细胞腺瘤（unclassified hepatocellular adenoma,U-HCA）。其中炎症型肝细胞腺瘤是最常见的亚型,其组织病理学特点是明显的多形核细胞浸润,明显的肝窦扩张、动脉壁增厚、出血等。环礁征可能是由于扩张的血窦导致血液流速减慢,慢血流的区域水分含量高,反应在 T_2WI 则呈高信号。

【征象描述】

MRI 检查:环礁征指的是病变周围的 T_2WI 高信号带,病变中心与周围肝实质相比呈等或稍高信号（图 3-3-27）。动态增强扫描动脉期明显强化,门静脉期和延迟期病变持续强化,T_2WI 高信号区域（环礁和中心的岛屿）通常于动脉晚期强化,肝胆特异期病变呈等、稍高或低信号。

【相关疾病】

环礁征主要见于炎症型肝细胞腺瘤,属于较为特征性改变。内部大量液化坏死的肝细胞癌增强扫描动脉期可呈环状强化,类似环礁征,但实性肿瘤成分仍呈"快进快出"改变,且于 T_2WI 中心坏死区信号更高,与炎症型腺瘤的中心呈等或稍高信号,外周

明显高信号不同,且 HCC 多伴有肝硬化,肿瘤周围可发生门脉癌栓,AFP 常有升高,这些有助于鉴别诊断。肝脓肿环绕病灶的肝实质因水肿于 T_2WI 也可呈现环状高信号改变,但肝脓肿临床表现起病急,进展快,常合并有炎性中毒症状,如高热、寒战,甚至肝区痛或多脏器衰竭等。实验室检查出现白细胞计数增高等特点。

【分析思路】

环礁征分析思路如下:

1. 认识这个征象。注意该征象是在 T_2WI 平扫图像上观察所见,该征象的特点是病变周围有环形 T_2 高信号带,病变中心在 T_2WI 为等或稍高信号,有时也可以在增强扫描动脉期观察到。

2. 结合 MRI 各序列有助于鉴别。炎症型肝细胞腺瘤 T_1WI 多表现为不均匀低信号,约 20% 的病灶内可见局灶性脂肪成分,在 T_1WI 反相位表现为局灶性信号减低,30% 有瘤内出血,40% 伴有脂肪肝。增强动脉期病变明显强化,门静脉期和延迟期持续强化,在肝胆期,约 2/3 的炎症型肝细胞腺瘤呈略低信号,1/3 呈等或高信号。主要发生于口服避孕药的年轻女性、肥胖患者,可有炎症综合征。

3. 结合患者的临床资料,可缩小鉴别诊断范围。如炎症型肝细胞腺瘤比如肝细胞癌通常有乙肝、肝硬化等病史,AFP 明显增高;富血供转移瘤常有原发肿瘤的病史,且大多数为多发,可多个脏器受累。肝脏血管平滑肌脂肪瘤与结节性硬化症相关,病变内含有脂肪、血管、平滑肌成分比例不同表现形式不同。血管平滑肌脂肪瘤（AML）更多的是与 HNF1α 失活型肝细胞腺瘤鉴别,后者病灶内脂肪分布较为均匀,T_1WI 反相位表现为弥漫性信号减低,动脉期轻度强化,而 AML 除脂肪外还含有平滑肌及血管结构,脂肪分布不均匀,动脉期明显强化,并可见瘤内血管影走行。

【疾病鉴别】

环礁征提示炎症型肝细胞腺瘤,结合影像学特征、临床信息及实验室检查有助于进一步明确诊断。炎症型肝细胞腺瘤与其他肝占位病变的主要鉴别诊断要点见表 3-3-12。

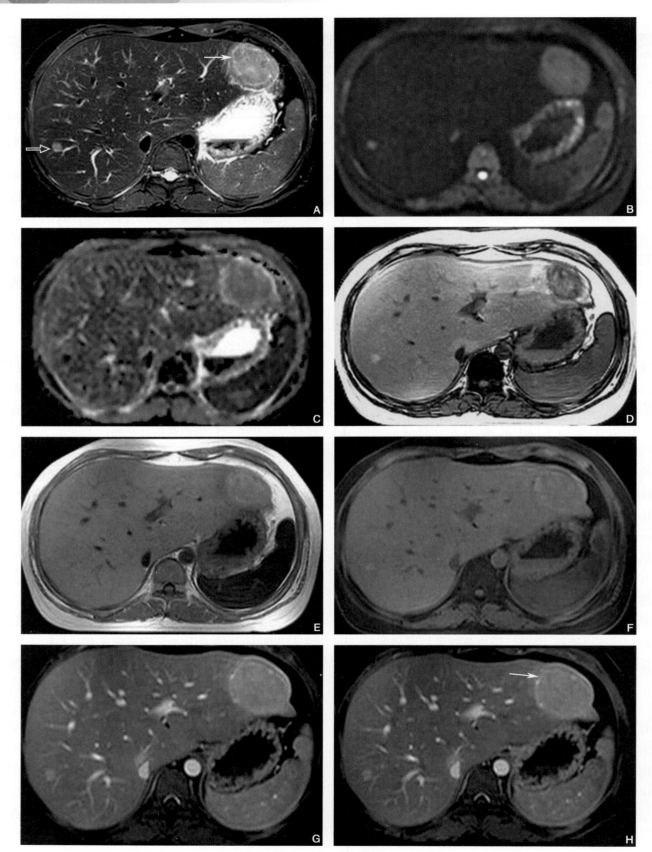

图 3-3-27 肝多发腺瘤

A. 为横断面压脂 T_2WI，可见肝左外叶及右前叶两枚高信号影（实心箭头及空心箭头），其中肝左叶病灶可见外周环状高信号影，中央呈稍高信号改变，符合环礁征改变；B. 为 DWI，可见病灶呈高信号改变；C. 为 ADC 图像，可见右前叶病灶明显低信号改变，左外叶病灶呈稍低信号改变，提示弥散受限；D、E. 分别为 T_1WI 反相位与正相位图像，肝左叶病灶于反相位信号明显减低，提示病灶脂肪变性；F～H. 分别为横断面 T_1WI 平扫、门脉期及延迟期图像，可见病灶明显强化，图 A 所示高信号环明显强化，提示为扩张血窦可能大。

表 3-3-12　炎症型肝细胞腺瘤与其他肝占位病变的主要鉴别诊断要点

疾病	典型影像特征	鉴别要点	主要伴随征象
炎症型肝细胞腺瘤	T_2WI 病变周围高信号，呈环礁征，T_1WI 呈等或稍高信号，增强扫描动脉期明显强化，门静脉期和延迟期持续强化，肝胆期为等、稍高或低信号	环礁征，常见口服避孕药年轻女性、肥胖、饮酒患者	伴有慢性贫血和/或发热、白细胞和血清 C 反应蛋白增多为特点的全身炎症综合征
肝细胞核因子 1α 失活型肝细胞腺瘤	T_1WI 呈稍高或高信号，反相位上信号弥漫性减低（较为特异征象），T_2WI 等或稍高信号，动态增强动脉期中度强化，门静脉期及延迟期未见持续性强化，肝胆期为低信号	反相位上信号弥漫减低，仅发生于口服避孕药的女性患者，无恶性风险	伴有细胞内脂肪沉积
β- 连环蛋白激活型肝细胞腺瘤	T_2WI 信号不均匀，无脂肪变性，一个边界模糊的中央瘢痕样 T_2WI 高信号区、延迟强化是较特异性表现，增强扫描动脉期明显强化，延迟期可不同程度减退或持续强化，肝胆期呈等、稍高或低信号	T_2WI 中心模糊瘢痕样高信号，延迟强化；男性好发，与雄性激素、糖原贮积病和家族性腺瘤性息肉病相关，可恶变	β- 连环蛋白基因突变，可恶变为肝癌
FNH	中心有星芒状瘢痕，T_2WI 为高信号，增强延迟强化；增强扫描呈"快进慢出"改变，肝胆期病变为高信号，中心瘢痕为低信号	中心瘢痕延迟强化，肝胆期病变为高信号，中心瘢痕为低信号	无
肝细胞癌	CT 为低密度，T_1WI 为稍低信号，T_2WI 为稍高信号，DWI 弥散受限，增强扫描呈典型"快进快出"改变	好发中老年男性，有肝硬化背景，实验室检查 AFP 升高	常伴有门静脉高压改变（食管 - 胃底静脉曲张、脾大、腹腔积液等）；可见门静脉癌栓、肝门及腹膜后邻近淋巴结肿大
肝血管瘤	CT 密度均匀，T_1 均匀低信号，T_2WI 均匀高信号呈灯泡征，增强扫描呈"快进慢出"改变	信号均匀，T_2WI 灯泡征，呈典型"快进慢出"改变	无
富血供转移瘤	T_1WI 低信号，T_2WI 中度高信号，多发肿块，增强扫描以环形强化为主	全身肿瘤病史	常伴其他器官转移
血管平滑肌脂肪瘤	血管、平滑肌、脂肪成分比例不同影像表现不同，有脂肪成分时反相位信号减低，脂肪成分中见到血管影，增强扫描呈"快进快出""快进慢出"改变，可有引流静脉，中心血管强化	含有血管、平滑肌、脂肪等多种成分，早期引流静脉的显示，"中心血管影"	可伴随结节性硬化症

（容鹏飞）

第四节　局灶性病变强化特征

一、速升速降

【定义】

速升速降也可用"快进快出"来表示，动态增强扫描中病变于动脉期明显强化，密度（信号）明显高于周围背景肝实质，门脉期和/或延迟期对比剂迅速退出，密度（信号）明显减低，时间 - 密度（信号）强化曲线呈速升速降型。

【病理基础】

肝脏有双重血供，肝动脉供血占 20%～30%，门静脉供血占 70%～80%，因此肝实质在门脉期强化最明显。而肝细胞癌（hepatocellular carcinoma，HCC）等富血供病灶 90% 以上由肝动脉供血，注射对比剂后动脉晚期有明显强化，病灶与肝实质之间有明显的密度（信号）差异。门脉期扫描时，肝实质强化达到峰值，而病灶由于门静脉血供下降，病变密度（信号）下降，两者之间也有明显的差异，这种强化方式被称为速升速降型（图 3-4-1）。

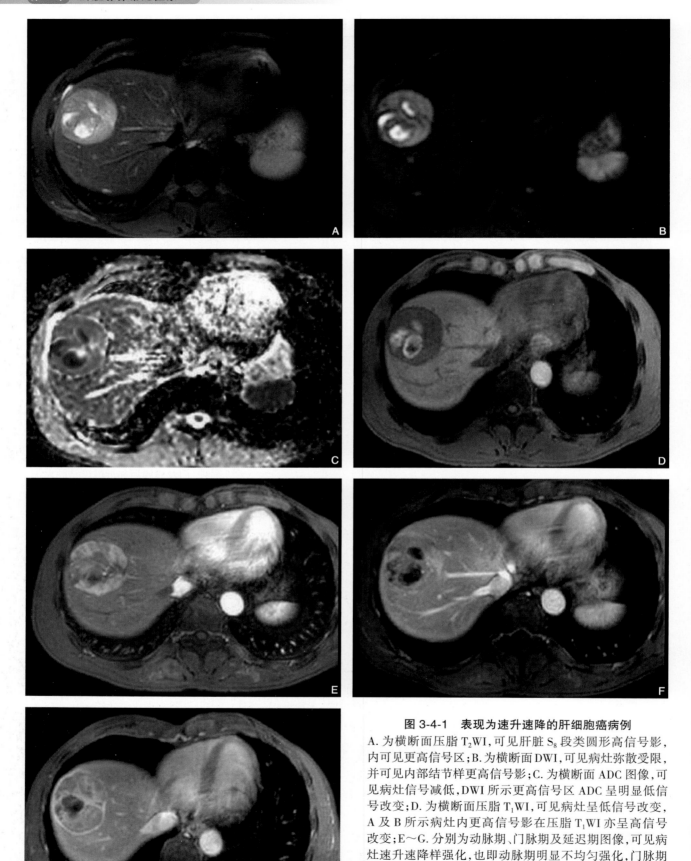

图 3-4-1 表现为速升速降的肝细胞癌病例

A. 为横断面压脂 T_2WI，可见肝脏 S_8 段类圆形高信号影，内可见更高信号区；B. 为横断面 DWI，可见病灶弥散受限，并可见内部结节样更高信号影；C. 为横断面 ADC 图像，可见病灶信号减低，DWI 所示更高信号区 ADC 呈明显低信号改变；D. 为横断面压脂 T_1WI，可见病灶呈低信号改变，A 及 B 所示病灶内更高信号影在压脂 T_1WI 亦呈高信号改变；E～G. 分别为动脉期、门脉期及延迟期图像，可见病灶速升速降样强化，也即动脉期明显不均匀强化，门脉期及延迟期低于周围肝实质信号，并可见假包膜显示，压脂 T_1WI 所示高信号区未见强化，提示为出血。

【征象描述】

1. CT检查 平扫大部分病变为稍低密度、部分可为等密度，HCC密度多不均匀，少数均匀，常见出血、坏死、囊变，出血表现为高密度，坏死、囊变表现为低密度。血管平滑肌脂肪瘤病变内可见脂肪成分，肝母细胞瘤可见斑点状或不规则瘤内钙化。良性病变大多边界清楚，恶性病变多数边界不清。富血供转移瘤可见牛眼征。增强扫描呈速升速降改变，即动脉期明显强化，门脉期及延迟期强化程度均低于周围肝实质。

2. MRI检查 多数表现为稍长 T_1、稍长 T_2 信号，信号多不均匀，常合并出血、坏死、囊变，出血表现为 T_1WI 高信号。血管平滑肌脂肪瘤脂肪成分于 T_1WI 正相位表现为不同程度高信号，反相位序列信号减低。增强扫描呈速升速降改变，如行肝特异性对比剂增强检查则肝胆期大部分病变表现为低信号。

3. US检查 病变大多数回声不均匀，有出血、脂肪、钙化均表现为强回声点，形态规则或不规则，多数病变彩色多普勒提示血供丰富。

【相关疾病】

强化方式表现为速升速降的病变多为肿瘤，包括原发良、恶性肿瘤和转移瘤，详见表3-4-1。

表 3-4-1 速升速降强化方式病变

原发性恶性肿瘤	原发性良性肿瘤	转移瘤
原发性肝癌 肝母细胞瘤	血管平滑肌脂肪瘤 β-连环蛋白激活型 肝细胞腺瘤（易恶变）	富血供转移瘤（胰腺、肾癌、乳腺癌等）

【分析思路】

速升速降强化方式分析思路如下：

1. 认识这种强化特点。速升速降的强化方式都是将病变的强化与同期相周围肝实质对比而言，动脉晚期局部或全部病灶明确高于周围肝实质称为速升，门脉期或延迟期部分或全部病灶强化程度低于周围肝实质称为速降。

2. 严格掌握肝脏扫描的标准期相。肝内病灶一般选择动脉晚期、门脉期及延迟期三期图像。其中，动脉晚期采集时间因对比剂浓度、注射速率及患者循环状态有所不同，一般在注射对比剂后25～35秒之间采集，标准图像为肝内动脉全程显示，门静脉开始显示的时间点，该期相更有利于富血供病变的显示；门脉期一般为注射对比剂后60～80秒后采集，标准期相为门静脉与肝静脉均可见显示，且肝实质处于强化程度最高的时间点，该期相有利于提高廓清病灶与肝实质的对比度；延迟期一般注射对比剂后3～5分钟后采集，该期相门静脉、肝静脉及肝实质仍有强化，但低于门脉期，该期相有助于显示延迟强化的纤维或瘢痕组织，也有利于观察血管瘤的对比剂进一步充填情况。

3. 在观察肝内病变的同时还要观察肝实质及其他脏器有无异常影像学表现，如有无肝硬化、门静脉高压、门静脉有无癌栓等，有助于提升诊断及鉴别诊断的准确性。

4. 结合患者的临床病史、临床症状及体征等临床资料，可缩小鉴别诊断范围。比如肝细胞癌好发于中老年男性，通常有乙肝、肝硬化等病史，实验室检查AFP增高；肝母细胞瘤好发于1～3岁婴幼儿，3岁以下发病率占90%，且AFP常显著升高；β-连环蛋白激活型肝细胞腺瘤好发于男性，与雄性激素、糖原贮积病和家族性腺瘤性息肉病相关，可恶变；肝脏血管平滑肌脂肪瘤与结节性硬化症相关，病变内含有脂肪、血管、平滑肌成分比例不同表现形式不同；富血供转移瘤常有原发肿瘤的病史，且大多数为多发，可多个脏器受累。

【疾病鉴别】

速升速降强化方式可见于多种肿瘤病变，需结合影像学特征、临床信息及实验室检查进行诊断和鉴别诊断。

1. 诊断思路（图 3-4-2）

2. 鉴别诊断（表 3-4-2）

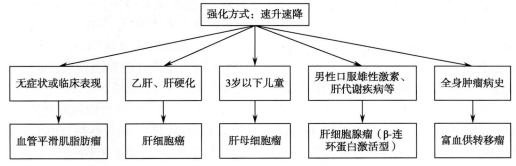

图 3-4-2 速升速降强化方式相关疾病的鉴别诊断思路

表 3-4-2　速升速降强化方式相关病变的主要鉴别诊断要点

疾病	典型影像特征	鉴别要点	主要伴随征象
肝细胞癌	CT 平扫为低密度，T_1WI 呈稍低信号，T_2WI 呈稍高信号，DWI 弥散受限，增强扫描呈"快进快出"改变，动脉期明显强化，门静脉期对比剂迅速退出，延迟期为低密度（信号），肝胆期通常为低信号	多见于中老年男性，有乙肝、肝硬化病史，AFP 常升高	常伴有门静脉高压改变（食管 - 胃底静脉曲张、脾大、腹腔积液等）；可见门静脉癌栓、肝门及腹膜后淋巴结肿大
肝母细胞瘤	CT 密度不均匀，常伴斑点状或不规则形瘤内钙化，T_1WI 为稍低信号，T_2WI 为中等高信号，其内可见多发低信号纤维分隔，DWI 弥散受限，增强扫描动脉期呈多个结节状明显强化，门静脉期为低密度（信号）	好发于 3 岁以下儿童，AFP 常显著升高，升高程度比 HCC 更明显	患儿 11 号染色体异常，可伴发 Beckwith-Wiedemann 综合征、肾母细胞瘤、家族性多发性结肠息肉和 Gardner 综合征，腹腔淋巴结转移
β- 连环蛋白激活型肝细胞腺瘤	CT 常合并出血呈高密度，T_2WI 信号不均匀，无脂肪变性，一个边界模糊的中央瘢痕样 T_2WI 高信号区、延迟强化是较特异性表现，增强扫描动脉期明显强化，门脉期或延迟期可不同程度减退或持续强化，肝胆期呈等、稍高或低信号	T_2WI 中心模糊瘢痕样高信号，延迟强化；男性好发，与雄性激素、糖原贮积病和家族性腺瘤性息肉病相关，可恶变	β- 连环蛋白基因突变，可恶变为肝癌
富血供转移瘤	多发肿块，可见牛眼征，DWI 病变边缘弥散受限，增强扫描以环形强化为主	全身肿瘤病史	常伴其他器官转移
血管平滑肌脂肪瘤	血管、平滑肌、脂肪成分比例不同影像表现不同，有脂肪成分时反相位信号减低，脂肪成分中见到血管影，增强扫描呈"快进快出""快进慢出"改变，可有引流静脉，中心血管强化	间叶组织肿瘤，含有血管、平滑肌、脂肪等多种成分，早期引流静脉的显示，中心血管强化，脂肪成分中可见血管影	可伴随结节性硬化症

（容鹏飞）

二、速升缓降

【定义】

速升缓降也可用"快进慢出"来表示，动态增强扫描中动脉期病变密度（信号）高于周围肝实质，门脉期或延迟期密度（信号）仍高于或等于周围肝实质密度（信号），时间密度（信号）曲线呈速升缓降型。

【病理基础】

肝脏有双重血供，肝动脉供血占 20%～30%，门静脉供血占 70%～80%。而富血供肿瘤于增强扫描后动脉期病变密度（信号）高于周围肝实质，门脉期或延迟期病变仍高于或等于周围肝实质密度（信号），这种强化方式被称为速升缓降型。

【征象描述】

1. CT 检查　平扫大部分病变为稍低密度，部分可为等密度；血管瘤密度大多均匀，较大病灶密度可不均匀，其余病变密度多不均匀（图 3-4-3）；肝细胞腺瘤常合并出血，表现为高密度；肝癌可有出血、坏死、囊变，出血表现为高密度，坏死、囊变表现为低密

度；血管平滑肌脂肪瘤病变内可见脂肪成分；局灶性结节增生中心有更低密度瘢痕；增强扫描呈速升缓降改变，即动脉期明显强化，门脉期或延迟期强化程度大致相同或稍高于周围肝实质。

2. MRI 检查　速升缓降改变大多数是肿瘤病变，多数 MRI 信号表现为稍长 T_1、稍长 T_2 信号。血管瘤信号多均匀，T_2WI 表现为显著高信号，呈灯泡征；肝细胞腺瘤信号多不均匀，合并出血表现为 T_1WI 高信号；局灶性结节增生中心有瘢痕，表现为 T_2WI 高信号，瘢痕有延迟强化（图 3-4-4）；血管平滑肌脂肪瘤可见脂肪成分，T_1WI 可表现为不同程度高信号，反相位序列较同相位序列信号减低；增强扫描呈速升缓降改变；如行肝细胞特异性钆对比剂增强检查，局灶性结节增生在肝胆期表现为高信号，其余肿瘤性病变多表现为低信号。

3. US 检查　肝血管瘤回声大多均匀、少数不均匀，表现为高回声。局灶性结节增生一般回声均匀；肝细胞腺瘤、肝癌及血管平滑肌脂肪瘤大多数回声不均匀，出血、脂肪均表现为强回声点，多数病变彩

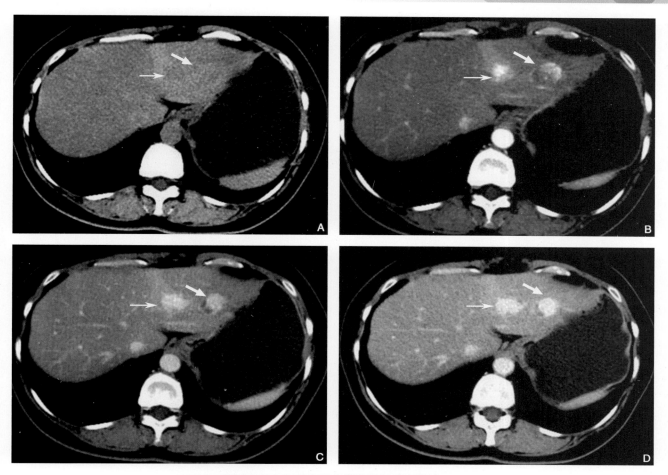

图 3-4-3 表现为速升缓降的肝脏血管瘤

A. 为横断面 CT 平扫,可见不均匀脂肪肝改变,肝左叶仅可见一枚稍低密度影(细白箭),另一枚显示不清呈等密度改变(粗白箭);B~D. 为横断面 CT 增强动脉期、门脉期及延迟期,细白箭所示低密度影于动脉期明显强化,门脉期及延迟期仍明显高于周围肝实质密度,粗白箭所示等密度灶于动脉期明显外周结节样强化,门脉期及延迟期密度仍明显高于周围肝实质密度,并可见对比剂进一步充填改变,两枚病灶均符合速升缓降强化特征。

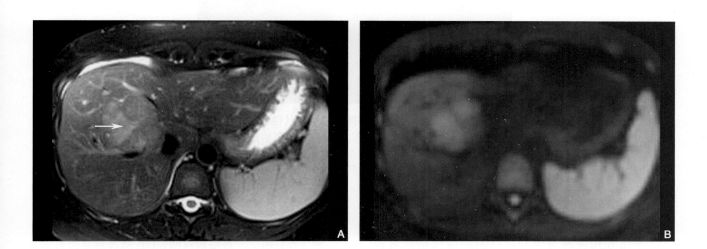

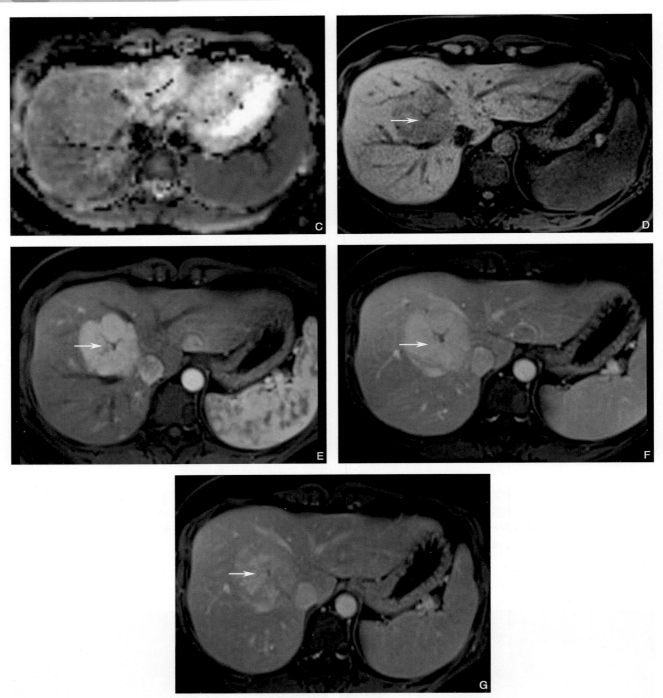

图 3-4-4　表现为速升缓降的肝脏局灶性结节增生

A. 为横断面图中压脂 T_2WI，可见肝脏 S_8 段类圆形稍高信号影，内可见高信号瘢痕区；B、C. 为横断面 DWI，可见病灶弥散受限；D. 为横断面压脂 T_1WI，可见病灶呈稍低信号改变；E～G. 分别为动脉期、门脉期及延迟期图像，可见病灶动脉期明显均匀强化，门脉期及延迟期仍高于周围肝实质信号，也即速升缓降样强化。箭头示肝脏局灶性结节增生病灶。

色多普勒提示血供丰富。

　　【相关疾病】

　　强化方式表现为速升缓降的病变包括原发良、恶性肿瘤，详见表 3-4-3。

　　【分析思路】

　　速升缓降强化方式分析思路大致同"速升速降"。

　　【疾病鉴别】

　　速升缓降强化方式可见于多种肿瘤病变，需结

表 3-4-3　速升缓降强化方式病变

原发性恶性肿瘤	原发性良性肿瘤
原发性肝癌	肝细胞腺瘤（其中 β- 连环蛋白激活型易恶变）
	肝血管瘤
	局灶性结节增生
	血管平滑肌脂肪瘤（其中上皮样血管平滑肌脂肪瘤为潜在恶性）

合影像学特征、临床信息及实验室检查进行诊断和鉴别诊断。

1. **诊断思路**(图 3-4-5)
2. **鉴别诊断**(表 3-4-4)

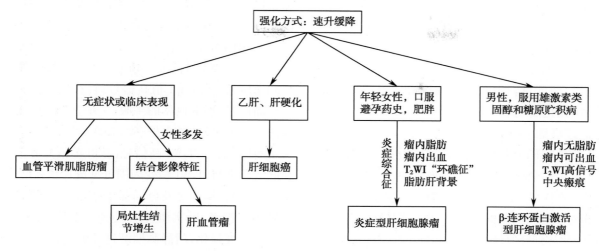

图 3-4-5　速升缓降强化方式相关疾病的诊断思路

表 3-4-4　速升缓降强化方式相关疾病的主要鉴别诊断要点

疾病	典型影像特征	鉴别要点	主要伴随征象
肝细胞癌	CT 平扫为低密度,T_1WI 呈稍低信号,T_2WI 呈稍高信号,DWI 弥散受限,增强扫描可表现为动脉期明显强化,门静脉期为等密度(信号),延迟期为稍低密度(信号),肝胆期为低信号	多见于中老年男性,有乙肝、肝硬化病史,AFP 常升高	常伴有门静脉高压改变(食管-胃底静脉曲张、脾大、腹腔积液等);可见门静脉癌栓
肝血管瘤	大多数密度较均匀,T_2WI 呈显著高信号,呈灯泡征,增强扫描呈典型"快进慢出"改变,动脉期病变为边缘结节状强化,门脉期及延迟期对比剂向中心进一步填充,病变呈等或稍高密度(信号)	女性多见,T_2WI 灯泡征,增强扫描呈典型"快进慢出"改变	无
炎症型肝细胞腺瘤	炎症型肝细胞腺瘤 CT 密度不均匀,可有瘤内脂肪变性及弥漫脂肪肝,常合并出血呈高密度,瘤周可有低密度"透明环",T_2WI 信号不均匀,可见环礁征,增强扫描动脉期明显强化,强化程度介于肝癌和局灶性增生结节之间,门静脉期呈等或略高密度(信号),延迟期呈等或稍低密度(信号)改变	炎症型好发年轻女性,有口服避孕药史,可有炎症综合征,CT 瘤周有低密度"透明环",T_2WI 可见环礁征	容易合并出血
β-连环蛋白激活型肝细胞腺瘤	T_1WI:几乎无脂肪变性,可以伴出血高信号;T_2WI:70% 可见中央瘢痕,呈高信号。增强扫描动脉期明显强化,门脉期及延迟期可持续强化,也迅速廓清式强化,肝胆期呈低、等或稍高信号	男性多见,与服用雄激素类固醇和糖原贮积病有关	出血
局灶性结节增生	CT 平扫为等或稍低密度,中心瘢痕为更低密度,中心瘢痕 T_2WI 为高信号,增强扫描动脉期明显强化,门静脉期及延迟期病变持续强化,中心瘢痕延迟强化,肝胆期病变为高信号	女性多见,中心瘢痕 T_2WI 为高信号,瘢痕延迟强化,肝胆期高信号	无
血管平滑肌脂肪瘤	血管、平滑肌、脂肪成分比例不同影像表现不同,有脂肪成分时反相位信号减低,脂肪成分中见到血管影,增强扫描可呈"快进慢出"改变,可有引流静脉,中心血管强化	间叶组织肿瘤,含有血管、平滑肌、脂肪等多种成分,早期引流静脉的显示,中心血管强化,脂肪成分中可见血管影	可伴随结节性硬化症

(容鹏飞)

三、缓升缓降

【定义】

缓升缓降（slow rise and slow fall）：动态增强扫描动脉期病变轻度强化，门静脉期仍有强化，但低于周围肝实质的强化程度，平衡期及延迟各期对比剂逐渐退出，密度（信号）仍低于周围肝实质，时间-密度（信号）强化曲线呈缓升缓降型。

【病理基础】

肝脏有双重血供，肝动脉供血占 20%～30%，门静脉供血占 70%～80%。大部分乏血供肿瘤动脉期无肝动脉供血，在注射对比剂后动脉期病变仅轻度强化或不强化，相对于肝实质呈低密度（信号）。门静脉扫描时，肝实质强化达到峰值，病变强化仍低于周围肝实质，显影较清晰，平衡期及延迟期对比剂逐渐廓清，密度（信号）仍低于周围肝实质，这种强化方式称为缓升缓降型。

【征象描述】

1. CT 检查 平扫大部分病变为稍低密度，肝硬化再生结节多为等密度；转移瘤、肝脓肿常多发，边界模糊；炎性肌纤维母细胞瘤多见于肝右叶、包膜下或边缘为主，胆管细胞癌多位于肝左叶，相应肝实质萎缩，伴有邻近胆管扩张；增强扫描转移瘤以边缘轻度强化为主；肝脓肿为边缘及分隔强化、可见靶征；炎性肌纤维母细胞瘤增强动脉期不强化或轻度强化，门静脉期及延迟期呈渐进性强化或延迟强化，胆管细胞癌表现为动脉期轻度强化，门静脉期渐进性强化，肝硬化再生结节多表现为增强各期低密度或等密度。

2. MRI 检查 肝硬化再生结节表现为 T_1WI 等或高信号，T_2WI 呈低或等信号。其余病变大部分为 T_1WI 稍低信号，T_2WI 稍高信号；转移瘤中心可见坏死呈高信号，形成典型的牛眼征，增强扫描以轻度边缘强化为主；肝脓肿多呈多房改变，脓肿的脓腔表现为 T_1WI 低信号，T_2WI 高信号，脓肿壁信号介于脓腔和肝实质之间，T_2WI 病变周围可见斑片状高信号，呈靶征，增强扫描边缘及分隔强化；胆管细胞癌常伴有肝内胆管扩张，肝实质萎缩、包膜回缩征，增强扫描动脉期轻度强化，门静脉期渐进性强化；肝硬化再生结节增强扫描各期以等或低信号为主；炎性肌纤维母细胞瘤动脉期无强化或轻度强化，门静脉期及延迟期呈渐进性强化或延迟强化。

3. US 检查 大多数病变呈稍低回声，表现多不典型，需结合 CT、MRI 鉴别。

【相关疾病】

强化方式表现为缓升缓降的病变包括原发恶性肿瘤、转移瘤、间叶源性肿瘤、感染性病变、良性病变等，详见表 3-4-5。

表 3-4-5 缓升缓降强化方式病变

原发性恶性肿瘤	良性病变	转移瘤	感染性病变	间叶源性肿瘤
胆管细胞癌	肝硬化再生结节	少血供转移瘤（胃肠道）	肝脓肿	炎性肌纤维母细胞瘤

【分析思路】

缓升缓降强化方式分析思路如下：

第一，认识这种强化特点。仔细观察动态增强 CT 或 MRI 扫描，区分动脉期、静脉期及延迟期，动脉期病变表现为无强化或轻度强化，强化程度都是相对于周围正常肝实质而言的，通常我们可以采取测量 CT 值的方法来判断有无强化及强化程度。平扫和增强图像相比，CT 值增加幅度小于 10Hu 表明无强化，如果 CT 增强绝对值增加在 10～30Hu，表明轻度强化；门静脉期病变仍有强化，但相对周围肝实质为低密度（信号），延迟期病变相对于肝实质仍为低密度（信号）。

第二，强化方式主要取决于动态增强扫描，控制好扫描时相尤为重要。增强 CT 动态扫描一般静脉团注对比剂后，20～35 秒为肝动脉优势期，75 秒为门静脉优势期，100～120 秒为平衡期；由于 MRI 检查具有组织特异性好和对比剂灌注效果佳的优点，因此 MRI 动态增强扫描延迟时间较 CT 增强扫描时间短，动脉期通常为注射对比剂后 5～10 秒，门静脉期为 45～60 秒，平衡期为 90～120 秒；把握好各期扫描时间是保证图像质量的关键。另外，为了保证各期均有较好的强化程度，扫描时还要结合患者的身高体重考虑对比剂的注射量、对比剂注射速度等，保证扫描时相的准确性是诊断缓升缓降型强化方式的关键。

第三，在观察肝脏病变的同时还要观察腹部其他脏器有无异常影像学表现，如有无门静脉高压、肝硬化、腹腔有无肿大淋巴结等，有助于提升诊断及鉴别诊断的准确性。

第四，结合患者的临床病史、临床症状及体征、影像学检查等临床资料，可缩小鉴别诊断范围。比如肝硬化再生结节，有肝硬化背景，一般无 AFP 升高；肝脓肿多见于老年人，有高热、肝区痛、白细胞升高等病史，抗炎治疗有效；转移瘤有原发肿瘤病史；胆管细胞癌与反复胆系感染、胆石症相关，常伴有肝内胆管扩张、CA19-9升高；炎性肌纤维母细胞瘤好发于儿童和青少年。

【疾病鉴别】

缓升缓降强化方式可见于多种肿瘤病变、感染性病变和良性病变，需结合影像学特征、临床信息及实验室检查进行诊断和鉴别诊断。

1. **诊断思路**（图 3-4-6）

2. **鉴别诊断**（表 3-4-6）

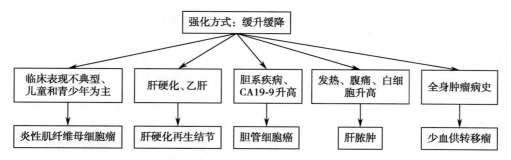

图 3-4-6　缓升缓降强化方式相关疾病的鉴别诊断思路

表 3-4-6　缓升缓降强化方式相关疾病的主要鉴别诊断要点

疾病	典型影像特征	鉴别要点	主要伴随征象
胆管细胞癌	CT 平扫为等或低密度，T_1WI 呈稍低信号，T_2WI 呈稍高信号，增强扫描表现为动脉期轻度强化，可见延迟强化，有包膜回缩征，常伴有肝脏萎缩、肝内胆管扩张	多见于老年人，好发于肝左叶，有反复胆系感染、胆石症病史，CA19-9 升高，包膜回缩征	常伴有肝脏萎缩、肝内胆管扩张，腹腔及腹膜后淋巴结肿大
转移瘤	多发肿块，CT 平扫为低密度，边界不清，T_1WI 低信号，T_2WI 中度高信号，信号可不均匀，见牛眼征，DWI 病变边缘弥散受限，增强扫描轻微环形强化	全身肿瘤病史、牛眼征	常伴其他器官转移
肝脓肿	CT 平扫多为低密度，呈多房状，边界模糊，T_1WI 脓腔呈低信号，T_2WI 高信号，脓肿壁信号介于脓腔和肝实质之间，可见靶征，DWI 脓腔弥散受限，增强扫描边缘及分隔强化	多见老年人，发热、腹痛、白细胞升高，抗炎治疗有效，靶征	白细胞升高
肝硬化再生结节	CT 平扫为等或稍低密度，T_1WI 呈等或高信号，T_2WI 呈低或等信号，增强扫描门静脉期均匀强化或始终为低强化区	有乙肝、肝硬化病史，AFP 一般不高	常伴有门静脉高压改变（食管-胃底静脉曲张、脾大、腹腔积液等）
炎性肌纤维母细胞瘤	多位于肝边缘或包膜下，CT 大部分为低密度，少数为等密度，T_1WI 呈低或等信号，T_2WI 呈高信号，边界欠清，形态不规则，增强动脉期无强化或轻度强化，门静脉期延迟强化或渐进性强化，门静脉期有血管漂浮征	常见于儿童和青少年，多位于肝边缘或包膜下且右叶多见，门静脉期有血管漂浮征	无

（容鹏飞）

四、延迟强化

【定义】

延迟强化（delayed enhancement）是在进行肝脏增强 CT 或 MRI 检查时，肝内病变或目标区域强化程度随时间逐渐增高，延迟期强化程度比动脉期和门脉期更加显著，范围可以是整个病灶或病灶某个区域。这种强化特点常见于一些肝内占位性病变，如肝血管瘤、胆管细胞癌、转移瘤、肝脓肿等，有助于诊断和鉴别不同类型的肝内病变。

【病理基础】

延迟强化模式可见于肝内炎性病变或肿瘤性病变,其病理机制可能是以下一种或几种机制的混合:①血管生成不丰富,有较丰富的细胞外间隙;②富含纤维成分或细胞外基质的组织;③乏血供的组织包括肿瘤组织。肝脏炎性病变导致局部血流增加和血管通透性增加,造成对比剂在病灶周围组织中滞留时间延长,引起延迟强化。肿瘤延迟强化与纤维间质有一定关系,但纤维间质本身成分复杂,包括胶原纤维、弹性纤维、网状纤维及其内的血管、淋巴管、炎性细胞等。肿瘤内部延迟强化表现为点片状、线样、网格状或不规则形等多变的特点,可能与不同肿瘤内部纤维组织分布及形态具有较大异质性有关。另外,病灶内部延迟期强化程度与炎性细胞的浸润程度也具有一定的关系,可能是肿瘤细胞间隙内炎性细胞的存在使对比剂引流不畅所致。肿瘤内细胞崩解、水肿及坏死均能导致对比剂增加,也是可能导致延迟期强化的原因。

【征象描述】

CT 和 MRI 增强扫描表现为肝内病灶或局部区域动脉期轻度强化或无明显强化,门脉期、延迟期呈渐进性延迟强化,强化程度常常比动脉期更加显著。可分为延迟期等高强化(延迟强化最终等于或高于肝实质)(图 3-4-7~图 3-4-11)和延迟期低强化(延迟强化,但最终仍低于肝实质,见图 3-4-12)。

【相关疾病】

延迟强化并非肝脏疾病的特异性表现,常见于以下多种疾病,详见表 3-4-7。

【分析思路】

延迟强化的范围可以是整个病灶或病灶的某个区域。正确认识延迟强化,需要准确识别肝脏增强扫描的期相,并结合其他期相强化的特点综合判断。可根据延迟强化的模式和范围从以下几个方面进行分析:

1. 整个病灶延迟强化,可见于血管瘤、肝硬化结节、胆管细胞癌等。

2. 病灶中央延迟强化,边缘早期环形强化,常见于胆管细胞癌、上皮样血管内皮瘤和硬化性肝细胞癌等。

3. 边缘持续性延迟强化,中央不强化,常见于转

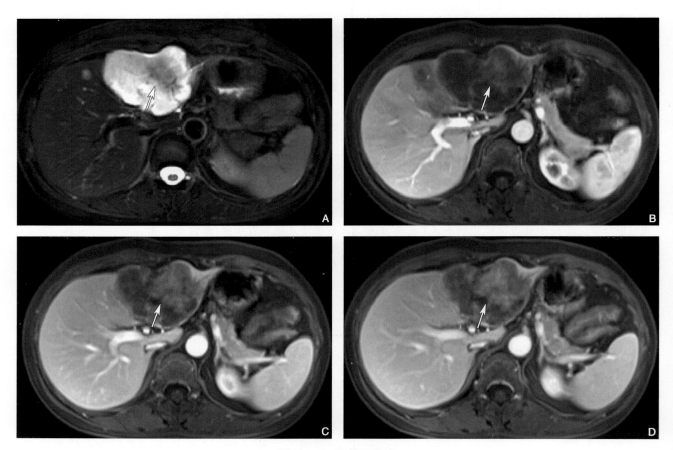

图 3-4-7 胆管细胞癌

女性,54 岁,胆管细胞癌。A. 为横断面压脂 T_2WI,肝左叶可见类圆形明显高信号影,其内可见片状低信号区(箭头);B~D. 为横断面 T_1WI 动脉晚期、门脉期和延迟期,肝内病灶中央呈持续性延迟强化(箭头),强化范围随时间进一步增加。

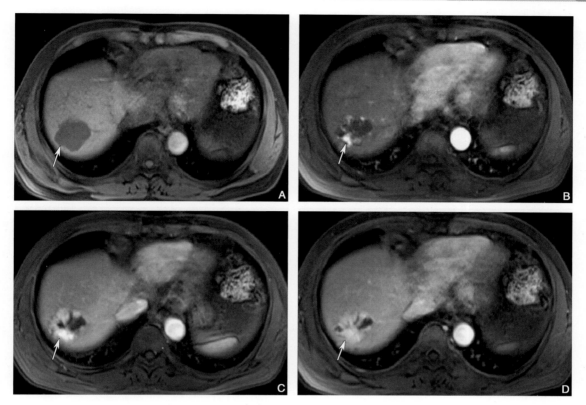

图 3-4-8 肝血管瘤

患者男,45 岁,肝血管瘤。A. 为横断面压脂 T_1WI,肝右叶包膜下可见类圆形低信号影(箭头);B. 为横断面 T_1WI 动脉期图像,肝内病灶可见边缘结节状强化(箭头);C、D. 为横断面 T_1WI 门脉期和延迟期图像,肝内病灶呈渐进性延迟强化(箭头),强化范围随时间逐渐增加。

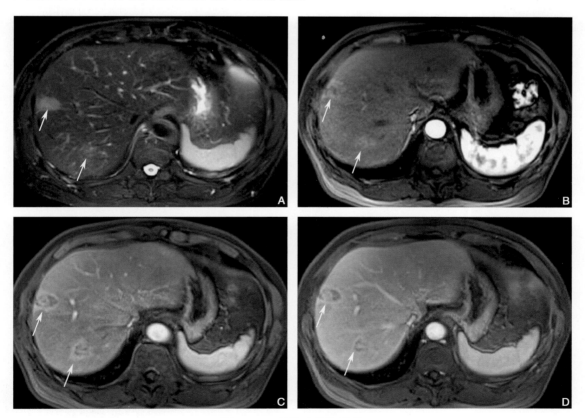

图 3-4-9 结肠癌伴肝转移

患者男,56 岁,结肠癌伴肝转移。A. 为横断面压脂 T_2WI,肝右叶可见两枚类圆形稍高信号影(箭头);B. 为横断面 T_1WI 动脉期图像,肝内病灶可见环形强化,中央为低信号区(箭头);C、D. 为横断面 T_1WI 门脉期和延迟期图像,肝内病灶周边环形强化,中央区呈渐进性延迟强化(箭头)。

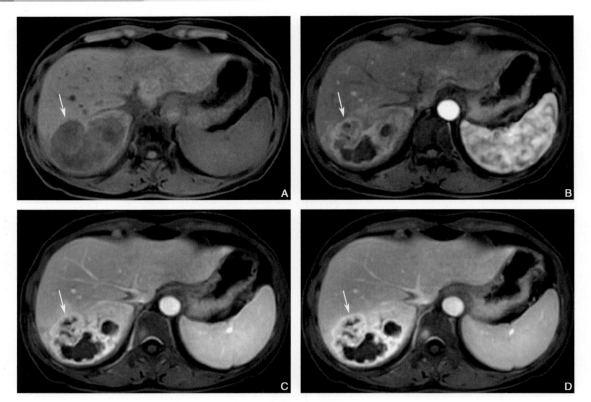

图 3-4-10　肝脓肿

患者女，57 岁。A. 为横断面压脂 T_1WI 平扫，肝右叶包膜下可见类圆形低信号影，其内可见分隔（箭头）；B. 为横断面 T_1WI 动脉期图像，肝内病灶周边及内部分隔可见强化（箭头）；C、D. 为横断面 T_1WI 门脉期和延迟期图像，肝内病灶壁及内部分隔呈渐进性延迟强化（箭头）。

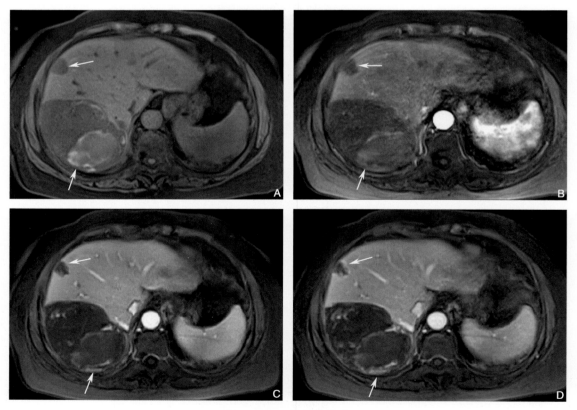

图 3-4-11　肝血管肉瘤

患者女，69 岁，肝血管肉瘤。A. 为横断面压脂 T_1WI，肝右叶包膜下可见类圆形低信号影（上箭头），较大病灶内可见团片状高信号影（下箭头）；B. 为横断面 T_1WI 动脉期图像，肝内病灶可见轻度环形强化（箭头）；C、D. 为横断面 T_1WI 门脉期和延迟期图像，肝内病灶呈渐进性延迟强化（箭头），强化范围逐渐增加。

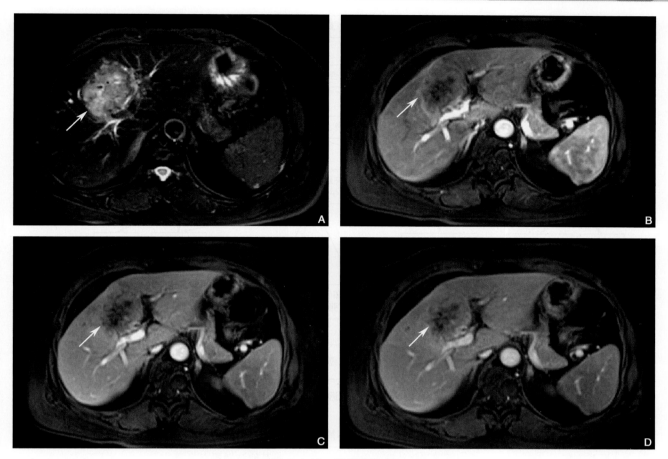

图 3-4-12 胆管细胞癌

女性,58 岁,胆管细胞癌。A. 为横断面压脂 T_2WI,肝左内叶可见类圆形混杂高信号影(箭头);B. 为横断面 T_1WI 动脉期图像,肝内病灶可见周边环形强化,其内可见片状低强化区(箭头);C～D. 为横断面 T_1WI 门脉期和延迟期图像,肝内病灶中央区呈渐进性延迟强化(箭头),强化范围逐渐增加。

表 3-4-7 可表现为延迟强化的肝脏疾病

恶性病变	良性病变	炎性病变	基本病变
胆管细胞癌	血管瘤	肝脓肿	中央瘢痕
转移瘤	肝硬化结节	炎性肉芽肿	包膜
上皮样血管内皮瘤	炎性肌纤维母细胞瘤		
特殊类型肝细胞癌(如硬化型肝细胞癌和纤维板层样肝癌)	融合性肝纤维化		
血管肉瘤			

移瘤。

4. 病灶边缘及内部分割延迟强化,见于肝脓肿和炎性肌纤维母细胞瘤等。

5. 病灶内部中央瘢痕延迟强化,常见于纤维板层样肝癌和局灶性结节增生(FNH)。

需要注意的是,肝内病灶的延迟强化并非特异性表现,需要结合其他临床和影像学表现来综合分析和判断才能作出准确的诊断。

【疾病鉴别】

延迟强化并非肝内病灶的特异性表现,其与多种疾病相关,是一个有诊断价值的特征。它可能与肿瘤内部纤维间质的成分和含量及炎性细胞的浸润有关。肝内病灶延迟强化需要结合其他影像学特征和临床信息进行诊断和鉴别诊断。

1. **诊断思路**(图 3-4-13)

2. **鉴别诊断**(表 3-4-8)

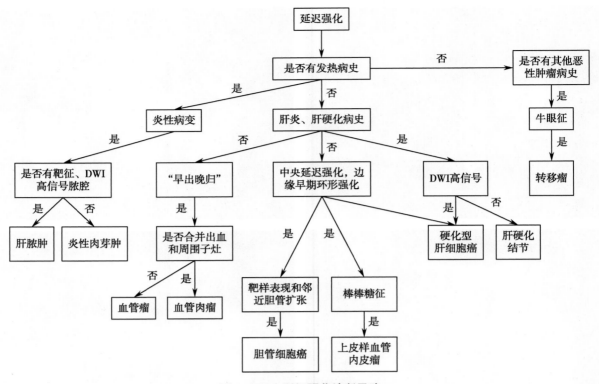

图 3-4-13 延迟强化诊断思路

表 3-4-8 表现为延迟强化的不同肝脏疾病的主要鉴别诊断要点

肝脏疾病	延迟强化特征	其他鉴别要点	主要伴随征象
良性病变			
血管瘤	整个病灶延迟强化	"早出晚归"	T_2WI 灯泡征
肝硬化结节	整个病灶延迟强化	DWI 等信号	T_1WI 呈等或稍高信号，T_2WI 等或稍低信号
炎性肌纤维母细胞瘤	整个病灶延迟强化或病灶边缘及内部分割延迟强化	门脉期病灶内部血管穿行征	包膜回缩征
融合性肝纤维化	整个病灶延迟强化	楔形改变,且无胆管扩张	T_1WI 上呈低信号,T_2WI 上呈高信号
炎性病变			
肝脓肿	边缘及分割延迟强化	发热病史、靶征、瘤周水肿	一过性灌注异常
炎性肉芽肿	整个病灶或边缘延迟强化	有发热病史	一过性灌注异常
恶性病变			
胆管细胞癌	病灶中央延迟强化,边缘早期环形强化或整个病灶延迟强化	靶样弥散受限和邻近胆管扩张	包膜回缩征、浮云征
转移瘤	边缘持续性延迟强化,中央不强化	有其他恶性肿瘤病史	牛眼征
上皮样血管内皮瘤	病灶边缘早期环形强化,中央延迟强化	靶征、包膜回缩征	棒棒糖征
硬化型肝细胞癌	病灶边缘早期环形强化,中央延迟强化	假包膜	弥散受限、门脉癌栓
血管肉瘤	整个病灶延迟强化	"早出晚归"	T_2WI 不均匀的高信号

（郁义星）

五、环形强化

【定义】

环形强化（circular enhancement）是指在肝脏 CT 或 MRI 增强检查时，病灶的边缘部位血供较丰富呈环状强化，而中心部分无强化或轻度强化。常见于一些肝内占位性病变，如胆管细胞癌、转移瘤、炎性病变等。环形强化可为肝脏病变的诊断和鉴别提供有价值的信息。

【病理基础】

不同的肝脏疾病产生环形强化的病理基础也不尽相同。肝脏肿瘤性病变环形强化的病理基础可能是：①肿瘤边缘部血供较中央部丰富，使增强后肿瘤边缘强化明显并出现环形强化；②肿瘤中央部坏死或缺血，使中央部不强化或强化程度比肿瘤边缘部低，从而使边缘部形成环形强化。当肿瘤细胞分布在病灶边缘，中心以纤维组织为主，坏死不明显，病灶边缘可呈线样、细条状、均匀一致的完整或不完整环形强化，即表现出周边薄环强化型，中央纤维组织可延迟强化。当肿瘤细胞分布在病灶边缘，中心以坏死组织为主，有少量或无纤维组织，病灶边缘呈厚薄不均、粗细不一的完整或不完整环形强化，即表现出周边厚环强化型，延迟后强化不明显。肝脏炎性病变病灶边缘部分多为肉芽肿或者纤维组织，新生血管增多，血管扩张，血流增加，可产生环形强化。

【征象描述】

CT 和 MRI 上常表现为肝内病灶边缘部分发生中度或明显强化，而中央部分无强化或轻度强化（图3-4-14～图 3-4-19）。

【相关疾病】

环形强化常见于以下多种肝脏疾病，详见表3-4-9。

【分析思路】

不同肝脏疾病发生环形强化的病理基础不同。正确认识环形强化，需要准确识别环形强化产生的期相。首先，可根据环形强化的期相进行分析：当环形强化发生在动脉期时，常常提示环形强化区域为肿瘤细胞（如胆管细胞癌、转移瘤等）、肉芽组织（如肝脓肿）或异常灌注等；当环形强化发生在动脉期、

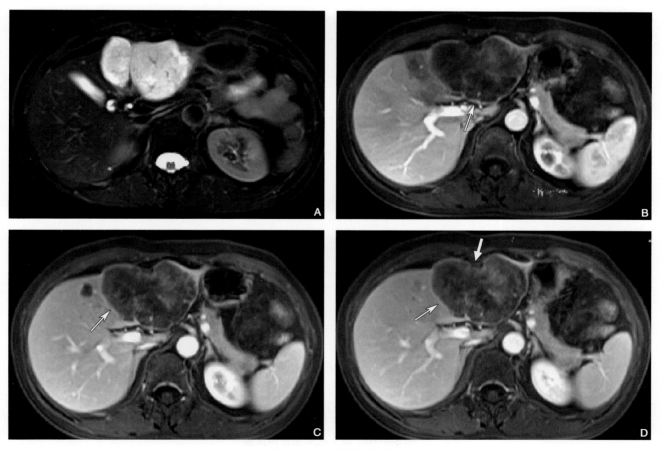

图 3-4-14 胆管细胞癌

女性，54 岁，胆管细胞癌。A. 为横断面压脂 T_2WI，肝左叶可见类圆形明显高信号影，其内可见条索状低信号；B～D. 为横断面 T_1WI 动脉晚期、门脉期和延迟期，肝内病灶呈持续性环形强化（细箭头），局部可见包膜凹陷（粗箭头）。

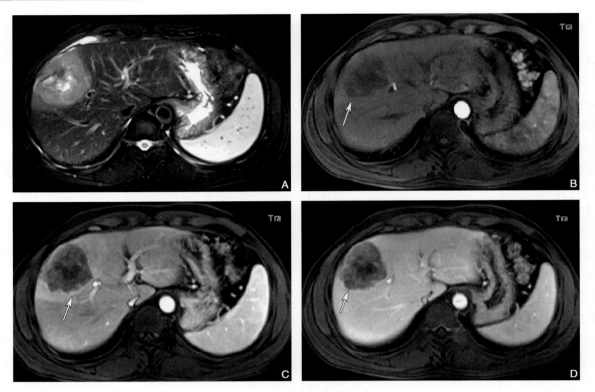

图 3-4-15　双表型肝细胞癌

患者男,38 岁,双表型肝细胞癌。A. 为横断面压脂 T_2WI,肝右前叶可见类圆形混杂长 T_2 信号影,信号不均匀;B. 为横断面 T_1WI 动脉期,肝内病灶呈轻度环形强化(箭头);C、D. 为横断面 T_1WI 门脉期和延迟期,肝内病灶呈环形强化,较动脉期更加显著(箭头)。

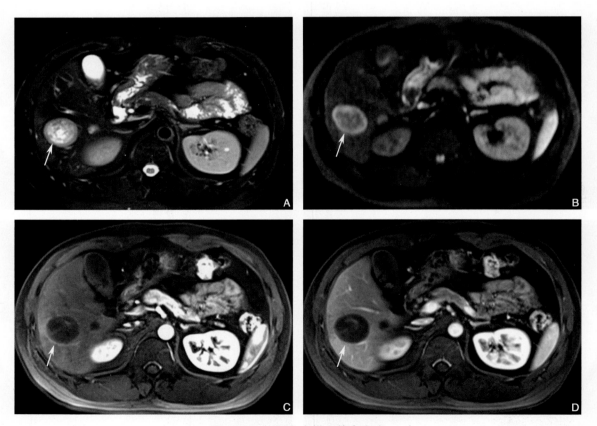

图 3-4-16　肝上皮样血管内皮瘤

患者男,34 岁,肝上皮样血管内皮瘤。A. 为横断面压脂 T_2WI,肝右后叶可见类圆形混杂高信号影,信号不均匀,边缘为稍高信号,中央为明显高信号,呈靶征(箭头);B. 为横断面 DWI 图,肝右后叶病灶为环形高信号(箭头);C、D. 为横断面 T_1WI 动脉期和门脉期,肝内病灶呈环形强化(箭头)。

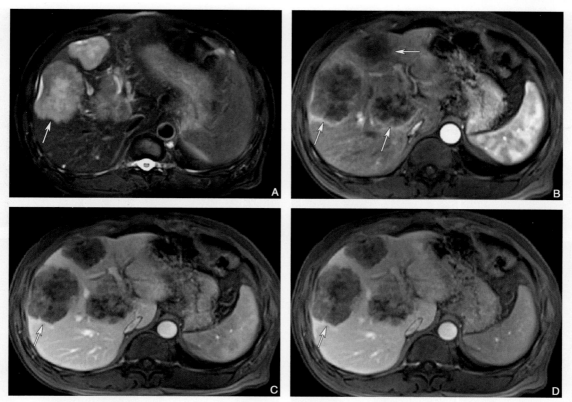

图 3-4-17　结肠癌肝转移

患者男,58 岁,结肠癌肝转移。A. 为横断面压脂 T_2WI,肝内可见多发类圆形混杂高信号影,信号不均匀,中央为更高信号(箭头);B. 为横断面 T_1WI 动脉期,肝内病灶可见中度明显环形强化,其内为低信号,表现为牛眼征(箭头);C、D. 为横断面 T_1WI 门脉期和延迟期,肝内病灶呈持续环形强化(箭头)。

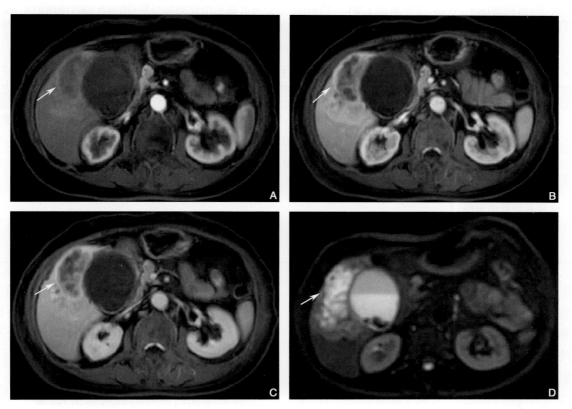

图 3-4-18　肝脓肿

患者女,81 岁,肝脓肿。A. 为横断面 T_1WI 动脉期图像,肝右叶可见环形强化影,其内为低信号,信号不均匀,周围可见片状异常灌注(箭头);B、C. 为横断面 T_1WI 门脉期和延迟期图像,肝内病灶可见明显环形强化,其内分割可见持续强化(箭头);D. 为横断面 DWI 图像,肝内病灶弥散明显受限(箭头)。

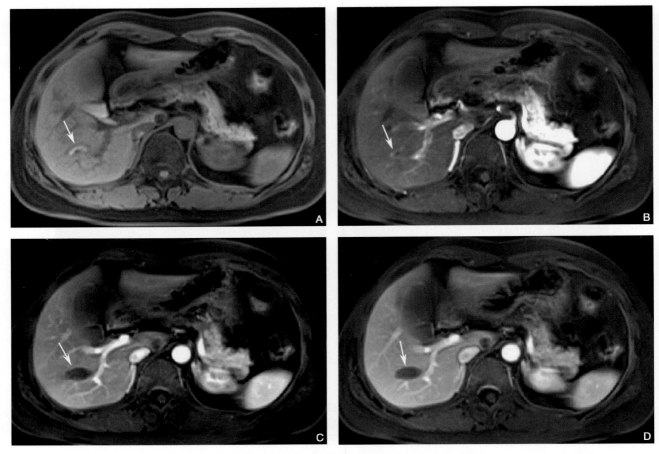

图 3-4-19　肝癌消融术后

患者女,51岁,肝癌消融术后。A. 为横断面 T_1WI 平扫图像,肝右叶可见局限性高信号影(箭头);B. 为横断面 T_1WI 动脉期图像,肝内病灶信号与平扫相似,局部呈高信号(箭头);C、D. 为横断面 T_1WI 门脉期和延迟期图像,肝内病灶可见环形强化(箭头)。

表 3-4-9　可表现为环形强化的肝脏疾病

恶性病变	良性病变	感染性病变	基本病变
胆管细胞癌	血管瘤	肝脓肿	包膜
转移瘤	炎性肌纤维母细胞瘤	炎性肉芽肿	
上皮样血管内皮瘤	孤立性坏死结节	肝结核	
硬化型肝细胞癌	胆管囊腺瘤		
或双表型肝细胞癌			
血管肉瘤			
肝癌射频消融后			

门脉期和延迟期时,提示环壁成分可能为血管腔隙(如血管瘤等);当环形强化主要在门脉期和延迟期时,提示环壁成分可能为纤维成分(如肝癌强化的包膜)。其次,可根据环形强化环壁的特征进行分析:环壁连续可见于脓肿、肝癌、孤立性坏死结节;环壁连续、厚或者薄环、花边状,可见于胆管细胞癌;环壁内缘不规则、中断、壁结节,常见于转移瘤;环壁呈结节、棉团样,可见于血管瘤。

需要注意的是,强化包膜的判定时相定义为门

脉期、延迟期或平衡期,故仅当动脉期出现病灶边缘环形强化时,不能定义为强化包膜。肝内病灶的环形强化需要结合其他临床和影像学特征综合分析和判断才能作出准确的诊断。

【疾病鉴别】

环形强化与多种肝脏疾病相关,是一个有诊断价值的影像学征象。它可能是因为肿瘤边缘部血供较中央部丰富或者肿瘤中央部坏死或缺血,使中央部不强化或强化程度比肿瘤边缘部低所致。炎性病

变由于纤维血管组织增生及炎性细胞浸润,也可发生环形强化。肝脏肿瘤射频消融治疗后也可出现环形强化,肝内病灶环形强化需要结合其他影像学特征和临床信息进行诊断和鉴别诊断。

1. **诊断思路**(图 3-4-20)
2. **鉴别诊断**(表 3-4-10)

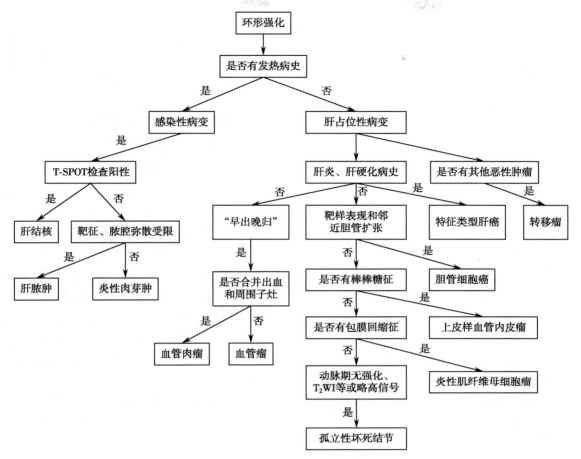

图 3-4-20 环形强化诊断思路

表 3-4-10 表现为环形强化的不同肝脏疾病的主要鉴别诊断要点

肝脏疾病	环形强化特征	环壁病理基础	其他鉴别要点
良性病变			
血管瘤	环形强化发生在动脉期、门脉期和延迟期伴向心性填充	血管腔隙	"早出晚归"、T_2WI 灯泡征
炎性肌纤维母细胞瘤	主要由门静脉供血,动脉期通常无明显强化或轻度强化,门脉期或延迟期环形强化	纤维血管组织增生及炎性细胞浸润	门脉期病灶内部血管穿行、包膜回缩征
孤立性坏死结节	门脉期及延迟期部分病灶边缘或分隔轻度强化	对比剂在宽大的细胞外间隙内缓慢扩散渗透及廓清速度较慢所致	动脉期无强化、T_2WI 等或略高信号(凝固性坏死)
感染性病变			
肝脓肿	环形强化主要在动脉期、门脉期和延迟期,环壁连续、光滑、持续强化	肉芽组织和纤维组织	脓腔弥散受限、一过性灌注异常
炎性肉芽肿	部分病灶边缘延迟强化	肉芽组织	有发热病史
肝结核	轻度环形强化或者蜂窝状强化,强化环厚薄不均	肉芽组织	发热、多发病灶

肝脏疾病	环形强化特征	环壁病理基础	其他鉴别要点
恶性病变			
胆管细胞癌	边缘早期环形强化,环壁连续、厚或者薄环、花边状	肿瘤组织	靶样弥散受限、邻近胆管扩张、包膜回缩征
转移瘤	早期环形强化,持续性强化	肿瘤组织	牛眼征、恶性肿瘤病史
上皮样血管内皮瘤	病灶边缘早期环形强化,持续性强化	肿瘤组织	靶征、包膜回缩征、棒棒糖征
硬化型肝细胞癌或双表型肝细胞癌	病灶边缘早期环形强化,中央延迟强化	肿瘤组织	弥散受限、假包膜、门脉癌栓
血管肉瘤	早期环形强化,持续性强化	肿瘤组织	T_2WI 不均匀的高信号
肝癌射频消融后	①动脉期环形强化、门脉期强化减退;②门脉期、延迟期环形强化	①肿瘤残留;②周围炎性反应	T_1WI 病灶高信号

（郁义星）

六、暂时性肝脏密度/信号差异

【定义】

暂时性肝脏密度/信号差异（THAD/THID），又称肝脏灌注异常（hepatic perfusion disorders，HPD），是指由各种原因引起的肝段、亚段及肝叶之间的血流灌注差异，即一种局部性、节段性或弥漫性的肝脏血流动力学异常改变，这些区域在 CT 上被称为"THAD"（transient hepatic attenuation differences），在 MRI 上被称为"THID"（transient hepatic signal intensity differences）。

【病理基础】

肝脏同时接受肝动脉和门静脉的双重供血，肝动脉约占肝脏全部血供的 1/3，门静脉约占 2/3。但这两套供血系统并非彼此独立，而是存在着经肝窦、经脉管、经胆管周围血管丛等多种潜在的联系途径。在一些病理状态下，常引起这些潜在交通的开放或其他异常通道的形成，由此引起肝脏局部血流动力学改变即异常灌注，它反映的是肝脏局部动脉血流的重新分配。

肝脏异常灌注原发病因多种多样，产生机制也不尽相同，大致可分以下几类：

1. 肝动脉-门静脉瘘 形成原因包括肝脏肿瘤、肝创伤或介入性操作、肝硬化及先天性畸形等，其中原发性肝癌引起者占绝大多数。肝脏肿瘤引起肝动脉-门静脉瘘主要通过静脉，即通过肝动脉的门静脉管壁分支与门静脉交通；另一途径是经肿瘤，即肿瘤侵犯门静脉引起直接的动静脉交通或经富血供肿瘤的引流静脉。

2. 门静脉阻塞 引起门静脉阻塞的常见原因有：门静脉血栓、癌栓形成、肿瘤侵犯、门静脉受压等。临床上以肝癌并发门静脉癌栓及肝内外肿瘤直接侵犯或压迫门静脉最为多见。由于门静脉血流减少或停止，肝动脉血流通过经肝窦、经脉管、经肿瘤以及经胆管周围血管丛等途径代偿性增加而形成功能性或器质性肝动脉-门静脉分流。

3. 炎症性充血 局部炎症如肝脓肿、急性胆囊炎、胆管炎等均可引起肝动脉充血，受累范围包括炎症区域及其周围肝实质。

4. 肿瘤盗血现象 对于血供丰富的肿瘤如原发性肝癌、富血供转移瘤等，常引起肿瘤所在肝叶/段的供血动脉增粗、血供增加，并对周围肝实质产生"盗血"作用。

5. 肝静脉阻塞 肝静脉阻塞可继发于肝硬化、Budd-Chiari 综合征、右心衰竭或心包疾病等。其结果是引起肝窦压力升高和肝窦与门静脉之间压力梯度的逆转，入肝门静脉血流下降，代偿性增加的肝动脉血流经肝窦途经逆行充盈门静脉分支而形成功能性动脉门静脉瘘，同时继发肝淋巴管扩张。

6. 迷走血液供应 肝脏的迷走血供即构成"第三肝门"，如副胆囊静脉、迷走胃右静脉、包膜静脉等的存在。这些静脉引流血液进入肝窦均较门静脉为早。

【征象描述】

CT 表现为异常灌注区域在肝动脉期的一过性均匀强化，而在门静脉期恢复到正常的等密度或接近等密度，平衡期均表现为等密度。异常灌注区域呈楔形、节段性、叶形分布，内有正常血管通过。MRI 表现形态上类似于 CT，平扫时大多呈等 T_1WI、等 T_2WI 信号。少数表现为长 T_1WI、长 T_2WI 信号。动态增强扫描时强化及分布特征与 CT 表现类似（图 3-4-21～图 3-4-24）。正确认识肝脏异常灌注的 CT

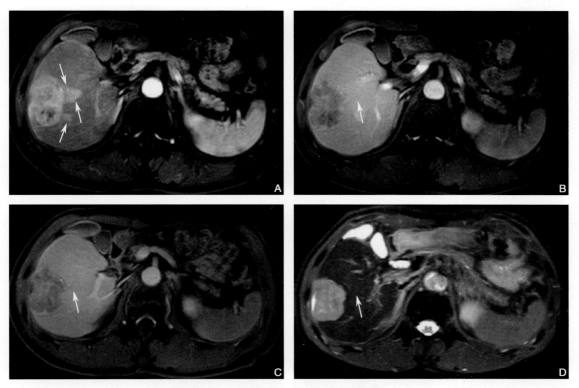

图 3-4-21 肝癌伴暂时性肝脏密度/信号差异

患者男,76 岁,肝右叶肝癌伴暂时性肝脏信号差异。A. 为横断面 T_1WI 动脉期,肝右叶包膜下可见类圆形明显强化肿块影,肿块旁可见团块状及结节状异常强化影即异常灌注(箭头);B、C. 为横断面 T_1WI 门脉期和延迟期图像,动脉期所示的肿块旁异常强化影未见显示,呈等信号改变(箭头);D. 为横断面压脂 T_2WI,动脉期所示的肿块旁异常强化影未见显示(箭头)。

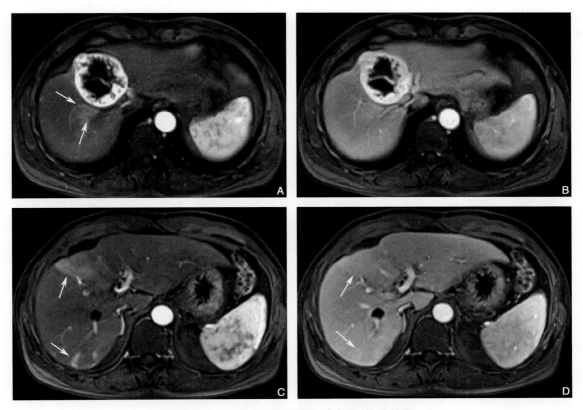

图 3-4-22 肝癌伴暂时性肝脏密度/信号差异

患者男,58 岁,肝癌伴暂时性肝脏信号差异。A. 为横断面 T_1WI 动脉期,肝左内叶可见明显强化肿块影,其内可见坏死,肿块旁可见团片状异常强化影即异常灌注(箭头);B. 为横断面 T_1WI 门脉期,动脉期所示的团片状异常强化影未见显示,呈等信号改变;C. 为同一患者不同层面的横断面 T_1WI 动脉期,肝左内叶及右后叶可见团片状异常强化影(箭头);D. 为与图 C 同一层面的横断面 T_1WI 门脉期,动脉期所示的团片状异常强化影未见显示(箭头),呈一过性改变。

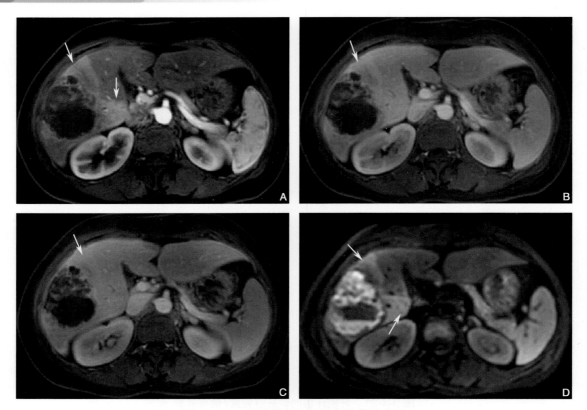

图 3-4-23 肝脓肿伴暂时性肝脏信号差异

患者女,53 岁,肝脓肿伴暂时性肝脏信号差异。A. 为横断面 T_1WI 动脉期图像,肝右叶可见环形强化影,其内可见坏死,病变旁可见团片状异常强化影即异常灌注(箭头);B. 为横断面 T_1WI 门脉期图像,动脉期所示的团片状异常强化影呈略高信号改变(箭头);C. 为横断面 T_1WI 延迟期图像,动脉期所示的团片状异常强化影基本呈等信号改变(箭头);D. 为横断面 DWI 图像,动脉期所示的团片状异常强化影呈轻度弥散受限(箭头)。

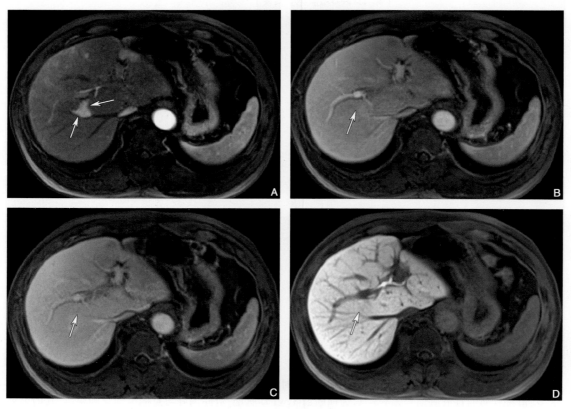

图 3-4-24 肝动脉 - 门静脉瘘

患者男,57 岁,暂时性肝脏信号差异。A. 为横断面 T_1WI 动脉期图像,肝右前叶可见团块状异常强化影(箭头);B～D. 为横断面 T_1WI 门脉期、延迟期和肝胆特异期图像,动脉期所示的团片状异常强化影未见显示,均呈等信号改变(箭头)。

和 MRI 表现,对肝脏病变的诊断和鉴别具有十分重要的意义。

【相关疾病】

暂时性肝脏密度/信号差异(THAD/THID)可分为病理性和生理性。其中病理性分为原发型和继发型。原发型是指各种原因直接引起的动脉血供异常。继发型是指在门静脉和/或肝静脉病变基础上继发的肝动脉血供增加,如肝动脉-门静脉瘘、各种原因引起的门静脉和/或肝静脉梗阻或受压、肝脏弥漫性病变及胆管梗阻等。生理性 HPD 主要和局部肝脏解剖变异的血管供血有关。详见表3-4-11。

【分析思路】

尽管暂时性肝脏密度/信号差异在大多数情况下有相似的 CT 和 MRI 表现,但其原发病因多种多样。肝动脉-门静脉瘘和肿瘤盗血现象引起的THAD/THID 均呈楔形、节段性或肝叶形分布;肝脓肿和急性胆囊炎引起的 THAD/THID 多呈环形或弧形分布;急性化脓性胆管炎引起的 THAD/THID 则呈多发、散在的、不规则斑片状并沿扩张胆管分布;肝静脉阻塞均表现为门静脉期弥漫性不规则斑片状强化,而延迟期则呈均匀强化;门静脉主干阻塞引起的

表 3-4-11　可伴有暂时性肝脏密度/信号差异的肝脏疾病

病理性 THAD/THID		生理性 THAD/THID
原发型	继发型	
原发性肝癌	肝动脉-门静脉瘘	迷走血液供应
胆管细胞癌	门静脉血栓	对比剂混合不均匀
富血供转移瘤	门静脉癌栓形成	
血管瘤	肝静脉阻塞	
肝脓肿	Budd-Chiari 综合征	
急性胆囊炎	肝窦阻塞综合征	
胆管炎		

THAD/THID 也呈节段性或肝叶形分布。

【疾病鉴别】

暂时性肝脏密度/信号差异与多种肝脏疾病相关,它主要与肝动脉-门静脉瘘、炎症性充血、肿瘤盗血等多种机制有关。暂时性肝脏密度/信号差异需要结合其他影像学特征和临床信息进行诊断和鉴别诊断。

1. **诊断思路**(图3-4-25)
2. **鉴别诊断**(表3-4-12)

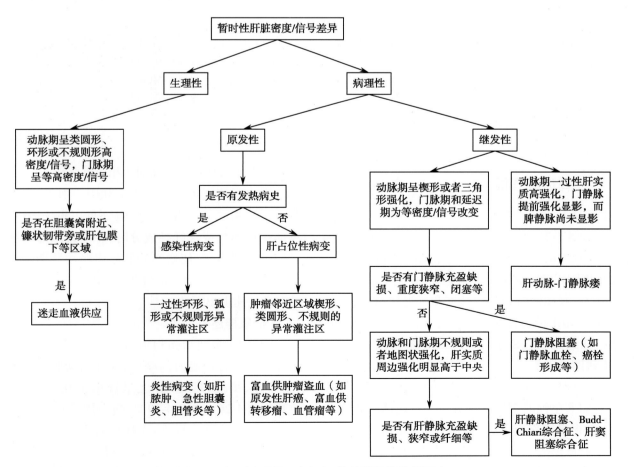

图 3-4-25　暂时性肝脏密度/信号差异的诊断思路

表 3-4-12　表现为 THAD/THID 的不同肝脏疾病的主要鉴别诊断要点

THAD/THID	THAD/THID 影像表现	病理机制
病理性-原发型		
富血供肿瘤盗血（如原发性肝癌、富血供转移瘤、血管瘤等）	动脉期在肿瘤邻近区域楔形，类圆形，不规则的斑片状高密度/信号区，门脉期或延迟期呈等密度/信号改变	肿瘤所在肝叶或肝段的供血动脉增粗，造成局部血流量增多，对周围肝实质产生"盗血"现象，使邻近肝组织获得较多的肝动脉血流
炎性病变（如肝脓肿、急性胆囊炎、胆管炎等）	表现为围绕在病灶周围的动脉期一过性环形、弧形或不规则形高密度/信号区，门脉期呈等密度/信号改变	①炎性病变通过神经和体液因素的调节，引起动脉血流增加；②炎性病变发生血管通透性改变，引起水肿压迫门静脉，导致血流缓慢，引起门脉血流减少
病理性-继发型		
肝动脉-门静脉瘘	动脉期一过性肝实质高强化，呈楔形、三角形或肝段、肝叶形；门静脉提前强化显影，而脾静脉尚未显影；门脉期呈等或稍高密度/信号；延迟期均呈等密度/信号	①肿瘤途径，由肿瘤浸润肝动脉与门静脉形成异常通道；②继发性瘘口途径，由外伤或医源性因素引起
门静脉阻塞（如门静脉血栓、癌栓形成、门脉海绵样变性、肿瘤侵犯等）	动脉期呈楔形或者三角形强化，门脉期和延迟期为等密度/信号改变	门静脉血流减少，而肝动脉血流通过双重供血系统间的交通途径（主要是胆管周围血管丛）增加形成动静脉分流
肝静脉阻塞、Budd-Chiari综合征、肝窦阻塞综合征	动脉期和门脉期均表现不规则或者地图状强化，肝实质周边强化明显高于肝中央实质，延迟期呈等密度/信号	当肝静脉阻力增高时，肝窦压力升高使肝窦与门静脉之间压力梯度发生逆转，门静脉变成引流静脉而非供血血管，肝动脉血流代偿性增加而造成功能性动静脉分流
生理性		
迷走血液供应	动脉期呈类圆形、环形、三角形或不规则形高密度/信号，门脉期呈等或稍高密度/信号。常见部位多为这些血供的引流部位，如胆囊窝附近、镰状韧带旁或肝包膜下等区域	一些迷走引流静脉，如副胆囊静脉、迷走胃右静脉等是直接经体循环进入肝窦，其内的对比剂早于门静脉进入肝窦，故局部肝实质于动脉晚期提前显影

（郁义星）

七、周边廓清征

【定义】

周边廓清征（peripheral washout appearance）：在增强 CT 和 MRI 扫描时，细胞外间隙期肿瘤周边组织相较于周围正常肝组织强化程度减低。对于细胞外间隙对比剂，其廓清时相为门脉期和延迟期；对于肝细胞特异性 MRI 对比剂，其廓清时相仅限于门脉期。周边廓清征是 LI-RADS 分类中 LR-M 的影像特征之一。

【病理基础】

周边廓清征主要病理机制尚不明确，可能为双重机制而非单纯的对比剂洗脱。①对比剂从病灶中洗脱，与很多因素有关，比如病灶更早的静脉引流、组织中血流量大、血管通透性高或组织富细胞，而乏细胞外间隙；②相对动脉期，肝实质在门静脉及平衡期强化程度增高导致病灶周边相对低强化。

周边廓清征可从肿瘤边缘和中心血管、组织成分的不同来解释。当肿瘤细胞分布在病灶边缘，中央部缺血坏死或含纤维成分时，肿瘤边缘部动脉血供较中央部丰富，使增强后肿瘤边缘动脉期强化明显，而边缘组织缺少门静脉供血，对比剂在门脉期和延迟期快速退出所致。

【征象描述】

CT/MRI 多期增强扫描时，相对肝实质，病灶周边部分强化程度随时间减低，导致在动脉期以后时相（门脉、平衡、延迟期）上呈现低强化（低于肝实质）（图 3-4-26～图 3-4-29）。判断周边廓清的组织必须同时符合 2 个标准：①病灶周边部分在动脉期必须有明确强化（高强化或等强化）；②门脉期和/或延迟期低强化，动脉期等高强化相应区域在门脉期

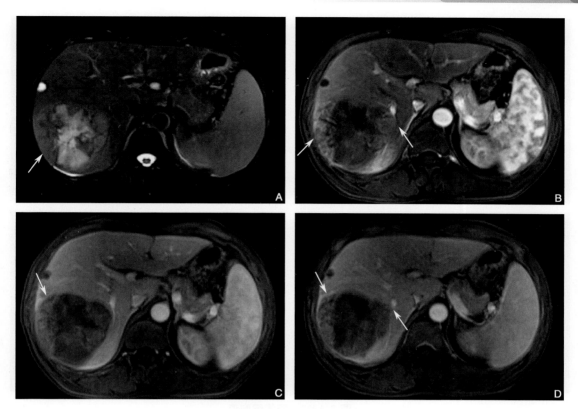

图 3-4-26　肝细胞癌

患者男,53 岁,肝细胞癌。A. 为横断面 T_2WI 压脂序列,肝右叶可见类圆形混杂高信号影,周边为稍高信号,中间为更高信号区(箭头);B. 为横断面 T_1WI 动脉期图像,肝内病灶可见周边明显强化,其内坏死区不强化(箭头);C、D. 为横断面 T_1WI 门脉期和延迟期图像,肝内病灶周边强化区域可见快速廓清,与周围肝实质相比呈低信号(箭头)。

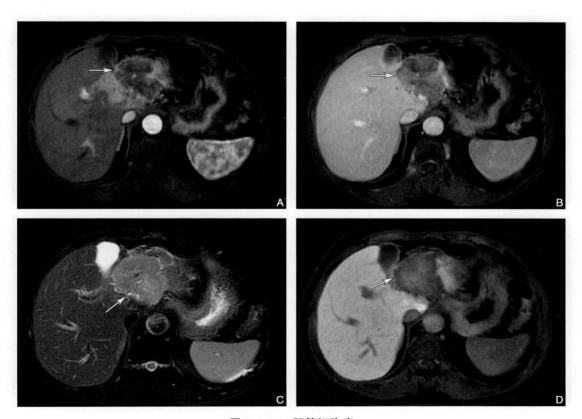

图 3-4-27　胆管细胞癌

患者男,68 岁,胆管细胞癌。A. 为横断面 T_1WI 动脉期图像,肝左叶可见类圆形肿块影,周边可见环形高强化,中央为低强化区(箭头);B. 为横断面 T_1WI 门脉期图像,病灶周边区域可见快速廓清,中央区域延迟强化(箭头);C. 为横断面压脂 T_2WI 图像,病灶为稍高信号(箭头);D. 为横断面 T_1WI 肝胆特异期,病灶周边为低信号,中央为稍高信号影,为对比剂滞留(箭头)。

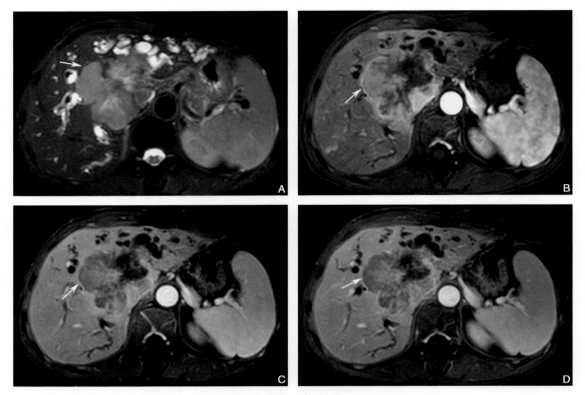

图 3-4-28　胆管细胞癌

患者女,67 岁,胆管细胞癌。A. 为横断面 T_2WI 压脂图像,肝内可见类圆形稍高信号肿块影(箭头),邻近肝内胆管可见扩张;B. 为横断面 T_1WI 动脉期图像,病灶周边区域可见环形高强化,中央区域轻度强化(箭头);C、D. 为横断面 T_1WI 门脉期和延迟期图像,病灶周边区域可见快速廓清,中央区域轻度延迟强化(箭头)。

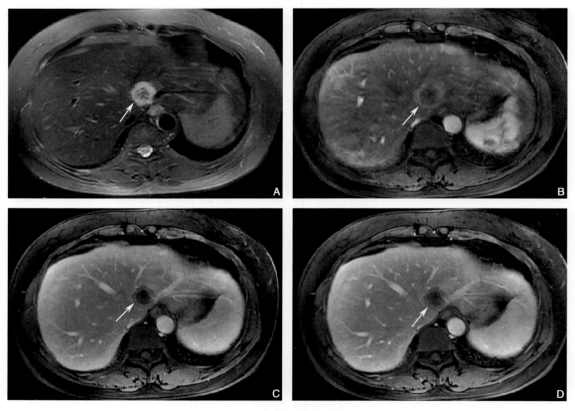

图 3-4-29　直肠癌伴肝转移

患者女,56 岁,直肠癌伴肝转移。A. 为横断面 T_2WI 压脂图像,肝左叶可见类圆形肿块影,周边为高信号,中央为等低信号(箭头);B. 为横断面 T_1WI 动脉期图像,病灶周边区域可见环形高强化,中央区域无明显强化,表现为牛眼征(箭头);C、D. 为横断面 T_1WI 门脉期和延迟期图像,病灶周边区域可见快速廓清,中央区域不强化(箭头)。

和/或延迟期低密度或低信号。

注意肝细胞特异性 MRI 对比剂（如钆塞酸二钠）只能在门脉期判断是否有周边廓清，而不能在过渡期或肝胆期判断廓清，因为病灶摄取对比剂可能影响廓清的判断。

【相关疾病】

周边廓清征常被用来描述肝脏恶性病变，常提示非 HCC 类的恶性肿瘤，特别是常见于胆管细胞癌和转移瘤，而在良性病变中罕见。对于转移瘤来说，富血供转移瘤出现该征象的概率高于乏血供转移瘤，尤其见于神经内分泌癌肝转移，其次为结直肠癌、乳腺癌和胃癌肝转移等。对于良性病变，目前仅见文献报道一例肝上皮样血管平滑肌脂肪瘤可出现此征象。详见表 3-4-13。

表 3-4-13　可伴有周边廓清征的肝脏疾病

恶性病变	良性病变
胆管细胞癌	肝上皮样血管平滑肌脂肪瘤
转移瘤	
不典型肝细胞癌	

【分析思路】

先前研究认为周边廓清征是肝脏恶性病变的特异性征象，只见于恶性肿瘤如胆管细胞癌、肝细胞癌、转移瘤等。然而，也有学者报道此征象也可出现在肝上皮样血管平滑肌脂肪瘤中。当肝内病灶出现周边廓清征时，需要结合临床病史及其他影像学特征进行综合分析。当肝内单发病灶出现周边廓清征伴靶样增强、靶样弥散受限、延迟强化等特征时，要考虑胆管细胞癌可能。当肝内多发病灶出现周边廓清征，伴牛眼征或环形强化等特征，并有原发肿瘤病史时，要考虑转移瘤可能。当肝内病灶出现周边廓清征伴假包膜，并有肝炎病史等，要考虑不典型肝细胞癌可能。

【疾病鉴别】

周边廓清征与肝脏多种恶性病变相关，如胆管细胞癌、转移瘤等，偶见于良性病变如肝上皮样血管平滑肌脂肪瘤。周边廓清征的确切机制尚不完全清楚，但被认为是多因素的，受相对动脉血流量、相对门静脉血流量以及间质和血管间隙的相对体积的影响。周边廓清征需要结合其他影像学特征和临床信息进行诊断和鉴别诊断。

1. **诊断思路**（图 3-4-30）

2. **鉴别诊断**

（1）胆管细胞癌：胆管细胞癌是肝脏第二常见的原发性肝癌，可源于肝内小胆管。慢性胆道炎症

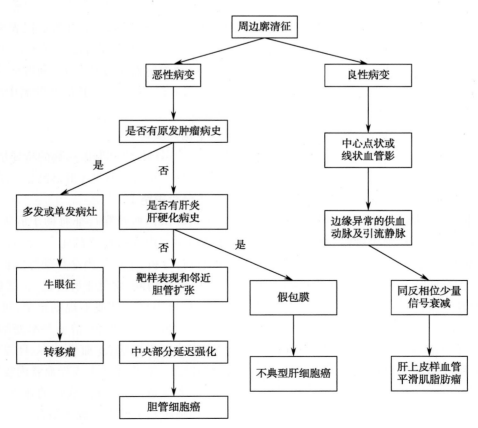

图 3-4-30　周边廓清征的诊断思路

是引起肝内胆管癌的最常见的危险因素。

在 CT 和 MRI 增强扫描时，胆管细胞癌常表现为环形动脉期高强化，门脉期或延迟期表现为周边廓清征，该征象可以解释为外周部分（生长的血管化组织）和病变中心（血管化程度较差的组织）之间的血管性差异。周边廓清征常被描述为恶性肝脏病变，特别是胆管细胞癌和转移瘤的典型表现。除此之外，胆管细胞癌中心部分可表现为延迟强化，在肝细胞特异性对比剂钆塞酸二钠增强时，在肝胆期有时能看到浮云征，即病灶中心出现形态各异的高信号。弥散加权成像（DWI）也可表现为靶征，即病灶外周高信号，中心出现低信号。20% 的胆管细胞癌中可见包膜回缩征，当病变位于肝脏外周接近包膜时，更容易看到该征象。

（2）转移瘤：转移瘤是最常见的肝脏恶性肿瘤。对于转移瘤来说，富血供转移瘤出现周边廓清征的概率高于乏血供转移瘤，尤其见于神经内分泌癌肝转移，其次为结直肠癌、乳腺癌和胃癌肝转移等。如一项研究结果显示，经组织学证实的 49 例肝恶性肿瘤中有 12 例（24%）出现了周边廓清征，其中包括 11 例肝转移瘤（原发灶为 6 例类癌、2 例结肠癌、2 例乳腺癌、1 例胃癌）和 1 例肝细胞癌。当肝内多发病灶出现周边廓清征，伴牛眼征或环形强化等特征，并有原发肿瘤病史时，要考虑转移瘤可能。

（3）不典型肝细胞癌：典型的肝细胞癌常表现为非周边廓清征。根据文献报道，一些不典型的肝细胞癌和硬化性肝细胞癌也可出现周边廓清征。这可能与肝癌内部发生缺血坏死或者纤维化有关。当肝内病灶出现周边廓清征，如同时有假包膜，尤其是强化的包膜，则提示不典型或硬化性肝细胞癌可能。

（4）肝上皮样血管平滑肌脂肪瘤：肝脏上皮样血管平滑肌脂肪瘤（hepatic epithelioid angiomyolipoma，HEAML）是一种罕见的具有潜在恶性的肝脏间叶源性肿瘤，属于血管周上皮样细胞肿瘤（PEComa），肿瘤主要由上皮细胞组成，内部无或可见不同比例的脂肪成分。HEAML 是肝脏血管平滑肌脂肪瘤亚型之一，好发于中青年女性。临床及实验室检查无特征性表现。

HEAML 具有一定 MRI 影像学特征，当其内含脂肪时，化学位移成像反相位可见信号衰减。病灶内部及边缘常存在异常的供血动脉及引流静脉，多表现为"快进慢出"。据报道，HEAML 的一个特征性征象是存在具有中心点状或线状血管影。Francesco

Alessandrino 等于 2015 年报道了 1 例肝上皮样血管平滑肌脂肪瘤出现了周边廓清征，可能与病灶边缘的异常供血及静脉引流有关。

（郁义星）

八、血管穿行征

【定义】

血管穿行征是指在影像学检查中观察到的一种征象，即血管穿过病灶或病灶沿血管生长而血管本身无明显狭窄、中断等浸润表现。血管穿行征常见于肿瘤、炎症和其他病理情况，这一征象有助于诊断和评估病变的性质。

【病理基础】

血管穿行征可见于肝内炎性病变或肿瘤性病变。对于肿瘤性病变而言，其病理机制可能为肿瘤起源于间质，沿着肝组织的解剖结构浸润性生长，而与肝内固有血管破坏轻微有关，因而肿瘤内原有解剖结构得到保留。肝淋巴瘤的血管穿行征可能是由于肿瘤细胞沿肝内血管浸润生长，包埋或沿着血管串珠状排列，或轻度推移血管，血管本身却没有明显的狭窄或包绕。

【征象描述】

CT 和 MRI 增强扫描表现为肝内病灶常可见穿行的动脉或静脉，其大多血管走形自然，无明显破坏中断，可见连续血管影，无癌栓等受侵表现（图 3-4-31～图 3-4-34）。肝血管穿行征不同于肝肿瘤血管，为正常走形动静脉血管穿行其间，而肿瘤血管指的是肿瘤细胞诱导的微血管生长以及肿瘤中血液循环建立的过程。

【相关疾病】

血管穿行征并非肝脏疾病的特异性表现，常见于以下多种疾病，尤其常见于肝淋巴瘤。详见表 3-4-14。

【分析思路】

正确认识血管穿行征有助于肝脏疾病的诊治。可根据病灶内穿行血管的走行、有无受侵或狭窄等方面进行分析：①病灶内穿行动静脉血管走行自然，无明显破坏中断，常见于肝淋巴瘤；②病灶内静脉穿行多见，可出现局部或不规则狭窄，可见于肝脓肿；③穿行动脉略迂曲增粗，静脉狭窄变细，可见于胆管细胞癌或肝细胞癌；④血管狭窄、闭塞或截断，多无动脉穿行征象，可见于上皮样血管内皮瘤。

需要注意的是，肝内病灶的血管穿行征需要结合其他临床和影像学表现来综合分析和判断才能作出准确的诊断。

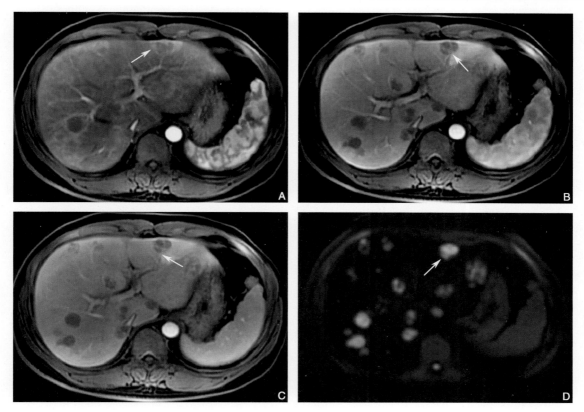

图 3-4-31 肝淋巴瘤

患者男,32 岁。A. 为横断面 T_1WI 动脉期图像,肝内可见多发环形强化灶(箭头);B、C. 为横断面 T_1WI 门脉期和延迟期图像,肝左外叶病灶可见血管穿行,血管无明显中断(箭头);D. 为 DWI 图像,肝内病灶可见明显弥散受限(箭头)。

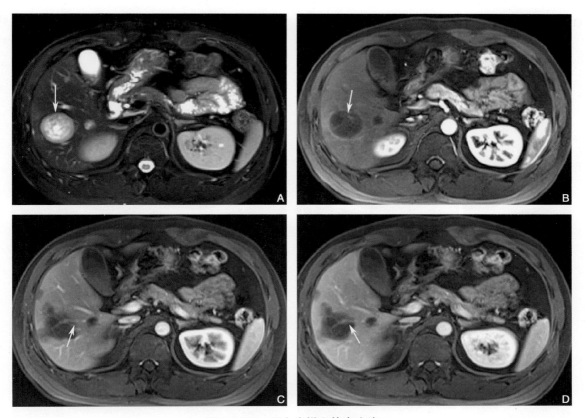

图 3-4-32 肝上皮样血管内皮瘤

患者男,34 岁。A. 为横断面 T_2WI 压脂图像,肝右后叶可见类圆形混杂高信号影,信号不均匀,边缘为稍高信号,中央为明显高信号,呈现靶征(箭头);B. 为横断面 T_1WI 动脉期图像,病灶可见环形强化,其内可见血管穿行(箭头);C、D. 为横断面 T_1WI 门脉期和延迟期图像,肝内病灶可见血管穿行,血管远段变细(箭头)。

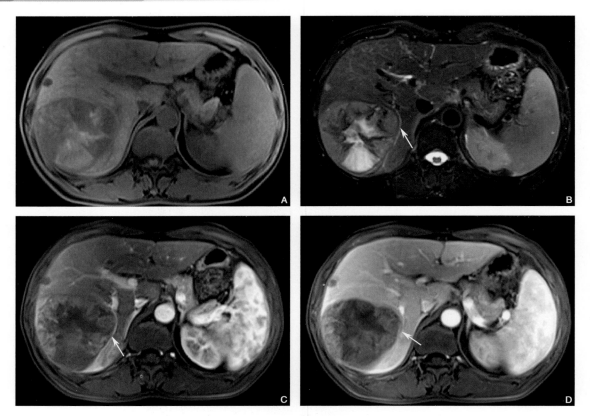

图 3-4-33　肝细胞癌

患者男,52 岁。A. 为横断面 T_1WI 平扫图像,肝右叶包膜下可见类圆形低信号肿块影,其内可见片状高信号灶;B. 为横断面 T_2WI 压脂图像,病灶边缘可见条状血管影穿行(箭头);C、D. 为横断面 T_1WI 动脉期和门脉期图像,病灶边缘可见血管穿行(箭头)。

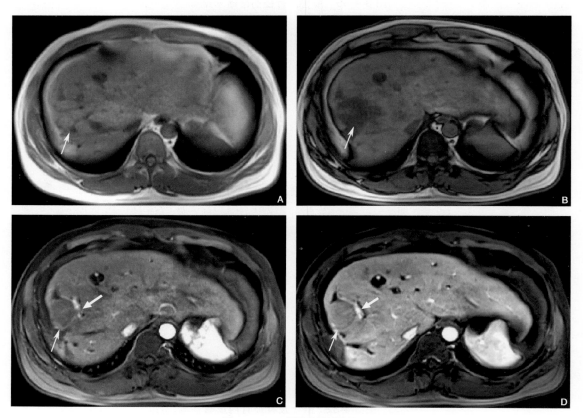

图 3-4-34　局限性脂肪肝

患者男,35 岁。A、B. 为横断面 T_1WI 同相位和反相位图像,肝右叶包膜下可见片状异常信号影,同相位为等信号,反相位为低信号(细白箭);C、D. 为横断面 T_1WI 动脉期和门脉期图像,病灶为稍低信号(细白箭),其内可见条状血管影穿行(粗白箭)。

表 3-4-14　可表现为血管穿行征的肝脏疾病

恶性病变	良性病变	炎性病变
淋巴瘤	局灶性脂肪肝	肝脓肿
胆管细胞癌	炎性肌纤维母细胞瘤	
肝细胞癌		
上皮样血管内皮瘤		

【疾病鉴别】

血管穿行征并非肝内病灶的特异性表现,需要结合其他影像学特征和临床信息进行诊断和鉴别诊断。

1. **诊断思路**(图 3-4-35)
2. **鉴别诊断**(表 3-4-15)

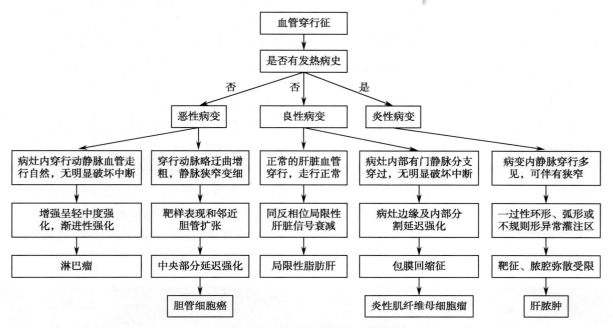

图 3-4-35　血管穿行征的诊断思路

表 3-4-15　表现为血管穿行征的不同肝脏疾病的主要鉴别诊断要点

肝脏疾病	穿行血管特征	其他影像特征	主要临床特征
良性病变			
局灶性脂肪肝	正常的肝脏血管穿行,走行正常	局灶性低密度区,或同反相位局限性信号衰减	多无明显的临床症状,少数可有上腹部不适等症状
炎性肌纤维母细胞瘤	病灶内部有门静脉分支穿过,无明显破坏中断	整个病灶延迟强化或病灶边缘及内部分割延迟强化、包膜回缩征	多无年龄差异,临床表现多隐匿,无明显特异性,少数可有腹痛、发热等
炎性病变			
肝脓肿	炎性肉芽肿区可见血管穿行,少数动脉略增粗正常穿行,静脉穿行多见,可伴有狭窄	边缘及分割延迟强化、靶征、瘤周水肿	发热、肝区持续性疼痛
恶性病变			
淋巴瘤	病灶内穿行动静脉血管走行自然,无明显破坏中断	增强呈轻中度强化,渐进性强化	中老年好发、低热、肝区疼痛、消瘦等
胆管细胞癌	穿行动脉略迂曲增粗,静脉狭窄变细	环形强化、中央延迟强化、靶样弥散受限和邻近胆管扩张	40～60 岁好发,上腹部不适、黄疸、消瘦、瘙痒等
肝细胞癌	穿行动脉略迂曲增粗,远段可狭窄或中断	快进快出,假包膜	肝炎病史等
上皮样血管内皮瘤	穿行静脉狭窄、闭塞或截断,多无动脉穿行	环形强化、靶征、包膜回缩征、棒棒糖征	中年女性多见,无特殊临床表现

(郁义星)

九、翻转征

【定义】

翻转征(flip-flop sign)是一种在肝脏增强 CT 或 MRI 检查中观察到的征象,其特征是病变在早期增强时,一部分区域出现高强化,但随着时间的推移,这一部分强化逐渐降低,而在同一病变的另一部分,起初没有或仅有轻度增强,但随时间推移,这部分的强化逐渐增高,发生延迟强化,这种反转强化特点常见于一些肝内占位性病变,如胆管细胞癌、转移瘤等。也可见于肝脏血管性病变所致的肝脏周边区域和中央区域强化差异,周边区域早期无强化或轻度强化,而后期发生延迟强化,如布-加综合征和肝窦阻塞综合征等。

【病理基础】

对于肝脏肿瘤性病变而言,翻转征主要与病变内部组织成分和血供的不同有关。当肿瘤细胞分布在病灶边缘,中央含纤维成分时,肿瘤边缘部动脉血供较中央部丰富,使增强后肿瘤边缘动脉期强化明显,而边缘组织缺少门静脉供血,对比剂在门脉期和延迟期快速退出,强化减弱。而病变内部延迟强化部分与纤维间质或中央瘢痕有一定关系,肿瘤内部延迟强化表现为点片状、线样、网格状或不规则形等多变的特点,可能与不同肿瘤内部纤维组织分布及形态具有较大异质性有关。

对于肝脏血管性病变而言,由于肝静脉或肝窦压力增高导致门静脉血流灌注不足,肝细胞不同程度肿胀坏死,肝实质灌注不均,血流缓慢通过侧支的静脉血管使肝实质强化较正常延迟,门静脉期可出现"地图样"强化,延迟期强化区域进一步扩大,这在肝静脉周围和肝脏外周部位尤为常见。

【征象描述】

翻转征根据所对应的疾病,其 CT 和 MRI 增强扫描主要有两种表现:

1. 肝内病灶一部分区域动脉期明显强化,门脉期或延迟期强化减退,而另一部分区域动脉期轻度强化或无明显强化,门脉期、延迟期呈渐进性延迟强化,强化程度常常比动脉期更加显著,呈现反转强化的特点(图 3-4-36~图 3-4-38)。

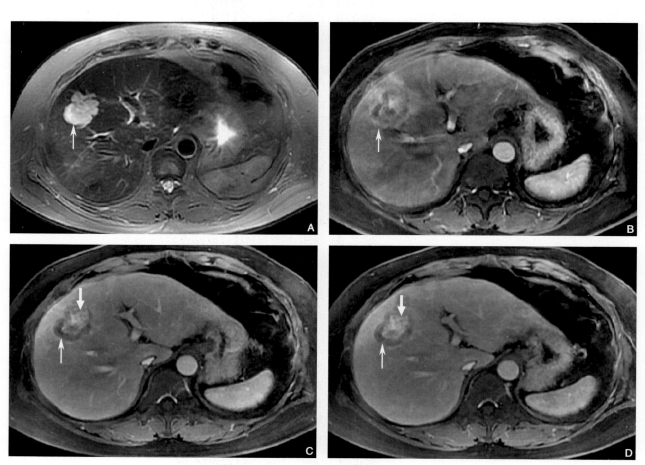

图 3-4-36 胆管细胞癌

患者女,54 岁。A. 为横断面压脂 T_2WI,肝右前叶与左内叶交界处可见类圆形高信号影(细白箭);B. 为横断面 T_1WI 动脉期图像,病灶周边可见明显强化,其内可见部分强化(细白箭);C、D. 为横断面 T_1WI 门脉期和延迟期图像,肝内病灶边缘强化明显廓清(细白箭),而中央区呈持续性延迟强化(粗白箭)。

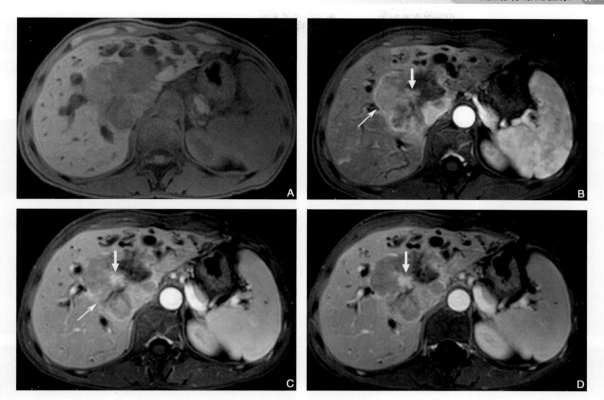

图 3-4-37　胆管细胞癌

患者女,67岁。A.为横断面 T_1WI,肝内可见类圆形低信号肿块影;B.为横断面 T_1WI 动脉期图像,病灶周边可见明显强化(细白箭),中央区可见轻度强化(粗白箭);C、D.为横断面 T_1WI 门脉期和延迟期图像,肝内病灶周边明显廓清(细白箭),而中央区呈渐进性延迟强化(粗白箭)。

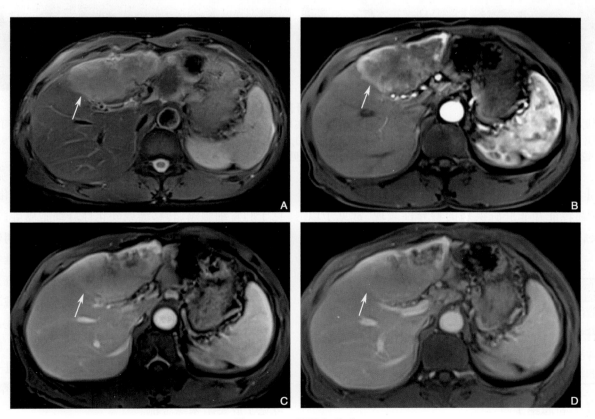

图 3-4-38　胆管细胞癌

患者男,52岁。A.为横断面压脂 T_2WI,肝左内叶可见椭圆形高信号影(箭头);B.为横断面 T_1WI 动脉期图像,肝内病灶可见周边环形强化(箭头),其内可见片状低强化区;C、D.为横断面 T_1WI 门脉期和延迟期图像,肝内病灶周边强化减弱,中央区呈渐进性延迟强化,强化范围逐渐增加(箭头)。

2. 肝脏弥漫性增大，增强扫描后肝脏的中央部分出现斑片状强化，周边部呈低密度；延迟扫描时密度逐渐趋于均匀而整个肝脏呈等密度改变，或表现为静脉期和平衡期肝实质不均匀强化，呈特征性的

"地图状"（图 3-4-39），门静脉周围低密度水肿区称为晕征；肝尾叶及左外叶受影响稍轻，肝静脉周围肝实质强化较明显，呈典型的三叶草征，肝静脉腔狭窄或显示不清，下腔静脉肝段受压变窄。

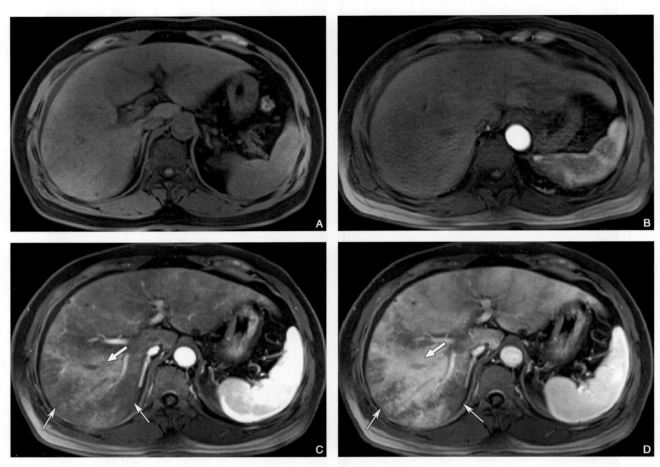

图 3-4-39　肝窦阻塞综合征

患者男，59 岁。A、B. 为横断面 T_1WI 平扫和动脉期图像，肝实质未见明显异常；C. 为横断面 T_1WI 门脉期图像，肝内可见多发斑片状低密度区（细白箭头），局部可见明显强化区（粗白箭），呈地图样改变；D. 为横断面 T_1WI 延迟期图像，肝内多发低密度区较动脉期范围稍减少（细白箭），表现为延迟强化，局部可见明显强化区（粗箭头）。

【相关疾病】

翻转征并非肝脏疾病的特异性表现，常见于以下疾病，详见表 3-4-16。

表 3-4-16　可表现为翻转征的肝脏疾病

恶性病变	血管性病变
胆管细胞癌	布 - 加综合征
转移瘤	肝窦阻塞综合征
特殊类型肝细胞癌（如硬化型肝细胞癌和纤维板层样肝癌）	

【分析思路】

正确认识翻转征，需要准确识别肝脏增强扫描的期相，并结合病变强化的范围和特点综合判断。可从以下几个方面进行分析：①病灶边缘早期环形强化，门脉期或延迟期廓清，而中央区延迟强化，常见于胆管细胞癌、转移瘤或硬化性肝细胞癌等；②病灶周边部分早期明显强化，内部中央瘢痕早期轻度强化或不强化，后期发生延迟强化，常见于纤维板层样肝癌；③增强扫描后肝脏的中央部分出现斑片状强化，周边部呈低密度，延迟扫描时低密度区域渐进性强化，逐渐趋于均匀，可见于布 - 加综合征；④动脉期肝实质基本无强化或边缘小片状轻度强化，门脉期出现典型"地图样"强化，延迟期强化区域进一步扩大。肝静脉周围肝实质强化呈典型的三叶草征，可见于肝窦阻塞综合征。

【疾病鉴别】

翻转征并非肝内病灶的特异性表现，是一个有诊断价值的特征。肝内病灶翻转征需要结合其他影

像学特征和临床信息进行诊断和鉴别诊断。

1. 诊断思路（图 3-4-40）

2. 鉴别诊断（表 3-4-17）

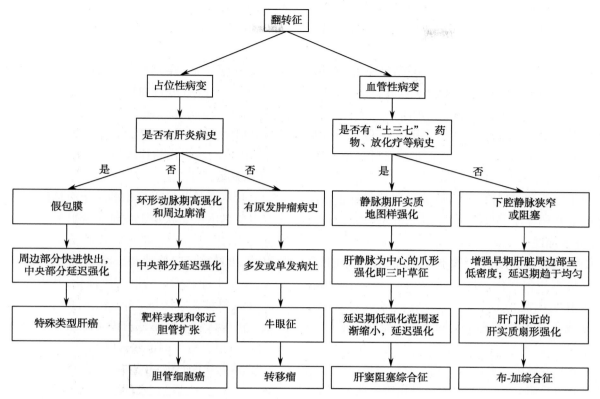

图 3-4-40　翻转征的诊断思路

表 3-4-17　表现为翻转征的不同肝脏疾病的主要鉴别诊断要点

肝脏疾病	强化特征	其他鉴别要点	主要伴随征象
血管性病变			
布-加综合征	增强扫描后肝脏的中央部分出现斑片状强化，周边部呈低密度；延迟扫描时密度逐渐趋于均匀而整个肝脏呈等密度改变	下腔静脉狭窄或阻塞	肝门附近的肝实质扇形强化
肝窦阻塞综合征	静脉期肝实质斑片样、地图样强化、以肝静脉分支为中心的爪形强化	延迟期低强化范围逐渐缩小，发生延迟强化，局部严重淤血坏死区仍呈不规则低强化	T_2WI不均匀絮状及斑片状高信号；门静脉周围高信号水肿带
恶性病变			
胆管细胞癌	病灶边缘早期环形强化，后期廓清，而中央部分后期延迟强化	靶样弥散受限和邻近胆管扩张	包膜回缩征、浮云征
转移瘤	边缘早期环形强化，后期廓清，而中央部分可延迟强化	有其他恶性肿瘤病史	牛眼征
特殊类型肝癌（如硬化型肝细胞癌和纤维板层样肝癌）	病灶边缘早期环形强化，中央延迟强化	假包膜	弥散受限、门脉癌栓

（郁义星）

十、三叶草征

【定义】

三叶草征是指在增强CT检查中，肝实质在动脉期及门脉期均显示不均匀强化，且门脉期在肝静脉旁边的区域，相对于其他部位显示出更为明显的强化。这种特征在第二肝门区表现尤为显著，形态呈现出一种类似于"爪"的分布模式，又被称为三叶草征。

【病理基础】

肝窦是肝脏内血液流动的通道,肝窦内皮细胞在维持正常的血液流动、代谢产物的排除等方面发挥着重要作用。然而,当肝窦内皮细胞受损时,这种正常的血液流动受到了干扰。

肝窦内皮细胞损伤可能由多种因素引起,如病毒感染、肝内淤血、药物反应等。一旦肝窦内皮细胞受到损伤,肝窦的通透性可能增加,导致红细胞、白细胞和蛋白质等成分渗漏到肝窦周围的间隙中,从而引起肝窦周围的充血和扩张,进而影响了肝窦内的正常血流,造成肝窦内的血流可能变得缓慢甚至停滞不前。相比之下,肝静脉内的血液流动仍然保持正常。这种血流差异导致了影像学上的"三叶草"征象。

【征象描述】

CT检查:动脉期肝实质不均匀强化,门脉期肝实质仍呈不均匀强化,且肝静脉旁肝实质强化程度较其余肝实质更为显著,于第二肝门区较明显,呈"爪"样或"三叶草"样形状。同时伴随的直接征象主要有肝大、肝淤血、门脉周围晕环(表现为肝内门静脉属支和下腔静脉第二肝门段周围环状低密度,提示肝内淋巴回流受阻)。间接征象主要是出现不明原因的体重增加(大量腹腔积液)和高胆红素血症(黄疸)。

【相关疾病】

三叶草征最常见于肝窦阻塞综合征(hepatic sinusoidal obstruction syndrome,HSOS),又名肝静脉阻塞症(hepatic veno-occlusive disease,VOD),是由于肝窦内皮细胞损伤,脱落后栓塞于肝静脉小支,最终导致静脉小支闭塞,从而引起肝淤血和窦后性门静脉高压。肝淤血是指由于肝脏内血液循环受阻或受限,导致血液在肝脏内积聚的情况,除HSOS外,最常见于心力衰竭导致的充血性肝静脉淤血,而布-加综合征(Budd-Chiari syndrome,BCS)也是与肝淤血相关的疾病。BCS是由于肝静脉和/或其开口上段下腔静脉部分或完全梗阻性病变引起的肝静脉-下腔静脉血液回流障碍,导致以淤血性门静脉高压症和下腔静脉高压症为特点的一系列综合征。

【分析思路】

三叶草征是HSOS的典型影像表现,但并非所有的HSOS患者均会出现这一征象,大多数HSOS仅表现为增强CT肝实质不均匀的强化,无明显特征形状。因此需要从临床症状、影像学表现、实验室检查等多方面信息综合分析。首先需要了解患者的病史,包括既往是否有肝脏疾病、手术史、药物使用史等,某些药物和疾病可能导致HSOS。本病多见于造血干细胞移

植(hematopoietic stem cell transplantation,HSCT)患者、化疗或放疗患者。误食含吡咯烷碱(pyrrolizidine alkaloids,PA)的野生植物或草药亦可导致HSOS。其次需要仔细了解患者的临床症状和体征,这可能包括黄疸、腹痛、恶心、食欲减退等,特别注意是否存在肝功能异常、腹腔积液等症状,这些都可能与HSOS有关。最后进行血液检查,了解患者的肝功能、凝血功能等情况。在一些疑难病例中,可能需要进行肝脏活检,获取组织学信息。病理活检可以确定肝窦内皮细胞损伤的程度,确认HSOS的诊断。

【疾病鉴别】

三叶草征是肝脏影像中的一个有诊断价值的特征。主要是由于窦状隙上皮细胞和肝腺泡的3区肝细胞受损,内皮细胞的脱落导致肝窦及终端肝小静脉闭塞,出现窦后门静脉高压,肝主静脉旁的小血管畅通,导致小静脉附近的肝实质强化,其中强化区域是肝血流相对正常区域,非强化区域则为肝窦受损区域。正确认识三叶草征有助于缩小鉴别诊断的范围,开阔放射科医生的诊断思路。

1. 诊断思路(图3-4-41)

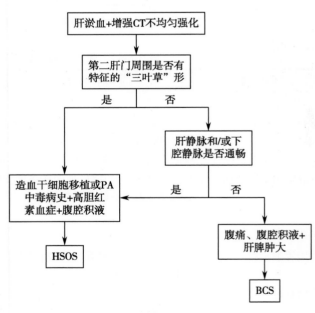

图3-4-41　三叶草征诊断思路

2. 鉴别诊断

(1)肝窦阻塞综合征:肝窦阻塞综合征(hepatic sinusoidal obstruction syndrome,HSOS)是临床上少见的一种致死性疾病,典型的临床表现发生在病程的前3周,包括右上腹疼痛,肝肿大,黄疸和腹腔积液。临床处理取决于疾病的严重程度,早期发现至关重要。多数的HSOS可在几周内逐渐消退,但严重病例可导致多器官衰竭。在欧美国家HSOS主要由造血干细胞

移植（hematopoietic stem cell transplantation，HSCT）前进行大剂量化疗引起，在我国HSOS主要由于过度接触具有肝毒性的PA的中草药或野生植物，其中以"土三七"常见。

2017年我国中华医学会消化病学分会肝胆疾病协作组制定并发表了《吡咯生物碱相关肝窦阻塞综合征诊断和治疗专家共识意见》。在此专家共识中，提出了我国关于PA相关的HSOS的诊断标准：有明确服用PA病史，且符合以下三项或通过病理确诊，同时排除其他已知病因所致的肝损伤：

1）临床表现：不明原因引起的体重增加（大量腹腔积液）、肝肿大、高胆红素血症，并以突出的门静脉高压症为特点。

2）实验室检查：主要表现为血清胆红素和转氨酶升高，凝血系统成分升高，抗凝血系统成分减少。

3）影像表现：①肝大、肝淤血、门脉周围晕环征。肝淤血超声表现为肝实质回声增粗、增密、分布不均。平扫CT表现为肝实质呈地图状、斑片状不均匀密度降低。MRI表现为斑片状 T_1 稍低 T_2 稍高异常信号，增强扫描全肝呈弥漫性密度/信号不均匀改变，门静脉期表现具特征性的"地图状"强化和低灌注区，肝静脉周围肝实质强化程度显著，呈"爪"样或"三叶草"样形状，但肝左静脉仍保持通畅，延迟期肝内仍可有斑片状的低密度区存在（图3-4-42）。门脉周围晕环征表现为肝内门静脉属支和下腔静脉第二肝门段周围环状低密度或水样信号带，呈晕征或轨道征表现，提示肝内淋巴回流受阻，但肝小静脉及窦状隙血栓形成并不常见。②门静脉、肝静脉及下腔静脉肝后段血流通畅：彩超可观察到肝动脉血流阻力指数增大（RI≥0.75），门静脉血流速率降低或血流反向，肝静脉、下腔静脉肝后段受压、变扁，但血流依然通畅，血流方向无改变，远端不扩张亦无侧支循环形成。③伴随症状：如大量腹腔积液、脾大、胆囊壁水肿、增厚及胸腔积液等。④肝静脉压力梯度（hepaticvenous pressuregradient，HVPG）变化：HSOS行DSA造影时进行测量，一般以HVPG大于10mmHg为界。

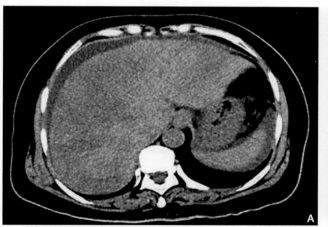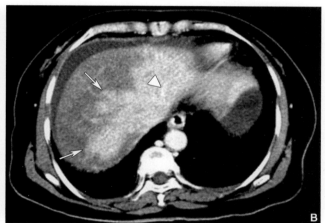

图 3-4-42　肝窦阻塞综合征

A. 为横断面CT平扫，图像示肝脏体积增大，肝实质呈地图状、斑片状不均匀密度降低，肝周见少量腹腔积液；B. 为横断面CT增强扫描门脉期，白箭头显示肝静脉周围肝实质强化程度显著，呈"爪"样或"三叶草"样形状，但肝左静脉仍保持通畅（三角形）。

（2）布-加综合征：布-加综合征（Budd-Chiari syndrome，BCS）是由于各种原因引起的肝静脉和/或其开口上段下腔静脉部分或完全梗阻性病变引起的肝静脉-下腔静脉血液回流障碍，导致以淤血性门静脉高压症和下腔静脉高压症为特点的一系列综合征。BCS发病率较低，比较罕见，每百万人约有一名患者发病，女性比男性多见，常见于30～40岁的患者，儿童和老年患者少见，其中约10%～20%伴有门静脉阻塞。BCS的病因复杂，根据病因BCS可分为原发性布-加综合征和继发性布-加综合征。其中原发性BCS约占75%，在东亚主要是由于静脉膜性梗阻引起，而在西方国家大部分是由肝静脉/下腔静脉内血栓形成引起；继发性BCS约占25%，由肝静脉外的占位性病变（如肝肿瘤）压迫血管引起，感染（如结核）、先天性静脉网形成、下腔静脉狭窄和中毒等也可继发引起布-加综合征。当怀疑患者有布-加综合征时，应该抽血检测肝转氨酶水平以及其他器官标记物（如肌酐、尿素、电解质、乳酸脱氢酶）。

1）临床表现：BCS主要表现为腹痛、腹腔积液和肝脾肿大三联征，可分为暴发型、急性型、亚急性型和慢性型，依据血管受累的数量和程度以及阻塞病变的性质和状态等而不相同。

a. 暴发型：比较少见，表现为在发病后 8 周内迅速发展为肝性脑病，可能会出现严重的肝坏死和乳酸性酸中毒。

b. 急性型：发病急骤，快速进展，表现为突发严重的上腹痛、黄疸、肝肿大、腹腔积液，转氨酶升高，并最终发展为肝性脑病。

c. 亚急性型：表现为以上症状逐渐出现，但腹腔积液形成急剧而且易形成顽固性腹腔积液。

d. 慢性型：比较多见，病情较轻，可能是无痛的，表现为腹腔积液逐渐出现，不存在黄疸。患者静脉闭塞段的周围血管因回流障碍而曲张，形成蜘蛛网状的结构，可能会逐渐进展为肝硬化，并出现肝功能衰竭的体征。

e. 无症状型：没有任何症状，通常是在做其他检查时无意发现的，一般无明显临床表现。

2）影像表现：腹部超声检查是诊断布 - 加综合征最常用的方法，超声检查可显示肝静脉血栓形成或狭窄、蜘蛛网状血管、大的侧支血管或取代了正常静脉的强回声线。

绝大多数 BCS 患者伴有肝外侧支循环和肝内侧支血管。肝内侧支血管通过包膜下血管与体循环（膈上 - 心包静脉、脐静脉）相交通或阻塞的肝静脉与未阻塞的肝静脉之间交通，侧支血管表现为"逗号"样或迂曲粗大的直管影，或"蜘蛛网"状，走行无规律。

CT 表现取决于肝静脉流出道阻塞的发病缓急、时间长短和阻塞部位。①急性期：平扫肝脏增大，肝实质呈弥漫性低密度；增强扫描呈肝实质中央强化型，肝门附近的肝实质呈斑片状强化，而周边部的肝组织强化不明显（图 3-4-43）。②亚急性期：肝脏缩小、边缘呈结节状，尾叶增大，平扫时肝脏外周或萎缩的肝叶可见斑片状、楔形、不规则低密度影，增强后肝实质中央部分出现斑片状强化，周边部呈低密度，延迟扫描时密度逐渐趋于均匀，整个肝脏呈等密度，肝静脉、下腔静脉血栓形成呈充盈缺损。MRI 肝脏表现与 CT 相似，多期动态增强扫描能够准确地反映肝脏血流动力学变化，有利于区分急性、亚急性和

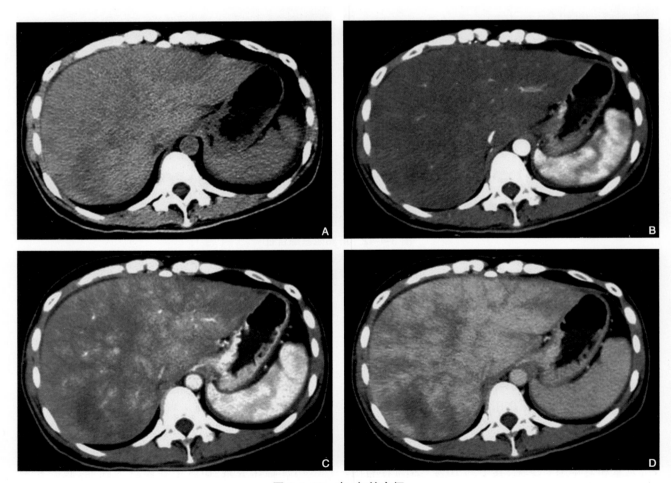

图 3-4-43　布 - 加综合征

A. 为横断面 CT 平扫，示肝脏体积增大，肝实质呈斑片状不均匀密度降低；B～D. 为 CT 增强扫描动脉期、门脉期及延迟期。动脉期肝实质呈花斑状强化，静脉期、延迟期强化范围逐渐扩大。下腔静脉肝内段变细，内未见充盈缺损。肝左、中、右静脉未见明显显示。

慢性。下腔静脉和肝静脉主干能很好地被显示,尤其是肝右静脉和肝中静脉,下腔静脉的狭窄、阻塞及隔膜也可被显示。CT 或 MRI 检查时,部分慢性期患者肝内出现较大的再生结节时,易与 HSOS 进行鉴别。

(王 劲)

十一、肝胆细胞期低信号

【定义】

肝胆细胞期(hepatobiliary phase,HBP)使用肝胆特异性对比剂获得的 MRI 增强后肝实质相对肝血管呈高信号,且胆道系统可见对比剂排泄的期相。HBP 低信号是指病灶在肝胆期的信号强度明显低于周围肝实质。

【征象描述】

在肝脏 MRI 动态增强成像的 HBP 期,与周围肝组织相比,病灶表现出低信号强度。

【相关疾病】

肝胆细胞期低信号常见于以下多种疾病,详见表 3-4-18。

表 3-4-18 肝胆细胞期低信号的相关疾病

恶性病变	良性病变	医源性和治疗后的改变	类似征象及其他
肝细胞癌	异型增生结节(DN)	肝细胞损伤和慢性炎症	局灶性脂肪沉积
肝内胆管细胞癌	血管瘤	HCC 局部治疗后早期	局灶性融合性纤维化
混合型肝癌	肝细胞腺瘤		局灶性 SOS
转移瘤	其他良性病灶(血管平滑肌脂肪瘤等)		动-门脉分流

【分析思路】

这种征象通常与肝内占位性病灶的性质有关,肝再生结节、异型增生结节、局灶性脂肪沉积、肝血管瘤、转移瘤等在肝胆期亦可呈低信号灶,但其临床病史和影像表现具有完全不同的特点,不难鉴别。

肝癌的发生是一个多步骤的过程,病理发展中可以经历肝再生结节(RN)、低级别异型增生结节(LGDN)、高级别异型增生结节(HGDN)、早期肝癌(eHCC)、小肝癌(sHCC)、进展期肝癌六个阶段,这通常需要仔细鉴别。除了进行影像学分析之外,收集患者的临床信息也是至关重要的。了解患者的临床病史、症状和体征,以及相关的实验室检查结果,这些信息将有助于确定患者的基础健康状况,以及可能与肝胆期低信号病灶相关的疾病或风险因素。因此对 HBP 低信号病灶,可以按照下面的流程图依次分析病变的性质。

【疾病鉴别】

肝胆细胞期低信号与多种疾病相关,是肝脏影像中的一个有诊断价值的特征。它主要是因局部缺乏正常肝细胞、肝细胞无法正常摄取对比剂和/或局部治疗后病灶周围炎症反应(包括间质水肿、细胞浸润、充血等)导致的肝细胞功能受损影响对比剂的摄取,在 HBP 期形成相对于正常背景肝实质的低信号改变。正确认识肝胆细胞期低信号有助于缩小鉴别诊断的范围,开阔放射科医生的诊断思路。

1. **诊断思路**(图 3-4-44)
2. **鉴别诊断**

(1)良性疾病

1)异型增生结节:异型增生结节(dysplastic nodule,DN)为肝癌的癌前病变,可表现出细胞学和结构上的异型性,但还不足以诊断 HCC,分为低级别异型增生结节(low grade-dysplastic nodules,LGDN)和高级别异型增生结节(high-grade dysplastic nodules,HGDN)。

LGDN 由外观正常或细胞异型性极小的肝细胞组成,很少伴有细胞质核比的增加,它们的血供仅来自于门静脉,形态学上与周围再生结节难以区分,通常在 T_1WI 上呈等信号或高信号,在 T_2WI 上呈低信号,DWI 序列中表现为与周围肝实质相似的等信号,在动脉期为乏血供或等血供,在门静脉期中表现为与邻近肝脏等信号。而 HGDN 存在中等程度的细胞和/或结构异型性,通常表现为细胞质核比增加、细胞密度增高和类似 HCC 的血管化特征(门脉血管稀疏和异常未配对动脉的存在),是 HCC 的癌前病变。由于铁、脂肪和铜的积累不同,在常规序列中往往表现出不同的特征:由于铁的 T_2 缩短效应,铁沉积通常导致 HGDN 在 T_2WI 呈低信号,而脂肪或铜的积聚可能使 HGDN 在 T_1WI 呈高信号,在 DWI 序列通常没有弥散受限。主要由门脉系统供血的 HGDN 在动脉期呈低信号或等信号,门脉期不发生廓清。未配对动脉增多

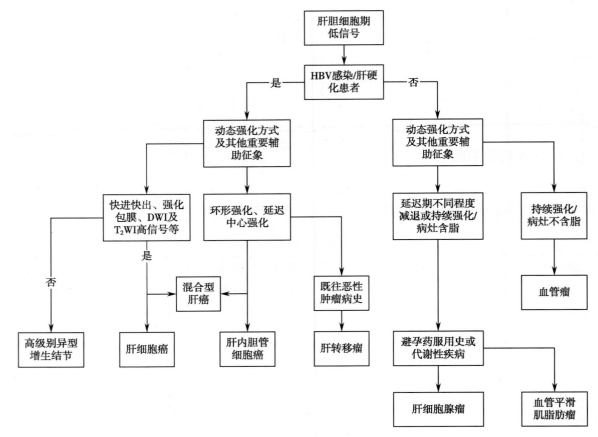

图 3-4-44　肝胆细胞期低信号诊断思路

的 HGDN 在动脉期可出现明显强化,有时可出现廓清。

在 HCC 形成过程中,结节内肝动脉供血逐渐增多,门静脉供血逐渐减少,随着动脉血供逐渐增多,HGDN 动脉期出现强化,信号表现逐渐向 HCC 演变。随访中出现以下征象多提示癌变:①T₂WI 上结节信号增高;②弥散明显受限;③动脉血供增加;④(假)包膜形成;⑤出现"结中结"表现等。由于在从 HGDN 到 HCC 的发生过程中,OATP1B3 的表达逐渐降低,大多数早期 HCC 和约 1/3 的 HGDN 在 HBP 期表现为低信号(图 3-4-45)。相反,RN、LGDN 及一些 HGDN 和少数 HCC 由于保留 OATP 表达而显示等或高信号,见"肝胆细胞期高信号"章节。

2)肝血管瘤:肝血管瘤(hepatic hemangioma,HH)是肝脏最常见的良性肿瘤,在普通成年人群中的发病率为 4%～7%。这些病变多数是偶然诊断,很少有症状。在组织学上呈多个血管通道,具有单层良性内皮细胞。肝血管瘤具有高含水量,T₂ 加权像上呈特征性的高信号灶,动态增强扫描中呈特征性强化模式:动脉期呈周边分布、不连续的结节状强化,在门静脉期和延迟期可见对比剂进行性的填充和持续强化(图 3-4-46A～C)。因 HH 不含正常肝细胞,HBP 期不摄取对比剂,相对于背景肝病灶呈低信号

(图 3-4-46D)。

3)肝细胞腺瘤:肝细胞腺瘤(hepatocellular adenoma,HCA)是一种少见的良性肝脏肿瘤,多见于有长期口服避孕药的年轻女性或使用促雄激素合成的类固醇药物和患有糖原贮积病的年轻男性。现有的 HCA 亚型主要包括了以下四种:HNF1α 失活型 HCA(HNF1alpha inactivated HCA,H-HCA),占 HCA 的 30%～40%、炎症型 HCA(inflammatory HCA,I-HCA)占 40%～55%、β-catenin 激活型 HCA(beta-catenin activated HCA,B-HCA)占 10%～20% 和未分类 HCA(unclassified HCA,U-HCA)占 5%～10%。

H-HCA 和 I-HCA 在常规 MRI 序列上均具有典型特征:T₁WI 上等或高信号,T₂WI 上多为高信号,H-HCA 还表现为弥漫均匀的病灶内脂质沉积,这是导致 T₁WI 正相位表现为高信号的主要因素,在 T₁WI 反相位图像上肿瘤信号强度降低,动态增强动脉期明显强化,门脉期及延迟期强化程度减低(图 3-4-47A～E);而 I-HCA 出血风险最高,通常表现为 T₂WI 上的显著高信号,也可表现为环礁征(atoll sign),门脉期和延迟期持续强化。此外,B-HCA 几乎不出现脂肪变性,动态增强扫描动脉期明显强化,部分病变门静脉期可以出现对比剂廓清,这种强化方式常常会误

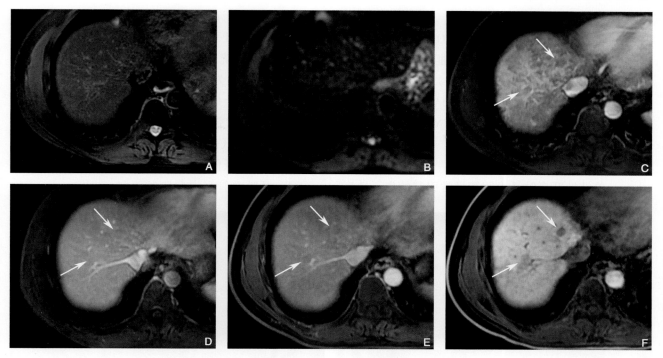

图 3-4-45　异型增生结节

A. 为脂肪抑制 T_2WI 序列；B. 为 DWI 序列（b=800mm²/s），DN 结节均呈等信号，显示不清；C～F. 分别为钆贝葡胺增强扫描动脉期、门脉期、延迟期及肝胆期（120 分钟），结节（白箭头）在动脉期未见明显强化，门脉期及延迟期呈略低于周围肝实质的稍低信号，肝胆期呈较明显低信号灶。

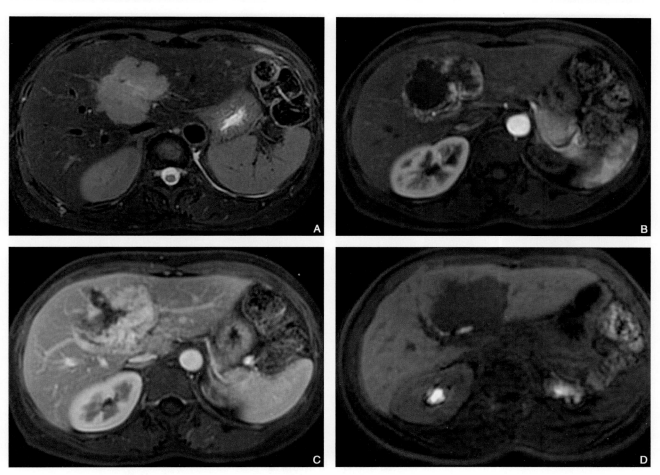

图 3-4-46　肝血管瘤

A. 为脂肪抑制 T_2WI 序列，S_4 段见一不规则病灶，大小约 74mm×58mm；B～D. 分别为钆贝葡胺增强扫描动脉期、门脉期及肝胆期（120 分钟），病灶在动脉期示边缘明显絮状强化，门脉期可见病灶由边缘向内部逐渐填充式强化，肝胆期呈显著低信号。

诊为 HCC。

大部分肝细胞腺瘤中肝细胞 OATP1B3 表达减少，MPR2 正常表达，通常不摄取肝胆特异性对比剂，因此 HBP 期呈低信号（图 3-4-47F），这一发现有助于 HCA 与 FNH 的鉴别。而 B-HCA 和部分 I-HCA 在 HBP 期病灶呈等或高信号，与 FNH 鉴别较困难，详见"肝胆细胞期高信号"章节。

4）其他肝内良性病灶

a. 单纯性肝囊肿是由胆管异常引起的先天性病变。超声是用于诊断单纯性肝囊肿的首选影像检查方式，MRI 或 CT 可用于评估肝实质内囊肿的分布以及与肝血管系统的关系。肝囊肿呈圆形或卵圆形，单发或多发；多为单房，少数也可为多房，囊壁菲薄难以显示，CT 上病灶密度均匀，边界清晰，不与胆道系统相交通，增强扫描无强化，在 MRI 上呈水样信号，即 T_1WI 呈低信号，T_2WI 呈高信号。HBP 期因不含肝细胞而呈低信号。

b. 肝脏血管平滑肌脂肪瘤（hepatic angiomyoli-

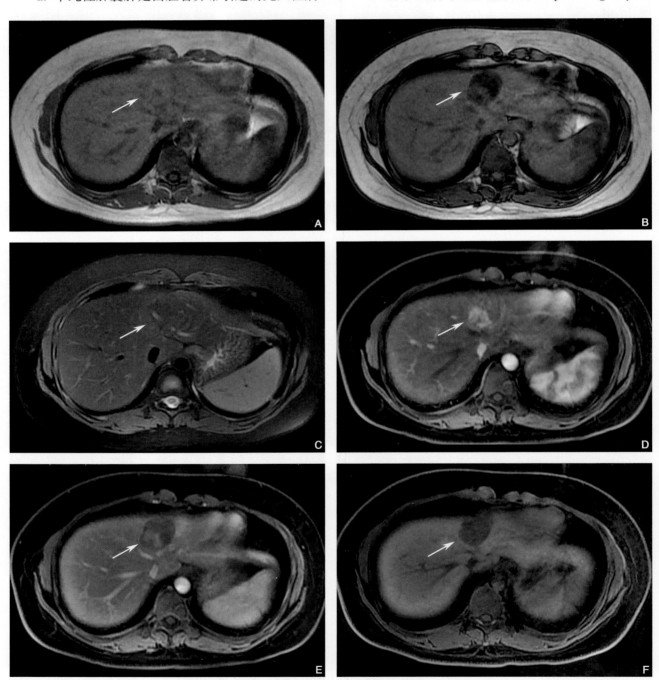

图 3-4-47　肝细胞腺瘤

A、B. 分为 T_1WI 序列同反相位，肝 S_2/S_4 段（白箭头）见一类圆形病灶，大小约为 39mm×30mm，反相位病灶信号明显减低；C. 为脂肪抑制 T_2WI 序列，病灶呈等信号，与肝实质分界不清（白箭头）；D～F. 分别为钆贝葡胺动态增强扫描动脉期、门脉期及肝胆期（120 分钟），可见病灶在动脉期明显强化，门脉期强化程度减退，肝胆期呈明显低信号灶（白箭头）。

poma, AML)是一种罕见的、错构瘤性的良性肝脏肿瘤性病变,包含血管(血管样)、平滑肌(肌样)和成熟脂肪(类脂)成分。肝脏是仅次于肾脏的第二大血管平滑肌脂肪瘤的好发部位,20%的肾脏 AML 患者与结节性硬化(tuberous sclerosis)有关,肝脏 AML 仅与6%的结节性硬化相关;肝脏 AML 大多数都是偶然发现的,也有表现为急性腹痛,主要与肿瘤内出血和腹腔内出血相关。肝脏 AML 可以单发或多发,呈圆形或分叶状含脂肪肿块病变,多见于肝右叶。典型表现是病变内同时含有脂肪、血管、平滑肌成分,成分比例不同影像表现有所不同,AML 的引流静脉是肝静脉。在 MRI 上病变内脂肪成分 T_1WI 和 T_2WI 均呈稍高信号,在 T_1WI 反相位上信号减低;增强扫描动脉期血管成分明显不均匀增强,病灶中心可见血管影、周边见引流静脉。由于病变不含肝细胞,HBP 期呈低信号(图3-4-48)。

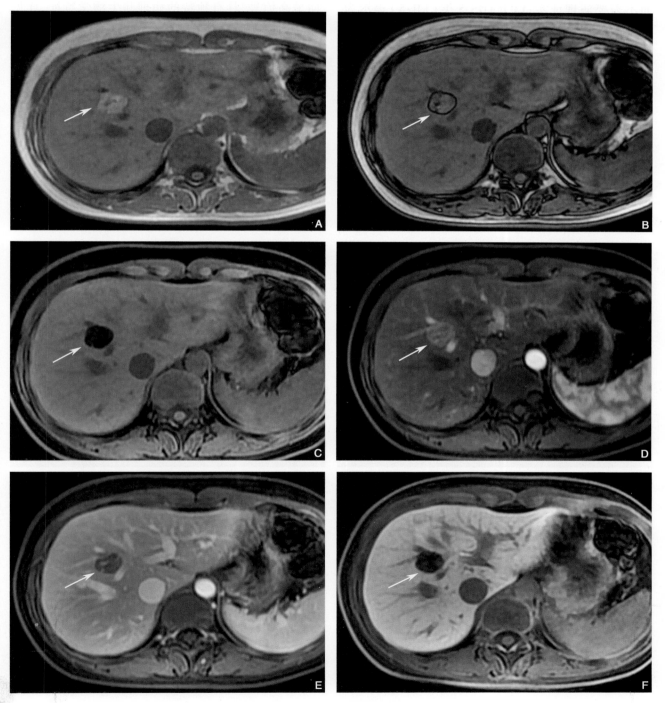

图 3-4-48　肝血管平滑肌脂肪瘤

A、B. 分为同反相位 T_1WI 序列,肝 S_8 段(白箭头)见一类圆形小结节,大小约为 21mm×17mm,反相位信号较同相位信号明显减低;C~F. 分别为平扫、钆贝葡胺动态增强扫描动脉期、门脉期及肝胆期(120分钟),动脉期明显强化,门脉期强化减退,肝胆期呈明显低信号。

（2）恶性疾病

1）肝细胞癌：肝细胞癌（hepatocellular carcinoma，HCC）是全球第六大常见癌症，也是癌症相关死亡的第三大原因。HCC 是原发性肝癌中最常见的类型，占原发性肝癌病例的 75%～86%。与其他需要组织病理学诊断的恶性肿瘤不同，HCC 可以根据基于影像学的标准（肝脏影像报告和数据系统，LI-RADS）在 HCC 高危患者中进行无创性诊断而不需要病理证实：LI-RADS 5 类（LR-5）提示为明确的 HCC。然而，由于不同的影像学成像模式或 MRI 对比剂类型均会影响诊断 HCC 的性能，按照 LR-5 的诊断标准，其中细胞外对比剂增强 MRI（ECA-MRI）的敏感性高于 CT 或钆塞酸二钠 MRI（Gd-EOB-DTPA）。

典型的 HCC 表现为 T_1WI 低或等信号，肿瘤出血或脂肪变性时可表现为高信号，T_2WI 轻 - 中度高信号（图 3-4-49A），伴有脂肪变性时，脂肪抑制序列可见信号减低。在 HCC 发生过程中，未配对动脉的进行性增加和门静脉供血（包含门静脉）和非肿瘤

肝动脉的减少导致 HCC 的影像学诊断特征为：动脉期高增强，门静脉期或延迟期图像上的廓清改变（图 3-4-49B、C）。部分较大 HCC 亦可显示"假包膜"，表现为静脉期和 / 或延迟期的强化包膜。HBP 期没有正常肝细胞的 HCC 通常相对于背景肝组织呈低信号（图 3-4-49D），此外，有报道在钆塞酸增强 MRI 的HBP 期呈现肿瘤周围摄取降低的区域，可预测 HCC的微血管侵犯。仍有约 10%～15% 的 HCC 在 HBP期呈高信号，具有独特的病理和生物学特征，详见"肝胆细胞期高信号"章节。

2）肝内胆管细胞癌：肝内胆管细胞癌（intrahepatic cholangiocarcinoma，ICC）是肝脏第二常见的原发性肝癌，可源于肝内小胆管。慢性胆道炎症是引起肝内胆管癌的最常见的危险因素，包括原发性硬化性胆管炎和华支睾吸虫流行地区的肝吸虫感染等。

肝内胆管细胞癌起源于二级胆管在内的末梢肝内小胆管的胆管上皮细胞，通常表现为边界不清的肿块，肿块周围呈浸润性生长，极少有包膜，部分肿瘤内见纤维组织；通常伴有肿块周围胆管扩张及胆

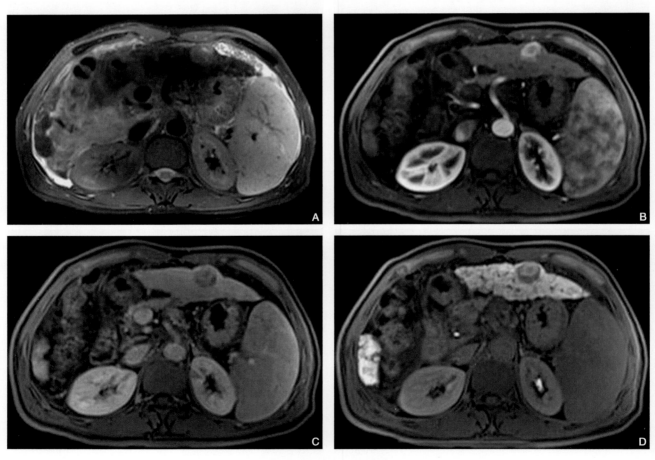

图 3-4-49 小肝细胞癌

A. 为脂肪抑制 T_2WI 序列，肝 S_3 段显示一轻 - 中度高信号小结节，大小约为 21mm×19mm；B～D. 分别为钆塞酸二钠动态增强扫描动脉期、门脉期及肝胆期（20 分钟），结节在动脉期呈显著强化，门脉期信号迅速下降，呈典型的快进快出，肝胆期呈明显低信号。

管壁增厚等。MRI平扫T_1WI肿瘤呈稍低信号，T_2WI呈中-高信号，如有较明显纤维瘢痕存在时可见肿瘤内T_2WI低信号（图3-4-50A），还可导致相应肝包膜回缩。MRI上可见超过50%的患者肿瘤远侧胆管扩张，还可见血管侵及肿瘤内癌栓。肿瘤边缘存在大量肿瘤细胞和丰富的血管，增强扫描动脉期边缘环形明显强化，中心强化较弱，动脉期肿瘤外周强化部分可在门脉期或延迟期廓清，而肿瘤内部广泛的纤维化成分使细胞外体积扩大，可能导致增强扫描后期渐进性向心性强化（图3-4-50B、C）。与其他肝内恶性占位相似，由于不含具有正常功能的肝细胞，胆管细胞癌在HBP期可相对于背景肝组织呈显著低信号。但80%的肝内胆管细胞癌显示对比剂滞留在细胞外间隙，这种细胞外间隙中对比剂潴留常被观察到在肿瘤的中心，被称为HBP靶样高信号（图3-4-50D），详见"肝胆细胞期高信号"章节。

3）混合型肝细胞癌-胆管细胞癌：混合型肝细胞癌-胆管细胞癌（combined hepatocellular-cholangiocarcinoma，cHCC-CCA）是原发性肝癌中一种少见

的类型，是一种以组织中兼具肝细胞癌和胆管细胞癌的成分为主要特征的肿瘤，因此在同一瘤体中混合了肝细胞癌和胆管细胞癌的临床病理和影像学表现。鉴于cHCC-CCA的肿瘤细胞可产生甲胎蛋白（alpha-fetoprotein，AFP）和糖类抗原199（CA19-9），两者同时升高强烈提示cHCC-CCA的诊断。cHCC-CCA的影像学特征具有异质性，增强扫描病灶强化特点与所含成分有关，主要具有HCC成分的cHCC-CCA在动脉期显示明显的对比剂摄取，并在静脉或延迟期出现廓清；而类似iCCA的肿瘤显示为渐进性向心性增强或稳定的持续性增强和/或包膜回缩（图3-4-51B、C）；另一种不典型增强模式结合了病灶的渐进性增强以及动脉期增强伴廓清。HBP因病灶不摄取对比剂表现为较均一的低信号，当胆管细胞癌成分较多时，可表现为类似胆管细胞癌的中心"云雾状"稍高信号（图3-4-51D）。

4）肝转移瘤：肝转移瘤（hepatic metastasis，HM）是肝脏最常见的恶性肿瘤，指原发于其他部位的恶性肿瘤细胞通过血液或淋巴系统转移，以及邻近器

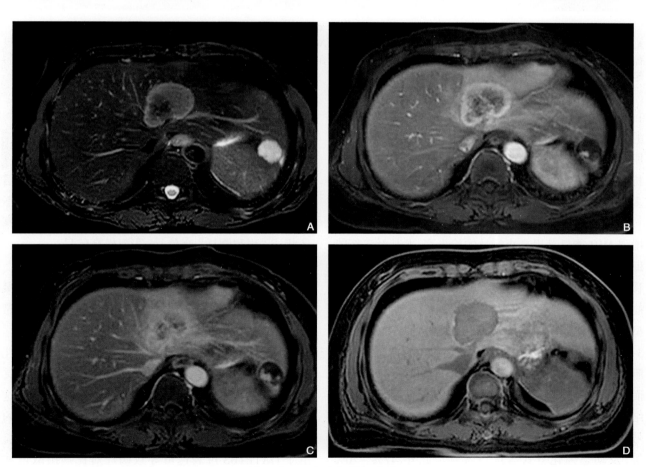

图3-4-50 肝内胆管细胞癌

A. 为脂肪抑制T_2WI序列，肝S_2/S_4段显示一不规则形肿块，T_2WI呈显著不均信号，边缘高内部低，大小约52mm×46mm；B～D. 分别为钆贝葡胺动态增强扫描动脉期、门脉期及肝胆期（120min），肿块在动脉期呈明显边缘花环状强化，内部可见延迟强化，肝胆期总体呈低信号伴有边缘少许高信号。

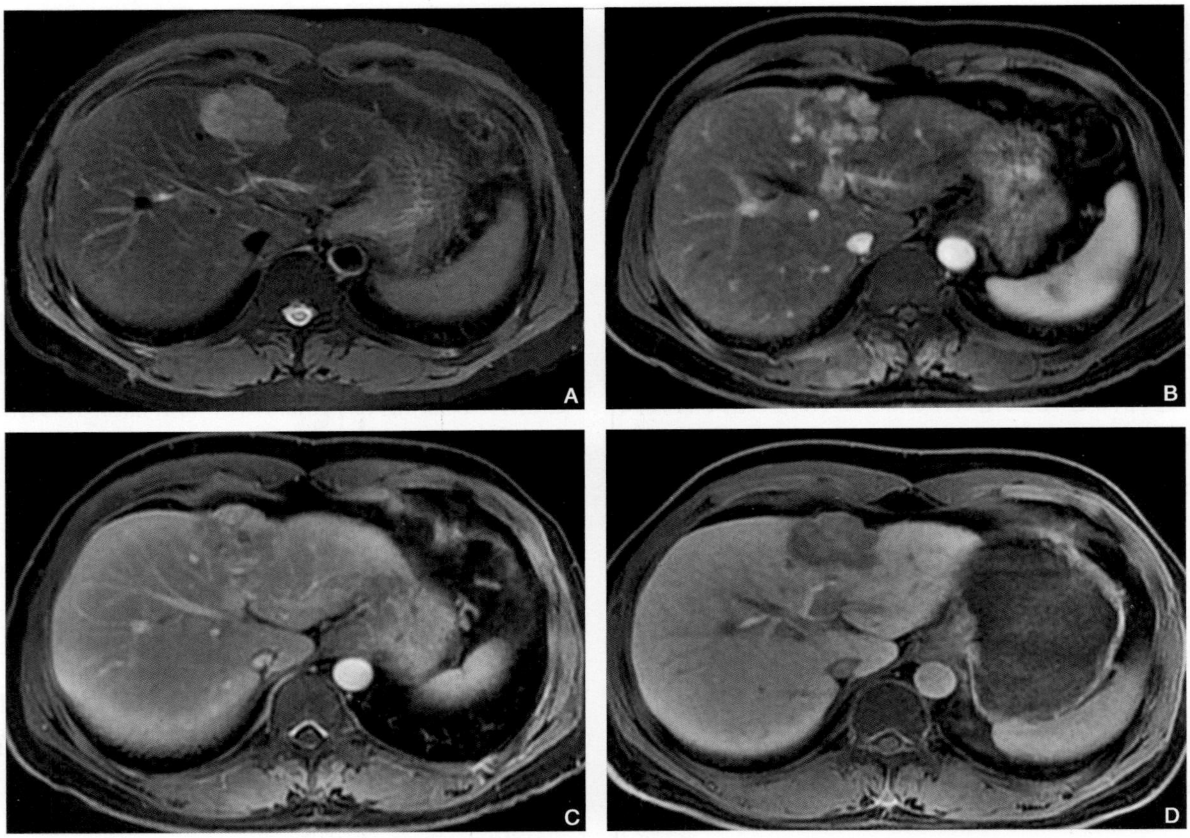

图 3-4-51　cHCC-CCA

A. 为脂肪抑制 T_2WI 序列,肝 S_2/S_4 段显示一不规则形肿块,T_2WI 呈显著不均信号,大小约 43mm×32mm;B～D. 分别为钆贝葡胺动态增强扫描动脉期、门脉期及肝胆期(120 分钟),肿块在动脉期呈显著性结节性不均强化,门脉期可见肿块呈不均匀等低强化,肝胆期瘤灶呈低信号伴有内部少许等或高信号。

官肿瘤的直接侵犯到肝脏形成的肿瘤。判断转移瘤的重要因素为是否存在原发性恶性肿瘤,最常见的原发灶为结肠、胃、胰腺、乳腺和肺癌,肿瘤的影像学特点多与原发恶性肿瘤相似。大多数的肝转移瘤是多发的,只有约 10% 的病例是孤立的。

与增强 CT 和超声造影相比,肝胆特异性对比剂增强 MRI 能显著提高小病灶的检出率,尤其对于新辅助化疗后伴药物性脂肪肝、直径在 1.0cm 以下的肝转移瘤更具优势,有助于定性诊断。通常情况下,转移瘤在 T_1WI 呈低信号,在 T_2WI 呈高信号,增强扫描典型的肝转移瘤呈现边缘环形强化,称之为牛眼征(图 3-4-52A～C)。在 HBP 期,肝转移瘤由于不含正常肝细胞,无法摄取对比剂,从而表现为低信号(图 3-4-52D),而肝内小囊肿、小血管瘤、小炎性假瘤或孤立性坏死结节等影像学表现可与肝小转移灶相似,均为低信号,需结合其他 MRI 序列(包括脂肪抑制 T_2WI、DWI 等)及动态强化方式等进行鉴别。此外,47%～70% 的转移瘤还表现为细胞外间隙中对比剂的潴留,被称为 HBP 靶样高信号,详见"肝胆细胞期高信号"章节。

（王　劲）

十二、肝胆细胞期高信号

【定义】

肝胆细胞期(hepatobiliary phase,HBP)病灶信号强度高于邻近肝脏时,称为 HBP 高信号。根据不同的强化方式可分为:①均匀或较均匀高信号;②厚环状或"甜甜圈样"高信号;③靶样高信号。

【病理基础】

导致 HBP 高信号的原因如下:①增生肝细胞摄取;②肿瘤细胞摄取;③细胞外间隙滞留;④瘤周滞留;⑤肿瘤胆道强化。

1. **增生肝细胞摄取**　在 HBP 期间(静脉注射钆塞酸二钠 20 分钟后,注射钆贝葡胺 120 分钟后),具有肝细胞特异性的对比剂可被肝细胞摄取,并从这些细胞中排出进入胆管。HBP 期肝脏局灶性病变的信号强度与其 OATP1B3 表达之间存在显著相关性,由于 OATP1B3 过表达可导致病灶对比剂摄取增加呈高信号特征。

2. **肿瘤细胞摄取**　β-catenin 激活型肝细胞腺瘤(B-HCA)是第二常见的 HCA 亚型,β-catenin 突

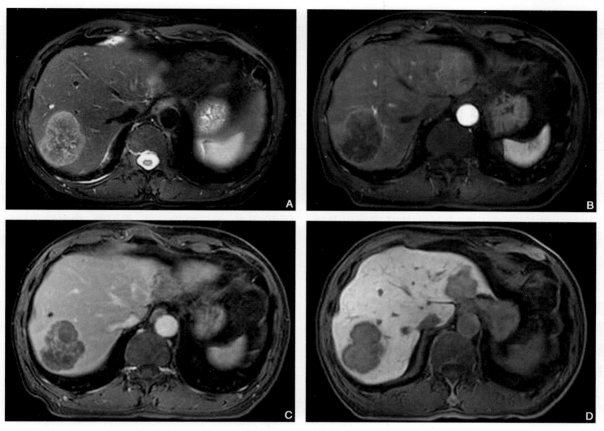

图 3-4-52　肝转移瘤

A. 为脂肪抑制 T_2WI 序列,此横断面示 S_2、S_7/S_8 段分别见不均匀高信号肿块;B～D. 分别为钆贝葡胺动态增强扫描动脉期、门脉期及肝胆期(120 分钟),病灶在动脉期明显不均匀强化,以边缘强化为主,门脉期病灶仍呈不均匀强化,边缘强化较明显,肝胆期病灶呈显著低信号。

变导致 β-catenin/Wnt 通路的激活,导致 OATP1B3 过表达,于 HBP 摄取增多,呈等或高信号。根据之前的报道,超过 80% 的 B-HCA 病灶在肝胆期呈等信号或高信号。大约 10%～20% 的炎症型肝细胞腺瘤(I-HCA)也存在 β-catenin 突变,这也可能是此类 HCA 于 HBP 呈等或高信号的潜在原因。

3. 细胞外间隙滞留　由于肝胆特异性对比剂的性质与传统的细胞外对比剂相似,在 HBP 期细胞外体积扩大的肝脏病变,如纤维化和坏死,可能显示对比剂在细胞外间隙的滞留。具有纤维间质的肝脏肿瘤,如胆管癌和转移性腺癌,由于肝胆特异性对比剂滞留在细胞外间隙,在 HBP 期呈等至高信号。一些纤维含量较高的神经内分泌肿瘤在 HBP 期也可以显示等至高信号。与转运体摄取对比剂引起的高信号相比,对比剂滞留在细胞外间隙引起的高信号往往较低。

4. 瘤周滞留　在钆塞酸二钠增强 MRI 的 HBP 期间,瘤周滞留表现为肿瘤周围的高信号环,这种征象偶尔在 HCC 中观察到,在组织病理学上,瘤周滞留与瘤周增生相对应,瘤周增生被定义为肿瘤周围增生肝细胞的边缘。

5. 肿瘤胆道强化　静脉注射肝特异性对比剂被肝细胞摄取后,会从这些细胞排出到胆管中引起管腔强化,HBP 期这种胆道强化有时有助于诊断肝脏占位性病变。如胆管内乳头状黏液性肿瘤(IPNB)的影像学表现为肿瘤沿胆管呈乳头状或息肉状生长,肿瘤上下游胆管扩张并显著扩张。在 HBP 间,IPNB 显示扩张的强化胆管内,由于黏蛋白潴留或肿瘤的固体成分引起的充盈缺损。

【征象描述】

1. 均匀或较均匀高信号　MRI 上常表现为肝脏中一个或多个实性局灶性结节,在 HBP 期结节高摄取呈相对于背景肝实质的高信号。

2. 厚环状或"甜甜圈样"高信号　HBP 期病灶主体相对于周围肝实质呈明显高信号,环中心信号与周围肝实质相似或低于周围肝实质。

3. 靶样高信号　HBP 期病灶呈均匀或不均匀低信号,病灶中心因对比剂滞留而呈"云雾状"高信号或相对高信号。

【相关疾病】

与肝胆细胞期高信号有关的疾病见表 3-4-19。

表 3-4-19　肝胆细胞期高信号相关疾病

均匀或较均匀高信号	厚环状或"甜甜圈样"高信号	靶样高信号	类似征象及其他
局灶结节性增生和 FNH 样病变	局灶结节性增生	肝内胆管细胞癌	门脉周围 HBP 高信号
肝细胞腺瘤	FNH 样病变	肝转移瘤	HBP 期瘤周滞留
异型增生结节	结节性再生性增生		
肝细胞癌			

【分析思路】

放射科医生应避免单独使用 HBP 图像的结果来作出特定的诊断,而应结合其他 MRI 序列以及临床情况来解释 HBP 信号强度,以指导对肝脏局灶性病变的诊断及活检建议。

当肝脏局灶性病变于 HBP 呈等或高信号时,我们的影像学诊断评估应综合考虑临床背景、HBP 的高信号模式,T_1WI、T_2WI 和 DWI 图像以及细胞外期动态增强提供的信息。在 HBP 中可能表现为高信号的主要是局灶性结节性增生(FNH),异型增生结节、部分高分化 HCC 以及部分亚型的肝细胞腺瘤(HCA)等。这些结果的可能性取决于患者的年龄、性别和危险因素,如口服避孕药、类固醇、糖原贮积病病史。部分胆管癌和转移瘤在 HBP 可显示一些中央不规则"云雾状"高信号,但与背景实质相比通常较低。

【疾病鉴别】

肝胆细胞期高信号与多种肝脏疾病相关,重要的是理解肝脏占位性病变的发病机制和了解出现高信号的具体原因,这有助于精确的影像学诊断。

1. 诊断思路(图 3-4-53)

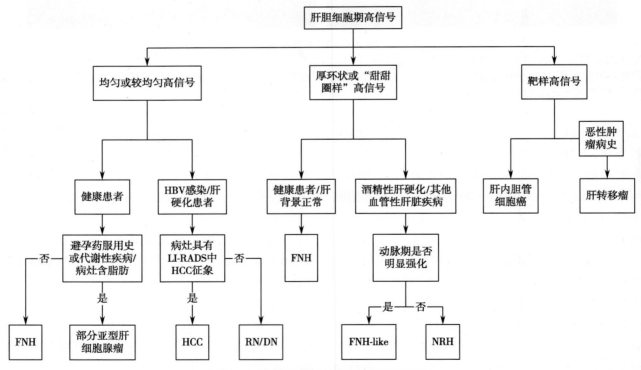

图 3-4-53　肝胆细胞期高信号诊断思路

2. 鉴别诊断

(1)非靶样高信号

1)肝局灶结节性增生:肝局灶结节性增生(focal nodular hyperplasia,FNH)是发生在正常肝脏背景或接近正常肝背景下的第二常见的良性病变,在 30～40 岁之间的女性中发病率最高,组织学上 FNH 是形态正常的肝细胞增生性生长,没有正常的汇管区发育,中央纤维血管瘢痕和放射状纤维间隔并非真正意义上的瘢痕,它包含大的畸形供血动脉和分支。

MRI 被认为是发现和诊断 FNH 的灵敏度和特异度最高的方法,尤其是使用肝细胞特异性对比剂。FNH 通常是一个孤立的、边界清楚的、无包膜的分叶状肿块,在 MRI 上具有多种影像学表现,取决于外周增生的肝细胞和中央瘢痕区域的比例。增生肝细胞区在 T_1WI 上呈等至稍低信号，在 T_2WI 上呈稍高信号；中央瘢痕通常在 T_2WI 上呈特征性高信号（图 3-4-54A、B）。在 DWI 序列上大多数 FNH 病灶在低 b 值和高 b 值图像上都呈轻度高信号。在 FNH 中同反相位观察到脂肪的存在是罕见的。增强扫描动脉期病灶呈明显均匀强化，在门脉期和延迟期与邻近

肝脏相比，表现为轻微的高强化或等强化；中央瘢痕在动脉期和门静脉期呈低强化，2～5 分钟延迟期呈高强化（图 3-4-54C～E）。绝大多数病例在 HBP 中呈相对于肝实质的均匀等或高信号（图 3-4-54F），仅 2% 在 HBP 期间表现为低信号，这归因于与周围肝实质相比病灶的 OATP1B3 的表达相当或高于背景肝，或这些病变中与正常周围胆道系统不相通的异

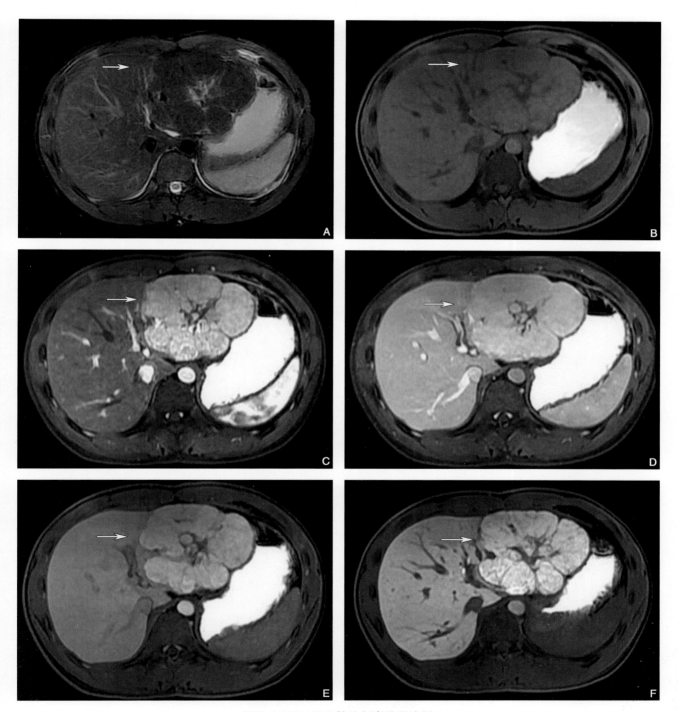

图 3-4-54 HBP 较均匀高信号病例

A～F 示肝 S_2/S_3 段边界清楚的、分叶状占位性病灶（白箭头所示），大小为 98mm×77mm，中央可见放射状瘢痕（白箭头）。A. T_2WI 呈略低信号，中央瘢痕高信号；B. T_1WI 呈等信号，中央瘢痕低信号；C～F. 分别为钆塞酸二钠动态增强的动脉期、门脉期、移行期和肝胆细胞期（20 分钟），显示病灶动脉期明显强化，门脉期及移行期持续强化呈稍高信号，肝胆细胞期病灶摄取呈高信号，中央瘢痕低摄取呈低信号，经术后病理学证实为肝局灶结节性增生。

常胆管增加,而中央瘢痕因为不包含或有功能的肝细胞很少,因此在 HBP 呈低信号。

约 23%～66% 的 FNH 于 HBP 呈边缘厚环状高信号(图 3-4-55),其信号高于中心的等或低信号区。HBP 上的高信号边缘在病理学上与病灶周边区域肝细胞的 OTAP1B3 高表达有关,而在放射状瘢痕周围的中心区肝细胞不显示这种表达。该种

OTAP1B3 表达差异的致病机制尚不完全清楚,但有一些理论提出可能是病灶继发于不同的肝细胞来源,FNH 中央瘢痕周围的肝细胞来源于门静脉周围的肝细胞,而外周部分的肝细胞来源于肝静脉周围的肝细胞。

2)FNH 样病变:当组织学上与 FNH 相同的病变发生在异常肝脏的背景下时,称为 FNH 样病变(focal

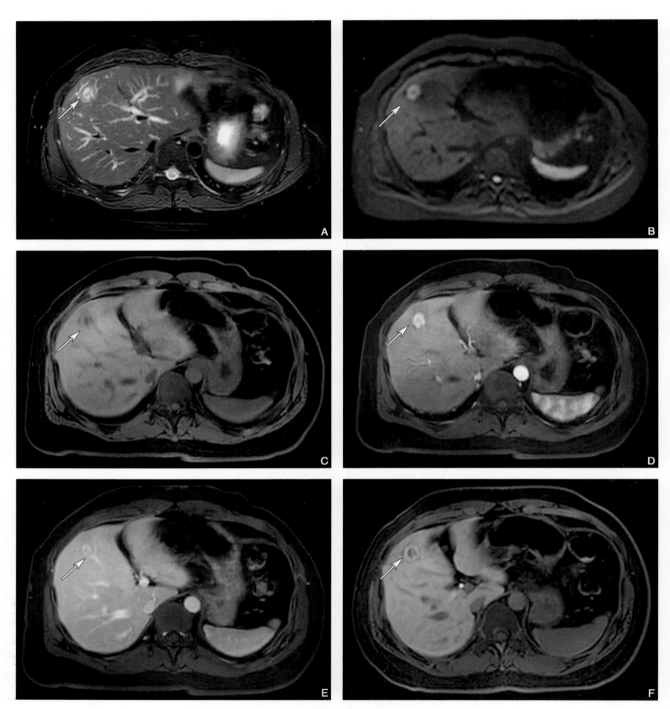

图 3-4-55　HBP "甜甜圈样" 高信号病例

A. 肝 S₅/S₈ 段见一结节影,边界清楚(白箭头),中央可见放射状瘢痕,大小为 20mm×20mm,T_2WI 呈稍高信号,中央呈明显高信号;B. DWI 序列呈环形高信号(白箭头);C. T_1WI 呈等信号,中央呈低信号(白箭头);D～F. 为钆贝葡胺动态增强的动脉期、门脉期、肝胆细胞期(120 分钟),显示病灶动脉期明显强化,门脉期持续强化,肝胆细胞期病灶边缘摄取呈高信号,环中心呈低信号(白箭头)。经术后病理学证实为肝局灶结节性增生。

nodular hyperplasia-like lesions, FNH-like lesion)。尤其多见于酒精性肝硬化，其他血管性肝脏疾病，如Budd-Chiari 综合征、先天性门体分流、遗传性出血性毛细血管扩张症、门静脉海绵样变性等也与 FNH 样病变的发生有关，是继发于血管改变而形成的局部增生反应。

在 MRI 上，FNH 样病变在 T_1WI 上呈等或稍高信号，在 T_2WI 上呈稍高信号，动脉期呈高增强，门静脉期或延迟期持续强化，偶尔可观察到廓清，在这些情况下很难与 HCC 鉴别诊断。如果中央瘢痕存在，表现为 T_2WI 上高信号。此外，与 FNH 类似，与背景肝组织相比 FNH 样病变表现出相等或更高的 OATP1B3 表达，在 HBP 通常表现为等或高信号（图 3-4-56）。

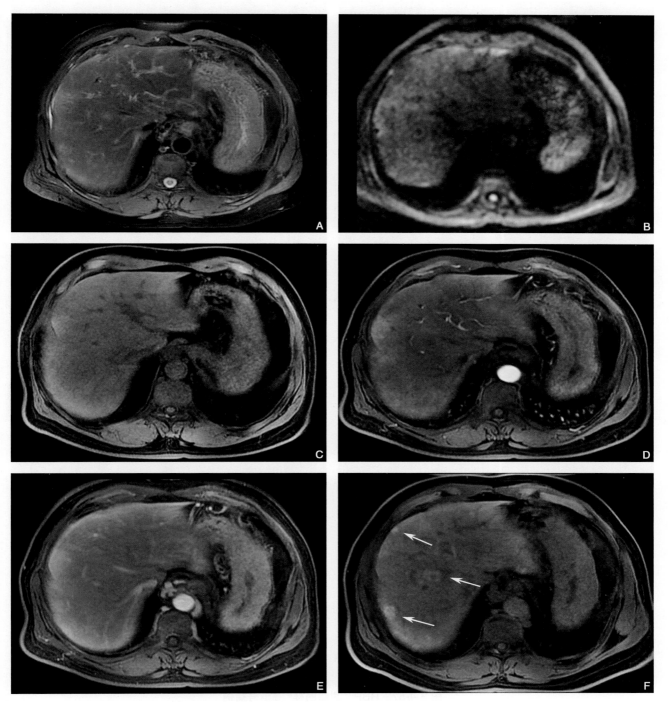

图 3-4-56 HBP 较均匀高信号病例

A～F 示肝内散在小结节影，较大者位于肝 S_7 段包膜下，大小为 21mm×15mm。A. T_2WI 呈稍高信号；B. DWI 序列未见明显高信号；C. T_1WI 呈等信号；D～F. 为钆贝葡胺动态增强的动脉早期、门脉期和肝胆细胞期（120 分钟），显示病灶动脉早期未见明显强化，门脉期呈等信号，肝胆细胞期病灶摄取呈较均匀高信号（白箭头）。该患者既往患酒精性肝硬化数年，结合临床及病史，符合 FNH-like 结节。

当 FNH 样病灶较大时,HBP 上的信号强度可能表现为边缘高信号,即结节边缘摄取增加和中央低信号区。在与奥沙利铂相关的 FNH 样结节中,HBP 期通常表现为相对周围肝实质呈高或等信号,约50% 的病例在 HBP 上观察到环状或"甜甜圈样"高信号,被认为与血管性肝病中描述的 FNH 样结节相似(图 3-4-57、图 3-4-58)。

3)结节性再生性增生:结节性再生性增生(nodular regenerative hyperplasia,NRH)的特征是弥漫性增生结节,大小通常为 1~3mm,背景肝很少或无纤维化。NRH 的确切发病机制尚不清楚,有学者认为是对异质性门静脉血流的反应,导致其发展的一个因素是

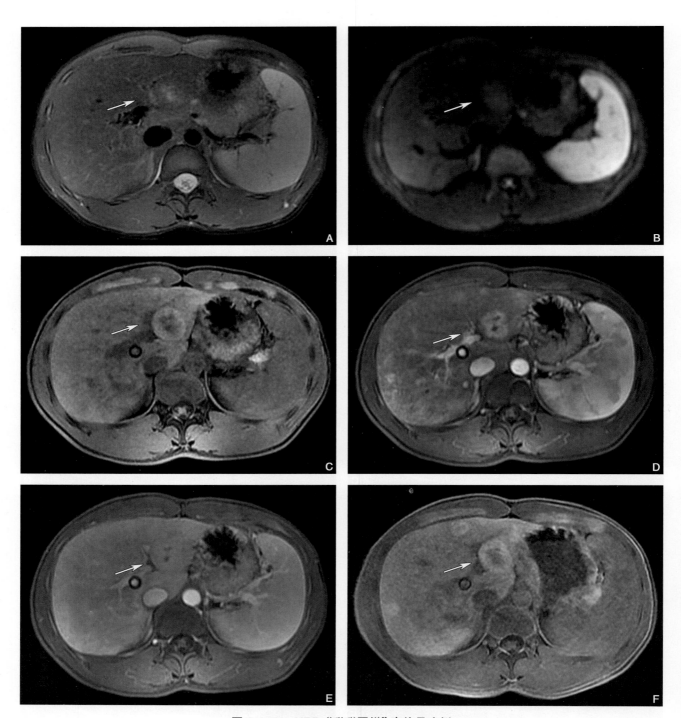

图 3-4-57　HBP"甜甜圈样"高信号病例

A~F 示肝内多发大小不等结节影,较大者位于肝 S_3 段,边界清楚,中央可见瘢痕,大小为 34mm×31mm(白箭头)。A. T_2WI 呈等信号,中央呈稍高信号;B. DWI 序列呈稍高信号;C. T_1WI 呈等及稍高信号,较大病灶中央呈低信号;D~F. 为钆贝葡胺动态增强的动脉期、门脉期、肝胆细胞期(120 分钟),显示病灶动脉期明显强化,门脉期等强化,肝胆细胞期病灶边缘摄取呈高信号,环中心呈低信号。该患者为布-加综合征行 TIPS 术后,支架在位、通畅,结合临床及病史,符合 FNH-like 结节。

肝小静脉的微血管损伤，导致闭塞性门静脉病变，这导致潜在的肝细胞缺血及肝实质萎缩，从而造成代偿性肝结节再生。NRH 常与潜在的系统性疾病有关，包括淋巴和骨髓增殖性疾病、自身免疫性疾病、药物暴露和 Budd-Chiari 综合征。

NRH 由门静脉供血，在动脉期呈低信号，门静脉期呈轻中度强化，延迟期呈等信号。在 T_1WI 和 T_2WI 上可表现为低、等或高信号。在 HBP 中，NRH 呈高信号，在病灶中心区域呈相对低信号。高信号部分对应于表达 OATP1B3 的增生肝细胞，中央低信号部分对应于汇管区（图 3-4-58）。

4）肝细胞腺瘤（hepatocellular adenoma，HCA）：

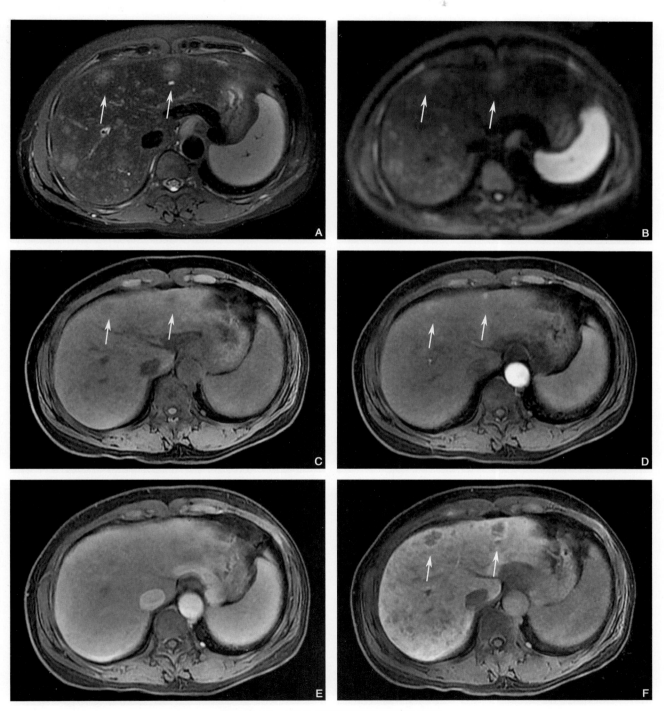

图 3-4-58　HBP "甜甜圈样" 高信号病例

A～F 示肝内多发散在大小不等结节影，较大者位于 S_4 段及 S_2 段（白箭所示），大小分别为 25mm×20mm 及 27mm×20mm。A、B. T_2WI 及 DWI 呈稍高信号；C. T_1WI 呈稍低信号；D～F. 为钆塞酸二钠动态增强的动脉期、门脉期和肝胆细胞期（20 分钟），显示部分病灶动脉期轻度强化，门脉期呈等信号，肝胆细胞期病灶边缘摄取呈高信号，环中心呈低信号。该患者门静脉主干及其左右支主干狭窄闭塞，并可见胃冠状静脉 - 脾静脉曲张，结合临床及病史，符合结节性再生性增生。

B-HCA 是最常见的摄取肝胆特异性对比剂的 HCA 亚型,与其他 HCA 亚型相比,B-HCA 更常见于男性。I-HCA 是第二常见摄取肝胆特异性对比剂的 HCA 亚型,最常发生于年轻女性,有时也发生于男性。肿瘤细胞表达 OATP1B3 的功能保留或增加已被证明与 HBP 期高信号相关:B-HCA 和大约 10%~20% 的

I-HCA 由于 β-catenin 蛋白的激活导致不受控制的肝细胞增殖和 OATP1B3 的过度表达,导致 HBP 均匀或较均匀的等/高信号(图 3-4-59)。

5)异型增生结节:异型增生结节(dysplastic nodule,DN)通常在肝硬化或慢性损伤的肝脏中检测到。约 1/3 的 HGDN 显示 OATP1B3 表达轻微下

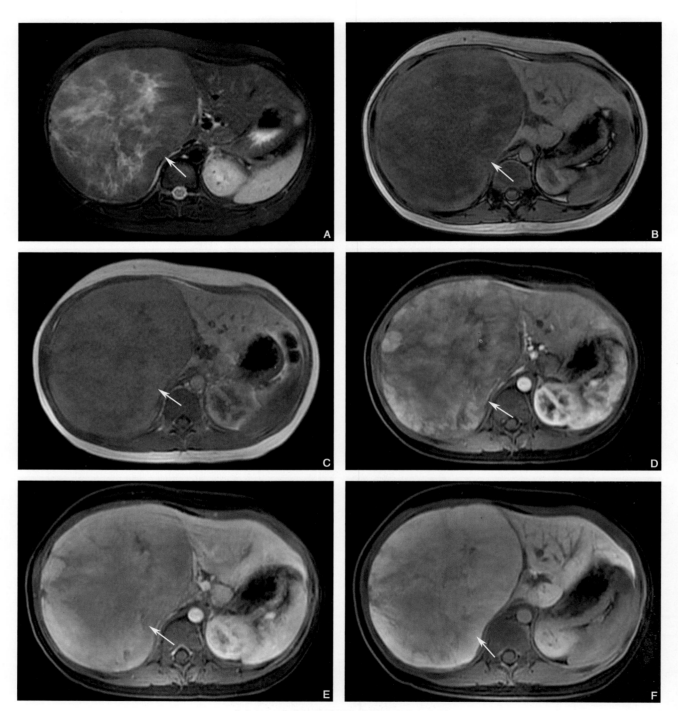

图 3-4-59 HBP 均匀高信号病例

A~F 示肝右叶见巨大占位性病灶,边界清(白箭所示),大小为 165mm×124mm。A. T₂WI 病灶呈不均匀稍高-高信号,病灶内信号不均;B、C. T₁WI 双回波序列、反相位图像信号减低;D~F. 为钆塞酸二钠动态增强的动脉期、门脉期和肝胆细胞期(20 分钟)图像,显示病灶动脉期明显强化,门脉期强化减退低于邻近肝实质,肝胆细胞期病灶摄取对比剂呈高信号,经术后病理学证实为肝细胞腺瘤。

降,所有其他 HGDN 和 LGDN 均显示 OATP1B3 表达与周围肝脏相似或高于周围肝脏,故对肝胆特异性对比剂的摄取与周围肝组织相似或增高,于 HBP 期呈等/高信号(图 3-4-60)。

6)肝细胞癌:约 10%~15% 的肝细胞癌(hepatocellular carcinoma,HCC)在 HBP 期呈高信号,这些类型的肿瘤 OATP1B3 的表达被保留。组织病理学上,在 HBP 高信号 HCC 中通常观察到一种带有胆汁栓的假腺体增殖模式,通过 OATP1B3 摄取的特异性对比剂。由于排泄系统不成熟,对比剂在小胆管和假腺中积累,也称为绿色肝癌。此外,还有研究报道了 β-catenin 基因突变的 HCC 表现出更高的 OATP1B3 表达、更多的假腺样模式及胆汁产生,HBP 高信号更明显。

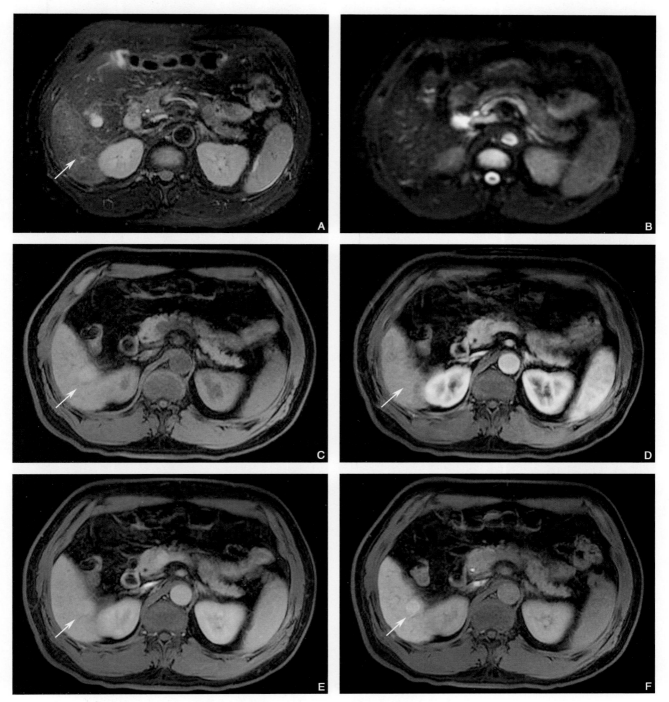

图 3-4-60 HBP 较均匀高信号病例

A. 肝 S_6 段见一 T_2WI 低信号结节(白箭所示),大小为 22mm×18mm;B. DWI 未见明显高信号;C. T_1WI 呈高信号(白箭头);D~F. 为钆塞酸二钠动态增强的动脉期、门脉期、肝胆细胞期(20 分钟)图像,显示病灶动脉期未见明显强化,门脉期呈稍高信号,肝胆细胞期病灶摄取对比剂呈高信号,经术后病理学证实为异型增生结节(白箭头)。

（2）靶样高信号

1）肝内胆管细胞癌：与纤维间质的中心相比，肝内胆管细胞癌（intrahepatic cholangiocarcinoma，ICC）肿瘤边缘存在高细胞性和丰富的血管，而肿瘤内部广泛的纤维化成分使细胞外体积扩大，可能导致后期对比剂逐渐向心性充盈呈不均匀高信号改变。使用肝细胞特异性对比剂时，在 HBP 期由于病灶中心纤维化和坏死导致细胞外间隙扩大，病灶中心对比剂滞留而呈"云雾状"高信号，这种由于对比剂在细胞外空间的滞留所致 HBP 高信号，与转运体摄取对比剂引起 HBP 期高信号相比往往较低（图 3-4-61）。

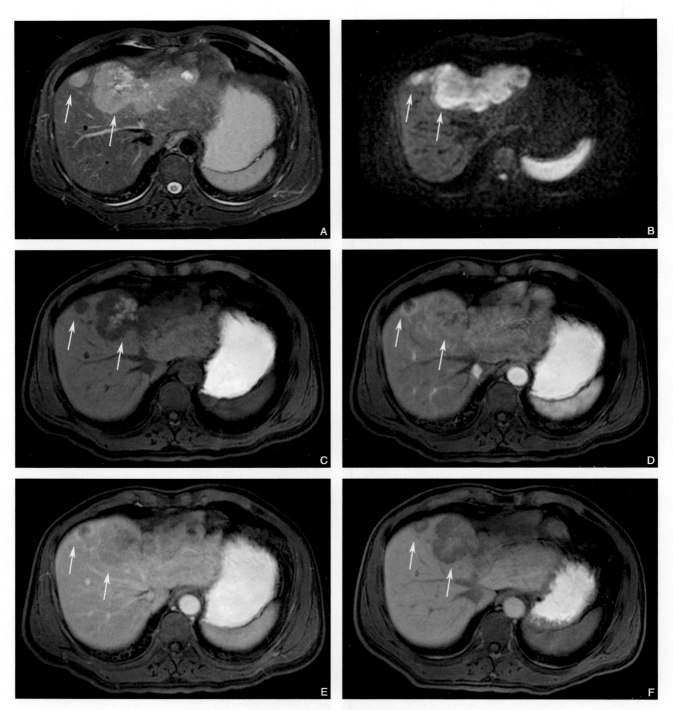

图 3-4-61 HBP 靶样高信号病例

A～F 于肝 S_2/S_4 段见一不规则团块影，局部牵拉包膜皱缩，S_4 段另可见一结节影（白箭所示），大小分别为 107mm×70mm 及 19mm×15mm。A. T_2WI 呈稍高信号，中央局部呈明显高信号；B. DWI 序列呈高信号；C. T_1WI 呈低信号，中央局部呈高信号；D～F. 为钆贝葡胺动态增强的动脉期、门脉期、肝胆细胞期（120 分钟）图像，显示肝 S_2/S_4 段病灶动脉期不均匀强化，S_4 段病灶环形强化；门脉期肝 S_2/S_4 段病灶外周强化减退，S_4 段病灶持续强化；肝胆细胞期病灶中心摄取呈"云雾状"高信号，病灶外周呈低信号。经术后病理学证实为肝内胆管细胞癌伴肝内转移。

2）肝转移瘤：大多数肝内转移瘤由于缺乏正常肝细胞，在肝胆细胞期清晰地显示为低信号结节。然而，与病灶边缘低信号相比，转移瘤中心区偶尔在

HBP表现为相对高信号改变，可能是肿瘤细胞间质内对比剂的缓慢积累或肝胆对比剂在坏死区域滞留（图3-4-62）。

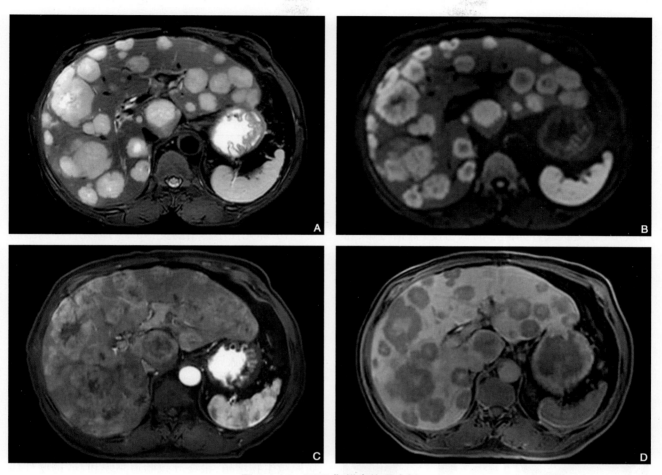

图 3-4-62　HBP 靶样高信号病例

A～D示肝内多发大小等类圆形肿块影。A. T$_2$WI呈稍不均匀高信号；B. DWI呈明显高信号及靶样高信号；C. 钆贝葡胺动态增强的动脉期病灶不均匀环形强化；D. 为肝胆细胞期（120分钟），病灶中心摄取呈相对高信号，病灶外周呈低信号，结合临床及病史，符合胃癌伴肝内多发转移。

（3）其他病变

1）门静脉周围HBP高信号：各种肝胆疾病的患者（如肝硬化、自身免疫性肝炎、原发性硬化性胆管炎、原发性胆汁性肝硬化、特发性门静脉高压症等）约在3%的病例中显示HBP的门静脉周围高信号，表现为沿门静脉走行的相对较高的HBP带状强化区域。门静脉周围HBP高信号与T$_2$WI上的门静脉周围高信号相对应。这一表现可能与门静脉周围肝细胞的再生改变有关，导致肝胆对比剂的摄取相对于受损的背景肝脏增加。

2）HBP期瘤周滞留：瘤周滞留表现为HBP肿瘤周围的高信号环。组织病理学上，瘤周滞留与瘤周增生相对应，后者被定义为围绕肿瘤周围增生的肝细胞的边缘，而非肿瘤真正的边缘，肿瘤血管侵犯

导致的灌注异常是主要的可能原因。少数HCC中观察到部分强化的瘤周滞留，此外也见于其他肝脏肿瘤如神经内分泌肿瘤、胃肠道间质瘤、转移性结肠癌、血管瘤和肝母细胞瘤。参考MRI其他序列所见，准确识别肿瘤边缘，对鉴别诊断有重要意义。

（王　劲）

第五节　血管改变

一、门静脉积气

【定义】

门静脉积气（hepatic portal venous gas，HPVG）是指由于各种原因导致气体在门静脉及其肝内分支

异常积聚的影像学征象,是一种少见的影像学征象。HPVG 不是一个独立的疾病,通常是伴随消化道疾病而出现的一种影像学征象,最常见的病因是小肠坏死,其次是溃疡性结肠炎、小肠梗阻、消化道溃疡、肝移植、化疗后等。发现 HPVG 的主要病因对于临床进一步治疗有重要的意义。

【病理基础】

HPVG 的病理学基础尚未十分明了,目前主要有以下三种学说:①肠腔内压力增高导致气体从肠道通过肠系膜静脉进入门静脉系统;②肠道内细菌产生氢气,然后扩散到门静脉系统;③某些特殊的致病机制引起的黏膜损伤使气体通过肠系膜静脉进入门静脉系统。

【征象描述】

在 CT 和 MRI 上,HPVG 表现为门静脉及其分支内线形、分支状或者卵圆形的低密度/低信号影,密度/信号与气体密度或信号相似。HPVG 可达肝包膜下 2cm,常见于肝左叶和右前叶(图 3-5-1)。

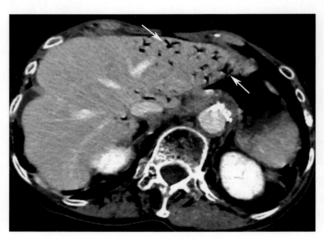

图 3-5-1　门静脉积气

92 岁女性患者,急性腹痛。横断位 CT 增强扫描图像示肝脏包膜下多发线形及分支状分布的低密度影(白箭头),达肝包膜下 2cm,为门静脉分支内积气。

【相关疾病】

与 HPVG 有关的疾病见表 3-5-1。

【分析思路】

正确认识 HPVG 有助于疾病的诊治,HPVG 需要与胆道积气进行鉴别。两者的鉴别点在于:在 HPVG 中,由于门静脉离心血流的作用,集聚的气体可延伸到肝包膜下 2cm,而在胆道积气中,由于胆汁流动的方向与门静脉流动的方向相反,集聚的气体常常位于肝门周围。

【疾病鉴别】

HPVG 是一个由不同病因引起的影像学征象,而

表 3-5-1　HPVG 相关疾病

炎症/缺血相关性疾病	医源性或治疗后改变
坏死性小肠结肠炎	肝移植
肠缺血/肠梗死	化疗后改变
憩室炎	罕见病因:术后胃-空肠
胃相关性疾病	吻合口瘘、经皮内镜下胃
炎性肠病	造瘘置管后、空肠营养管
罕见病因:急性胰腺炎、急性	置入术后、食管静脉曲张
阑尾炎、梗阻性肾盂肾炎、胆	结扎术后
管炎、子宫坏疽	

不是一个独立的疾病,因此,当影像学发现这一征象时,需要仔细寻找其病因,以协助临床及时地诊疗。

(1)炎症/缺血相关性疾病

1)坏死性小肠结肠炎:90% 的坏死性小肠结肠炎(necrotizing enterocolitis,NEC)发生于早产儿(孕 36 周前出生),而 10% 的病例发生于患有能导致肠系膜动脉灌注减低的疾病的足月儿上。NEC 是未发育成熟的胃肠道缺血损伤以及肠道菌群失调导致的多种疾病过程。导致早产儿的肠道低灌注有多种原因,包括动脉导管未闭、败血症、红细胞增多症、围产后窒息、呼吸窘迫综合征、先天性心脏病、脐导管的使用以及换血疗法等。这些因素引起血液从肠道分流到其他重要的器官,从而引起肠道黏膜屏障的损伤。肠道黏膜的损伤加上抗生素的使用引起肠道病原微生物增殖,最终导致肠道黏膜和/或透壁性坏死。细菌移位到肠壁并产生氢气,引起积气性肠炎,在 CT 上表现为节段性肠壁增厚,肠壁内线状或圆形的透亮影。气体可穿过肠壁,沿着肠系膜上静脉进入门静脉及其肝内分支,尤其是肝左叶和右前叶,形成 HPVG。

2)肠缺血/肠梗死:肠缺血和/或肠梗死是一种常见而且危险的急腹症,尤其是发生在老年人中。它的死亡率可高达 75%~90%。肠缺血导致肠道黏膜屏障破坏、肠管异常扩张和产气病原体繁殖,气体通过破坏的黏膜屏障从肠管进入肠系膜静脉,进而进入门静脉系统和肝实质。肠缺血患者 CT 检查可显示肠系膜血管狭窄以及血栓形成,肠系膜水肿,肠壁水肿、增厚、积气,肠腔扩张及积液,门静脉-肠系膜上静脉内积气。然而,HPVG 的出现并不能判断肠坏死的程度,我们必须联合 CT 检查及患者的临床症状、实验室检查来全面评估肠坏死的情况。

3)憩室炎:HPVG 是憩室炎的一种罕见并发症。

然而,有研究表明复杂的憩室炎是引起HPVG的第二大常见病因。憩室炎引起HPVG的机制有以下两方面:①由产气病原体引起的肠系膜下静脉脓毒性血栓性静脉炎;②肠腔与门静脉-肠系膜静脉系统的直接相通。

4)胃相关性疾病:HPVG的形成与胃相关性疾病有关,如胃扩张或胃气肿、创伤后胃轻瘫、肥厚性幽门狭窄、胃溃疡、膈疝引起的胃扭转等。这说明即使没有肠管缺血以及产气病原体的繁殖,管腔内压力的增高也可导致胃气肿以及HPVG。

5)炎性肠病:当炎性肠病患者出现HPVG时,可能是因为肠道黏膜损伤或合并以下疾病/情况,如肠道扩张、败血症、产气病原体的侵入、腹部钝挫伤或结肠镜检查后、上消化道钡餐检查后、钡灌肠后。

(2)医源性或治疗后改变

1)肝移植:肝移植术后早期常常会有HPVG。肝移植术后仅有HPVG而没有肠坏死、腹腔内脓肿、小肠梗阻或败血症的,是一种暂时性的表现而不具有临床意义。而且,HPVG的出现与移植排斥、再移植的指征、肝衰竭、胆管吻合类型、机械通气依赖或移植后死亡并不相关。然而有研究发现,在儿童肝移植患者中,移植后早期HPVG的出现可能是移植后腹腔内淋巴组织增生性疾病引起肠壁穿孔的一个征兆。

2)化学治疗后:化学治疗后出现HPVG可能是由于:①化疗药物的毒性作用引起肠道黏膜溃疡,肠管扩张以及肠道产气厌氧菌的繁殖;②肿瘤坏死合并感染,并且与门静脉间形成瘘管。

(王 劲)

二、轨道征

【定义】

门静脉周围间隙是包绕门静脉、肝动脉、胆管、交感神经、淋巴管的一个潜在间隙。当炎症、肿瘤浸润、胆管增生、出血和水肿引起这间隙扩张时,在CT上可表现为门静脉及其分支周围低密度影,而在MRI上表现为环绕门静脉周围的T_2WI高信号影,称为轨道征(periportal tracking)。

【病理基础】

虽然轨道征的确切病理机制尚未得到证实,但它很可能反映各种原因导致的门静脉周围间隙水肿和淋巴管扩张。

【征象描述】

在增强CT上,轨道征表现为门静脉及其分支周围的低密度影;在MRI上,T_2WI序列上表现为环绕门静脉周围的高信号影,增强扫描表现为门静脉及其分支周围的无强化低信号影(图3-5-2)。

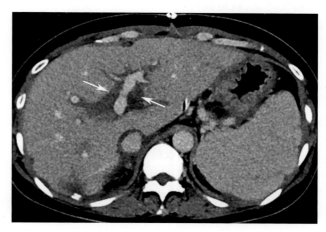

图3-5-2 轨道征
53岁女性患者,因肝癌行肝移植后2个月,上腹部增强CT延迟期显示门静脉及其分支周围条状的低密度影(白箭头)。

【相关疾病】

肿瘤、炎症或水肿、外伤、肝移植术后或骨髓移植后均可引起轨道征。

【分析思路】

胆管扩张、门静脉血栓、门静脉周围脂肪可有类似的表现,我们应当仔细观察门静脉周围的情况并进行鉴别诊断。胆管扩张表现为门静脉邻近一侧的低密度影,而不会环绕门静脉周围;门静脉血栓表现为门静脉腔内的低密度影;而门静脉周围脂肪表现为门静脉周围更低的脂肪密度影。

【疾病鉴别】

肿瘤、炎症或水肿、外伤、肝移植术后或骨髓移植后均可引起轨道征,结合患者的临床病史对病因诊断至关重要。

1. **肿瘤** 引起轨道征最常见的原因是淋巴管堵塞或淋巴液产生过量,而淋巴管堵塞常常是继发于恶性肿瘤。肝门部的肿瘤可引起淋巴管的堵塞,导致近端淋巴管扩张、水肿,出现轨道征。

2. **炎症或水肿** 重症肝炎、充血性心力衰竭、肝小静脉闭塞等疾病,由于肝实质充血水肿、门静脉周围炎性细胞的浸润,导致淋巴液产生过多而引起门静脉周围间隙水肿,出现轨道征,并且这征象的出现可能与疾病的严重程度相关。

3. **外伤** 肝实质外伤时,出血和渗出在门静脉周围间隙积聚,引起门静脉周围间隙扩张而产生轨道征。

4. 肝移植术后 肝移植术后短期可出现轨道征,这可能是因为肝移植术后淋巴回流中断而导致淋巴管的扩张。经过数周或数月的随访,当淋巴回流侧支建立,轨道征可消失。

5. 骨髓移植后 骨髓移植后引起的肝实质坏死和水肿可表现为轨道征。

三、充盈缺损

【定义】

充盈缺损(filling defect)这是一个影像征象名词。一般指 DSA 肝动脉或静脉造影,或 CT/MRI 增强扫描时,由于病灶在血管腔内形成占位性病变,对比剂在血管填充的过程中造成管腔局部缺损的现象。

【病理基础】

肝脏动脉、静脉血管腔内充盈缺损,动脉血流流速较快,一般较少形成栓塞,临床主要以静脉系统多见,常见病因是癌栓或血栓形成。门静脉血栓的发生与肝硬化门静脉高压、腹膜腔感染、血液高凝状态等

疾病、先天性静脉畸形和内皮细胞损伤等因素有关。以上因素导致门静脉血流速度缓慢,凝血状态异常,血液黏滞度增高,从而形成附壁血栓。肝静脉及门静脉癌栓是原发性肝癌的常见并发症,肝静脉及门静脉容易受到邻近癌组织侵犯或血路转移形成局部占位病变。

【征象描述】

CT 和 MRI 增强扫描,肝脏动脉、静脉腔内结节状、条片状无强化、较低密度/信号灶,病灶周围可见环形或线样对比剂充盈,或局部血管腔内无对比剂,呈靶环征、线样征或局部血管不显影,见图3-5-3~图3-5-5。

【相关疾病】

与肝脏动脉、静脉充盈缺损征象有关的疾病见表3-5-2。

【分析思路】

血管腔内充盈缺损征象在 DSA、CT 及 MRI 增强扫描图像方可显示,一般在肝脏动脉期、静脉期血

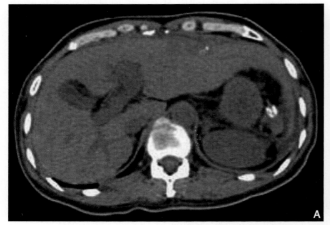
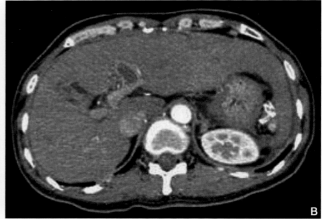
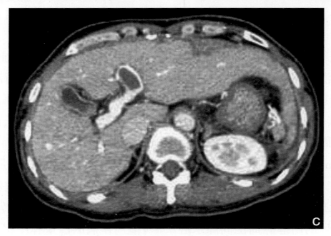

图 3-5-3　门静脉血栓 CT 检查

女性,46岁,肝硬化、肝癌切除加脾切除术后,门脉左支血栓形成。A. CT 平扫横断面图像,示门脉左支稍增宽,其内呈等密度灶;B、C. CT 增强横断面动脉期及门脉期图像,示门脉左支内无强化较低密度充盈缺损,周围可见环形对比剂充盈,呈靶环征。

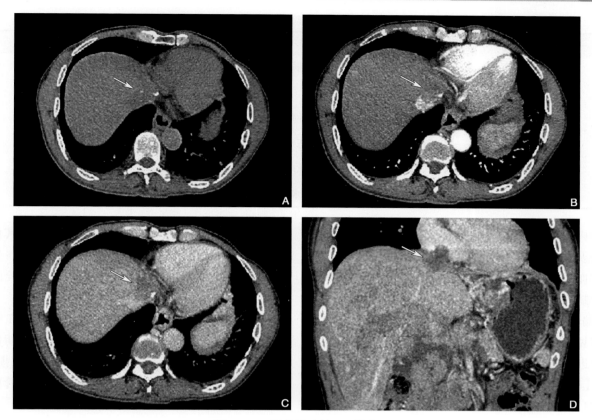

图 3-5-4　肝静脉癌栓 CT 检查

患者男,66 岁,肝左叶巨块结节型肝癌。A. CT 平扫横断面图像,于第二肝门门肝左静脉起始部见稍低密度结节病变(箭头);
B、C. CT 增强动脉及门脉期横断面图像(箭头);D. 增强门脉期冠状面重建,示肝左静脉增粗并呈低密度充盈缺损(箭头)。

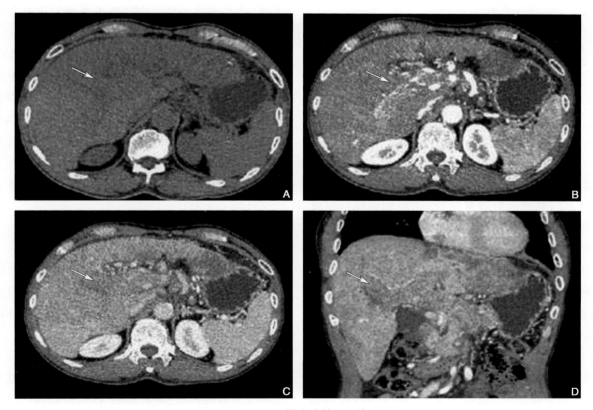

图 3-5-5　门静脉癌栓 CT 检查

与图 3-5-4 同一病例。A. CT 平扫横断面图像,可见门静脉增宽呈等密度(箭头);B. CT 增强扫描动脉期横断面图像,可见增
宽门静脉右支周围多发强化血管(箭头);C、D. CT 增强门脉期横断面及冠状面重建图像,示肝门静脉左右分支均增粗并呈
低密度充盈缺损改变(箭头)。

表 3-5-2 肝脏动脉、静脉充盈缺损相关疾病

肝动脉	门静脉	肝静脉
动脉粥样硬化	肝硬化、门静脉高压	先天性肝静脉畸形
动脉瘤	原发性肝癌	原发性肝癌
动脉炎	周围器官炎性病灶	
肝移植术后	血液高凝状态疾病	
	先天性门静脉畸形	
	门静脉损伤、术后	

管腔内可见低于正常血液强化密度的充盈缺损,大血管及血管主干一般不易漏诊,小的血管以及远端分支血管如果观察不仔细容易漏诊。一般肝动脉内充盈缺损较少见,多见于动脉粥样硬化斑块,多呈附壁、偏心性充盈缺损。门静脉及肝静脉内充盈缺损较多见,多为血栓或癌栓,需要结合其他征象及临床病史进行鉴别诊断。

【疾病鉴别】

1. 诊断思路(图 3-5-6)

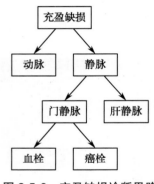

图 3-5-6 充盈缺损诊断思路

2. 鉴别诊断

(1)门静脉及肝静脉血栓:门静脉血栓常继发于肝硬化、脾切除术后、肝癌术后、胆道术后、腹腔感染性病变、血液高凝状态疾病等。血栓常见部位依次为主干、右支、左支。肝静脉血栓形成的患者常常有一种及一种以上的血栓形成的遗传性或获得性高危因素。遗传性高危因素包括 *JAK2V617F* 基因突变(是最常见和最重要的血栓形成倾向因素,多达一半的 BCS 患者伴有 *JAK2V617F* 基因突变)、凝血因子 *V Leiden* 突变,凝血酶原基因 *G20210A* 突变,蛋白 C,蛋白 S 缺乏,抗凝血酶缺乏;获得性因素包括多发性骨髓瘤、抗磷脂抗体综合征、高同型半胱氨酸血症、阵发性睡眠性血红蛋白尿症以及女性口服避孕药等。除此之外,肝静脉血栓形成还与系统性

炎症性疾病,如白塞氏病、结节病、血管炎和其他结缔组织疾病有关。其中多发性骨髓瘤是欧洲最常见的病因,可出现在 35%~50% 的肝静脉血栓的患者中。

血栓常为偏心性栓塞,也可为完全性。CT 平扫呈略高或等低密度,增强扫描动脉期及门脉期血栓均不强化,门静脉期显示为部分或完全充盈缺损,边缘较光整,相应门静脉及肝静脉管壁多光滑,管腔内血栓无强化,管腔一般无扩张。

(2)门静脉及肝静脉癌栓:门静脉及肝静脉癌栓主要继发于原发性肝癌,肿瘤越大形成门静脉及肝静脉癌栓概率越大,以弥漫型肝癌多见,其次为巨块型,结节型最少见。癌栓发生部位与癌灶部位有明显的对应性。

门静脉及肝静脉癌栓多为完全性栓塞,在增强门静脉期观察最佳。CT 平扫受累门静脉由于癌栓致管腔增宽,呈低或等密度,增强扫描受累门静脉管腔局部充盈缺损或无明显对比剂充盈,动脉期受累管壁毛糙、强化,门脉期癌栓可见轻度强化、管腔增宽,有时可见动-静脉瘘征象。

(龙莉玲 宋 瑞)

四、动静脉分流

【定义】

动静脉分流(arteriovenous shunt,AVS)是指各种原因导致肝动脉与门静脉系统或肝动脉与肝静脉系统之间形成的异常交通,其中肝动脉与门静脉系统分流较多见。

【病理基础】

肝 AVS 形成是由多种因素共同形成的,其中潜在侧支血管的开放、经肝窦的 AVS、病理性肿瘤血管的形成和肿瘤的直接侵犯是形成 AVS 的主要原因。

1. **潜在侧支血管的开放** 肝动脉和门静脉、肝静脉之间有多种形成的侧支,在正常生理状况下是不

开放的,当肝硬化时,纤维间隔的增生分隔包绕肝小叶,使通往肝实质的门静脉和肝动脉闭塞;肝再生结节的形成压迫周围正常门静脉、肝动脉小分支和中央静脉引起回流障碍。肝硬化时由于肝功能减退,血液内的血管活性物质如 NO、胰高血糖素明显增加,这是促使侧支血管开放的重要原因。此外肝功能减退,抗利尿激素失活减少,导致水钠潴留,进一步引起肾素-血管紧张素系统活性增加,醛固酮分泌增加,体内循环血容量增加,这也是促使侧支开放的原因之一。

2. **经肝窦的 AVS** 肝脏某一区域肝静脉回流受阻时,该区域肝窦压力增高,当压力超过门静脉压力时,肝动脉血流即通过肝窦流入门静脉,此时门静脉即成引流静脉形成经肝窦的肝动脉-门静脉分流。

3. **病理性肿瘤血管的形成和肿瘤的直接侵犯** 肝癌细胞在生长过程中可分泌大量的血管生长因子刺激血管生成,这些肿瘤血管往往不能形成成熟的血管床和完整的基底膜,往往形成直接的动静

脉交通。这些病理性交通支是肝癌引起动静脉分流的重要形式。此外肝癌在生长过程中直接侵犯邻近血管,破坏血管壁,形成肝动脉和门静脉、肝静脉之间的分流。

【征象描述】

1. **直接征象** 门静脉主干及大分支、肝静脉和下腔静脉于动脉期显影,其显影密度接近腹主动脉密度。

2. **间接征象** 动脉期肝实质一过性异常强化,呈楔形、三角形、不规则形片状高密度影,门脉期呈等或接近正常肝实质密度(图3-5-7,彩图见文末彩插)。

【相关疾病】

肝动静脉分流相关疾病见表3-5-3。

【分析思路】

引起肝脏动静脉分流的原因很多,临床常见于原发性肝癌合并动静脉瘘。对于累及门静脉主干

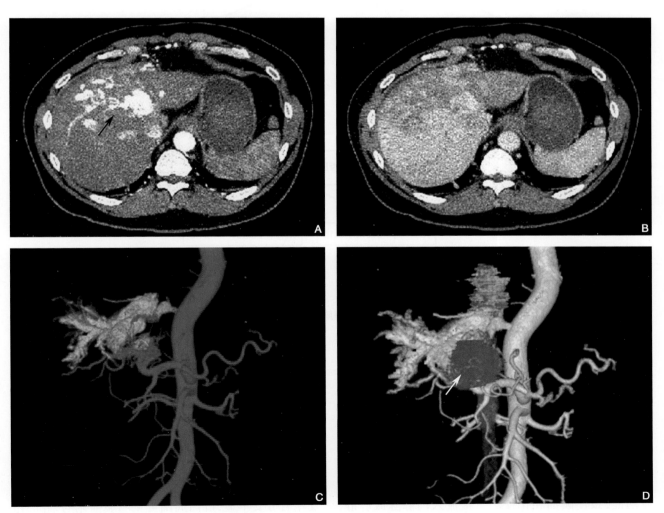

图 3-5-7 肝脏巨块型肝癌并肿瘤内动静脉瘘 CT 检查

A. 肝脏 CT 增强动脉期,可见肝中静脉增粗,并提前显示(黑箭头),强化密度与同层面肝动脉及腹主动脉相似;B. 肝脏 CT 增强门脉期,早期显影的肝静脉呈等密度,肿瘤密度降低;C. 肝脏 CT 增强动脉期 VR 重建,示肝静脉与肝动脉间交通;D. 肝脏 CT 增强动脉期肿块与动静脉融合 VR 重建图像(白箭头)。

表 3-5-3 肝动静脉分流相关疾病

肿瘤性	先天性	医源性因素	其他
肝细胞癌	先天性肝动静脉瘘	穿刺	肝硬化
肝血管瘤	遗传性出血性毛细血管扩张症	化疗	布-加综合征
		栓塞	外伤

及 1、2 级分支的中央型,临床诊断较容易发现,而周围型表现为 CT 增强扫描动脉期强化的肝实质常紧邻肿瘤旁,表现为肝脏周围实质内呈楔形、三角形或不规则形异常强化,这是肝癌合并肝动脉瘘容易忽略的征象。

【疾病鉴别】

引起肝脏动静脉分流的原因很多,需要结合病史、肝脏形态学有无改变、并观察肝内有无占位性病变及该病变的强化方式综合考虑才能作出诊断。

1. 诊断思路(图 3-5-8)

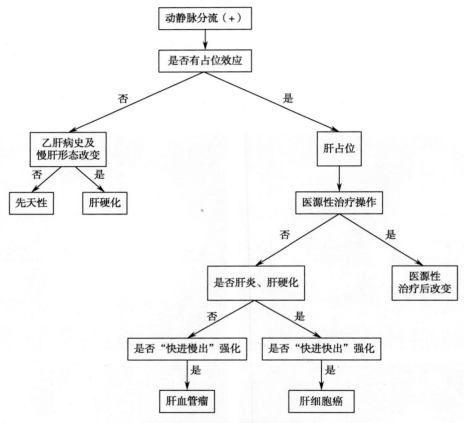

图 3-5-8 动静脉分流诊断思路

2. 鉴别诊断

(1)原发性肝癌伴动静脉瘘:肝癌在生长过程中直接侵犯邻近血管,破坏血管壁,形成肝动脉和门静脉、肝静脉之间的分流,往往具有明显的窦口和引流静脉,因此也称之为动静脉瘘,是动静脉分流的一种形式。原发性肝癌形成 AVS 是肝癌向门静脉、肝静脉方向转移的通道,此外由于 AVS 有明显的窃血功能,致使碘油和化疗药直接流入门静脉或肝静脉而不能作用于病变部位,降低经动脉化疗灌注术(trans-arterial chemo-infusion,TACI)和肝动脉插管化疗栓塞术(transcatheter arterial chemoembolization,

TACE)疗效,增加了药物的不良反应,因此治疗前明确诊断很重要。

原发性肝癌合并肝动静脉瘘可分为肝动脉-门静脉瘘、肝动脉-肝静脉瘘、混合型三种,其中肝动脉-门静脉瘘发生率较高。根据肿瘤及瘘口位置可分为中央型、周围型和弥漫型。①中央型:肿瘤及瘘口位于肝门部,CT 增强扫描动脉期可见门静脉主干及左右分支早显,肝门周围可见明显强化的杂乱、扭曲血管,粗细不均匀,延迟以后消失,部分伴有癌栓,表现为双轨征或充盈缺损,有时可伴有门静脉海绵样变。②周围型:瘘口位于门静脉二级分支以远,CT

增强扫描动脉期,强化的肝实质常紧邻肿瘤旁,表现为肝脏周围实质内呈楔形、三角形或不规则形异常强化,这是肝癌合并肝动静脉瘘容易忽略的征象。③混合型同时存在上述两种征象。

（2）遗传性出血性毛细血管扩张症:遗传性出血性毛细血管扩张症（HHT）是一种常染色体显性遗传疾病,以广泛的皮肤、黏膜和内脏毛细血管扩张为特征。HHT 特有的肝血管畸形表现为动静脉瘘,显微镜下从毛细血管扩张到粗大的畸形血管均可出现。肝血管畸形最终会导致肝内伴行血管发生肝动脉-肝静脉分流、肝动脉-门静脉分流和门静脉-肝静脉分流。在 CT 或 MRI 上可见动脉期肝脏不均匀强化,可见形态不规则且弥漫分布的异常血管结构于动脉期强化,伴引流静脉、门静脉或肝静脉早期显影。

（龙莉玲　宋　瑞）

五、门腔静脉分流

【定义】

门腔静脉分流是指门静脉与腔静脉之间形成异常分流通道,临床主要见于肝硬化门静脉高压相关并发症的预防和治疗性操作——经颈静脉肝内门体静脉分流术。先天性门腔静脉分流畸形少见。

【病理基础】

经颈静脉肝内门体静脉分流术（TIPS）是借助介入器材,利用外科分流术的基本原理,经颈静脉入路插管至肝静脉后,穿刺肝实质至肝内门静脉分支,将可扩张的金属支架植入后建立肝内门静脉与下腔静脉之间的分流道,从而使整个肝外门静脉系统区域的压力显著减低,达到治疗和预防食管静脉曲张破裂出血和腹腔积液等门静脉高压并发症的一种治疗方法。

先天性门腔静脉分流畸形是由胚胎时期脐静脉和卵黄静脉发育异常,导致门静脉与腔静脉之间形成异常分流道所致的先天畸形。该畸形导致门静脉血液部分或完全绕过肝脏进入体循环,造成体循环中有毒物质及回心血量增加,导致严重的并发症,包括肝肺综合征、肝性脑病、肝硬化或肝癌及心力衰竭。

【征象描述】

1. TIPS 术后　CT 平扫第一、二肝门间可见管状高密度金属支架,增强扫描门静脉期支架内可见对比剂充盈显影,将门静脉与肝静脉相连通(图 3-5-9,彩图见文末彩插)。

2. **先天性门腔静脉分流畸形**　病灶一般位于

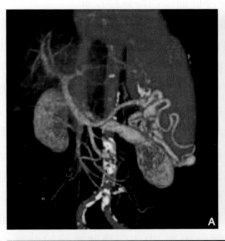

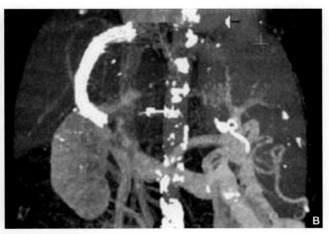

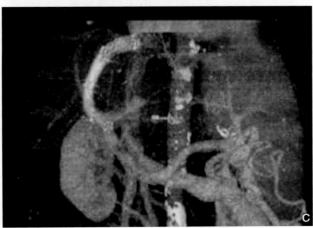

图 3-5-9　肝硬化门静脉高压 TIPS 手术前后 CT 检查
A. TIPS 术前门静脉期 VR 重建图像,可见食管下段静脉曲张、脾肾静脉分流;B. TIPS 术后门静脉期 MIP 重建图像;C. TIPS 术后门静脉期 VR 重组图像,可见第一、二肝门间高密度金属支架将门静脉与肝静脉相连通。

肝脏周边部或肝包膜下、腹壁下，平扫病灶为结节状、团状、迂曲血管样等、低密度影；增强后动脉期无强化，门静脉期病变显著均匀强化，与门静脉同步强化，结节状、动脉瘤样扩张、迂曲走行的异常通道将门静脉和肝静脉或腔静脉相连通。

【相关疾病】

门腔静脉分流的相关疾病见表 3-5-4。

表 3-5-4 门腔静脉分流的相关疾病

先天性	后天性
先天性肝外型门-体静脉分流	肝硬化门静脉高压介入治疗术后
先天性肝内型门-体静脉分流	肿瘤
	门静脉瘤破裂

【分析思路】

门腔静脉分流临床多见于 TIPS 术后，少数见于 TIPS 入路操作困难而进行的经皮经肝门腔静脉分流术（PTPS）后，结合临床肝硬化门静脉高压、介入操作病史及影像学表现诊断一般比较明确，无须鉴别。先天性门腔静脉分流较罕见，需要我们对该病具有一定的认识。

【疾病鉴别】

1. 诊断思路（图 3-5-10）

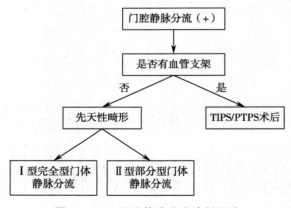

图 3-5-10 门腔静脉分流诊断思路

2. 鉴别诊断

（1）经颈静脉肝内门体分流术（TIPS）：是指经颈静脉入路从肝静脉穿刺肝内门静脉，在肝静脉与门静脉之间建立门-体分流道，以达到降低门静脉压力、治疗食管胃静脉曲张破裂出血和顽固性腹腔积液等一系列门静脉高压并发症的微创介入治疗技术。术后影像学检查主要用于评估术后分流道障碍，CT增强 MIP、VR 重建可清晰显示肝静脉、门静脉和支架的形态结构，为分流道功能障碍提供较直观的依据。

（2）先天性门-腔静脉分流（congenital portacaval shunt，CPCS）：是由于门静脉系统发育异常所致的一种罕见的肝外门静脉系统血液分流入体静脉系统的畸形。一般临床症状轻微，常在儿童患者中偶然发现，肝功能正常或轻度异常，无肝硬化和门静脉高压体征。分型：Ⅰ型，完全型门体静脉分流，肝脏不接受门静脉灌注，即 Abernethy 畸形，大多数为儿童，女性多见，常伴有其他先天畸形，如胆道闭锁、多脾、肝肿瘤等；Ⅱ型，部分型门体静脉分流，肝脏接受部分门静脉血的灌注；以男性多见，极少伴发其他先天畸形。影像学特点：肝内门静脉管腔闭塞、狭小、迂曲；肝外门静脉系统淤血扩张；肝外异常分流血管通向下腔静脉；肝脏单发或多发结节。

（龙莉玲 宋 瑞）

六、门静脉海绵样变

【定义】

门静脉海绵样变（cavernous transformation of the portal vein，CTPV）是指门静脉主干和／或分支部分或完全阻塞后，门静脉血流受阻，压力增高，其周围迂曲扩张的小静脉形成类似"海绵状"丰富的侧支循环而得名，是肝脏为保证血流量的一种代偿性病变，是一种肝前性门静脉高压症。

【病理基础】

CTPV 分为原发性和继发性，原发性 CTPV 多由于门静脉先天发育畸形或出生后脐静脉与导管闭锁过程中累及门静脉，使门静脉缺失或管腔狭窄甚至闭锁所致，以儿童多见。继发性 CTPV 以成人多见，最常见原因是血栓或癌栓使门静脉狭窄或闭塞，主要见于腹部脏器病变如：肝癌、腹部炎症等，此外腹部手术如脾脏切除、门静脉分流术等也是 CTPV 的潜在性病因。上述病因通过侵犯、压迫门静脉或改变门静脉血液黏稠度导致栓子形成进而引起门静脉完全或部分闭塞，由此门静脉系统的血流动力学发生改变，远段的门静脉压力增高，导致门静脉侧支循环开放，在门静脉周围形成大量迂曲的血管团，这些形态不一的血管团代替了门静脉而行使门静脉的功能，CTPV 本质上是机体的一种自我代偿过程。侧支静脉包括向肝性侧支静脉（门-门侧支）和离肝性侧支静脉（门-体侧支）。其中门-门侧支主要由胆囊静脉、胆管周围静脉丛和胰十二指肠后上静脉构成，在门静脉阻塞范围较局限时引流胃肠道血流至肝。门-体侧支主要由胃左静脉、胃右静脉及其属支（食管静脉、胃短静脉、胃后静脉、幽门前静脉）等构成，在门静脉阻塞范围较大时将流向肝脏的血流逆行引入体循环以降低门静脉压力。

【征象描述】

CTPV 主要表现为门静脉走形区结构紊乱，正常门静脉系统结构消失，在门静脉走形区可见多发迁曲走行的静脉血管，可伴有动静脉瘘形成（图 3-5-11，图 3-5-12）。

【相关疾病】

与门静脉海绵样变相关疾病见表 3-5-5。

表 3-5-5　门静脉海绵样变相关疾病

原发性	继发性	门静脉栓塞
门静脉先天畸形	炎性病变	肿瘤性病变
门静脉血管瘤	门静脉炎	原发性肝癌
	肝门周围炎	
	胰腺炎	

【分析思路】

CTPV 的临床症状主要表现门静脉高压改变，但

无特异性，超声、CT、MRI、DSA 对 CTPV 的诊断有特异性，主要影像表现为门静脉周围增多、迂曲、不规则扭曲血管结构，进一步观察门静脉主干腔内是否栓塞，结合肝实质及门静脉周围腹腔病变，判断是癌栓还是血栓；如门静脉主干未见明确栓塞征象，则进一步考虑是否为炎性狭窄或先天性畸形。

【疾病鉴别】

CTPV 本质上是机体的一种自我代偿过程，病因有原发性和继发性，甚至有 50%～60% 病因不明。儿童门静脉或主要分支先天畸形可引起 CTPV，肿瘤侵犯、各种腹部炎症导致门静脉炎，术后对门静脉结构的再造或组织粘连，纤维组织炎等均可能会形成 CTPV，故需要结合其他影像学特征和临床信息进行诊断和鉴别诊断。

1. **诊断思路**（图 3-5-13）

2. **鉴别诊断**

（1）原发性门静脉海绵样变：原发性门静脉海绵样变性多见于儿童，起病急，常以食管-胃底静脉曲张，上消化道出血为首发症状，脾大、脾功能亢进

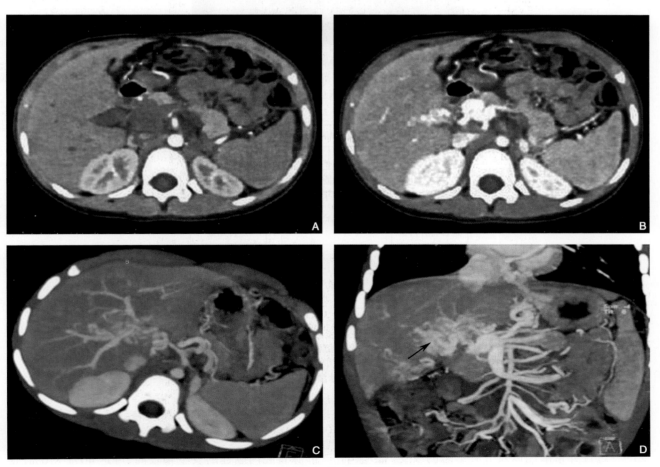

图 3-5-11　原发性门静脉海绵样变 CT 检查

患者男，3 岁 5 月，发热伴呕血 5 天。A. 横断面 CT 增强动脉期图像，示肝门区无明显强化软组织团块；B. 横断面 CT 增强门脉期图像，肝门区可见明显强化增粗静脉团；C、D. 门静脉横断位及冠状位 MIP 重建图像，可见肝门区门静脉系统结构紊乱，门静脉主干增粗且于肝门部闭塞，局部可见增多、迂曲血管团（黑箭头），胃底及食管下段静脉曲张，脾大。

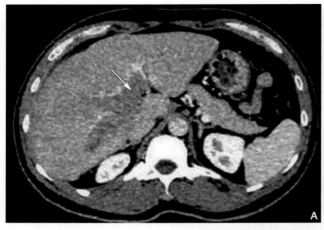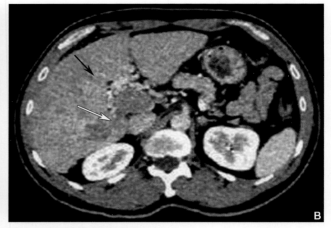

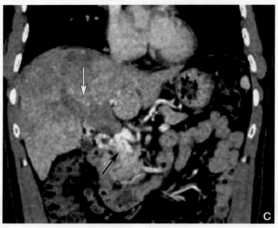

图 3-5-12 原发性肝癌合并门静脉癌栓、门静脉海绵样变 CT 检查

患者男,48 岁,右上腹部隐痛 4 月余。A～C. 肝脏 CT 增强门静脉期横断面及冠状面重建图像,可见门静脉主干及左、右分支增粗,内无对比剂显影呈充盈缺损表现(白箭头),周围肝门区可见迂曲、增多血管团(黑箭头)。

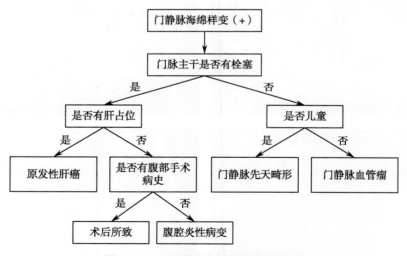

图 3-5-13 门静脉海绵样变诊断思路

是最常见的临床表现。影像学直接征象为门静脉系统的异常,间接征象表现为肝动脉分支增粗、肝动脉期的一过性异常灌注以及肝脏形态的改变。影像学检查能清楚、直观地显示门静脉及其属支栓塞、闭锁及侧支血管管径和估计病情严重程度,对于诊断及后续治疗方案的选择具有重要参考价值。

(2)原发性肝癌合并门静脉癌栓、门静脉海绵样变:肝细胞癌恶性度高,极易侵犯门静脉系统,门静脉管腔内癌栓的发生率较高,可达 40%～70%,癌栓常由门静脉肝内分支逆行向下生长达门脉主干,引起严重的门静脉阻塞并导致 CTPV 的形成。CT、MRI 等影像学检查不仅可显示原发性肝癌病灶,亦可清楚显示门静脉癌栓及门静脉海绵样变,主要表现为门静脉系统增宽,增强扫描腔内可见充盈缺损填充,门脉系统管腔狭窄、阻塞,周围肝门区可见增多、迂曲、扩张的侧支血管团形成。对患者治疗方案的选择、预后评估等具有一定的指导意义。

(龙莉玲 宋 瑞)

七、肝静脉早显

【定义】

肝静脉早显是指各种原因导致肝静脉在 CT 或 MRI 增强扫描动脉期提前充盈对比剂显影;主要病因一方面是使右心中心静脉压增高的疾病,例如右心功能不全、右心衰、肺动脉高压、缩窄性心包炎等,另一方面主要是肝动脉-静脉分流或瘘所致。

【病理基础】

风湿性心瓣膜病、肺心病、先天性心脏病、原发性心肌病和心包炎等病因导致充血性心力衰竭时,静脉回流障碍,中心静脉压升高,压力传导至肝静脉引起肝静脉压力升高而回流受阻,当右心房压力大于下腔静脉压时,出现血液逆流,在 CT 增强扫描动脉期呈现肝静脉提前显影征象。

病理性肿瘤血管的形成和肿瘤的直接侵犯:肝癌细胞在生长过程中可分泌大量的血管生长因子刺激血管生成,这些肿瘤血管往往不能形成成熟的血管床和完整的基底膜,往往形成直接的动静脉交通。这些病理性交通支是肝癌引起动静脉分流的重要形式。此外,肝癌在生长过程中直接侵犯邻近血管,破坏血管壁,形成肝动脉和肝静脉之间的分流。

【征象描述】

CT 增强扫描动脉期可见肝左、中、右静脉以及下腔静脉部分或全部可见对比剂提前充盈显影,强化程度与同层面主动脉相似(图 3-5-14)。

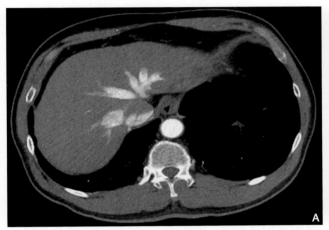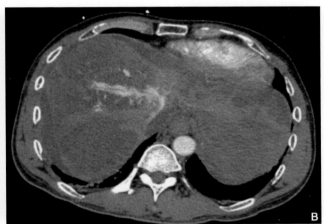

图 3-5-14 肝静脉早显肝脏 CT 表现

A. CT 增强扫描动脉期图像,67 岁,右心功能不全,CT 增强扫描动脉期可见左、中、右肝静脉扩张、边缘光整,腔内可见对比剂提前充盈显影;B. CT 增强扫描动脉期图像,患者男,46 岁,弥漫型肝癌,CT 增强动脉期可见肝脏肿大,肝实质不均匀强化,肝中静脉边缘毛糙,可见对比剂充盈显影,周围病灶内可见强化肿瘤血管影。

【相关疾病】

肝静脉早显的相关疾病见表 3-5-6。

表 3-5-6 肝静脉早显相关疾病

充血性心力衰竭	肿瘤性病变
风湿性心瓣膜病	原发性肝癌合并动静脉瘘
肺心病	
先天性心脏病	
原发性心肌病	
缩窄性心包炎	

【分析思路】

肝静脉早显征象临床较少见,CT、MRI 肝脏动态增强扫描动脉期可见肝静脉、下腔静脉全部或部分显影,即可诊断。常见病因为充血性心力衰竭及肿瘤性病变,肿瘤主要是原发性肝癌合并动静脉瘘所致。少数也可见于正常人,尤其是老年人,当注射压力过大、速度过快时,对比剂也会逆流进入下腔静脉或肝静脉。

【疾病鉴别】

肝静脉早显征象可见于各种疾病,部分正常人也可发生,需要结合其他影像学特征和临床信息进行诊断和鉴别诊断。

1. **诊断思路**(图 3-5-15)
2. **鉴别诊断**

(1)原发性肝癌合并动静脉瘘:以肝动脉-门静

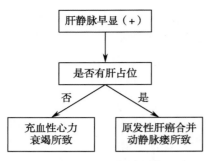

图 3-5-15　肝静脉早显诊断思路

脉瘘较常见,肝动脉-肝静脉瘘较少见,两者介入治疗处理原则不同,要注意明确区分。对于存在肝动脉-肝静脉瘘的患者,在进行介入治疗操作时,要注意避免碘油进入肺内造成严重的肺栓塞。影像学检查除显示原发性病灶外,如在动脉期见到部分肝静脉或下腔静脉提前显影,则提示肝动脉-肝静脉瘘,由于肿瘤的侵袭性,受累肝静脉管壁往往毛糙、不光整。

（2）充血性心力衰竭:风湿性心瓣膜病、肺心病、先天性心脏病、原发性心肌病和心包炎等各种心瓣膜病可导致慢性充血性心力衰竭,导致右心中心静脉压升高,进而引起肝静脉压力升高而回流受阻,进而引起肝淤血;当右心房压力大于下腔静脉压时,出现血液逆流,该征象是心源性肝硬化的特征性征象之一。CT增强扫描动脉期可见肝静脉提前显影征象,与原发性肝癌引起的部分肝静脉早显不同,充血性心力衰竭往往引起肝静脉、下腔静脉全部早显,且管腔扩张、边缘光整。充血性心力衰竭导致的淤血性肝硬化与其他类型肝硬化不同,主要表现为肝脏增大,实质不均匀花斑样强化,门静脉高压程度较轻,并有心脏增大、心包增厚或积液等表现。

（龙莉玲　宋　瑞）

八、肝窦阻塞综合征

【定义】

肝窦阻塞综合征(hepatic sinusoidal obstruction syndrome,HSOS),又称肝小静脉闭塞病(hepatic veno-occlusive disease,HVOD),是由各种原因引起的以肝窦内皮细胞、肝小静脉及小叶间静脉内皮受损为主要病理生理基础的一种肝脏血管性疾病。临床表现主要有黄疸、腹胀、触痛性肝区肿大、腹腔积液、体重增加等,严重者可出现多器官功能衰竭,甚至死亡。

【病理基础】

引起 HSOS 的病因,主要两类,一类是与骨髓造血干细胞移植前化疗药物的预处理,以及其他细胞毒性药物、化疗药物使用有关;另一类是误服含吡咯生物碱的植物或中草药如"土三七"等。

吡咯生物碱主要在肝脏中进行代谢,首先转化为脱氢吡咯生物碱及脱氢倒千里光裂碱,后两者若与谷胱甘肽结合则毒性消失,若与蛋白质结合形成吡咯-蛋白质加合物后对肝窦的内皮细胞及肝细胞具有毒性,以肝腺泡Ⅲ区肝窦内皮细胞受损为主,镜下可见细胞肿胀、脱落,肝板结构破坏等。肝窦内皮细胞受损进而引起肝窦屏障受损,受损肝窦内皮细胞还可分泌血管假性血友病因子及纤溶酶原激活物抑制剂,促进血小板聚集、血栓形成,抑制纤维蛋白溶解。随后窦周肝星状细胞活化,肝小静脉胶原沉积引起纤维化,镜下见肝内小静脉管壁增厚,管腔狭窄、闭塞,阻碍肝窦血流流出,最终形成肝内窦后性门静脉高压。

【征象描述】

1. CT 检查　肝脏弥漫性肿大,平扫肝实质密度不均匀减低,增强扫描动脉期可见肝动脉增粗、迂曲;门脉期及延迟期肝实质呈特征性"地图样""花斑状"不均匀强化,门静脉周围出现的低密度水肿带称为晕征;尾状叶、肝左外叶受累稍轻,肝静脉周围肝实质强化程度较高,呈现特征性三叶草征,肝静脉管腔狭窄或显示不清,下腔静脉肝段受压变细(图3-5-16);通常合并腹腔积液、胸腔积液、胆囊壁水肿和胃肠壁水肿等肝外征象,急性期患者较少合并脾大、食管-胃底静脉曲张等征象。

2. MRI 检查　肝体积增大,肝信号不均匀,T_2WI 表现为片状高信号,呈"云絮"状,增强扫描动脉期及门脉期呈"花斑状"不均匀强化,延迟期强化更明显,肝静脉纤细或显示不清。

【相关疾病】

与肝窦阻塞综合征相关疾病见表 3-5-7。

【分析思路】

HSOS 的临床表现没有特征性,临床治疗、药物服用等病史对于疾病诊断至关重要,对于病史不详患者,有必要行进一步的影像学检查。CT 平扫诊断价值有限,增强扫描才能提高诊断及鉴别诊断价值,影像学表现以肝脏的"地图样""花斑样"不均匀强化为特点,此外还可见特征性三叶草征以及肝静脉管腔狭窄或显示不清等征象,结合临床有"土三七"服用史或骨髓造血干细胞移植等病史,诊断较明确,若临床没有上述病史,则需要与其他相似影像特征疾病进行鉴别。

【疾病鉴别】

1. 诊断思路(图3-5-17)

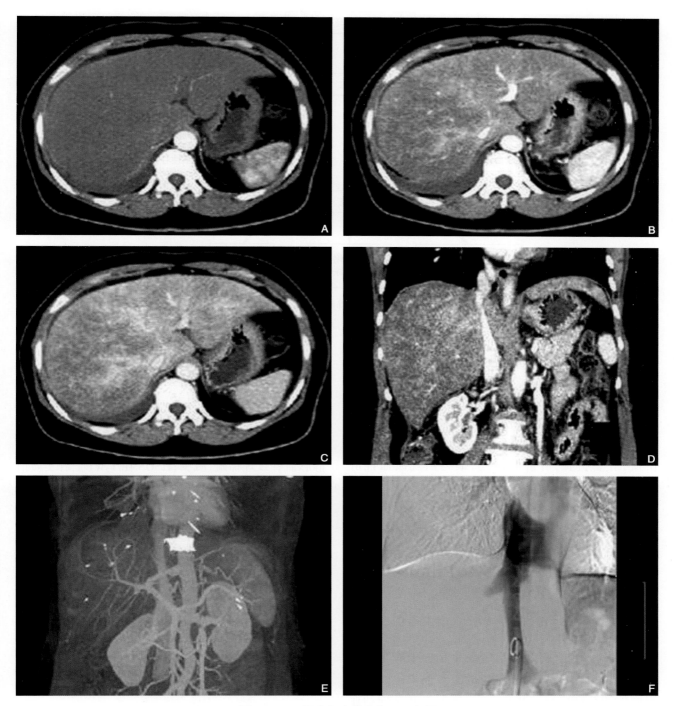

图 3-5-16　肝窦阻塞综合征 CT 表现

患者女,46 岁,一月前服用"一点红"中草药后出现腹胀,进食后加重,伴乏力。A. CT 横断面动脉期,显示肝实质密度减低,肝内动脉分支细小;B. CT 横断面门脉期,肝静脉各支未见显示,肝实质不均匀强化;C. CT 横断面延迟期,示肝实质不均匀延迟强化,肝静脉周围肝实质强化程度较高,呈三叶草征;D、E. 门脉期冠状面及 MIP 重建图像,示肝静脉管腔未见显示,下腔静脉肝段受压变细;F. DSA 下腔静脉造影检查,肝静脉分支未见显示。

表 3-5-7　肝窦阻塞综合征相关疾病

含有吡咯生物碱的植物或中草药	骨髓造血干细胞移植预处理	化疗药物及细胞毒药物	肝移植	其他
"土(菊)三七"	环磷酰胺	奥沙利铂	急性免疫排斥反应	遗传因素
千里光	白消安	伊立替康	免疫抑制剂的使用	
一点红		吉妥珠单抗		

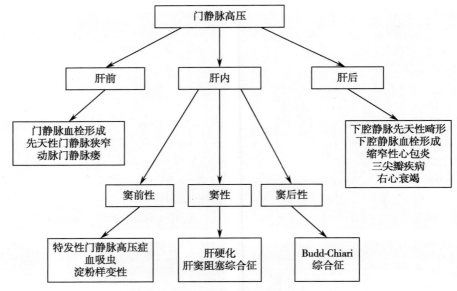

图 3-5-17 门静脉高压诊断思路

2. 鉴别诊断

（1）布 - 加综合征：是由于下腔静脉肝段和/或肝静脉狭窄或阻塞所致肝静脉回流障碍，最终引起窦后性门静脉高压的临床综合征，临床常有肝大、脾大、腹腔积液、下肢静脉曲张、水肿等门静脉高压和体循环回流障碍的症状和体征。病理表现肝大、淤血，肝窦扩张，肝静脉淤血，最终出现淤血性肝硬化。

CT 可见肝大、脾大和门静脉高压表现，肝实质密度不均，尾状叶代偿性增大并密度增高，增强扫描可见下腔静脉肝段和肝静脉显著狭窄或不能显示，肝门区、尾状叶斑片状强化，随时间延长强化范围增大，延迟期强化密度趋于均匀；CTV 显示下腔静脉、肝静脉狭窄、梗阻或栓塞，肝外侧支循环开放。

（2）肝硬化失代偿期：肝硬化是由于肝炎和酗酒等，肝细胞出现弥漫变性、坏死，进而发生纤维组织增生和肝细胞结节状再生，最终肝小叶结构和血液循环途径被改建，导致肝脏变形、硬化，门静脉高压和肝功能不同程度受损。

CT 早期肝脏可表现为增大，中晚期可出现肝叶增大和萎缩，各叶比例失调，肝脏轮廓凹凸不平，肝裂增宽以及脾大、腹腔积液、门静脉高压并侧支循环形成等征象，但肝静脉及下腔静脉肝段仍显示。

（3）肝淀粉样变性：是指不溶性多纤维蛋白异常折叠和沉积于肝窦周隙及血管壁，导致肝内循环受阻、肝细胞呈压迫性萎缩而引起的一种少见疾病。与 HSOS 病变部位相近，临床表现均缺乏特异性。影像学均可见肝大，CT 平扫肝实质密度不均匀

减低，增强扫描静脉期不均质强化，似"地图样"改变，三支肝静脉常显影纤细或未见显影，与 HSOS 影像特征相似，需要进行鉴别。两者鉴别诊断：①肝淀粉样变性肝脏肿大较显著，大多不伴有腹腔积液，而 HSOS 肝脏体积呈轻度增大，且多伴有大量腹腔积液。②肝淀粉样变性肝实质在 T_2WI 上信号均匀，肝静脉血管纹理稀疏、减少；HSOS 在 T_2WI 上肝实质信号不均匀增高，肝内见云絮状稍高信号影，另可见以第二肝门为中心环绕三支肝静脉和下腔静脉的"三叶草样" T_1WI 稍高、T_2WI 稍低信号影。③肝淀粉样变性增强扫描门脉期及延迟期肝内可见多发局灶性强化稍减低灶，类似北方秋冬季节水蒸气遇冷后凝集在玻璃上的"窗凌花"；HSOS 增强扫描肝实质呈"三叶草样"及"地图样"强化。④肝淀粉样变性常累及脾脏、肾脏，可见脾脏、肾脏呈低灌注强化差改变。HSOS 无此征象。

（龙莉玲 宋 瑞）

参 考 文 献

1. CAO MM, LI H, SUN DQ, et al. Cancer burden of major cancers in China: a need for sustainable actions [J]. Cancer Commun (Lond), 2020, 40(5): 205-210.

2. 中国肿瘤整合诊治指南（CACA）- 肝癌部分 [J]. 肿瘤综合治疗电子杂志, 2022, 8(03): 31-63.

3. 王竞翊, 马智, 夏添松, 等. 乳腺癌肝转移的机制及治疗 [J]. 中国肿瘤外科杂志, 2020, 12(04): 375-379.

4. 杨燕, 郑继坤, 孟娴, 等. 肝细胞腺瘤的 MRI 及 MSCT 诊断 [J]. 临床放射学杂志, 2018, 37(09): 1488-1491.

5. KAMANDA MI, MATHENGE MI. Simultaneous occurrence of five prothrombotic induced vaso-occlusive phenomena

and focal nodular hyperplasia due to prolonged use of combined oral contraceptive pills［J］. BJR Case Rep, 2017, 4（2）: 20170070.

6. 邱淦滨, 廖伟雄, 温中炎, 等. 肝脏局灶性结节增生的影像表现［J］. 中国医药导报, 2022, 19（34）: 140-143.

7. 陈枫, 赵大伟, 李宏军, 等. 急性病毒性肝炎的 CT 及 MRI 表现［J］. 放射学实践, 2014, 29（8）: 965-969.

8. 李明凯, 邝思驰, 谢斯栋, 等. 胆汁淤积性肝病的影像学诊断［J］. 临床内科杂志, 2021, 38（7）: 449-452.

9. 郝坤艳, 汪勇, 于乐成. 2022 年欧洲肝病学会血色病临床实践指南摘译［J］. 临床肝胆病杂志, 2022, 38（9）: 1999-2004.

10. YU XE, GAO S, YANG RM, et al. MR Imaging of the brain in neurologic Wilson disease［J］. AJNR Am J Neuroradiol, 2019, 40（1）: 178-183.

11. MORGAN TARA, QAYYUM ALIYA, GORE RICHARD M. 89-Diffuse liver disease［M］//Gore Richard M, Levine Marc S.Textbook of gastrointestinal radiology, 2-Volume Set（4th ed）.Philadelphia: W.B. Saunders, 2015: 1629-1675.

12. AOYAMA M, NAKAYAMA Y, AWAI K, et al. A simple method for accurate liver volume estimation by use of curve-fitting: a pilot study［J］. Radiol Phys Technol, 2013, 6（1）: 180-186.

13. ROLOFF A M, HEISS P, SCHNEIDER TP, et al. Accuracy of simple approaches to assessing liver volume in radiological imaging［J］. Abdom Radiol（NY）, 2016, 41（7）: 1293-1299.

14. SATO H, TAKASE S, TAKADA A. Changes in liver and spleen volumes in alcoholic liver disease［J］. J Hepatol, 1989, 8（2）: 150-157.

15. POPE MC, OLSON MC, FLICEK KT, et al. Chemotherapy-associated liver morphological changes in hepatic metastases（CALMCHeM）［J］. Diagn Interv Radiol, 2023, 29（4）: 571-578.

16. BEZERRA AS, D'IPPOLITO G, CALDANA RP, et al. Differentiating Cirrhosis and Chronic Hepatosplenic Schistosomiasis Using MRI［J］. AJR Am J Roentgenol, 2008, 190（3）: W201-W207.

17. MAMONE G, CORTIS K, SARAH A, et al. Hepatic morphology abnormalities: beyond cirrhosis［J］. Abdom Radiol（NY）, 2018, 43（7）: 1612-1626.

18. YASUKAWA K, SHIMIZU A, IKEGAMI T, et al. Innovative formulae for the estimation of standard liver volume in the era of widespread imaging analysis software［J］. Clin Transplant, 2023, 37（6）: e14976.

19. FRITSCHY P, ROBOTTI G, SCHNEEKLOTH G, et al. Measurement of liver volume by ultrasound and computed tomography［J］. J Clin Ultrasound, 1983, 11（6）: 299-303.

20. MOJTAHED A, NÚÑEZ L, CONNELL J, et al. Repeatability and reproducibility of deep-learning-based liver volume and Couinaud segment volume measurement tool［J］. Abdom Radiol（NY）, 2022, 47（1）: 143-151.

21. 倪程, 胡道予, 谭必勇, 等. 肝右叶发育不良的 CT 及 MRI 诊断［J］. 放射学实践, 2014, 29（10）: 1180-1182.

22. 谭明洁, 刘晖, 丁惠国. 特发性非肝硬化门静脉高压症的肝脏病理及影像特征［J］. 世界华人消化杂志, 2022, 30（16）: 729-734.

23. SEIJO S, REVERTER E, MIQUEL R, et al. Role of hepatic vein catheterisation and transient elastography in the diagnosis of idiopathic portal hypertension［J］. Dig Liver Dis, 2012, 44（10）: 855-860.

24. GLATARD AS, HILLAIRE S, D'ASSIGNIES G, et al. Obliterative portal venopathy: findings at CT imaging［J］. Radiology, 2012, 263（3）: 741-750.

25. MATSUTANI S, MARUYAMA H, AKIIKE T, et al. Study of portal vein thrombosis in patients with idiopathic portal hypertension in Japan［J］. Liver Int, 2005, 25（5）: 978-983.

26. FIEL MI, SCHIANO TD. Idiopathic noncirrhotic portal hypertension［J］. Semin Diagn Pathol, 2019, 36（6）: 395-403.

27. BANSAL V, GUPTA P, SINHA S, et al. Budd-Chiari syndrome: imaging review［J］. Br J Radiol, 2018, 91（1092）: 20180441.

28. DAS CJ, SONEJA M, TAYAL S, et al. Role of radiological imaging and interventions in management of Budd-Chiari syndrome［J］. Clin Radiol, 2018, 73（7）: 610-624.

29. CZLONKOWSKA A, LITWIN T, DUSEK P, et al. Wilson disease［J］. Nat Rev Dis Primers, 2018, 4（1）: 21.

30. JOOSSE ME, SCHIPPER ME, Libbrecht L, et al. Recurrent cholangitis in a 65-year-old man.Biliary papillomatosis［J］. Gut, 2015, 64（6）: 883-910.

31. PERRICONE G, VANZULLI A.Education and imaging. Hepatology: "central dot sign" of Caroli syndrome［J］. J Gastroenterol Hepatol, 2015, 30（2）: 234.

32. YONEM O, BAYRAKTAR Y.Clinical characteristics of Caroli's disease［J］. World J Gastroenterol, 2007, 13（13）: 1930-1933.

33. VUPPALANCHI R, SAXENA R, STORNIOLO AMV, et al. Pseudocirrhosis and liver failure in patients with metastatic breast cancer after treatment with palbociclib［J］. Hepatology, 2017, 65（5）: 1762-1764.

34. KOVAČ JD, WEBER MA. Primary Biliary Cirrhosis and Primary Sclerosing Cholangitis: an Update on MR Imaging Findings with Recent Developments［J］. J Gastrointestin Liver Dis, 2016, 25（4）: 517-524.

35. VENKATESH SK, WELLE CL, MILLER FH, et al. Reporting standards for primary sclerosing cholangitis

using MRI and MR cholangiopancreatography：guidelines from MR Working Group of the International Primary Sclerosing Cholangitis Study Group［J］. Eur Radiol，2022，32（2）：923-937.

36. HUBER A，EBNER L，HEVERHAGEN JT，et al. State-of-the-art imaging of liver fibrosis and cirrhosis：A comprehensive review of current applications and future perspectives［J］. Eur J Radiol Open，2015，2：90-100.

37. 汤珊，郑素军，段钟平. 欧洲肝病学会《血色病临床实践指南》推荐意见［J］. 中华肝脏病杂志，2022，30（9）：934-938.

38. 王儒阳，吴思嘉，佟静，等. Wilson's 病影像学特征［J］. 实用肝脏病杂志，2020，23（2）：159-162.

39. 张有益，罗新，冯军，等. 慢性血吸虫肝病的 CT 表现（附 108 例报告）［J］. 实用放射学杂志，2006，22（4）：505-506.

40. 杨文广，汪海滔，牛雪花，等. 晚期血吸虫肝硬化并发肝癌的临床及 CT 影像特征［J］. 临床荟萃，2013，28（8）：923-926.

41. 罗文萍，马红，赵新颜. 肝血管病的病理学特征及鉴别诊断要点［J］. 临床肝胆病杂志，2018，34（11）：2289-2294.

42. KHANDURI S，MALIK S，KHAN N，et al. Beaver Tail Liver：A Hepatic Morphology Variant［J］. Cureus，2021，13（7）：e16327.

43. XIANG H，HAN J，RIDLEY WE，et al. Beaver tail liver：Anatomic variant［J］. J Med Imaging Radiat Oncol，2018，62 Suppl 1：57.

44. MD NOH MSF，MUHAMMAD SJSS. Beaver in the liver［J］. Pan Afr Med J，2017，27：138.

45. ROGULJ M，BRZICA K，IVANCIC M，et al. Beaver tail liver on pediatric chest X-ray［J］. Radiol Case Rep，2022，17（12）：4780-4783.

46. YILDIRIM M. Focal steatosis in the beaver tail liver［J］. Balkan Med J，2023，40（2）：139-140.

47. 张国梁，纪尚年，安丰新. 獭尾肝的 CT 和 MRI 诊断（附 40 例分析）［J］. 医学影像学杂志，2010，20（8）：1217-1218.

48. JOSEJV，RAJESHGN，JAYAKUMARH. A rare case of left diaphragmatic palsy with beaver tail anomaly of liver mimicking pericardial hematoma［J］. IHJ Cardiovascular Case Reports（CVCR），2020：1-4.

49. AMPANOZI G，FLACH PM，RUDER TD，et al. Differentiation of hemopericardium due to ruptured myocardial infarction or aortic dissection on unenhanced postmortem computed tomography［J］. Forensic Sci Med Pathol，2017，13（2）：170-176.

50. XIANG H，HAN J，RIDLEY WE，et al. Scalloping of the liver：Pseudomyxoma peritonei［J］. J Med Imaging Radiat Oncol，2018，62 Suppl 1：103.

51. SCHATTNER A，GOTLER J. Scalloping of the Liver［J］. J Gen Intern Med，2015，30（12）：1884-1885.

52. ALLART K，SABBAGH C，REGIMBEAU JM. Liver scalloping：Pseudomyxoma peritonei liver compression［J］. J Visc Surg，2019，156（1）：75-76.

53. Scalloping of liver in a patient with ascites：pseudomyxoma peritonei［J］. J Clin Exp Hepatol，2013，3（1）：87.

54. HOTTA M，MINAMIMOTO R，GOHDA Y，et al. Pseudo-myxoma peritonei：visceral scalloping on CT is a predictor of recurrence after complete cytoreductive surgery［J］. Eur Radiol，2020，30（8）：4193-4200.

55. SHARMA V，BHATIA A，MALIK S，et al. Visceral scalloping on abdominal computed tomography due to abdominal tuberculosis［J］. Ther Adv Infect Dis，2017，4（1）：3-9.

56. 李娜，李佳娜，郭丰昌，等. 腹膜假性黏液瘤误诊为肝硬化腹腔积液 1 例报告［J］. 临床肝胆病杂志，2019，35（5）：1079-1080.

57. 申晓旭，吴亚云. 腹膜假性黏液瘤误诊为肝硬化腹腔积液 2 例报告［J］. 临床肝胆病杂志，2017，33（5）：937-939.

58. 陈治光，王学梅. 低级别与高级别腹膜假性黏液瘤的临床病理与超声特征分析［J］. 中国临床医学影像杂志，2021，32（12）：873-875.

59. 刘洋，杨君，李丽，等. 恶性腹膜间皮瘤肝转移一例报告并文献复习［J］. 北京医学，2021，43（12）：1181-1183.

60. 杨晓煌，王云华. 腹膜继发肿瘤的影像诊断［J］. 国际医学放射学杂志，2017，40（1）：56-60.

61. PANICK C EP，WARD RP，COPP C，et al. Hepatic capsular retraction：an updated MR imaging review［J］. Eur J Radiol，2019，113：15-23.

62. MAMONE G，MARRONE G，CARUSO S，et al. Intrahepatic mass-forming cholangiocarcinoma：enhancement pattern on Gd-BOPTA-MRI with emphasis of hepatobiliary phase［J］. Abdom Imaging，2015，40：2313-2322.

63. TAN GXV，MIRANDA R，SUTHERLAND T. Causes of hepatic capsular retraction：a pictorial essay［J］. Insights Imaging，2016，7：831-840.

64. 周康荣，严福华，曾蒙苏. 腹部 CT 诊断学［M］. 上海：复旦大学出版社，2011.

65. MICHAEL PF. Diagnostic Imaging：Abdomen［M］. Netherlands：ELSEVIER，2004.

66. 卢光明. 临床 CT 鉴别诊断学［M］. 南京：江苏科学技术出版社，2011.

67. HOLGER P. The Encyclopedia of Medical Imaging［M］. Sweden：The NICER Institute，1999.

68. 冯晓源. 现代医学影像学［M］. 上海：复旦大学出版社，2016.

69. 白人驹，张雪林医学影像诊断学［M］. 北京：人民卫生出版社，2010.

70. 王维平. 核心放射学：影像诊断图解教程［M］. 北京：人

民卫生出版社,2017.

71. HOLGER P.放射学综合性教科书[M].瑞典:The NICER Institute,1995.

72. 宋彬.肝脏常见病变的影像诊断思路[J].放射学实践, 2017,32(02):114-117.

73. 柯子良,刘玉兰.肝窦阻塞综合征研究进展[J].中华肝脏病杂志,2022,30(12):1298-1303.

74. 村上卓道.肝脏影像诊断图谱:从关键征象到鉴别诊断 [M].龚向阳,王振,译.北京:科学出版社,2020.

75. 中华医学会放射学分会传染病影像学组,中国医师协会放射医师分会感染影像专委会.肝包虫病影像学诊断专家共识[J].中华放射学杂志,2021,55(1):5-11.

76. 金征宇.中华影像医学肝胆胰脾卷[M].3版.北京:人民卫生出版社,2019.

77. FURLAN A,MARIN D,BAE KT,et al. Focal liver lesions hyperintense on T1-weighted magnetic resonance images [J]. Semin Ultrasound CT MR,2009,30(5):436-449.

78. 金征宇,龚启勇.医学影像学[M].3版.北京:人民卫生出版社,2015.

79. CALISTRI L,MARAGHELLI D,NARDI C,et al. Magnetic resonance imaging of inflammatory pseudotumor of the liver: a 2021 systematic literature update and series presentation [J]. Abdom Radiol(NY),2022,47(8):2795-2810.

80. AVERBUKH LD,WU DC,CHO WC,et al. Biliary Mucinous Cystadenoma: A Review of the Literature[J]. J Clin Transl Hepatol,2019,7(2):149-153.

81. OLDHAFER KJ,HABBEL V,HORLING K,et al. Benign Liver Tumors[J]. Visc Med,2020,36(4):292-303.

82. RAZUMILAVA N,GORES GJ.Cholangiocarcinoma[J]. Lancet,2014,383(9935):2168-2179.

83. LI J,LIANG P,ZHANG D,et al. Primary carcinosarcoma of the liver: imaging features and clinical findings in six cases and a review of the literature[J]. Cancer Imaging,2018, 18(1):7.

84. OLDHAFER KJ,HABBEL V,HORLING K,et al. Benign liver tumors[J]. Visc Med,2020,36(4):292-303.

85. CURVO-SEMEDO L,BRITO JB,SECO MF.The hypointense liver lesion on T2-weighted MR images and what it means[J]. Radiographics,2010,30(1):e38.

86. 王志业,霍福涛.MRI-T₂WI 表现为低信号的肝脏病变的病因与机制[J].河北医药,2011,33(23):3628-3630.

87. TEKATH M,KLOTZ T,MONTORIOL PF,et al. Fat-containing lesions of the liver: a pictorial essay[J]. Diagn Interv Imaging,2015,96(2):201-211.

88. COSTA AF,THIPPHAVONG S,ARNASON T,et al. Fat-containing liver lesions on imaging: detection and differential diagnosis[J]. AJR Am J Roentgenol,2018, 210(1):68-77.

89. CHUNG AD. Fat-containing lesions of the liver: a review of differential diagnoses[J]. Can Assoc Radiol J,2020, 71(1):12-18.

90. PRASAD SR,WANG H,ROSAS H,et al. Fat-containing lesions of the liver: radiologic-pathologic correlation[J]. Radiographics,2005,25(2):321-331.

91. GIAMBELLUCA D,CANNELLA R,CARUANA G,et al. "Nodule-in-nodule" architecture of hepatocellular carcinoma[J]. Abdom Radiol(NY),2019,44(7):2671-2673.

92. CHERNYAK V,TANG A,FLUSBERG M,et al. LI-RADS (®) ancillary features on CT and MRI[J]. Abdom Radiol(NY),2018,43(1):82-100.

93. KOVAČ JD,MILOVANOVIĆ T. "MRI periportal halo sign" in primary biliary cirrhosis[J]. Abdom Radiol (NY),2023,48(4):1556-1557.

94. DRESSEL-BÖHM S,RICHTER H,KIRCHER PR,et al. Hypoattenuating periportal halo on CT in a patient population can occur in presence of a variety of diseases [J]. PLoS One,2022,17(1):e0260436.

95. VENKATASAMY A,MINAULT Q,VEILLON F.The cluster sign[J]. Abdom Radiol(NY),2018,43(10): 2890-2891.

96. LIU X,YU H,ZHANG Z,et al. MRI appearances of hepatic epithelioid hemangioendothelioma: a retrospective study of 57 patients[J]. Insights Imaging,2022,13(1): 65.

97. ALOMARI AI. The lollipop sign: a new cross-sectional sign of hepatic epithelioid hemangioendothelioma[J]. Eur J Radiol,2006,59(3):460-464.

98. MURTHA-LEMEKHOVA A,FUCHS J,SCHULZ E,et al. Scirrhous hepatocellular carcinoma: systematic review and pooled data analysis of clinical,radiological,and histopathological features[J]. J Hepatocell Carcinoma, 2021,8:1269-1279.

99. GRANATA V,CATALANO O,FUSCO R,et al. The target sign in colorectal liver metastases: an atypical Gd-EOB-DTPA "uptake" on the hepatobiliary phase of MR imaging [J]. Abdominal Imaging,2015,40(7):2364-2371.

100. SALEH M,VIRARKAR M,BURA V,et al. Intrahepatic cholangiocarcinoma: pathogenesis,current staging,and radiological findings[J]. Abdom Radiol(NY),2020, 45(11):3662-3680.

101. 温浩,吐尔干艾力·阿吉,邵英梅.肝两型包虫病诊断与治疗专家共识(2019版)[J].中华消化外科杂志, 2019(8):711-721.

102. 刘文亚,蒋奕,王健.肝包虫病影像学诊断专家共识 [J].临床肝胆病杂志,2021,37(4):792-797.

103. ALGHOFAILY KA,SAEEDAN MB,ALJOHANI IM, et al. Hepatic hydatid disease complications: review of imaging findings and clinical implications[J]. Abdom Radiol(NY),2017,42(1):199-210.

104. DANE B,SHANBHOGUE K,MENIAS CO,et al. The humbling hemangioma:uncommon CT and MRI imaging features and mimickers of hepatic hemangiomas [J]. Clin Imaging,2021,74:55-63.

105. MATHEW RP,SAM M,RAUBENHEIMER M,et al. Hepatic hemangiomas:the various imaging avatars and its mimickers [J]. Radiol Med,2020,125(9):801-815.

106. PORRELLO G,MAMONE G,MIRAGLIA R. Budd-Chiari Syndrome Imaging Diagnosis:State of the Art and Future Perspectives [J]. Diagnostics(Basel),2023,13(13):2256.

107. 彭涛,张国艳,刘玉兰.布-加综合征,肝血窦阻塞综合征与肝硬化的鉴别[J].临床肝胆病杂志,2011,27(10):6.

108. Wang L,Lu JP,Wang F,et al. Diagnosis of Budd-Chiari syndrome:three-dimensional dynamic contrast enhanced magnetic resonance angiography [J]. Abdom Imaging,2011,36(4):399-406.

109. 朱红丽,黄益龙,罗保发等.增强CT和MRI轮辐征在诊断肝脏局灶性结节增生中的价值[J].临床放射学杂志,2022,41(3):484-488.

110. 中华医学会放射学分会传染病影像学组,中华医师协会放射医师分会感染影像专委会.肝包虫病影像学诊断专家共识[J].中华放射学杂志,2021,55(1):1005-1201.

111. KANG TW,JEONG WK,KIM YY,et al. Comparison of super-resolution US and contrast material-enhanced US in detection of the spoke wheel sign in patients with focal nodular hyperplasia [J]. Radiology,2021,298(1):82-90.

112. TAGUCHI T,KOHSAKI T."Starry Sky" appearance from multiple biliary hamartomas [J]. N Engl J Med,2020,382(16):e33.

113. NEUBERT Z,MIRHOSENI N,LAWSON RD. A starry sky liver:Klebsiella pneumoniae septic shock caused by infected multiple biliary hamartomas [J]. Gastrointest Endosc,2020,91(5):1205-1207.

114. BISE S,FRULIO N,HOCQUELET A,et al. New MR features improve subtype classification of hepatocellular adenoma [J]. Eur Radiol,2019,29(5):2436-2447.

115. TSE JR,FELKER ER,NAINI BV,et al. Hepatocellular adenoma:Molecular Basis and Multimodality Imaging Update [J]. Radiographics,2023,43(3):e220134.

116. AALTEN SM,THOMEER M GJ,TERKIVATAN T,et al. Hepatocellular adenoma:correlation of MR imaging findings with pathologic subtype classification [J]. Radiology,2011,261(1):172-181.

117. HUANG B,WU L,LU XY,et al. Small intrahepatic cholangiocarcinoma and hepatocellular carcinoma in cirrhotic livers may share similar enhancement patterns at multiphase dynamic MR imaging [J]. Radiology,2016,281(1):150-157.

118. 郭启勇.实用放射学[M].4版.北京:人民卫生出版社,2020.

119. WANG H,YANG C,RAO S,et al. MR imaging of hepatocellular adenomas on genotype-phenotype classification:A report from China [J]. Eur J Radiol,2018,100:135-141.

120. EUROPEAN ASSOCIATION FOR THE STUDY OF THE LIVER(EASL). EASL clinical practice guidelines on the management of benign liver tumours [J]. J Hepatol,2016,65(2):386-398.

121. HUANG B,WU L,LU XY,et al. Small intrahepatic cholangiocarcinoma and hepatocellular carcinoma in cirrhotic livers may share similar enhancement patterns at multiphase dynamic MR imaging [J]. Radiology,2016,281(1):150-157.

122. 覃夏丽,赵凡玉,杨朋,等.肝脏局灶性慢性炎性病变的影像及病理对照分析[J].实用放射学杂志,2022,38(5):755-758.

123. 黄召弟,向颖,孟祥水,等.肝细胞癌MRI延迟强化特征与纤维组织分布的关系[J].中华放射学杂志,2017,51(3):183-187.

124. 郭丽娟.肝内胆管细胞癌与不典型肝细胞癌MRI延迟期强化差异及其与纤维组织关系的对照研究[D].济南:山东大学,2018.

125. 杨晓燕,王明亮,陈伶俐,等.硬化型肝细胞癌与普通型肝细胞癌的临床及磁共振成像对照分析[J].中华肝胆外科杂志,2022,28(8):618-620.

126. 丁怀银,孙晓东,朱西琪,等.无胆管扩张的肝内胆管细胞癌的MRI特征及其病理基础[J].中华放射学杂志,2015(2):113-116.

127. 朱璐珑,曹代荣,王明亮,等.肝脏上皮样血管内皮瘤MRI征象[J].中国医学影像技术,2018,34(7):1046-1049.

128. 刘晓伟,王婷婷,温辉,等.肝脏炎性肌纤维母细胞瘤病理特点及CT、MRI影像征象分析[J].中国CT和MRI杂志,2022(2):84-86.

129. XIAO Y,ZHOU S,MA C,et al. Radiological and histopathological features of hepatic inflammatory myofibroblastic tumour:analysis of 10 cases [J]. Clin Radiol,2013,68(11):1114-1120.

130. COLAGRANDE S,CENTI N,GALDIERO R,et al. Transient hepatic intensity differences:part 1,Those associated with focal lesions [J]. AJR Am J Roentgenol,2007,188(1):154-159.

131. 裴贻刚,胡道予.肝脏一过性灌注异常的MSCT表现及其原因探讨[J].放射学实践,2010,25(7):776-779.

132. 甘甜.肝脏异常灌注的CT表现与机制分析[D].泰安:泰山医学院,2015.

133. 吕蓉,张翔,于长路.肝脏灌注异常的动态增强 CT 表现及其可能原因(附 56 例病例分析)[J].实用放射学杂志,2010,26(12):1764-1767.

134. MAHFOUZ AE,HAMM B,WOLF KJ. Peripheral washout:a sign of malignancy on dynamic gadolinium-enhanced MR images of focal liver lesions [J]. Radiology,1994,190(1):49-52.

135. OZAKI K,HIGUCHI S,KIMURA H,et al. Liver metastases:correlation between imaging features and pathomolecular environments [J]. Radiographics,2022,42(7):1994-2013.

136. ALESSANDRINO F,MILLO N,YEE EU,et al. The "peripheral washout sign" in focal hepatic lesions:not always an MRI sign of malignancy [J]. Clin Imaging,2015,39(5):923-927.

137. SHI D,MA L,ZHAO D,et al. Imaging and clinical features of primary hepatic sarcomatous carcinoma [J]. Cancer Imaging,2018,18(1):36.

138. 黄绍翠,黎良山,刘传现,等.肝脏上皮样血管平滑肌脂肪瘤 MRI 影像学特征及误诊分析[J].肝胆胰外科杂志,2022,34(5):279-282.

139. 冯少美,林跃辉,刘海迪,等.原发性肝脏淋巴瘤的 CT、MRI 影像学特点及其临床诊断价值分析[J].中国 CT 和 MRI 杂志,2022,20(07):98-100.

140. XIAO Y,ZHOU S,MA C,et al. Radiological and histopathological features of hepatic inflammatory myofibroblastic tumour:analysis of 10 cases [J]. Clin Radiol,2013,68(11):1114-1120.

141. ZHOU L,CUI MY,XIONG J,et al. Spectrum of appearances on CT and MRI of hepatic epithelioid hemangioendothelioma [J]. BMC Gastroenterol,2015,15:69.

142. GAN LU,CHANG R,JIN H,et al. Typical CT and MRI signs of hepatic epithelioid hemangioendothelioma [J]. Oncol Lett,2016,11(3):1699-1706.

143. PORRELLO G,MAMONE G,MIRAGLIA R.Budd-Chiari syndrome omaging diagnosis:state of the art and future perspectives [J]. Diagnostics(Basel),2023,13(13):2256.

144. ZHOU H,WANG YX,LOU HY,et al. Hepatic sinusoidal obstruction syndrome caused by herbal medicine:CT and MRI features [J]. Korean J Radiol,2014,15(2):218-25.

145. 俞傲,吕维富,周春泽,等.肝窦阻塞综合征 CT 和 MRI 表现[J].中国介入影像与治疗学,2020,17(4):220-223.

146. HELMY A. Review article:updates in the pathogenesis and therapy of hepatic sinusoidal obstruction syndrome [J]. Aliment Pharmacol Ther,2006,23(1):11-25.

147. MAVRIKOU I,CHATZIDIMITRIOU D,SKOURA L,et al. Molecular advances in sinusoidal obstruction syndrome/veno-occlusive disease [J]. Int J Mol Sci,2023,24(6):5620.

148. DELEVE LD,SHULMAN HM,MCDONALD GB.Toxic injury to hepatic sinusoids:sinusoidal obstruction syndrome(veno-occlusive disease)[J]. Semin Liver Dis,2002,22(1):27-42.

149. DALLE JH,GIRALT SA. Hepatic veno-occlusive disease after hematopoietic stem cell transplantation:risk factors and stratification,prophylaxis,and treatment [J]. Biol Blood Marrow Transplant,2016,22(3):400-409.

150. GARCIA-PAGÁN JC,VALLA DC. Primary Budd-Chiari syndrome [J]. N Engl J Med,2023,388(14):1307-1316.

151. MARTENS P,NEVENS F. Budd-Chiari syndrome [J]. United European Gastroenterol J,2015,3(6):489-500.

152. VALLA D C. Budd-Chiari syndrome/hepatic venous outflow tract obstruction [J]. Hepatol Int,2018,12:168-180.

153. ABDOMINAL STUDY GROUP,CHINESE SOCIETY OF RADIOLOGY,CHINESE MEDICAL ASSOCIATION. Expert consensus on clinical application of hepatobiliary-specific MRI contrast agent Gd-EOB-DTPA [J]. J Clin Hepatol,2016,32(12):2236-2241.

154. RENZULLI M,BISELLI M,BROCCHI S,et al. New hallmark of hepatocellular carcinoma,early hepatocellular carcinoma and high-grade dysplastic nodules on Gd-EOB-DTPA MRI in patients with cirrhosis:a new diagnostic algorithm [J]. Gut,2018,67(9):1674-1682.

155. FUJITA N,NISHIE A,ASAYAMA Y,et al. Hyperintense liver masses at hepatobiliary phase gadoxetic acid-enhanced MRI:imaging appearances and clinical importance [J]. Radiographics,2020,40(1):72-94.

156. KIM TH,WOO S,EBRAHIMZADEH S,et al. Hepatic adenoma subtypes on hepatobiliary phase of gadoxetic acid-enhanced MRI:systematic review and meta-analysis [J]. AJR Am J Roentgenol,2023,220(1):28-38.

157. LEE S,KIM YY,SHIN J,et al. Liver imaging reporting and data system version 2018 category 5 for diagnosing hepatocellular carcinoma:an updated meta-analysis [J]. Eur Radiol,2024,34(3):1502-1514.

158. BEAUFRÈRE A,CALDERARO J,PARADIS V. Combined hepatocellular-cholangiocarcinoma:an update [J]. J Hepatol,2021,74(5):1212-1224.

159. LeGout JD,Bolan CW,Bowman AW,et al. Focal nodular hyperplasia and focal nodular hyperplasia-like lesions [J]. Radiographics,2022,42(4):1043-1061.

160. YONEDA N,MATSUI O,KITAO A,et al. Benign hepatocellular nodules:hepatobiliary phase of gadoxetic acid-enhanced MR imaging based on molecular background[J]. Radiographics,2016,36(7):2010-2027.

161. 翟丽娟，邢飞，朱文静等. Gd-EOB-DTPA增强MRI肝胆期弥漫性门静脉周围高信号的影像表现分型及临床意义［J］. 临床放射学杂志，2023，42（01）：72-76.

162. BASSAM A，JAD EL H，THIERRY Y，et al. Hepatic portal venous gas：physiopathology，etiology，prognosis and treatment［J］. World J Gastroenterol，2009，15（29）：3585-3590.

163. Joseph Latham，Gayan Nanayakkara. A case report on hepatic portal venous gas（HPVG）［J］. Cureus，2022，14（10）：e30689.

164. WAI CS，KEVIN YL，DOMINIC B. Hepatic portal venous gas［J］. Clin Case Rep，2015，3（6）：518-519.

165. KEVIN M，ALASTAIR C，TOM D. Hepatic portal venous gas-three non-fatal cases and review of the literature［J］. Ulster Med J，2012，81（2）：74-78.

166. MUSTURAY K，MITHAT H，ERHAN A，et al. Multidetector CT and MRI findings in periportal space pathologies［J］. Eur J Radiol，2007，61（1）：3-10.

167. LAWSON TL，THORSEN MK，ERICKSON SJ，et al. Periportal halo：a CT sign of liver disease［J］. Abdom Imaging，1993，18（1）：42-46.

168. MACRANDER SJ，LAWSON TL，FOLEY WD，et al. Periportal tracking in hepatic trauma：CT features［J］. J Comput Assist Tomogr，1989，13（6）：952-957.

169. SHINTARO K，YUKINORI H，TARO S. Periportal halo in a patient with right atrial myxoma［J］. QJM，2023，116（8）：710-711.

170. 宋彬，严福华. 中华影像医学-肝胆胰脾卷［M］. 3版. 北京：人民卫生出版社，2019.

171. 莫友发，张礼鹃，李想良，等. 门静脉和肠系膜上静脉血栓形成的CT、MRI诊断［J］. 中华肝胆外科杂志，2007，13（01）：22-24.

172. 冉慕光，刘林，陈圣欢等. 肝癌合并肝动-静脉瘘的多排螺旋CT表现与血管造影对照观察［J］. 影像诊断与介入放射学，2009，18（03）：141-143.

173. 中华医学会放射学分会介入学组. 经颈静脉肝内门体分流术专家共识［J］. 临床肝胆病杂志，2017，33（7）：1218-1228.

174. 肖景坤，吕维富，周春泽，等. 原发性肝癌伴动静脉瘘介入栓塞治疗62例回顾性分析［J］. 介入放射学杂志，2014，23（8）：683-687.

175. 陈光文，宋彬，陈坼桃，等. 淤血性肝硬变的MSCT、MRI诊断价值［J］. 中国普外基础与临床杂志，2009，16（6）：495-499.

176. 中华医学会消化病学分会肝胆疾病协作组. 吡咯生物碱相关肝窦阻塞综合征诊断和治疗专家共识意见［J］. 中华消化内镜杂志，2017，34（8）：533-542.

177. 刘璐，张玮，诸葛宇征. 肝窦阻塞综合征诊断标准综述［J］. 中华肝脏病杂志，2020，28（12）：1064-1068.

178. 蔡璇，张晓辉. 造血干细胞移植后肝窦阻塞综合征研究进展［J］. 中华血液学杂志，2021，42（12）：1052-1056.

第四章　胆道系统影像常见征象

第一节　胆道病变

一、肝内胆管扩张

【定义】

左、右肝管,肝叶胆管和肝段胆管分别称为一级胆管、二级胆管和三级胆管,呈树突状分布。正常的左、右肝管直径分别约为 3.5mm 和 3.3mm。如果左、右肝管直径大于正常,且/或二级或三级胆管变宽,称为"肝内胆管扩张"。

【病理基础】

肝内胆管扩张可分为先天性和继发性。

（一）先天性肝内胆管扩张

先天性肝内胆管扩张（congenital intrahepatic duct dilatation）又称 Caroli 病,是一种罕见的疾病,是由于肝内胆管的节段性和交通性囊状或囊性扩张引起的胆管板异常重塑所致,属于先天性胆管囊肿,对应

于 Todani 先天性胆管囊肿分类中的 V 型。Caroli 病也可能与先天性肝纤维化(可导致门静脉高压而无肝功能不全)和/或肾脏疾病(从肾小管扩张到多囊肾病)相关,称为 Caroli 综合征。先天性肝内胆管扩张分类见图 4-1-1。

具体分型如下:

1. 先天性胆管扩张 Todani 分型中分为 5 型

Ⅰa 型胆总管囊状扩张,Ⅰb 型胆总管局限性扩张,Ⅰc 型肝外胆管弥漫性梭状扩张;Ⅱ型胆总管十二指肠上段形成向外突出的憩室;Ⅲ型为胆总管膨出型,胆总管远端向十二指肠腔内乳头状膨出;Ⅳa 型肝内外胆管同时出现的囊状扩张,Ⅳb 型仅肝外胆管多发性囊状扩张;V 型仅为肝内胆管囊状扩张,又称 Caroli 病。

2. 国内董家鸿等将先天性肝内胆管扩张病分为 2 型

（1）Ⅰ型:单纯型,仅表现为肝内胆管节段性扩张,无先天性肝纤维化,肝硬化和门静脉高压,常伴

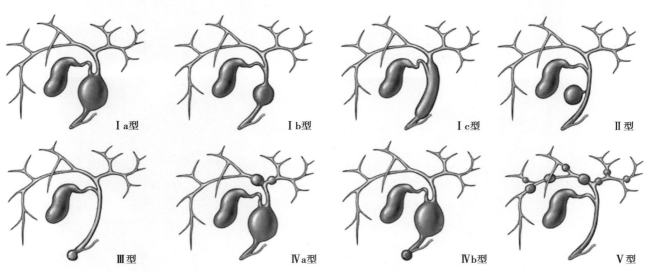

图 4-1-1　Todani 分类示意图

Ⅰa 型:胆总管囊状扩张;Ⅰb 型:胆总管局限性扩张;Ⅰc 型:肝外胆管弥漫性梭状扩张;Ⅱ型:胆总管憩室样扩张;Ⅲ型:胆总管十二指肠壁内段扩张,又称为胆总管末端囊肿;Ⅳa 型:肝内外胆管多发性囊状扩张;Ⅳb 型:仅肝外胆管多发性囊状扩张;V 型:肝内胆管单发或多发性囊状扩张,即 Caroli 病。

有胆汁淤积,胆管结石形成及反复发作的胆管炎。病理上多呈肝内胆管局限性扩张,扩张胆管周围纤维增生及炎症细胞浸润。

（2）Ⅱ型:合并先天性肝纤维化型,又称弥漫型或 Caroli 综合征,常伴有脾肿大、门静脉高压。病理上常表现为双侧广泛的胆管扩张,多为肝内末端小胆管扩张,伴汇管区大量纤维组织增生、慢性炎症细胞浸润,肝内纤维化。肝实质细胞正常。

其中,国外报道多以Ⅱ型为主,国内报道多以Ⅰ型为主。

(二)继发性肝内胆管扩张

继发性肝内胆管扩张也称获得性肝内胆管扩张,是由疾病或获得性因素引起的。扩张发生是在原发疾病或易感因素之后;病变上方的胆管相对于先天性病例的局部扩张来说,呈现完全扩张;离病灶越近,扩张越明显。胆道梗阻后,胆道压力升高,接着是胆管扩张以降低胆道压力,胆管扩张程度与胆道压呈正相关,因此,任何可引起胆道压力升高的疾病或因素均可引起继发性肝内胆管扩张。肝内胆管扩张的常见原因有肝内胆管结石、肝内胆管炎、肝细胞癌合并胆道癌栓、肝内胆管细胞癌、肝门部胆管癌等。

除此之外,肝脏的介入治疗技术和放疗,如射频消融术、经动脉化疗栓塞的应用,也可造成肝内胆管扩张。这种扩张被认为是由射频消融术相关热损伤引起的胆管下游狭窄。随着技术的进步,如磁共振胆胰管成像(MRCP)提高了对肝内外胆管扩张的检出率。因此,肝内胆管扩张成为较为常见的影像征象。

【征象描述】

1. **X 线检查** 经皮穿刺肝胆道成像(PTC)、经内镜逆行胆胰管成像(ERCP)均可清楚显示肝内、外胆管扩张,表现为自肝门向肝外周,由大到小分布的扩张胆管,呈枯树枝状、残根状或软藤征;胆总管直径大于 1.1cm;扩张的胆管下端狭窄或截断。见图 4-1-2。

2. **CT 检查** 正常肝内胆管一般不能显示,如能显示,其直径也在 1~3mm 以下。当肝内胆管直径达 5mm,为轻度扩张;5~9mm 为中度扩张;>9mm 为重度扩张。表现为肝门、肝实质内呈树枝状分布的条带状低密度影,也可如枯枝状、残根状或软藤状;垂直走行的胆管在横断面上表现为多发圆形、类圆形

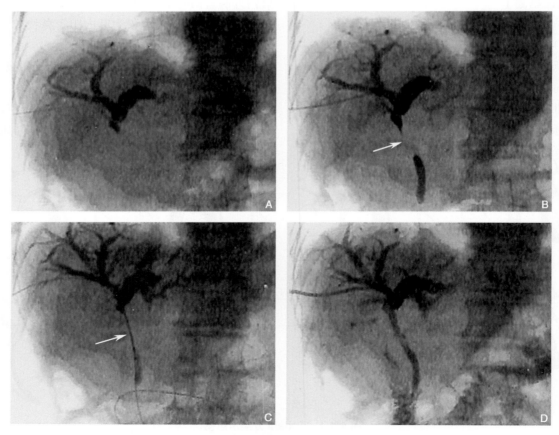

图 4-1-2 恶性胆道梗阻支架植入术

A. 穿刺针穿入扩张胆道后造影检查,显示胆管扩张;B. 造影显示狭窄的胆总管(白箭头);C. 经交换导丝置入胆道支架输送系统(白箭头);D. 支架释放后造影检查,见狭窄段恢复通畅。

低密度影;增强后,在强化的正常肝实质衬托下,对比显示无强化的扩张肝内胆管(图4-1-3)。

3. **MRI检查** 可见肝内胆管管径增大,T_1WI呈低信号,T_2WI呈高信号,见图4-1-4。MRCP可见从肝门至肝外周由大到小呈高信号的扩张胆管,并能多方位观察,扩张胆管下端可显示梗阻部位。

【相关疾病】

肝内、肝外胆管扩张常由胆道内外或胆道管壁出现的病变引起,同时引起肝内外胆管扩张内容在后续章节介绍,该节只列出常见导致肝内胆管扩张的相关疾病,见表4-1-1。

【分析思路】

继发性肝内胆道扩张的形成多与胆道不通畅有关,包括胆道腔外压迫、胆道腔壁肿物和胆道腔内病变因素。正确辨别何种原因所致肝内胆管扩张,有助于原发疾病的诊治。胆道阻塞是临床上的常见病、多发病,轻者只有碱性磷酸酶的升高而无临床症状,重者出现程度不同的阻塞性黄疸,可伴有腹痛、发热等其他表现。

可按以下分析思路:①判断梗阻的有无;②判断阻塞部位;③阻塞性质及原因。根据肝内胆管扩张的形态、分布,原发病灶的表现判断病因。恶性梗阻主要是肝内胆管癌、肝细胞癌并胆管癌栓和囊腺癌等,良性梗阻以感染、结石多见,也有相对特别的类型,多为先天性或遗传性疾病,如原发性硬化性胆管炎、囊性纤维病、先天性肝内胆道闭锁和Caroli病等。但Caroli病的肝内胆管扩张在未并发胆管结石时,并没有胆道阻塞。对于医源性改变,多需要结合患者的肝胆疾病治疗史。

【疾病鉴别】

肝内胆管扩张可由多种疾病引起,是肝胆影像中的常见征象。它通常表明肝内、外胆道某处出现梗阻,或者是先天性扩张。明确胆道梗阻的诊断思路有助于帮助影像科医生合理进行鉴别诊断。

1. **诊断思路**(图4-1-5)

2. **鉴别诊断** 识别扩张的肝内胆管时,需与以下情况鉴别:①肝内血管,CT平扫呈低密度,但其密度与腹主动脉和下腔静脉等血管一致,高于扩张胆

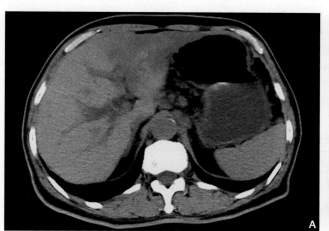
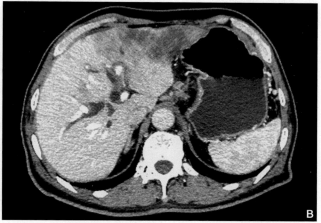
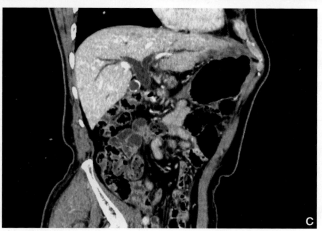

图4-1-3 胆管细胞癌

患者男,81岁,腹痛,影像上观察到胆囊结石,强化提示肝左叶胆管细胞癌。A、B. 平扫、静脉期均可显示扩张的肝内胆管呈树枝状低密度无强化影;C. 冠状位显示更加清楚,胆总管旁可见结石影。

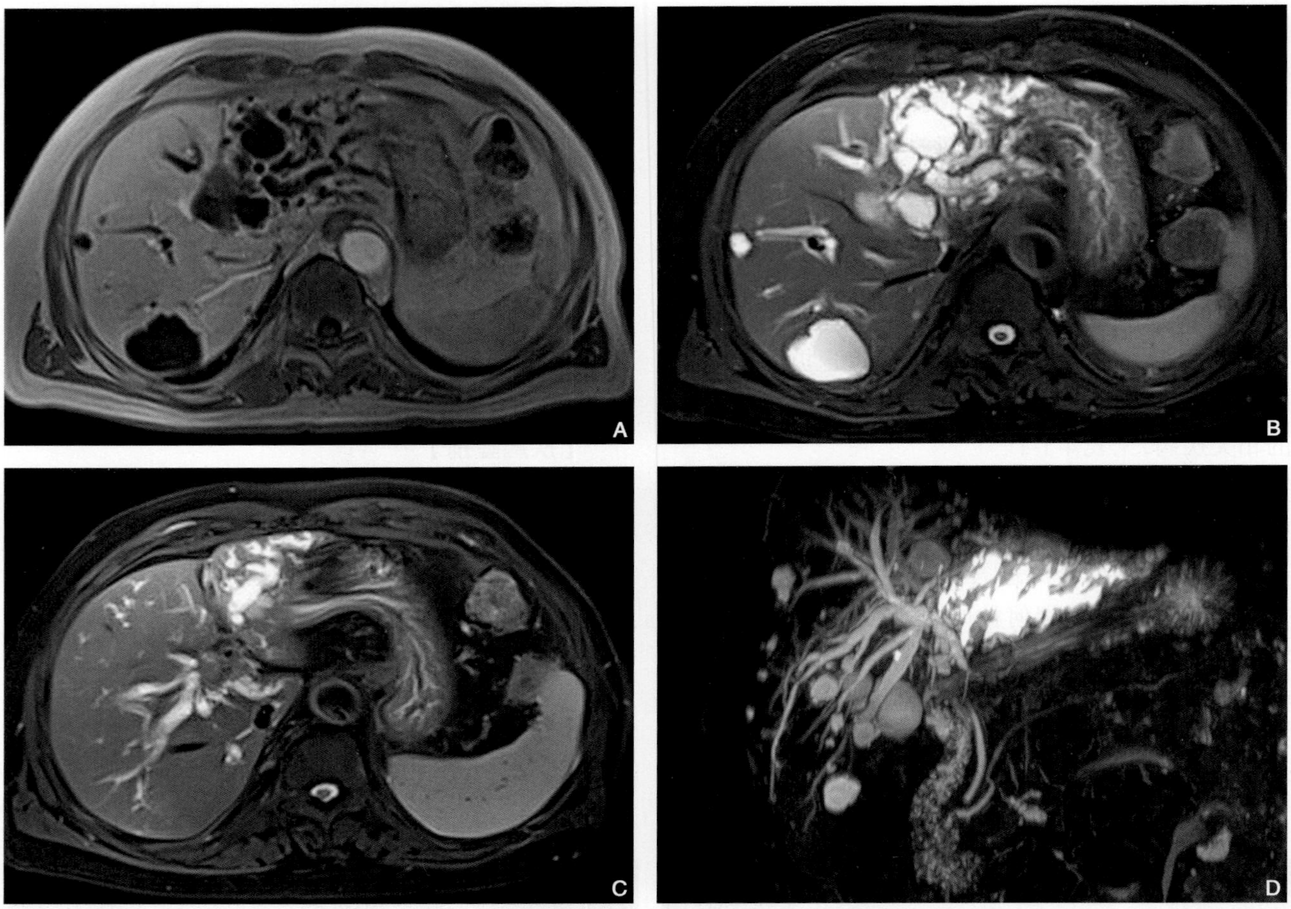

图 4-1-4　胆管细胞癌

患者男,76 岁,尿色加深,陶土色大便,皮肤瘙痒,肝门区及肝内占位,术后病理回报胆管细胞癌。A. 扩张的肝内胆管在 T₁WI 延迟期表现为无强化囊柱状低信号影;B. 在 T₂WI 压脂序列上为高信号,是胆管内潴留胆汁的表现;C. 肝管汇合处的肿块,肝右叶内肝管截断;D. T₂WI MIP 显示肝门区肿块,远端胆管扩张。

表 4-1-1　肝内胆管扩张相关疾病

良性病变	恶性病变	医源性改变	其他
肝内胆管结石	肝细胞癌合并胆管癌栓	射频消融术后	Caroli 病
肝内胆管炎	肝内胆管细胞癌	经动脉导管化疗栓塞术后	原发性硬化性胆管炎
胆管错构瘤	肝门部胆管癌	胆汁瘤	先天性肝内胆道闭锁
多发性肝囊肿	胆管乳头状瘤(癌前病变)	胆肠吻合口狭窄	囊性纤维病
胆道寄生虫	复发性化脓性胆管肝炎	放疗后扩张	退行性节段性肝内胆管扩张症
肝内胆管腺瘤	(癌前病变)		
胆管息肉	胆管囊腺瘤/癌		
胆管周围动脉瘤			

管内胆汁的液性密度,增强后肝内血管强化呈高密度;②因淋巴管阻塞造成的门静脉周围淋巴水肿,其密度同样高于胆管内的水样密度,且环绕门静脉,增强扫描可见门静脉周围鞘增厚,而非管状的胆管扩张。

（1）良性病变

1）肝内胆管结石:由于左肝管细长且与肝总管呈直角汇合,以及右前、后叶肝管与右肝管汇合部常有一转角,这些解剖特点可引起肝内胆汁引流不畅,是肝内胆管结石好发部位。一般肝实质内出现类圆形、管状、斑点状密度升高,按肝管走行分布,邻近有扩张肝管或较大的门脉分支结构(肝管与同名门脉分支伴行),则应考虑到肝内胆管结石的可能(图 4-1-6)。肝内胆管结石需与肝内钙化灶鉴别,二

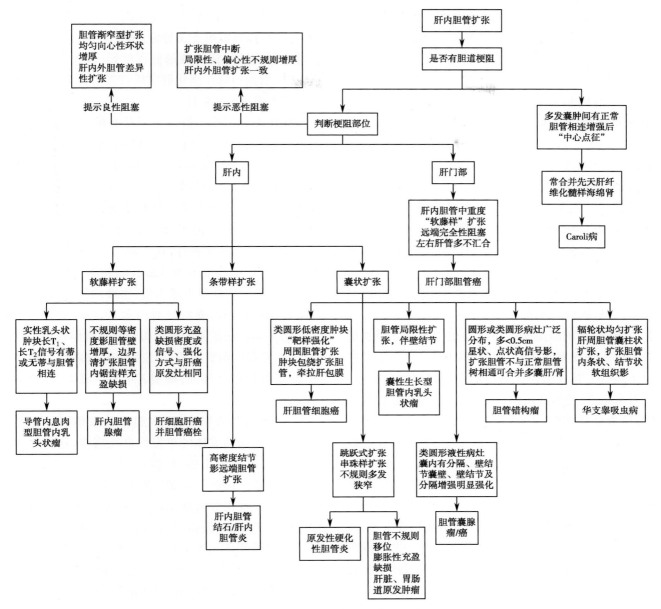

图 4-1-5　肝内胆管扩张诊断思路

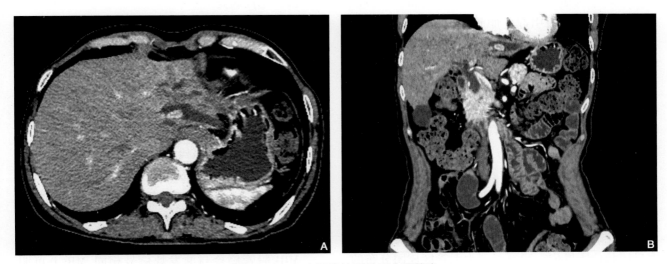

图 4-1-6　肝内胆管结石伴肝内胆管炎

患者女,66岁,肝内胆管结石多年,近期腹痛加重,寒战高热。A.肝左叶扩张胆管表现为低密度无强化的条带状影,胆管壁增厚强化,腔内见高密度结石影,伴左半肝萎缩;B.冠状位显示更加清楚。

者均表现出 CT 上高密度，但肝内钙化一般单发，常常远离肝内门静脉结构，无胆管梗阻及扩张，为肝实质营养不良性钙化，而肝内胆管结石多有成串排列并有小胆管扩张。

2）肝内胆管炎：指局限性肝内胆管感染，肝外胆管及胆总管并未受累，多伴发肝内胆管结石（图 4-1-6）。CT 平扫感染灶表现为肝内低密度影，无明显占位效应，边缘不清，伴或不伴有结石影，CT 增强见低密度影均匀增强，边缘清晰，肝内胆管扩张表现为条带状的低密度影，管壁欠光整，可增厚，其余肝内胆管、肝外胆管及胆总管可无扩张。抗炎治疗后 CT 平扫及增强可观察到病灶明显缩小或消失，扩张胆管恢复正常。

3）胆道寄生虫病：胆道寄生虫可侵犯肝内外胆管，导致胆管的扩张，其中以华支睾吸虫最易侵犯肝内胆管，我国胆道寄生虫感染也以华支睾吸虫最为常见。华支睾吸虫感染由成虫引起，主要累及肝内小胆管。在成虫侵入肝内胆道后，其分泌物及虫身阻塞胆道，使胆汁淤滞，胆管正常的树枝状结构消失，呈囊柱状扩张，炎症细胞浸润；邻近的肝细胞有脂肪变、萎缩坏死现象，最终导致淤胆性肝硬化。成虫死亡后还可继发肝内胆管结石。

CT 检查：①胆管扩张，本病肝外胆管无扩张，在肝内胆管自肝门向周边均匀性扩张的基础上，可观察到肝脏周边胆管呈囊柱状扩张；②成虫或虫卵，薄层扫描可观察到扩张胆管内漂浮于胆汁中的不规则条状或结节状软组织影；③相关并发症，可伴有胆管结石、急/慢性胆囊炎、胆管炎性狭窄的影像表现，也可并发胆管癌。

本病应与胆道结石、原发性胆管癌和多发性肝囊肿相鉴别。结石引起的胆管扩张，多以梗阻近端扩张明显，与华支睾吸虫病的肝内的外周胆管囊状扩张不同，鉴别困难时可结合薄层扫描重建及既往史；原发性胆管癌所致的胆管扩张多呈软藤样成比例扩张；多发性肝囊肿的病灶密度均匀，边缘锐利清晰，与华支睾吸虫胆管囊状扩张分布于肝内外周不同，且囊肿不与胆管连通。

4）胆管错构瘤：胆管错构瘤又称肝胆管错构瘤、VMC 综合征（von meyenburg complexes），是一种先天性散发病变，病因不明，可能与胚胎期胆管板畸形、重塑相关，畸形发生于肝内胆管，本应退化的胆管呈团状位于肝内。镜下表现为汇管区成团分布的囊状扩张小胆管，腔内充满胆汁；间质玻璃样变；与正常胆管间可直接连通，形成多囊肝的病理基础；并

可发生不典型增生，形成恶变基础。

CT 平扫肝脏形态无异常，病灶多发，分布广泛，表现为肝内圆形或类圆形低密度影，较大者呈簇集样分布，增强扫描在强化肝实质背景对比下，可观察到更多不强化的小病灶。

MRI 平扫表现为肝内广泛分布的小病灶（多在 0.5cm 以下），T_1WI 低信号，T_2WI 高信号，部分病灶伴肝内胆管扩张（图 4-1-7）。MRCP 见肝内星状、结节状散在分布的高信号灶，部分扩张的肝内胆管和正常胆管树并不与高信号灶相连通；若观察到数个较大（>4cm）囊性病灶，提示合并多囊肝可能。此外，因此病多合并多囊肾，在影像检查时也可发现多囊肾的表现，需与肝囊肿、Caroli 病和多发肝转移瘤鉴别。肝囊肿病灶单发或多发，密度均匀一致，边缘有张力，清晰锐利，囊肿壁薄而多不显示，增强扫描无强化；Caroli 病扩张的肝内胆管与正常胆管树相连通，多伴发肝内胆管结石；多发肝转移瘤病灶中央易坏死，增强扫描呈环征，典型者可呈牛眼征，有原发肿瘤史。

5）肝内胆管腺瘤：肝内胆管腺瘤是一种起源于肝内胆管周围腺体的单发性良性病变，这类腺体并未成熟，形成混杂腺泡、腺管的错构瘤。CT 平扫可显示病灶以远胆管扩张，增强扫描可见扩张胆管内有数个不规则等密度团块，胆管壁增厚，边缘清。MRI 病灶 T_1WI 呈低信号，T_2WI 呈高信号或低信号（含大量纤维组织时），MRCP 可见阻塞点以上肝内胆管广泛扩张，胆管壁不规整，呈边缘虫蚀样的充盈缺损。病灶若有边界不清晰，向周围浸润的表现时，提示恶变可能。

（2）恶性病变

1）原发性肝细胞癌并发胆管癌栓：胆道癌栓大部分来自于原发性肝癌，也可来源于胃肠道、前列腺等处的转移性肝癌。肿瘤可经多种途径侵犯胆管，如直接侵犯胆管，并继续沿胆管壁生长或坏死脱落，阻塞肝内胆管；也可经静脉、淋巴道或周围神经鞘蔓延，进而累及胆管。

CT 平扫时胆管癌栓表现为肝管内的圆形或类圆形低密度影，其密度高于扩张肝内胆管内的胆汁，与肝脏原发病灶相近。增强扫描病灶强化方式与原发灶相同，均表现为动脉期的明显强化及门脉期的快速廓清。

MRI 胆管癌栓与原发灶信号相同，MRCP 可明确肝内胆管梗阻部位，癌栓表现为扩张胆管内类圆形充盈缺损，梗阻上方肝内胆管呈广泛软藤样扩张

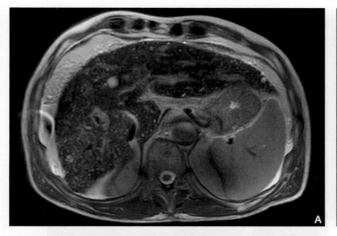

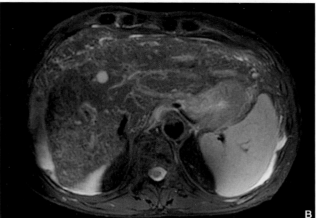

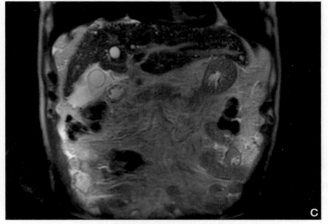

图 4-1-7　胆管错构瘤
患者男,67 岁,发现肝硬化 15 年,黑便,伴头晕、乏力 1 天。
A、B. T₂WI 及压脂示肝内多发小囊状高信号影,散在分布,
与胆管树不相通;C. 冠状位亦可清楚显示。

(图 4-1-8)。需与原发性胆管癌鉴别,后者所致的肝内胆管狭窄形态多为不规则。

2)肝内胆管细胞癌:肝内胆管细胞癌指起源于肝内胆管上皮细胞的恶性肿瘤,一般位于末端胆管,区别于左右肝管、肝总管和胆总管发生的胆管癌。根据生长方式不同分为肿块型、胆周浸润型和导管内生长型。肿瘤本身生长或其产生黏液可压迫、牵拉或阻塞肝内胆道,致使肝内胆管扩张。

CT 平扫病灶为肝内不规则肿块,呈不均性低密度,边界不清,增强后动脉期肿块边缘轻度强化,门脉期边缘强化明显,延迟期病灶中央不均性强化,可见病灶周围或病灶包绕的肝内胆管牵拉扩张(图 4-1-9)。

MRI 病灶 T₁WI 呈低信号,T₂WI 边缘呈高信号,中央呈不均性混杂信号,DWI 显示病灶周缘弥散更受限,Gd-DTPA 对比增强强化形式同 CT 增强,均为"靶样"强化,亦可见到病灶周围或内部包绕的不规则扩张胆管。此外,肿块邻近肝叶萎缩、异常灌注、门静脉分支受压闭塞也是常见的征象。

3)肝门部胆管癌:肝门部胆管癌是指发生于左右肝管及其汇合部和肝总管上段 2cm 内的癌肿,亦称上段胆管癌或 Klatskin 瘤。进行性梗阻性黄疸是

其主要症状,约半数患者伴有中上腹胀痛和发热,但程度一般较轻。

根据 Bismuth-Corlette 分型可将肝门部胆管癌分为 4 型: I 型是肿块仅累及肝总管,Ⅱ型是累及肝总管和左右肝管汇合处,Ⅲa 型是累及肝总管、左右肝管汇合处及右肝管,Ⅲb 型是累及肝总管、左右肝管汇合处及左肝管,Ⅳ型是累及肝总管、左右肝管汇合处及左右肝管。

肝门部胆管癌分为局部浸润狭窄型(76%)、息肉型和弥漫硬化型,主要表现为:①胆管狭窄,侵犯因长短不等,在 1~6cm,较局限,有时较广泛呈规则或不规则的线样狭窄;②息肉型充盈缺损,表现为胆管内边缘清楚,密度均匀的充盈缺损影;③胆管阻塞中断,由于对比剂不能通过病变段或仅少量通过不能显示,故病变段呈截断现象,断端表现鸟嘴状或不规则锯齿状;④梗阻点以上肝内胆管扩张,重度扩张多呈"软藤"状,中度扩张多呈柱状。

肝门部胆管癌因其生长方式不同而有相应 CT 表现。通常为肝内胆管扩张,胆囊体积及肝外胆管管腔正常。浸润性生长的肿瘤一般体积较小,在平扫时,仅表现为肝门部结构不清,明显扩张的肝内胆管(图 4-1-10)或左、右肝管突然中断增强后扩张的肝内

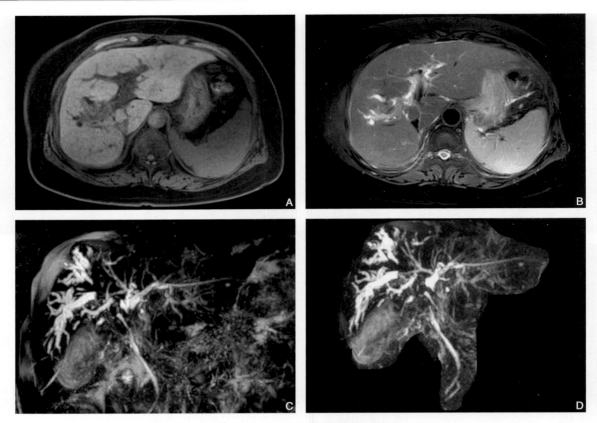

图 4-1-8　肝细胞癌合并胆管癌栓

患者女,61岁,间断性腹痛,术后病理示肝细胞癌伴胆管癌栓形成。A、B.胆管内癌栓为胆管内长 T_1 短 T_2 信号影,远端扩张胆管在 T_1WI 上呈低信号,在 T_2WI 呈高信号;C、D. MRCP 可清楚显示梗阻部位及远端胆管扩张。

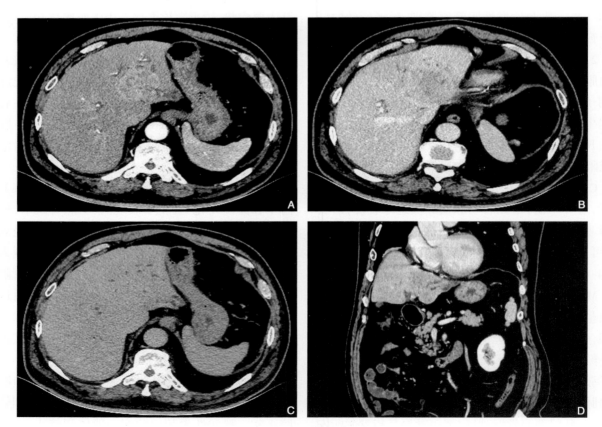

图 4-1-9　胆管细胞癌

患者男,71岁,间断腹痛,病理诊断为胆管细胞癌。A.动脉期肿块周边强化;B、C.静脉期及延迟期中心延迟强化,因牵拉扩张的肝内胆管表现为肿块周围小圆形的低密度影;D.静脉期的冠状位,显示肝左叶内扩张的胆管。

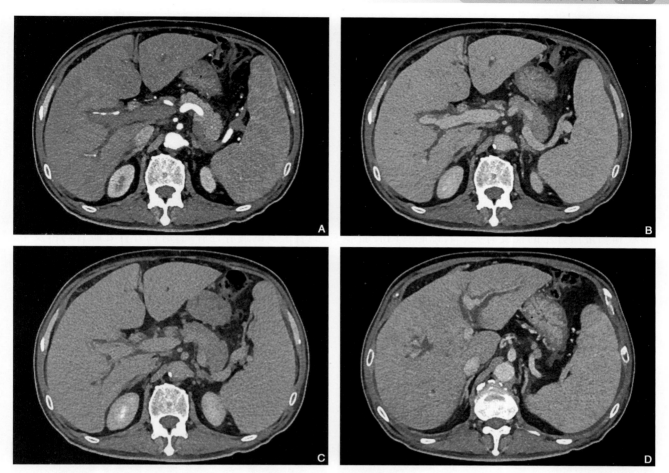

图 4-1-10　肝门胆管癌

患者男，65 岁，黄疸，无腹痛，病理诊断为肝门胆管癌，保守治疗。A～C. 肝门区肿块增强后在动脉期、静脉期、延迟期呈明显持续强化；D. 肝门部肿块上方的肝内胆管呈软藤状扩张的肝内胆管。

胆管表现得更为清楚，少数可见密度不均匀减低的肿块影，有时在增强后可见阻塞近端肝外胆管或左右肝管壁增厚，该表现有利于胆管癌的诊断，如果肿瘤呈结节状突入腔内，则可见扩张的胆管内有结节状软组织影，并可见胆管的中断或变窄，增强后可见结节强化。

　　鉴别诊断：①原发性肝癌：常有肝硬化征象，伴有门静脉分支或主干癌栓形成，多于胆管细胞癌；肝内、肝外胆管扩张少见；增强扫描表现为典型的快进快出型，不同于胆管癌的快进慢出型，胆管癌可见明显的边缘性强化，应进行延迟扫描加以区别；原发性肝癌与胆囊分界清楚；胆管癌常侵犯肝包膜、肋骨、腰椎等，较原发性肝癌多见，远端胆管扩张比近端重，肝门区可见淋巴结影，可转移到胰腺等邻近脏器；胆管癌患者多有碱性磷酸酶和总胆红素升高，提示梗阻性黄疸的存在；血清、胆汁中癌胚抗原（CEA）含量异常均有助于胆管癌诊断。②转移性胆管癌：转移性胆管癌的原发灶可来源于肝癌（6.1%～13%）、胃癌（约 40%）及胆囊癌（约 25%）。ERCP 检

查结果显示狭窄段可表现为不规则线样或截断性狭窄，狭窄段可呈跳跃式狭窄表现；胆管表现为不规则移位、受压和偏心性狭窄。胆管内癌栓表现详见上文肝细胞癌合并胆管癌栓部分。CT 和 MRI 还可显示肝脏、胃、胰腺等脏器的原发性肿瘤以及胆管周围肿大的淋巴结。③原发性硬化性胆管炎（PSC）：原发性硬化性胆管炎为胆管的慢性炎症性病变，发生胆管癌的危险性较高，其特点为肝内、肝外胆管以及肝门周围组织的慢性、进行性炎症。胆管造影是诊断该病的主要检查手段，可见肝内、肝外胆管呈弥漫性、多灶性、短枝"枯藤"状缩窄，有时可见患侧肝叶萎缩。病变胆管间可见正常管径的胆管，表现为串珠样外观。可有胆管壁增厚，一般不超过 5mm；胆管癌一般极少表现为弥漫性改变，原发硬化性胆管炎偶尔也可表现为局限性狭窄，不易与胆管癌鉴别；原发硬化性胆管炎合并胆管癌时胆管呈进行性扩张，半数可见扩张胆管的近端有肿物。

　　4）胆管内乳头状瘤：胆管内乳头状瘤是胆管腔内上皮异常生长所形成的一种胆道肿瘤，于肝内胆

管多见,也可发生于其他位置的胆道内。病理上,该病的病灶为乳头状肿物,位于扩张的胆管内,可伴有较多的胶冻状黏液;胆管上皮细胞增生,形成皱襞,呈腺管状;乳头内可见纤维血管聚集,周围包绕柱状上皮。其发病机制可能与胆道结石或炎症的长期刺激有关。胆管内乳头状瘤虽属于良性病变,但有恶变倾向,可归为癌前病变。根据其生长方式可分为导管内息肉型、黏膜扩张生长型、导管内铸型样生长型和囊性生长型。

该病的影像征象与肿物生长方式、胆管内肿瘤形成和黏蛋白分泌的程度有关。若以胆管内肿瘤形成为主,则表现为乳头状肿物局限或弥漫性的分布改变;若黏蛋白分泌量大,则胆管扩张明显。导管内息肉型 CT 上表现为位于扩张胆管内的实性肿块,沿胆管生长,增强扫描不规则强化。MRI T$_2$WI 上,在扩张胆管内胆汁衬托下能良好地显示肿瘤的形态;乳头状肿物 T$_1$WI 呈低信号,T$_2$WI 呈稍高信号;MRCP 显示较大肿物有蒂或无蒂与邻近胆管相连,上游胆管树枝样改变,可与结石相鉴别。黏膜扩张生长型

病灶为胆管腔内微小的不规则突起,突起间黏膜正常,CT/MRI 不易发现这些凸起,仅可发现大量黏蛋白产生导致的胆管广泛性扩张。导管内铸型样生长型的病灶在 CT/MRI 增强扫描时能观察到腔内肿块呈不规则隆起,连续分布,使胆管腔变得凹凸不平,MRCP 可见肝内胆管呈树枝样改变。囊性生长型的病灶是由于产生过多的黏蛋白堆积,胆管局限性囊状扩张,可伴壁结节。易与梗阻性扩张混淆,对胆管壁平整性的观察有助于区分二者。

5)胆管囊腺瘤/癌:胆管囊腺瘤是一种起源于胆管上皮的囊肿性肿瘤,肝内外各处胆管均可发生,因其可分泌大量黏液蛋白,又称为黏液囊腺瘤。病理上,肝内胆管囊腺瘤呈单房/多房样囊性肿物,囊内由黏液充填,有纤维组织形成的分隔,囊壁有结节或乳头状突起,囊腔与肝内胆管一般不相连通。

囊腺瘤 CT 平扫表现为肝内类圆形液性密度影,边界清,囊壁较厚,有明显的壁结节及囊内分隔,可为单房或多房性结构。增强扫描囊肿壁,壁结节及囊内分隔明显强化(图 4-1-11)。

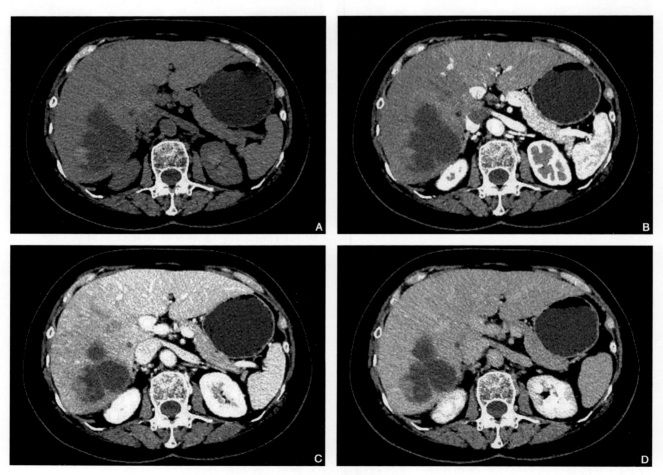

图 4-1-11 肝内胆管囊腺瘤

患者女,65 岁,间断上腹痛,无发热,术后病理示肝内胆管囊腺瘤。A. 平扫示肝内囊状低密度影,囊壁稍高密度结节,囊内有分隔;B. 囊壁、壁结节及囊内分隔增强后动脉期轻度强化或无强化;C、D. 静脉期及延迟期呈明显强化,显示更为清楚。

鉴别诊断：①胆管囊腺癌，一般认为囊腺癌的囊内分隔更厚；囊壁上有明显的乳头状肿物，增强后明显强化；CT示病灶有明显钙化；合并囊内出血（在MRI T₁WI上表现为低信号的囊腔内出现高信号影）；可见肝内胆管扩张。②Caroli病，见下文Caroli病鉴别诊断。③肝囊肿，其病灶常单发，无壁结节，囊肿壁薄，在CT/MRI平扫时难以观察到，与胆管囊腺瘤较厚或厚度不均的囊肿壁不同，增强扫描囊肿壁无强化。④肝包虫病，因其囊肿内有包虫或子囊而与囊腺瘤相似，包虫病囊壁及子囊可有环形钙化，再结合牧区生活史和包虫皮内试验等实验室检查不难鉴别。⑤肝脓肿，脓肿形成期的病灶内可有液-气平面，周围肝组织水肿，增强扫描呈典型的双环或三环征。鉴别困难时可结合临床表现，肝脓肿通常有发热、寒战、实验室检查异常或胆管结石病史等。

（3）医源性改变

1）胆汁瘤：胆汁瘤又称作假性囊肿，是由于胆汁漏出后被纤维组织包裹，局限在漏出部周围，继发

于肝内外手术、外伤或其他局部介入治疗术。CT平扫表现为肝内低密度灶，无壁囊腔，与扩张胆管相通（图4-1-12）。通常结合手术史和临床表现能够与肝脓肿等疾病鉴别。

2）肝肿瘤局部治疗后改变：术前行肝脏US、CT和/或MRI无胆管损伤或胆管扩张表现；TACE后未接受其他可能造成胆管损伤的治疗，如肝脏穿刺治疗或检查、经皮肝穿刺胆道成像、经内镜逆行胆胰管成像（ERCP）、胆系外科手术等；但TACE后3周至3个月内出现胆管扩张或胆汁瘤表现，通过经皮肝穿刺、外科探查及6个月以上影像学随访等除外肿瘤、结石和其他疾病所致的胆管扩张（图4-1-13）。

3）术后肝内胆管扩张：术后胆管扩张指的是在肝脏开腹或是腹腔镜术后，胆管狭窄的基础上，出现肝内胆管扩张。原因有很多种，既可以是代偿性扩张，也可以是胆管损伤、胆石残留、继发感染等。本小节介绍胆肠吻合口狭窄和肝移植术后胆管吻合口狭窄两种。

在胆总管癌、壶腹周围癌的手术治疗后，胆肠吻

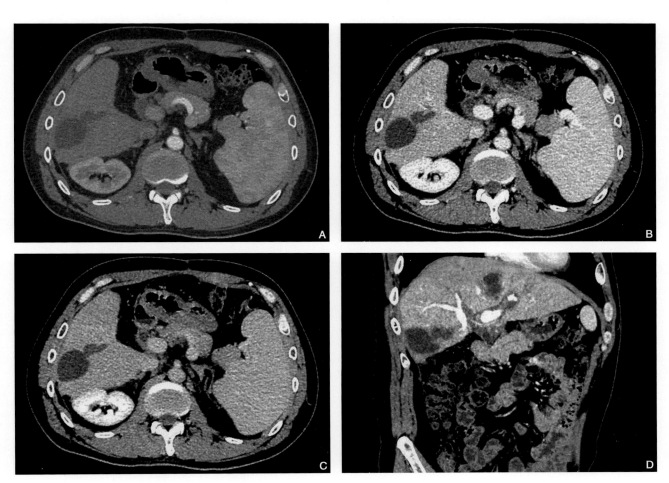

图 4-1-12　胆汁瘤

患者男，49岁，肝移植术后复查CT，肝右叶S₆出现囊状低密度影，邻近胆管囊状扩张。A～C. 动脉期、静脉期及延迟期囊状影及邻近扩张胆管均无强化；D. 静脉期冠状位。

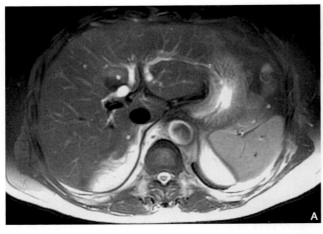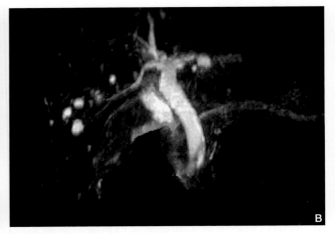

图 4-1-13 肝肿瘤局部治疗后改变

患者男,65 岁,肝细胞癌根治术后,间断右上腹不适多年,胆囊多发结石,慢性胆囊炎。A. T_2WI SPIR 序列显示扩张肝内胆管内高信号的胆汁;B. MRCP 示胆总管及左右叶肝内胆管扩张。

合口狭窄是常见的术后并发症,表现为吻合口以远胆管的扩张,胆汁淤积合并感染,患者可有腹痛、发热的症状。影像表现为肝内外扩张的胆管在狭窄吻合口处突然截断,吻合口以下胆管轻度扩张(图 4-1-14),MRCP 较 CT 更能清楚地显示梗阻部位。

接受过肝移植的患者在术后都有发生胆管狭窄的可能。通常情况下,按照狭窄部位分为吻合口狭窄和非吻合口狭窄。①吻合口狭窄:最常见,其发生多与手术操作有关,晚期狭窄则与局部缺血、纤维瘢痕形成等因素有关;吻合口狭窄在影像上通常可以

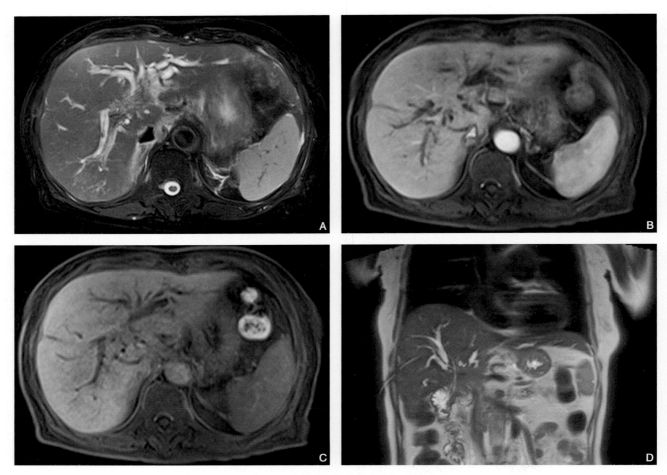

图 4-1-14 胆肠吻合术后肝内胆管扩张

患者女,77 岁,胆管癌根治术后 3 年,间断发热 2 周入院。A、D. T_2WI SPIR 序列及 T_2 冠状位显示梗阻部位远端"树枝样"扩张的肝内胆管呈高信号;B、C. 门脉期及肝胆期示左右叶肝内胆管扩张并未强化。

采用追溯扩张胆管的方法确定病变段胆管,呈节段性狭窄,远端肝内胆管均匀性扩张,胆管壁通常不增厚(图 4-1-15)。MRCP 可清楚显示 CT 或超声显示困难的病变,胆管造影虽然有创,但仍是明确诊断的金标准。②非吻合口狭窄:狭窄的病理基础是胆管发生免疫性和/或缺血性病变;肝内外胆管常可见多处狭窄,主要发生于肝门区,影像上表现为非吻合部位胆管管壁僵硬,管腔狭窄,远端胆管扩张;多发性节段性狭窄也可表现为"串珠样"改变;因胆汁淤积,可继发结石或感染。

4)Caroli 病:Caroli 病又称先天性肝内胆管囊状扩张症,累及的肝内胆管可以是局部、一段、一叶或双侧肝内胆管,常认为其是一种常染色体隐性遗传性疾病,可能是胆管先天性结构薄弱或交感神经缺如所致。目前有胆管板畸形、突变基因和母体乙型肝炎病毒感染学说。

CT 检查有以下几个特点:①边界清楚,内部密度均匀的囊状液性密度灶。囊液若含较高的蛋白则其密度可高于水样密度。②病灶可单发或多发,位置根据类型不同而各异。肝内胆管者常有沿肝、胆管树排列的串样多囊状结构。壁内囊肿体积较小,易于疏忽。③多发囊肿之间为正常大小的胆管相连,形似蝌蚪,这一非连续性扩张特点是与梗阻性胆管扩张鉴别的要点,CT 不易显示正常胆管,但能较好显示后者连续性成比例的扩张特点。④囊肿内结石。Caroli 病增强 CT 观察到的中心点征是其特异性征象,为囊状的扩张胆管包绕着强化的门静脉形成。部分病例可在囊状阴影内看到小点状或线状软组织影,平扫其密度低于或等于肝实质,增强扫描高于肝实质,即纤维血管束征(图 4-1-16B),这也是 Caroli 病的特异征象,此点状或线状影为囊肿包绕的肝内伴行门静脉分支。MRI 上更易发现囊性病变,常能显示囊肿与正常胆管的连接点(图 4-1-16D、E)。

鉴别诊断:肝内胆管结石继发的肝内胆管扩张。①年龄,Caroli 病患者年龄较小,而且继发于结石的肝内胆管扩张年龄较大,多有胆管炎反复发作病史;

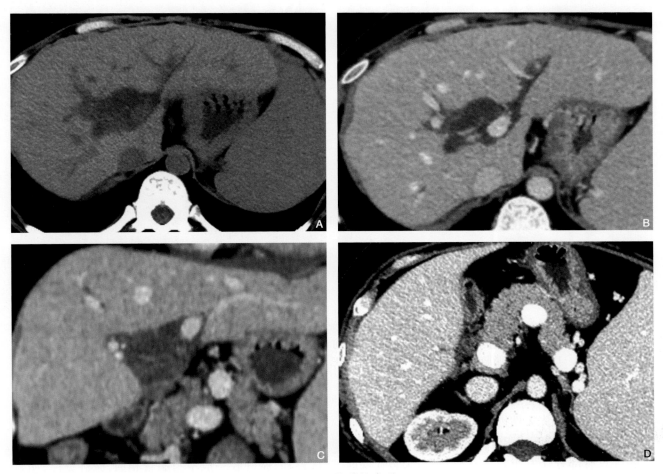

图 4-1-15　肝移植术后

患者女,47 岁,肝移植术后 2 月,上腹不适。A. 平扫示汇管区囊状低密度影及肝内的条带状低密度影;B. 增强后在门脉期无强化,提示左右肝管及肝内胆管扩张;C. 冠状位显示胆管吻合口狭窄处,表现为扩张的胆管突然截断;D. 在此层面以下又可见到轻度扩张的胆管。

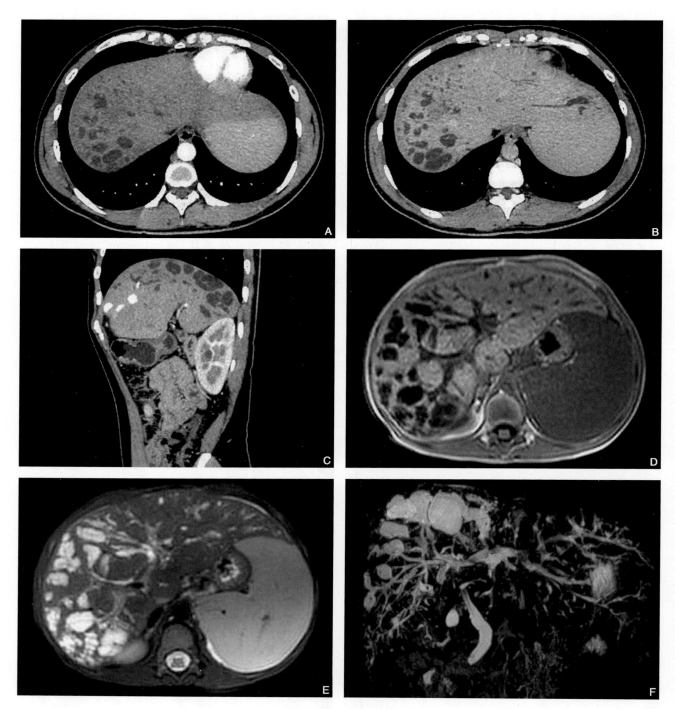

图 4-1-16　Caroli 病

患者女,25 岁,血小板减少,脾大,脾功能亢进,肝组织活检证实为 Caroli 病。A、B. 在动脉期及静脉期,可见强化的门静脉分支,表现为中心点征或纤维血管束征;C. 于延迟期矢状位也可显示;D. 另一患者扩张的肝内胆管由于胆汁潴留,在 T_1WI 上呈低信号囊状影;E. 在 T_2WI 脂肪抑制序列上呈明显高信号;F. 另一患者 MRCP 直观地显示肝内多发囊状扩张的胆管。

②胆管扩张形态,胆管囊状扩张、多个部位的扩张,其形态相近时,多为先天性扩张;③梗阻因素,继发性肝内胆管扩张多由结石或胆管狭窄引起,而先天性胆管扩张者只有部分伴发胆管结石或狭窄;④胆管壁改变,先天扩张者胆管壁黏膜少,管壁薄,继发扩张者多存在反复炎症刺激,管壁较厚;⑤先天性肝纤维化的有无,若有则优先考虑先天性胆管扩张。

多发肝囊肿:其与肝管不相通(图 4-1-17),囊肿随机分布,增强扫描后无特征性的中心点状强化征。

胆源性肝脓肿:单发多见,临床表现有高热、肝区疼痛,脓肿腔一般不与胆管相通,脓肿壁厚,明显强化,周围可有水肿带。

肝囊腺瘤/癌:病灶常为单发,症状不典型。CT平扫观察不到囊性病变与胆管相通,囊内亦无结石,

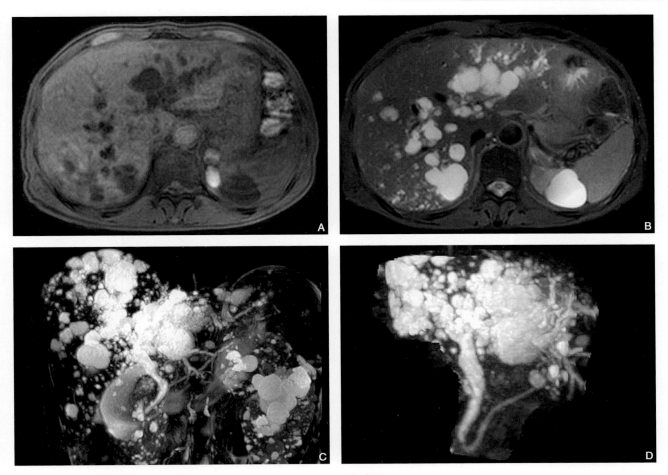

图4-1-17 多囊肝

肝内多发囊状信号影。A. T₁WI呈低信号,边界清;B. T₂WI呈明显高信号,可见与胆管树不相通,远端扩张胆管呈树枝样改变,合并左侧多囊肾;C、D. MRCP可清楚地显示肝内病灶及扩张胆管、左侧多囊肾(图C)。

强化不呈中心点状。

5)原发性硬化性胆管炎:原发性硬化性胆管炎(primary sclerosing cholangitis,PSC)是一种以特发性自身免疫性肝病,PSC的主要病理改变:一是胆管慢性炎症、纤维组织增生致管腔狭窄、正常胆管代偿性扩张;二是长期胆汁淤积导致淤胆性肝硬化,发病隐匿,最终可发展至肝衰竭。部分PSC患者还会伴发炎性肠病(inflammatory bowel disease,IBD)。依据胆管受损部分可分为大胆管型、小胆管型和全胆管型;病变可发生于肝内外胆管各处,通常同时累及肝内和肝外胆管。本节介绍累及肝内胆管部分。

CT检查:CT对发现PSC比较理想。肝内胆管的狭窄和扩张交替出现,呈现出跳跃式、节段式分布,也可呈串珠样,即肝内胆管的狭窄伴其远端胆管扩张,对PSC的提示性较强。增强扫描在肝动脉期及门脉期可在多个层面上见到扩张的肝内胆管或左、右肝管的分支较少,形似被修剪的树枝,称为剪枝征(pruning)。PSC也可累及肝外胆管,致肝外胆管的狭窄与扩张,但程度一般较轻,累及胆囊时胆囊

壁增厚,胆囊萎缩变小。另一种硬化性胆管炎累及肝内胆管的表现为在肝周边区散在的小胆管扩张,它们并不与肝门区较大的胆管直接连接;此外,PSC在CT上还可有受累胆管壁增厚、肝内增生结节、肝叶的萎缩及代偿增大等征象。

MRI/MRCP检查:同CT,MRI/MRCP可发现肝脏右叶、左叶及尾状叶形态异常。T₁WI显示枯枝状或放射状低信号的肝内扩张胆管,胆管壁增厚呈条状稍低信号(图4-1-18A)。T₂WI除显示不规则高信号的扩张胆管,在肝实质内还常见异常楔状、网格样高信号,伴肝门邻近肝组织水肿。增强扫描动脉期,增厚的胆管壁呈明显的条状或环形强化,平衡期持续强化。MRCP显示肝内、外胆管多发节段性、不连续的扩张和狭窄,管壁形态不规则(图4-1-18C)。合并肝硬化时,出现相应征象。PSC患者肝实质内还常见异常强化区,可能与肝实质继发性炎性反应有关。

鉴别诊断:①继发性硬化性胆管炎,多起因于胆管的炎性狭窄,以环形狭窄多见,狭窄部位较短,胆

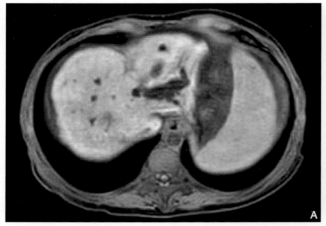

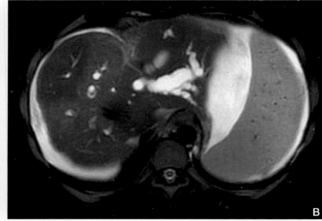

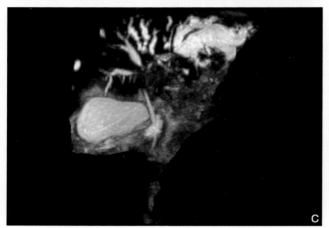

图 4-1-18　原发性硬化性胆管炎

患者男，38 岁，肝功能异常，间断性黄疸多年，肝穿刺提示胆管周围洋葱皮样纤维化，后行肝移植治疗。A. 扩张的肝内胆管在 T_1WI 上呈低信号囊状影；B. 在 T_2WI 脂肪抑制序列上呈明显高信号，胆管扩张不均匀；C. MRCP 能直观显示肝内胆管呈节段性、跳跃性狭窄与扩张，颇具特征。

管黏膜损伤明显，常伴有结石，梗阻端以上胆管扩张范围及程度较大，临床上多有肝内外胆管结石、胆管炎复发病史或胆管手术史；而 PSC 的胆管狭窄部相对较长，且病变主要在黏膜下层，胆管的黏膜仍完好，较少合并结石，梗阻点以上胆管扩张范围小。②浸润性胆管癌，PSC 本身就有恶变倾向，当显示肝内外胆管壁增厚＞1.0cm，管腔偏心性狭窄，并伴狭窄段上方胆管明显扩张时，应考虑到 PSC 可能合并胆管癌或浸润性胆管癌。胆管癌比 PSC 更常见，多引起肝外胆管狭窄，肝内胆管扩张也更加明显。

（陈丽华　沈　文）

二、肝外胆管扩张

【定义】

肝外胆管包括肝总管、胆总管、胆囊管及胆囊。成年人正常胆总管直径＜8mm，新生儿＜1mm，婴幼儿为 3mm，儿童为 5mm。成年人胆总管最宽处直径≥8mm 时称为胆总管扩张，8～12mm 为轻度扩张，12～16mm 为中度扩张，16～20mm 为重度扩张，直径＞20mm 为特重度扩张。值得强调的是，在超声测量中正常胆总管直径＜8mm，CT 或 MRI 测量中则为

＜10mm。先天性肝内胆管扩张症又称为先天性胆管囊肿，继发性肝外胆管扩张可见于各种引起胆道梗阻的疾病，且常并存肝内胆管扩张。

【病理基础】

按照疾病类别不同，病理上可分为三类：胆管内病变引起胆管扩张、胆管壁病变引起胆管扩张以及外压性胆管扩张。梗阻引起的扩张可由结石、寄生虫或其他异物阻塞胆管腔引起，病因包括肝外胆管结石、Mirizzi 综合征、胆道寄生虫病和严重急性胆管炎等。胆管壁病变引起的扩张可由胆管壁病变本身导致，亦可由异位胰腺或炎症引起的胆管壁组织破坏引起，这些病变可以使得相应部位胆管狭窄，进而导致胆管扩张，病因包括胆管息肉、胆管腺瘤、胆管癌、胆道乳头状瘤、胆道异位胰腺、慢性胆管炎、壶腹周围癌、十二指肠乳头状瘤、侵犯胆管的胆囊癌、胆管壁原发性血管瘤、胆肠吻合狭窄、创伤性胆道狭窄或胆胰交界处损伤等。外压性扩张是由外部病变压迫或牵引胆管壁引起的，病因包括急性/慢性胰腺炎、胰腺假性囊肿、胰头癌、周围憩室炎、转移性肿瘤压迫、多发性肝囊肿、胆汁瘤、胆周动脉瘤、十二指肠异位胰腺、胰十二指肠动脉瘤、淋巴瘤或门静脉海绵样变等。

就胆管囊肿而言，成人和儿童的病理改变存在不同，儿童胆管囊肿常表现为囊壁纤维化伴柱状上皮和淋巴细胞浸润，成人胆管囊肿表现为炎症和增生改变。大多数胆管囊肿表现出一定程度的肝脏病理变化，包括门静脉纤维化、中心静脉扩张、肝实质炎症和胆管增生。

【征象描述】

CT 和 MRI 上常表现为肝外胆管较正常增宽（胆总管内径＞10mm），需要注意的是，胆管内径正常并不能排除疾病的存在，仍需结合临床进行综合判断。

【相关疾病】

与肝外胆管扩张有关的疾病，包括先天性肝外胆管扩张疾病、继发性肝外胆管扩张相关疾病的早期或侵犯压迫程度较轻的情况（表 4-1-2）。

表 4-1-2　肝外胆管扩张相关疾病

先天性疾病	继发性疾病早期
胆总管囊状扩张型（Ⅰa/Ⅰb/Ⅰc 型）	良性病变
胆总管憩室型（Ⅱ型）	胆管结石
胆总管囊肿脱垂（Ⅲ型）	Mirizzi 综合征
肝外胆管多发性扩张（Ⅳb 型）	恶性病变
	肝外胆管癌
	壶腹癌和壶腹周围癌
	胰头癌
	医源性和治疗后的改变
	胆囊切除术后
	肝移植术后

【分析思路】

胆管扩张往往对胆道疾病有着强烈的提示意义，对疾病的发现和诊断至关重要。本节主要强调的是单纯肝外胆管扩张，应当考虑到先天性胆管扩张相关疾病，继发性胆管扩张中如存在肝外胆管扩张时，往往并存肝内胆管扩张，但疾病早期可仅表现为肝外胆管扩张。先天性胆管扩张相关发病机制包括胰胆管汇合异常、胆管壁薄弱、胆内压持续升高、自主神经支配不足、Oddi 括约肌功能障碍等，而继发性胆管扩张中则蕴藏着原发病变存在的直接证据。

在分析病变时，先宏观判断肝外胆管的扩张是局限性还是连续性的，局限性常提示胆管囊肿；连续性应警惕胆管梗阻部位是否存在异常。

值得注意的是，即使作出了胆管囊肿的结论，病变的诊断并没有到此为止，因为有部分胆总管囊肿可以继发胆道恶性肿瘤（文献报道为 10%～30%）。其中，Ⅰ型和Ⅳ型的恶性转化风险更高，其他常见的并发症包括胆石症、胆管炎、胆囊炎、自发性囊肿穿孔、胰腺炎、肝脓肿、肝硬化等，在影像学诊断上应当仔细寻找是否存在相关并发症。

【疾病鉴别】

本节主要就引起肝外胆管扩张的胆管囊肿进行简要介绍，继发性肝外胆管扩张及医源性和治疗后改变涉及的疾病可参见"肝内外胆管扩张"一节。

1. 诊断思路（图 4-1-19）

2. 鉴别诊断

（1）先天性肝外胆管扩张相关病变：胆管囊肿为胆道的先天性扩张，更好发于亚洲人群，常见于婴儿，男女发病比例为 3～4∶1。本病具体发病机制并不明确，胰胆管汇合异常是可能的机制之一。病理学上，小儿胆管囊肿常表现为囊壁纤维化伴柱状上皮和淋巴细胞浸润，成人胆管囊肿常表现为炎症和增生改变。患者的临床表现包括腹痛、黄疸和右上腹部肿块等。实验室检查可有血清胆红素、碱性磷酸酶、γ-谷氨酰转移酶等升高，部分患者还可出现淀粉酶增高。

Todani 分型中胆管囊肿分为五型：

Ⅰ型为胆总管囊状扩张型，分为 3 个亚型。Ⅰa 型：胆总管囊状扩张。Ⅰb 型：胆总管局限性扩张。Ⅰc 型：肝外胆管弥漫性梭状扩张。

Ⅱ型为胆总管憩室样扩张。

Ⅲ型为胆总管十二指肠壁内段扩张，又称为胆总管末端囊肿。

Ⅳ型为胆管多发性扩张，其中Ⅳa 型为肝内外胆管多发性囊状扩张，Ⅳb 型为仅肝外胆管多发性囊状扩张。

Ⅴ型为肝内胆管单发或多发性囊状扩张，又称 Caroli 病。

涉及肝外胆管扩张的分型包括胆管囊肿Ⅰ型（Ⅰa/Ⅰb/Ⅰc 型）、Ⅱ型、Ⅲ型、Ⅳb 型。在掌握了胆管囊肿的分型之后，作出影像学诊断并不困难。胆管囊肿Ⅰ型表现为与胆总管连通的囊状或梭形扩张（图 4-1-20、图 4-1-21）；胆管囊肿Ⅱ型表现为胆总管局部憩室样外突影；胆管囊肿Ⅲ型的特点是出现十二指肠壁内段的囊状扩张；胆管囊肿Ⅳb 型则表现为肝外胆管的多发囊状扩张，可描述为串珠征。

（2）继发性肝外胆管扩张相关病变：部分疾病

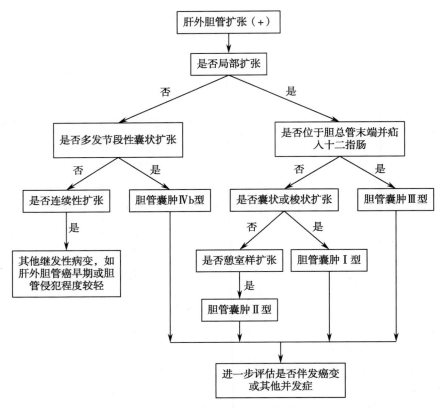

图 4-1-19　肝外胆管扩张疾病影像学分析思路

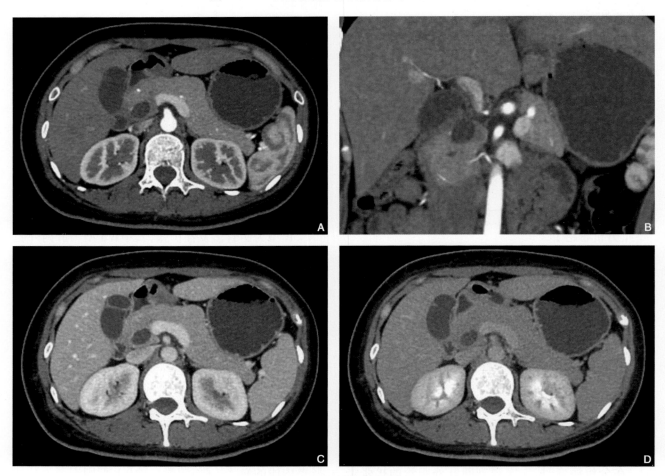

图 4-1-20　胆总管囊肿病例

患者女,22 岁,主诉上腹间断疼痛半月,诊断胆总管囊肿。A、B. 为增强扫描动脉期轴位及冠状位,显示胆总管局部呈囊状扩张,余肝内外胆管未见扩张改变;C、D. 为增强扫描静脉期及延迟期,胆总管及邻近结构未见明显占位性病变。

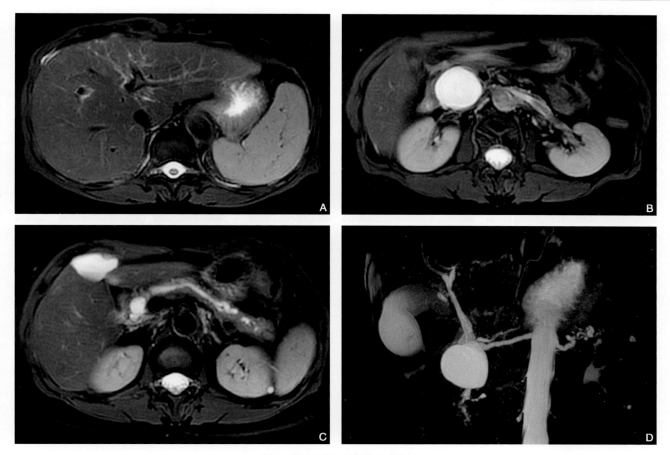

图 4-1-21 胆总管囊肿病例

患者女,67岁,既往检查提示胆总管下段囊状影,诊断胆总管囊肿(Ib型)。A～C. 为 T_2WI,显示肝外胆管明显局限性增宽,肝内胆管未见扩张;D. 为 MRCP,更直观地显示了肝外胆管明显局限性增宽。

早期或胆管侵犯受压程度较轻时可仅出现肝外胆管扩张,随着病情进展,会出现肝内胆管继发性扩张,在遇到这些征象时应仔细按照诊断思路进行鉴别诊断。

部分胆囊切除术患者出现肝外胆管扩张的改变,但在影像学上无其他异常发现,这往往是由于胆管代偿性扩张引起。

相关病变分析参见"肝内外胆管扩张"一节。

(陈丽华 沈 文)

三、肝内外胆管扩张

【定义】

肝内胆管及肝外胆管扩张的诊断标准分别如前所述(本节肝内胆管扩张、肝外胆管扩张部分),继发性胆管扩张中常常可以同时见到肝内外胆管扩张。胆管扩张对胆道系统疾病有强烈的提示意义,有时是胆道系统疾病早期的唯一征象,在临床工作中遇到时应当仔细分析其背后的深层次原因,避免漏诊误诊。

【病理基础】

按照疾病类别不同,病理上可分为三类:胆管内病变引起胆管扩张、胆管壁病变引起胆管扩张以及外压性胆管扩张。梗阻引起的扩张可由结石、寄生虫或其他异物阻塞胆管腔引起,病因包括肝内外胆管结石、Mirizzi 综合征、胆道寄生虫和严重急性胆管炎等。胆管壁病变引起的扩张可由胆管壁病变本身导致,亦可由异位胰腺或炎症引起的胆管壁组织破坏导致,这些病变可以导致相应部位狭窄,进而导致胆管扩张,病因包括胆管息肉、胆管腺瘤、胆管癌、胆道乳头状瘤、胆道异位胰腺、慢性胆管炎、壶腹周围癌、十二指肠乳头状瘤、侵犯胆管的胆囊癌、胆管壁原发性血管瘤、胆-肠吻合狭窄、创伤性胆道狭窄或胆胰交界处损伤等。外压性扩张是由外部病变压迫或牵引胆管壁引起的,病因包括急性/慢性胰腺炎、胰腺假性囊肿、胰头癌、周围憩室炎、转移性肿瘤压迫、多发性肝囊肿、胆汁瘤、胆周动脉瘤、十二指肠异位胰腺、胰十二指肠动脉瘤、淋巴瘤或门静脉海绵样变等。

【征象描述】

CT 和 MRI 上常表现为肝内外胆管较正常增宽,一般认为肝内胆管≥5mm,胆总管直径>10mm,多

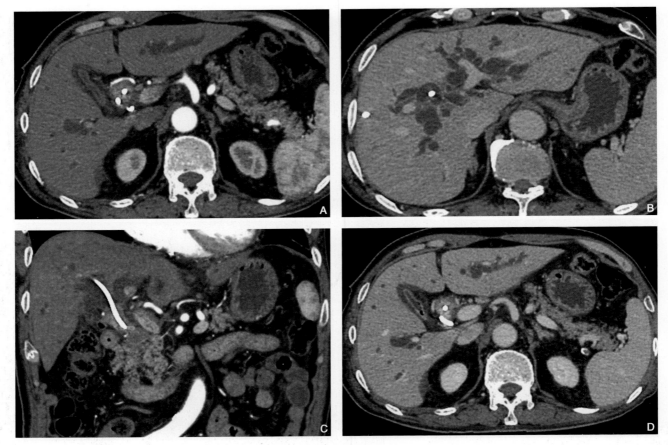

图 4-1-22　肝外胆管癌

患者男,72 岁,主诉 PTCD 术后 1 年余,引流减少 7 天,诊断肝外胆管癌。A、B. 为增强扫描动脉期和静脉期,显示肝外胆管管壁明显增厚强化并可见胆囊炎改变;C. 动脉期冠状位显示管壁增厚更加清楚,胆管内另可见置管影;D. 为增强扫描延迟期,可见肝外胆管肿块及肝内胆管明显扩张。

同时出现肝内外胆管扩张(图 4-1-22),需要注意的是,胆管内径正常并不能排除疾病的存在,仍需结合临床进行综合判断。

【相关疾病】

与肝内外胆管扩张有关的疾病,包括先天性及后天性疾病(表 4-1-3)。

【分析思路】

肝内外胆管同时扩张高度提示胆道疾病,分析其扩张特征有助于疾病的发现和诊断。

第一,明确是否存在肝内外胆管扩张,超声、CT和 MRI/MRCP 均有助于识别。

第二,宏观分析肝内外胆管扩张的形态学改变和累及范围,连续弥漫性扩张和节段性扩张往往提示不同的疾病,如原发性硬化性胆管炎常常表现为胆管的弥漫性节段性狭窄和扩张,而肝外胆管癌则常常表现为连续性弥漫性扩张,有助于判断病变的性质。胆管扩张的程度对病变性质也有一定的提示意义,明显软藤样扩张的胆管应更关注是否存在恶性病变。

第三,仔细分析病变位置,具体来说,在胆管扩张与胆管不扩张的分界部分,应当仔细观察胆管腔有无异常改变,胆管壁是否增厚、增强扫描是否存在异常强化,胆管外邻近结构如胰腺、十二指肠等是否存在异常改变或强化。此外,该分界处胆管狭窄的形态对病变性质往往有强烈的提示意义:胆管鼠尾状改变及向心性狭窄往往提示良性病变,如胆管结石、Mirizzi 综合征、急性化脓性胆管炎等;胆管呈截断或偏心性狭窄往往提示恶性病变,如胆管癌、胰腺癌、壶腹周围癌等。

第四,强调结合临床,合理结合特征性临床指标对疾病诊断有重要提示作用,如患者临床症状的紧急程度、肿瘤标志物 CA19-9、血清 IgG4、抗中性粒细胞核周抗体(pANCA)等。

【疾病鉴别】

引起肝内外胆管扩张的疾病很多,以下就主要病变进行鉴别。

1. 诊断思路　需要注意的是,影像征象更多的是增加病变诊断的可能性,不能孤立看待,结合临床

表 4-1-3　肝内外胆管扩张相关疾病

先天性病变	后天性病变			
胆管囊肿Ⅳa 型	胆管腔内病变	胆管壁病变	胆管外压性病变	医源性和其他
胰胆管汇合异常	肝外胆管结石	良性病变	良性病变	胆囊切除术后
Oddi 括约肌功能障碍	Mirizzi 综合征	原发性硬化性胆管炎	急/慢性胰腺炎	肝移植术后
	慢性胆囊炎伴颈部嵌顿性胆结石	复发性化脓性胆管炎	胰头囊性病变(良性)	其他胆肠吻合术狭窄
	急性胆管炎	IgG4 相关性硬化性胆管炎	十二指肠球溃疡	胆管损伤
	胆管寄生虫感染	AIDS 相关性胆管炎	十二指肠憩室伴(或不伴)憩室炎	Oddi 括约肌功能障碍
	胆道出血	胆管息肉/腺瘤/乳头状瘤病	缩窄性十二指肠乳头炎	
		胆管损伤	门静脉和/或胰周淋巴结病变	
		恶性病变	恶性病变	
		肝外胆管癌	胰头癌	
		胆囊癌伴胆管受侵	胰头囊性病变(恶性)	
		胆管转移性病变	十二指肠乳头腺癌	
		壶腹癌和壶腹周围癌	壶腹周围癌	
			胆管周围转移性病变	
			门静脉和/或胰周淋巴结病变	

注:AIDS:获得性免疫缺陷综合征。

症状和其他相关检查才能对疾病作出正确诊断,具体分析思路见图 4-1-23。

医源性和治疗后所引起的肝内外胆管扩张要结合临床手术病史,同时,要仔细观察是否存在结石、感染性病变以及占位性病变等,在除外这些情况之后才可以作出是术后生理性代偿所致扩张这一结论。

2. 鉴别诊断

(1)先天性病变

1)胆管囊肿Ⅳa 型:胆管囊肿为胆道的先天性扩张,更好发于亚洲人群,常见于婴儿,男女发病比例为(3~4):1。本病具体发病机制并不明确,胰胆管汇合异常是可能的机制之一。病理学上,小儿胆管囊肿常表现为囊壁纤维化伴柱状上皮和淋巴细胞浸润,成人胆管囊肿常表现为炎症和增生改变。患者的临床表现包括腹痛、黄疸和右上腹部肿块等。实验室检查可有血清胆红素、碱性磷酸酶、γ-谷氨酰转移酶等升高,部分患者还可出现淀粉酶增高。

根据 Todani 分型,胆管囊肿分为五型:①Ⅰ型为胆总管扩张(最常见),分为 3 个亚型,Ⅰa 型:胆总

管囊状扩张;Ⅰb 型:胆总管局限性扩张;Ⅰc 型:肝外胆管弥漫性梭状扩张。②Ⅱ型为胆总管憩室样扩张。③Ⅲ型为胆总管十二指肠壁内段扩张,又称为胆总管末端囊肿。④Ⅳ型为胆管多发性扩张,其中Ⅳa 型为肝内外胆管多发性囊状扩张,Ⅳb 型为仅肝外胆管多发性囊状扩张。⑤Ⅴ型为肝内胆管单发或多发性囊状扩张,又称 Caroli 病。本节肝内外胆管扩张主要由Ⅳa 型引起,CT 及 MRI/MRCP 上表现为肝内外胆管多发囊状或梭形扩张。

2)胰胆管汇合异常:胰胆管汇合异常(pancreaticobiliary maljunction,PBM)是一种先天性畸形,其中胰腺和胆管在十二指肠壁外汇合,通常形成一条长的共同通道。由于 Oddi 括约肌不能够调节胰胆管汇合处,可发生胰液和胆汁的相互反流,从而导致胆管癌和胰腺炎等疾病的发生。患者临床上可表现为腹痛、黄疸,实验室检查可有淀粉酶增高。

影像学特征或解剖学检查有助于诊断胰胆管汇合异常。

影像学诊断包括:胰腺和胆管之间异常长的共同通道或异常结合必须在直接胆管造影(如 ERCP、

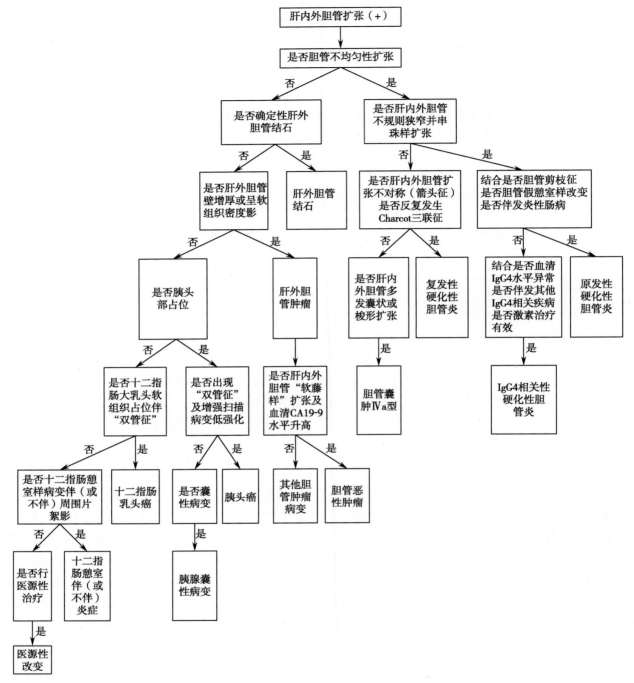

图 4-1-23　肝内外胆管扩张影像分析思路

PTC、术中胆管造影、MRCP、静脉滴注法 CT 胆系造影等)中证实,然而,对于共同通道相对较短的患者,还需要通过直接胆管造影确认乳头括约肌的作用不会延伸到胰胆管连接处;如果在内镜超声或螺旋 CT 获得的 MPR 图像可以判断胰胆管汇合处位于十二指肠壁外,也可以诊断 PBM。

解剖学诊断包括:在手术或尸检中确认胰胆管汇合处位于十二指肠壁外或胰胆管异常连接。还应强调的是,该病的辅助诊断标准包括胆汁中胰腺淀粉酶过高或肝外胆管扩张,出现这些情况时高度提示该病的存在。

对于长共同通道而言,目前还没有明确的定义,一些学者建议以 8mm 或更长作为分界,一些学者则建议长于 15mm 作为分界,但胰胆管汇合异常患者的共同通道通常超过 10mm。

(2)后天性疾病

1)胆管腔内病变

a. 肝外胆管结石:胆管结石是引起胆道梗阻的最常见原因,按照结石成分不同,可分为胆色素结石、胆固醇结石和混合性结石,相关危险因素包括年龄、性别、遗传因素、代谢综合征、饮食、药物和胆管解剖学异常等。肝外胆管结石可分为原发性和继发性，前者是指直接在胆管内形成的结石，多为胆色素结石，后者常来源于胆囊结石，主要为胆固醇结石。患者出现症状时常表现为上腹部绞痛及恶心呕吐，合并感染可出现 Charcot 三联征（腹痛、寒战高热及黄疸）。实验室检查可出现胆道梗阻改变和/或白细胞计数增高。

　　胆管结石在 CT 上表现多样，胆色素结石常表现为高密度，胆固醇结石常表现为低密度或等密度，常常容易漏诊，混合性结石还可表现为周围高密度，中心低密度改变。结石周围往往伴低密度胆汁环绕（图 4-1-24）。胆管壁可因结石长期刺激而增厚。MRI 上，与胆汁相比，T_1WI 上结石表现为低信号或高信号，T_2WI 上为低信号充盈缺损，MRCP 结石处可呈现倒杯口样充盈缺损（图 4-1-24）。CT 和 MRI 上增强扫描胆管结石无强化，有助于与其他占位性病变相鉴别。

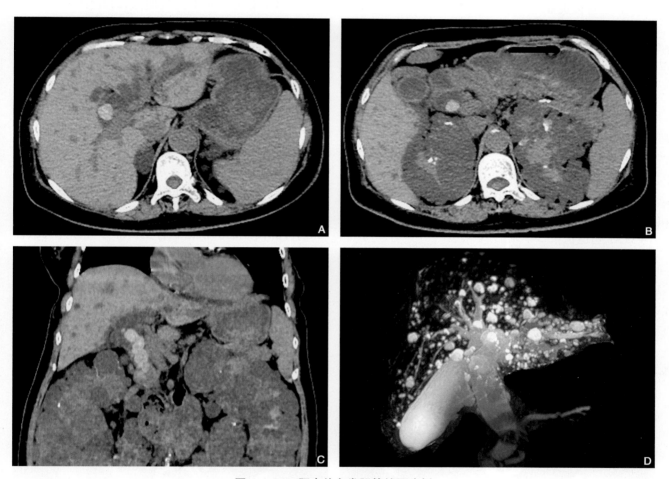

图 4-1-24　肝内外多发胆管结石病例

患者女，64 岁，肝内外多发胆管结石。A、B. CT 平扫显示肝内外胆管多发结石；C. 冠状位显示结石整体分布更加清楚，该例患者另可见多囊肝及多囊肾影像改变；D. MRCP 可见肝内外胆管明显扩张。

　　b. Mirizzi 综合征：Mirizzi 综合征临床少见，是由胆囊管或胆囊颈部的嵌顿性胆结石压迫邻近的胆管并导致肝总管完全或部分梗阻引起，临床症状主要表现为上腹痛和黄疸等。实验室检查常出现血胆红素、碱性磷酸酶（ALP）和转氨酶水平升高，合并感染时白细胞计数增高。

　　Csendes 等人将 Mirizzi 综合征分为五型。Ⅰ型：由于结石嵌顿在胆囊颈部或胆囊管处，胆总管受到外部压迫，即最初的 Mirizzi 综合征；Ⅱ型：由于嵌顿性结石侵蚀胆总管的前壁或侧壁而存在胆囊胆管瘘，瘘口小于胆总管周长的 1/3；Ⅲ型：存在胆囊胆管瘘，瘘口累及胆总管周长的 2/3；Ⅳ型：存在胆囊胆管瘘，且完全破坏整个胆总管壁；Ⅴ型：Ⅴa 型，胆肠内瘘不伴胆石性肠梗阻；Ⅴb 型，胆肠内瘘伴胆石性肠梗阻。

　　CT 表现为胆囊颈或胆囊管部结石，并伴有邻近胆管受压改变，肝内外胆管发生扩张，相比于超声，CT 检查更有助于排除肝门区或肝脏的恶性肿瘤。T_2WI 和 MRCP 能够准确显示胆囊颈或胆囊管结石，

MRCP 还有助于显示胆囊管的解剖变异和肝内外胆管扩张。

c. 急性胆管炎：急性胆管炎常继发于胆管结石或胆管恶性肿瘤。诊断需要结合临床症状、实验室检查及影像学检查综合评估。典型临床表现为腹痛、寒战高热及黄疸（Charcot 三联征），更严重者甚至出现低血压及意识障碍（Reynolds 五联征）。

为了完善该病的诊断思路，2018 版东京指南诊断标准可供参考：

A. 全身性炎症

A-1 发热（T＞38℃）和/或寒战

A-2 实验室数据：炎症反应

白细胞＜$4×10^9$/L 或＞$10×10^9$/L

CRP≥10mg/L

B. 胆汁淤积

B-1 黄疸

B-2 肝功能检查异常

总胆红素≥34μmol/L

AST、ALT、ALP 和 γ-谷氨酰转移酶＞1.5×ULN

C. 影像学表现

C-1 胆道扩张

C-2 影像学病因（狭窄、结石、支架等）

疑似诊断：A 中的一个项目+B 或 C 中的一个项目。

明确诊断：A+B+C（A、B、C 中只需一项）。

在影像学上，CT 可以清楚地识别胆管扩张，并有助于更好地诊断胆管狭窄的原因，如胆管结石、胆管癌、胰腺癌等。CT 成像也有助于诊断局部并发症，如肝脓肿或门静脉血栓形成（图 4-1-25）。MRCP 作为一种非侵入性方法，能够较好地识别恶性疾病或胆管结石导致的胆道梗阻。急性胆管炎的 MRI 发现包括 T_2WI 上胆管周围信号增高，对比增强 T_1WI 上胆管壁强化。当腹部超声或 CT 成像不能提供明确诊断时，建议进行 MRI/MRCP 检查。

2）胆管壁病变

a. 原发性硬化性胆管炎：原发性硬化性胆管炎（primary sclerosing cholangitis，PSC）是一种可能由自身免疫引起的慢性胆汁淤积性肝病，常常与炎性肠病有关，当前研究认为遗传、环境、免疫、微生物群及胆汁酸代谢等多种因素共同参与发病。该疾病在病理上以肝内和/或肝外胆管的炎症和纤维化为特征，并可导致胆管狭窄，最终可发展为胆汁性肝硬化和门静脉高压症。依据胆管受损部分可分为大胆管型、小胆管型和全胆管型。患者早期多无症状，随着

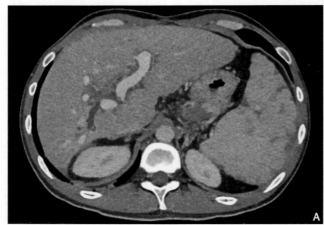

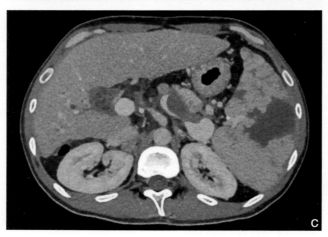

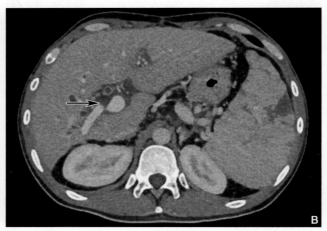

图 4-1-25 肝外胆管结石伴肝内外胆管炎

患者女，54 岁，主诉腹痛，诊断肝外胆管结石伴肝内外胆管炎。A～C. 为增强扫描静脉期，显示肝内外胆管扩张，胆管壁增厚，明显强化，肝外胆管可见结石影。

病情进展,可出现上腹痛、黄疸、瘙痒、疲劳等,值得注意的是,原发性硬化性胆管炎患者有10%～15%的风险发展为胆管癌。实验室检查如血清碱性磷酸酶和γ-谷氨酰转移酶值增高、抗中性粒细胞核周抗体和IgG4的出现和升高均有助于诊断。

为了增加该病的诊断思路,笔者摘录了2021年国际PSC研究小组的PSC共识意见,其分别制定了大胆管型PSC和小胆管型PSC的诊断标准。

大胆管型PSC诊断标准为:①胆管成像检查具备PSC典型特征。②至少满足以下一条标准:a.胆汁淤积的临床表现及生物化学改变(成人ALP升高、儿童GGT升高);b.炎性肠病的临床或组织学证据;c.典型的PSC组织学改变。③除外继发性硬化性胆管炎。胆管成像检查中没有出现PSC典型表现时,如果满足上述第2条标准中2条以上或仅有PSC典型胆道影像学特征时可疑诊PSC。

小胆管型PSC诊断标准为:①近期胆管影像学检查无明显异常改变;②典型PSC肝脏组织病理学改变;③除外其他因素所致胆汁淤积。如果患者胆管影像学无异常,但肝脏组织学具有PSC特点但不典型时,若患者同时存在炎性肠病临床或组织学证据及胆汁淤积的生物化学证据时,也可诊断小胆管型PSC。

影像学上,病变通常同时累及肝内和肝外胆管,仅累及肝外胆管者并不常见(图4-1-26)。美国肝病研究协会和欧洲肝脏研究协会指南都推荐将MRCP作为疑似原发性硬化性胆管炎病例的首选影像检查,典型的MRCP表现包括肝内和肝外胆汁的弥漫性、多灶性短节段狭窄和轻度扩张,呈现"串珠状"外观,病情进展可出现长段狭窄和憩室样扩张。随着纤维化的发展和狭窄的恶化,外周胆管消失,在MRCP中显示为剪枝征。

b. 复发性化脓性胆管炎:复发性化脓性胆管炎(recurrent pyogenic cholangitis,RPC)好发于东南亚地区,病因尚不明确,可能与寄生虫感染、细菌感染和营养不良等原因相关,以反复发生的胆道感染、胆管结石(主要为胆色素结石)及胆道狭窄为特征。临床表现为反复发作的腹痛、寒战高热及黄疸(Charcot

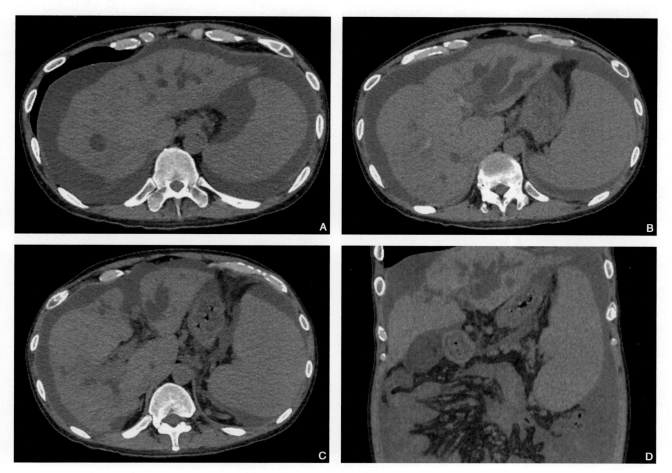

图4-1-26 原发性硬化性胆管炎

患者男,35岁,原发性硬化性胆管炎。A～C.为CT平扫轴位,显示肝内外胆管明显扩张,呈不均匀性,该患者继发肝硬化、脾大及腹腔积液;D.平扫冠状位更加清楚地显示肝内胆管不均匀扩张。

三联征)。实验室检查出现白细胞计数增加、肝功能异常等。

CT及MRI/MRCP上肝内外胆管表现为不对称性扩张具有特征性,即中央肝内胆管和肝外胆管扩张,外周胆管无扩张或程度较轻,呈"箭头样",增强CT检查更有助于发现细微的肝内胆管扩张,且可以观察到胆管壁的强化。CT能够发现大部分结石,结合MRI/MRCP检查可以减少结石的漏诊。病变常常导致肝实质萎缩,常见于肝左外叶和右后叶,随着病情进展会出现肝硬化。此外,还要注意是否并存胆道积气。本病可以并发肝脓肿、胆汁瘤、胆管细胞癌等,在影像诊断过程中应当注意。

c. IgG4相关性硬化性胆管炎:IgG4相关性硬化性胆管炎(IgG4-correlated sclerosing cholangitis,IgG4-SC)是胆道系统的慢性炎症性疾病,通常与自身免疫性胰腺炎有关,亦可单独发生。病理学特征包括标志性的淋巴细胞或浆细胞浸润、IgG4阳性浆细胞浸润、轮辐状纤维化和闭塞性静脉炎。患者常表现为

腹痛、黄疸、体重减轻等。实验室检查中,血清IgG4水平升高对本病诊断具有重要诊断意义。

本病的诊断标准包括:肝内和/或肝外胆管狭窄、胆管壁增厚、血清学发现、病理发现、其他器官受累和类固醇激素治疗效果。

此外,IgG4相关性硬化性胆管炎根据狭窄情况可以分为四型:

1型:仅胰腺段胆管狭窄。

2型:肝内外胆管弥漫狭窄,可细分为2a型(肝内胆管狭窄伴狭窄前胆管扩张)和2b型(肝内胆管狭窄,无狭窄前胆管扩张,胆管分支减少)。

3型:肝门部和胰腺段胆管狭窄。

4型:仅肝门部胆管狭窄。

胆管狭窄和管壁增厚是影像学诊断要点。胆管狭窄表现为弥漫性或节段性,狭窄段相对较长及胰腺段胆管狭窄为其特征;胆管壁增厚为环形,均匀增厚,边缘光滑,胆管狭窄区域和非狭窄区域均可发生管壁增厚,增强扫描管壁延迟强化(图4-1-27)。

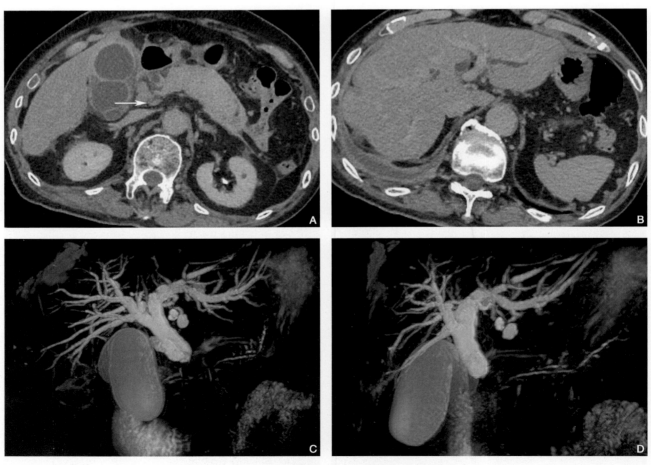

图4-1-27 IgG4相关性硬化性胆管炎病例

患者男,91岁,IgG4相关性硬化性胆管炎。A、B. 为增强扫描延迟期,显示肝内外胆管扩张,肝外胆管局部管壁增厚强化且管腔狭窄,胰腺呈腊肠样改变,另可见胆囊炎改变;C、D. MRCP清楚地显示肝外胆管中下段管腔明显狭窄。其以上水平肝内外胆管明显扩张。

d. 肝外胆管癌:胆管癌是第二常见的原发性肝胆管癌,发病相关危险因素包括胆石症、寄生虫感染(如肝吸虫和华支睾吸虫)、原发性硬化性胆管炎、胆管囊肿、肝硬化和病毒性肝炎(与肝内胆管癌发生更相关)等,环境和遗传因素也发挥着一定的作用。根据解剖部位,胆管癌可分为肝内胆管癌和肝外胆管癌,后者又可再细分为肝门周围型胆管癌和远端型胆管癌。在病理学上,胆管癌可分为管内生长型、管周围浸润型和肿块型。肝外胆管癌患者常以无痛性黄疸、腹痛不适、皮肤瘙痒、陶土样大便和尿色深黄等症状就诊,肿瘤标志物 CA19-9 常用于诊断,但并非特异,需要结合其他检查。

根据不同病理类型,影像学表现存在差异。管内生长型病变表现为乳头状或管状息肉样病变,CT上可表现为弥漫性胆管扩张,伴有明显增强的肿块。管周浸润性病变表现为管壁同心或偏心性增厚,管腔狭窄,且由于病变内富含血管及结缔组织增生,增强扫描通常表现为延迟增强,值得注意的是,此时胆管壁也开始增强,因此不利于精准估计肿瘤范围,此时动脉期成像更有助于评估。肿块型胆管癌 CT 上一般表现为均匀低密度病灶,增强前边缘呈分叶状,动脉期强化,后出现延迟强化,伴或不伴包膜回缩或静脉侵犯,肝内外胆管常呈软藤样扩张。CT 三维重建能更好地评估胆道树与相邻门脉管系统的关系(图 4-1-28)。

MRI 成像是当前肝胆病理非侵入性评估的金标准。病变一般在 T_1WI 上表现为低信号,在 T_2WI 上表现为高信号,增强扫描表现为延迟强化或向心性强化。胆道受累的位置和程度可通过 MRCP 可视化。MRI 在评估周围血管、组织脏器的受累及淋巴结浸润上较 CT 更为敏感。

e. 胆管转移性病变:胆管转移极为罕见,既往病例报告的原发肿瘤包括有卵巢癌、结肠癌、直肠癌、食管癌、胆囊癌、肝细胞癌、乳腺癌和恶性黑色素瘤等,根据转移部分合并近端胆管扩张以及原发性肿瘤病史有助于鉴别。

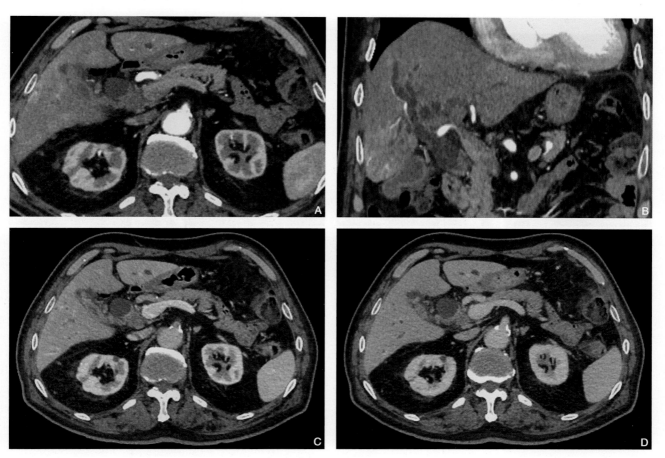

图 4-1-28 肝外胆管癌

患者男,78 岁,主诉中下腹不适 3 天余,诊断肝外胆管癌。A、B. 为增强扫描动脉期及冠状位;C、D. 为增强扫描门脉期及静脉期,显示胆总管中上段管壁明显增厚伴强化肿块影,肝内外胆管可见明显扩张,另可见胆囊炎。

f. 壶腹癌和壶腹周围癌：这里应当明确壶腹周围癌和壶腹癌是不同的概念。壶腹周围癌是发生于Vater壶腹周围2cm范围内的肿瘤，主要包括壶腹癌、胆总管下段癌、十二指肠乳头癌及胰头癌。壶腹癌则是起源于Vater壶腹的上皮细胞恶性肿瘤，多为腺癌，组织学亚型主要分为胰胆管型和肠型，前者更为常见，而后者预后更好。壶腹癌罕见，患者常以黄疸、腹痛、体重下降就诊，肿瘤标志物CEA、CA19-9等有助于诊断，但同样并非特异。

影像学上，CT平扫有时无法显示十二指肠腔内的小壶腹肿瘤，难以准确评估局部侵犯的程度，增强CT有助于提高病变检出率、周围组织脏器侵犯情况及淋巴结状态的评估。在远端胆管或胰管发生明显而突然的扩张时，除了结石和胰腺病变以外，我们还要考虑到壶腹癌这一疾病，要仔细观察壶腹部解剖情况，并高度关注周围的淋巴结情况（图4-1-29）。MRI中大多数病变表现为胰胆管交界处远端边缘的结节状肿块，T_1WI为等或稍低信号，T_2WI为稍高信号，增强扫描低强化或中等强化（强化程度低于胰腺

实质），病变还可表现为胰胆管连接处周围不规则的管周增厚或乳头状突起进入十二指肠内，增强扫描呈延迟强化。MRCP可出现典型的胆总管和胰管同时扩张表现（双管征）（图4-1-29D）。

3）胆管外压性病变

a. 急/慢性胰腺炎和胰腺囊性病变：急/慢性胰腺炎和位于胰头部的囊性病变可因压迫胆总管下段而引起肝内外胆管扩张，具体表现可参照相关内容，本节不再具体阐述。

b. 胰头癌：胰腺癌当前发病率处于上升趋势，2024年国家癌症中心数据显示本病占恶性肿瘤相关死亡率第六位。相关危险因素可分为不可改变的危险因素（年龄、种族、性别、血型、家族史和遗传易感性等）和可改变的危险因素（吸烟、饮酒、高脂饮食、胰腺炎、肥胖等）。胰腺癌最常见于胰头，其次为胰体和胰尾，导管腺癌为最主要的病理类型。该病恶性程度高、预后差，患者常出现腹痛不适、消瘦乏力及相关消化道症状，病变位于胰头时常出现梗阻性黄疸。肿瘤标志物CA19-9、CEA及CA125等均有助于

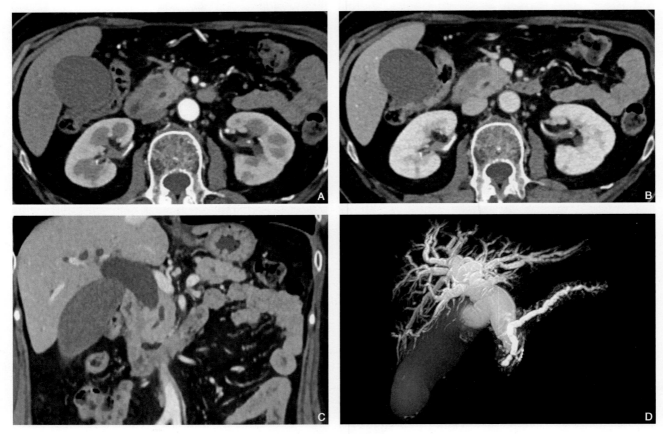

图4-1-29 壶腹周围癌

患者女，69岁，皮肤、巩膜黄染10日，伴呕吐、黑便3日，最终诊断壶腹周围癌。A、B.为增强扫描动脉期及静脉期，显示壶腹周围区域强化软组织肿块影；C.静脉期冠状位更清楚地显示肿块影，并可见肝内外胆管明显扩张；D.为MRCP，显示肝外胆管下段截断，肝内外胆管软藤样扩张。其以上水平肝内外胆管明显扩张。

诊断,以 CA19-9 最重要。

CT 上胰头癌常表现为低密度肿块,有少部分呈等密度,特别当病变范围在 2cm 或更小时,这会增加病变诊断的难度,增强扫描病变呈现乏血供特点,表现为低强化。胰管和胆总管同时扩张出现的双管征有助于胰头癌的诊断(图 4-1-30)。此外,由于胰腺和胆管的最远端部分相对免受肿瘤浸润,有时可以出现四管征,即病变近端胆管及胰管扩张,病变远端胆管及胰管表现为正常。肿瘤远端的胰腺通常出现萎缩。胰腺癌偶尔会出现囊性或坏死性,在极少数情况下,还会出现钙化。MRI 上,胰腺癌一般在压脂 T_1WI 中表现为低或稍低信号,T_2WI 中表现为稍高信号,增强扫描表现为低强化。MRCP 在显示双管征及四管征上更为直观。MRI 在显示病变的囊变坏死和邻近组织结构的侵犯上更为敏感。值得强调的是,CT 及 MRI 影像学检查在胰腺癌的可切除性评估上发挥着重要作用,是制定术前治疗方案的重要参考。

c. 十二指肠乳头腺癌:十二指肠乳头腺癌是起自十二指肠黏膜的恶性肿瘤,是十二指肠最常见的恶性肿瘤。患者常表现为腹痛不适、黄疸、消瘦、腹部包块等。

CT 上表现为十二指肠乳头扩大,边界不规则,可以见到软组织肿块影,肿块较大时可以出现十二指肠管腔狭窄,增强扫描病变多明显强化且高于肠壁。MRCP 上可表现为肝内外胆管软藤样扩张,并出现双管征(图 4-1-31)。

d. 其他:十二指肠降段内侧是憩室的好发部位,常可压迫胆总管下段导致肝内外胆管扩张(图 4-1-32),CT 常表现为外突囊袋影,内常可见气液平,若憩室并发炎症,则表现为憩室壁增厚,增强扫描明显强化,周围脂肪间隙可见高密度渗出影。

缩窄性十二指肠乳头炎归属于 Oddi 括约肌机械性狭窄,常由于结石反复刺激胆管末端括约肌引起慢性炎症所致。

4)医源性和治疗后的改变

a. 胆囊切除术后:部分胆囊切除术患者出现胆管扩张的改变,通常以胆总管改变明显(图 4-1-33)。

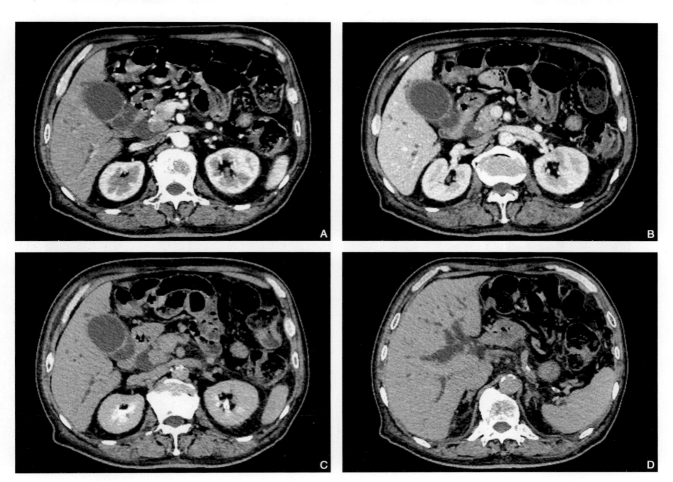

图 4-1-30 胰头癌

患者男,80 岁,身目黄染伴乏力纳差半月余,最终诊断胰头癌。A~C. 为增强扫描动脉期、门脉期及延迟期,显示胰头部相对低强化肿块影;D. 增强扫描延迟期,显示肝内胆管明显扩张。

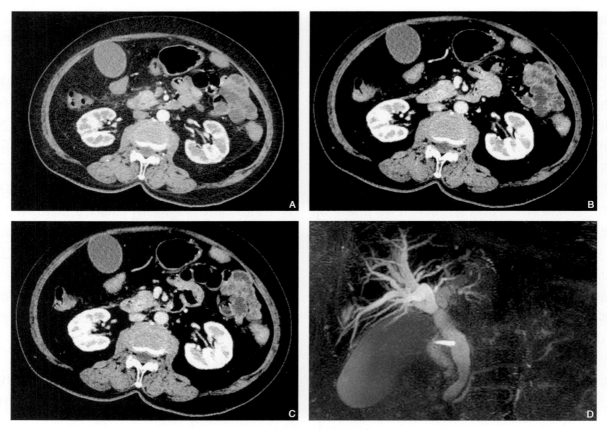

图 4-1-31 十二指肠乳头腺癌病例

患者女,67 岁,主诉皮肤巩膜黄染 10 天余,最终诊断十二指肠乳头腺癌。A～C. 为增强扫描动脉期、门脉期及静脉期,显示十二指肠乳头处强化结节影,强化程度始终高于周围十二指肠;D. MRCP 显示肝内胆管明显扩张。

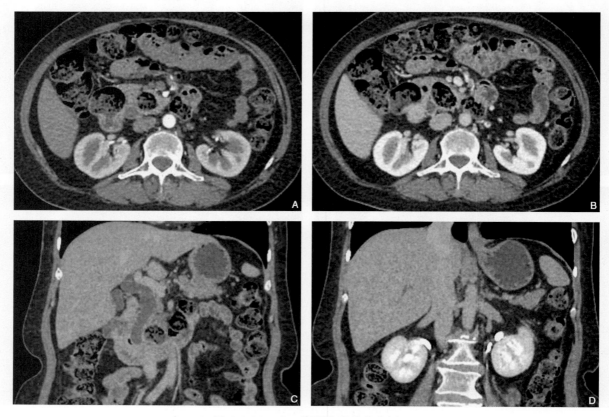

图 4-1-32 十二指肠降段憩室病例

患者男,35 岁,主诉腹胀,最终诊断十二指肠降段憩室。A、B. 为增强扫描动脉期及静脉期,显示十二指肠降段囊袋样外突影;C、D. 增强扫描延迟期冠状位,显示肝内外胆管扩张,以肝外胆管扩张为主,肝内胆管扩张不明显。

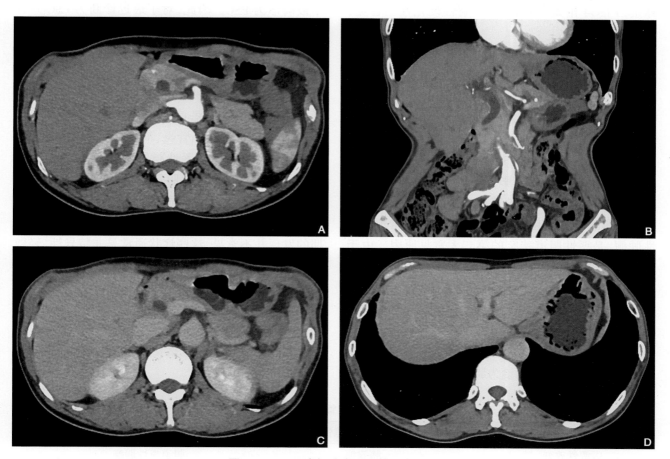

图 4-1-33　胆囊切除术后胆管扩张病例

患者女,61 岁,主诉胆管扩张,最终诊断胆囊切除术后胆管扩张。A、B.为增强扫描动脉期轴位及冠状位,胆管走形区及邻近结构无明显占位性病变,胆囊未见显示;C、D.增强扫描延迟期,显示肝内外胆管扩张。

这主要与胆囊切除术后失去储存胆汁的缓冲作用,患者胆管出现代偿性扩张有关。此外,还可能与结石残存或复发、胆道感染、术中胆管损伤等病理性原因有关。影像学检查有助于确定生理性原因还是病理性原因。

b.肝移植术后:肝移植术后并发症大致分为血管、胆道和其他并发症,其中,胆道并发症包括胆管梗阻、吻合口狭窄、胆管狭窄、结石形成、胆汁泄漏、胆汁瘤、胆汁坏死和胆管炎等。胆管扩张的出现常常对胆道并发症有着提示意义,可由胆管狭窄、胆管结石等原因引起。大多数胆管狭窄发生在肝外,发生在瘢痕形成后的吻合口。非吻合性胆管狭窄则继发于缺血(通常由肝动脉血栓形成或狭窄引起)、感染性胆管炎或移植前硬化性胆管炎。值得注意的是,CT 上没有出现胆管扩张并不能排除胆管狭窄的存在,因为肝移植患者可能在胆管严重狭窄时不会出现胆管扩张。在这种情况下,应该进行 MRCP、ERCP 或 PTC 来识别狭窄。

(陈丽华　沈　文)

四、胆管狭窄

【定义】

胆管狭窄(bile duct stricture)的定义是肝外或肝内胆道系统局部狭窄,导致胆汁顺行流动受阻,胆管上段扩张,进而导致胆道梗阻。胆管狭窄的临床表现往往是多变的,一些无症状患者只表现为影像学上偶然发现的胆管狭窄,而另一些患者则出现黄疸和瘙痒等症状。

【病理基础】

胆管狭窄可大致分为良性胆管狭窄和恶性胆管狭窄。

良性胆管狭窄(benign bile duct stricture,BBS)有多种起源,每种都有不同的病史,会出现不同的临床表现。医源性原因,诸如胆囊切除术和原位肝移植,是 BBS 最常见的原因。肝移植术后胆道狭窄发生率为 5%~30%,它们可以是吻合口或非吻合口狭窄。由于胆肠直接连接,吻合口狭窄在胆肠吻合术中更为常见。其他原因包括炎症、自身免疫或免疫球蛋白 IgG4 相关的胆管病、放射性硬化性胆管炎、缺血和感染等。

恶性胆管狭窄（malignent bile duct stricture，MBS）最常见的病因是胰腺导管腺癌，这是一种由产生黏液的腺体结构构成的恶性上皮性肿瘤。高达 70% 的胰腺导管腺癌患者确诊时会发生一定程度的胆管狭窄。这些患者的临床表现通常为黄疸、体重减轻和腹痛，在 MRI、MRCP、CT 或 EUS 上经常可见胰腺头部的肿块。胰头部肿瘤的典型影像学表现包括双管征，即在影像学上表现为胰腺导管和胆总管同时扩张。

胆管癌是一种起源于胆管上皮的高度增殖的恶性肿瘤，是恶性胆道狭窄的第二大常见原因。由于其本质为恶性肿瘤，所有胆管癌患者几乎都会发生胆道狭窄。胆管癌分为肝内、肝门区和肝外，肝门区大约占 60%～70%。胆管癌患者在疾病的早期通常无症状，后期可出现黄疸、疲劳和瘙痒等症状。胆管癌常见于原发性硬化性胆管炎（PSC），并常表现为新发的明显狭窄。50% 确诊为胆管癌的患者曾于前一年被确诊为 PSC。因此，对于最近诊断为 PSC 并有明显狭窄的患者，应高度怀疑胆管癌。

【征象描述】

胆道梗阻的临床症状包括黄疸、瘙痒和由肾脏排泄胆红素引起的尿色变暗。普遍存在的症状包括：体重减轻、发热、恶心、呕吐和不适。在晚期病例中，胆道梗阻可导致胆管炎、革兰氏阴性菌所引起的败血症和肝脓肿。在恶性胆道梗阻患者中，大多数患者的远端梗阻可继发胆管炎，尽管无发热或白细胞增多，仍可能会出现明显的胆管扩张。

因为胆管狭窄的筛查依赖于临床症状，所以早期的发现并不常见，这些症状通常是非特异性、轻微的，并且由于疾病的存在范围太大，无法进行根治性切除。对于这类患者，治疗策略包括经皮和经内镜下胆道内减压手术。

【相关疾病】

胆管狭窄的病因包括良性病变、恶性病变及其他原因，见表 4-1-4。

表 4-1-4　导致胆管狭窄的部分病因

良性病变	恶性病变	其他及罕见原因
医源性改变	胰腺癌	胆道炎性假瘤
胆总管结石	胆管癌	胆囊癌
原发性硬化性胆管炎	壶腹癌和壶腹周围癌	肝细胞癌
慢性胰腺炎		门脉周围和胰周淋巴结病
IgG4 相关硬化性胆管炎		
复发性化脓性胆管炎		
艾滋病胆管病		

【疾病鉴别】

1. 诊断思路（图 4-1-34）。

2. 鉴别诊断

鉴别良性和恶性胆管狭窄对患者的治疗至关重要，ERCP 具有高空间分辨率、同时可进行组织活检，起到诊断和治疗的作用，对怀疑胆道梗阻的患者是一种重要的工具。但 ERCP 是一种侵入性手术，需要静脉注射镇静剂和电离辐射，并且相对耗时，并发症发生率高达 7%，在约 4% 的患者中可能在技术上不成功，由于上游导管看不到，可能导致高度狭窄患者的评估不完整。

MRCP 显示胆管形态与 ERCP 相当，具有良好的患者耐受性，无相关死亡率，且 3D 成像能够显示狭窄以上水平胆道。MRCP 有助于无创评估胆管狭窄，并可能发现恶性胆道狭窄的原因（表 4-1-5）。

表 4-1-5　MRCP 提示恶性胆管狭窄的征象

恶性胆管狭窄的征象
门静脉期胆管壁增厚
胆管长节段受损不对称
胆管外缘不清
胆管腔内不规则
门静脉期相对于肝实质高度强化

（1）良性病变

1）医源性原因：良性胆道狭窄最常见的原因是肝胆外科手术（80%～90%）。胆囊切除术是最常见的导致肝外胆管狭窄的外科手术。胆管损伤的发生率在开腹胆囊切除术中为 0～0.5%，腹腔镜胆囊切除术为 1.2%。胆囊切除术后最常见的狭窄部位是胆囊管与肝总管的交界处以及左右肝管的汇合处。手

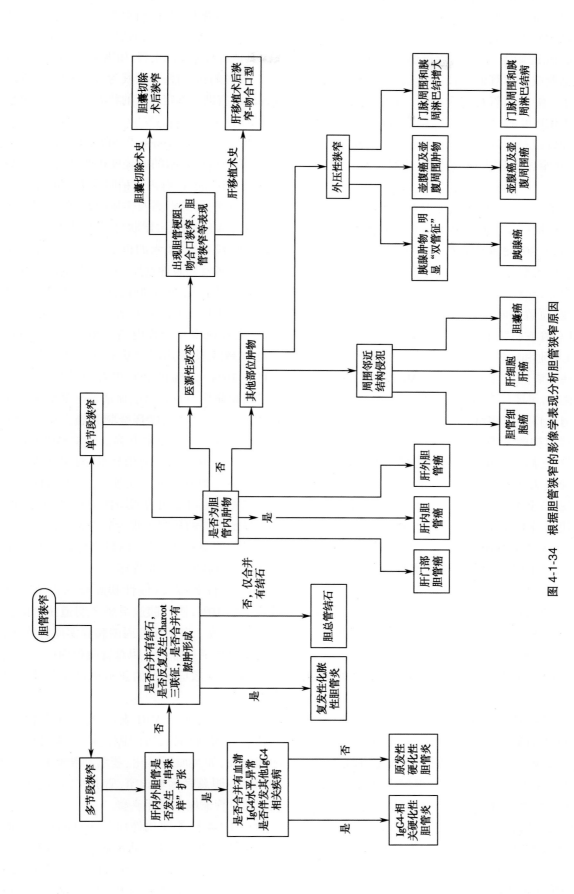

图 4-1-34 根据胆管狭窄的影像学表现分析胆管狭窄原因

术中胆管损伤的潜在危险因素包括胆道解剖异常、胆囊三角炎症(解剖间隙与肝总管内侧、胆囊管下部和胆囊动脉上部接壤)、术中出血及肥胖等因素。MRI 胰胆管造影与直接胆管造影一样敏感,通常显示胆总管或肝总管的短段光滑狭窄,伴有肝内胆道的扩张。如果胆管被完全截断,可表现为较长的狭窄。MRCP 可能会高估狭窄长度,特别是当狭窄远端导管直接被挤压时,此时不是真正的狭窄。在 MRI 中,狭窄段通常表现为薄壁、边缘平滑、无增强的狭窄。

肝移植:5%～15% 的尸体肝移植和 28%～32% 的活体肝移植可发生胆道狭窄。根据其病理生理特征,可分为吻合型和非吻合型。

吻合口狭窄是由于手术技术原因或是术后局部缺血或胆漏,导致纤维化和瘢痕形成。通常是单发、短段病变,位置在吻合口。吻合口狭窄可发生在胆总管-肝总管或胆肠吻合处,Roux-en-Y 重建更常见。MRCP 在鉴别和定量胆道狭窄方面与 ERCP 相当,可作为这些患者的成像方式之一。MRCP 显示吻合处有短段狭窄,可能伴有近端胆道扩张。

非吻合口狭窄多继发于缺血或免疫原因,并可能导致移植物的丢失。这种狭窄通常是多发的,并累及长段,它们可能在肝脏内或近端吻合口处发生。缺血可能是大血管病变(肝动脉血栓或狭窄)或微血管病变(冷热缺血时间延长、心脏死亡后捐赠、供者长期使用抗利尿激素等原因)。免疫原因包括慢性排斥、血型不合、PSC 和自身免疫性肝炎等原因。MRCP 显示肝内胆管多处不连续狭窄,较长段的狭窄还可累及肝门和肝总管。

2)胆总管结石:在有症状的胆结石患者中,胆总管结石占 8%～18%;持续的胆管结石会继发胆系炎症,从而导致瘢痕形成、管腔狭窄。鉴于其高灵敏度和特异度,MRCP 是研究胆总管结石的理想方法。

影像学表现:①MRCP:胆管结石表现为多个边缘呈角状的低信号充盈缺损,胆管结石的管腔狭窄通常是短段分布的,可位于结石上方或下方。②MRI:狭窄段的胆管壁可见轻度增厚以及强化,患者常合并慢性胆汁淤积、胆管炎、其他胆系结石、胆汁性肝硬化等疾病。

3)原发性硬化性胆管炎:原发性硬化性胆管炎(primary sclerosing cholangitis,PSC)原因不明,常表现为慢性胆汁淤积性黄疸,以肝内外胆管炎性和闭塞性纤维化为特征,并可进展为肝功能衰竭、肝硬化;75%

的患者合并有炎性肠病,主要为溃疡性结肠炎;PSC 还具有胆管癌的增加风险,研究表明其终生风险为 10%～15%。虽然 PSC 的确切病因尚不清楚,但考虑到其与其他自身免疫性疾病(如纵隔、腹膜后纤维化和干燥综合征)的相关性,怀疑其为自身免疫性疾病。MRI 和 MRCP 有助于确定胆管的状态,表征肝实质的形态学特征,评估胆管癌的发展。

影像学表现:①MRCP:肝内外胆管多发局限性狭窄,其间可见正常的或轻度扩张的胆管,形成明显的"串珠样"表现,肝内末梢胆管不显示(图 4-1-35)。②MRI 表现:肝脏形态及实质异常,肝缘局部呈楔形见网状 T_2WI 高信号,尾状叶及左叶内侧段增大,外侧段及后段萎缩,较大的再生结节。③CT 增强扫描示胆管壁多发局限性增厚、强化,肝周纤维化表现为多发条片状强化,可见肝门区淋巴结增大及肝内胆管结石。④其他类似 PSC 表现的疾病包括上行性胆管炎(当与狭窄和导管内结石相关时)、复发性多软骨炎(RPC)、艾滋病胆管病和缺血性狭窄等。胆管癌可在 10%～15% 的 PSC 患者中引起并发症,如果患者出现瘙痒、黄疸恶化、血清碱性磷酸酶和胆红素水平迅速升高,应高度怀疑胆管癌。在胆管癌的患者中,CA19-9 水平经常升高。但 CA19-9 水平的阳性预测值为 56.6%,预测值较低,对早期胆管癌的诊断可能不是很有帮助。此外,急性细菌性胆管炎和胆汁淤积症也可能出现假阳性的 CA19-9 水平升高。MRI 显示主要的狭窄表现为较高部位的导管狭窄伴近端导管明显扩张,导管内息肉样肿物和狭窄的快速进展也应高度怀疑胆管癌。

4)慢性胰腺炎:慢性胰腺炎约占所有良性胆道狭窄的 10%,慢性胰腺炎患者胆道狭窄的患病率为 3%～46%。由于导管周围胰腺实质纤维化,其引起的胆道狭窄最常累及胆总管胰腺内段。虽然较为罕见,但肿块效应继发的狭窄也可在急性胰腺炎中发生。

影像学表现:①MRI 表现:可显示急性胰腺炎,如胰腺肿大、胰周脂肪间隙模糊及胰周积液,或慢性胰腺炎,如实质纤维化、萎缩和胰管扩张的变化。②MRCP:胆总管远端狭窄,管腔平滑,逐渐变细,或出现胆总管末端截断性狭窄。

5)IgG4 相关硬化性胆管炎:IgG4 相关硬化性胆管炎是一种免疫介导的疾病,以 IgG4 阳性浆细胞淋巴浆细胞浸润为特征,导致肝内外胆管纤维化和狭窄。患者通常是老年男性,还会发生 IgG4 相关疾病的其他临床表现,包括自身免疫性胰腺炎或涎腺

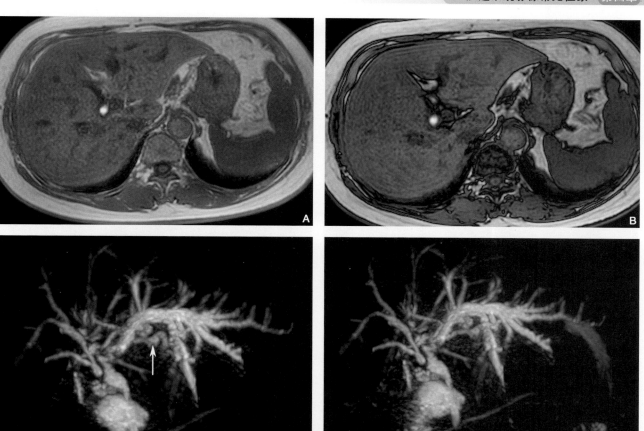

图 4-1-35　硬化性胆管炎

患者女,58 岁,主诉腹痛,腹部不适 8 月余,手术病理后诊断为硬化性胆管炎。A、B. 冠状位 T_1 同反相位图像,肝实质信号不均匀。肝内外胆管可见多发管腔狭窄,左肝管扩张。胆总管内可见高信号结石影。C、D. 3D-MRCP MIP 图像显示肝内外胆管可见多发管腔狭窄,左肝管扩张(白箭头)。

和泪腺肿大。

IgG4 相关硬化性胆管炎可类似于其他疾病的表征,如 PSC、胆管癌、胰腺癌、缺血性胆道狭窄或艾滋病胆管病。与 PSC 不同,IgG4 相关的硬化性胆管炎的多灶性狭窄是长节段且持续的,并与狭窄前的胆管扩张相关。血清 IgG4 水平升高,胆外 IgG4 硬化性疾病(如胰腺、肾脏、甲状腺和唾液腺)的发生,提示可能为 IgG4 相关硬化性胆管炎。

IgG4 硬化性疾病可导致四种不同类型的胆道狭窄:①胆总管远端狭窄;②肝内外胆管弥漫性狭窄;③肝门狭窄和胆总管远端狭窄;④肝门区胆管狭窄。

影像学表现:①MRI 表现:狭窄段胆管壁均匀环形增厚,均匀强化。②MRCP:可清楚显示狭窄部位和分布。

6)复发性化脓性胆管炎:复发性化脓性胆管炎(recurrent pyogenic cholangitis,RPC)相关临床表现及介绍如前所述(本节"肝内外胆管扩张"部分)。

影像学表现:MRCP 上 RPC 的表现包括肝内或

肝外胆管结石、多发性肝内胆管狭窄、短段局灶性肝外胆管狭窄、肝叶或节段胆管局部扩张,多见于左叶外侧段和右叶后段,胆管壁增厚或突然变细,肝内胆管分支减少。RPC 中的导管内结石是胆色素结石,由于其内高密度,在 T_1 加权 MRI 图像上清晰可见。MRCP 已被证明在评估 RPC 中肝内结石程度方面具有显著优势,并有助于制订治疗计划。高达 5% 的 RPC 患者可能发生胆管癌;萎缩的胆管节段和肝脏节段承受的结石负担较重,患者处于危险之中。

7)艾滋病胆管病:艾滋病胆管病是一种继发性硬化性胆管炎,发生在 CD4+T 细胞计数小于 100/mm³ 的艾滋病患者中。在大多数患者中,由机会致病菌如隐孢子虫和巨细胞病毒引起的胆道慢性炎症是导致多灶性胆道狭窄的原因。其他潜在的致病菌包括鸟-胞内复合分枝杆菌复合群、微孢子虫和单纯疱疹病毒。然而,高达 50% 的患者未发现病原体。临床上,患者表现为胆汁淤积酶水平升高,如碱性磷酸酶和 γ-谷氨酰转移酶,以及右上腹疼痛;黄疸很少见,因为艾滋病胆管病引起的胆管阻塞通常是不完全性胆道梗阻。

艾滋病胆管病的MRCP表现包括多发性肝内和肝外胆管狭窄伴相关部位的扩张，类似于PSC，乳头状狭窄伴扩张的胆总管，以及孤立的中长段（1～2cm）肝外胆管狭窄。MRI表现包括非结石性胆囊炎以及胆管壁增厚和强化。

（2）恶性病变

1）胰腺癌：胰腺癌是最常见的成人胰腺恶性肿瘤；约70%发生在胰头、颈、钩突，常常导致胰头段内的胆总管狭窄，表现为梗阻性黄疸；MRI对于诊断体积较小的胰腺癌很有帮助。

影像学表现：①MRI表现：T_1WI压脂上呈低信号，T_2WI上呈等或略高信号，增强扫描表现为进行性强化，门脉期及延迟期为著，较正常胰腺呈相对较低信号。②CT及MRCP：双管征，即病灶以上胆总管及主胰管均扩张（图4-1-36），但并非为诊断胰腺癌的特异性表现。

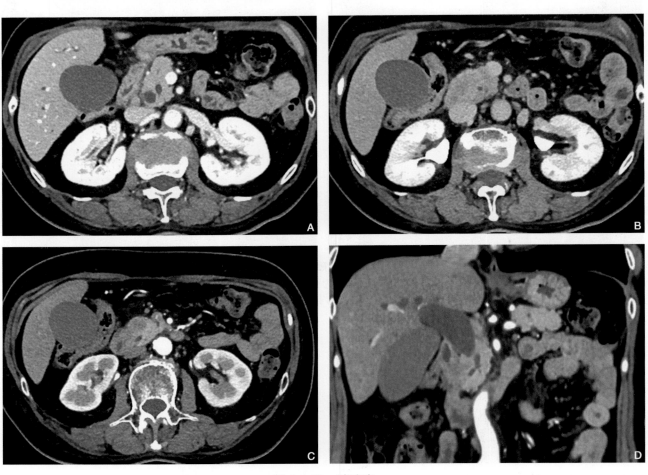

图4-1-36　胰腺癌

患者女，69岁，腹部不适半年余，手术病理证实为胰腺癌。A～C.横断位动态增强动脉期、门脉期、延迟期肝内可见树枝状低密度影，胆囊壁稍增厚。胰头可见强化减低影（乏血供病变），边界不清，远端肝内外胆管及胰管扩张，可见双管征。D.矢状位重建可见明显扩张肝内外胆管及胰管，胰腺头部肿物占位。

2）胆管癌：胆管癌是一种恶性肿瘤，起源于肝内和肝外胆管上皮，大多数胆管癌为腺癌，具有典型的纤维间质丰富。按发病部位分可分为肝内（周围型）、肝门区、肝外。日本肝癌研究组根据形态学特征和生长模式将胆管癌分为挤压型、导管周围浸润型和导管内生长型。胆管癌发展的常见危险因素包括肝吸虫和华支睾吸虫感染、PSC、RPC引起的肝结石、胰胆管异常（胆总管囊肿和胰胆连接异常）、慢性胆道炎症是以上所有病因的共同特征。

影像学表现：①MRI增强扫描：局限性或弥漫性胆管壁增厚从外周至中心渐进性中度强化，向胆管内外生长，可浸润周围。②MRCP：病变处胆管腔狭窄、局限性中断，伴以上水平胆道梗阻（图4-1-37）。

3）壶腹癌及壶腹周围癌：壶腹癌定义为肿瘤起源于胆总管及胰管汇合处的壶腹。壶腹周围癌定义为肿瘤起源于十二指肠大乳头周围2cm的范围内，包括壶腹腺癌、胆总管远端癌、胰头钩突癌以及壶腹周围十二指肠癌。

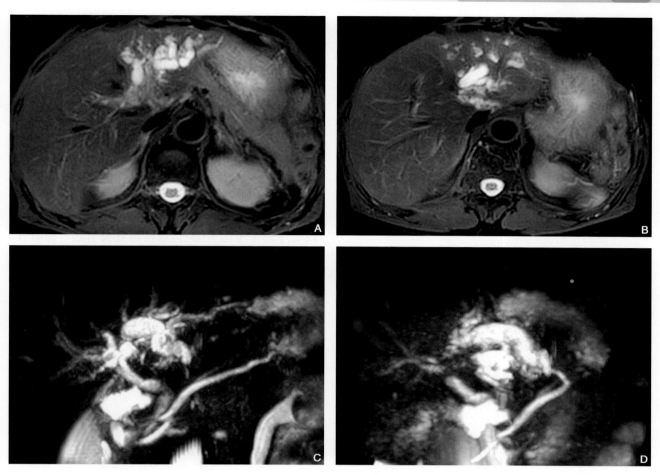

图 4-1-37 肝门部胆管癌

患者女，72岁，主诉左上腹痛伴黄疸一月余，术后病理证实为肝门部胆管癌。A、B. T₂加权横位显示肝左外叶近肝门区可见不规则混杂信号影，远端可见树枝状长 T₂信号影。C、D. MRCP可见肝门区胆管局部未显示，左肝管扩张。

影像学表现：

壶腹癌：胰胆交界处远端边缘可见结节状肿块，伴有不规则充盈缺损（结节型）；肿块直径平均 1.0cm，T₂WI 图像上常呈低信号。胰胆交界处周围可见不规则的导管周围增厚（导管周围增厚型），也可出现胆管和胰管同时扩张（双管征）。扩张后的胆管远端形状在不同的投影或连续的 MRCP 图像上经常有不同的改变。

胆总管远端癌：可分为胆管壁增厚伴管腔闭塞（梗阻性）；导管内息肉样肿物，未见管腔完全闭塞（息肉样型）。胆总管扩张，在 MRCP 图像上也可以看到梗阻下方的胆管远端段扩张。

胰头癌：胰腺肿块在 T₁ 加权图像上呈低信号或等信号，在动态钆增强图像上呈低信号或等信号。在 T₂ 加权像上，根据纤维增生反应或肿瘤坏死的程度，肿块呈低信号、等信号或高信号。较多患者出现胆管和胰管同时扩张（双管征），部分患者还可见梗阻远端胆道和胰管的短段。此时，胆道和胰管的近端和远端表现为四个独立的导管，称这种现象为四管征。

壶腹周围十二指肠癌：MRCP 图像可见扩张的远端胆总管处有分叶状充盈缺损，MRI T₂ 加权 SSFSE 图像可见远端胆管腔内乳头状肿块。

（3）其他及罕见原因：胆道炎性假瘤是一种罕见且目前研究了解甚少的实性病变，表现为类似肝门或肝内胆管癌的浸润性病变，其组织学特征为纤维血管组织的混合物和浆细胞、嗜酸性粒细胞和组织细胞的浸润。滤泡性胆管炎是另一种极罕见的类似于肝门胆管癌的疾病，其组织学特征是肝门周围或肝门周围胆管可见大量淋巴滤泡。当胆道炎性假瘤和滤泡性胆管炎引起肝门狭窄并伴有肝内胆管扩张时，MRCP 上均可显示出类似于肝门胆管癌的表现。而当肝内胆管受累时，MRI 和 MRCP 上的表现则与周围胆管癌相似。

肝细胞癌和胆囊癌可引起胆管狭窄，其原因可能是肿瘤直接延伸至肝门，也可能是肿大的肝门淋巴结压迫了肝外胆管。胆囊癌累及胆囊体和颈部，可延伸至肝门导致胆总管狭窄。而恶性肿瘤的转移较为少见,引起的狭窄类似于胆管癌。它们通常来自肺癌、乳腺癌、胆囊癌和结肠癌。也有相关文献报道了累及胆管的转移性黑色素瘤和淋巴瘤。在这些原发癌中,结肠癌转移至胆管更为常见,因为它倾向于沿着上皮表面扩散。

门脉周围和胰周淋巴结病可引起由于压迫而继发的肝总管-胆总管狭窄。胆囊、胰腺、胃和结肠的恶性肿瘤是此病常见的原发灶。

(陈丽华 沈 文)

五、胆管壁增厚

【定义】

胆管壁增厚是用于描述胆管壁厚度大于正常的形态学表述。肝内胆管逐级汇向肝门区合成肝总管,肝总管的壁一般<1.5mm,直径约3~5mm。胆囊管在右侧以锐角与肝总管连接形成胆总管。正常胆总管长4~8cm,壁厚1.5mm,多种因素均可导致胆管壁增厚,需要放射医师根据临床特点和其他影像学表现综合作出诊断。

【病理基础】

导致胆管壁增厚的原因主要包括炎症和肿瘤。炎症包括感染、寄生虫、缺血、自身免疫性等因素引起的肝内外胆管炎症,以及继发于胆系结石、肿瘤等的胆管炎症引起的胆管壁增厚。其病理改变为胆管损伤后引起炎症反应,导致胶原沉积、纤维化,表现为管壁充血水肿,胆管壁及胆管周围组织纤维化,伴急慢性炎症反应。肿瘤性病变也是引起胆管壁增厚的原因,其中最常见的是胆管癌。

【征象描述】

正常胆总管壁厚约1.5mm。不同的疾病胆管壁增厚的形式不尽相同。胆管壁弥漫性、对称性、长节段增厚通常考虑为结石、急性胆管炎引起。局限性、短节段或偏心性增厚,形态不规则伴胆管狭窄,则考虑由肿瘤性病变引起。胆管节段性狭窄伴串珠样外观是原发性硬化性胆管炎的表现。

【相关疾病】

胆管壁增厚相关病变见表4-1-6。

【疾病鉴别】

1. 诊断思路(图4-1-38)

2. 疾病鉴别

(1)胆管结石:胆石症是一般人群中的常见疾病,占胆道系统疾病的60%。胆石症发病率随年龄

表 4-1-6 胆管壁增厚相关疾病

炎性病变	肿瘤性病变	其他病变
急性化脓性胆管炎	肝外胆管癌	胆管结石
原发性硬化性胆管炎	肝内胆管细胞癌	十二指肠憩室梗阻性黄疸综合征(Lemmel 综合征)
IgG4 相关性胆管炎		胰胆管汇合异常
复发性化脓性胆管炎		

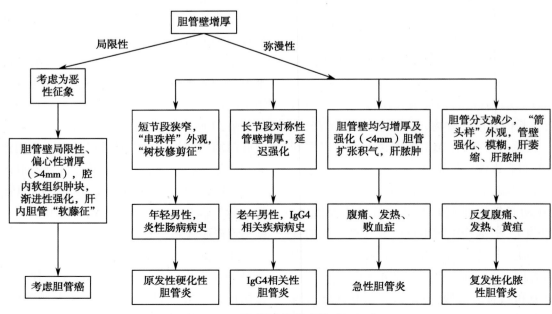

图 4-1-38 胆管壁增厚影像分析思路

的增长而增加，多见于30岁以上的成年人，胆结石可以位于胆囊内或胆管内，其中胆管结石包括肝内胆管结石和肝外胆管结石，而肝外胆管结石主要指胆总管结石。原发性胆管结石指的是在胆管内形成的结石，此类结石通常为胆红素钙结石，呈棕色，亚洲人多见；继发性胆管结石指来源于胆囊的结石，胆固醇结石较为常见。一般来说胆结石可无临床症状且无其他并发症，但是否有症状取决于胆结石的部位、是否嵌顿以及是否并发胆道梗阻和继发感染。当合并胆道梗阻或感染时，常见的临床症状包括右上腹疼痛，并可向同侧肩胛骨放射，有不同程度的寒战发热，以及恶心、呕吐、食欲下降等。腹痛、寒战发热、黄疸（Charcot三联征）提示急性胆管炎。

胆管结石并发症包括急慢性胆囊炎、Mirizzi综合征、胆汁性肝硬化甚至恶变。有研究认为肝功检查正常可预测无胆总管结石。其他生化指标包括总胆红素、直接胆红素和 γ- 谷氨酰转移酶等对胆总管结石的敏感性较高，其值升高表明肝功能存在一定

程度的损害，可提示胆管结石的存在。炎症急性发作期，血白细胞计数、中性粒细胞计数增高。

超声检查是胆道结石的首选检查方法，但其易受到胃肠道气体的干扰，以及操作者经验的不同导致敏感性降低，尤其是远端胆总管结石。肝外胆管结石在 CT 上表现为胆总管内高密度影，周围环绕低密度胆汁形成靶征，或结石贴近一侧胆管壁，周围管腔被胆汁充盈形成新月征，同时上游胆管可见扩张。但有部分研究提示超声与 CT 诊断胆管结石的敏感性和正确度相对较低，不适用于胆总管结石的诊断，而 MRCP 对胆总管结石的检出优于 CT 或超声。胆管结石 MRI 的特征性表现为 T_1WI、T_2WI 上低信号充盈缺损，呈圆形、椭圆形或不规则形，但由于结石成分复杂，少数结石可以为混杂信号或高信号（图 4-1-39）。结石较小时由于容积平均效应易漏诊。其他伴发的改变有胆管扩张、局部胆管壁增厚等。

（2）急性胆管炎：急性胆管炎（acute cholangitis）是由胆汁淤积及梗阻导致胆道细菌生长引起。结

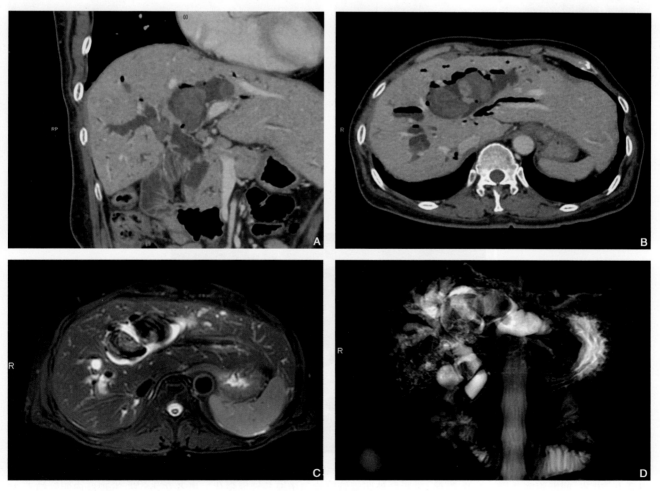

图 4-1-39　胆管结石
患者女，59岁，上腹部胀痛1月余。A、B. 腹部 CT 示肝内胆管内见多发巨大不规则结石，伴肝内外胆管明显扩张，肝内胆管积气，肝外胆管管壁呈长节段轻度均匀增厚并轻度强化；C、D. T_2WI 及 MRCP 示肝内胆管明显扩张，结石呈低信号影。

石阻塞胆总管是常见病因,可达 80%。若胆道梗阻原因持续,感染未控制,则可进一步发展为急性梗阻性化脓性胆管炎(acute obstructive suppurative cholangitis,AOSC)。胆汁通常是无菌的液体,其机制包括胆汁持续顺行流向十二指肠、Oddi 括约肌的保护作用、抑菌性胆盐和胆道分泌免疫球蛋白 A(IgA)。胆道梗阻干扰了胆道保护机制,如胆管压力升高从而增加胆管的通透性、干扰胆内 IgA 的分泌从而降低胆汁的抗菌性。这都使得细菌有机会进入胆道并引起感染。其他原因包括恶性肿瘤、硬化性胆管炎等。

Charcot 三联症是典型的临床症状,即腹痛、寒战高热和黄疸。若合并休克和神经精神症状(嗜睡、谵妄等)则称为 Reynolds 五联征。经典的 Charcot 三联征仅可在少于 75% 的患者中发现,而血培养阳性率只有 20%~30%。老年患者中往往更难以发现经典的临床症状。

BAC 在超声中可检测到胆道扩张及胆管结石。CT 及 MRI 可表现为胆管扩张及胆管壁的广泛环形增厚,胆管壁增厚一般不超过 4mm,肝内胆管可见积气及气液平。增强扫描可见胆管壁强化,持续时间较长(图 4-1-40)。炎症的分布可以为节段性或者弥漫性,胆管扩张的程度与疾病严重程度无明显相关性。50%~60% 病例可见到胆管内结石。肝实质改变包括 T₂WI 信号增高,呈楔形、斑片状或沿胆管周围分布,增强扫描可见明显强化,动脉期肝实质的明显不均匀增强更为常见。部分病例可同时伴发肝脓肿及门静脉血栓形成等。胆管炎其他并发症包括肝脓肿、门静脉血栓以及胆汁性腹膜炎等。

(3)复发性化脓性胆管炎:复发性化脓性胆管炎(recurrent pyogenic cholangitis,RPC)是一种慢性进行性胆道疾病,特点是反复发作的细菌性胆管炎和胆系结石。RPC 流行于亚洲国家,好发于 60~70 岁的老年人,且男女患病无性别差异。RPC 典型

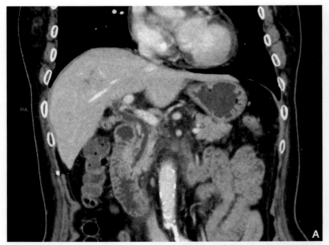
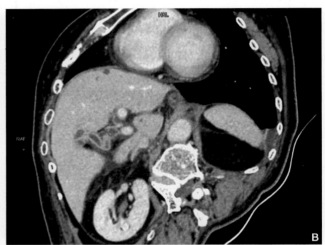
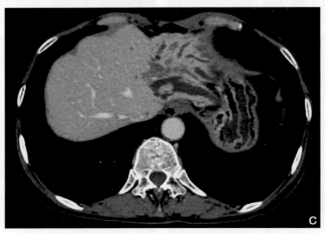

图 4-1-40 急性胆管炎

患者女,70 岁,间断腹痛 2 周。A、B. 腹部 CT 示肝外胆管管壁均匀增厚并轻度强化。患者女,66 岁,发现肝内胆管结石 30 余年伴腹痛加重 1 年。C. 腹部 CT 示肝左叶胆管内见高密度结石影,伴肝左叶胆管弥漫性扩张,管壁弥漫均匀增厚伴轻度强化。

的临床症状为腹痛、寒战高热和黄疸,即 Charcot 三联症,并且常常有反复发作的病史。实验室检查为白细胞增多和胆红素升高。目前 RPC 的发病机制尚不清楚,有研究表明其可能与寄生虫感染(如华支睾吸虫或蛔虫)、门脉菌血症及营养不良有关。一种理论认为慢性反复胆管感染可引起胆管持续的炎症和胆管纤维化,并导致胆汁淤积、胆管狭窄和胆系结石,这些反过来又会导致胆道梗阻和反复感染。而 RPC 中最常见的结石类型是肝内胆管的胆红素结石。在组织学上,RPC 可表现为胆管和周围组织显示纤维性增厚以及急慢性炎症,胆结石相应肝段肝实质萎缩及瘢痕形成。RPC 患者发生胆管癌的风险显著增加(5%~18%)。对 RPC 的诊断应基于人口学特征、临床症状以及影像学特征进行综合判断。

腹部超声可显示胆管扩张和门脉周围回声增强。肝内胆管结石可表现为各种回声及后方伴声影。CT 显示肝内肝外胆管扩张不成比例,肝内胆管扩张明显,可呈弥漫性,肝外胆管不扩张或轻微扩张,即表现为导致胆管树呈树枝状、胆管分支减少或管径突然变细("箭头样"外观)。MRCP 也可显示中央胆管扩张和外周胆管变细。胆管狭窄很少累及肝外胆管。肝内胆管结石可见于 80% 以上的患者,CT 上表现为高密度结节。由于结石内含有蛋白质,MRI 可表现为 T_1WI 等或高信号,T_2WI 低信号。实质萎缩最常见于左叶外侧段和右后叶,而肥大主要发生在尾状叶和左内侧段,从而肝脏呈现圆形外观。胆管癌好发于萎缩和结石严重的肝段。疾病的急性期可见到肝实质的不均质强化及胆管壁强化,胆管壁模糊。部分病例可出现肝脓肿,肝脓肿呈现环形强化的特点(图 4-1-41),易于与胆汁瘤区分。

(4)原发性硬化性胆管炎:原发性硬化性胆管炎(primary sclerosing cholangitis,PSC)是一种以特发性肝内外胆管炎症及胆管纤维化改变导致多灶性胆管狭窄、慢性胆汁淤积的自身免疫性疾病,发病机制尚不明确。60%~80% 的 PSC 患者常合并炎性肠

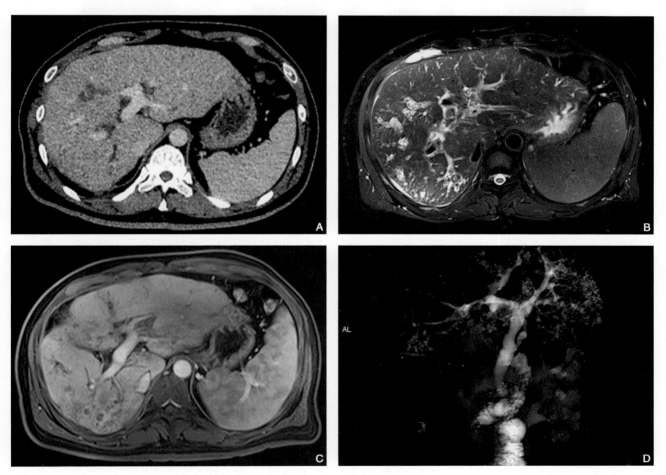

图 4-1-41 复发性化脓性胆管炎

患者男,44 岁,反复发热 3 年余,间断性腹痛 8 天。A. 腹部 CT 示肝内胆管轻度扩张;B. T_2WI 图像示肝内见迂曲树枝状长 T_2 信号影,肝右叶见多发类圆形长 T_2 信号影;C. 增强扫描肝右叶可见多发类圆形环形强化影,考虑肝脓肿形成;D. MRCP 显示胆管局部扩张,形态不规则。

病（inflammatory bowel disease，IBD），且患胆管癌和结直肠癌的风险显著增加，部分 PSC 患者可并发胆管结石。目前尚无有效治疗 PSC 的药物，肝移植是唯一有效的治疗方法。PSC 的典型的组织病理学特征是小胆管周围同心圆样排列的纤维组织（洋葱皮样改变）伴有炎细胞浸润。

腹部超声是 PSC 初步筛查的常规手段。其可显示肝内散在片状强回声及胆总管管壁厚度、胆管局部不规则狭窄等变化，并可显示胆囊壁增厚程度、胆汁淤积及胆管扩张情况。MRCP 检查为首选检查方法，其灵敏度和特异度可达 80%～100%、89%～100%。典型表现为肝内外胆管弥漫性、多灶性短节段狭窄及轻度扩张与正常胆管交替出现，产生"串珠状"的外观（图 4-1-42）。随着胆管纤维化的进展和管腔狭窄的加重，外周胆管闭塞，MRCP 呈剪枝征。增强 CT 可显示胆管的狭窄及扩张，但腹部 CT 不是 PSC 诊断的常规手段。75% 的患者同时累及肝内和肝外胆管，而只有少数患者仅累及肝内（15%）或肝外（10%）胆管。仅累及肝内小胆管的患者在胆管成像上可无异常发现，此类型被称为小胆管型 PSC。

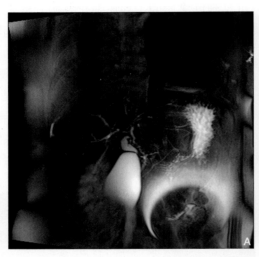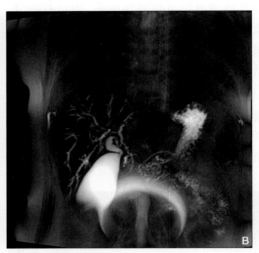

图 4-1-42 原发性硬化性胆管炎

患者女，49 岁，查体发现肝功能损害 7 月余。A、B. MRCP 示肝内外胆管呈节段性狭窄和轻度扩张，呈"串珠样"改变。

PSC 患者发生胆管癌的风险为 10%～15%，10 年内发生胆管癌的累积发病率为 7%～9%。影像学检查中，胆管癌表现为恶性肿块，尽管肿块在胆管癌早期并不常见。显著的胆管扩张，严重的胆管狭窄、管壁增厚，随访过程中进行性胆管扩张以及胆管内息肉样病变均高度提示胆管癌。PSC 患者常合并IBD，PSC-IBD 患者结肠癌风险显著升高。研究表明PSC-IBD 进展期发生结直肠癌、肝胆系统肿瘤、肝移植及死亡风险显著升高。

PSC 需要与继发性硬化性胆管炎进行鉴别诊断，包括 IgG4 相关硬化性胆管炎（IgG4-related sclerosing cholangitis，IgG4-SC）。二者胆管影像学表现相似，但IgG4-SC 对糖皮质激素治疗应答良好且临床预后更好，所以临床上要特别注意 PSC 和 IgG4-SC 的鉴别。

（5）IgG4 相关硬化性胆管炎：IgG4 相关硬化性胆管炎（IgG4-related sclerosing cholangitis，IgG4-SC）是 IgG4 相关性疾病（IgG4-related systemic disease，IgG4-RD）的胆道表现，由于弥漫性炎症和纤维化导致胆管进行性狭窄和破坏。IgG4-SC 多见于 60 岁以上的老年男性。日本的流行病学资料显示，IgG4-SC

发病率为 2.18/10 万，男女比例约为 4∶1，发病高峰年龄为 60～80 岁。IgG4-SC 常伴有其他器官累及，约 80% 以上患者同时患有自身免疫性胰腺炎（autoimmune pancreatitis，AIP）。IgG4-SC 最常见的症状是由于胆管阻塞引起的黄疸，其次是瘙痒和腹痛。IgG4-SC 的临床特点包括：①血清生化异常主要表现为胆汁淤积型改变，多数患者血清胆红素、ALP、GGT升高；②血清 IgG4 水平的显著升高；③影像学提示肝内和/或肝外胆管的弥漫性或节段性狭窄，胆管壁增厚；④淋巴浆细胞和 IgG4 阳性浆细胞浸润和纤维化；⑤存在 IgG4-RD 的其他表现，主要为自身免疫性胰腺炎；⑥对皮质类固醇的反应良好。

腹部超声可显示胆管和胆囊增厚，但其对 IgG4-SC 的诊断价值有限。CT 和 MRI 可显示受累胆管壁长节段、对称性的环形增厚以及延迟强化。约 50% 的患者可见管腔狭窄。最常累及的是胰腺段胆管，其次是肝门部胆管，也可由肝内外胆管的多灶性受累。IgG4-SC 的胆道造影表现为胆管长而连续的狭窄伴有上段胆管扩张。如果临床发现 IgG4-RD 的胆外表现，包括胰腺及肾脏疾病、腹膜后纤维化等，则强烈提示 IgG4-SC。

临床上 IgG4-SC 与其他类型的硬化性胆管炎的鉴别诊断至关重要,尤其是 PSC,因为 IgG4-SC 对类固醇治疗有效。PSC 患者通常更年轻,临床症状也更轻。多灶性肝内胆管受累伴短节段狭窄、串珠状改变、剪枝征以及假憩室样改变是提示 PSC 的影像学特征(图 4-1-43)。IgG4-SC 同时需要与胆管癌鉴别。提示胆管癌的征象可有:形态不规则的孤立性病变、胆管壁偏心性增厚、受累胆管闭塞、胆管壁增厚明显(>3mm)、胆管壁强化、正常及异常胆管分界明显等。

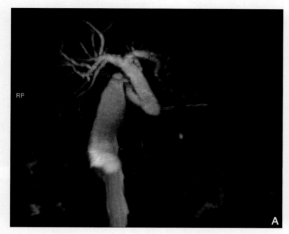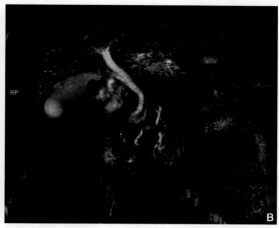

图 4-1-43　IgG4 相关硬化性胆管炎

患者男,57 岁,腹部不适 1 月余,巩膜黄染 3 天,免疫球蛋白 IgG4 为 8 560mg/L。A. 治疗前 MRCP 示肝外胆管明显扩张;B. 激素治疗 4 月后 MRCP 示胆管扩张较前明显好转。

(6)胰胆管汇合异常:胰胆管汇合异常(pancreaticobiliary maljunction,PBM)是由于胰管、胆管在十二指肠壁外汇合,形成了较长的共同管,以致 Oddi 括约肌不能控制胰胆管汇合部,使得胰液和胆汁互相反流的疾病。PBM 是一种先天性胰胆管发育异常,可发生于任何年龄段,10 岁以下女孩多见。PBM 可分为胆管扩张和胆管未扩张两型,其中胆管扩张型较多见,其临床表现通常为右上腹痛、间歇性黄疸、腹部肿块等;而胆管未扩张型患者临床表现相对隐匿,可仅表现出轻症胆管炎或胰腺炎症状,一般于成人期才发现。PBM 患者胆囊癌的发生率是非 PBM 一般人群的 167.2～419.6 倍,且发病年龄也较一般人群提前。胰液反流进入胆道易导致胆道炎症、结石甚至胆道癌变,而胆汁反流入胰管则会引起胰腺炎。

超声难以观察十二指肠后段和十二指肠壁内段的胆管情况,但可发现胆囊增大、肝内外胆管囊肿等问题。CT 也不能显示胰胆管汇合情况,因为异常合流段通常纤细,但能清晰显示上游胆系扩张以及胰腺炎等间接表现,胆管囊肿亦可显示。MRCP 可以清晰显示胰胆管合流方式,以及其他间接征象,包括胆管胆囊扩张、继发结石等(图 4-1-44)。

(7)胆管细胞癌:胆管细胞癌(cholangiocarcinoma,CCA)是一种高度恶性的上皮性肿瘤,发生于肝实质内或胆道系统的任何部位,主要起源于胆管壁的上皮细胞。CCA 常见于老年人,发病高峰年龄为 70 岁。东南亚地区 CCA 发病率最高(约 113/10 万人),这与肝吸虫的流行关系密切。在西方国家,硬化性胆管炎则是最常见的高危因素。除上述因素外,肝硬化、非酒精性脂肪肝和乙肝病毒感染、结石、胆道囊肿、原发性硬化性胆管炎、炎性肠病、糖尿病等均与 CCA 相关。根据肿瘤原发的解剖不同可分为肝内 CCA(iCCA)和肝外 CCA(eCCA),后者又分为两类,即肝门区/部 CCA(pCCA)和远端 CCA(dCCA)。本节讨论的重点是肝外 CCA。

pCCA 是指累及肝总管、左右肝管及其汇合部的胆管癌,又称 Klatskin 肿瘤;dCCA 指肿瘤累及胆总管以下部位。pCCA 是最常见的类型(50%)。CCA 大体形态可分为肿块型、管壁浸润型和腔内型。肿瘤的形态决定了其扩散方式,具有预后意义。3 种类型的 CCA 的 3 年无病生存期分别为 29%、30% 和 61%。组织学上 90%～95% 的 CCA 为腺癌。肝外胆管细胞癌早期通常无明显临床症状,最常见症状的是胆管阻塞所致的无痛性黄疸(图 4-1-45)。

在所有肝外胆管癌中,管腔浸润型占 70% 以上,表现为同心性或偏心性管壁增厚,管腔可见不均匀性狭窄,而无肿块形成。恶性胆管壁增厚通常大于 5mm,可见延迟强化。同时也可观察到胆管周围脂肪浸润以及淋巴结增大。多平面最大密度投影(MIP)和最小密度投影(MinIP)对管腔浸润显示较佳。MRI 上表现为 T_1WI 低信号,在 T_2WI 高信号,增强扫描见胆管壁强化。MRCP 有助于观察腔内病变和导管周围浸润型病变。肝内胆管可见扩张,呈软藤征。弥散加权成像(DWI)可帮助检出微小病变和早期病变以及描绘肿瘤范围。

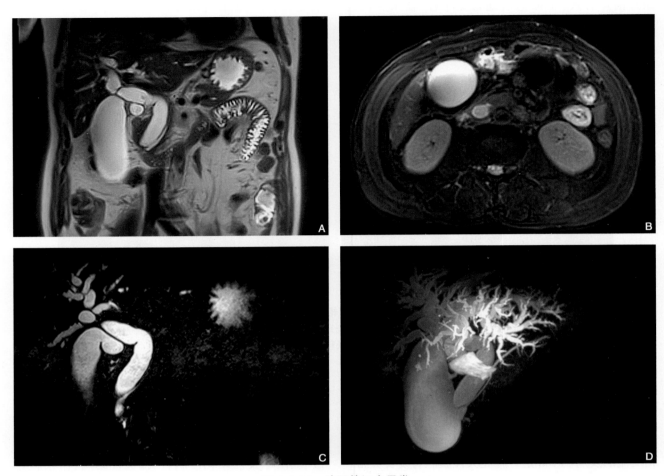

图 4-1-44 胰胆管汇合异常

患者男,69 岁,15 天前无明显诱因出现皮肤及巩膜黄染伴皮肤瘙痒。A、B.T₂WI 冠状位图像示胰管与胆总管下段关系密切,轴位图像显示胰管汇入胆总管胰腺段;C、D.MRCP 清晰显示胰管汇入胆总管情况。影像学表现符合胰胆管汇合异常 MRI 表现。术后病理显示十二指肠乳头处腺癌,为肝内外胆管扩张的病因。

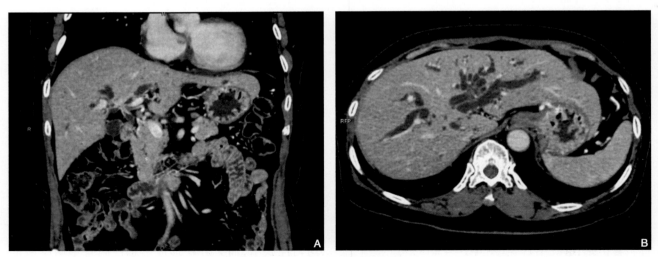

图 4-1-45 肝门部胆管癌

患者女,64 岁,左上腹痛伴黄疸 1 月余。A、B. 腹部 CT 示肝门部胆管壁局限性增厚,两侧不对称,可见明显强化,肝内胆管明显扩张。病理诊断为胆管细胞癌。

(陈丽华 沈 文)

六、胆管肿块

【定义】

胆管肿块是起源于胆管上皮细胞以及胆周腺，异常增生形成的新生物，可表现为胆管局部的异常肿块。胆管癌为最常见的胆管恶性肿瘤，根据发病部位，分为肝内胆管细胞癌和肝外胆管癌。发生于肝内胆管二级分支以下者为肝内胆管细胞癌，而发生于左右肝管、肝总管、胰腺上胆总管者为肝外胆管癌，后者又可细分为肝门部胆管癌（Klatskin 瘤）和胆总管癌。胆管良性肿瘤较为罕见。

其他非肿瘤性病变，例如结石、胆泥、血块、寄生虫也可以表现为胆管内异常结节或肿块影。胆囊管/胆囊癌等相关内容将在其他章节介绍。

【病理基础】

肝外胆管肿瘤大多数为恶性，良性肿瘤包括腺瘤、错构瘤、囊腺瘤和乳头状肿瘤。胆管慢性炎症易发生恶性肿瘤。反复持续感染或炎症导致胆汁淤积，刺激胆管上皮和胆周腺，细胞损伤激活细胞生长的修复机制，最终导致 DNA 修复和细胞凋亡失调，致细胞突变形成化生和不典型增生、胆管上皮内瘤变，最终导致胆管癌。

【征象描述】

胆管肿瘤的位置以及形态变异性较大，通常小于肝内肿瘤，肿瘤的形态及表现可以部分提示其性质。胆管壁异常结节及胆管内乳头状或铸型结节提示胆管肿块。

【相关疾病】

胆管肿块有关疾病见表 4-1-7。

表 4-1-7　胆管肿块相关疾病

良性肿瘤	恶性肿瘤
胆管内乳头状肿瘤	肝内胆管细胞癌
胆管腺瘤	肝外胆管癌
囊腺瘤	壶腹癌
	胆管囊腺癌

【分析思路】

胆管肿块可根据一系列征象进行鉴别诊断。根据肿块发生部位的不同，胆管内肿块考虑胆管腺瘤、乳头状瘤及腔内型胆管癌等，以胆管壁为中心的胆管肿块考虑胆管癌。根据是否有胆管扩张，结石、胆管癌、胆管腺瘤、胆管乳头状肿瘤可伴梗阻性胆管扩张，囊腺瘤不伴胆管扩张。邻近胆管壁增厚考虑胆管癌。高密度结节可考虑血块、结石、胆泥等。根据

强化特点，胆管癌可有明显强化，乳头状肿瘤、腺瘤等呈轻度延迟强化，囊腺瘤可见分隔样强化。

【疾病鉴别】

1. 胆管细胞癌　胆管细胞癌（cholangiocarcinoma, CCA）是一种高度恶性的上皮性肿瘤，可发生于肝实质内或胆道系统的任何部位。CCA 主要起源于胆管壁的上皮细胞。根据肿瘤原发的解剖不同可分为肝内 CCA（iCCA）和肝外 CCA（eCCA），后者又分为两类，即肝门部 CCA（pCCA）和远端 CCA（dCCA）。iCCA 是仅次于肝细胞癌（hepatocarcinoma, HCC）后最常见的原发性肝脏肿瘤。

研究表明 iCCA 男女发病率相似，男性发病略多［男女比例（1.2～1.5）∶1］。全球胆管癌发病率差异很大。东南亚地区 CCA 发病率最高（约 113/10 万人），而西方国家发病率则低很多（以加拿大为例，约 0.3/10 万人）。胆管癌的发生涉及多种因素。全球 CCA 的地理分布和种族差异反映了其在遗传、环境以及不同文化易感性的差异。东南亚地区的高发病率与该地区肝吸虫的流行关系密切，肝吸虫是 CCA 的 I 类致癌物，研究证明其与 CCA 有很强的相关性，*OR* 值高达 27。而在西方国家，硬化性胆管炎则是最常见的高危因素。除此以外，其他公认的 iCCA 的危险因素包括肝硬化、非酒精性脂肪肝和乙肝病毒感染、结石、胆道囊肿、炎性肠病、糖尿病、吸烟、肥胖等。需要说明的是，尽管 iCCA 发病率远低于 HCC，但是最近世界各地的报道显示过去几十年 iCCA 的发病率迅速上升。iCCA 与 HCC 有相似的危险因素，这提示原发性肝实质肿瘤存在共同的病理生物学途径。

CCA 的临床表现是非特异性的。在疾病早期患者通常无症状，晚期患者可能会出现体重下降、腹部不适、黄疸、肝肿大或腹部肿块。胆道梗阻在 iCCA 中并不常见。胆汁淤积增加和表现状态下降可能发生在发展 CCA 的患者。对于患有肝内胆管结石或原发性硬化性胆管炎的患者，一旦出现临床表现加重以及不明原因的体重减轻，应考虑 CCA 的可能。

组织学上，90%～95% 的 CCA 为腺癌。肝内胆管细胞癌（intrahepatic cholangiocarcinoma, iCCA）病理上将大体形态分为 3 型，即肿块型、管壁浸润型和混合型。①肿块型 iCCA 是小胆管型 iCCA 的常见类型。最常发生于肝脏的外周区域，大体上为肝实质内灰白色结节状实性肿块，边界较清，可伴有周围肝组织纤维化或正常。②管壁浸润型 iCCA 是大胆

管型 iCCA 的常见类型,发生于近肝门区的大胆管多见,肿瘤沿胆管壁纵向浸润性生长。胆管直径突然改变的肝内胆道病变是管壁浸润型 CCA 最常见的间接征象,而导管过渡区代表肿瘤部位。在过渡区,可能表现为管壁局限性增厚或小肿块形成,导致管腔变窄。③混合型可沿胆管壁生长,同时伴有侵犯周围肝实质,形成结节状肿块,内部可包埋有残留胆管腔。肿瘤的形态决定了其扩散方式,具有预后意义,3 种类型肿瘤的 3 年无病生存期分别为 29%、30% 和 61%。可分为小胆管型和大胆管型。

肝外 CCA 大部分均为管周浸润型肿瘤,可伴有管内型生长,如果表现为肿块型则提示进展期病变。肿块型肝外 CCA 在影像学上可表现为软组织密度灶,密度略低,边缘可见分叶,肿块可压迫门静脉或肝静脉,周围血管侵犯常不明显,以上水平胆道扩张(图 4-1-46)。增强扫描后呈不均匀强化,由肿瘤内部血管纤维间质的存在,3~5 分钟时出现延迟增强。行动态增强扫描后,肿块型 CCA 可表现出特征性的

外周廓清的现象,即动脉期病灶的外周明显增强,静脉期逐渐向内部填充,同时外周部分廓清。高分化者可表现为动脉期强化。MRI 上可表现为 T_1WI 呈不规则稍低信号,T_2WI 呈稍高信号,增强扫描表现为渐进性强化。扩张的胆管在 T_1WI 呈低信号,T_2WI 呈高信号。MRCP 可显示近肿瘤处胆管呈鸟嘴状狭窄,远端胆管中断,梗阻以上肝内胆管扩张呈软藤征。胆总管下段癌累及十二指肠大乳头时,主胰管可明显扩张。

2. 胆管内乳头状肿瘤 胆管内乳头状肿瘤(intraductal papillary neoplasm of the bile duct,IPNB)是一种罕见的胆管上皮性肿瘤,可发生于肝内或肝外胆道。IPNB 中位年龄为 60~66 岁,男性略多于女性[比例为(1.5~2):1]。全球范围内 IPNB 的发病率尚不明确,东方国家高于西方国家。在日本、中国等亚洲国家,IPNB 发病率占胆管肿瘤的 9.9%~30%,而在西方国家仅占 7%~11%。IPNB 的危险因素包括肝内胆管结石、华支睾吸虫、原发性硬化性胆

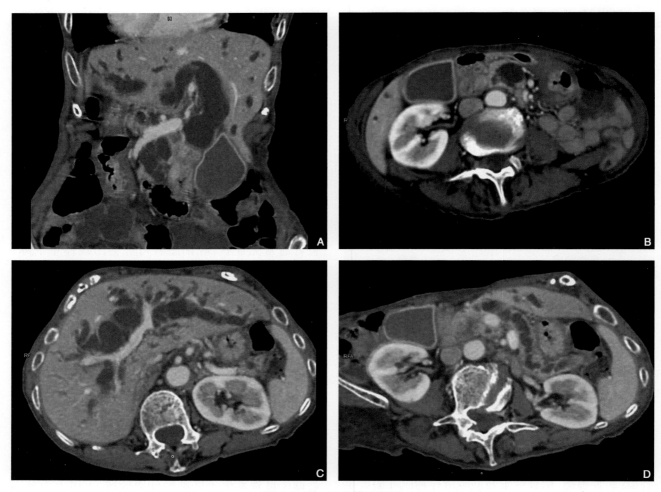

图 4-1-46 胆总管下段癌

患者女,77 岁,腹胀 2 年,黄疸 2 月余。A~C.胆总管下段可见软组织密度影,呈不均匀强化,肿瘤以上肝内外胆管明显扩张;D. MPR 图像示主胰管明显扩张。

管炎、胆道先天性畸形等。肝内胆管结石也是肝内胆管癌的一个危险因素,但不合并肝内胆管结石的IPNB患者更为普遍。华支睾吸虫病是由华支睾吸虫引起的一种慢性寄生虫感染,也是胆管癌的一个已知危险因素,乳头状胆管上皮增生是华支睾吸虫感染的组织学特征。东方国家IPNB的高发病率可能与地方性肝内胆管结石和华支睾吸虫感染有关。原发性硬化性胆管炎和先天性胆道疾病,包括胰胆管汇合异常,也会引起IPNB。尽管存在IPNB的高危因素,但其发展的确切机制尚未阐明。

IPNB的临床症状包括反复或间歇性腹痛、胆管炎和黄疸,这是由于胆管壁增厚和胆管变窄引起。实验室检查可观察到由于胆道阻塞或胆道炎症而引起血清胆红素、天冬氨酸转氨酶、丙氨酸转氨酶、γ-谷氨酰转移酶和碱性磷酸酶水平异常升高。常用的肿瘤标志物包括癌胚抗原(carcinoembryonic antigen,CEA)和CA19-9,它们也是重要的提示预后的因素。

根据细胞和结构异型性的程度,IPNB可分为三个组织学分级:IPNB伴低级或中级上皮内瘤变,IPNB伴高级上皮内瘤变和IPNB相关浸润性癌。IPNB伴高级上皮内瘤变的可发展为胆管内型胆管癌。因此,IPNB被认为是胆管癌的癌前病变。有人提出,IPNB是胰腺导管内黏液性肿瘤(IPMN)的胆道对应病变,因为二者有相似的临床和组织病理学特征。

三分之一的IPNB可观察到黏蛋白的产生。IPNB根据分泌黏液的多少影像学表现存在差异。一种亚型表现为导管内肿块伴上游胆管扩张。由于没有黏蛋白,只有靠近肿瘤附近的胆管因肿瘤导管阻塞而扩张。此型由于纤维间质稀少,在增强CT或MRI上,其强化程度通常与动脉期肝实质强化程度相当,延迟期很少表现为延迟强化增强。T_2WI图像可显示肿瘤形态。ADC降低可能与肿瘤的侵袭性有关。另一种亚型为没有明显导管内肿块,由于大量黏蛋白产生,影像学仅可发现胆管节段性显著扩张。MRCP可以作为检测黏蛋白的手段,部分病例可观察到扩张的导管内线样的低信号。而肿瘤可能存在于胆管树不成比例扩张的部分。肿块伴近端和远端导管扩张是最常见的亚型(图4-1-47)。当黏液流阻塞十二指肠乳头时,肝内外胆管均可见扩张,这是IPNB的一个独特特征,在其他疾病中较为少见。除上述表现外,囊性病变型可表现为受累胆管的局灶性脉瘤扩张或表现为囊性肿块。PET/CT检查可以

检测肿瘤代谢活性,以区分侵袭性肿瘤成分和良性背景。需要说明的是,虽然仅仅依靠影像学方法很难将IPNB与其他类似疾病区分,但影像学结果对治疗起重要作用。

3. 胆管囊腺瘤 胆管囊腺瘤(biliary cystadenoma,BCA)是一种少见的胆管病变,占所有肝脏囊性病变<5%。BCA好发于女性(约90%),发病平均年龄为45岁。绝大多数BCA发生于肝内胆管,仅有10%的报道来自肝外胆管。部分BCA含有内分泌细胞,这提示可能起源于肝脏胆周腺。BCA患者的临床表现差异性很大。多数患者无症状,其他患者可以出现一些非特异性症状,例如腹痛、腹胀等。梗阻性黄疸和胆管炎较为罕见。影像学BCA通常表现为孤立性囊性病变,边界清楚。CT上呈水样密度(<30Hu),囊壁光滑,内部有分隔,呈现“囊肿囊”的表现(图4-1-48)。MRI上可出现为多房囊性改变,呈长T_1长T_2信号,但由于囊液内蛋白质含量不同,T_1信号可随之改变。T_2高信号囊液内的线样T_2低信号为间隔。MRCP有助于观察病变与胆管沟通的情况和病变内部分隔,增强扫描可见到囊壁和内部分隔的强化。由于发病率较低,关于BCA预后的研究甚少,但目前研究结果显示BCA生存率可超过90%,囊腺癌的预后更差,但仍高于其他肝脏原发恶性肿瘤。

4. 胆管腺瘤 胆管腺瘤(bile duct adenoma,BDA)是一种起源于胆管黏膜上皮的良性肿瘤。可发生在胆管的任何部位,肝外胆管腺瘤是其中一种常见的类型。该病发病率极低,仅为0.1%。目前BDA病因不明,能与遗传因素、炎症、结石等有关。早期症状为腹痛、间歇性黄疸,症状可持续数周到数年不等,中晚期可继发胆管结石甚至胆管癌。肝功能检查表现为以直接胆红素升高为主。若胆道梗阻时间存在较长,则会导致肝细胞损伤,从而出现ALP、ALT、AST升高。BDA主要病理类型为乳头(绒毛)状腺瘤、管状腺瘤、乳头(绒毛)-管状混合型腺瘤。BDA有恶变倾向,可以发展为乳头瘤病或腺癌,因此被视为癌前病变。影像学检查可以反映病灶情况。增强CT可以根据病灶有无强化判断其性质:动脉期明显强化,门静脉和延迟期可见延迟强化,这与其含纤维间质有关,纤维间质是BDA的特征性组成部分。在MRI上,BDA呈T_1WI低信号,T_2WI高信号的特点,DWI呈高信号,增强扫描特点与CT相同(图4-1-49),MRCP可以直观显示病变部位及胆管扩张情况。

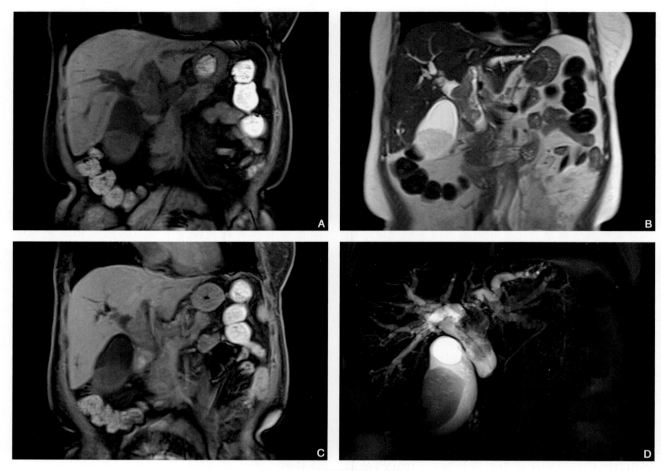

图 4-1-47　胆管内乳头状瘤

患者女，60 岁，上腹不适 9 月余，皮肤黄染 6 月余。A～C. 肝管及胆总管内见不规则等 T_1 等 T_2 异常信号影，轻度强化；D. MRCP 显示肝内外胆管不同程度扩张，形态不规则，肝外胆管明显扩张，伴腔内不规则充盈缺损。

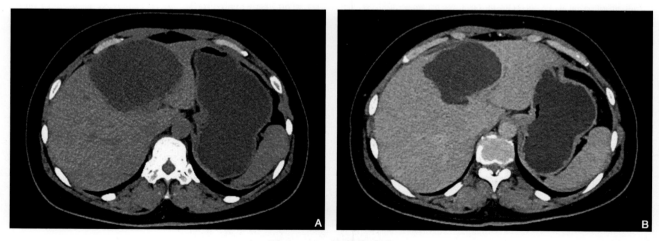

图 4-1-48　胆管囊腺瘤

患者女，45 岁，右腹部不适 1 月余。A、B. 腹部 CT 示肝左叶见类圆形囊性病变，边界清楚，平扫呈均匀低密度，内见线样分隔，囊壁光滑，增强扫描囊壁及分隔可见强化。

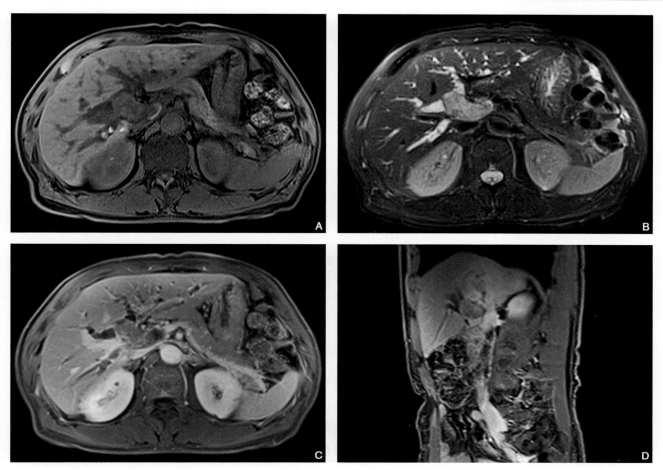

图 4-1-49　胆管腺瘤

患者男,58 岁,饭后左下腹阵痛 1 年余,加重 13 天。A~D. 肝总管内见不规则等 T_1 稍长 T_2 信号影,边界尚清楚,增强扫描呈轻度不均匀强化,肝内胆管轻度扩张。

（陈丽华　沈　文）

七、胆道积气

【定义】

胆道积气指肝内、外胆管发生异常扩张,并伴有气体积聚的病理过程。多指肝内胆管积气,一般指通过 CT、MRI 等影像学检查时,发现肝内胆管中存在气体。一般是由于肠胆逆流和胆道感染引起,也与多种良性病变以及检查、治疗后的改变有关,患者可能出现腹痛、腹胀、黄疸等症状,严重时还可能出现发热、恶心、呕吐等表现,要密切结合临床进行诊断。

【病理基础】

肝内胆管是由肝脏产生的胆汁经过胆管系统排出体外的管道,正常情况下,因为正常胆道是和肠道隔离开,胆汁应该顺利地从肝内胆道流向肠道,胆道下端有十二指肠的乳头结构,这个结构是一个环形的括约肌,正常的情况下它有收缩功能的,也能防止肠道内的肠液、气体反流进入到胆道内。但当肝内胆管出现阻塞或狭窄等问题时,胆汁无法正常排出,导致胆管扩张,同时,由于细菌感染或其他原因,胆管内的胆汁中的气体无法及时排出,从而积聚形成气体;另外,胆道检查或手术也会直接造成肝内胆管积气表现。

肝内胆管扩张积气可由多种疾病引起,如胆管结石、胆管狭窄、胆管或壶腹部肿瘤等。

【征象描述】

CT 常表现肝内胆管扩张,肝中央部较大胆管内见分支状气体,不延伸至肝脏边缘,增强后肝内胆管积气显示更清楚。

【相关疾病】

1. **胆道手术后**　肝内胆管外引流术后;胆囊切除术后;胆道手术如胆管空肠吻合术、胆总管十二指肠吻合术等胆肠内引流术后,Oddi 括约肌彻底破坏,失去“单向阀门”的作用,肠道内气体通过胆肠吻合进入胆管内,即可导致胆管积气;患者因结石行 Oddi 括约肌部分切开后,也有可能导致其关闭不全,引起肝内胆管积气;患者近期进行了 ERCP 检查或治疗也会引起肝内胆管积气(图 4-1-50)。

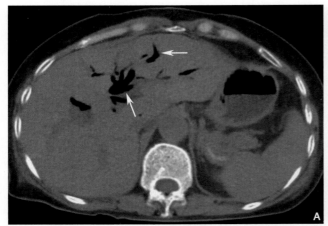
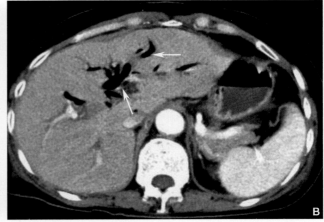
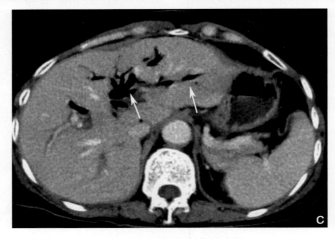

图 4-1-50　壶腹癌术后病例

A～C. 分别为 CT 平扫、动脉期、静脉期图像。箭头所示肝内胆管扩张，内见多发极低密度积气。

2. 胆道感染　当胆汁淤积时，如合并胆道内产气荚膜梭菌感染，细菌可分解胆汁营养成分，产生代谢气体，从而引起肝内胆管积气。

3. 胆肠内瘘形成　长期胆囊结石或胆总管结石压迫胃肠道，可导致相互紧贴的胆管壁和肠壁破溃融合，最终形成胆肠内瘘，肠道与胆道相通，可导致胆管出现积气。

4. 结石伴感染　肝内胆管结石或胆总管下端结石，肝内胆管结石伴感染，会引起胆管积气，胆总管下端结石，长期会引起 Oddi 括约肌松弛、僵硬，无法正常收缩，也会导致肠道内的气体溢入胆管。

5. 胆管或壶腹部肿瘤　胆管或壶腹部肿瘤因为长期的机械性关闭不全引起 Oddi 括约肌松弛、僵硬，导致肠道内的气体溢入胆管。

【分析思路】

肝内胆管积气诊断比较简单，但是要判断胆管积气的原因需要密切结合临床分析，肝内胆管积气主要有 3 个原因：第 1 个原因是气体外源进入，例如胆管外引流术后，或近期进行了 ERCP 检查或治疗；第 2 个原因是肠管积气反溢入胆管系统，例如胆肠

吻合术后；第 3 个原因是胆道感染病变产生气体。

临床病史关注点：有无外伤史或手术史，有无胆道镜检查史或治疗史，症状有无发热和腹痛，起病时间长短。

影像关注点：肝内胆管积气，肝内胆管管壁有无增厚，扩张胆管周围有无异常灌注，肝内或肝外胆管有无结石，胆管及壶腹部有无软组织肿瘤表现，包括淋巴结、周围组织及血管情况，结合临床与影像表现，鉴别感染性病变与肿瘤性病变。

【疾病鉴别】

肝内胆管积气与多种疾病相关，发生时需要注意寻找造成该征象的原因。

1. 胆道手术、外伤史　肝内胆管外引流术后，胆囊切除术后，胆道手术如胆管空肠吻合术、胆总管十二指肠吻合术等胆肠内引流术后，因结石行 Oddi 括约肌部分切开术、ERCP 检查或取石术等，这些手术或治疗均可以直接引起肝内胆管积气的影像表现，结合临床病史，比较容易诊断。

2. 胆道感染　胆道感染首先要结合临床病史有无发热、腹痛及起病急等症状，影像表现除了肝内胆

管积气,另外主要可见肝内胆管壁增厚,增强后出现明显强化,邻近肝周组织会出现炎性水肿表现,影像上以异常灌注或炎性表现为主,即CT或MRI出现稍低密度或T_1WI稍低、T_2WI稍高信号,边界模糊不清,呈片状或斑片分布,增强后动脉期不均匀较明显强化,门脉期呈等密度或等信号,亦可出现延迟稍明显强化。

3. 胆肠内瘘形成 这种现象主要是因为胆管或胆囊结石的基础,胆管壁或胆囊壁慢性炎性刺激使胆管结构与肠管结构破溃、穿孔所致。影像上除了肝内胆管积气表现,一般还会在CT检查中的胆管或胆囊内见高密度结石,胆管壁或胆囊壁增厚、强化,管壁增厚比较均匀,呈现慢性炎症表现,特征性表现是胆管与肠管结构穿孔相通。

4. 胆总管下端梗阻 胆总管下端梗阻原因包括胆总管下段结石、胆总管下段或壶腹部肿瘤或外压性所致,长期引起Oddi括约肌松弛、僵硬,无法正常收缩,也导致肠道内的气体溢入胆管。影像学不仅可以观察到肝内胆管扩张,也可以明确胆总管下端梗阻的部位、病因,胆总管下端结石在CT上表现为高密度结节,MRI上表现为T_1WI高/低信号、T_2WI低信号结节,诊断比较容易,胆总管下端或壶腹部肿瘤一般表现为软组织密度或信号,增强后不均匀明显强化,有时会伴有淋巴结肿大转移、邻近组织和血管侵犯,出现转移时更容易诊断。

(谢传森 赵 静 马利娣)

八、剪枝征

【定义】

肝门附近见少数胆管显影呈细条状,由近及远逐渐变细,小胆管闭塞使肝内胆管分支减少,其余较大胆管狭窄、僵直,称为剪枝征。胆管在长期慢性炎症刺激作用下管壁逐渐增厚,管腔变细、僵直;2～3级胆管扩张而3级以上胆管变尖细或不显影,形似残根,受累的肝内胆管分支变细、减少呈剪枝样改变。

剪枝征大部分为胆管的良性梗阻,梗阻时间长,梗阻不完全导致。

【病理基础】

由于良性病变病程长,反复发作,肝内胆管扩张程度较轻,常伴有肝内胆管炎,在感染和/或外溢胆汁的长期刺激下,小胆管壁发生不可逆的增厚,小胆管腔变小甚至闭锁,表现为肝内细小胆管不充盈,

数目减少,胆管主支管壁硬直,致肝内胆管扩张呈枯树枝状,即剪枝征表现。常见于良性胆道梗阻病变,多见于胆管结石、慢性胆管炎、硬化性胆管炎等疾病。

【征象描述】

肝内中心胆管稍扩张、僵直,远端分支胆管显影细小、减少(图4-1-51)。

【相关疾病】

1. 胆管结石。

2. 胆管炎,如慢性胆管炎、硬化性胆管炎。

【分析思路】

剪枝征一般由良性胆管梗阻所致,多为不完全性间断性梗阻,加上常伴有胆管炎症,使肝外胆管扩张明显,肝内胆管扩张相对较轻,肝内外胆管呈矛盾性或差异性扩张,多表现为剪枝征,结合扩张形态及梗阻部位,观察扩张胆管移行段及其远端的形态,多不难定性。

【疾病鉴别】

1. 胆管结石 胆管结石有很多为阴性结石,阳性结石在CT上表现为胆管内的高密度结节。在MRCP或胆道造影中可以表现为胆管内类圆形充盈缺损,呈杯口征,境界清楚,结石可多发或单发,位置可变;若为泥砂样结石常表现为大小不等类圆形或铸性充盈缺损。结石所致胆道梗阻,梗阻端呈杯口状,胆管结石所致胆管梗阻往往是不完全性。由于结石反复上下移动,使梗阻水平以下胆管也有不同程度的胆管扩张,梗阻水平以上的肝外胆管扩张明显于肝内胆管,肝内胆管扩张呈枯树枝状即剪枝征。

2. 胆管炎 多为慢性胆管炎或硬化性胆管炎,无论哪种类型的胆管炎,最终导致胆管慢性炎性良性狭窄,狭窄所致胆道梗阻多为不完全性梗阻。肝内胆管狭窄多位于左、右肝管开口处和肝总管上端或结石远侧端,狭窄范围较小,呈向心性环状狭窄,狭窄处胆管轮廓多光滑规整,狭窄以上胆管扩张,而肝内胆管细小分支减少呈剪枝状,狭窄近侧端扩张的胆管内可见结石所致的充盈缺损,狭窄所致胆道梗阻往往是不完全性的。

肝外胆管狭窄多位于十二指肠乳头部、胆总管上端、胆肠吻合口部和结石远侧端。良性狭窄表现为向心性、节段性,病变范围局限,狭窄以上胆管扩张,以肝外胆管扩张明显,肝内胆管扩张呈剪枝征。

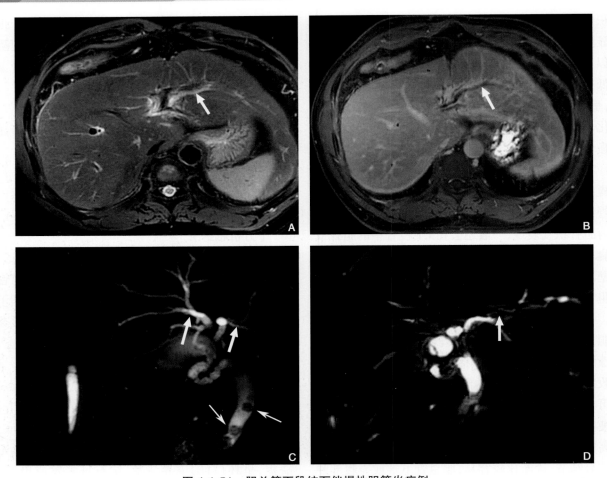

图 4-1-51 胆总管下段结石伴慢性胆管炎病例

A、B. 为 T$_2$WI、门静脉期图像,肝内胆管形态僵直(粗箭头);C、D. 为冠状位 MRCP,胆总管下段见充盈缺损影(细箭头),肝内胆管僵硬、管腔变细,部分胆管未显影,呈"枯枝样"改变(粗箭头)。

(谢传淼 赵 静 马利娣)

九、串珠征

【定义】

串珠征为肝内胆管节段性、不规则的多发狭窄与扩张,胆道弥漫性狭窄伴正常、扩张段则形成典型的串珠状改变。串珠征形成的原因是肝内外胆管弥漫性多节段性管壁增厚,管腔狭窄和扩张交替出现,中间可残存部分正常胆管节段,呈"串珠状"外观。

【病理基础】

常见于硬化性胆管炎,包括原发性硬化性胆管炎、继发性胆管炎(IgG4 相关硬化性胆管炎、复发性化脓性胆管炎、缺血性胆管炎、AIDS 相关性胆管炎和嗜酸性胆管炎)、肝吸虫感染、细菌性胆管炎等疾病。病理改变为胆管上皮增生,胆管壁炎性细胞浸润、纤维增生,致使管壁增厚、管腔变窄,以肝内、外胆管慢性炎症和纤维化为特征,典型的病理特征为胆管周围实质纤维化,呈特征性的"洋葱皮样"外

观,伴少量炎症细胞浸润。

【征象描述】

肝内、外胆管不规则的多发局部狭窄和扩张,交替出现,形成典型的串珠状变(图 4-1-52)。

【相关疾病】

1. 原发性硬化性胆管炎。

2. 继发性硬化性胆管炎(IgG4 相关硬化性胆管炎、复发性化脓性胆管炎、缺血性胆管炎、AIDS 相关性胆管炎和嗜酸性胆管炎)。

3. 肝吸虫感染。

4. 细菌性胆管炎。

【分析思路】

串珠征一般提示胆管的炎性病变,在诊断胆管炎时,最难的鉴别诊断需排除恶性胆管狭窄,以下影像特征支持恶性胆道狭窄而非硬化性胆管炎:狭窄部分胆管门脉期强化明显,狭窄长度>12mm;胆管壁明显增厚>3mm,增厚管壁外边缘不清楚;管腔不规

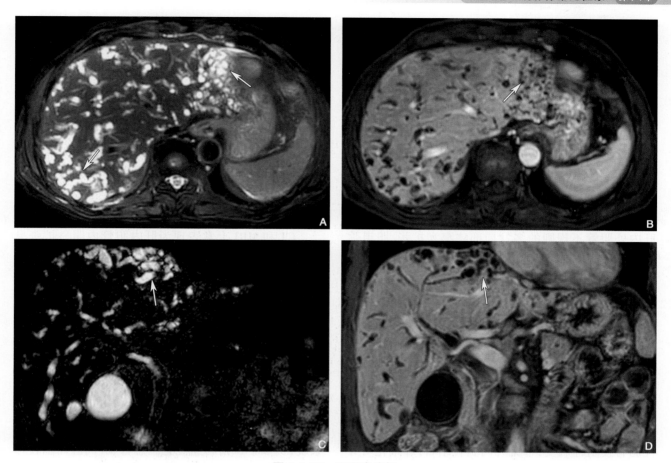

图 4-1-52　肝吸虫病例

肝内胆管壁增厚、强化,呈慢性炎症改变,外周肝内胆管不同程度狭窄与扩张交替出现,呈串珠征。A、C. 为 T_2WI、冠状位 MRCP,扩张胆管呈串珠样高信号影(箭头);B、D. 为 MRI 增强扫描门静脉期图像,扩张胆管管壁增厚、强化(箭头)。

则及不对称狭窄;最重要的鉴别点在梗阻后胆管扩张形态不同,胆管炎一般呈串珠样扩张,而恶性胆管肿瘤一般呈软藤状扩张。排除恶性胆道狭窄后再进一步鉴别原发性硬化性胆管炎和继发性硬化性胆管炎。

　　肝吸虫感染常有进食生鱼片病史。细菌性胆管炎往往有胆囊、胆管结石,有胆囊异常表现,胆总管也多有扩张。

【疾病鉴别】

　　1. 原发性硬化性胆管炎　原发性硬化性胆管炎亦称狭窄性胆管炎、闭塞性胆管炎或纤维化性肌管炎,是一种原因不明的少见疾病。目前认为,该病可能主要与免疫和遗传因素有关。其特征为胆道系统弥漫性炎症和纤维化导致胆管变形,并常有多处狭窄,向心性胆管周围纤维化逐渐进展,主要导致中、大型胆管的闭塞和破坏;此外,持续的胆汁淤积会导致进行性肝纤维化和继发性胆汁性肝硬化。

　　肝内胆管几乎总是受累,且往往较肝外胆管明显。CT 及 MRI 表现为肝内外胆管不规则的多发局部狭窄和扩张,胆道弥漫性狭窄伴正常、扩张段形成典型的串珠状改变。肝外胆管表现为多发不规则憩

室样突出,受累的肝内胆管呈分支变细、减少的剪枝样改变。ERCP 是诊断原发性硬化性胆管炎的金标准,是一种有创检查,可发生多种并发症。MRCP 是一种无创检查,较 ERCP 价格便宜,胆管狭窄、壁增厚、结石等不会影响胆管树的显示,是胆管树显影首选方法。CT 及 MRI 表现包括肝内胆管的扩张、狭窄,呈剪枝样、串珠样改变,以及肝外胆管结节、胆管壁增厚、黏膜强化。肝叶的萎缩往往见于肝脏最先受累的部分,扩张的胆管在 MRI 的 T_2WI 显示较清楚。

　　2. 继发性硬化性胆管炎　继发性硬化性胆管炎主要包括 IgG4 相关硬化性胆管炎、复发性化脓性胆管炎、缺血性胆管炎、AIDS 相关性胆管炎和嗜酸性胆管炎。继发性硬化性胆管炎常见病因是长期的胆道狭窄或梗阻、反复感染、胆管缺血以及一些危重疾病等。其特点主要为胆管慢性炎症反应、小胆管纤维性闭塞、狭窄形成以及小胆管的进行性破坏,从而导致肝内胆汁淤积,出现反复发热、腹痛和黄疸,常呈进行性、反复发作或可逆性。长期的胆汁淤积或反复胆管炎的发作,可引起结石及狭窄的形成,从而进一步加重了胆汁淤积,最终导致硬化性胆管炎的

发生。

大部分均因胆道手术创伤所致,胆道手术的胆管周围纤维组织增生。如术式选择不当、术中技术缺陷、未注意保护胆管血供、未注意保护 Oddi 括约肌功能等。在胆道手术时,若过度游离胆管周围结缔脂肪组织,可能会造成胆管缺血,使胆管上皮细胞血供受到影响,引起缺血性胆管炎,并最终导致硬化性胆管炎。同样,行肝动脉化学治疗栓塞、肝移植等手术时均可能造成胆管缺血而导致硬化性胆管炎。

CT 及 MRI 表现与原发性硬化性胆管炎相似,为肝内外胆管不规则的多发局部狭窄和扩张,胆道弥漫性狭窄伴正常、扩张段形成典型的串珠状改变。

3. 肝吸虫感染 华支睾吸虫病亦称肝吸虫病。多因进食未熟的含华支睾吸虫囊蚴的淡水鱼或虾而感染。组织病理主要改变为胆管上皮细胞的腺瘤样增生、黏膜化生、胆管扩张和胆管周围的纤维化、胆管细胞的异型增生等。胆管增生是华支睾吸虫感染早期的特异性改变,慢性持续的感染逐渐地使纤维化的组织增加而出现胆管纤维化现象。

CT 和 MRI 显示周围胆管的轻中度扩张,无局限性胆管梗阻性病变,可见肝内胆管结石,纤维化可导致胆管周围强化,慢性的胆管炎性刺激导致胆管狭窄,胆管不均匀节段性狭窄或扩张改变可出现串珠样改变。

4. 细菌性胆管炎 胆道感染常见的致病菌有革兰氏阴性杆菌、厌氧菌等。细菌性胆管炎是一种进行性的以细菌性胆管炎反复发作为特征的胆道疾病,与胆道扩张、局灶性狭窄和肝内胆色素结石形成有关。

影像表现与上述多种胆管炎均有相似之处,胆管慢性炎症可表现为胆管系统特别是外周胆管狭窄,胆管分支减少、突然变细,与中心及肝外扩张胆管不成比例。中心胆管扩张多为弥漫性,合并胆管结石,胆管周围炎症和纤维化可导致门脉周围间隙增宽,胆管不均匀节段狭窄或扩张改变可出现串珠样改变。

(谢传森 赵 静 马利娣)

十、软藤征

【定义】

软藤征指肝内胆管较明显扩张,走行柔和,在 CT、MRI、MRCP 以及 ERCP 图像上表现形似藤蔓,故称软藤征。在恶性胆道梗阻中出现率最高。

【病理基础】

软藤征是由于胆道梗阻在较短时间内进行性加重,胆管内压进行性升高,进而导致小胆管腔扩大、小胆管壁变薄。此时,胆管壁仍柔软有弹性,梗阻点以上胆管明显扩张、迂曲、延长而呈藤蔓状。当胆管内减压后,这种改变是可逆的,软藤征可减轻或消失。

软藤征的出现高度提示梗阻相应部位恶性肿瘤的存在。软藤征虽然是恶性梗阻的一个重要征象,但并不是其特异征象,少数急性良性梗阻(如医源性胆道损伤、Mirizzi 综合征和胆总管结石嵌顿在乳头部等)也可出现软藤征。

【征象描述】

CT 和 MRI 上常表现为肝内胆管内明显扩张呈软藤状,如果梗阻部位比较低,胆总管和胆囊也会出现明显扩张改变(图 4-1-53)。

【相关疾病】

1. 胆管癌 根据梗阻位置判断胆管癌发生的位置。

2. 胰头癌。

3. 壶腹癌。

4. 胆囊癌。

5. 肝门区周围结构恶性肿瘤 直接侵犯胆管系统,例如十二指肠癌侵犯胆总管、肝门区周围转移淋巴结侵犯胆总管、肝内恶性肿瘤侵犯肝门区胆管结构。

6. 良性急性胆道梗阻 医源性胆道损伤、Mirizzi 综合征和胆总管结石嵌顿在乳头部。

【分析思路】

正常 CT、MRI、MRCP 以及 ERCP 图像上,在以肝门为中心的内 2/3 区域可清晰显示肝内胆管,外 1/3 区域的胆管一般不显示或显示模糊。当有肿瘤在短期内引起胆管完全梗阻时,由于胆汁淤积,梗阻以上胆管会均匀性重度扩张,可达肝被膜下,因其管壁尚较柔和,所以扩张程度较明显且柔软,呈软藤状。

软藤状胆管扩张提示较急性的梗阻,病因一般以生长较快的肿瘤为多见,如胰腺癌、胆管癌、胆囊癌、壶腹癌等,但其他的病变亦可造成类似的改变,例如一些急性良性梗阻(如医源性胆道损伤、Mirizzi 综合征和胆总管结石嵌顿在乳头部等)也可出现软藤征,因此要结合其他影像表现及临床病史。

观察到软藤征时,要进一步观察梗阻表现及部位。肝内胆管扩张在 CT 或 MRI 横断面上多呈圆形、类圆形低密度或囊性信号区,增强后无强化,不强化低密度或低信号消失的层面为扩张的胆管末端,提示胆道梗阻的部位,MRCP 可见从肝门至肝外围由大到小的高信号扩张胆管,并能从多方位观察扩张胆

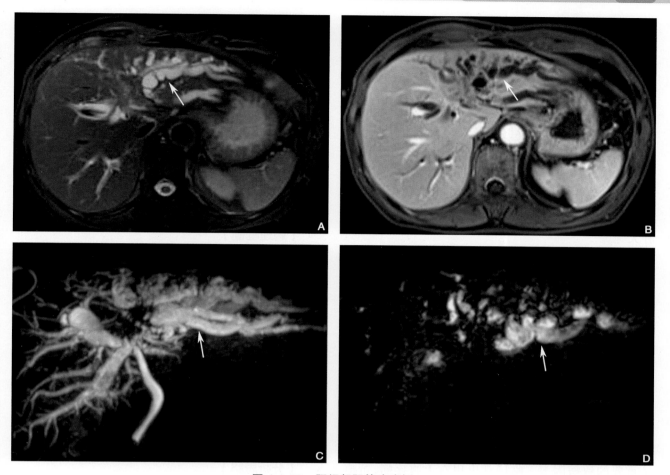

图 4-1-53　肝门部胆管癌病例

A、B. 分别为 T_2WI、门静脉期图像，显示肝内胆管至远端细小分支显著扩张、迂曲，呈"软藤样"（箭头）；C、D. 为冠状位 MRCP，肝门部左右肝管未见显示，远端肝内胆管迂曲扩张，表现为"藤树枝条样"（箭头）。

管下端显示梗阻的部位。

临床上将胆管梗阻的部位分为 4 段：①十二指肠上段，即左、右肝管和肝总管段；②十二指肠后段，进入胰腺之前的胆总管段；③胰腺段，穿过胰腺组织的胆总管段；④十二指肠壶腹段，胰腺段以下的胆管段。恶性梗阻在十二指肠上段或后段，多首先考虑胆管癌，其次是淋巴结转移，在胰头段多为胰腺癌，在壶腹部多考虑为壶腹癌。

【疾病鉴别】

1. **胆管癌**　胆系恶性肿瘤第二位，50 岁以上男性多见，进行性黄疸为主要临床表现。本文胆管癌主要指位于左右肝管及其以下的肝外胆管癌，好发于肝门区左右肝管汇合部，80% 为腺癌，少数为鳞癌。胆管癌按部位分类：上段（肝门部）胆管癌指病变发生在左右肝管、汇合部、肝总管；中段胆管癌，病变发生在肝总管与胆囊管汇合部以下至胆总管中段；下段胆管癌，病变发生在胆总管下段、胰腺段及十二指肠壁内段。按生长方式分类：最常见硬化型，致胆管局限性狭窄，无肿块形成；浸润型，病变范围

较广，对周围结构多有侵犯；结节型和乳头型，均表现胆管内或腔内外生长，可形成肿块。

CT/MRI 主要表现为胆管壁不规则增厚，伴或不伴肿块形成，增强扫描早期病变区胆管壁呈明显强化，延迟期强化明显，同正常胆管的分界可以清楚显示，病变中心区明显狭窄或闭塞，梗阻部位以上胆管明显扩张呈软藤状。

2. **胰头癌**　胰头癌是起源于胰腺头部的消化系统肿瘤，特点为恶性程度高、早期不易发现、发展迅速、切除率低和预后差。胰头癌早期患者常无特异性症状，仅有上腹部饱胀不适、食欲减退、消化不良等症状，晚期会出现明显临床症状，包括持续性剧烈腹痛、黄疸、腹泻等。

增强 CT 检查是诊断胰头癌较为可靠的方法，是胰头癌手术前诊断和分期的常规和首选检查，可以详细评估肿瘤大小、部位，评估局部淋巴结浸润、周围血管侵犯、远处脏器转移情况。MRCP 可以清晰地显示胰管和肝内外胆管的情况，可用于无法耐受有创检查或有碘过敏无法接受增强 CT 检查的患者。

CT 或 MRI 显示胰头部不规则软组织灶,增强后呈低血供强化,程度低于周围正常胰腺组织,病变容易侵犯胆总管胰腺段,出现侵犯部位的梗阻,梗阻部位以上明显扩张呈软藤状。

3. 壶腹癌　壶腹癌又称壶腹周围癌,是生长在十二指肠乳头、胆总管下端、胰管开口处、十二指肠内侧壁的恶性肿瘤总称。其共同特点是在肿瘤较小时即可引起胆总管和主胰管的梗阻,因此患者黄疸出现早。发病年龄多在 40～70 岁,男性居多。主要表现为黄疸、上腹痛、发热、体重减轻、肝肿大、胆囊肿大等。

CT、MRI 检查对明确病变具体位置诊断价值高,可显示肿瘤的位置与轮廓,可显示壶腹周围结构软组织灶,病灶较大时可对周围结构侵犯,对鉴别胰头癌有意义,有助于本病诊断。影像上壶腹周围癌与胆总管癌表现相似,胆总管、胰管均可扩张或仅胆管扩张;胰头癌常见胰头增大、有肿块、胰管扩张,有时可见扩张的胆总管内有软组织影或异常信号。

4. 胆囊癌　胆囊癌主要发生在 50 岁以上的中年人,女性多于男性。胆囊癌常与胆囊良性疾患同时存在,最常见是与胆囊结石共存,结石的慢性刺激是重要的致病因素。临床常出现右上腹疼痛,黄疸往往在病程晚期出现,癌组织侵犯胆管引起黄疸,同时伴有消瘦、乏力。

胆囊癌的 CT 和 MRI 影像改变可分三种类型:①壁厚型,胆囊壁局限或弥漫不规则增厚;②结节型,乳头状结节从胆囊壁突入胆囊腔存在;③实变型,胆囊壁被肿瘤广泛浸润增厚加之腔内癌块充填形成实质性肿块。肿瘤比较容易侵犯肝脏,也可以侵犯胆囊管及胆管结构,侵犯胆管时相应胆管位置会出现急性梗阻,梗阻以上胆管结构扩张呈软藤状。胆囊窝、肝门区淋巴结转移也能够在 CT 或 MRI 清楚显示。

5. 肝门区周围结构恶性肿瘤　比较常见的病变为十二指肠恶性病变侵犯邻近胆管、肝门区转移淋巴结侵犯胆管结构等,受侵犯胆管结构出现梗阻,其上胆管系统出现明显扩张呈软藤状,这些相关疾病在 CT 或 MRI 可比较清楚显示位置、范围及强化方式,对诊断有比较大的作用。

6. 良性急性胆道梗阻　医源性胆道损伤,因手术出现胆道损伤,会出现急性胆管结构炎性表现,引起病变部位胆道梗阻表现。Mirizzi 综合征和胆总管结石嵌顿在乳头部同样是因为急性胆道结构的梗阻,出现梗阻部位以上胆管结构急性扩张。这几类疾病需要密切结合病史,辅助 CT 和 MRI 检查,可以

多角度多方位观察病变的位置及性质,明确诊断并不困难。

(谢传淼　赵　静　马利娣)

十一、杯口征

【定义】

胆系影像检查中,胆管呈杯口状充盈缺损称为杯口征。若胆管壁光滑,多是胆管结石典型表现;如果杯口不光整,需要与胆管乳头状瘤、息肉型胆管癌鉴别。

【病理基础】

杯口征出现于胆管腔内结节状占位所致胆管梗阻,结节可以为胆管结石,也可以为胆管肿瘤性病变,如胆管内乳头状瘤和息肉型胆管癌。

【征象描述】

MRCP 显示胆总管末端杯口状充盈缺损(图 4-1-54)。

【相关疾病】

1. 胆管结石。

2. 胆管内乳头状瘤。

3. 息肉型胆管癌。

【分析思路】

杯口征提示胆管结节状占位,结节可以为胆管结石,也可以为胆管肿瘤性病变如胆管内乳头状瘤和息肉型胆管癌。鉴别点主要看结节密度/信号、形态及强化方式。一般结石 CT 平扫密度较高,形态较光整,所以杯口征显示是光滑的;如果结节不光整,就要进一步观察 CT 和 MRI 图像特点。胆管内乳头状瘤会分泌黏液,所以胆管扩张程度比较明显;结节一般是胆管壁向腔内生长的不规则结节,相对边界清楚,强化较明显,如果突破胆管壁,有恶变的可能性。息肉型胆管癌的胆管壁常不规则增厚,结节较大时对腔外结构有侵犯,可能出现淋巴结转移等表现。

【疾病鉴别】

1. 胆管结石　胆管结石部分为阴性结石,CT 对胆管结石的显示优于超声,MRI 检查也有一定优势。阳性结石在 CT 上表现为胆管内的高密度结节。在 MRI T₂WI 上,结石在高信号胆汁的衬托下表现为低信号充盈缺损,MRCP 显示"杯口状"充盈缺损,即杯口征,结节边界清楚,多发或单发,位置可变,比较容易诊断。

2. 胆管内乳头状瘤　2010 年 WHO 将其分类为具有独特临床病理特点的胆管上皮肿瘤,主要发生于中老年人,表现为胆管腔内乳头状肿块,单发或多

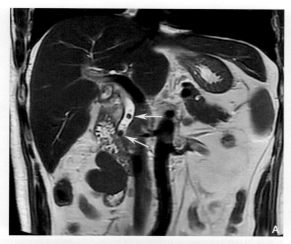

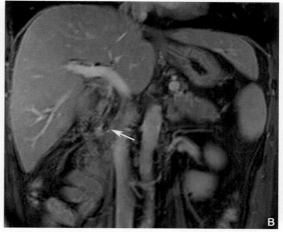

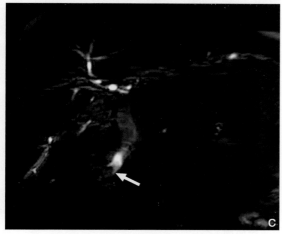

图 4-1-54 胆总管下段结石病例
A. 为冠状位 T_2WI，胆总管下段见结节状低信号影（白箭头），胆总管扩张；B. 为冠状位 T_1WI 增强门静脉期图像，结节影（白箭头）未见强化，扩张胆总管壁未见增厚；C. 为 MRCP 典型杯口征表现，高信号胆总管末端呈杯口状（粗白箭）。

发，表面呈"绒毛"状或"珊瑚"状，向腔内突出，可发生于胆道系统任何部位。胆管导管内乳头状黏液瘤表现为扩张胆管内的乳头状或绒毛状瘤，伴大量黏液分泌。

CT/MR 表现为扩张的胆管伴腔内结节或肿块。腔内结节或肿块 CT 呈软组织密度，在 MRI T_1WI 呈等或低信号，T_2WI 为高信号；CT 强化方式与正常肝实质相比，动脉晚期呈等或高密度，门脉期及延迟期不高于肝实质密度；MRI 强化方式与其类似，若病灶呈结节状，可在 MRCP 显示"杯口状"充盈缺损，即杯口征。

3. **息肉型胆管癌** 发病率为胆系恶性肿瘤的第二位，50 岁以上男性多见，以进行性黄疸为主要临床表现，通常胆管癌主要指位于左右肝管及其以下的肝外胆管癌。按生长方式分类为：最常见的是硬化型，致胆管局限性狭窄，无肿块形成；浸润型病变范围较广，对周围结构多有侵犯；结节型和息肉乳头型均表现为胆管内生长，可形成结节或肿块。对结节型和息肉乳头型的胆管癌，CT/MRI 表现为胆管内结节或肿块，向腔内或腔内外生长，增强后可见明显强化，可有腔外转移或淋巴结转移等表现，出现转移时

诊断较容易；腔内病灶在 MRCP 显示"杯口状"充盈缺损，即杯口征。

（谢传淼 赵 静 马利娣）

十二、双管征

【定义】

MRCP 显示胆总管和胰管同时扩张，称为双管征。此征象在 ERCP、CT（特别是曲面重建）及超声检查中亦可见。出现双管征的两个最常见疾病是胰头癌和壶腹癌，其他恶性病变包括胆总管远端的胆管癌、淋巴瘤或转移瘤；少见良性病变包括慢性胰腺炎合并壶腹部狭窄、原发性腹膜后纤维化等也可能出现双管征。

【病理基础】

通常为胰头或壶腹部肿瘤病变同时侵犯胆总管和主胰管远端，胆总管和主胰管同时狭窄甚至闭塞，引起胆总管和胰管同时扩张。

【征象描述】

MRCP 显示胆总管和胰管同时扩张（图 4-1-55）。

【相关疾病】

1. **壶腹癌** 壶腹癌容易造成胆总管和主胰管阻

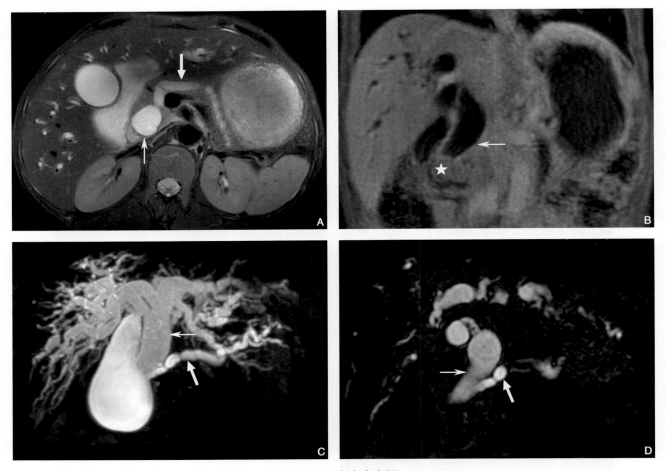

图 4-1-55 壶腹癌病例

A. 为 T₂WI,横断位可见扩张胆总管(细白箭)和胰管(粗白箭);B.(星号)显示壶腹部软组织肿物,肿物以上胆总管扩张(白箭头);C、D. MRCP 显示典型双管征表现,细白箭显示扩张胆总管,粗白箭为扩张胰管。

塞,继而诱发双管征。临床认为较小的壶腹癌即可引起明显的胆管扩张,一半左右的病例出现双管征。

2. 胰头癌 胰头病灶侵犯胰管和胆总管胰腺段,造成相应管腔阻塞或狭窄,继而出现双管征。

3. 胆管癌 主要是指胆总管下端胆管的恶性肿瘤,胆管癌压迫、侵犯胆总管及主胰管致管腔狭窄或闭塞,继而出现双管征。

4. 其他累及胆管和胰管的恶性肿瘤 比如淋巴瘤、胆总管远端的转移性肿瘤、胰头周围转移性淋巴结等,也可能导致双管征。

5. 少见良性病变 包括慢性胰腺炎合并壶腹部狭窄、原发性腹膜后纤维化等也可能会出现双管征表现。

【分析思路】

双管征的出现首先要先考虑胰头癌或壶腹癌,一般通过增强 CT 和 MRI 可以明确病变位置及性质,但胰头癌与壶腹癌有时存在鉴别诊断上的困难。首先,壶腹癌病变主体在增强扫描时与胰头癌有不同强化表现;其次,MRCP 显示钩突层面胆总管与胰管

间距变小为壶腹癌推移胆总管远端的表现,而双管截断改变更常见于胰头癌;最后,若肿块累及胰后脂肪间隙及肠系膜上动脉间隙与钩突间的脂肪层,或合并胰腺体尾萎缩,可倾向考虑胰头癌。

另外一些少见的恶性肿瘤及良性病变的诊断,需要结合其他部位影像表现及临床病史综合考虑。

【疾病鉴别】

1. 壶腹癌 壶腹癌又称壶腹周围癌,是生长在十二指肠乳头、胆总管下端、胰管开口处、十二指肠内侧壁恶性肿瘤的总称。其共同特点是在肿瘤较小时即可引起胆总管和主胰管的梗阻,一半左右的病例会出现双管征,因此患者黄疸出现早。发病年龄多在 40～70 岁,男性居多。主要表现为黄疸、上腹痛、发热、体重减轻、肝肿大、胆囊肿大等。

CT、MRI 检查对明确病变具体位置诊断价值高,可显示肿瘤的位置与轮廓,可显示壶腹周围结构软组织灶,病灶侵犯胆总管及主胰管,造成胆总管和主胰管阻塞,继而诱发双管征。

2. 胰头癌 胰头癌是起源于胰腺头部、恶性程

度极高的消化系统肿瘤,特点为恶性程度高、早期不易发现、发展迅速、切除率低和预后差。胰头癌早期患者常无特异性症状,仅有上腹部饱胀不适、食欲减退、消化不良等症状,晚期会出现明显临床症状,包括持续性剧烈腹痛、黄疸、腹泻等。

增强 CT 检查是诊断胰头癌较为可靠的方法,是胰头癌手术前诊断和分期的常规和首选检查,可以详细评估肿瘤大小、部位,评估局部淋巴结浸润、周围血管侵犯、远处脏器转移情况。MRCP 可以清晰地显示胰管和肝内外胆管的情况,可用于无法耐受有创检查或有碘过敏无法接受增强 CT 检查的患者。CT 或 MRI 显示胰头部不规则软组织灶,增强后呈低血供强化,程度低于周围正常胰腺组织,病变容易侵犯胆总管胰腺段及主胰管开口,出现双管征。

3. **胆管癌** 主要是下段胆管癌,病变发生在胆总管下段、胰腺段及十二指肠壁内段。胆管癌按生长方式分类:最常见的硬化型,致胆管局限性狭窄,无肿块形成;浸润型,病变范围较广,对周围结构多有侵犯;结节型和乳头型,均表现胆管内生长,可形成肿块。

CT/MRI 主要表现为胆管壁不规则增厚,伴或不伴肿块形成,增强扫描早期病变区胆管壁呈明显强化,延期强化明显,同正常胆管的分界可以清楚显示,病变中心区明显狭窄或闭塞。胆管癌在生长期可能会造成胆管及主胰管开口压迫、梗阻和完全堵塞,可出现双管征。

4. **其他累及胆管和胰管的恶性肿瘤** 比如淋巴瘤、胆总管远端的转移性肿瘤、胰头周围转移淋巴结等,也可能会合并双管征。建议结合其他影像学检查和体征进行综合判断,明确病因后治疗。

5. **少见良性病变** 包括慢性胰腺炎合并壶腹部狭窄、原发性腹膜后纤维化等也可能会出现双管征表现。这些良性病变一般病史比较长,有相关临床病史,需要结合 CT 或 MRI 影像表现综合诊断。

(谢传淼 赵 静 马利娣)

十三、四管征

【定义】

四管征是在 MRCP 中观察到的特定影像学征象,是指梗阻端近端充满胰液和胆汁的胰胆管,与梗阻远端显示管径正常的胰胆管同时显影的现象。

【病理基础】

四管征的病理基础通常与胰头区域的恶性肿瘤有关,尤其是胰头癌。由于癌肿的浸润性生长,胰头内的胰管和胆管同时被侵犯并发生中断梗阻。梗阻以上的胰胆管由于胰液和胆汁的淤积而扩张,梗阻端以下的胰胆管则保持正常管径。这种病理变化在 MRCP 上形成了独特的四管征。

【征象描述】

在 MRCP 图像上,四管征表现为四个独立的、高信号管状影。这四个管状影分别对应:梗阻以上扩张的胆总管;梗阻以上扩张的胰管;肿块下方相对正常的胰管;梗阻端以远、管径正常的末端胆总管(图4-1-56)。

【相关疾病】

四管征主要见于胰头癌,但也可能在其他胰胆管系统病变中观察到,如慢性胰腺炎等。胰头癌是起源于胰头区胰腺导管上皮的恶性肿瘤,其生长特性决定了其对胰管和胆管的双重侵犯,从而引发四管征的出现。此外,胆总管下段癌和十二指肠乳头癌等也可能表现出类似的影像学征象,但具体表现有所不同。

【分析思路】

在分析 MRCP 图像时,发现四管征应首先考虑胰头癌的可能性。然而,也需要结合其他影像学征象和临床表现进行综合判断。分析思路包括:

1. **观察四管征的形态** 确认四个管状影的独立性和信号强度。

2. **评估梗阻部位和程度** 判断梗阻是否位于胰头区域,以及梗阻的严重程度。

3. **结合其他影像学征象** 如胰头区肿块的形态、信号特点等。

4. **考虑临床表现** 如黄疸、腹痛、消瘦等胰头癌的典型症状。

【疾病鉴别】

1. **胰头癌**

特征性表现:胰头癌是四管征最常见的原因。患者常表现为黄疸、上腹部疼痛、消化不良等症状。MRCP 上可见胰头部位肿块,伴有胰管、胆管扩张,形成四管征。鉴别诊断要点:结合 MRI 动态增强扫描,观察病灶的强化方式,胰头癌多呈快进快出型强化。同时,注意观察胆总管与胰管汇合处的形态特点,胰头癌常表现为胆总管胰腺段截断状或鸟嘴样狭窄伴胆管左移内收成角。

2. **十二指肠乳头癌**

发生部位:十二指肠乳头癌主要发生在十二指肠乳头部位,即胰胆管共同开口处。影像学表现:MRCP 上可表现为胆总管与主胰管均扩张呈双管征,且两者走行呈聚拢趋势。但需注意,部分十二指肠乳头癌患者也可能出现四管征,尤其是当癌肿同时侵犯胰管和胆管时。

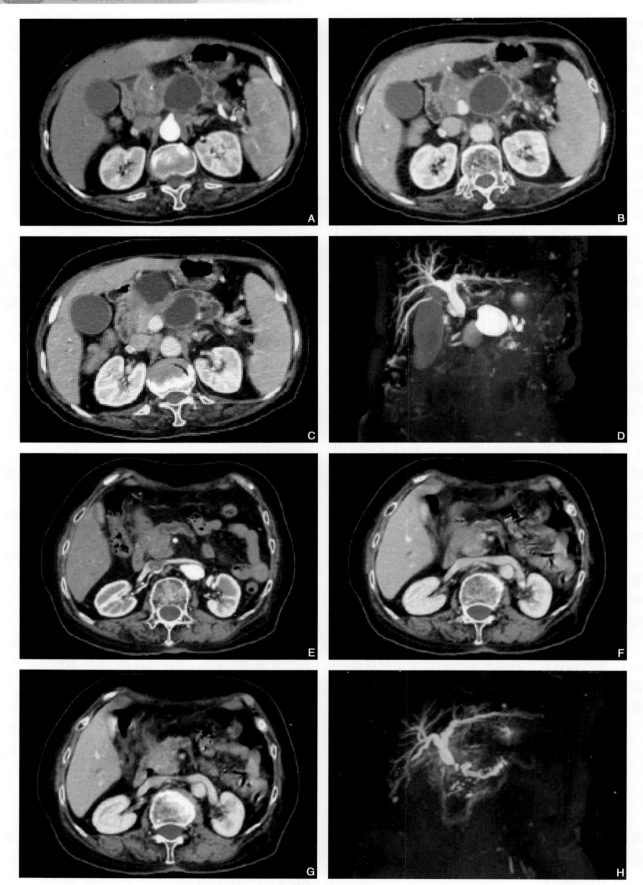

图 4-1-56　四管征影像学病例

患者女,58 岁。CT 增强动脉期(图 A)、门静脉期(图 B、C)示胰颈部肿块呈稍低密度,胰体尾部萎缩,胰管呈串珠样扩张,胰周见假性囊肿;MRCP 示四管征(图 D)。患者女,69 岁。CT 增强动脉期(图 E)、门静脉期(图 F、G)示胰头体积增大,呈等密度强化,胰体尾部萎缩,胰管扩张,梗阻平面位于胰头部;MRCP 示四管征(图 H)。

3. 其他胆道梗阻性疾病

良性梗阻:如胆总管结石、炎性狭窄等也可能导致胆道梗阻,但通常不会出现四管征。良性梗阻在MRCP上多表现为管腔逐渐变窄,管壁光滑,无明显肿块影。

恶性梗阻:除胰头癌和十二指肠乳头癌外,其他部位的胆道恶性肿瘤如胆总管癌、壶腹癌等也可能导致四管征的出现。这些疾病在MRCP上的表现与胰头癌相似,但需要结合临床表现、实验室检查及影像学检查进行综合判断。

(李若坤 王梓亦 邓 林)

十四、靶征

【定义】

影像形态学呈靶样,内部成分呈中心性的分布。这种征象在CT或MRI扫描中表现为肿瘤中心、周围以及边缘区域密度或信号强度不同的环状或靶形影像学特征,类似于靶心的样子。很可能反映周围细胞密集而中心基质纤维化或缺血。

【病理基础】

肝脏靶征的病理基础通常与肝脏内的肿瘤性病变或感染性病变有关。在肿瘤性病变中,靶征的形成可能与肿瘤内部的液化坏死、肿瘤周边的新生血管增生及肿瘤对周围肝组织的压迫有关。例如,在转移性肝癌中,中央的低密度区可能代表肿瘤的液化坏死区,而边缘的高密度强化则可能由肿瘤组织或新生血管构成。在感染性疾病中,如肝脓肿,靶征可能由脓肿壁的强化和中心坏死区的低密度共同形成。

【征象描述】

在CT或MRI等影像学检查中,肝脏靶征的表现为:

1. CT扫描 肿瘤中心呈现低密度区域,周围环状高密度区。在增强CT中,中心低密度区域增强不明显,而周围环状区明显强化。

2. MRI扫描 在T_1加权成像中,肿瘤中心低信号,周围高信号环。在T_2加权成像中,肿瘤中心高信号,周围低信号环。增强MRI中,中心区域强化不明显,而周围环状区明显强化。

【相关疾病】

肝脏靶征常见于多种肝脏疾病,包括但不限于:

1. 转移性肝癌 特别是腺癌的肝转移,是靶征最常见的病因(图4-1-57)。

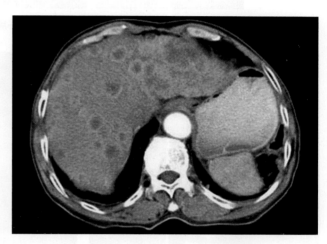

图4-1-57 肝脏转移瘤CT增强病例

2. 肝结核 结核病灶在特定影像学条件下也可呈现靶征(图4-1-58)。

3. 肝脓肿 细菌性肝脓肿在CT增强扫描中可显示典型的靶征(图4-1-59)。

4. 肝内胆管癌(ICC) 肝内胆管癌的纤维化和中心坏死也可形成靶征(图4-1-60)。

5. 其他感染性病变 如真菌感染(如白念珠菌感染)引起的结节性病变。

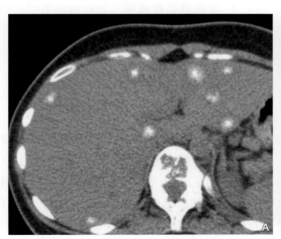
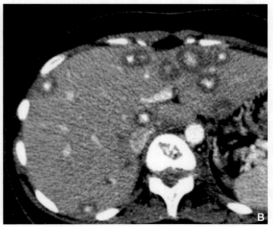

图4-1-58 肝结核CT增强表现

A.平扫CT显示多个中心高密度,周围等至高密度病灶;B.增强CT显示病灶中心较强化的肝实质密度高,病灶周围不强化。

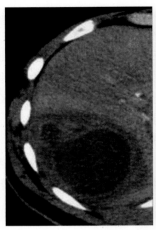
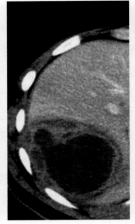
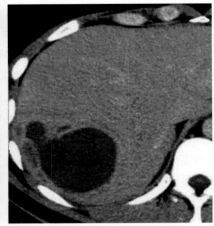

图 4-1-59　肝脓肿 CT 增强图像

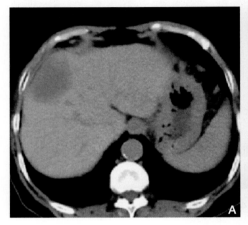
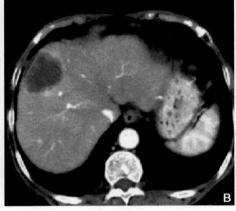
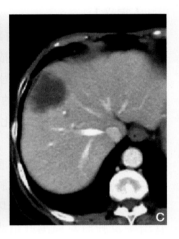

图 4-1-60　肝内胆管癌 CT 增强病例

A. 平扫 CT 示一类圆形低密度灶;B、C. 动脉期及门脉期增强 CT 示病灶不强化,呈明显低密度。

6. 肝脏上皮样血管内皮瘤(HEHE)(图 4-1-61)。

【分析思路】

1. **收集临床资料**　包括患者的病史、症状、体征及实验室检查结果。

2. **影像学检查**　首选 CT 或 MRI 进行肝脏扫描,观察靶征的形态、大小、位置及强化特点。

3. **功能评估**　通过肝功能试验评估肝脏的代谢、合成、解毒等功能。

4. **病因分析**　根据患者的病史、临床表现及影像学特征,分析可能的病因。

5. **进一步检查**　如有必要,进行 PET/CT、肝穿刺活检等进一步检查以明确诊断。

6. **综合判断**　结合所有临床资料及检查结果,综合判断靶征的具体性质及病因。

【疾病鉴别】

肝脏靶征的鉴别诊断主要包括以下几个方面:

1. **转移性肝癌与原发性肝癌**　两者均可出现靶征,但转移性肝癌多有原发肿瘤病史,且肝脏病变多为多发。

2. **肝结核与肝脓肿**　两者在影像学上均可表现为靶征,但肝结核多有低热、盗汗等结核中毒症状,而肝脓肿多有高热、寒战等感染症状。

3. **良性肿瘤与恶性肿瘤**　部分良性肿瘤(如肝血管瘤)在影像学上也可表现为类似靶征的征象,但一般无恶性征象,且生长缓慢。

4. **其他感染性病变**　如真菌感染引起的结节性病变,需结合病原学检查进行鉴别。

(李若坤　王梓亦　邓　林)

十五、云雾征

【定义】

云雾征是指在影像学检查中,肝脏肿瘤区域呈现出一种类似云雾状的影像学特征。这种征象在 CT 或 MRI 扫描中表现为肿瘤内或肿瘤周围存在不规则、模糊的低密度或高信号区域,与正常肝组织的对比度较明显。

【病理基础】

肝脏肿瘤的云雾征病理基础主要包括以下几个

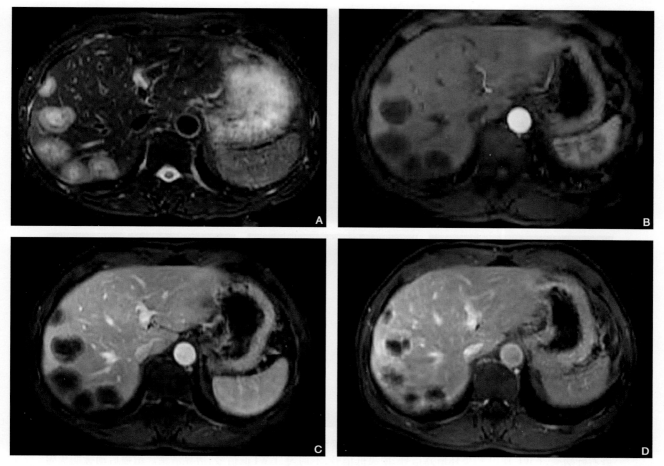

图 4-1-61　肝脏上皮样血管内皮瘤 MRI 病例

患者男,60 岁,多灶型 HEHE,大多数病灶位于包膜下。A. T_2WIfs 显示病灶中心呈高信号,周边呈稍高信号,形成靶征,包膜下病灶可见包膜牵拉征;B～D. 显示动脉期及静脉期病灶边缘呈轻度环形强化,延迟期 4 分钟呈渐进性强化。

方面:

　　1. 肿瘤坏死　肿瘤组织坏死后,形成坏死区域,使影像上呈现低密度或高信号。

　　2. 肿瘤出血　肿瘤内出血后,形成高密度区域,影像上表现为高信号。

　　3. 肿瘤纤维化　肿瘤组织纤维化增生,导致肿瘤内部或周围呈现不规则密度。

　　4. 炎症反应　肿瘤周围组织炎症细胞浸润,导致影像上云雾状改变。

　　【征象描述】

　　1. CT 检查　肿瘤内部或周围呈现不规则、模糊的低密度区域,边界不清。有时可见高密度区域,提示肿瘤内出血。

　　2. MRI 检查　在 T_1 加权成像中,肿瘤内或周围呈现低信号区域。在 T_2 加权成像中,肿瘤内或周围呈现高信号区域。低信号或高信号区域呈云雾状、不规则形态。

　　【相关疾病】

　　1. 肝细胞癌(HCC)　肝细胞癌内部坏死或出血,形成云雾状影像学征象。

　　2. 肝转移瘤　转移性肝癌内部坏死或纤维化,导致云雾状影像学特征。

　　3. 肝内胆管癌(ICC)　肝内胆管癌纤维化增生,表现为云雾状影像学改变(图 4-1-62)。

　　4. 肝血管瘤　肝血管瘤内部血流变化或纤维化,可能形成云雾状影像学征象。

　　【分析思路】

　　1. 影像学检查　通过 CT、MRI 和超声检查,初步判断肝脏肿瘤区域是否存在云雾状影像学征象。

　　2. 病史和临床表现　结合患者病史(如肝病史、肿瘤家族史、慢性肝病史)及临床症状(如腹痛、黄疸、体重下降)进行分析。

　　3. 实验室检查　检测肝功能、肿瘤标志物(如 AFP、CEA、CA19-9)以辅助诊断。

　　【鉴别诊断】

　　1. 肝脓肿　肝脓肿内部呈现低密度或高信号,但常伴有脓液形成和周围炎症反应,可通过临床症状和实验室检查区分。

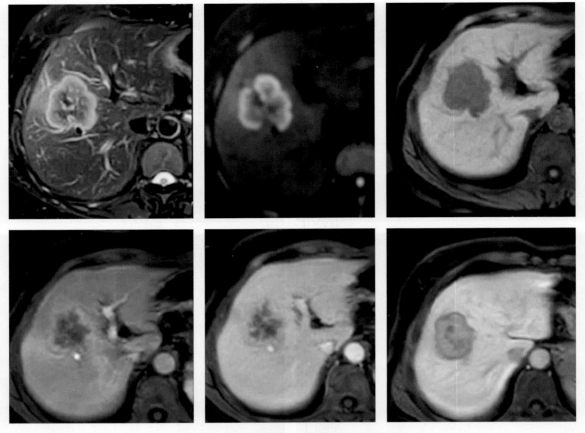

图 4-1-62　肝内胆管细胞癌 MRI 增强病例

肝右叶病变,T₂WI、DWI 均呈环形高信号,中央低信号,不均匀,T₁WI 低信号,边界清楚。增强后动脉期从周边开始强化,呈环状强化,静脉期逐渐向中心扩展,肝特异期,中心强化,周边廓清呈环形低信号。云雾征:肝胆期中央高信号(富含纤维基质),外周低信号。

2. **脂肪肝**　脂肪肝呈现弥漫性低密度或高信号,通常分布均匀,与肿瘤性病变云雾征不同。

3. **肝血管瘤**　肝血管瘤表现为高回声或高密度影像,内部可见典型的血流信号,与肿瘤性云雾征不同。

4. **肝囊肿**　肝囊肿呈现为均匀低密度或无信号区域,边界清晰,与云雾状影像学特征不同。

(李若坤　王梓亦　邓　林)

十六、中心点征

【定义】

肝脏中心点征是一种在影像学检查中观察到的特定征象,主要表现为在囊状扩张的胆管区域内出现的小圆点状影。此征象在 CT 扫描中尤为显著,其密度在平扫时低于或等于周围的肝实质,而在增强扫描后高于周围肝实质,故被称为中心点征。这一征象对于诊断特定肝脏疾病具有重要意义。

【病理基础】

肝脏中心点征的病理基础与肝内胆管的先天性发育异常密切相关。具体来说,当门静脉分支被先天异常发育的扩张肝内胆管所包绕,并内卷到扩张

的肝内胆管之中时,就形成了中心点征的轴位投影。Caroli 病是这一病理改变最典型的代表。此外,在病理学上还可见到囊性扩张的胆管内存在由纤维组织和血管构成的突起与条索状结构,除胆管异常外,门静脉发育亦畸形。

【征象描述】

在 CT 扫描中,中心点征的典型表现为在囊状扩张的胆管区域内,可见一小圆点状影,其密度在平扫时与周围肝实质相近或稍低,而在增强扫描后,该点状影的密度明显高于周围肝实质。这种密度变化使得中心点征在影像上非常醒目,成为诊断 Caroli 病等肝脏疾病的重要依据(图 4-1-63)。

【相关疾病】

中心点征主要与 Caroli 病相关。Caroli 病是一种较少见的常染色体隐性遗传病,特点为肝内胆管呈囊状扩张,而肝外胆管不受累。根据临床表现和病理改变,Caroli 病可分为单纯性肝内胆管扩张型和静脉周围纤维化型两种。前者多合并肾囊性病变或髓质海绵状肾,后者则常伴有肝脏先天性纤维化,可能导致肝硬化及门静脉高压症,称为 Caroli 综合征。

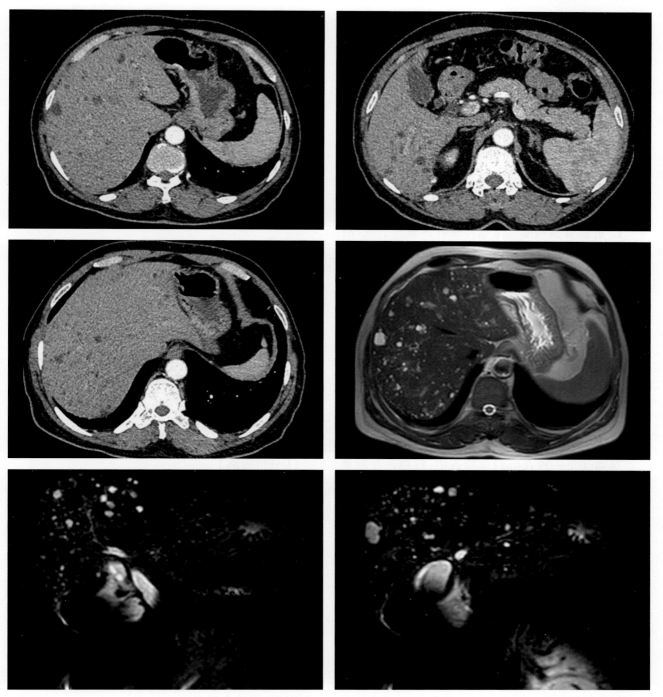

图 4-1-63　肝脏 Caroli 病影像学病例
肝内可见多发大小不一囊性信号影呈满天星改变,部分可见与肝内胆管相通。

【分析思路】

在影像学分析中,首先需识别是否存在囊状扩张的胆管区域,并进一步观察该区域内是否有小圆点状影的出现。结合平扫和增强扫描的密度变化,可初步判断为中心点征。接下来,需结合患者的病史、临床症状及其他影像学表现,如肝内囊肿的数量和分布、是否伴有门静脉高压等,进行综合分析,以明确诊断。

【疾病鉴别】

对于怀疑 Caroli 病等肝脏疾病的患者,诊断思

路应包括以下几个方面:

1. **询问病史**　了解患者是否有长期饮酒、病毒性肝炎等肝脏疾病史,以及家族遗传病史。

2. **临床症状和体征检查**　观察患者是否有乏力、食欲减退、恶心呕吐、腹胀腹痛、皮肤黄染、尿液发黄等症状,以及肝掌、蜘蛛痣等体征。

3. **肝功能检查**　通过血清丙氨酸转氨酶(ALT)、天冬氨酸转氨酶(AST)、碱性磷酸酶(ALP)等生化指标,评估肝脏功能状态。

4. 影像学检查　首选超声检查,观察肝脏的形态、大小及是否存在占位性病变。进一步可行 CT 或 MRI 检查,以更清晰地显示肝内胆管的结构和病变情况。

5. 病理学检查　对于疑似病例,可通过穿刺活检或手术切除的方式取出部分肝脏组织进行病理学检查,以明确诊断。

【鉴别诊断】

在鉴别诊断时,需将中心点征与其他可能引起类似影像学表现的疾病相区分,如:

1. 肝胆管错构瘤　虽也可见肝内囊肿表现,但常有家族倾向,且肝实质弥漫性回声改变与肝硬化相似,具有特征性的彗星尾征。

2. 肝包虫病　表现为肝内囊性占位性病变,但无中心点征,且常有牧区居住史或动物接触史。

3. 其他肝胆疾病　如 Blyer 病虽可出现中心点征,但不出现管内条带征,可通过这一特征进行鉴别。

(李若坤　王梓亦　邓　林)

十七、鸟嘴征

【定义】

鸟嘴征是一种在影像学检查中,特别是在胆道系统成像中观察到的特异性表现。它描述了在胆道梗阻或狭窄的远端,胆管形态发生显著变化,形似鸟嘴状狭窄的征象。这种征象多见于胆道结石、肿瘤或炎症等引起的胆道梗阻性疾病中。

【病理基础】

鸟嘴征的病理基础主要是胆道系统的梗阻或狭窄。当胆道内出现结石、肿瘤或炎症时,这些病变会阻塞或压迫胆道,导致胆汁排泄受阻。在梗阻的远端,由于胆汁排出受阻,胆管内压力升高,管壁平滑肌代偿性增厚,加之胆汁淤积和炎症反应的影响,使得该段胆管逐渐狭窄并呈现鸟嘴状改变。

【征象描述】

鸟嘴征主要表现为胆道梗阻或狭窄的远端胆管形态变细,并逐渐向远端延伸形成尖细的鸟嘴状结构。这一征象在 CT、MRI 或超声等影像学检查中均可观察到,其中以 MRCP 和 ERCP 最为清晰。在 MRCP 图像上,鸟嘴征表现为胆道系统内的高信号区域突然变窄,形成尖锐的鸟嘴样结构;而在 ERCP 中,则可直接观察到对比剂通过狭窄部位时的形态变化(图 4-1-64)。

【相关疾病】

鸟嘴征与多种胆道梗阻性疾病相关,包括但不限于:

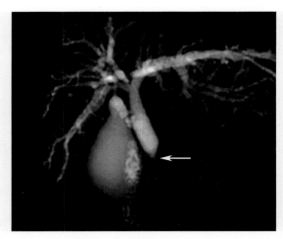

图 4-1-64　鸟嘴征 MRCP 表现

箭头所示狭窄可见"鸟嘴征"样改变。

1. 胆道结石　特别是胆总管结石,是导致胆管梗阻和鸟嘴征的常见原因。

2. 胆道肿瘤　包括胆管癌、胆囊癌等,肿瘤的生长可压迫或浸润胆道壁,引起胆道狭窄和鸟嘴征。

3. 胆道炎症　如慢性胆囊炎、胆管炎等,长期的炎症刺激可导致胆道壁增厚、瘢痕形成和狭窄。

4. 胆道先天性畸形　如先天性胆总管囊肿等,也可引起胆道狭窄和鸟嘴征。

【分析思路】

在分析鸟嘴征时,首先需确认胆道系统内是否存在梗阻或狭窄。通过对比正常与异常胆道形态的差异,识别出鸟嘴征的具体位置。然后,结合患者的临床表现、实验室检查和其他影像学资料,进一步探讨梗阻或狭窄的原因。在此过程中,还需注意排除其他可能引起类似影像学表现的疾病。

【疾病鉴别】

对于疑似胆道梗阻性疾病的患者,其诊断思路应包括以下几个方面:

1. 病史询问　了解患者是否有腹痛、黄疸、发热等胆道梗阻的典型症状。

2. 体格检查　检查患者是否有肝大、胆囊肿大、Murphy 征阳性等体征。

3. 实验室检查　包括肝功能检查、血常规、尿常规等,以评估患者的全身状况和胆道梗阻的严重程度。

4. 影像学检查　首选 MRCP 或 ERCP 等胆道系统成像检查,以明确胆道梗阻的部位、程度和原因。同时,也可结合 CT、超声等影像学检查进行综合判断。

5. 病理学检查　对于疑似胆道肿瘤的患者,可通过穿刺活检或手术切除的方式获取病理组织进行确诊。

【鉴别诊断】

在鉴别诊断时,需将胆管鸟嘴征与其他可能引起胆道狭窄或梗阻的影像学表现相区分,如:

1. 胆道蛔虫症 虽然也可引起胆道梗阻和类似鸟嘴征的影像学表现,但患者常有蛔虫感染史和阵发性钻顶样腹痛等症状。

2. 硬化性胆管炎 表现为胆道系统的弥漫性狭窄和僵硬,与鸟嘴征的局部狭窄不同。

3. 胆道术后改变 如胆道重建术后吻合口狭窄等,需结合患者手术史进行判断。

(李若坤 王梓亦 邓 林)

参 考 文 献

1. 王茂强,邵如宏,叶慧义,等.肝动脉化疗栓塞术后胆管损伤的影像学研究[J].中华肿瘤杂志,2005(10):609-612.

2. 廖伊梅,文华轩,李胜利.先天性胆管扩张症与 Caroli 病[J].中华医学超声杂志,2019,16(7):555-559.

3. 杨青,杨菲菲,郭立,等.胆肠吻合术后良性吻合口狭窄的影像学诊断与介入治疗[J].中国介入影像与治疗学,2013,10(05):266-269.

4. 曹佳鑫,靳二虎.肝移植术后胆管并发症的影像诊断[J].国际医学放射学杂志,2019,42(05):569-574.

5. LV Y,LIU N,WU H,et al. Etiological classification and treatment strategies for secondary bile duct dilatation[J]. Exp Biol Med(Maywood),2021,246(3):281-285.

6. ROSSI UG,CARIATI M. Intrahepatic biliary ductal dilatation[J]. N Engl J Med,2020,382(4):364.

7. MABRUT JY,PARTENSKY C,JAECK D,et al. Congenital intrahepatic bile duct dilatation is a potentially curable disease:long-term results of a multi-institutional study[J]. Ann Surg,2007,246(2):236-245.

8. KONDO Y,SHIINA S,TATEISHI R,et al. Intrahepatic bile duct dilatation after percutaneous radiofrequency ablation for hepatocellular carcinoma:impact on patient's prognosis[J]. Liver Int,2011,31(2):197-205.

9. ZULFIQAR M,CHATTERJEE D,YONEDA N,et al. Imaging features of premalignant biliary lesions and predisposing conditions with pathologic correlation[J]. Radiographics,2022,42(5):1320-1337.

10. MANFREDI R,BARBARO B,MASSELLI G,et al. Magnetic resonance imaging of cholangiocarcinoma[J]. Semin Liver Dis,2004,24(2):155-164.

11. 宋彬,严福华.中华影像医学-肝胆胰脾卷[M].3 版.北京:人民卫生出版社,2019.

12. 郭启勇.实用放射学[M].4 版.北京:人民卫生出版社,2020.

13. 许乙凯,全显跃.肝胆胰脾影像诊断学[M].北京:人民卫生出版社,2006.

14. 吕云福,董家鸿.肝内外胆管扩张诊断治疗学[M].北京:科学出版社,2014.

15. LV Y,LIU N,WU H,et al. Etiological classification and treatment strategies for secondary bile duct dilatation[J]. Exp Biol Med(Maywood),2021,246(3):281-285.

16. JABŁOŃSKA B.Biliary cysts:etiology,diagnosis and management[J]. World J Gastroenterol,2012,18(35):4801-4810.

17. SOARES KC,ARNAOUTAKIS DJ,KAMEL I,et al. Choledochal cysts:presentation,clinical differentiation,and management[J]. J Am Coll Surg,2014,219(6):1167-1180.

18. KATABATHINA V S,DASYAM A K,DASYAM N,et al. Adult bile duct strictures:role of MR imaging and MR cholangiopancreatography in characterization[J]. Radiographics,2014,34(3):565-586.

19. BRICAULT I.Biliary obstruction:not always simple![J]. Diagnostic and Interventional Imaging,2013,94(7):729-740.

20. OLIVEIRA I S,KILCOYNE A,EVERETT J M,et al. Cholangiocarcinoma:classification,diagnosis,staging,imaging features,and management[J]. Abdom Radiol(NY),2017,42(6):1637-1649.

21. ABOU-SAIF A,AL-KAWAS FH.Complications of gallstone disease:Mirizzi syndrome,cholecystocholedochal fistula,and gallstone ileus[J]. Am J Gastroenterol,2002,97(2):249-254.

22. PARK MS,KIM TK,KIM KW,et al. Differentiation of extrahepatic bile duct cholangiocarcinoma from benign stricture:findings at MRCP versus ERCP[J]. Radiology,2004,233(1):234-240.

23. LV Y,LIU N,WU H,et al. Etiological classification and treatment strategies for secondary bile duct dilatation[J]. Exp Biol Med(Maywood),2021,246(3):281-285.

24. ZULFIQAR M,CHATTERJEE D,YONEDA N,et al. Imaging Features of Premalignant Biliary Lesions and Predisposing Conditions with Pathologic Correlation[J]. Radiographics,2022,42(5):1320-1337.

25. HENNEDIGE TP,NEO WT,Venkatesh SK.Imaging of malignancies of the biliary tract-an update[J]. Cancer imaging,2014,14(1):14.

26. ONO A,ARIZONO S,ISODA H,et al. Imaging of pancreaticobiliary maljunction[J]. Radiographics,2020,40(2):378-392.

27. OKAMOTO T.Malignant biliary obstruction due to metastatic non-hepato-pancreato-biliary cancer[J]. World J Gastroenterol,2022,28(10):985-1008.

28. KATARIYA N,MATHUR AK.Biliary strictures:a surgeon's perspective for interventional radiologists[J]. Semin Intervent Radiol,2021,38(3):273-279.

29. RODRIGUES T, BOIKE JR. Biliary strictures: etiologies and medical management [J]. Semin Intervent Radiol, 2021, 38(3): 255-262.

30. KATABATHINA VS, DASYAM AK, DASYAM N, et al. Adult bile duct strictures: role of MR imaging and MR cholangiopancreatography in characterization [J]. Radiographics, 2014, 34(3): 565-586.

31. SHANBHOGUE AK, TIRUMANI SH, PRASAD SR, et al. Benign biliary strictures: a current comprehensive clinical and imaging review [J]. AJR Am J Roentgenol, 2011, 197(2): W295-W306.

32. KIM JH, KIM MJ, CHUNG JJ, et al. Differential diagnosis of periampullary carcinomas at MR imaging [J]. Radiographics, 2002, 22(6): 1335-1352.

33. CIANCI P, RESTINI E. Management of cholelithiasis with choledocholithiasis: endoscopic and surgical approaches [J]. World J Gastroenterol, 2021, 27(28): 4536-4554.

34. AN Z, BRASETH A L, SAHAR N. Acute cholangitis: causes, diagnosis, and management [J]. Gastroenterol Clin North Am, 2021, 50(2): 403-414.

35. SEO N, KIM SY, LEE SS, et al. Sclerosing cholangitis: clinicopathologic features, imaging spectrum, and systemic approach to differential diagnosis [J]. Korean J Radiol, 2016, 17(1): 25-38.

36. MADHUSUDHAN KS, DAS P, GUNJAN D, et al. IgG4-related sclerosing cholangitis: a clinical and imaging review [J]. AJR Am J Roentgenol, 2019, 213(6): 1221-1231.

37. VENKATANARASIMHA N, YONG YR, GOGNA A, et al. Case 265: lemmel syndrome or biliary obstruction due to a periampullary duodenal diverticulum [J]. Radiology, 2019, 291(2): 542-545.

38. ONO A, ARIZONO S, ISODA H, et al. Imaging of pancreaticobiliary maljunction [J]. Radiographics, 2020, 40(2): 378-392.

39. JOO I, LEE JM, YOON JH. Imaging diagnosis of intrahepatic and perihilar cholangiocarcinoma: recent advances and challenges [J]. Radiology, 2018, 288(1): 7-13.

40. OLIVEIRA IS, KILCOYNE A, EVERETT JM, et al. Cholangiocarcinoma: classification, diagnosis, staging, imaging features, and management [J]. Abdom Radiol (NY), 2017, 42(6): 1637-1649.

41. RIZVI S, GORES GJ. Pathogenesis, diagnosis, and management of cholangiocarcinoma [J]. Gastroenterology, 2013, 145(6): 1215-1229.

42. ZULFIQAR M, CHATTERJEE D, YONEDA N, et al. Imaging features of premalignant biliary lesions and predisposing conditions with pathologic correlation [J]. Radiographics, 2022, 42(5): 1320-1337.

43. PARK H J, KIM S Y, KIM H J, et al. Intraductal papillary neoplasm of the bile duct: clinical, imaging, and pathologic features [J]. AJR Am J Roentgenol, 2018, 211(1): 67-75.

44. CHATTERJEE A, LOPES VENDRAMI C, NIKOLAIDIS P, et al. Uncommon intraluminal tumors of the gallbladder and biliary tract: spectrum of imaging appearances [J]. Radiographics, 2019, 39(2): 388-412.

45. ANDERSON M A, BHATI C S, GANESHAN D, et al. Hepatobiliary mucinous cystic neoplasms and mimics [J]. Abdom Radiol (NY), 2023, 48(1): 79-90.

46. CHUY J A, GARG I, GRAHAM R P, et al. Imaging features of bile duct adenoma: case series and review of literature [J]. Diagn Interv Radiol, 2018, 24(5): 249-254.

47. LEWIN M, MOURRA N, HONIGMAN I, et al. Assessment of MRI and MRCP in diagnosis of biliary cystadenoma and cystadenocarcinoma [J]. Eur Radiol, 2006, 16(2): 407-413.

48. SOARES K C, ARNAOUTAKIS D J, KAMEL I, et al. Cystic neoplasms of the liver: biliary cystadenoma and cystadenocarcinoma [J]. J Am Coll Surg, 2014, 218(1): 119-128.

49. LEE NK, KIM S, SEO HL, et al. Diffusion-weighted MR imaging for the differentiation of malignant from benign strictures in the periampullary region [J]. Eur Radiol, 2013, 23(5): 1288-1296.

50. 陈利军, 陈士新, 马宁, 等. MR 胰胆管造影表现为四管征的慢性胰腺炎 [J]. 磁共振成像, 2014, 5(5): 358-361.

51. GANESHAN D, PICKHARDT PY, MORANI AC, et al. Hepatic hemangioendothelioma: CT, MR, and FDG-PET-CT in 67 patients-a bi-institutional comprehensive cancercenter review [J]. Eur Radiol, 2020, 30(5): 2435-2442.

52. KIM EH, RHA SE, LEE YJ, et al. CT and MR imaging findings of hepatic epithelioidhemangioe ndotheliomas: emphasis on single nodular type [J]. Abdom lmaging, 2015, 40(3): 500-509.

53. 李若坤, 严福华. 肝脏结核的 CT 及 MR 诊断 [J]. 诊断学理论与实践, 2015, 14(05): 421-424.

54. AL MAHJOUB A, BOUVIER V, MENAHEM B, et al. Epidemiology of intrahepatic, perihilar, and distacholangiocarcinoma in the french population [J]. Eur J Gastroenterol Hepatol, 2019, 31(6): 678-684.

55. 衡海艳, 丁雪, 陈光强, 等. 肿块型肝内胆管细胞癌 CT 和 MRI 影像学特征分析 [J]. 重庆医学, 2020, 49(8): 1316-1319.

56. 韩聚强, 李亚松, 王帅. 肝内胆管细胞癌核磁共振影像学诊断及鉴别诊断进展 [J]. 中国体视学与图像分析, 2017, 22(01): 99-102.

57. 孙典学, 李文华, 姜传武, 等. 肝内胆管细胞癌 CT 分型及临床意义 [J]. 中国医学影像技术, 2009, 25(02): 257-259.

58. PERRICONE G, VANZULLI A. Education and imaging. Hepatology: "central dot sign" of Caroli syndrome [J]. J Gastroenterol Hepatol, 2015, 30(2): 234.

59. 李若坤, 林慧敏, 严福华, 等. 肝脏囊性病变的分类及影像学表现[J].放射学实践,2017,32(8):802-807.

60. NARAYAN R,PRIYADARSHI RN,KUMAR R.Incidental detection of caroli syndrome withunusual findings[J]. Clin Gastroenterol Hepatol,2022,20(7):e1517.

61. Adult bile duct strictures:role of mr imaging and MR cholangiopancreatography in characterization[J]. RadioGraphics,2014,34:565-586.

62. 焦振华,孟致辉,田治海,等.MRCP征象分析对胆道梗阻良恶性的诊断价值[J].肝胆胰外科杂志,2017,29(6):473-476.

第二节　胆道病变

一、胆囊肿大

【定义】

胆囊近似梨形,长 7～10cm,宽 3～4cm,位于肝右叶下的胆囊窝内,分底、体、颈、管四部,颈部连胆囊管。胆囊壁由黏膜、肌层和浆膜三层结构组成。胆囊肿大是指胆囊体积异常增大,超过正常范围。

【病理基础】

胆囊肿大的病理基础多样,主要包括以下几个方面:

1. **炎症感染**　由结石、感染等因素引起的胆囊炎症,导致胆囊壁充血水肿,体积增大。

2. **结石嵌顿**　结石嵌顿在胆囊颈部,阻碍胆汁排出,使胆囊内压力升高,进而引起胆囊肿大。

3. **肿瘤浸润**　胆囊癌等恶性肿瘤浸润胆囊壁,导致胆囊壁增厚、体积增大。

4. **其他因素**　如胆囊息肉、胆囊腺肌症等,也可能引起胆囊肿大。

【征象描述】

1. **胆囊肿大**　在 CT 或 MRI 图像上,胆囊体积增大,形态饱满(图 4-2-1)。

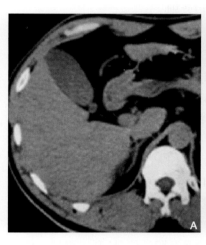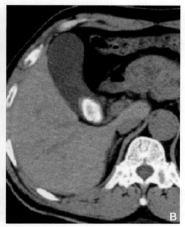

图 4-2-1　正常胆囊及胆囊肿大示例
A.正常胆囊,壁厚薄均匀,大小不超过正常范围;B.胆囊长径 8cm,胆囊颈部见一结节状致密影,胆囊略大合并结石。

2. **胆囊壁增厚**　胆囊壁均匀或不均匀增厚,密度或信号增高。

【相关疾病】

胆囊肿大常见的相关疾病见表 4-2-1。

表 4-2-1　胆囊肿大常见的相关疾病

胆囊炎性疾病	胆囊非炎性疾病
急性胆囊炎	胆囊结石
慢性胆囊炎	胆囊息肉
	胆囊腺肌症
	胆囊癌

【分析思路】

首先评估胆囊体积是否增大。其次观察胆囊壁是否增厚,是否均匀,有无钙化或强化;观察胆汁是否浑浊,有无积脓或结石。进一步观察胆囊与周围组织的关系,有无粘连或脓肿形成。

【疾病鉴别】

1. **慢性胆囊炎**　慢性胆囊炎可以为急性胆囊炎反复发作的结果,也可以开始即为慢性,往往与胆结石共存。慢性胆囊炎时,胆囊壁纤维组织增生而增厚、钙化,胆囊黏膜萎缩,粗糙不平。胆囊可萎缩变小,也可因积水而增大。胆囊周围水肿、炎症,甚至形成慢性肉芽肿。影像学表现:①胆囊壁增厚是慢性胆囊炎的主要表现之一。充盈良好时,厚度≥3mm 有一定诊断意义。②少数可见胆囊壁钙化。瓷样胆囊是慢性胆囊炎的典型改变之一。③胆囊多缩小,为胆囊纤维化改变。④少数胆囊可显著增大,可合并胆囊结石。⑤增强扫描显示胆囊壁及周围组织往往呈不同程度强化。

2. **胆囊腺肌症**　胆囊腺肌症是一种以胆囊腺

体和平滑肌慢性增生,同时有黏膜上皮陷入或穿过肌层从而形成罗-阿窦(Rokitansky-Aschoff sinus,RAS)为特征的非炎症性、非肿瘤性良性疾病,且具有恶性潜能。绝大部分患者表现为右上腹痛,部分有食欲减退等表现,无症状。

CT检查尤其是强化扫描有助于鉴别其他导致胆囊壁增厚的病变。MRI结合MRCP能较好地对胆囊壁厚度及完整性、罗-阿窦显示、肝胆交界是否清晰以及浆膜层是否存在强化等影像学表现进行评价,从而有助于鉴别胆囊腺肌症与胆囊癌。

3. 胆囊癌 胆囊癌是胆系最常见的恶性肿瘤,多发生于50～80岁女性。病因不明,一般认为可能与胆囊炎、胆囊结石的慢性长期刺激有关。其中肿块型最常见,表现为胆囊由一软组织肿块充填或替代,病灶多动脉期明显强化,且持续时间长;肿块较大时会发生坏死;肿瘤可侵犯邻近组织,表现为肝内边界不清低密度区。厚壁型胆囊癌症胆壁局限性或弥漫性不规则增厚,黏膜常有中断、破坏,壁僵硬,增强后明显强化。结节型胆囊癌常呈单发或多发结节突向腔内,呈乳头状或菜花状,结节基底部囊壁浸润增厚,与囊壁呈钝角,增强明显强化。

(李若坤 邓 林)

二、胆囊萎缩

【定义】

胆囊萎缩(gallbladder atrophy)是指行空腹检查时,胆囊体积缩小、形态畸形,常可伴胆囊壁增厚。胆囊萎缩通常为慢性炎症所导致,常伴有胆囊结石。需要与进食后胆囊排空、先天性无胆囊等相鉴别。

【病理基础】

胆囊为贮存和浓缩胆汁的囊状器官,呈长梨形,

正常胆囊大小范围大约为长度6～8cm,宽度3～5cm,体积一般为40～60mL。胆囊位于肝下方的胆囊窝内,上方借由疏松结缔组织与肝相连,易于分离;下方覆以浆膜,毗邻结肠右曲以及十二指肠上曲。通常胆囊缩小或萎缩是指胆囊体积小于4cm×3cm。

组织病理学上,胆囊萎缩主要为胆囊壁长期、反复炎症发作,以及胆囊肌层纤维组织增生、硬化,胆囊壁增厚或瘢痕挛缩及周围粘连,致使胆囊内腔变窄或完全消失,形成瘢痕组织。由于胆囊结构基本丧失,胆囊腔较正常胆囊明显缩小,萎缩的胆囊内几乎没有正常胆汁成分,可合并有胆囊内结石,胆囊壁也会出现明显增厚,可从正常的1～2mm增至5～6mm,甚至可达1cm。胆囊失去正常弹性,胆囊变硬、变小,无正常收缩功能。

除此之外,由于胆囊餐后缩小,如未禁食或禁食时间不够长、不够充分,也可表现为胆囊充盈不佳,需结合患者临床病史、饮食史、症状、体征等,与真正的病理性胆囊萎缩相鉴别。

【征象描述】

1. CT检查 CT可清晰显示胆囊位置、形态等,可以比较好地评估胆囊萎缩程度,有助于确定胆囊萎缩病因。综合观察评估CT矢状位、冠状位、轴位图像(图4-2-2),胆囊萎缩表现为胆囊体积缩小,胆囊壁增厚、变形(图4-2-3)。

2. MRI检查 MRI检查可明确显示胆囊的形态、位置与结构,MRI可观察到胆囊体积缩小,T_2WI可清晰展现胆囊壁增厚程度,如合并有胆囊结石,可表现为T_1WI和T_2WI低信号(图4-2-4)。此外,MRCP可显示胆道情况及胆汁信号,利于更好地确定胆囊萎缩病因。

3. 超声检查 超声检查可以显示胆囊的形态、

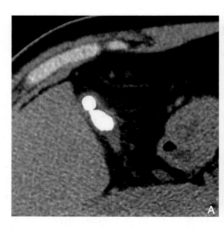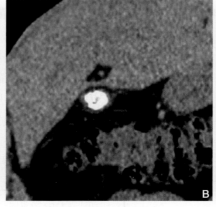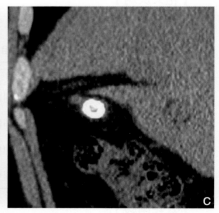

图4-2-2 胆囊萎缩CT病例

患者男,43岁。A～C.横断位、冠状位、矢状位示胆囊体积缩小,其内见多发结节状高密度影,胆囊壁未见明显增厚;胆囊窝脂肪间隙清晰。

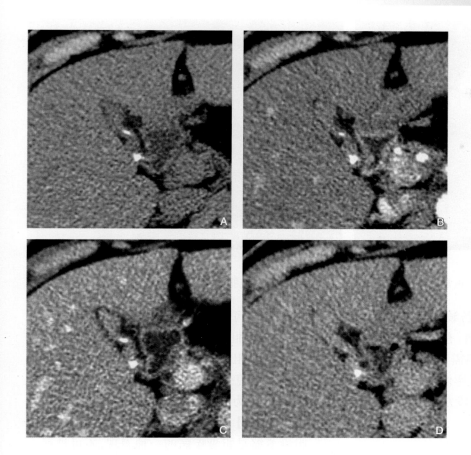

图 4-2-3 胆囊萎缩 CT 表现

患者男,30 岁。A～D. CT 平扫、动脉期、门脉期、延迟期图像示胆囊萎缩,胆囊腔及胆囊管内可见数个类圆形致密影,胆囊壁增厚,增强扫描明显强化。

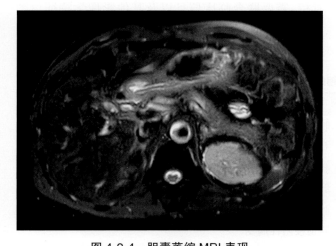

图 4-2-4 胆囊萎缩 MRI 表现

患者男,57 岁。T_2WI 示胆囊体积缩小,胆囊壁未见明显增厚,腔内见泥沙状低信号影。

大小、壁厚、胆道以及胆汁流动情况,胆囊萎缩超声表现为胆囊体积小于正常胆囊大小(图 4-2-5,彩图见文末彩插),常可有胆囊壁增厚,胆囊正常收缩功能丧失。胆囊萎缩程度较严重时,超声检查可看不到胆囊,或者只在原有胆囊的位置看到一团高回声或者强回声结构,其可能是结石,也可为纤维化或者瘢痕形成的胆囊。

【相关疾病】

1. 慢性胆囊炎伴或不伴胆囊结石 由于炎症或

结石的长期、反复刺激,胆囊壁纤维结缔组织增生,胆囊黏膜萎缩,胆囊壁增厚,与周围组织粘连,胆囊失去收缩和浓缩胆汁的功能。慢性胆囊炎临床症状一般不典型,患者可有右上腹发胀感、隐痛、反酸、厌油等消化不良的表现,常被误诊为胃部疾病。患者胆囊可表现为增大或者缩小,增大提示胆囊积液,缩小提示胆囊纤维化萎缩。如无胆结石存在,CT 检查难以肯定胆囊缩小为胆囊的生理性收缩还是病理性收缩,若囊壁厚且扩张不良的胆囊显影不良,而胆管显影良好,则可肯定为慢性胆囊炎。若周围粘连,则可见到胆囊皱襞变形。

2. 肝炎 肝炎可由多种原因引起,包括感染、自身免疫性疾病、药物性损害、放射性治疗、遗传代谢性疾病等。由于肝炎患者胆汁分泌减少,也可以引起胆囊缩小。另由于肝脏炎症,胆汁中的水分渗出至胆管外,使得胆汁浓缩、黏稠,胆汁流动性差,刺激胆囊改变。但通常急性肝炎可见胆囊增大,胆囊壁水肿;慢性肝炎则可见胆囊壁增厚和胆囊窝水肿。

3. 胆道梗阻 肝门部胆管或左右肝管等由于结石或其他梗阻性病变,可导致胆汁无法进入胆囊,也可导致胆囊萎缩。

4. 其他罕见疾病 先天发育不良亦可有胆囊缩小的表现。一部分患者可出现腹膜异常折叠,如膀胱胃结肠襞可导致胆囊萎缩或先天性十二指肠梗

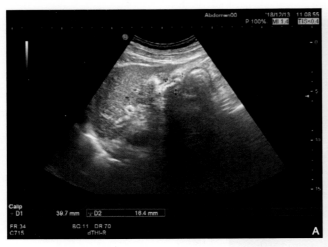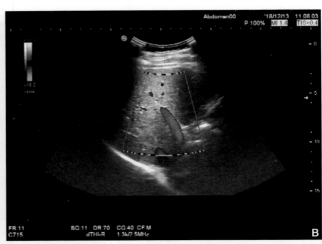

图 4-2-5 胆囊萎缩超声表现

患者男,43 岁。A、B.胆囊窝处未见正常胆囊腔显示,可见多个强回声光团填充胆囊腔,呈"壁-结石-声影"三联征。

阻,其胆囊的退化主要是由胃结肠皱襞的存在所引起。另一部分先天性胆囊缺如患者,有时也会被误诊为胆囊萎缩,也需要引起注意。但需要注意的是,胆囊缺如或发育不良的诊断难以仅凭影像学未能显示胆囊而确诊,往往需要手术、尸检等手段方可确定诊断。

【分析思路】

对于胆囊萎缩,主要分析思路如下:

第一,认识这个征象。

第二,了解患者饮食状况,以排除进食后引起的胆囊缩小,或饮食习惯不当造成的胆囊萎缩。

第三,询问病史,以排除先天性发育异常等病变。

第四,分析胆道其他影像学表现,如是否伴随胆道结石、胆道梗阻。

第五,结合患者临床病史、症状及实验室检查等结果,判断是否为炎性病变等。

【疾病鉴别】

胆囊萎缩是胆囊疾病的一种表现,不可被孤立看待,需要联合临床信息以及其他影像学特征诊断和鉴别诊断。胆囊萎缩在几种主要相关疾病的鉴别诊断要点见表 4-2-2。

表 4-2-2 胆囊萎缩的主要相关疾病

疾病	胆囊表现	鉴别要点	主要伴随征象
慢性胆囊炎	胆囊壁纤维结缔组织增生,胆囊黏膜萎缩,胆囊壁增厚,与周围组织粘连	胆囊壁增厚,可有胆囊内结石影,胆囊壁纤维化	多伴有胆囊结石
肝炎	胆囊可缩小,胆囊壁增厚,胆囊窝水肿	临床特征及影像学检查提示肝脏病变	肝、脾可有其他相关征象
胆道梗阻	胆囊萎缩,胆汁淤积等	临床特征及影像学检查提示胆道梗阻性病变	胆道梗阻性病变
先天发育异常	胆囊缩小或缺如	可在胎儿早期发现	可有胆囊缺如、胆道闭锁和胆囊发育不良等

(刘再毅 赵香田)

三、弥漫性胆囊壁增厚

【定义】

弥漫性胆囊壁增厚(diffuse gallbladder wall thickening,DGWT)是指弥漫性胆囊壁受累,其厚度超过 3mm。

【病理基础】

弥漫性胆囊壁增厚根据病因分类为胆源性和非胆源性,胆源性其发病率较高,如急慢性胆囊炎、黄色肉芽肿性胆囊炎、胆囊腺肌症、胆囊恶性肿瘤等;非胆源性发病率较低,易误诊,如肝炎、肝硬化、肾衰、心衰、低蛋白血症。炎性病变引起弥漫性胆囊壁增厚由于胆囊结石、胆汁淤滞,胆汁和黏蛋白经破裂的罗-阿窦浸润至胆囊壁,引起胆囊壁炎性细胞浸润;胆囊腺肌症由于黏膜和肌层过度增生,黏膜上皮陷入肌层形成小窦状结构,即罗-阿窦,类似肌壁间憩室,与胆囊腔相通;恶性肿瘤性病变肿瘤细胞弥漫性浸润胆囊黏膜或及肌层。非胆源性增厚主要病理机制为门脉、全身静脉压力增高,胆囊静脉回流受阻;肝、胆淋巴液回流受阻;低蛋白血症致血浆渗透压下降;邻近炎症、坏死导致胆囊壁充血水肿。

此外,正常餐后状态胆囊排空收缩引起的胆囊壁假性增厚也是十分常见的。

【征象描述】

影像学上常表现为胆囊壁的弥漫性增厚。不同疾病的胆囊壁增厚特点不同,基于这些影像学特点可以将疾病进行诊断和鉴别。例如,急性胆囊炎的胆囊壁增厚较为均匀,胆囊壁肿胀、毛糙,增强扫描动脉期黏膜层及浆膜层明显强化,肌层强化相对较低,称为夹心饼干征或三明治征。弥漫型胆囊腺肌症的 CT 表现为弥漫性、非特异性胆囊壁增厚和强化,动脉期病变区域黏膜层及黏膜下层明显强化,增厚的胆囊壁内由于罗-阿窦内衬一层菲薄的强化上皮,周围环绕着低强化的肥大肌层,可以显示特征性的念珠征,而增强时在增厚的胆囊壁内增强层边界上,可以看到模糊的灰色增强点,称为棉球征;而在 MRI 扫描中,因为罗-阿窦内充满胆汁,在 MRCP 或 T_2WI 增厚的胆囊壁内可呈显著高信号点,胆囊壁中多发的、微小圆点状的高信号囊腔成为珍珠项链征(图 4-2-6)。

【相关疾病】

弥漫性胆囊壁增厚相关疾病见表 4-2-3。

【分析思路】

第一步是胆源性和非胆源性的鉴别,从病史入手,根据患者临床及实验室检查,如肝、心、肾功能,炎性指标,肿瘤指标(CA19-9、CEA、AFP)等作初步判断。从症状和体征出发,患者是否有上腹部疼痛,其进餐后加重、发热、呕吐等,体征是否有 Murphy 征阳性。除外了非胆源性,第二步需鉴别炎性、肿瘤性病变及胆囊腺肌症,影像学表现弥漫增厚是否均匀且壁内增厚形态,壁内是否多个囊腔改变,胆囊壁黏膜强化

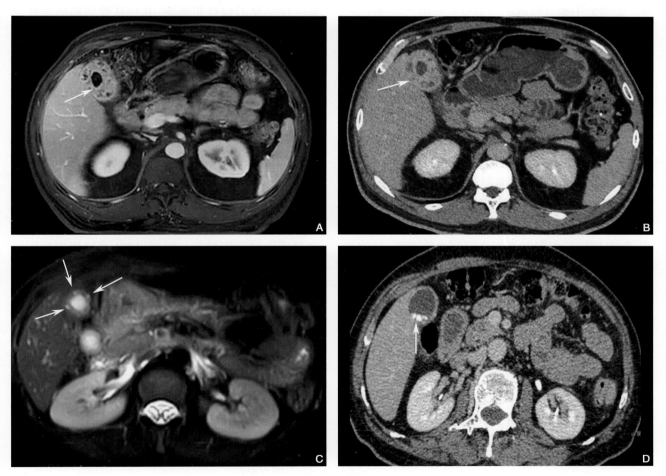

图 4-2-6 弥漫性胆囊壁增厚病例

A~D. 为黄色肉芽肿性胆囊炎。A. MRI T_1WI 增强横断位显示胆囊壁弥漫性增厚,强化的增厚胆囊壁内可见多发强化减低区,为"夹心饼干"征(箭头);B. 为同一病例 CT 增强图像,与 MRI 增强图像相似,也显示"夹心饼干"征(箭头);C. 弥漫型胆囊腺肌症病例,MRI T_2WI 显示增厚的胆囊壁内多发圆点状高信号,为"珍珠项链"征(箭头);D. 慢性胆囊炎病例,胆囊壁弥漫性增厚,腔内可见多发结石影(箭头),胆囊周围脂肪间隙清晰,胆囊壁呈均匀强化。

表 4-2-3　弥漫性胆囊壁增厚相关疾病

胆源性疾病			非胆源性疾病
炎性疾病	肿瘤性疾病	其他疾病	
急性胆囊炎	胆囊癌	弥漫型胆囊腺肌症	肝硬化
慢性胆囊炎			急性肝炎
黄色肉芽肿性胆囊炎			心衰
			肾衰
			低蛋白血症
			败血症

是否完整(炎性、恶性鉴别),黏膜下是否有低密度结节(黄色肉芽肿),以及胆囊周围病变,如胆囊窝积液、肝周异常灌注或脓肿形成、肝周侵犯、淋巴结转移等。

【疾病鉴别】

1. 胆源性疾病

(1)炎性疾病

1)急性胆囊炎:急性胆囊炎是由胆囊管梗阻、化学性刺激和细菌感染等引起的胆囊急性炎性病变。它是右上腹急性疼痛的最常见原因之一。90%~95% 的急性胆囊炎由胆囊结石引起,称为急性结石性胆囊炎,其余的是急性非结石性胆囊炎。急性胆囊炎的临床症状和体征比较特异,有利于诊断。临床表现为右上腹持续性疼痛,阵发性绞痛,伴有畏寒、高热、呕吐。查体右上腹压痛,Murphy 征阳性。

在大多数的急性胆囊炎患者中可观察到胆囊壁弥漫性增厚。急性结石性胆囊炎中,胆囊颈和/或胆囊管的结石梗阻引起胆囊胆汁淤积,胆汁中的胆盐引起胆囊黏膜化学损伤从而导致炎症;炎症刺激使黏液的反应性分泌增多,胆囊腔内压力增加,胆囊扩张;胆囊壁的扩张限制了胆囊壁的血液回流,导致胆囊水肿;水肿和炎症改变使胆囊壁厚度增加,最终发展为弥漫性胆囊壁增厚(>3mm)。急性非结石性胆囊炎主要发生在危重患者中,可能是由于禁食和/或服用药物导致胆汁黏稠度增加,引起胆汁淤积,进一步导致急性胆囊炎的发生。

急性胆囊炎的影像学特征是胆囊增大,胆囊壁增厚较为均匀,胆囊壁肿胀、毛糙,增强扫描动脉期黏膜层及浆膜层明显强化,肌层强化相对较低,称为夹心饼干征或三明治征;胆囊周围水肿,常有结石。由于危重患者常常存在继发于全身性疾病的胆囊水肿,正如本文后面讨论的,急性非结石性胆囊炎可能难以与之鉴别。

2)慢性胆囊炎:慢性胆囊炎是指胆囊的慢性炎症。95% 的慢性胆囊炎与胆囊结石相关,其余的由胆囊间歇性梗阻或运动障碍引起。临床表现为反复发作的急性胆囊炎或胆绞痛,有些患者甚至没有临床症状。最常见的影像学表现是非特异性胆囊结石和胆囊壁弥漫性增厚,同时胆囊可能出现收缩或扩张,而胆囊周围通常没有炎症渗出征象。慢性胆囊炎的影像学特征是胆囊壁增厚较规则;增强扫描均匀强化,黏膜线完整;肝胆分界清楚;多伴有结石;囊壁常有钙化。

3)黄色肉芽肿性胆囊炎:黄色肉芽肿性胆囊炎是一种罕见的慢性胆囊炎,其特征性的脂质炎症过程与黄色肉芽肿性肾盂肾炎相似。影像学检查表现为胆囊壁明显增厚,胆囊壁内常含有结节,这些结节是脓肿或黄色肉芽肿,在超声检查中呈低回声,CT 检查上呈低密度。由于这些影像特征与早期弥漫性壁增厚型胆囊癌的特征重叠,黄色肉芽肿性胆囊炎很容易与弥漫性壁增厚型胆囊癌混淆。单纯依靠 CT 区分这两种疾病尤其困难。在常规 MRI 检查中,与壁增厚型胆囊癌相比,黄色肉芽肿性胆囊炎表现为黏膜连续性线样强化,T$_2$ 加权像可见壁内高信号结节;同相位和反相位化学位移成像也有助于显示增厚壁内的含脂结节。同时,DWI 也可用于鉴别弥漫性壁增厚型胆囊癌与黄色肉芽肿性胆囊炎。与壁增厚型胆囊癌相比,黄色肉芽肿性胆囊炎弥散受限更少见,大约 68% 的弥漫性壁增厚型胆囊癌表现为弥散受限,而仅约 7% 的黄色肉芽肿性胆囊炎表现为弥散受限。其次,黄色肉芽肿性胆囊炎弥散受限不明显,平均 ADC 值高于壁厚型胆囊癌。

(2)肿瘤性疾病:胆囊癌是最常见的胆道癌症。由于缺乏早期症状或特异性症状,通常在疾病晚期才被诊断,预后极差。事实上,大多数胆囊癌是在有症状的胆囊结石切除后才偶然发现的。胆囊癌具有各种影像学表现,可表现为息肉样腔内病变或浸润性肿块,也可以表现为弥漫性胆囊壁增厚。如上文所述,早期弥漫性壁增厚型胆囊癌需要与其他胆囊良性病变相鉴别,尤其要与黄色肉芽肿性胆囊炎鉴别。鉴别关键点是黏膜完整性、增厚是否均匀及间接征象。在临床实践中，晚期胆囊癌通常不易与黄色肉芽肿性胆囊炎混淆，如邻近结构的侵犯、继发性胆管扩张以及肝脏或淋巴结转移等征象可能有助于区分晚期胆囊癌与急性胆囊炎或黄色肉芽肿性胆囊炎。

（3）其他疾病：胆囊腺肌症是一种良性病变，女性比男性会更常见，表现为上皮细胞增殖、肌层肥大，黏膜外翻进入肌层形成胆囊壁间憩室，又称罗-阿窦，可以节段性或弥漫性累及胆囊。根据总体特征和受累的区域，胆囊腺肌症分为三种类型：弥漫型、环状或节段型和局灶型。环状或节段型腺肌症病表现为环状胆囊体受累并胆囊腔狭窄，形成沙漏状外观。局灶型最常见，通常累及胆囊底。局灶型腺肌症病表现为局灶性壁增厚或常表现为半月形或新月形实性肿块。这两种类型的腺肌症病常常与早期局灶型胆癌混淆。此外，弥漫型胆囊腺肌症也难以与早期弥漫性壁增厚型胆囊癌区分。

超声是诊断胆囊腺肌症的首选影像学检查，在区分胆囊腺肌症与早期胆囊癌方面的准确率可达91%~94%。罗-阿窦的识别对于胆囊腺肌症的影像学诊断至关重要。在超声检查中，可见增厚的胆囊壁内有小的无回声囊腔，而病灶中的罗-阿窦因含有胆固醇结晶、结石或泥沙样结石，在彩色多普勒超声上表现为腔内点状强回声，并显示彗星尾征或闪烁伪影。在 CT 平扫上，弥漫型胆囊腺肌症表现为胆囊壁增厚，罗-阿窦因充满胆汁表现为病变中的小囊状间隙。在 CT 增强扫描中，棉球征和念珠征高度提示胆囊腺肌症的诊断。此外，MRI 可以通过显示罗-阿窦区分胆囊腺肌症和胆囊癌。由于罗-阿窦内充满胆汁，在 MRCP 或 T_2WI 加权像增厚的胆囊壁内可显示为显著高信号点；当存在多发罗-阿窦时，可显示为珍珠项链征，是 MRI 上胆囊腺肌症的标志。

2. **非胆源性疾病** 各种病理状况和全身性疾病，如肝硬化、急性肝炎、肾衰、低蛋白血症、心衰和败血症等，可以引起胆囊水肿，表现为胆囊壁的弥漫性增厚。弥漫性水肿、增厚的胆囊壁容易误诊为急性胆囊炎。CT 扫描通常显示为胆囊壁以浆膜下层增厚为主。与急性胆囊炎相比，胆囊水肿往往不合并胆囊扩张、黏膜增厚以及周围组织的炎症改变。由于静脉、门静脉、淋巴回流障碍所致的弥漫性胆囊壁增厚影像学特征为黏膜强化完整且强化程度正常，黏膜下肌层壁水肿，周围胆囊窝及肝周无炎性改变可伴腹腔积液。

3. **其他** 正常餐后状态胆囊收缩引起的胆囊壁假性增厚也是十分常见的。因此，对于所有非急诊检查，建议禁食 6~12 小时，儿童禁食时间更短或不禁食，可使胆囊最大程度地扩张。

（刘再毅 赵香田）

四、局限性胆囊壁增厚

【定义】

局限性胆囊壁增厚通常指胆囊壁局部、局限性的增厚，范围多不超过 50%，可能会提示特定的胆囊疾病或恶性肿瘤等。如胆囊癌通常表现为局限性、不规则的壁增厚或腔内息肉样肿物。若出现多个局灶性肿物，则可能是转移性肿瘤或胆囊结石。此外，胆囊腺肌症也可以导致局部的胆囊壁增厚，但因其表现较为典型易诊断。

【病理基础】

受动力或炎症影响，胆囊黏膜增生面积加大，平滑肌增生肥厚且过度收缩造成胆囊缩窄、压力升高，产生壁内憩室。也有学者认为胆囊壁局限性增厚也可能有以下原因：①发育不全；②胰胆管汇合畸形、胰液反流刺激等；③胆囊结石及胆囊慢性炎症的长期刺激。

【征象描述】

1. **超声检查** 超声是评估急性胆囊疾病的首选影像学检查方法。超声图可以显示胆囊的大小、形态、壁厚度以及腔内是否有结石等。它可以帮助鉴别急性和慢性炎症、胆囊癌和其他结构变化下的胆囊壁厚度。此外，超声检查还可以评估胆总管和其他胆道的情况（图 4-2-7）。

2. **CT 检查** 对比剂增强 CT 评估胆囊疾病的价值越来越高，尤其是在超声检查结果不确定时。CT 可以显示胆囊壁的增厚或腔的扩张、胆囊结石、部分胆囊切除留下的组织，以及周围组织有无炎症

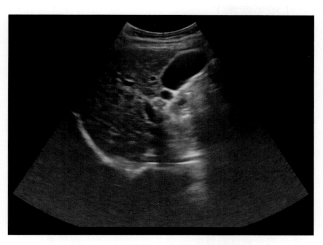

图 4-2-7 局限性胆囊壁增厚超声检测图
患者女，50 岁，诊断胆囊腺肌症。

等情况。此外,CT 还可用于评估胆囊炎的并发症(图 4-2-8)。

3. MRI 检查　MRI 也可用于评估胆囊壁的厚度,尤其是对于肝脏疾病和癌症等疾病的评估。此外,弹性成像技术可帮助鉴别胆囊壁的良性和恶性病变(图 4-2-9)。

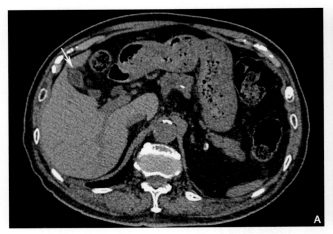
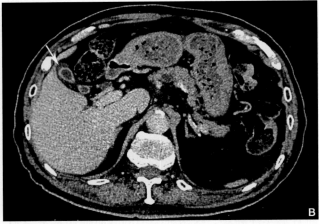

图 4-2-8　局限性胆囊增厚 CT 检测图
患者男,92 岁,诊断胆囊腺肌症。A. 平扫;B. 增强。

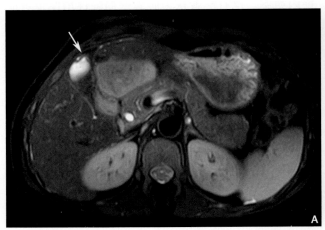
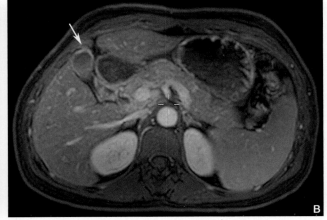

图 4-2-9　局限性胆囊增厚 CT 检测图
患者女,50 岁,诊断胆囊腺肌症。A. T₂WI;B. T₁WI 增强。

【相关疾病】

局限性胆囊壁增厚与多种临床疾病有关,包括胆囊本身疾病、肿瘤性疾病和胆囊外炎性疾病等,详见表 4-2-4。

表 4-2-4　局限性胆囊壁增厚相关疾病

胆囊疾病	肿瘤性疾病	胆囊外炎症
胆囊结石	胆囊癌	胆管炎症
胆囊炎	黏液腺癌	胰腺炎
胆囊息肉		消化道疾病
胆囊腺肌症		脾功能亢进
黄色肉芽肿性胆囊炎		腹膜炎
		劳损

【分析思路】

局限性胆囊壁增厚主要指胆囊局部、局限性的壁增厚,与多种疾病相关,分析思路如下:

第一,认识这个征象。

第二,重点分析胆囊结构改变,如胆囊壁 3 层结构是否完整,是否有异常强化,胆囊内对比剂廓清情况以及胆囊周围血管分布等。胆囊息肉常为多发,好发部位依次为胆囊体部、颈部及底部,直径多小于 1cm。局限性胆囊腺肌症显示胆囊底部呈帽状增厚,多向外凸出,囊腔内面较光整。胆囊壁内的罗 - 阿窦呈小囊状无强化低密度区,此征象为胆囊腺肌症特征。胆囊腺瘤则好发于胆囊体部,依次为胆囊底部及胆囊颈部,多为单发,也可多发,表面可呈光滑或桑葚状,或呈颗粒状、乳头状或菜花状。胆囊癌可分为腔内结节型、软组织肿块型及厚壁型。影像学表现为向腔内生长的结节,多大于 1cm,多为宽基底,形态欠光整,可伴有基底部胆囊壁增厚,增强可见明显强化,其内密度/信号欠均。

第三,结合患者的临床病史、临床症状、诊疗经过、多次影像学检查前后对比结果及反晕征征象出现的时机等临床资料,可缩小鉴别诊断范围。

【疾病鉴别】

胆囊壁局限性增厚只是一个征象,决不能孤立看待,需要联合其他影像学特征和临床信息进行诊断和鉴别诊断。局限性胆囊壁增厚在几种常见疾病的主要鉴别诊断要点见表 4-2-5。

表 4-2-5　局限性胆囊壁增厚在几种不同常见疾病的主要鉴别诊断要点

疾病	局限性胆囊壁增厚典型影像特征	鉴别要点	好发位置及主要伴随征象
胆囊息肉	CT 平扫可见等密度病灶,易漏诊,增强扫描可见强化;MRI 平扫可以显示病灶,信号均匀,增强可见强化	病灶边界清晰,密度/信号均匀,可见强化	好发部位依次为胆囊体部、颈部及底部,直径多小于 1cm,息肉无蒂,可呈宽基底,表面欠光整;常伴有胆囊结石及慢性胆囊炎
胆囊腺肌症	CT 增强扫描表现为动脉期病变区域的黏膜层及黏膜下层明显强化,门脉期和延迟期强化逐渐向肌层、浆膜层延展在 T_2WI、STIR 序列中,尤其是 STIR 序列,罗-阿窦表现为增厚的胆囊壁及壁内点状或小囊状为高信号;增强后病灶中间强化明显的增生平滑肌组织,与内层无强化的胆囊腔及稍强化的胆囊壁外层可形成二环征或三环征的特征	胆囊壁内的罗-阿窦呈小囊状无强化低密度区	基底型或底部型:最常见,为发生在胆囊底部的局限性隆起或硬结,病变中心常形成脐样凹陷节段型:为发生于胆囊体或体颈交界部的环状管壁增厚及管腔狭窄,胆囊有时被分隔成 2 个相连的较小腔室
黄色肉芽肿性胆囊炎	大多数病变仅呈轻到中度强化,显著增厚的胆囊壁内可见多发低密度结节或低密度带是本病特征性征象,增强后低密度结节不强化或轻度强化。囊壁虽明显增厚,外壁不规则,但内壁多光滑,可见完整的强化黏膜线,90% 的病例可见胆囊周围的脂肪间隙模糊,周围受累肝脏组织轻度强化	炎症重,病史长且有反复胆石症病史,与周围粘连重,囊壁广泛增厚,轻度强化,囊壁内多发低密度结节和较完整的黏膜线	常有慢性胆囊炎及胆囊结石、胆总管结石病史。胆囊壁局限性或弥漫性增厚,胆囊壁可厚达 1~3cm可伴有胆囊周围、肝十二指肠韧带区及肝门区的淋巴结增大
胆囊癌	在 CT 上表现胆囊与肝脏之间的脂肪密度消失,增强扫描可见明显强化在 T_2WI 可见肿块周围肝实质形成的高信号带;DWI 上胆囊癌表现为弥散受限,ADC 值下降	病史相对较短,晚期质地较硬,多为单发肿块突向腔内,强化明显,容易浸润和转移,CA19-9、CEA 等肿瘤标志物明显异常升高	单发或多发,壁欠光滑,局部及远处淋巴结转移
胆囊腺瘤	CT 平扫时密度均匀,未见明显钙化、囊变及坏死;T_1WI 和 T_2WI 上均表现为均匀等信号;增强扫描表现为不同程度均匀强化,但以轻、中度均匀强化为主,其内未见坏死及异常强化	桑葚征、短蒂或无蒂,窄基底占位	好发于胆囊体部,依次为胆囊底部及胆囊颈部。多为单发,也可多发。约 1cm。表面可以光滑或桑葚状,或具有颗粒状、乳头状或菜花状外观

(刘再毅　赵香田)

五、小帽征

【定义】

小帽征是指影像学上表现为胆囊底部局限性增厚,呈三角形或帽状的一类征象。是局限性胆囊腺肌症的一种表现。

【病理基础】

胆囊腺肌症(gallbladder adenomyomatosis,GA)是一种以胆囊腺体和平滑肌增生为主的良性胆囊疾病,具有潜在恶性的可能,其发病机制目前尚不清楚。胆囊壁由黏膜、肌层和浆膜组成,正常胆囊由上皮组织内陷而形成的罗-阿窦(Rokitansky-Aschoff sinus,RAS)一般不到达肌层,影像上难以发现。当胆囊黏膜上皮和腺体不同程度地过度增生,增生的黏膜或腺体陷入肌层甚至深达浆膜层下,形成许多细小窦状结构——RAS,RAS 周围绕以数量不等的增生平滑肌组织,肌层明显增厚、结构紊乱,或可被增生的腺体分隔。RAS 形态多样,可呈圆形、卵圆形或不规则形,其直径可自针尖大小至 8~10mm,类似

壁内小憩室,与胆囊腔相通。位置较深或窦口较窄的 RAS 易造成胆汁淤积、胆固醇结晶或小结石形成。GA 根据组织学形态分为节段型、局限型和弥漫型。局限型又称基底型,表现为胆囊底部局限性增厚如帽状或三角形。

【征象描述】

CT(图 4-2-10)和 MRI(图 4-2-11)上可见胆囊底部胆囊壁局限性增厚,呈三角形或帽状,可见壁内小憩室,增强扫描可见明显强化。

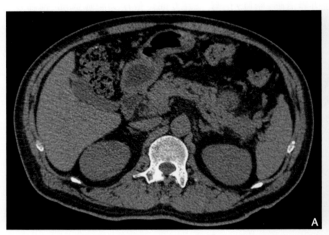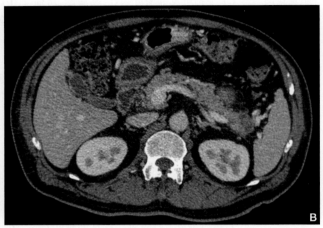

图 4-2-10 胆囊腺肌症 CT 表现
A. 平扫胆囊底部局限性囊壁增厚,状如小帽,可见壁内小憩室;B. 增强扫描可见病变区域不均匀明显强化。

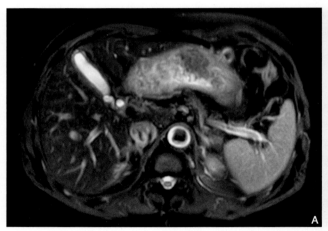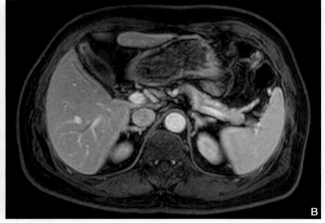

图 4-2-11 胆囊腺肌症 MRI 表现
A. 胆囊底部局限性囊壁增厚,状如小帽,T$_2$ 加权压脂序列上可见壁内多个点状或小囊状高信号影,即珍珠项链征;B. 增强扫描可见病变区域不均匀明显强化。

【相关疾病】

与小帽征有关的疾病见表 4-2-6。

【分析思路】

胆囊腺肌症常见于女性,无特异性的临床表现。大部分患者表现为反复发作的右上腹痛。部分伴有食欲减退等表现,多半有胆囊结石、慢性胆囊炎,少

表 4-2-6 与小帽征有关的疾病

良性病变	恶性病变
胆囊腺肌症	胆囊癌
胆囊息肉	
黄色肉芽肿性胆囊炎	

部分患者则无症状。超声检查是其首选筛查手段。

对于 CT 扫描所见的胆囊局限性增厚,需鉴别胆囊癌、胆囊腺肌症及黄色肉芽肿性胆囊炎。局限型胆囊腺肌症在 CT 上有其特征性影像学改变。表现为胆囊底部局限性囊壁增厚,状如小帽,可见壁内小憩室,与胆囊腔相通,增强扫描可见病变区域不均匀明显强化,门脉期及延迟期均匀强化,小帽征高度提示本病。CT 检查尤其是增强检查有助于鉴别其他原因所致的胆囊壁增厚。MRI 结合 MRCP 则能较好显示胆囊壁、RAS,肝胆交界区是否清晰、浆膜层是否强化等有助于鉴别胆囊腺肌症与胆囊癌。胆囊腺肌症的 MRI 典型表现为 T_2WI 和 T_2WI 压脂序列上增厚的胆囊壁以及壁内点状或小囊状高信号影,即所谓珍珠项链征,增强扫描则可见病变区域不均匀明显强化。

【疾病鉴别】

1. **胆囊癌** 胆囊癌好发于胆囊底部和体部,多见于老年女性,临床表现常为右上腹疼痛、消化不良、黄疸、发热等症状。分为胆囊壁增厚型、腔内型、肿块型(最常见)。

胆囊癌 CT 可表现的直接征象为胆囊壁局限性增厚,增强扫描动脉期强化不明显或中度强化,静脉期及延迟期明显强化。间接征象表现为肝脏受侵、胆管扩张、淋巴结转移及其他邻近器官受侵改变。在 MRI T_1WI 上表现为不均匀等、低信号,T_2WI 上表现为稍高信号,增强扫描不均匀强化。DWI 常表现弥散受限,MRCP 有助于鉴别胆囊癌是否浸润胆道。

2. **黄色肉芽肿性胆囊炎** 黄色肉芽肿性胆囊炎是一种罕见的慢性胆囊炎,局灶或弥漫性破坏胆囊的炎症,常见于 60~70 岁女性。黄色肉芽肿性胆囊炎是由表面的黏膜溃疡引发胆汁进入胆囊壁,组织细胞吞噬化学性的胆固醇晶体,引起破坏性的炎症反应,从而诱发形成泡沫细胞和多核巨细胞,形成黄绿色肉芽肿结节的疾病。

CT 可表现为胆囊壁局限性增厚,壁内可见低密度结节,可见胆囊黏膜线,易侵犯肝脏,胆囊壁仍可见。增强扫描呈现典型的夹心饼干征,表现为增厚的黏膜、浆膜有强化,中间的肌层强化较弱。MRI 上中间肌层的小结节依据成分不同,在 T_1WI 上呈低或高信号,T_2WI 呈高信号。

3. **胆囊息肉** 胆囊息肉是指向胆囊腔内突出或隆起的病变,可分为非肿瘤性息肉(胆固醇息肉、炎性息肉)和肿瘤性息肉(腺瘤样息肉、平滑肌瘤等)。常发生在胆囊体部,多发较常见,大小 2~4mm,常有蒂与黏膜相连。多无明显临床症状,常在体检时通过超声发现病变。镜下可见肿块自黏膜生长,低而变

平,或呈乳头状向胆囊腔突出,基底窄,表面不规则。最常见类型为胆固醇息肉、炎性息肉及腺瘤样息肉。

胆固醇息肉:CT 上可见自胆囊壁向胆囊腔内突出的小结节,有蒂或基底较窄,平扫时常因病灶较小、病灶与胆汁密度差异小而较难发现,CT 增强扫描动脉期无明显强化,门脉期可见轻度强化。

炎性息肉:多合并胆囊结石,CT 增强扫描病灶动脉期无明显强化,门脉期可见轻度强化,强化程度较胆固醇息肉稍明显。

腺瘤样息肉:多表现为乳头状不规则形或团块状结节,基底较宽,一般直径小于 1.5cm,较胆固醇息肉大。增强扫描见明显强化。

(刘再毅 赵香田)

六、珍珠项链征

【定义】

珍珠项链征(pearl necklace sign)指在 MRCP 检查中,增厚的胆囊壁中多发、微小的圆点状高信号囊腔,形似珍珠项圈。

【病理基础】

胆囊壁由内到外分为四层:黏膜、固有层、固有肌层和浆膜。胆囊腺肌症或憩室病的特征是表面上皮过度增生,导致多个憩室或囊状凸起,称为罗-阿窦(Rokitansky-Aschoff sinus)。这些憩室内陷到深层肌肉层,在壁上表现为囊性空隙,与胆囊腔相通,内含有胆固醇的胆汁,这些胆汁沉淀后在憩室内形成胆固醇晶体。由于胆汁充盈在罗-阿窦,T_2WI 和 MRCP 均可表现为高信号。有时罗-阿窦内可见胆固醇结晶或钙化,在 T_1WI 也可表现为局灶性高信号。

【征象描述】

在 MRCP 或 T_2WI 检查中,增厚的胆囊壁间多发、小圆状的高信号囊腔,大小为 2~7mm,一般约 4mm,类似于珍珠项链。胆囊腺肌症主要有三个分型:弥漫型、节段型和局限型,因此可表现为弥漫性增厚、节段性增厚或局限性增厚。

弥漫型:表现为胆囊壁弥漫型增厚,壁内面欠光整,可见凹凸面,胆囊腔变窄,壁内可见罗-阿窦(图 4-2-12)。

局限型:病变仅累及胆囊底部,表现为胆囊基底部呈帽状增厚(图 4-2-13)。

节段型:表现为胆囊壁局限性增厚,向胆囊腔内凸出,形成三角征形态(图 4-2-14)。

【相关疾病】

珍珠项链征在胆囊腺肌症的诊断具有极高的特异性,约 92%~100%。

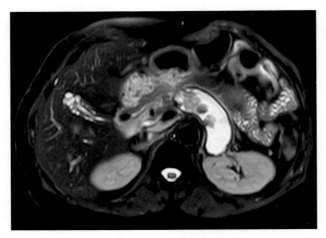

图 4-2-12　弥漫型胆囊腺肌症
患者为 67 岁女性，因"胰腺占位"入院。T₂WI 示胆囊壁明显增厚，见弥漫分布的小圆形高信号影。

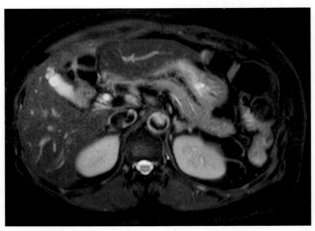

图 4-2-13　局限型胆囊腺肌症
患者为 68 岁女性。T₂WI 示胆囊底局部增厚，见小圆形高信号影。

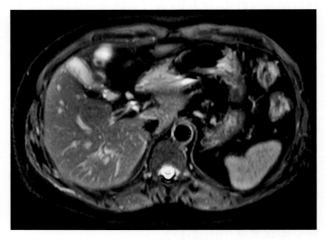

图 4-2-14　节段型胆囊腺肌症
患者为 41 岁男性，因"上腹疼痛 4 天"入院。T₂WI 示胆囊壁节段增厚，见小圆形高信号影。

【分析思路】

第一，认识征象。在病理学上，胆囊腺肌症的特

征表现是增厚的胆囊肌层中出现罗-阿窦。因此，准确识别罗-阿窦是诊断胆囊腺肌症的关键。在胆囊腺肌症中，罗-阿窦多有胆汁淤积，在 T₂WI 和 MRCP 常表现为高信号。

第二，局限性。胆囊腺肌症的诊断灵敏度较低，仅约 62%。当罗-阿窦窦腔较小（小于 3mm）或窦腔内充满浓缩的高蛋白胆汁或出现小结石时，可不出现该征象。因此，当未出现珍珠项链征时，不能完全排除胆囊腺肌症的可能。此外，有文献报道当出现胆囊腺肌症合并胆囊癌时，也可出现珍珠项链征。

第三，比较影像学。MRI 结合 MRCP 能较好地显示增厚的胆囊壁和罗-阿窦，同时还能评价肝脏与胆系的分界是否清晰、胆囊浆膜层是否强化，从而鉴别胆囊腺肌症和胆囊癌。与 CT 和动脉期 MRI 对比，MRCP 在胆囊腺肌症的诊断中更有价值，更有助于鉴别胆囊腺肌症和胆囊癌。当患者同时出现胆囊癌和胆囊腺肌症（特别是节段型）或者 MRCP 图像未能呈现珍珠项链征时，可进行动脉期 MRI T₁WI 和 MRCP 联合检查以对胆囊癌和胆囊腺肌症进行鉴别诊断。当胆囊壁出现钙化时，CT 有助于诊断胆囊腺肌症，但 MRCP 却难以作出诊断。当罗-阿窦出现小结石时，常未见珍珠项链征，可行超声检查以进一步诊断（典型特征为 V 形反射和彗星尾征）。

另外，有些病例难以将胆囊腺肌症的胆囊壁增厚与胆囊癌区分出来，已有文献指出可借助双能 CT 进行进一步鉴别。

第四，临床病史。结合流行病学、患者症状等临床资料可缩小鉴别诊断范围。胆囊腺肌症多见于 30～60 岁的女性，临床表现不具有特异性，与胆囊炎、胆囊结石类似，可表现为上腹部疼痛、恶心或食欲不振，进食油腻食物常为症状发作的诱因。少部分患者可无症状。

【疾病鉴别】

珍珠项链征诊断胆囊腺肌症的特异性较高，当 T₂WI 序列或 MRCP 出现珍珠项链征时，常可作出该诊断，但仍需与以下疾病相鉴别。

胆囊癌：已有文献报道，当胆囊癌合并胆囊腺肌症时，可出现珍珠项链征。胆囊癌多见于中老年女性（＞50 岁），黏膜可见中断、破坏，胆囊壁可见僵硬、形态失常；增强扫描可见明显强化。

黄色肉芽肿性胆囊炎：当胆囊壁内出现黄色肉芽肿时，黄色肉芽肿性胆囊炎可显示出类似的珍珠项链征。黄色肉芽肿性胆囊炎症状明显，胆囊壁可

见弥漫性增厚,内见高信号结节,增强扫描黏膜线完整,可见夹心饼干征。

(刘再毅 赵香田)

七、瓷样胆囊

【定义】

瓷样胆囊是指胆囊壁广泛钙化,使其呈现出类似瓷器的外观。于1949年由 Berman 著文提及,于1963年由 Oschner 等著文并以瓷样胆囊征(porcelain gallbladder sign)命名。这种钙化可以涉及胆囊壁的全部或部分,也可以扩展到胆囊颈部和胆囊底部。瓷样胆囊通常是无症状的,常常在影像学检查中偶然发现,但也可能引起胆囊炎、胆石症和胆囊癌等并发症。

【病理基础】

瓷样胆囊的出现源自胆囊的慢性炎症、壁内出血、钙代谢不平衡、异物刺激和创伤等,也有人认为与胆囊慢性梗阻有直接关系。以上因素均可造成胆囊壁增厚,同时由于大量钙质沉着,使胆囊发生钙化,此种胆囊功能常丧失。在手术中,瓷样胆囊的外观常呈现出胆囊蓝色变色的特点。在组织学上,钙化的程度可以从小的局灶性黏膜斑块到完全钙化的纤维化全层侵犯。大多数瓷样胆囊(90%)与胆囊结石有关,可能是由于胆囊管梗阻导致钙碳酸盐沉积在黏膜上,也可能是由于结石或低级别的炎症刺激导致胆囊壁的慢性刺激。

【征象描述】

1. **腹部 X 线检查** 瓷样胆囊呈现出高密度的钙化影像,类似于瓷器。钙化可以涉及胆囊壁的全部或部分,也可以扩展到胆囊颈部和胆囊底部。此外,胆囊的大小和形态也可能发生改变。

2. **腹部超声检查** 超声是诊断瓷样胆囊的首选方法。在超声图像上,瓷样胆囊呈现为强回声的结构,与周围组织形成明显的界限。此外,超声还可以评估胆囊的大小、形态和壁厚等指标。

3. **CT 检查** CT 扫描可以更清晰地显示瓷样胆囊的钙化程度和分布情况。此外,CT 扫描还可以检测并评估胆囊炎、胆石症和胆囊癌等并发症(图4-2-15)。

4. **MRI 检查** 由于 MRI 相对于 CT 的钙化物质探测能力较差,因此在成像该疾病时不起重要作用。

【相关疾病】

与瓷样胆囊有关的疾病见表4-2-7。

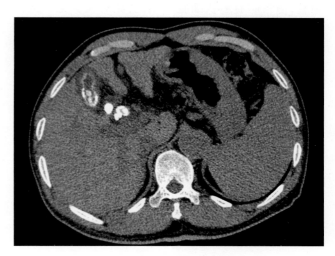

图 4-2-15　瓷样胆囊伴胆囊结石病例

表 4-2-7　瓷样胆囊相关疾病

肿瘤性病变	非肿瘤性病变	医源性和治疗后的改变	类似征象及其他
胆囊鳞状细胞癌	慢性胆囊炎	胆囊引流术	严重创伤
胆囊腺癌	胆囊结石	胆道手术	

【分析思路】

在临床上遇到瓷样胆囊的患者,首先需要通过影像学检查来确认诊断。腹部 X 线检查可以初步发现胆囊壁的钙化,但超声和 CT 扫描是确诊瓷样胆囊的主要手段。超声可以评估胆囊壁的钙化和增厚,同时还可以检测胆囊内是否存在结石。CT 扫描可以提供更清晰的图像,还可以评估周围组织的受累情况。

【疾病鉴别】

瓷样胆囊通常是由于长期存在的胆囊炎症引起的,导致胆囊壁的广泛钙化。对疾病的鉴别常需要结合临床及其他影像学表现。

1. **诊断思路**(图4-2-16)

2. **鉴别诊断**

(1)肿瘤性病变

1)胆囊鳞状细胞癌:胆囊鳞状细胞癌是一种恶性肿瘤,起源于胆囊内的鳞状上皮细胞。它通常表现为胆囊壁增厚、肿块和局部浸润。长期存在的胆囊鳞状细胞癌可能导致胆囊壁的纤维化和钙化,最终形成瓷样胆囊。胆囊鳞状细胞癌通常呈现为局部浸润性生长,可能伴有胆囊壁的增厚和不规则,以及周围组织的侵犯。

2)胆囊腺癌:胆囊腺癌是胆囊最常见的癌症类

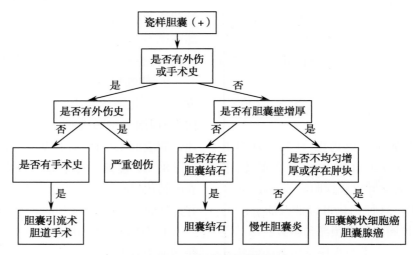

图 4-2-16　瓷样胆囊诊断思路

型,占胆囊癌的大多数。胆囊腺癌也可以引起瓷样胆囊,但与胆囊鳞状细胞癌相比,相对较少见。胆囊腺癌通常呈现为胆囊壁增厚、不规则的肿块,并且可能伴有胆囊内结石。胆囊腺癌引起瓷样胆囊的机制可能与胆囊壁的慢性炎症和纤维化有关。

(2)非肿瘤性病变

1)慢性胆囊炎:慢性胆囊炎是瓷样胆囊最常见的病因之一。长期的胆囊炎可能导致胆囊壁的纤维化和钙化,最终形成瓷样胆囊。慢性胆囊炎可以由多种因素引起,如胆囊结石、感染和胆道梗阻等。慢性胆囊炎和胆囊癌同样可表现为胆囊壁增厚,但慢性胆囊炎的胆囊壁增厚,一般不超过 4~5mm,而胆囊癌常超过 5mm,甚至可达 10mm 以上或是有肿块形成。胆囊癌可能导致肝胆管系统的扩张,而慢性胆囊炎一般不会导致明显的肝胆管系统扩张。

此外,借助临床表现,可以更好地将慢性胆囊炎与胆囊癌鉴别开来。慢性胆囊炎的疼痛通常是间歇性的,发作于进食油腻食物后或夜间,疼痛程度较轻,常在右上腹部感到不适,而胆囊癌的疼痛通常是持续性的,无论进食与否都可能出现,且疼痛程度较重。慢性胆囊炎患者可能伴有恶心和呕吐,但一般不是主要症状。而胆囊癌患者常常出现明显的恶心和呕吐。胆囊癌患者常常伴有明显的体重下降,而慢性胆囊炎患者一般不会出现明显的体重下降。

2)胆囊结石:胆囊结石是瓷样胆囊的常见伴随病变。胆囊结石是指胆囊内形成的固态物质,主要由胆固醇、胆色素和钙盐组成。胆囊结石可能导致胆囊壁的慢性刺激和炎症,进而促使瓷化的发生。在超声上,胆囊结石通常呈强回声,有时会显示为移动的强回声影,而胆囊壁可以没有明显改变。CT 和 MRI 扫描可以准确显示胆囊结石的大小、位置和数量。

(3)医源性和治疗后的改变

1)胆囊引流术:医源性和治疗后改变指的是与医疗操作或治疗相关的因素引起的病理变化。一般情况下,医源性改变不会直接引起瓷样胆囊。然而,某些医疗操作或治疗可能增加瓷样胆囊的风险或加速其发展。例如,长期使用胆囊引流管或胆囊引流术可能导致胆囊壁的炎症和纤维化,最终引起瓷样胆囊。

2)胆道手术:胆道手术可能会引起瓷样胆囊,尤其是对于已经存在胆囊壁钙化的患者。在胆道手术中,如胆道重建手术,可能会涉及到对胆囊的处理,可能会对胆囊壁的钙化部分产生影响,导致瓷样胆囊的形成。然而,需要注意的是,并非所有接受胆道手术的患者都会发展成瓷样胆囊。这取决于患者的病情、手术的具体操作和术后的管理等因素。

(4)类似征象及其他

严重创伤:创伤通常不会直接引起瓷样胆囊。瓷样胆囊通常是由长期存在的胆囊炎症引起的,导致胆囊壁的广泛钙化。然而,严重的创伤或外伤可能会导致胆囊损伤,引起胆囊炎症,从而增加瓷样胆囊的风险。例如,严重的创伤可能导致胆囊壁的炎症和纤维化,最终导致瓷样胆囊的形成。

(刘再毅　赵香田)

八、隔膜胆囊

【定义】

隔膜胆囊(septate gallbladder,SGB)也称为分隔胆囊,是一种罕见的先天性胆囊,由于多个隔膜将管腔分开。纵向定向的单个隔膜产生"多叶"胆囊,而横向或倾斜定向产生"沙漏"胆囊。

【病理基础】

胆囊是在胚胎第 4 周末由胆囊原基的远端部分

膨大而成。在胆囊的发育与形成过程中,起初因上皮细胞增生旺盛而将腔室堵塞,之后随着囊腔内部的空泡形成和空泡化进展,腔室重新出现。分隔胆囊通常就发生在这个时期,它是胚胎期胆囊黏膜或上皮层空泡化不完全的结果。

【征象描述】

胆囊腔被完全性或部分性分隔成两个腔或更多

腔,有一个共同的胆囊管,胆囊壁规则,腔内分隔厚薄不一,一般将胆囊分为前腔大、后腔小的两部分,通过隔膜上的一个孔洞使两个腔室相通(图4-2-17),此型分隔胆囊最常见。由于管腔内横隔膜使胆囊的内观呈葫芦形,故有人将其称为葫芦形胆囊(calabash-shape gallbladder)或沙漏样胆囊(hourglass gallbladder)。多分隔胆囊也称为蜂窝状胆囊。

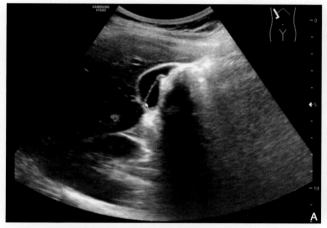

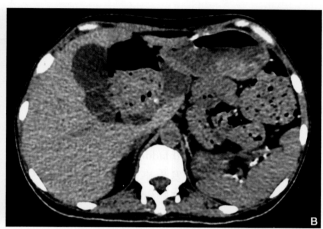

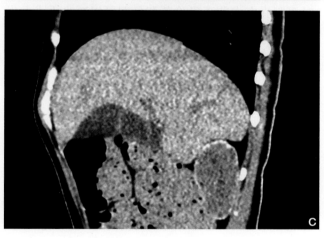

图 4-2-17 隔膜胆囊

A. 患者女,31 岁,超声显示胆囊腔内见线样高回声,胆囊呈双腔改变;B、C. 患者女,36 岁,CT 显示胆囊腔内两线样高密度影,边界清楚,胆囊呈三腔改变。

【相关疾病】

隔膜胆囊的形态学基础是胆囊内存在隔膜。根据隔膜的位置和形态,可以将其分为三型,即横隔、纵隔和多隔。横隔型隔膜最常见,隔膜多位于胆囊体部,隔膜看似平板状且与胆囊长轴垂直,一般将胆囊分为前腔大、后腔小的两部分,通过隔膜上的一个孔洞使两个腔室相通。纵隔型隔膜临床少见,隔膜与胆囊长轴平行,胆囊呈双房或双叶改变。多隔型隔膜将胆囊腔分隔为多发囊腔,形似蜂窝状,故称为蜂窝状胆囊,尽管此型胆囊的外观和功能可以正常,但结石发生率高。

【分析思路】

隔膜胆囊是胆囊外形的一种变异,可能造成胆囊底部胆汁排泄不畅,胆汁淤积,胆固醇沉淀,继而

形成胆囊结石或胆囊炎。分析思路如下:

1. 认识胆囊隔膜的征象。

2. 识别胆囊腔内隔膜的类型(横隔膜型、纵隔膜型和多隔膜型),仔细观察胆囊管的数量,从而与双胆囊进行鉴别。

3. MRCP 检查无创伤、无需注射对比剂,是目前了解肝外胆管变异和胆管病变部位的常用方法,具有重要的临床应用价值。在冠状面与矢状面分析和解释 MRCP 征象时,一般至少应再观察一个序列(T_1WI 增强或 T_2WI)的轴面 MRI,以弥补单纯性 MRCP 的不足,提高影像诊断的可靠性。

【疾病鉴别】

隔膜胆囊需与双胆囊、胆囊憩室、折叠胆囊、节段性胆囊腺肌症进行鉴别,详见表4-2-8。

表 4-2-8　隔膜胆囊与其他疾病的鉴别要点

疾病	典型影像特征	鉴别要点	主要伴随征象
隔膜胆囊	胆囊腔内见分隔,隔膜薄而平整,可把囊腔分为两腔或多腔	胆囊颈管和胆囊管只有一条	
双胆囊	双胆囊颈管,胆囊管可有一条或两条	双胆囊颈管	肝胆期腔内可见对比剂排泄
折叠胆囊	胆囊扭结或折叠,底部折叠称为弗里吉亚帽(Phrygian cap)	只有一条胆囊颈管	两个囊腔间相通
胆囊憩室	常见部位为 Hartmann 袋	憩室拥有正常胆囊壁,且与周围囊壁延续	可伴有憩室炎或穿孔
节段性胆囊腺肌症	分隔较厚且不规则,其内有罗-阿窦	罗-阿窦	珍珠项链征

（刘再毅　赵香田）

九、双胆囊

【定义】

双胆囊（double gallbladder）也称重复胆囊,是一种少见的胆道变异,发生率约 0.25‰。人胚发育过程中,由于发生两个肝憩室导致出现的两个胆囊和两条胆囊管。有的双胆囊只有一条胆囊管,双胆囊之间只有一条隔膜分开。

【病理基础】

胚胎发育过程中肝憩室尾侧发育形成两个胆囊所导致的先天发育异常。

【征象描述】

超声、CT 或 MRI 显示肝下有两个互相独立且完整的胆囊,一般有各自的胆囊管,两个胆囊常常大小不一(图 4-2-18);部分双胆囊只有一条胆囊管,双胆囊之间只有一条隔膜分开。

【相关疾病】

双胆囊根据 Boyden 分类法,可将其分为 3 种类型。第 1 种为 H 型或管型,最常见,两个分离的胆囊通过各自的胆囊管分别汇入肝总管。第 2 种为十二指肠型,两个胆囊管直接汇入十二指肠。第 3 种为小梁型,胆囊内胆汁可通过副胆囊管进入右侧肝内胆管。重复胆囊易于合并胆囊炎、胆管炎等异常,患者可出现右上腹痛和局部压痛,有时并发黄疸。

【分析思路】

双胆囊为少见的一种胆道变异,通过影像检查对双胆囊在术前正确诊断和分型可以减少手术并发症以及再次手术的风险。分析思路如下:

1. 仔细观察胆囊窝及其周围结构,除了正常胆囊外,周围另见囊性灶,即胆囊窝区双囊性影。

2. 认真辨别囊性灶是否有管状结构与肝外胆管相通,即有无胆囊管,根据胆囊管汇入肝内外胆管的方式作出具体分型。

3. 腹部超声检查能够提示重复胆囊的存在,但证实诊断较难,并且不能准确分类。传统的口服法胆道造影显示重复胆囊的灵敏度为 60%。口服法胆囊造影结合 CT 检查的灵敏度较高,多层螺旋 CT 扫描后对原始图像重组（MPR）有利于显示重复胆囊

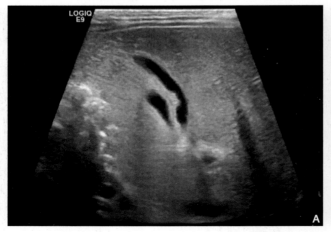
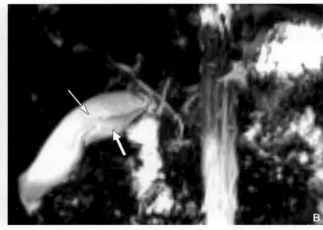

图 4-2-18　双胆囊

患者女,1 岁。A.超声显示胆囊区两个独立的胆囊样回声,透声良好;B.MRCP 显示双胆囊腔,细白箭为其一较大胆囊,粗白箭为较小胆囊,各自有相应的胆囊管汇入肝外胆囊。

的三维形态。ERCP 曾被看作是诊断胆道异常的金标准,但作为一种有创检查,不便作为常规检查方法普遍应用。此外,ERCP 的假阴性率较高。MRCP 以其无创和诊断准确性较高的特性,在评价胆系疾病的临床实践中已广泛应用。MRCP 检查可以进行多序列和多方位成像,显示重复胆囊具有较大的优势。肝特异性对比剂肝胆期成像可以提供胆囊解剖与功能两方面的信息。

【疾病鉴别】

双胆囊需与胆囊窝内其他的囊性结构鉴别(表4-2-9),包括胆囊周围积液、胆囊折叠、胆囊分隔和肝囊肿。影像学上,双胆囊与胆囊分隔、胆囊折叠较难

区分。真正的双胆囊畸形少见,术前影像误诊的常见原因就是胆囊折叠或分隔,鉴别的关键在于观察有无两条独立的胆囊颈管。超声对胆囊颈管的显示比较困难,MRCP 可明确双胆囊分型及合并的其他解剖变异,对外科手术具有指导意义。胆囊窝积液无胆囊壁和胆囊管,一般继发于胆道炎症,结合临床病史、实验室检查及抗炎治疗后复查有助于与双胆囊鉴别。肝囊肿紧邻胆囊,易对胆囊造成挤压,从而影响胆囊内胆汁的出入,患者可表现出症状及形成胆囊结石,术前易误诊为双胆囊畸形,肝特异性对比剂肝胆期成像腔内是否有对比剂排泄有助于两者的鉴别。

表 4-2-9　双胆囊与胆囊窝其他囊性结构鉴别要点

疾病	典型影像特征	鉴别要点	主要伴随征象
双胆囊	双胆囊颈管,胆囊管可一条或两条	双胆囊颈管	肝胆期腔内可见对比剂排泄
折叠胆囊	胆囊扭结或折叠,底部折叠称为弗里吉亚帽(Phrygian cap)	只有一条胆囊颈管	两个囊腔间相通
隔膜胆囊	胆囊腔内见分隔,可分为两腔或多腔	只有一条胆囊颈管	
肝囊肿	肝实质内囊性灶,边界清楚,无强化	与胆道不相通	肝胆期腔内无对比剂
胆囊周围积液	胆囊周围囊性灶,形态不规则	与胆道不相通	常继发于肝胆炎症后产生,对症治疗后可吸收消失

双胆囊在临床上常常缺乏症状,当合并炎症或结石时需要考虑手术治疗,现在多倾向于在腹腔镜下切除胆囊,双胆囊畸形在手术中明显增加了胆囊三角的解剖复杂性,影像医师术前正确诊断至关重要。

(刘再毅　赵香田)

十、游离胆囊

【定义】

游离胆囊,又称漂浮胆囊,是胆囊位置变异的一种类型,胆囊和胆囊管几乎全被腹膜包裹而形成胆囊系膜,胆囊借系膜而附于肝的下面,有时可漂浮至左侧腹部。因胆囊活动度增加,可导致胆囊扭转梗死。

【病理基础】

游离胆囊是一种解剖变异,与胆囊胚胎迁移障碍有关,胆囊和胆囊管几乎完全被腹膜包绕,使胆囊的活动性增加,约 5% 具有此种异常,分为有系膜和无系膜两种,具有系膜的游离胆囊是胆囊发生急性扭转的解剖学基础,而无系膜游离胆囊发生扭转机会相对有系膜者少。

【征象描述】

胆囊窝未见胆囊显示,胆囊借系膜而附于肝的

下面,甚至左侧腹部。

【相关疾病】

游离胆囊因游离度高,活动性增加,且位置较低,容易发生胆囊扭转导致胆囊坏死。

【分析思路】

游离胆囊为胆囊位置异常的一种,影像学检查对本病的诊断意义极大,可以发现胆囊窝空虚,胆囊位置异常。分析思路如下:

1. 寻找胆囊,确认胆囊的位置,胆囊通常位于胆囊窝内。

2. 熟悉胆囊常见的位置变异,包括以下类型:

(1)左位胆囊:胆囊位于左上腹部,且大多数处于肝镰状韧带左侧的胆囊窝内,胆囊管可连于肝右管、肝左管或肝总管,该变异可由内脏转位或中肠旋转不良形成。

(2)横位胆囊:胆囊呈横位,常深埋于肝实质内。

(3)胆囊后移位:胆囊不位于胆囊窝,而是附着于肝脏其他部位,由肝实质围绕或呈悬垂状,胆囊底部伸向后腹膜或右肾前,当胆囊大部位于肝脏(右叶)的后方时,即形成肝后胆囊,手术切除此型胆囊较难。

(4)肝上胆囊:胆囊位于右侧膈下、肝右叶之前

上方或肝顶部,患者多伴肝右叶前段发育不良或肝右叶萎缩,后者可由肝硬化、局部肝切除、多次经导管栓塞治疗等引起。

（5）游离（漂浮、悬垂）胆囊:腹膜完全包绕胆囊与部分胆囊管,形成胆囊系膜,使胆囊游离并悬垂于肝下,胆囊有时漂浮至左侧腹部,蒂带扭转可导致胆囊梗死。

（6）肝内胆囊:胆囊部分或完全被包埋于肝实质内,常规影像检查显示胆囊高位,易被误诊为肝囊肿、肝脓肿、囊性肿瘤等病变。肝内胆囊也可能是不明原因腹痛的潜在因素,一些患者为此接受了手术切除治疗,在此情况下手术切除正常的胆囊后腹痛仍将发作。

3. 口服碘对比剂后肝脏CT扫描、经静脉注射肝胆特异性对比剂后肝胆期成像、MRCP检查和ERCP检查有助于明确诊断。但当胆囊位置无明显改变时,影像学检查不易发现。

【疾病鉴别】

游离胆囊因胆囊的功能基本正常,如无结石、炎症等并发症,一般无临床症状。游离型胆囊离开胆囊窝,仅靠胆囊管及其系膜固定,活动度大,扩张的胆囊可移动于右上腹及右髂窝之间,当发生扭转时,由于胆囊缺血、炎症渗出,可表现为右中下腹触痛性肿块,腹痛部位低,甚至表现为转移性右下腹痛,类似急性阑尾炎,而胆囊区的体征不明显。鉴别要点为正确识别胆囊及阑尾解剖结构,减少误诊。

（熊美连）

十一、高位胆囊管

【定义】

高位胆囊管（high cystic duct）是胆囊管解剖变异的一种类型,目前胆囊管解剖变异的分类标准较多,尚无统一的标准,胆囊管通常于肝门与法特壶腹间大约一半的位置汇入肝外胆管。约75%的胆囊管于肝外胆管中1/3段汇入。一般认为,胆囊管于肝外胆管的上1/3汇入,称为胆囊管高位,包括胆囊管于肝门部高位汇入右肝管、左肝管（少见）或肝总管。

【病理基础】

人胚第4周初,前肠末端腹侧壁的内胚层上皮增生,形成一向外突出的囊状突起,称肝憩室（hepatic diverticulum）或肝芽（hepatic bud）,是肝和胆囊的原基。肝憩室末端膨大,分为头、尾两支。头支较大,是形成肝的原基,尾支较小,又称胆囊憩室（cystic diverticulum）,是形成胆囊及胆道的原基,其近端伸长形成胆囊管,远端扩大形成胆囊。肝憩室

根部则发育成胆总管。

胚胎发育过程中的异常可以导致胆囊和肝外胆管解剖异常,其发生率较高,可达50%左右。

【征象描述】

超声、CT三维重建及MRCP显示胆囊管于肝门区高位汇入右肝管、左肝管或肝总管（图4-2-19）。

【相关疾病】

高位胆囊管为胆囊管解剖的一种变异类型,由于胆囊管汇入胆总管的位置高于正常水平,会使胆汁流出受阻,从而容易形成胆囊结石,引起胆囊炎。同时,长期慢性炎症的刺激可能增加胆囊癌的风险。

【分析思路】

1. 掌握胆道系统的正常解剖。胆囊管连接胆囊与肝外胆管,其长度一般为2~4cm,直径一般为1~5mm。胆囊管的实际长度及其与肝总管连接的角度在个体间差异较大。胆囊管行程与肝外胆管可以形成多种空间关系,二者有时呈现一小段的平行或螺旋绕行。胆囊管与肝总管的解剖汇合点通常位于肝外胆管的1/2处汇入（图4-2-20）,汇合点之上为肝总管,之下为胆总管。胆囊管多以60°汇入肝总管的右侧壁（49.9%）,形成一种成角型连接。

2. 认识胆道系统的解剖变异。胆囊管汇入点变异较大,可上达肝门区,下达肝外胆管胰腺段或十二指肠壁内的肝胰壶腹部。目前其分类标准较多,尚无统一的标准。一般认为胆囊管汇入左、右肝管分叉处水平,称为胆囊管高位。

3. 重点观察胆囊管、肝外胆管及两者的汇合点。CT多平面重组及MRCP成像可以多角度、多方位地显示肝内外胆管、胆囊及胆囊管的解剖结构关系,观察胆囊管的长度、走行、汇入肝外胆管的方式和汇入部位,从而发现肝内胆管和胆囊管的各种解剖变异,提示临床医师,从而减少胆道的医源性损伤。

【疾病鉴别】

熟悉并认识胆囊管解剖变异,术前提示临床医师,从而减少胆道的医源性损伤。

（熊美连）

十二、低位胆囊管

【定义】

低位胆囊管（low confluence of cystic duct）是胆囊管解剖变异的一种类型,目前胆囊管解剖变异的分类标准较多,尚无统一的标准,一般认为胆囊管汇入肝外胆管的远段1/3,称为胆囊管低位,可汇入胰腺段、十二指肠壁内段或法特壶腹,极少数可直接汇入十二指肠。

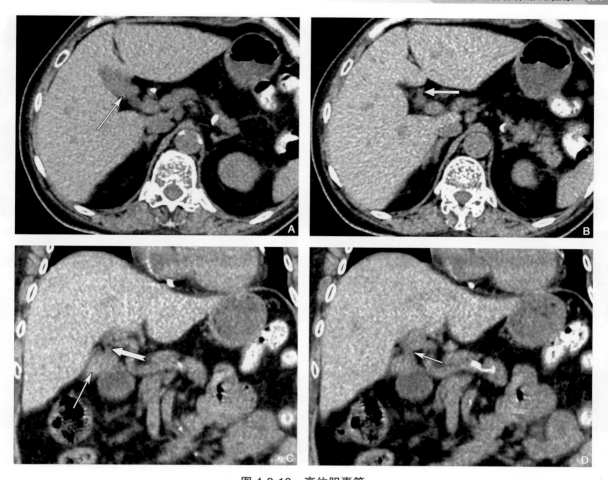

图 4-2-19　高位胆囊管

A、B. 为 CT 横轴位,细白箭所指为胆囊,粗白箭头为胆囊管于肝门区汇入肝总管平面;C、D. 为冠状位重建,细白箭所指为胆囊,燕尾箭所指为胆囊管,短白箭所指为胆囊管汇入后的胆总管。

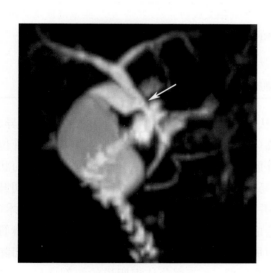

图 4-2-20　高位胆囊管

胆囊管于肝外胆管 1/2 处右侧壁汇入,以上为肝总管,以下为胆总管,肝总管与胆总管长度比小于1(箭头)。

【病理基础】

　　人胚第 4 周初,前肠末端腹侧壁的内胚层上皮增生,形成一向外突出的囊状突起,称肝憩室(hepatic diverticulum)或肝芽(hepatic bud),是肝和胆囊的原基。

肝憩室末端膨大,分为头、尾两支。头支较大,是形成肝的原基,尾支较小,又称胆囊憩室(cystic diverticulum),是形成胆囊及胆道的原基,其近端伸长形成胆囊管,远端扩大形成胆囊。肝憩室根部则发育成胆总管。

　　胆囊和肝外胆管的胚胎来自前肠和中肠的内胚层部分,胚胎发育过程中的异常可以导致胆囊和肝外胆管其解剖异常,胆囊和肝外胆管的解剖变异发生率较高,可达 50% 左右。

【征象描述】

　　超声、CT 三维重建及 MRCP 显示胆囊管低位汇入肝外胆管,汇入点以上为肝总管,以下为胆总管,肝总管/胆总管长度>1(图 4-2-21)。

【相关疾病】

　　胆囊管低位汇入通常伴随胆囊管长度增加、口径变粗、行程平行或环绕肝总管(分别形成平行型或螺旋型连接)、注入肝总管方位和角度等一系列改变,并可能引发一些疾病,详见表 4-2-10。

【分析思路】

　　胆囊管低位为胆道解剖变异的一种,主要分析

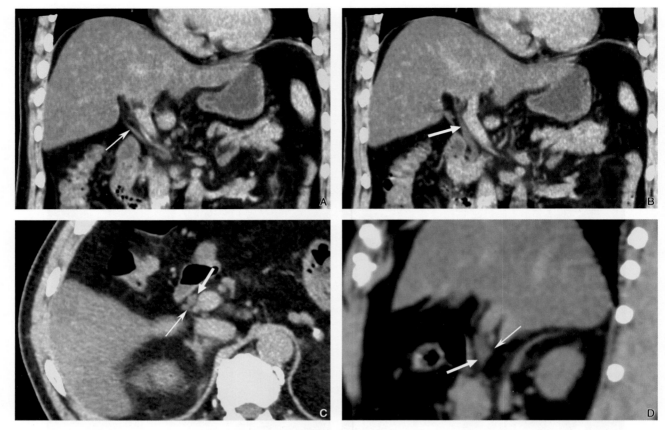

图 4-2-21 低位胆囊管

患者男,74 岁。A、B. 均为 CT 冠状位,细白箭所指为胆囊管,粗白箭所指为肝外总管;C. 为 CT 横轴位,显示胆囊管(细白箭)与肝外胆管(粗白箭);D. 为重建矢状位,显示胆囊管(细白箭)于肝外胆管(粗白箭)下 1/2 后壁汇入。

表 4-2-10 低位胆囊管相关疾病

不伴发结石	伴发结石	术后相关疾病	类似征象及其他
非结石性胆囊炎	Mirizzi 综合征	胆囊切除术后综合征	胆总管
		假胆囊	胰头囊肿
		胆囊管黏液潴留囊肿	

思路如下:

1. 掌握胆道系统的正常解剖,详见高位胆囊管部分。

2. 认识胆道系统的解剖变异。胆囊管汇入点变异较大,有时上达肝门区肝总管,下达肝外胆管胰腺段或十二指肠壁内的肝胰壶腹部,目前其分类标准较多,尚无统一的标准,一般认为,胆囊管汇入肝外胆管的远段 1/3,称为胆囊管低位,可汇入胰腺段、十二指肠壁内段或法特壶腹,极少数可直接汇入十二指肠。

3. 重点观察胆囊管、肝外胆管及两者的汇合点。CT 多平面重组及 MRCP 成像可以多角度、多方位显示肝内外胆管、胆囊及胆囊管的解剖结构关系,观察胆囊管的长度、走行、汇入肝外胆管的方式和汇入部位,从而发现肝内胆管和胆囊管的各种解剖变异,提示临床,减少胆道的医源性损伤。例如胆囊管位于肝外胆管的前方,在术中局部解剖暴露不清的状况下,易将前者误认为胆总管,甚至错误地进行切开操作,并在胆囊管留置 T 管引流,尤其在急诊手术时,易造成胆道损伤。另外过长且平行走行的胆囊管可能与肝总管被纤维组织包绕在一起,给胆囊切除手术带来困难,术前充分认识胆道的解剖变异,有利于治疗方案的制订。

【疾病鉴别】

胆囊管低位是胆管系统的一种解剖变异,与胆囊结石的发生有一定相关性。在变异的胆囊管中,低位汇合是促进胆囊结石形成的危险因素,而腹腔镜下胆囊切除术是胆囊结石的首选治疗方法,术前对肝内外胆管解剖变异的充分认识对避免医源性胆管损伤和减少并发症有着十分重要的意义。

（熊美连）

十三、胆囊窝肿块

【定义】

胆囊窝肿块是指位于胆囊窝区的肿块性病变。

【病理基础】

静脉韧带由胎儿时期的静脉导管闭锁而成，右侧的纵沟比左侧的宽而浅，沟的前部为一浅窝，可容纳胆囊，故称胆囊窝。胆囊壁的局限性或弥漫性增厚、邻近脏器病变累及胆囊均可形成胆囊窝肿块征。

【征象描述】

CT 和 MRI 表现为胆囊窝区软组织密度或信号影，可均匀或不均匀，因肿块的性质不同，其强化方式不同。胆囊黏膜线完整，内壁光滑，提示良性病变（图 4-2-22）。胆囊黏膜线破坏中断，胆囊壁不规则增厚，肿块与囊壁宽基底附着，侵犯胆囊窝脂肪组织或邻近脏器，腹膜后肿大淋巴结等征象常提示恶性病

变（图 4-2-23）。

【相关疾病】

胆囊窝肿块相关的疾病见表 4-2-11。

【分析思路】

胆囊窝肿块分析思路如下：

1. 胆囊窝肿块的定位。胆囊壁局限性增厚或弥漫性增厚，病灶主体位于胆囊，提示病灶起源于胆囊；若胆囊形态规整，胆囊壁显示清晰，病灶位于胆囊周围，或部分与胆囊分界不清，邻近脏器可见肿块影，提示病灶起源于邻近脏器。

2. 肿块的定性。对于起源胆囊的病变，重要的是要确定病灶与胆囊组织的关系，例如胆囊炎、胆囊癌均起源于黏膜，但在影像学上表现有所不同，前者主要是黏膜和黏膜下肌层的水肿增厚，而后者则表现为黏膜破坏侵犯肌层；起源于胆囊肌层或者浆膜的肿瘤相对少见，亦表现为胆囊壁的增厚，而黏膜层是否连续、与周围组织器官的关系成为判断病变性质的重要参考。

3. 不管是胆囊病变累及或侵犯邻近器官，还是

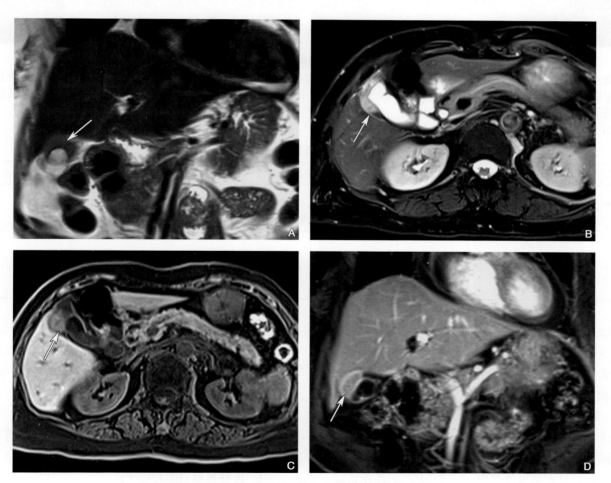

图 4-2-22 胆囊肿块、黄色肉芽肿性胆囊炎病例

患者女，83岁。A、B. 为 T_2 加权图像，图 A 为冠状位，图 B 为横轴位，显示胆囊窝内结节状稍高信号肿块影，胆囊黏膜（细白箭）显示清楚；C. 为 T_1WI 平扫，肿块呈稍低信号；D. 为增强冠状位，病灶不均匀强化，胆囊黏膜线（细白箭）完整。

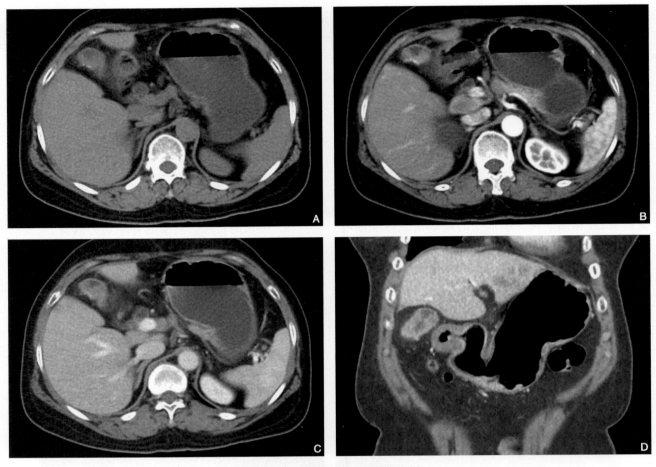

图 4-2-23 胆囊肿块、胆囊癌病例

患者女,61岁。A. 为 CT 平扫,胆囊壁不规则增厚,腔内见斑点状致密小结石影;B. 为增强动脉期,肿块明显强化,胆囊黏膜线中断;C. 为静脉期;D. 静脉期冠状重建图,显示胆囊壁弥漫不规则增厚,病灶强化较动脉期稍减弱,胆囊内壁毛糙,胆囊黏膜线显示不清。

表 4-2-11 胆囊窝肿块相关疾病

胆囊起源	邻近脏器起源	其他
急慢性胆囊炎	肝细胞癌	胆囊窝区脓肿
黄色肉芽肿性胆囊炎	胃窦、十二指肠或结肠肝曲肿瘤性病变	淋巴管瘤
胆囊腺肌症		
胆囊癌		
胆囊息肉		

邻近器官的病变累及或侵犯胆囊,有时会对定位诊断产生影响,进而影响对疾病的定性诊断。一般而言,胆囊病变累及或者侵犯邻近器官时,其影像学表现具有胆囊原发病变的特点,例如胆囊癌累及邻近肝脏时,受累肝脏具有胆囊癌"渐进性延迟强化"的特点;邻近器官的病变累及或者侵犯胆囊时,受累胆囊的表现同样具有原发病灶的特点,例如肝癌侵犯胆囊时,受累胆囊具有原发性肝癌"快进快出"的强化特征。

4. 在分析胆囊窝肿块时,需同时观察肝实质、胆道系统、腹膜后有无其他异常的影像学改变,有助于提升诊断及鉴别诊断的准确性。

5. 结合患者的临床病史、临床症状及体征、诊疗经过、实验室检查、多次影像学检查前后对比结果等临床资料,可缩小鉴别诊断范围。

【疾病鉴别】

在诊断胆囊窝肿块时需结合多种影像学特征、临床信息及实验室检查进行诊断和鉴别诊断。

1. 诊断思路(图 4-2-24)

2. 鉴别诊断

胆囊窝肿块的主要鉴别诊断要点见表 4-2-12。

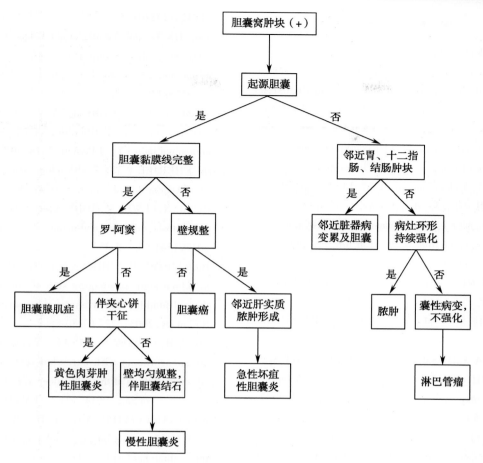

图 4-2-24 胆囊窝肿块鉴别诊断流程图

表 4-2-12 胆囊窝肿块主要鉴别要点

疾病	典型影像特征	鉴别要点	主要伴随征象
胆囊癌	胆囊壁不规整,黏膜线破坏	黏膜线破坏	累及邻近肝实质,增强延迟强化,可伴肝门区、腹膜后淋巴结肿大
黄色肉芽肿性胆囊炎	胆囊壁弥漫性增厚,黏膜线完整	黏膜线完整	胆囊周围结构炎症细胞浸润,脂肪间隙模糊,肝组织水肿、纤维增生
急性坏疽性胆囊炎	胆囊壁增厚水肿,黏膜线可破坏	周围炎性改变,渗出明显	累及肝实质,引起肝脏脓肿形成
慢性胆囊炎	胆囊壁增厚均匀一致且柔软	壁增厚均匀	与肝脏脂肪间隙存在,周围可伴有渗出、水肿、积液
胆囊息肉	带蒂与囊壁相连,窄基底,邻近胆囊壁无增厚	与胆囊壁带蒂相连,超声较 CT、MRI 更容易显示该征象	强化均匀,病灶一般较小
胆囊腺肌症	胆囊壁增厚,壁内见多发小憩室,可与胆囊腔相通	见罗-阿窦,腔内面光整	局限型:胆囊底部呈帽状增厚,向外突出,囊腔内面光整;节段型:胆囊壁节段性增厚,胆囊缩窄变形,远端囊腔内可伴有小结石;弥漫型:壁弥漫增厚,可见罗-阿窦。
肝癌累及胆囊	肝脏肿块,强化方式快进快出	快进快出强化方式	常有乙肝、肝硬化病史,AFP 升高有助于鉴别

（熊美连）

参 考 文 献

1. KANG TW, KIM SH, PARK HJ, et al. Differentiating xanthogranulomatous cholecystitis from wall-thickening type of gallbladder cancer: added value of diffusion-weighted MRI [J]. Clin Radiol, 2013, 68 (10): 992-1001.

2. REVZIN MV, SCOUTT L, SMITAMAN E, et al. The gallbladder: uncommon gallbladder conditions and unusual presentations of the common gallbladder pathological processes [J]. Abdom Imaging, 2015, 40 (2): 385-399.

3. BILGIN M, BURGAZLI M, TOPRAK H, et al. Ultrasonography and magnetic resonance imaging findings of abdominal complications of cystic fibrosis [J]. Eur Rev Med Pharmacol Sci, 2012, 16 Suppl 4: 48-51.

4. 卢光明. 临床 CT 鉴别诊断学 [M]. 南京: 江苏科学技术出版社, 2011.

5. 郭启勇. 实用放射学 [M]. 4 版. 北京: 人民卫生出版社, 2020.

6. VAN BREDA VRIESMAN AC, ENGELBRECHT MR, SMITHUIS RH, et al. Diffuse gallbladder wall thickening: differential diagnosis [J]. AJR Am J Roentgenol, 2007, 188 (2): 495-501.

7. Yu MH, Kim YJ, Park HS, et al. Benign gallbladder diseases: Imaging techniques and tips for differentiating with malignant gallbladder diseases [J]. World J Gastroenterol, 2020, 26 (22): 2967-2986.

8. Kang TW, Kim SH, Park HJ, et al. Differentiating xanthogranulomatous cholecystitis from wall-thickening type of gallbladder cancer: added value of diffusion-weighted MRI [J]. Clin Radiol, 2013, 68 (10): 992-1001.

9. RUNNER GJ, CORWIN MT, SIEWERT B, et al. Gallbladder wall thickening [J]. AJR Am J Roentgenol, 2014, 202 (1): W1-W12.

10. BERK RN, VANDERVEGT JH, LINCHTENSTEIN JE. The hyperplatic cholecystoses: cholesterolosis and adenomyomatosis [J]. Radiology, 1983, 146: 593.

11. SOUNDARARAJAN R, MARODIA Y, GUPTA P, et al. Imaging patterns of wall thickening type of gallbladder cancer [J]. Clin Exp Hepatol, 2022, 8 (4): 255-266.

12. JUNG SE, LEE JM, LEE K, et al. Gallbladder wall thickening: MR Imaging and pathologic correlation with emphasis on layered paRem [J]. EurRadiol, 2005, 15 (4): 694-701.

13. RATANAPRASATPORN L, UYEDA JW, WORTMAN JR, et al. Multimodality Imaging, including Dual-Energy CT, in the Evaluation of Gallbladder Disease [J]. Radiographics, 2018, 38 (1): 75-89.

14. RIDDELL ZC, CORALLO C, ALBAZAZ R, et al. Gallbladder polyps and adenomyomatosis [J]. Br J Radiol, 2023, 96 (1142): 20220115.

15. Yang HK, Lee JM, Yu MH, et al. CT diagnosis of gallbladder adenomyomatosis: importance of enhancing mucosal epithelium, the "cotton ball sign" [J]. Eur Radiol, 2018, 28: 3573-3582.

16. AGRUSTI A, GREGORI M, SALVIATO T, et al. Adeno-myomatosis of the gallbladder as a cause of recurrent abdominal pain [J]. J Pediatr, 2018, 202: 328-328.e1.

17. MUKHERJEE P. The "gallbladder pearl necklace" sign [J]. Abdom Radiol (NY), 2016, 41 (5): 1001-1002.

18. GOISE N, LEWIN M, RODE A, et al. Gallbladder adeno-myomatosis: diagnosis and management [J]. J Visc Surg, 2017, 154 (5): 345-353.

19. HARADOME H, ICHIKAWA T, SOU H, et al. The pearl necklace sign: an imaging sign of adenomyomatosis of the gallbladder at MR cholangiopancreatography [J]. Radiology, 2003, 227 (1): 80-88.

20. IMAI H, OSADA S, SASAKI Y, et al. Gallbladder adenocarcinoma with extended intramural spread in adenomyomatosis of the gallbladder with the pearl necklace sign [J]. Am Surg, 2011, 77 (3): E57-58.

21. RATANAPRASATPORN L, UYEDA JW, WORTMAN JR, et al. Multimodality imaging, including Dual-Energy CT, in the evaluation of gallbladder disease [J]. Radiographics, 2018, 38 (1): 75-89.

22. 李文华, 徐文坚, 耿海. 消化系统影像学诊断手册 [M]. 北京: 人民卫生出版社, 2012.

23. REVZIN MV, SCOUTT L, SMITAMAN E, et al. The gallbladder: uncommon gallbladder conditions and unusual presentations of the common gallbladder pathological processes [J]. Abdom Imaging, 2015, 40 (2): 385-399.

24. SCHNELLDORFER T. Porcelain gallbladder: a benign process or concern for malignancy? [J]. J Gastrointest Surg, 2013, 17 (6): 1161-1168.

25. GUPTA S, MISRA S. Rare presentation of malignant porcelain gallbladder with intrahepatic ductal calcification and surgical obstructive jaundice [J]. Indian J Surg Oncol, 2012, 3 (1): 44-46.

26. 靳二虎, 张辉人体磁共振解剖变异 [M]. 北京: 人民军医出版社, 2011.

27. 申晓俊, 胡红云, 解骞, 等. 胆囊病变的影像诊断思维 [J]. 影像诊断与介入放射学, 2023, 32 (03): 232-234.

28. MILOT L, PARTENSKY C, SCOAZEC JY, et al. Double gallbladder diagnosed on contrast-enhanced MR cholangiography with mangafodipir trisodium [J]. AJR, 2005, 184 (3Suppl): S88-S90.

29. COURCOUTSAKIS N, DEFTEREOS S, DASKALOGIANNAKIS G, et al. Hepatobiliary and pancreatic: duplication of the gallbladder [J]. J Gastroenterol Hepatol, 2008, 23

（8）:1304.

30. HEKIMOGLU K,BAYRAK A,ULU F,et al. Combined use of ultrasonography,MDCT and MRCP for the diagnosis of gallbladder duplication:case report［J］. J Dig Dis, 2010,11（2）:115-118.

31. 张序昌,贾洪顺,全显跃.胆囊管解剖变异的 MRCP 诊断及其临床意义［J］.广东医学,2011,32（13）:1690-1692.

32. TURNER MA,FULCHER AS.The cystic duct:normal anatomy and disease processes［J］. Radiographics,2001, 21（1）:3-22.

第五章　胰腺影像常见征象

第一节　胰腺形态改变

一、胰腺肿大

【定义】

胰腺体积弥漫增大，但保持正常轮廓，是胰腺形态学描述名词。超声、CT、MRI、PET/CT 及 PET/MRI 检查均可明确胰腺的轮廓及大小，均可应用该描述名词。可见于胰腺炎症、胰腺肿瘤和感染性疾病等。

【病理基础】

导致胰腺肿大的病理基础有腺体细胞水肿、肿胀，间质纤维组织增生，肿瘤细胞或炎性细胞浸润等。

1. **急性胰腺炎** ①轻度间质水肿性胰腺炎，蛋白水解酶损害腺泡细胞，导致腺体的水肿及肿胀；②坏死性胰腺炎，胰腺实质或胰周出血、坏死、液化，伴继发改变。

2. **慢性增生性胰腺炎** 胰腺实质慢性炎性损害和间质纤维组织增生。

3. **自身免疫性胰腺炎** 胰腺导管上皮增生致主胰管节段性或弥漫性狭窄，且伴管壁明显细胞浸润。腺体纤维化伴 T 淋巴细胞、浆细胞等慢性炎细胞浸润。

4. **胰腺肿瘤** 多为局限肿块，部分肿瘤弥漫浸润或继发全胰炎症可导致胰腺肿大。如弥漫性胰腺导管腺癌、胰腺导管内黏液乳头状瘤、胰腺多发转移瘤以及肿瘤继发胰腺炎症等。

5. **胰腺结核** 弥漫性胰腺结核罕见，常伴肝脾及腹膜后淋巴结结核。

【征象描述】

1. **急性胰腺炎** ①间质水肿性胰腺炎。胰腺弥漫增大、密度/信号均匀，小叶结构消失，边缘模糊（图 5-1-1）。胰周条状水样密度/信号（T_1WI 低及

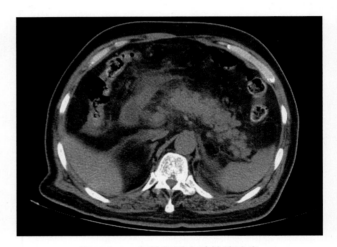

图 5-1-1　急性间质水肿性胰腺炎

CT 平扫显示胰腺体尾弥漫肿大，部分小叶结构消失，胰周见条状低密度模糊影。

T_2WI 高信号）积液，增强扫描呈均匀强化。②坏死性胰腺炎。胰腺弥漫肿大、密度不均，可见出血密度（平扫高密度）/信号（T_1WI 及 T_1WI FS 高信号），增强扫描见无强化坏死区（胰腺内/胰周）。③局部并发症。急性胰周液体积聚、胰腺假性囊肿、急性坏死性积聚、包裹性坏死、门静脉血栓等。

2. **慢性增生性胰腺炎** 常表现为局限肿块型，亦可为弥漫型胰腺增大，但边缘不规则；胰腺密度/信号较均匀，T_2WI、DWI 信号减低有助于识别纤维化；增强扫描动脉期强化程度减低，呈均匀延迟强化；主胰管全程不规则扩张（导管穿通征），胆管受累，肝内胆管"枯枝样"扩张；见肾周筋膜增厚及胰周假囊肿等。

3. **自身免疫性胰腺炎（弥漫型）** 胰腺呈"腊肠样"弥漫性增大，边界清，环绕胰周的胶囊征：CT 线样、T_2WI 低信号，延迟期明显强化；胰腺实质密度/信号均匀，T_1WI FS 低信号、T_2WI 等或略高信号、DWI 均匀高信号；增强扫描早期不均匀轻度强化，延迟期明显均匀强化（图 5-1-2）；主胰管节段性或弥漫性不规则狭窄而不闭塞，常可累及胆管（节段性狭窄和肝内胆管扩张）；无胰腺萎缩；胰周积液罕见；激素治疗后

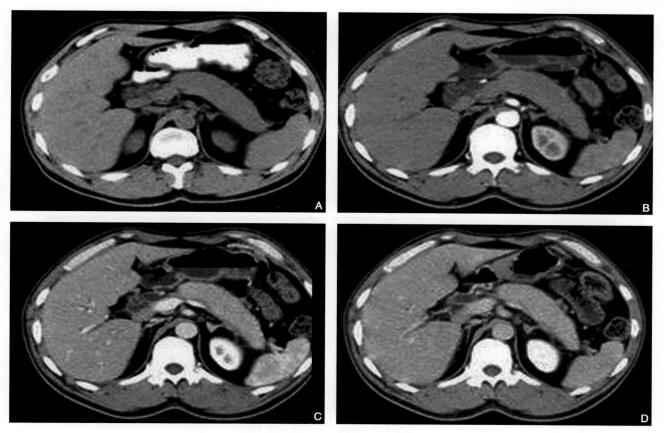

图 5-1-2 自身免疫性胰腺炎 CT

A. CT 平扫显示胰腺体尾呈"腊肠样"均匀增大，胰周清晰；B～D. 三期增强图像，动脉期胰腺强化减弱，静脉期及延迟期呈均匀延迟强化。

胰腺和胰管病变可消失。

4. 胰腺肿瘤 ①弥漫型胰腺癌：全胰癌 CT 平扫可见胰腺弥漫肿大，失去正常羽毛、边缘锯齿状改变。T_1WI FS、T_2WI 及 DWI 可显示异常信号肿瘤，且密度/信号常不均匀；增强扫描动脉期可见乏血供肿瘤；可伴血管及周围器官侵犯、淋巴结及腹膜转移；胰头癌继发胰腺炎症时导致胰腺肿大，CT 平扫可能误诊，增强扫描及 MRI 可显示局限胰头肿块及相应的胰管改变（图 5-1-3）。②胰腺转移瘤：可多发或弥漫浸润，CT 平扫仅显示胰腺增大，增强扫描能显示乏血供、富血供肿瘤，MRI 易于发现病灶（图 5-1-4）。③胰腺导管内黏液乳头状瘤，主胰管型及混合型 CT 平扫表现为胰腺肿大，密度均匀。MRI 及 MRCP 可显示扩张的主胰管及分支胰管。

5. 胰腺结核 弥漫累及胰腺的结核罕见，胰腺弥漫肿胀类似急性胰腺炎，增强扫描病灶呈现不均匀强化或环形强化。

6. 其他 希佩尔-林道病（von-Hippel-Lindau disease）等多器官受累疾病，胰腺可有多发囊肿，导致胰腺弥漫增大，实质可见多发大小不等、边缘光整、边界清楚，无强化的囊性病灶。

【相关疾病】

胰腺肿大相关疾病见表 5-1-1。

【分析思路】

第一，认识征象，客观评价，首次检查应该结合年龄、肥胖（皮下、腹腔脂肪）等来判定胰腺是否正常；注意胰腺各部比例及移行改变；注意正常胰腺小叶及边缘轮廓的识别。

第二，观察肿大胰腺的密度/信号改变：是否均匀，是否有钙化、出血、坏死或伴有局限肿块。MRI 信号特点反映病理特征：T_2WI 信号增高（水肿、囊变、坏死）或减低（纤维化、出血），DWI 信号明显增高伴 ADC 减低（自免性胰腺炎、肿瘤）、无明显弥散受限（胰腺炎）。

第三，观察胰腺边缘情况：胰周是否有渗出、积液、包裹，是否清晰伴有假包膜（胶囊征），胰腺边缘是否不规则，是否保持正常形态（腊肠征）。

第四，增强扫描显示胰腺血供及局限病灶情况：是否血供减少，是否有坏死区，是否延迟强化，是否有局灶占位。

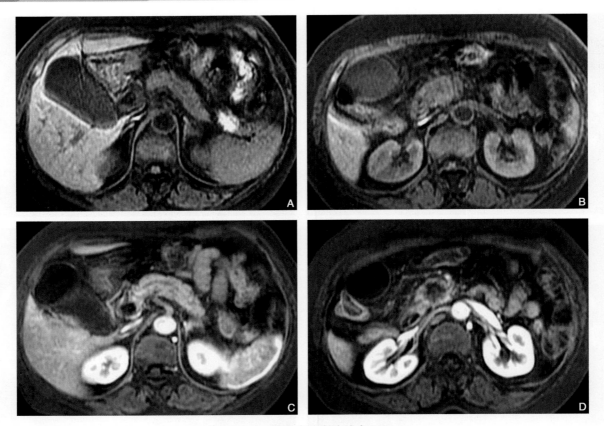

图 5-1-3 胰头癌继发胰腺炎 MRI

A、B. 胰体及胰头层面 T_1WI FS 平扫,胰体尾肿大,胰头饱满,轮廓膨隆,胰腺信号弥漫减低;C、D. 胰体及胰头层面 T_1WI FS 增强扫描,体尾均匀强化,胰头内见类圆形低强化肿块。

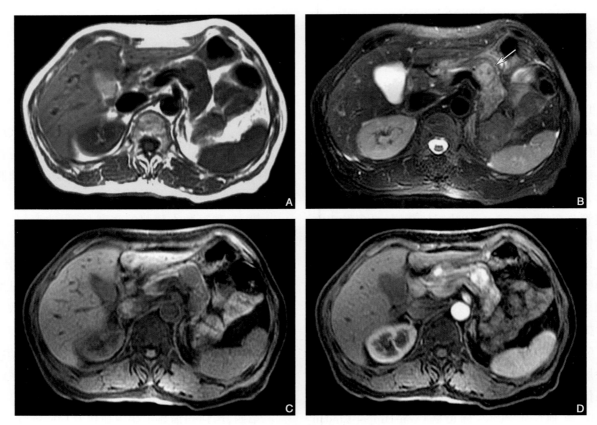

图 5-1-4 胰腺转移瘤(左肾透明细胞癌术后 10 年)

A. T_1WI,胰腺体尾肿大,信号略低;B. T_2WI,肿大的胰体尾信号增高,见类圆形肿块(箭头);C、D. T_1WI FS 平扫及增强扫描动脉期,胰体尾病灶平扫呈低信号,动脉期明显强化。

表 5-1-1　胰腺肿大相关疾病

炎性和感染性疾病	肿瘤性疾病	治疗后改变	其他
急性胰腺炎	弥漫性胰腺癌	ERCP 术后	希佩尔 - 林道病（von-Hippel-Lindau disease）
慢性增生性胰腺炎	胰腺淋巴瘤	手术后	
自身免疫性胰腺炎	胰腺转移瘤		
外伤性胰腺炎	胰腺导管内黏液乳头状瘤		
胰腺结核			

第五，观察胰管和胆管情况：胰管是否扩张，扩张胰管内是否有占位（结节、结石），受累范围（主胰管或分支胰管），是否有梗阻截断，是否合并肝内外胆管异常，扩张的胆胰管是否穿通达十二指肠。

第六，其他征象：是否有其他器官受累（消化囊肿、肿瘤浸润、远隔转移）、血管是否受累（门静脉血栓、肿瘤临近包绕）、是否有淋巴结病变（增大、转移）。

第七，结合临床病史、实验室检查（淀粉酶、肿瘤标志物、IgG4 等）、既往史（有无原发肿瘤、手术史）等临床资料，有助于鉴别诊断。

【疾病鉴别】

1. 诊断思路（图 5-1-5）　胰腺肿大是征象描述，需结合其他影像特征和临床信息进行诊断及鉴别诊断。

要结合年龄及肥胖因素，注意小叶结构是否存在来判定胰腺肿大。首先观察肿大胰腺的密度/信号是否均匀，是否有钙化、出血、坏死；对 CT 均匀等密度的胰腺病变，T_2WI 信号改变能进一步区分水肿和纤维化，DWI 及 ADC 信号改变有助于自免性胰腺炎与急性或慢性增生性胰腺炎的鉴别；胰腺周围渗出、积液、包裹见于急性胰腺炎；若肿大的胰腺保持正常形态，呈腊肠样改变，且胰周伴有假包膜（胶囊征）则为自免疫性胰腺炎的特征；慢性增生性胰腺炎边缘常不规则，有时可伴假囊肿；增强扫描能评估胰腺血供异常，判定胰腺坏死，识别胰腺轮廓内局灶占位，明确血管并发症和受侵情况；胰周和腹膜后淋巴结肿大及强化特点有助于鉴别转移和结核等。

发现胰腺肿大同时要观察胰管是否扩张、扩张程度、胰管内结石和结节，以及胰管受累范围；扩张

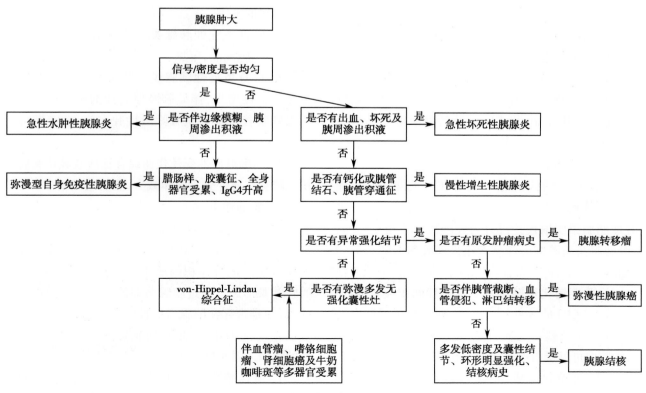

图 5-1-5　胰腺肿大鉴别诊断流程图

的胆胰管穿通胰腺达乳头是炎性病变的特点;合并胆总管异常时,梗阻端截断或鼠尾状狭窄,以及肝内胆管枯枝征或软藤征有助于良恶性梗阻鉴别;MRCP直观地显示胆胰管异常及双管征。

临床病史及实验室检查(淀粉酶、肿瘤标志物、IgG4等)有助于急性胰腺炎、免疫性胰腺炎、弥漫性胰腺癌的鉴别;既往原发肿瘤史有助于转移瘤的诊断。

2. 鉴别诊断 几种常见疾病所致胰腺肿大的主要鉴别要点见表 5-1-2。

表 5-1-2 胰腺肿大在几种不同常见疾病的主要鉴别诊断要点

疾病	影像特征	鉴别要点	主要伴随征象
急性胰腺炎	均匀(水肿)或不均匀(坏死、出血)	水肿,T_2WI 信号增高	胰周渗出、积液
慢性增生性胰腺炎	边缘不规则均匀或伴假囊肿	纤维增生,T_2WI 信号不高;胰管穿通征	T_1WI FS 全胰信号减低,DWI 信号减低,均匀延迟强化;筋膜增厚
自身免疫性胰腺炎(弥漫型)	腊肠样;T_1WI FS 信号减低,T_2WI 信号增高,DWI 明显高信号;早期强化减低、均匀延迟强化	胶囊征(胰周包膜样结构:T_2WI 线状低信号、延迟强化)激素治疗有效免疫球蛋白检查	无钙化;无胰周积液;无胰腺萎缩;主胰管节段性或弥漫性不规则狭窄;常累及胆管
胰腺结核	弥漫性少见	呈多发低密度及囊性结节;环形明显强化	胆胰管改变与胰腺及胰周肿块不成比例
全胰癌	不规则(凸凹不平)	多发/多发肿瘤结节,或弥漫浸润	腹膜后血管周围间隙转移(肝门脂肪间隙)
胰腺转移瘤	弥漫肿大伴局限膨出	单发、多发局限异常信号结节	肾癌最常见,呈富血供结节

(刘爱连 胡文君 石 喻)

二、胰腺萎缩

【定义】

胰腺体积缩小,但仍可保持正常的轮廓、形态和比例,是胰腺萎缩的形态学描述名词。超声、CT、MRI、PET/CT 及 PET/MRI 均可明确胰腺的轮廓及大小,均可应用该描述名词。胰腺萎缩可出现在慢性炎症所致全胰萎缩、胰头肿瘤胰管梗阻继发远端萎缩、老年人及糖尿病患者中。

【病理基础】

胰腺萎缩的病理基础为腺泡细胞萎缩、胰腺纤维化,胰腺体积缩小,正常小叶结构丧失,被纤维和/或脂肪组织取代。可分为弥漫胰腺萎缩和局部、上游胰腺实质萎缩。注意老年人胰腺实质随年龄的增加逐步萎缩,可呈整体明显缩小。

1. 慢性钙化性胰腺炎 是慢性胰腺炎(chronic pancreatitis,CP)最常见的类型,病理改变包括散发性间质纤维化及胰体实质钙化,小胰管和主胰管均扩张,管腔内可见蛋白栓子、结石,不同程度的腺泡破坏、导管扩张、小囊肿形成等。酒精滥用是其主要病因。

2. 慢性阻塞性胰腺炎 主胰管局部阻塞,导致其上游胰管继发性扩张、胰腺实质萎缩。主胰管扩张明显,分支导管正常。常见于胰头区域肿瘤继发胰腺体尾的萎缩。

3. 慢性炎症性胰腺炎 胰腺组织纤维化和萎缩、单核细胞浸润,罕见。

4. 自身免疫性胰腺炎 胰腺实质纤维性增生和导管上皮增生,伴显著慢性炎性细胞浸润。多以不规则胰管狭窄和胰腺弥漫性肿大为主,晚期可有萎缩。

5. 胰腺退行性变及代谢综合征所致异位脂肪沉积 胰腺实质外分泌腺体减少,脂肪组织增多。

【征象描述】

超声、CT 及 MRI 均能清晰显示胰腺大小、形态及轮廓,很容易识别胰腺萎缩,主要表现为胰腺整体或局部实质成分体积的缩小,但仍可保持相对正常的轮廓及形态。通过胰腺萎缩的范围及伴随影像学征象,如是否存在胰腺占位性病变、其影像学特征及强化方式、胆胰管改变等,可辅助进一步明确胰腺萎缩的病因。常见胰腺萎缩的疾病如下:

1. 慢性胰腺炎 CT 对胰腺钙化(羽毛状)和胰管结石显示敏感(图 5-1-6);脂肪抑制 T_1WI 胰腺实

质信号降低(纤维化),T₂WI 信号减低(腺泡减少或消失),DWI 无弥散受限(为等低信号);增强扫描动脉早期胰腺强化程度减低(毛细血管床损害),呈延迟强化(纤维肉芽);光滑的串珠状主胰管扩张(>4mm)和分支胰管全程扩张,MRCP 示主胰管与分支胰管全程粗细不均的狭窄与扩张(图 5-1-7),可见蛋白栓子所致腔内充盈缺损;胰周筋膜增厚、假性囊肿及胆总管鼠尾状狭窄等间接征象。

2. 胰头肿瘤阻塞性胰腺炎 表现为胰腺体尾部局限萎缩,相应主胰管扩张达胰头部梗阻,局部可见肿块,CT 平扫为等或低密度,T₁WI FS、T₂WI 及 DWI 对肿瘤检出敏感;造影增强肿瘤呈乏血供特点;可见双管征(图 5-1-8)。

3. 胰腺退行性变及代谢综合征所致异位脂肪沉积 胰腺萎缩,CT 示边缘呈凹凸不平样改变,胰腺实质间见不规则小片状、羽毛状或点状低密度影或胰腺实质弥漫密度降低(图 5-1-9);T₁WI 胰腺信号增高,T₁WI FS 及反相位信号减低。

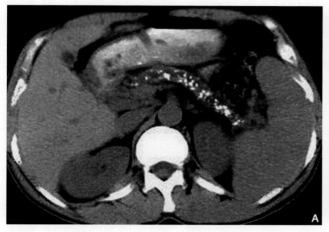
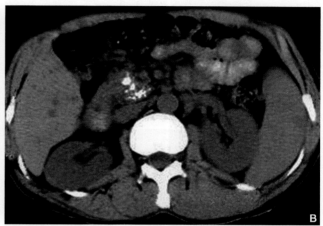

图 5-1-6 慢性胰腺炎 CT
A、B. 胰腺体尾、钩突部层面 CT 平扫,胰腺体尾明显变细,胰腺体尾及钩突见羽毛状钙化。

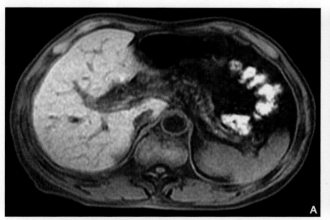
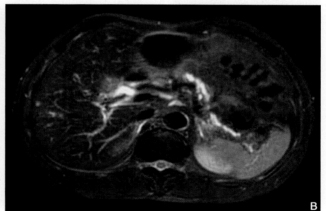
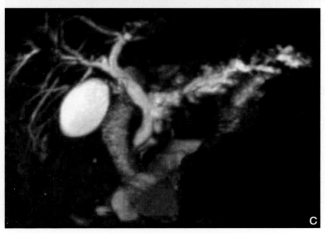

图 5-1-7 慢性胰腺炎 MRI
A. T₁WI FS 示胰腺实质萎缩,信号减低,胰管扩张;B. T₂WI 示胰管不规则扩张;C. MRCP 示主胰管和分支胰管全程扩张。

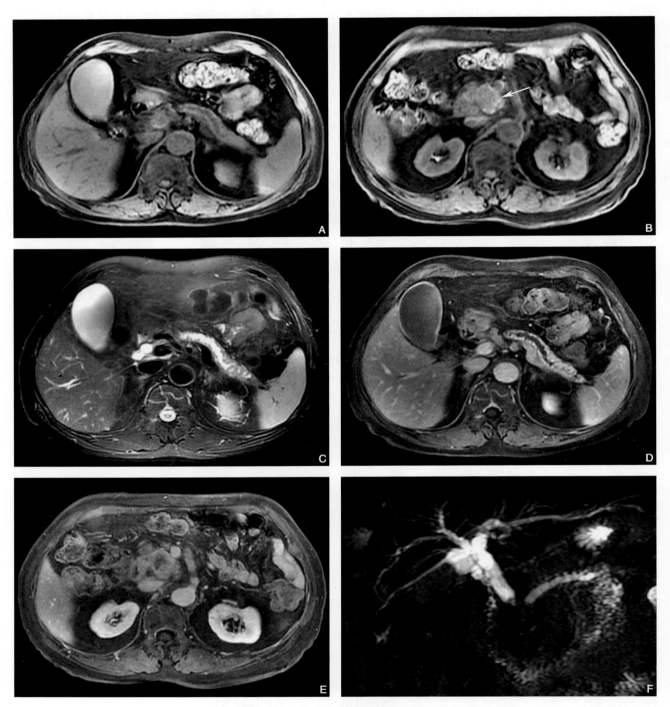

图 5-1-8　胰头肿瘤继发胰腺炎 MRI

A、B. T₁WI FS 平扫示胰腺体尾实质明显变薄,胰管增宽,胰头见类圆形低信号肿块(箭头);C. T₂WI 示胰腺体尾见明显扩张的胰管;D、E. 动态增强静脉期示萎缩的胰腺体尾部实质强化,胰头肿块呈明显低信号;F. MRCP 可见胆胰管梗阻扩张的双管征。

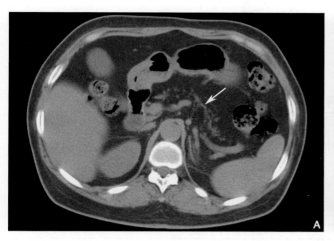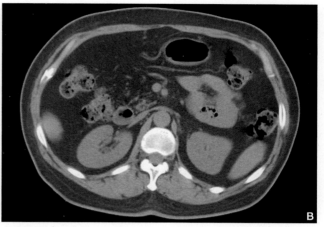

图 5-1-9　胰腺脂肪变 CT

A、B. 胰腺体部及头部 CT 平扫,胰腺体部及头部几乎全部被低密度脂肪取代,胰体中央的胰管呈等密度线状影(箭头)。

【相关疾病】

胰腺萎缩相关疾病见表 5-1-3。

表 5-1-3　胰腺萎缩相关疾病

慢性胰腺炎	胰头肿瘤	胰腺脂肪浸润
慢性钙化性胰腺炎	阻塞性胰腺炎	老年退行性变
自身免疫性胰腺炎		代谢异常所致脂
晚期		肪异位沉积

【分析思路】

第一,认识征象,客观评价,首次检查应该结合年龄、肥胖(皮下、腹腔脂肪)等来判定胰腺的大小、密度是否正常;注意胰腺各部比例及移行改变;注意正常胰腺小叶及边缘轮廓的识别。

第二,观察全胰的大小、比例,确定是弥漫性还是局限性萎缩;注意是否有肾周筋膜增厚、假囊肿等。

第三,观察胰腺密度/信号改变,注意是否有钙化(注意区别血管钙化),是否有局限肿块,必要时造影增强明确诊断。

第四,其他征象:胰管是否扩张?是否梗阻截断?胆管改变(鼠尾状狭窄或阻塞),胆胰管是否穿通胰腺全程。

第五,结合年龄、肥胖、实验室检查(血糖、血脂)等明确退行性变及脂代谢异常。

【疾病鉴别】

1. 诊断思路(图 5-1-10)　胰腺萎缩是对胰腺大小的征象描述,需要结合其他影像学特征和临床信息进行诊断及鉴别诊断。

胰腺萎缩包括全胰弥漫萎缩和局限萎缩。全胰萎缩主要由慢性胰腺炎所致,表现为全胰体积缩小,伴胰腺钙化或胰管结石。可见胰管全程不规则狭窄,胆管呈鼠尾状变细,胆胰管穿通全胰腺;局限萎缩主要见于胰头肿瘤所致上游胰腺体尾部萎缩,MRI 对胰头小肿瘤检出敏感,必要时强化明确诊断。

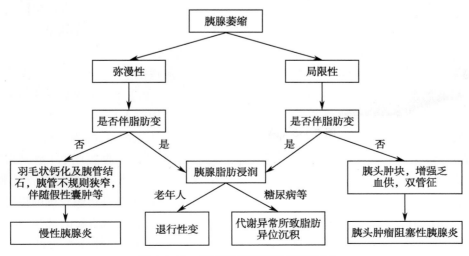

图 5-1-10　胰腺萎缩鉴别诊断流程图

同时可见胆胰管梗阻的双管征；胰腺脂肪浸润所致胰腺体积缩小的同时，胰腺密度减低，反相位和 T_1WI FS 信号减低。

2. **鉴别诊断**　几种常见疾病所致胰腺萎缩的主要鉴别要点（表5-1-4）。

表5-1-4　胰腺萎缩在几种不同常见疾病的主要鉴别诊断要点

疾病	影像特征	鉴别要点	主要伴随征象
慢性钙化性胰腺炎	全胰腺萎缩，实质羽毛状钙化	无梗阻性肿块的主胰管和分支胰管扩张	胰腺导管内结石（CT、MRCP）
慢性阻塞性胰腺炎	胰管梗阻扩张，相应胰腺体尾萎缩	胰头肿块（T_1WI FS、T_2WI、DWI、CT/MRI 增强），伴上游主胰管梗阻扩张	双管征
代谢综合征	胰头/全胰脂肪变	胰腺局部/弥漫脂肪替代	年龄、肥胖、高血糖、高血脂

（刘爱连　胡文君　石　喻）

三、胰腺局部凸起

【定义】

胰腺局部凸起，是描述胰腺轮廓改变的名词。超声、CT、MRI、PET-CT 及 PET-MRI 均可明确胰腺的轮廓及大小，均可应用该描述名词。可见于先天变异（发育异常）、肿瘤及肿块型炎症等。

【病理基础】

导致胰腺局部凸起的病理基础有胚胎发育过程中的变异所致胰腺局部形态异常、局限肿块型胰腺炎、胰腺肿瘤及囊肿等占位均可导致轮廓局部凸起。

1. **胰腺变异**　受胚胎期腹胰逆时针旋转进程以及其后发生的腹胰与背胰融合是否完全等因素影响，胰腺形态出现多种变异：①分叶状胰头，胰头前缘与外侧界超越十二指肠前上动脉的凸出部分最大径超过1cm，形成假肿块样改变；②胰腺增宽，多见于胰尾部，其次为胰体部局限增粗；③哑铃型胰腺，体尾及头部较大，颈部细窄；④网膜结节，胰腺体部向前（小网膜囊）形成局限凸起1～3cm。上述变异局部外突的胰腺组织密度、信号（平扫及增强）与邻近正常胰腺同步。

2. **胰腺炎症**　慢性肿块型胰腺炎、局限型自身免疫性胰腺炎、病变局部纤维组织增生及慢性炎性细胞浸润等可导致相应胰腺轮廓外突。

3. **胰腺肿瘤**　胰腺良恶性肿瘤（原发和继发）均可有占位效应，导致相应的胰腺局部凸起，但早期小肿瘤尚未凸出轮廓之外者，胰腺保持正常轮廓。

【征象描述】

超声、CT 及 MRI 均能清晰显示胰腺形态及轮廓，能很容易识别胰腺局限外突，通过对局部胰腺的回声、密度及信号变化（包括增强扫描），以及邻近结构的改变，进一步进行定性。

1. **胰腺变异**　形态变异呈分叶状胰头、胰尾增宽、网膜结节等改变，正常小叶结构存在，与邻近胰腺回声/密度/信号相同，且同步强化（图5-1-11）；无胆胰管扩张，MRCP 凸出的胰腺组织内可见胰管；胰周脂肪间隙正常。

2. **胰腺炎症**　胰腺小叶结构消失；慢性局限型胰腺炎病灶 CT 平扫多呈近等、略低密度，T_2WI 信号等/轻度增高反映了病变内纤维增生的特点，DWI 信号减低，但自免性胰腺炎 DWI 呈高信号，增强扫描病灶呈逐渐延迟强化的特点；可伴有胆胰管不规则狭窄及扩张，但胰管穿通病灶是与恶性肿瘤鉴别的特征；慢性炎症肿块可伴有胰周、肾前筋膜增厚等，但无血管包绕及淋巴结转移等恶性肿瘤征象（图5-1-12）。

3. **胰腺肿瘤**　胰腺小叶结构消失；胰腺局限病灶呈等、低、高或混杂回声/密度/信号，增强扫描可加大病灶与正常组织对比，并根据强化特点进一步定性（图5-1-13）；可伴胆胰管梗阻、扩张；恶性肿瘤可有邻近血管包绕，局部淋巴结及远隔转移等（图5-1-14）。

【相关疾病】

胰腺局限凸起相关疾病见表5-1-5。

【分析思路】

第一，认识征象，客观评价。首次检查应该结合年龄、肥胖（皮下、腹腔脂肪）情况来判定胰腺的大小、密度是否正常；注意胰腺各部比例及移行改变；注意正常胰腺小叶及边缘轮廓的识别。

第二，观察局部凸起的部位、形态，对应的胰腺密度/信号改变，尤其注意小叶结构是否存在。对 CT 等密度者需要进一步增强扫描以明确是否有局

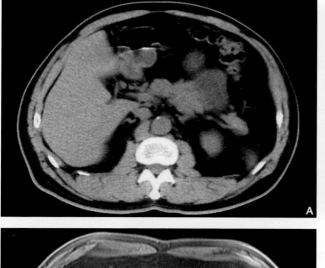

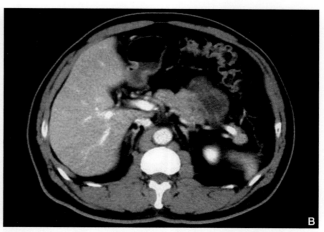

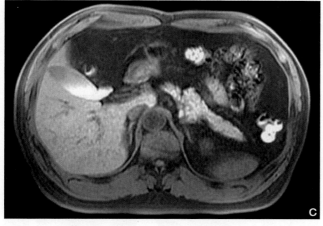

图 5-1-11 胰体变异局限凸起（网膜结节）
A、B. CT 平扫及增强扫描静脉期，胰腺体前部局限凸出，平扫及增强扫描密度与邻近胰腺组织同步；C. T₁WI FS 显示胰体前部局限凸出结节与邻近胰腺信号相同。

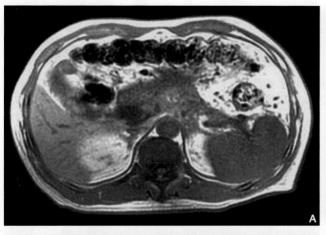

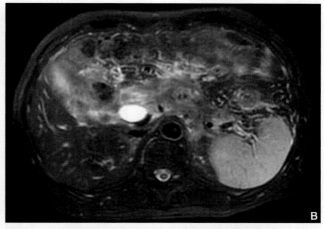

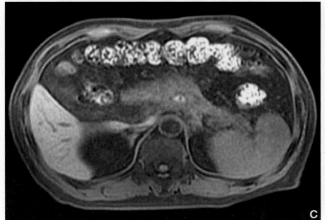

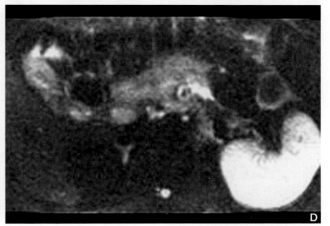

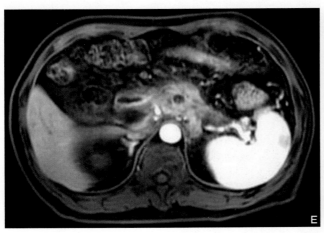
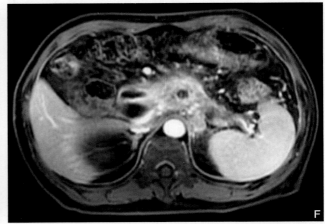

图 5-1-12 慢性肿块型胰腺炎 MRI

A. T₁WI 显示胰体局限凸起肿块,在周围高信号脂肪陪衬下显示清晰;B. T₂WI 显示肿块边界不清,呈等低信号;C. T₁WI FS 显示肿块为低信号;D. DWI 显示病灶无明显弥散受限;E、F. 增强扫描动脉期、延迟期,肿块动脉期轻度强化,延迟期持续强化。

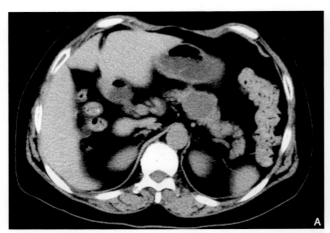
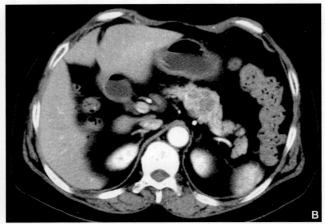

图 5-1-13 胰腺浆液性囊腺瘤 CT

A. CT 平扫显示胰腺体部局限凸起,局部见低密度肿块;B. 增强扫描动脉期,肿块内见明显多发细小分隔强化,期间低密度区无强化。

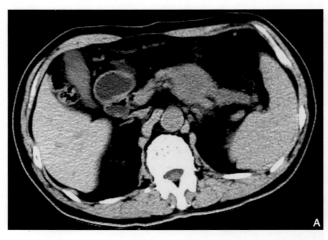
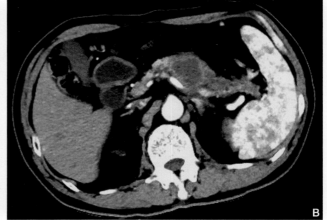

图 5-1-14 胰腺低分化导管腺癌 CT

A. CT 平扫显示胰腺体部局限凸起,局部见等密度肿块,远端胰尾萎缩;B. 增强扫描动脉期,肿块为乏血供,轻度环形强化,远端胰管扩张。

表 5-1-5 胰腺局限凸起相关疾病

先天发育（变异）	肿瘤性疾病	炎性疾病	其他
分叶状胰头	良性肿瘤	慢性肿块型胰腺炎	囊肿
胰腺体/尾增宽	原发恶性肿瘤	局限型自免性胰腺炎	假囊肿
哑铃型胰腺	继发恶性肿瘤		脓肿
网膜结节			

灶病变，根据强化程度及形式定性。MRI 对局灶病变检出更有优势。

第三，其他征象：胆胰管是否异常、是否穿通，观察是否有胰周、腹膜后淋巴结转移及邻近血管情况等。

第四，结合临床病史、实验室检查（淀粉酶、肿瘤标志物、IgG4 等）以及既往史（原发肿瘤、手术）等临床资料，有助于鉴别诊断。

【疾病鉴别】

1. **诊断思路**（图 5-1-15） 胰腺局限凸起是对轮廓的征象描述，可见于发育异常、炎症及肿瘤等，需要结合其他影像学特征和临床信息进行诊断及鉴别诊断。

发育异常所致局部凸起有特定的部位，且 CT 平扫密度与邻近正常胰腺相同，小叶结构存在，增强扫描后同步强化。MRI 各序列信号未见异常；

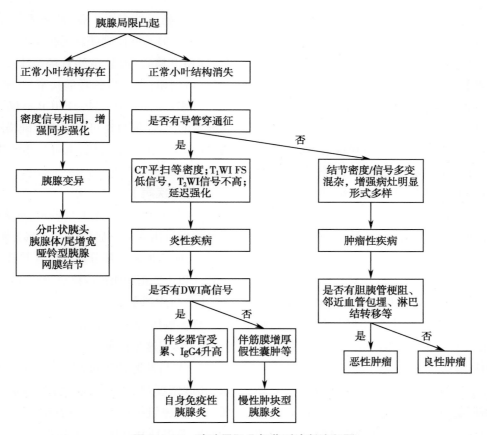

图 5-1-15 胰腺局限凸起鉴别诊断流程图

肿块型胰腺炎及局限型自身免疫性胰腺炎 CT 平扫为均匀等密度局限凸起，T_1WI FS、T_2WI 显示纤维增生的信号特点，DWI 有助于两者鉴别。增强扫描早期强化程度减低，呈延迟均匀强化。胰管不规则狭窄、扩张且穿通病变；胰腺肿瘤所致局部凸起，相应部位胰腺可见异常密度/信号的实性、囊

实性或囊性肿块，增强扫描肿块微细结构及实性部分显示清晰，可进一步定性。若出现胆胰管肿块部位梗阻、邻近血管包埋、淋巴结转移等提示恶性肿瘤。

2. **鉴别诊断** 导致胰腺局限凸起常见疾病的主要鉴别要点见表 5-1-6。

表 5-1-6　胰腺局限凸起在几种不同常见疾病中的主要鉴别诊断要点

疾病	胰腺局限凸起	鉴别要点	主要伴随征象
胰腺变异	特定的胰头分叶、胰尾增宽及胰体前缘凸出	局部小叶结构存在;与周围正常胰腺密度、信号相同;增强扫描同步强化	胰周脂肪清晰
慢性肿块型胰腺炎	可不规则,外缘模糊	CT 平扫等密度;T_1WI FS 低信号,T_2WI 及 DWI 信号不高(信号均匀);延迟强化	胰管穿通征;筋膜增厚
自身免疫性胰腺炎(局灶型)	胰头多见,光整	CT 平扫等密度;T_1WI FS 低信号,T_2WI 信号不高,DWI 明显高信号(信号均匀);延迟强化	胆管胰管不规则狭窄、扩张,但无梗阻、截断;多器官(腺体)受累
肿瘤相关	不规则、凸凹不平	单发/多发肿瘤结节,密度/信号多变、混杂,增强扫描病灶更加明显,强化形式多样(富/乏血供、均匀/不均匀)	恶性肿瘤邻近血管包绕;淋巴结肿大;远隔转移等

（刘爱连　胡文君　石　喻）

四、环状胰腺

【定义】

环状胰腺（annular pancreas，AP）是指胰腺组织以环状或钳状包绕十二指肠致其梗阻的一种先天性畸形,占十二指肠梗阻病例的 10%～30%。

【征象描述】

X 线:特异性不高,可见胃和十二指肠球部扩张充气,形成双泡征,有时可见液平。

十二指肠气钡 X 线造影是最有价值、简便的检查方法。可见特征性表现有:①胃扩张伴胃液潴留;②十二指肠降段见环状压迹或缺损影,但黏膜不紊乱、无集中;③狭窄近端十二指肠对称性扩张、球部伸长;④环状部向狭窄近端十二指肠的逆蠕动;⑤狭窄近端的异位溃疡。

上消化道造影:近端十二指肠对称性扩张、十二指肠狭窄伴降段的向心性或偏心性狭窄均提示 AP,部分情况还可观察到近端十二指肠逆蠕动及远端十二指肠扩张。十二指肠梗阻不明显、仅扩张功能略受限的病例易漏诊。

CT 检查:十二指肠降段狭窄、胰腺组织完全环状包绕十二指肠,或以"鳄嘴样(或钳样)"向前外侧或后外侧部分包绕十二指肠的征象。螺旋 CT 见胰头增大、变形并局部包绕十二指肠降段,被包绕的十二指肠管腔缩窄或结构消失;动脉期胰腺显著强化,见增大变形的胰头包绕十二指肠降段(相对低密度),同时胰管、副胰管、胆总管也清晰显像;静脉期及延迟期见十二指肠强化密度渐接近胰腺组织并与胰头分界欠清。

MRCP 检查:对于症状原因不明或上消化道造影、腹部 CT 结果不理想的患者,建议进一步行 MRCP。MRCP 可见主胰管绕十二指肠降部环状走行,胰管和胆管汇合于十二指肠壁内,还可显示被包绕十二指肠近端有无扩张、胆胰管扩张程度及扩张的副胰管,但易漏诊副胰管无扩张者。

ERCP 检查:可显示胰管环绕十二指肠,主胰管变短,可稍粗;十二指肠降部狭窄、被牵拉,乳头位置变异等影像时即确诊 AP。ERCP 不仅可以提供胰胆管异常的图像,而且还可于术中准确描述胰腺导管结构,选择合适的手术时机,也可用于鉴别壶腹部恶性肿瘤。

【相关疾病】

环状胰腺是一种先天性畸形,成人型常无症状,部分病例可出现并发症(40%～50%),如消化性溃疡、胰腺炎、胆道梗阻。部分病例可合并其他先天性畸形(70%),以十二指肠闭锁或狭窄、肠旋转不良最为常见。

【分析思路】

环形胰腺分析思路如下:

1. 认识这个征象。

2. 分析胰腺的密度/信号及其与十二指肠的关系,胰腺密度/信号是否改变,胰腺是否包绕十二指肠。当胰腺组织包绕十二指肠且密度/信号同正常胰腺时考虑环状胰腺,当无胰腺包绕十二指肠征象,胰腺密度/信号异常时考虑肿瘤或炎性病变。

3. 分析胰腺周围结构,肠系膜血管、周围淋巴结等结构是否存在异常。环状胰腺周围结构多无明显异常;肠系膜血管存在漩涡征、血管换位征时考虑中肠旋转不良;肠系膜上动脉与腹主动脉夹角明显变小时考虑肠系膜上动脉压迫综合征;周围观察到肿大淋巴结时考虑肿瘤或炎性病变。

【疾病鉴别】

新生儿AP需与先天性肠道闭锁、先天性肥厚性幽门狭窄及先天性肠旋转不良相鉴别。成人AP患者出现梗阻性黄疸时需与其他恶性肿瘤引起的胆道梗阻及肝内胆汁淤积相鉴别。表现为腹痛、餐后饱胀和呕吐时需与消化性溃疡、胃食管反流病等消化不良性疾病相鉴别。

1. **先天性十二指肠闭锁** 病变位于十二指肠降段，偶见于新生儿。患儿出生后即有呕吐，次数频繁，呕吐物可含有胆汁。胃肠造影时钡剂完全不能通过，下段肠管内无气体；手术时可见十二指肠降段无胰腺组织环绕。

2. **先天性肥厚性幽门狭窄** 患儿多在出生后数周出现反胃及呕吐症状，呕吐物不含胆汁。查体见上腹部较膨隆，可有胃蠕动波，95%以上的患儿在右上腹可扪及橄榄状肿块。胃肠造影见幽门管变细和变长、胃扩张及胃排空时间延长等。

3. **先天性胆总管闭锁** 表现为明显黄疸的病例需与AP鉴别，出生后出现黄疸且逐渐加深，呕吐物不含胆汁，钡剂检查见十二指肠降段狭窄和梗阻时应考虑AP的可能。

4. **胰头或Vater壶腹部恶性肿瘤** AP伴梗阻性黄疸的患者，尤其是老年患者，应与胰头或十二指肠乳头肿瘤鉴别。后者胃肠造影可见十二指肠环扩大、降部内缘受压变形、黏膜皱襞破坏，并有充盈缺损、倒"3"字征及双边征等。胰头癌多系乏血供肿瘤，增强后轻度不均匀强化，边界不清。壶腹癌呈渐进性强化，发病部位与AP不同。

5. **肠系膜上动脉压迫综合征** 于十二指肠第三段或第四段受肠系膜上动脉压迫所致的慢性梗阻，主要表现为上腹部饱胀不适、间断性呕吐，呕吐物中含有胆汁。胃肠造影见十二指肠有显著的阻滞及扩张，钡剂在通过十二指肠第三或第四段时有阻塞。

6. **十二指肠球后溃疡** 球后溃疡可在十二指肠外侧见龛影，无龛影时狭窄部近端黏膜水肿、集中，影像也提示球后溃疡。但凡在典型狭窄附近发现异位溃疡的即应首先考虑AP。

（姜慧杰）

五、哑铃形胰腺

【定义】

哑铃形胰腺是一种常见的胰腺形态变异，多出现在胰腺横轴面的扫描较低层面，约占胰腺形态变异的33%，在横断面上显示，胰腺的头部及尾部较大

（两者大小接近或相等），而位于肠系膜上静脉和动脉前方的胰颈部相对较窄，形成两头大、中间小的外观，胰腺整体轮廓近似哑铃形。

【征象描述】

CT/MRI影像检查：胰头及胰尾增大，二者大小常接近，表现为胰头侧突起，或胰尾膨大呈球形外观，胰腺整体形态似"哑铃"状改变，增大胰头区及胰尾部表面光滑，密度/信号无改变，与正常胰腺实质一致，常易误诊为肿块。增强扫描无强化，与正常胰腺强化一致，无占位效应，轮廓清晰，胰腺边缘小叶状结构存在，不伴有胆管或胰管扩张表现，周围脂肪间隙无改变。

影像学特征：①大小和形态：发生在特定位置（背胰组织）的局部轮廓改变和体积增大。背胰局部隆起均位于胰腺腹侧缘，高度可达1～3cm，胰体部的局部隆起称为网膜结节。②密度与信号：形态变异的背胰组织存在小叶结构，其质地、密度/信号与胰腺余部一致。③增强表现：局部轮廓改变与无改变区内胰腺实质的强化程度在各个时相保持一致。④胰管：形态规则、无扩张或狭窄。⑤胰周表现：胰周脂肪无异常密度/信号影。

【相关疾病】

哑铃形胰腺是一种胰腺形态变异，多数患者无症状；如患者胰管引流不畅，可能导致胰管内高压，从而引发胰腺炎或胰管结石等。

【分析思路】

对于胰腺的观察主要看胰腺的形态大小、信号/密度和胰管3个方面。

1. **形态大小** 观察胰腺增大的类型，是弥漫性增大、局限性增大或头尾部增大，以及胰腺小叶结构是否消失等。

2. **信号/密度改变** 要观察有没有胰腺信号/密度的改变，如增强或减低等。正常胰腺实质强化均匀，要观察突起部位信号/密度是否与邻近胰腺组织一致，且需在各个期相上一致。

3. **胰管的观察** 要注意看胰管有没有扩张、受压、串珠样改变等形态改变。胰管改变可以反映出胰腺病变，通常作为判断胰腺病变的指标。

【疾病鉴别】

胰腺局部的形态变异，尤其是局部肿大呈肿块样时，在CT或MRI图像上需要与局灶性胰腺炎或肿瘤性病变相鉴别：①正常的胰腺组织存在小叶结构，这点很重要。当发生胰腺炎或肿瘤性病变时，表现为小叶结构消失，而CT密度和MRI信号强度改

变不明显。②哑铃形胰腺是胰腺形态的变异,其与邻近的正常胰腺组织在 CT 密度和 MRI 脉冲序列上信号强度一致。但当进行增强扫描时,局限性隆起与非隆起区域内胰腺实质的强化程度不一致时,考虑为肿瘤或炎性疾病。③有无胰管扩张:哑铃形胰腺不存在胰管扩张,胰腺肿瘤样病变时,胰管扩张。④哑铃形胰腺,胰周脂肪信号/密度无改变。

(姜慧杰)

六、分叶胰腺

【定义】

1. 胰腺头颈部分叶是指相对于胰十二指肠前上动脉,胰腺实质延伸超过 1cm。

2. 胰体尾形态异常有多种分型,Ⅰ型指正常胰腺实质从体或尾表面突出,最大尺寸>10mm;Ⅱ型为胰尾形态异常,其中Ⅱa 型(球状尾)是指胰腺尾部呈球状,表面光滑,直径大于胰体其余部分厚度的两倍;Ⅱb 型(分叶状尾)是指脾门周围呈分叶状的大尾,其直径大于胰体其他部位厚度的两倍;Ⅱc 型(锥形)是指胰腺组织从体尾交界处向尾部平滑变窄和变细,无任何脂肪浸润、组织萎缩或坏死;Ⅱd 型(分叉)。

【征象描述】

1. **胰腺头颈部分叶**　CT 和 MRI 表现为密度/信号强度正常的胰腺组织相对于胰十二指肠前上动脉延伸超过 1cm。

2. **胰腺体和尾的形态/轮廓变异**有多种类型,其 CT 和 MRI 表现各不相同:

(1) Ⅰ型:密度/信号强度正常的胰腺组织从胰腺体或尾表面突出,最大尺寸>10mm。

(2) Ⅱa 型:胰腺尾部呈球状,表面光滑,直径大于胰体其余部分厚度的两倍,其密度/信号同正常胰腺组织。

(3) Ⅱb 型:脾门周围呈分叶状的大尾,其直径大于胰体其他部位厚度的两倍,其密度/信号同正常胰腺组织。

(4) Ⅱc 型:胰腺组织从体尾交界处向尾部平滑变窄和变细,胰腺组织密度/信号正常,无任何脂肪浸润、组织萎缩或坏死。

(5) Ⅱd 型:胰尾部呈分叉样改变,密度/信号无异常。

【相关疾病】

分叶胰腺是一种先天性畸形,腹痛是其常见的症状,是因为胰腺表面被各种腹膜反折覆盖,胰腺组织从腹膜反折之间突出时会导致器官的慢性拖拽,

此外当胰腺形态存在异常(尤其是球形和分叉变异)时,可能更容易发生局灶性胰腺炎。

【分析思路】

诊断分叶胰腺通常涉及临床症状、体格检查、影像学检查以及实验室检查等多个方面。确诊应遵循以下思路:

第一,分叶胰腺临床症状、体格检查及实验室检查无特异性。

第二,影像学特征:

1. **大小和形态**　①胰腺头颈部分叶表现为相对于胰十二指肠前上动脉,胰腺实质延伸超过 1cm。②胰体尾形态异常有多种分型,Ⅰ型表现为正常胰腺实质从体或尾表面突出,最大尺寸>10mm;Ⅱ型为胰尾形态异常,其中Ⅱa 型(球状尾)表现为胰腺尾部呈球状,表面光滑,直径大于胰体其余部分厚度的两倍;Ⅱb 型(分叶状尾)表现为脾门周围呈分叶状的大尾,其直径大于胰体其他部位厚度的两倍。

2. **密度/信号**　形态变异的胰腺组织质地、密度/信号与胰腺余部一致。

3. **增强表现**　局部轮廓改变与无改变区域内胰腺实质的强化程度在各个时相保持一致。

4. **胰管**　形态规则、无扩张或狭窄。

5. **胰周表现**　胰周脂肪无异常密度/信号影。

第三,鉴别诊断。在诊断分叶胰腺时,需要与其他胰腺疾病进行鉴别,如胰腺神经内分泌肿瘤、局灶型自身免疫性胰腺炎等,通过比较不同的影像学特征,可以帮助排除其他疾病。

【疾病鉴别】

胰腺分叶需要与胰腺局灶性病变鉴别,如胰腺内副脾、胰腺神经内分泌肿瘤、自身免疫性胰腺炎及胰腺实性浆液性囊腺瘤。

1. **胰腺内副脾**　副脾为脾脏以外与正常脾脏结构、功能相同的组织,当异位于胰腺时,需要与分叶胰腺相鉴别。在影像学上,其平扫一般呈等密度/信号或稍高密度/信号,增强扫描强化一般高于正常胰腺,与正常脾脏相比,平扫与脾脏呈等密度/信号,增强扫描强化程度与脾脏基本一致,部分患者动脉期可出现与脾脏相似的"花斑样"强化,为胰腺内副脾特征性表现。

2. **胰腺神经内分泌肿瘤**　是一种胰腺常见的富血供肿瘤,可分为低级别及高级别神经内分泌肿瘤,其中低级别神经内分泌肿瘤需要与分叶胰腺相鉴别。影像上多表现为单发、直径<2cm、形态规则、边缘光滑、包膜完整,CT 平扫以等密度或稍低密度为主,增强扫描示动脉期强化显著,包膜多可见明显

强化,门静脉期有所下降,但仍高于胰腺实质,肿瘤与邻近结构边界清晰,周边组织及血管无明显浸润。MRI 平扫病灶在 T_1WI 呈低信号,T_2WI 呈高信号,增强扫描动脉期大多数病灶均呈现明显强化,静脉期多数病变仍呈强化。

3. 局灶型自身免疫性胰腺炎 局灶型自身免疫性胰腺炎可能与分叶胰腺凸起的球形外观相类似。CT 平扫表现为低密度肿块,边界不清晰,可见渗出影,增强扫描动脉期低于正常胰腺实质,门静脉期及延迟期呈渐进性持续性强化。MRI 图像上表现 T_1WI 低信号,T_2WI 上表现为等或高信号,增强扫描表现为延迟强化,动脉期低信号,静脉期中度强化,呈低信号或等信号。当影像上提示该病变时,可结合相关免疫球蛋白 IgG4 水平进一步明确诊断。

4. 胰腺实性浆液性囊腺瘤 为胰腺浆液性囊腺瘤较为罕见的分型。CT 平扫图像上病变为等密度或稍低密度,边界清晰,增强扫描表现为明显强化,MRI 图像上表现为 T_1WI 低信号,T_2WI 高信号,增强扫描表现为动脉期明显快速强化,静脉期表现为等信号。

(姜慧杰)

七、胰腺分裂

【定义】

胰腺分裂(pancreas divisum,PD)是胰腺导管系统最常见的先天性异常,胰管分裂是指胚胎时期的腹侧胰腺原基和背侧胰腺原基的原始胰管结构未能正常融合,从而导致出生后胰管的走行和结构出现异常。

【病理基础】

胰腺的发生出现在人胚胎发育的第 4 周,最初从前肠的尾端背腹两侧各伸一个芽突,分别称为腹侧胰腺原基和背侧胰腺原基。正常情况下,胚胎第 7 周时,腹侧胰腺原基由十二指肠腹侧转移到背侧,与背侧胰腺原基合成为胰腺,腹侧胰腺原基构成胰头的背侧和钩突部分,背侧胰腺原基构成胰头的腹侧,以及与之相延续的胰体和胰尾,背侧原始胰管与腹侧原始胰管汇合,背侧原始胰管的近段消失。如果腹侧原始胰管和背侧原始胰管未融合,则形成胰腺分裂,引流胰头的背侧和钩突部分的胰管(原腹侧原始胰管,后文简称为腹侧胰管)开口于主乳头,引流胰头的腹侧以及胰体和胰尾的胰管(原背侧原始胰管,后文简称为背侧胰管)开口于副乳头。副乳头开口很小,大量胰液分泌后排流障碍,常可导致胰腺炎。

【征象描述】

1. 超声、CT、MRI 常无阳性发现,偶可见胰头部

胰管的扩张和胰管结石。

2. ERCP 是确诊的重要方法,从主乳头插管示腹侧胰管短粗并有分支呈树枝状,胰体尾不显影;从副乳头插管见背侧胰管显影,腹侧和背侧胰管无交通,诊断可确立。

3. MRCP 是诊断胰腺分裂的无创性检查方法,可同时显示背侧胰管和腹侧胰管,腹侧胰管呈一短小管腔,可与胆总管共同开口于十二指肠乳头,背侧胰管开口于十二指肠副乳头。

【相关疾病】

胰腺分裂是一种先天性畸形,部分患者无症状,如十二指肠乳头有狭窄或梗阻,可出现急性胰腺炎或慢性胰腺炎的临床症状。

【分析思路】

胰腺分裂的诊断主要依赖于影像学检查,分析思路如下:

第一,认识这个征象。

第二,重点观察腹侧胰管与背侧胰管的形态与位置关系:腹侧胰管短粗并有分支呈树枝状,能够与胆总管共同开口于十二指肠乳头;背侧胰管可延伸到远端胰腺直达胰尾,与腹侧胰管无融合,背侧胰管开口于十二指肠副乳头。

第三,结合患者的临床病史、临床症状综合分析:部分胰腺分裂症患者无临床症状。胰腺分裂症有临床症状者,常因乳头有狭窄或梗阻,胰管内压力升高,胰液引流不畅出现上腹部疼痛,有时向背部放射,饮酒、进食油腻食物时腹痛加剧,血尿淀粉酶升高,可出现急性胰腺炎等典型临床症状。反复发作者临床上出现急性复发性胰腺炎。部分患者会出现慢性顽固性疼痛、慢性胰腺炎的一系列临床表现,如消瘦、腹泻、排不消化食物、梗阻性黄疸等。有些患者可同时伴有胆石症。当患者反复出现急慢性胰腺炎症状或慢性顽固性疼痛时,应考虑是否存在胰腺分裂的可能。

【疾病鉴别】

胰腺分裂需与胰腺肿瘤、慢性胰腺炎及胰体尾缺失相鉴别,其中靠近乳头处主胰管的病理性梗阻可见于胰腺癌、胰腺导管内乳头状黏液肿瘤或少部分慢性胰腺炎患者。主要鉴别点:①影像学上,胰腺癌引起胰管梗阻多表现为胰管不规则的狭窄、突然中断;②慢性胰腺炎患者有时因体尾部发生纤维变性,主胰管线样变细而被误认为腹侧胰管,一般经ERCP 充盈造影后可见副胰管即可鉴别;③主乳头造影显示胰体尾缺失者,通过副乳头造影可见背侧胰

管于体尾部之前终止,CT、超声显示胰腺体尾部实质缺失即可鉴别。

（姜慧杰）

八、腊肠征

【定义】

腊肠征（sausage sign）是指胰腺弥漫性肿大,失去正常"羽毛状"结构,外缘平直,在影像图像上呈"腊肠样"形态,故称腊肠征。

【病理基础】

形成此征象的组织病理基础主要为:胰腺结构破坏,胰腺腺泡明显萎缩,大量淋巴细胞及浆细胞浸润和纤维组织增生导致胰腺肿胀、变硬。

【征象描述】

1. CT 检查　胰腺呈弥漫性肿大,失去正常"羽毛状"结构,外缘平直呈"腊肠样"（图 5-1-16）。

2. MRI 检查　MRI 表现同 CT 类似,但 MRI 软组织分辨率高,能更清晰地显示胰腺实质（图 5-1-17）。

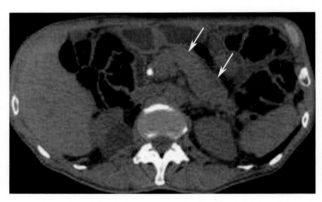

图 5-1-16　腊肠征
胰腺呈弥漫性肿大,失去正常"羽毛状"结构,外缘平直呈"腊肠样"（箭头）。

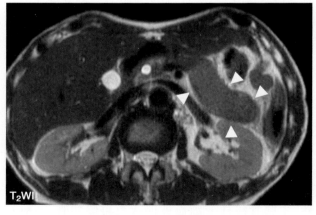

图 5-1-16　腊肠征
胰腺呈弥漫性肿大,失去正常"羽毛状"结构,外缘平直呈"腊肠样"（箭头）。

【相关疾病】

腊肠征为自身免疫性胰腺炎（autoimmune pancreatitis,AIP）的典型特征。此征象也可出现在胰腺导管腺癌（pancreatic ductal adenocarcinoma,PDAC）及胰腺导管内管状乳头状肿瘤（intraductal tubulopapillary neoplasm,ITPN）中。

【分析思路】

腊肠征是指胰腺弥漫性肿大,呈"腊肠样"外观,在多种病变中可见,分析思路如下:

第一,认识这个征象。

第二,分析此征象所属病变的强化方式:胰腺导管腺癌（pancreatic ductal adenocarcinoma,PDAC）为乏血供病变,各期均呈轻度强化,未见明显延迟强化征象,且强化欠均匀;自身免疫性胰腺炎（autoimmune pancreatitis,AIP）呈较均质、渐进性延迟强化,表现为动脉期点片状不均匀轻度强化,呈"雪花状",静脉期、延迟期呈均匀持续强化。

第三,分析胰胆管改变:典型 AIP 表现为主胰管长段狭窄（累及长度超过 1/3）、多发狭窄、远端胰管无扩张或轻度扩张（＜5mm）和狭窄段产生侧分支,而且可见胰管贯穿征,而 PDAC 大多表现为胰管截断征,且多伴远端胰管扩张（多数扩张程度≥5mm）和胰腺萎缩;AIP 常累及胆总管下段,引起胆管壁增厚及管腔光滑呈向心性、渐进性狭窄,胰腺癌累及胆管时多呈截断样狭窄,壁不光滑。

第四,分析胰腺外表现:AIP 可累及胰腺外多种脏器,可合并腹膜后纤维化、硬化性胆管炎等,而 PDAC 常见的胰腺外表现为压迫侵犯邻近组织、淋巴结转移、远处转移等。

第五,此征象为 AIP 的典型特征,可见环绕增厚的包膜样边缘,CT 平扫呈等或稍低密度,增强可呈轻中度延迟强化,此影像学征象为胶囊征。MRI 在 T₂WI 上显示相应的低信号边缘,反映了纤维化的区域,且可以作为 AIP 和 PDAC 的鉴别点。

第六,结合临床资料,缩小鉴别诊断范围,明确 AIP 典型征象的诊断。文献个案报道,胰腺导管内管状乳头状肿瘤（intraductal tubulopapillary neoplasm,ITPN）也可表现为腊肠征,MRI 显示胰腺肿大呈腊肠样,密度不均 T₂WI 呈略高信号,增强扫描不均匀强化,胰体及胰尾部胰管明显扩张,扩张的主胰管周围可见线状萎缩实质。血清 IgG4 水平增高、IgG4 阳性浆细胞浸润和胰腺外病变（如硬化性胆管炎、硬化性涎腺炎和腹膜后纤维化）出现时提示 AIP。胰腺导管或其他胰腺恶性肿瘤患者通常 CA19-9、CEA 等癌性指标增高。此外 AIP 对激素治疗有效，一般治疗 1 个月后胰腺形态可恢复正常。

【鉴别诊断】

腊肠征为 AIP 的特征性影像学表现，需要与可能出现此征象的其他疾病如 AIP、PDAC、ITPN 以及 AIDS 伴胰腺炎相鉴别。

1. AIP 腊肠征为其特异性表现，胰腺弥漫性肿大，小叶轮廓和胰腺裂隙消失，边界清楚，CT 平扫呈均匀等或低密度，增强扫描病灶呈渐进性均匀强化；MRI 平扫 T_1WI 胰腺呈弥漫性低信号，T_2WI 呈稍高信号，DWI 呈轻度扩散受限。胰腺边界清楚，病变密度较均匀，可出现胰管贯穿征；胰腺边缘可见环状低密度包壳，即胶囊征；可伴随胰腺外多种脏器受累。

2. PDAC 多表现为胰腺局部增大并肿块形成，强化程度较低，受累胰管表现为胰管截断征，远端胰管明显扩张。偶可见 CT 表现为胰腺体积弥漫性肿大，呈低密度，呈腊肠样改变，可伴钙化灶。

3. ITPN 多表现为实性、结节状肿瘤伴胰管扩张，增强扫描不均匀强化，强化程度低于正常胰腺实质。文献个案报道，ITPN 也可表现为腊肠征。MRI 图像显示胰腺肿大呈腊肠样，密度不均，T_2WI 呈略高信号，增强扫描不均匀强化，胰体及胰尾部胰管明显扩张，扩张的主胰管周围可见线状萎缩实质。

4. AIDS 伴胰腺炎 CT 或 MRI 图像偶可表现为腊肠征，呈非特异性的腊肠样外观，伴有肠系膜水肿和滞留。

（姜慧杰）

九、胶囊征

【定义】

胶囊征，也称为假包膜征，是指在影像学上表现为胰腺周围脂肪间隙内出现的部分或全部包裹胰腺实质的异常环状密度影/信号。

【病理基础】

胰腺实质炎性病变延伸至胰周脂肪组织时，即形成假包膜，由此推测假包膜的组织学成分主要为胰周炎性组织，是由淋巴细胞浸润所致，以及纤维组织（席纹状纤维化），即胰周脂肪组织的炎性变及纤维化。

【征象描述】

CT 或 MRI 表现为胰腺周围脂肪间隙内部分或完全包裹胰腺实质的环状密度影/信号，相比胰腺实质，周围假包膜 CT 平扫常呈等或稍低密度，MRI 示 T_1WI 呈低信号，T_2WI 呈低信号为主的混杂信号，增强后呈渐进性强化或延迟强化，提示此征象可能为

累及胰腺周围脂肪组织的纤维炎性改变。

【分析思路】

第一，认识这个征象。

第二，分析此假包膜的厚度：看厚度是否均匀。厚度均匀的假包膜，好像实质被一圈炎症所包围的，常见于自身免疫性胰腺炎（autoimmune pancreatitis，AIP）；厚度不均匀的假包膜，多见于急慢性胰腺炎的炎症改变。

第三，分析胰腺其他影像学征象，如是否合并腊肠征。此征象与腊肠征同时出现为 AIP 的典型特征，常可作为与胰腺癌的鉴别点。

【相关疾病】

胶囊征为自身免疫性胰腺炎（autoimmune pancreatitis，AIP）的典型特征。急慢性胰腺炎及少数胰腺肿瘤可也出现此征象。

【鉴别诊断】

1. AIP 胰周边缘常出现胶囊样包壳，CT 呈等、略低密度，抑脂 T_1WI 呈等、略高信号，T_2WI 呈略低信号，动态增强后假包膜呈延迟强化，假包膜可能代表 AIP 病程中的炎症期，提示对类固醇治疗敏感；胰腺呈弥漫或局限性肿大，形态僵硬，小叶结构消失，外观呈"腊肠样"，胰腺内病变部位 CT 多呈现低密度，MRI 多表现为 T_1WI 低信号，T_2WI 略高信号，增强扫描后，动脉期呈轻度不均匀强化或"雪花样"强化，静脉期呈渐进性强化，延迟期强化程度等于或高于邻近胰腺实质；主胰管不规则狭窄不伴远端胰管扩张或轻度扩张，且无胰腺萎缩也是 AIP 的特征表现之一，此外还常伴有多脏器病变。

2. 急慢性胰腺炎 胰腺脂肪周围轮廓模糊，脂肪层消失。胰腺形态不规则，强化均匀，伴或不伴斑片状高密度影及密度降低区，增强扫描正常胰腺组织明显强化，坏死部分无明显强化。有时也可表现为"胶囊样"的边缘改变，主要为脂肪组织坏死及泡沫状巨噬细胞组成，而非 AIP 的淋巴细胞及浆细胞浸润，需要与 AIP 相鉴别。

3. 少部分胰腺癌可表现为弥漫浸润性改变，类似腊肠样。当淋巴瘤累及胰腺时，偶尔也可表现为胰腺的弥漫肿大，呈腊肠样改变，二者延迟后均为低强化，钙化罕见。

（姜慧杰）

参 考 文 献

1. 亚当.格艾放射诊断学［M］.6 版.张敏鸣，译.北京：人民军医出版社，2015.

2. 郭启勇.中华临床医学影像学-消化分册[M].北京:北京大学医学出版社,2015.

3. 严福华,宋彬.中华影像医学-肝胆胰脾卷[M].3版.北京:人民卫生出版社,2019.

4. 于春水,郑传胜.医学影像诊断学[M].5版.北京:人民卫生出版社,2022.

5. CHANDRA J,GRIERSON C,BUNGAY H.Normal variations in pancreatic contour are associated with intestinal malrotation and can mimic neoplasm[J].Clinical Radiology,2012,67(12):1187-1192.

6. BORGHEI P,SOKHANDON F,SHIRKHODA A,et al.Anomalies,anatomic variants,and sources of diagnostic pitfalls in pancreatic imaging[J].Radiology,2013,266(1):28-36.

7. ZAMBONI GA,AMBROSETTI MC,PEZZULLO M,et al.Optimum imaging of chronic pancreatitis[J].ABDOM RADIOL,2020,45(5):1410-1419.

8. HE M,WANG X,XU J,et al.Diffuse involvement of pancreas is not always autoimmune pancreatitis[J].ACAD RADIOL,2022,29(10):1523-1531.

9. YOON SB,JEON TY,MOON SH,et al.Systematic review and meta-analysis of MRI features for differentiating autoimmune pancreatitis from pancreatic adenocarcinoma[J].EUR RADIOL,2022,32(10):6691-6701.

10. MILLER FH,LOPES VC,HAMMOND NA,et al.Pancreatic cancer and its mimics[J].RADIO-GRAPHICS,2023,43(11):e230054.

11. 费维敏,尹传高,王昶,等.新生儿环状胰腺的MSCT诊断[J].中国医学计算机成像杂志,2016,22(3):260-264.

12. 汪学艳,白琪,冯泽东,等.环状胰腺诊治进展[J].中华肝脏外科手术学电子杂志,2020,9(3):216-220.

13. 居胜红,彭新桂.影像诊断思维[M].北京:人民卫生出版社,2023.

14. 郭启永.中华临床医学影像学——消化分册[M].北京:北京大学医学出版社,2016.

15. 靳二虎,张洁,马大庆.胰腺解剖变异和脂肪沉积的MRI表现[J].磁共振成像,2012,03(3):213-221.

16. 殷瀚霖,浦宁,陈强达,等.胰腺外科医师的起步与演变:前5年主刀病例的技术形态分析[J].中华外科杂志,2023,61(6):511-518.

17. 陆建平.胰腺病理影像学[M].上海:上海科学技术出版社,2019.

18. 王玉涛,汪建华,张建,等.背胰形态变异的影像学特征[J].中华普通外科杂志,2015,30(1):19-22.

19. 贾维尔卡西利亚斯.胰腺多学科教学集:影像、外科和病理[M].上海:复旦大学出版社,2020.

20. 黄魏,王俭,金涵羧,等.胰尾增宽:一种少见的胰腺变异[J].肝胆胰外科杂志,2011,23(06):457-458.

21. 靳二虎,张洁,马大庆.胰腺解剖变异和脂肪沉积MRI表现[J].磁共振成像,2012,3(03):213-221.

22. SUREKA B,JHA S,YADAV A,et al.MDCT evaluation of pancreatic contour variations in head,neck,body and tail:surgical and radiological significance[J].Surg Radiol Anat,2021,43(9):1405-1412.

23. OMERI AK,MATSUMOTO S,KIYONAGA M,et al.Contour variations of the body and tail of the pancreas:evaluation with MDCT[J].JPN J RADIOL,2017,35(6):310-318.

24. BORGHEI P,SOKHANDON F,SHIRKHODA A,et al.Anomalies,anatomic variants,and sources of diagnostic pitfalls in pancreatic imaging[J].Radiology,2013,266(1):28-36.

25. DILEK O,AKKAYA H,KAYA O,et al.Evaluation of the contour of the pancreas:types and frequencies[J].ABDOM RADIOL,2021,46(10):4736-4743.

26. ROSS BA,JEFFREY RB,MINDELZUN RE.Normal variations in the lateral contour of the head and neck of the pancreas mimicking neoplasm:evaluation with dual-phase helical CT[J].AM J ROENTGENOL,1996,166(4):799-801.

27. 王玉涛,汪建华,张建,等.背胰形态变异的影像学特征[J].中华普通外科杂志,2015,30(1):19-22.

28. 韩铮,舒锦尔,吕光宏,等.胰腺内异位副脾CT及MRI表现[J].中国医学影像学杂志,2020,28(03):223-226.

29. 李颖,于江媛,夏艳飞,等.胰腺神经内分泌肿瘤的影像学诊断[J].中国实用外科杂志,2019,39(09):900-907.

30. DILEK O,AKKAYA H,KAYA O,et al.Evaluation of the contour of the pancreas:types and frequencies[J].Abdom Radiol(NY),2021,46(10),4736-4743.

31. SCHIMA W,BÖHM G,RÖSCH CS,et al.Mass-forming pancreatitis versus pancreatic ductal adenocarcinoma:CT and MR imaging for differentiation[J].Cancer Imaging,2020,20(1):52.

32. 王晴柔,陈克敏,朱兰,等.MDCT在鉴别胰腺实性型浆液性囊腺瘤与富血供神经内分泌肿瘤中的价值[J].中国医学计算机成像杂志,2022,28(1):50-55.

33. FANG X,JIANG H,CAO K,et al.Distinguishing pancreatic solid serous cystadenomas from nonfunctional pancreatic neuroendocrine tumors by computed tomography:A propensity score analysis[J].Medicine(Baltimore),2022,101(37):e30523.

34. VERON SANCHEZ A,SANTAMARIA GUINEA N,CAYON SOMACARRERA S,et al.Rare Solid Pancreatic Lesions on Cross-Sectional Imaging[J].Diagnostics(Basel),2023 13(16):2719.

35. 张占田,杜祖超,李鑫健,等.胰腺分裂症的研究与诊疗进展［J］.中华胰腺病杂志,2021,21(4):309-313.

36. KAMISAWA T,YOSHIIKE M,EGAWA N,et al. Pancreatic tumor associated with pancreas divisum［J］. J Gastroenterol Hepatol,2005,20(6):915-918.

37. WANG DB,YU J,FULCHER AS,et al. Pancreatitis in patients with pancreas divisum:imaging features at MRI and MRCP［J］. World J Gastroenterol,2013,19(30):4907-4916.

38. 李兆申,许国铭.胰腺疾病内镜治疗与诊断学［M］.上海:第二军医大学出版社,2004.

39. KHANDELWAL A,SHANBHOGUE AK,TAKAHASHI N,et al. Recent advances in the diagnosis and management of autoimmune pancreatitis［J］. AJR,2014,202(5),1007-1021.

40. 陈维翠,刘波,胡少为,等.I型自身免疫性胰腺炎的CT及MRI表现［J］.中国医学影像学杂志,2021,29(1):65-68.

41. 张井良.急性胰腺炎的CT检查与影像学表现分析［J］.现代医用影像学,2021,30(10):1892-1894.

42. 马义,黎琪,伏旭,等.胰腺导管内管状乳头状肿瘤的影像学表现及病理特点分析［J］.腹部外科,2021,34(5):6.

43. LU ZF,KANG B,LI JM,et al. Intraductal tubulopapillary neoplasm of the pancreas presenting as sausage［J］. Am J Gastroenterol,2021,116(5):867.

44. CASTILLO ALMEIDA NE,MUPPA P,ABU SALEH O. Deciphering the "Sausage" Pancreas［J］. Gastroenterology,2021,161(6):e4-e5.

45. SUZUKI K,ITOH S,NAGASAKA T,et al. CT findings in autoimmune pancreatitis:assessment using multiphase contrast-enhanced multisection CT［J］. Clinical radiology,2010,65(9):735-743.

46. OGAWA H,TAKEHARA Y,NAGANAWA S. Imaging diagnosis of autoimmune pancreatitis:computed tomography and magnetic resonance imaging［J］. J Med Ultrason(2001),2021,48(4):565-571.

47. CROSARA S,D'ONOFRIO M,DE ROBERTIS R,et al. Autoimmune pancreatitis:multimodality non-invasive imaging diagnosis［J］. World Journal of Gastroenterology,2014,20(45):16881-16890.

48. LEE LK,SAHANI DV. Autoimmune pancreatitis in the context of IgG4-related disease:review of imaging findings［J］. World J Gastroenterol,2014,20(41):15177-15189.

49. IRIE H,HONDA H,BABA S,et al. Autoimmune pancreatitis:CT and MR characteristics［J］. AJR Am J Roentgenol,1998,170(5):1323-1327.

50. 裴新龙,刘剑羽,谢敬霞,等.自身免疫性胰腺炎与胰腺癌的CT增强表现［J］.临床放射学杂志,2016,35(01):71-76.

51. YOON SB,JEON TY,MOON SH,et al. Differentiation of autoimmune pancreatitis from pancreatic adenocarcinoma using CT characteristics:a systematic review and meta-analysis［J］. European radiology,2023,33(12):9010-9021.

52. 王佳妮,张洁,杨大为,等.自身免疫性胰腺炎假包膜CT及MRI表现［J］.中国医学影像技术,2021,37(09):1358-1362.

53. 王佳妮,靳二虎.影像学诊断及鉴别诊断自身免疫性胰腺炎［J］.中国医学影像技术,2021,37(07):1102-1105.

54. 孔梅,夏好成,朱付立.自身免疫性胰腺炎和胰腺导管腺癌影像学鉴别［J］.实用放射学杂志,2023,39(1):75-78.

55. 刘飞,鲁璐,贾维维,等.急性坏死性胰腺炎CT增强扫描表现及其诊断价值［J］.中国CT和MRI杂志,2019,17(05):113-115.

第二节　胰腺密度改变

一、CT平扫低密度

(一)局灶性

【定义】

胰腺CT平扫局灶性低密度是CT平扫用于胰腺局灶性病变的一种描述,表示病变对X线吸收量较正常胰腺实质少,表现为局灶性密度减低影。胰腺局灶性低密度灶可能与局灶性胰腺脂肪浸润、局灶性胰腺炎、胰腺导管腺癌(简称胰腺癌)、转移瘤及胰腺囊性病变等大多数疾病有关。其中,胰腺癌是一种高度恶性肿瘤,需要及时发现和治疗。因此,一旦发现胰腺局灶性低密度灶,就需要进行进一步的检查和诊断。

【病理基础】

胰腺低密度影可以反映胰腺组织的异常或病理变化,依据病变的病理类型而不同,例如,良性病变中胰腺脂肪浸润是指胰腺组织内出现非正常的脂肪堆积,代替了胰腺组织;胰腺炎可以导致胰腺组织的水肿和炎症;胰腺囊性病变是胰腺内囊状液体或黏液聚集形成的异常局灶性病变;胰腺坏死是胰腺局部坏死组织的形成,可能由重度胰腺炎、血管疾病等引起。恶性肿瘤中胰腺癌最为常见,其胰腺结构被破坏,胰腺腺泡破坏或者胰腺导管破坏及细胞形态发生改变,可含较多纤维或腺体,多为实性,囊变、坏死少见。

【征象描述】

CT平扫胰腺上常表现为不同程度或范围的低密度灶（图5-2-1～图5-2-3）。

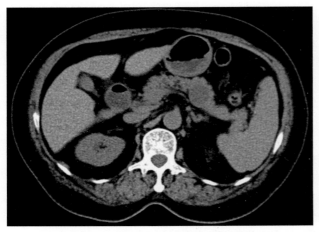

图 5-2-1　胰腺局灶性低密度病例
患者女,74岁,胰腺黏液性囊性肿瘤。胰腺体部均匀低密度结节,边缘光整。

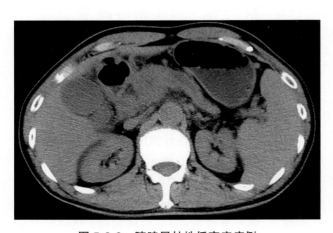

图 5-2-2　胰腺局灶性低密度病例
患者男,70岁,胰腺癌:胰头颈部稍低密度灶,密度欠均匀,边缘模糊,上游胰管扩张及胰腺萎缩。

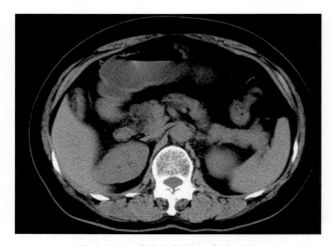

图 5-2-3　胰腺局灶性低密度病例
患者女,57岁,胰腺局灶性脂肪浸润:胰头稍低密度影,边界尚清。

【相关疾病】

与CT平扫低密度有关的疾病种类繁多,表5-2-1展示部分疾病。

表 5-2-1　胰腺局灶性低密度相关病例

胰腺假性肿瘤	局限性胰腺脂肪浸润、局灶性急性胰腺炎、肿块型慢性胰腺炎、胰腺假性囊肿、胰腺包裹性坏死
胰腺实性肿瘤	胰腺癌、胰腺腺泡细胞癌、胰腺腺鳞癌、胰母细胞瘤、胰腺神经内分泌肿瘤、胰腺神经内分泌癌、胰腺脂肪瘤、胰腺淋巴瘤、胰腺错构瘤、胰腺转移瘤
胰腺囊性肿瘤	胰腺黏液性囊性肿瘤（MCN）、胰腺浆液性囊腺瘤（SCN）、胰腺导管内乳头状黏液性肿瘤（IPMN）、胰腺实性假乳头状肿瘤（SPN）、神经内分泌肿瘤囊变

【分析思路】

在平扫CT检查中发现胰腺内局灶性异常低密度影,首先要观察病变的部位、形态、大小、成分(囊性、实性、囊实性)、边界及与周围组织结构的关系,进一步判断病灶是肿瘤性还是非肿瘤性,是良性还是恶性,病灶的严重程度等。同时,需要结合患者的实验室指标、临床症状及体征,大概判断病变的病理类型,建议进一步的影像检查方式,制订下一步的诊疗计划,为临床决策提供参考依据。

【疾病鉴别】

1. 诊断思路(图5-2-4)。

2. 鉴别诊断

(1)胰腺假性肿瘤

1)局灶性胰腺脂肪浸润:局灶性胰腺脂肪浸润是指局部胰腺实质内出现非正常脂肪堆积,代替了胰腺组织的疾病,在临床上主要借助CT及MRI确诊。正常胰腺平扫CT表现为较高密度影,略高于同等水平的肾脏密度,边缘清晰平整。若平扫CT显示局部胰腺实质密度减低及体积缩小,含脂肪密度,此时可确诊为局灶性胰腺脂肪浸润。该病常合并其他疾病,如糖尿病、高血压、胰腺癌等,会对身体造成伤害。

2)局灶性急性胰腺炎:局灶性急性胰腺炎表现为局部胰腺组织的急性炎症或局灶性慢性胰腺炎的急性发作所致,常发生于胰头钩突部,随访1～6个月后病灶消失。最常见的病因是酒精和胆结石,男性多见。平扫CT表现为局部胰腺组织肿胀,呈稍低密度影,密度均匀,胰周渗出性

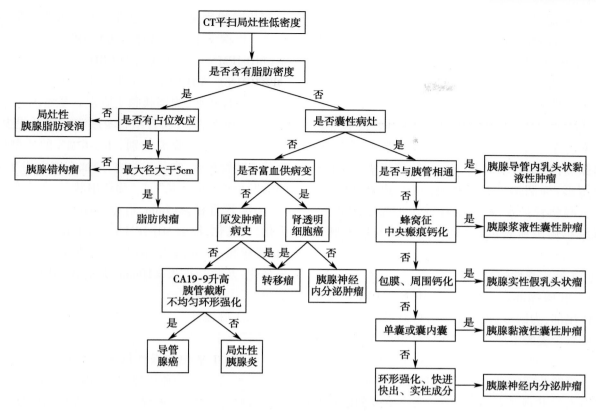

图 5-2-4　CT 平扫局限性低密度诊断思路

改变、肾前筋膜增厚。病灶形态无明显膨胀性改变，上游胰腺无明显萎缩改变，病灶内胰管穿行，胰胆管未见明显扩张。增强后病灶多与正常胰腺组织同步强化，强化程度多稍低于或等于胰腺实质。常需与胰腺肿瘤进行鉴别。另外，胰腺体尾部局灶性胰腺炎可能是肿瘤尤其是胰腺癌继发所致。

3）肿块型慢性胰腺炎：肿块型慢性胰腺炎是具有局限性肿大和肿块影像表现的炎性疾病的总称，大多是由普通型慢性胰腺炎和自身免疫性胰腺炎（AIP）所致。

肿块型慢性胰腺炎的临床表现、发病部位及影像表现与胰腺癌有不少相似之处。CT 区分肿块性胰腺炎和胰腺癌的准确率约 75%。平扫 CT 二者均呈等或稍低密度影，增强后均呈渐进性强化、强化程度常低于正常胰腺实质，但病灶均匀强化、胰腺实质钙化、假性囊肿等提示局灶性慢性胰腺炎可能，另其他有利于局灶性胰腺炎诊断的征象包括导管穿透征、侧支导管扩张和胰腺导管与实质的比值小于 0.34。而以下影像学特征，如病灶环形不均匀强化，胰腺导管与实质的比值大于 0.34，慢性胰腺炎的移位钙化，双管征，血管侵犯，肠系膜上动脉与肠系膜上静脉比值大于 1，有利于胰腺癌的诊断。

AIP 是一种少见的慢性胰腺炎类型，占所有慢性胰腺炎的 2%～10%，男性多见。AIP 分为 1 型和 2 型。1 型更常见，是一种 IgG4 相关的全身性疾病，胰腺受累 60% 为弥漫性，40% 为局限性。2 型仅累及胰腺，85% 表现为局灶性胰腺病变。局灶性 AIP 平扫 CT 表现为局部胰腺组织呈稍低密度影，边界清或不清，延迟期均匀强化，可低、等或高于正常胰腺实质。若伴有胰管穿行征、胶囊状边缘、胰管强化征、主胰管节段性狭窄等征象，则考虑局灶性 AIP。

（2）胰腺实性肿瘤

1）胰腺癌：胰腺癌占所有胰腺恶性肿瘤的 85%～95%，是癌症相关死亡的第四大原因。年龄多在 60～80 岁，患病率男性约为女性的两倍，胰头、体、尾部发病率分别为 60%～70%、10%～20% 和 5%～10%。弥漫性胰腺癌约为 5%。平扫 CT 表现为胰腺局部增大并肿块形成是胰腺癌的主要和直接征象，病灶呈等或稍低密度肿块影，边界不清。少数病灶可坏死囊变。小胰腺癌多呈等密度，易漏诊。胰腺癌的间接征象包括肿瘤上游胰腺萎缩、胰胆管不同程度扩张（胰管截断征、双管征），或伴有潴留囊肿等。增强后肿块呈轻度不均匀渐进性强化和/或环形强化，且较清晰地显示病灶与周围结构尤其是血管之间的关系。

2）胰腺转移瘤：胰腺转移瘤罕见，占胰腺所有恶性肿瘤的 2%～5%。转移瘤更常在尸检中被发现，晚期癌症中占 3%～12%。原发肿瘤主要为肾癌、肺癌、乳腺癌、黑色素瘤和结直肠癌。该病 CT 表现与原发肿瘤相关，可见单发结节、多发结节及弥漫性病变。值得注意的是，小细胞肺癌的胰腺转移通常为单一结节，类似于胰腺原发肿瘤，易误诊为胰腺癌，其误诊率高达 30%。转移瘤平扫 CT 多呈类圆形、椭圆形低或略低密度灶，边界清晰，通常不引起胰管扩张，而是推移或压迫邻近的胰管，少数侵犯周围血管，增强后强化方式与原发肿瘤相似。

（3）胰腺囊性肿瘤

1）胰腺黏液性囊性肿瘤（MCN）：MCN 常发生于胰体尾部，为圆形、类圆形或分叶状肿块。病灶由单个或数个囊腔组成。平扫病灶呈单房或多房囊性低密度灶，囊液密度高于单纯水密度，CT 可达 20Hu 以上。囊壁及间隔可为薄壁、厚壁或伴壁结节，实性部分可有点状或条状钙化，增强后囊壁及间隔可见轻度强化。

2）胰腺浆液性囊腺瘤（SCN）：SCN 通常为良性，呈椭圆形或类圆形，囊壁薄且光滑，与正常胰腺分界清楚，囊壁常无钙化。根据囊的大小分为微囊型和巨囊型两种。微囊型 SCN 是最常见的类型，常单发，由多个小囊（直径小于 2cm）组成，呈典型"蜂窝状"或"海绵状"改变，中央瘢痕多伴有局灶钙化，囊壁及间隔有较明显强化。巨囊型 SCN 较少见，常呈分叶状的薄壁囊性肿块，囊腔较大（直径大于 2cm），通常无中央瘢痕，增强后囊壁强化不明显或轻度强化。

3）胰腺实性假乳头状瘤（SPN）：SPN 为低度恶性肿瘤，其组织来源仍不明确。好发于年轻女性。平扫 CT 表现为单发、边界清晰、包膜完整及不均囊实性低密度肿块。出血常见，少数可见不规则钙化。增强后肿瘤实性部分中等强化，囊变出血区无强化。部分病变可完全呈实性或囊性病变。该肿瘤一般很少引起胰管扩张，也不与胰管沟通，肿瘤较大时可推压胰腺及邻近结构，其上游胰腺组织很少受到影响。

4）胰腺导管内乳头状黏液性肿瘤（IPMN）：IPMN 是一类起源于导管柱状上皮细胞，以分泌大量黏液并呈乳头状生长为特征的胰腺囊性肿瘤，相对少见，占囊性肿瘤 10%～15%。该病多见于 60～70 岁老年患者，具有潜在恶性。临床上，大部分患者有长时间反复发作的急性胰腺炎或慢性胰腺炎病史。影像学上按累及部位可将 IPMN 分为主胰管型（MD-IPMN）、分支胰管型（BD-IPMN）及混合型（MT-IPMN）。MD-IPMN 的典型征象为主胰管弥漫性或节段性扩张，周围胰腺实质常有萎缩，部分 MD-IPMN 内有壁结节，胰管结石及胰腺实质钙化少见，有助于与慢性胰腺炎鉴别。BD-IPMN 的典型征象为分支胰管扩张，常见于钩突，局部有多个相互交通的囊腔形成"小叶状"或"葡萄串状"。当发生胰腺炎、主胰管直径＞15mm，有壁结节（≥5mm 且明显强化）及钙化，提示 MD-IPMN 或 MT-IPMN 有恶变倾向；当囊腔≥3cm，囊壁增厚，有壁结节（≥5mm 且明显强化）及胰管扩张≥10mm，提示 BD-IPMN 有恶变倾向。

（二）弥漫性

【定义】

胰腺 CT 平扫弥漫性低密度是 CT 平扫用于胰腺弥漫性病变的一种描述，表示病变对 X 线吸收量较正常胰腺实质少，表现为胰腺弥漫性的密度减低。胰腺弥漫性密度减低常见于非肿瘤包括胰腺脂肪浸润和胰腺炎（急慢性胰腺炎、自身免疫性胰腺炎），少见于胰腺结核、囊性纤维化等。弥漫性肿瘤性病变较少见，包括淋巴瘤、转移瘤、全胰浆液性囊腺瘤等，且根据病史部分病变可确诊。

【病理基础】

胰腺低密度影提示胰腺组织的异常或病理变化，可能是胰腺脂肪浸润、胰腺炎、胰腺囊肿、胰腺坏死、胰腺恶性肿瘤等因素导致的，依据病变的病理类型而不同。例如，良性病变中胰腺脂肪浸润是指胰腺组织内出现非正常的脂肪堆积，代替了胰腺组织；胰腺炎可以导致胰腺组织的水肿和炎症；胰腺囊性病变是胰腺内囊状液体或黏液聚集形成的异常局灶性病变；胰腺囊性病变和坏死常呈水样改变，CT 表现为液性密度影。

【征象描述】

CT 平扫胰腺上常表现为弥漫性低密度（图 5-2-5、图 5-2-6）。

【相关疾病】

与 CT 平扫弥漫性低密度有关的疾病见表 5-2-2。

【分析思路】

在 CT 平扫检查中发现胰腺实质呈弥漫性密度减低，首先要判断密度减低程度、密度是否均匀、病变内主要成分（囊性、实性、囊实性）、边界是否清晰及与周围组织结构的关系。胰腺内弥漫性密度减低

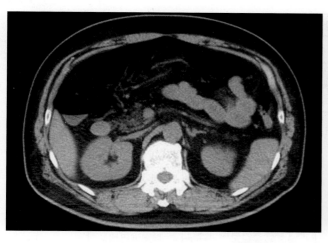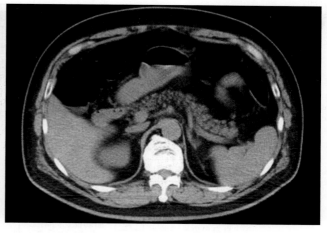

图 5-2-5　胰腺弥漫性低密度病例

患者男,26 岁。全胰脂肪浸润:CT 平扫胰腺体积尚正常,胰腺实质内可见弥漫性的密度减低影,呈脂肪密度影。

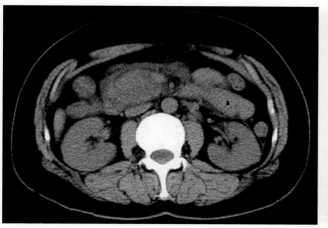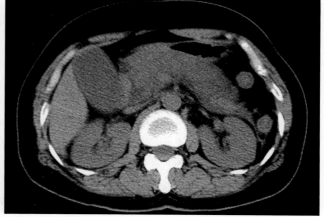

图 5-2-6　胰腺弥漫性低密度病例

患者女,48 岁。急性水肿型胰腺炎:平扫 CT 显示胰腺肿大,胰腺实质密度均匀减低,胰腺轮廓模糊,周围脂肪组织密度稍高,左肾前筋膜增厚。

表 5-2-2　胰腺弥漫性低密度相关病例

脂肪浸润	炎性或感染性病变	肿瘤性病变
整体性胰腺脂肪浸润	急性胰腺炎	弥漫型胰腺转移瘤
胰腺囊性纤维化	弥漫型自身免疫性胰腺炎	弥漫型胰腺囊性病变
	胰腺结核	胰腺淋巴瘤

是由胰腺脂肪浸润、炎性病变或肿瘤性病变引起的,是胰腺各种疾病活动和病理状态的反应,正确诊断至关重要。需要结合患者的实验室指标、临床症状及体征,大概判断病变的类型,建议进一步的影像检查方式,制订下一步的诊疗计划,为临床决策提供参考依据。

【疾病鉴别】

胰腺 CT 平扫弥漫性低密度与多种疾病相关,最常见的是整体的胰腺脂肪浸润和急性胰腺炎。胰腺脂肪浸润多见于老年人或肥胖患者,急性胰腺患者的临床症状较重,血清淀粉酶升高有助于诊断;弥漫性自身免疫性胰腺炎的影像学表现为肿胀胰腺周围可见低密度带环绕。胰腺转移瘤有原发恶性肿瘤病史,胰腺多发囊性病变有希佩尔-林道病,弥漫性原发性胰腺淋巴瘤极其罕见。

1. 诊断思路(图 5-2-7)

2. 鉴别诊断

(1)胰腺脂肪浸润:胰腺脂肪浸润是衰老和肥胖的常见表现。可见胰腺整体的脂肪浸润及胰头部侧局限性脂肪浸润两种情况。CT 平扫胰腺体积可

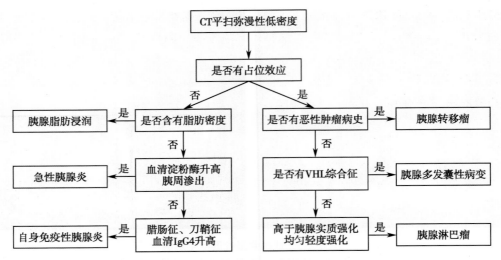

图 5-2-7　CT 平扫弥漫性低密度

缩小或正常,胰腺实质内可见弥漫性的密度减低影,年龄较大且胰腺体积明显缩小者,分叶结构较明显。反之,年轻肥胖者,一般胰腺体积不变,胰腺整体的脂肪浸润较明显,胰腺密度较低。需要注意的是,即使在同一年龄段,胰腺脂肪浸润程度也会有很大差异。

（2）急性胰腺炎:急性胰腺炎可分为间质水肿性胰腺炎和坏死性胰腺炎。平扫 CT 显示胰腺肿大,轮廓不清,周围脂肪组织密度增高。间质水肿性胰腺炎胰腺实质密度均匀减低,而坏死性胰腺炎胰腺实质密度不均匀减低,可伴有出血区域的高密度影。若仅凭平扫 CT 胰腺实质密度的减低,很难确认胰腺异常表现,尚需要观察炎症扩散的范围和程度,肾前筋膜增厚,胰腺内外液体的积聚,疾病进展过程中胰腺周围假性囊肿或包裹性坏死的形成等征象进一步确诊。酒精和胆结石是急性胰腺炎的两个主要原因。平扫 CT 检查用于了解有无胆结石,特别是胆总管结石。水肿性胰腺炎在平扫/增强 CT 中可能不会有异常发现,临床表现很重要。坏死性胰腺炎仅仅通过平扫 CT 难以判断坏死并评价范围,可通过增强 CT 来显示强化不明显的区域。

（3）弥漫型自身免疫性胰腺炎:自身免疫性胰腺炎（AIP）是一种少见的慢性胰腺炎类型,男性比女性更常见,占所有慢性胰腺炎的 2%～10%。AIP 的病理特征是明显的淋巴细胞和浆细胞浸润、席纹状纤维化、闭塞性静脉炎和 IgG4 阳性的浆细胞。平扫 CT 表现为胰腺正常“羽毛状”结构消失,胰腺肿胀,胰腺实质呈稍低密度影,胰腺周围有低密度带包绕,呈现“腊肠样”外观,胰管不规则狭窄。增强后动脉期强化较弱,延迟期呈明显均匀强化,这与胰腺

纤维组织的高度增生有关。在怀疑该病时,明确血清 IgG4、γ- 球蛋白是否上升及血清自身抗体是否阳性等非常重要。

（4）弥漫型胰腺转移瘤:胰腺转移瘤（PM）是一种罕见的肿瘤,占胰腺所有恶性肿瘤的 2%～5%。PM 更常在尸检中被发现,有 3%～12% 在晚期癌症患者中被发现。该病常起源于包括肺、肾、乳腺、皮肤(尤其是黑色素瘤)、胃和结直肠,最常见的是肾细胞癌和肺癌,其次是乳腺癌和结直肠癌。据文献报道,弥漫性胰腺转移瘤约占整个转移性胰腺肿瘤的 15%～44%,单发转移多见约 50%～70%,多发转移约占 5%～10%。平扫 CT 上弥漫型转移瘤表现为胰腺弥漫性肿大、形态失常、密度呈不均匀低或稍低密度灶,可见胰管推移或压迫,很少见胰管扩张,邻近血管侵犯少见。

（5）弥漫型胰腺囊性病变:约 60% 的希佩尔-林道病患者合并胰腺病变,可表现为单纯囊肿、浆液性囊腺瘤和胰腺神经内分泌肿瘤,以单纯囊肿最常见。囊肿一般为多发,大小不等,弥漫分布于整个胰腺。CT 表现为胰腺多发圆形或类圆形边界清晰的低密度影,囊内密度均匀,增强后囊壁及囊内无强化,部分囊壁可见钙化。胰腺单纯囊肿通常为良性病变,恶变率低,无需手术干预,但存在合并胰腺神经内分泌肿瘤的风险。美国癌症研究所建议对希佩尔-林道病胰腺囊性病变患者最初每 2 年评估 1 次,当无法排除恶变、出现侵袭性表现或导致邻近脏器压迫症状时需考虑手术治疗。

（6）胰腺淋巴瘤:原发性胰腺淋巴瘤（PPL）是极其罕见的胰腺恶性肿瘤,约占胰腺肿瘤的 0.5%。多见于中老年男性,无特异性的临床症状和体征,

主要表现为腹部不适、腹痛、低热乏力等,CA19-9多表现为正常或轻度升高。病理类型大多为弥漫性大B细胞淋巴瘤,T细胞淋巴瘤极其少见。一般分为肿块型和弥漫浸润型,肿块型多见。平扫CT上,弥漫浸润型PPL表现为胰腺弥漫肿大,密度均匀减低,囊变、坏死及钙化少见,边界欠清晰,但仍可见正常形态。部分可侵及胰腺周围脂肪而边界模糊,类似于急性胰腺炎。PPL很少发现胰管扩张或胰管轻微扩张,一般不侵犯周围血管,血管壁保持光整,多呈被包绕、受压、推移改变。这些包绕于病灶内而有表现正常的血管,类似血管漂浮征,具有一定的特征性。增强后呈均匀轻度强化、渐进性强化模式。

（余日胜　徐建霞）

二、CT平扫高密度

（一）局灶性

【定义】

胰腺局灶性高密度是指与周围正常胰腺实质相比,在CT平扫上胰腺内存在局灶性的高密度灶(不包括钙化),表示病变对X线吸收量较正常胰腺实质多,是一种罕见的CT征象。

【病理基础】

本部分将胰腺钙化为主的病变单独分类出去,不再赘述。导致胰腺局灶性高密度的原因取决于不同的病理变化。这类征象通常与急性出血相关,如胰腺实性假乳头状肿瘤(SPN)等易继发出血的肿瘤性病变,胰腺炎后期包裹性坏死伴急性出血,或外伤后血肿形成。此外,当囊性病变内为富含蛋白、钙质、角质成分的黏液时,病灶也可呈相对高密度,如副脾伴表皮样囊肿、胰腺淋巴上皮囊肿等。另外,该征象也可取决于某些肿瘤的生物学特征,如部分低级别/功能性胰腺神经内分泌肿瘤,据报道CT平扫病灶可呈相对稍高密度,推测可能与肿瘤细胞呈巢状分布、排列致密,间质血管化伴不同程度的纤维

化,很少发生坏死有关。

【征象描述】

CT平扫胰腺上常表现为不同程度或范围的高密度灶(图5-2-8、图5-2-9)。

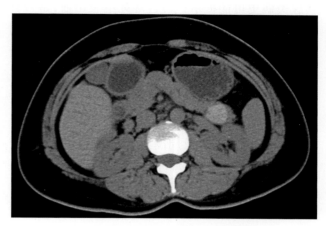

图5-2-8　胰腺局灶性高密度病例
患者女,41岁,CA19-9升高。副脾伴表皮样囊肿:CT平扫显示胰尾部高密度灶,内部密度均匀,边界清楚。

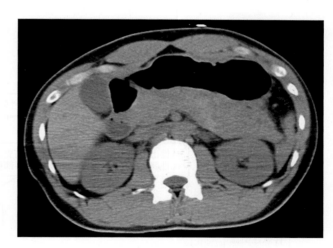

图5-2-9　胰腺局灶性高密度病例
患者男,30岁,高坠3小时。胰腺局部血肿形成(增强CT显示该处胰腺断裂):CT平扫显示胰腺体尾部肿胀增粗,胰体部见局灶性条片状稍高密度影,体尾部密度稍减低。

【相关疾病】

与CT平扫高密度有关的疾病见表5-2-3。

表5-2-3　胰腺局灶性高密度

肿瘤性病变	非肿瘤性病变
低级别/功能性胰腺神经内分泌肿瘤	急性出血坏死性胰腺炎
胰腺实性假乳头状肿瘤伴(SPN)出血	胰腺包裹性坏死伴急性出血
胰腺导管内乳头状黏液性肿瘤(IPMN)伴出血	胰腺外伤
转移瘤	异位副脾
胰腺癌	副脾伴表皮样囊肿
胰腺肉瘤样癌	胰腺淋巴上皮囊肿

【分析思路】

首先,结合患者的临床病史、症状、实验室指标等临床资料,可缩小鉴别诊断范围。例如是否有急性外伤史,是否提示急性坏死出血性胰腺炎,或既往胰腺炎病史可能提示包裹性坏死继发出血,是否有肺癌、肾癌等可能提示胰腺转移的原发恶性肿瘤病史。CA19-9 指标升高需除外胰腺癌可能,个别文献报道 CT 平扫呈相对高密度可作为胰腺癌的罕见征象。此外,胰腺先天性囊肿类病变等少数良性病变的 CA19-9 亦可轻度升高。

此外,分析病灶及周围其他 CT 征象,增强检查可提供更多信息。如高密度病灶的平均 CT 值,是否为占位性病变,边界如何,增强是否有强化。如年轻女性的胰腺占位性病变,CT 值为 50～60Hu,可能提示 SPN 伴出血;增强扫描呈类似于脾脏的花斑状强化模式,可能提示异位副脾;增强呈病灶持续明显强化,可能提示低级别胰腺神经内分泌肿瘤。分析胰腺及周围其他影像学表现,如是否伴急慢性胰腺炎、胰管是否扩张、胰腺是否萎缩,以及是否有恶性肿瘤侵犯周围结构、周围淋巴结及肝转移等征象。

事实上,当临床资料与影像学特征不典型时,一些情况下病灶的鉴别诊断可能是困难的。如分支胰管型 IPMN 伴出血、胰腺 SPN 伴出血、副脾伴表皮样囊肿富含蛋白及角质成分,均可表现为边界清楚的高密度病灶且强化不明显,此时需要依靠放射科医生的经验进行综合考虑。正确的诊断可为临床决策提供参考依据,制订下一步的诊疗计划。

【疾病鉴别】

1. 诊断思路(图 5-2-10)

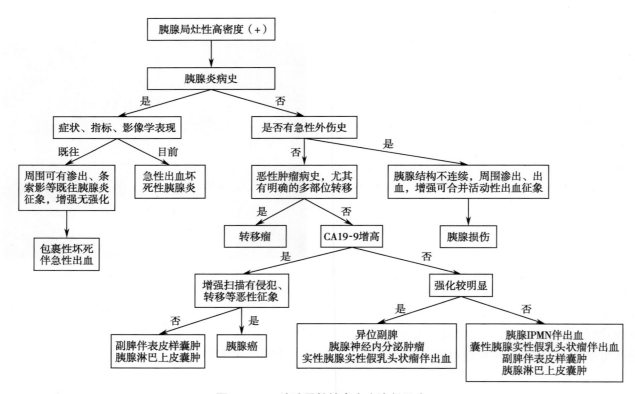

图 5-2-10 胰腺局灶性高密度诊断思路

2. 鉴别诊断

(1)肿瘤性病变

1)胰腺神经内分泌肿瘤:可见于少数低级别/功能性肿瘤,呈稍高密度,边界清,增强后多呈持续明显强化,少部分功能性肿瘤可呈低强化,患者可有内分泌相关症状,或者腹痛腹泻、腹部不适等非特异性症状。

2)胰腺 SPN 伴出血:青年女性多见,病灶易出血坏死,可呈实性、囊实性或囊性,内可见分隔及钙化,实性部分通常呈渐进性强化。当实性强化成分漂浮于囊性成分中时,呈现较特异的浮云征,可见假包膜。

3)胰腺 IPMN 伴出血:老年男性多见,包括三个类型,即主胰管型、分支胰管型及混合型,观察有无胰管扩张、高密度部分是否无明显强化。

4）胰腺癌：多见于 40～70 岁男性，胰头部约占 2/3，平扫多呈低等密度，呈相对高密度者罕见，CA19-9 明显增高，观察病灶上游有无胰管扩张、胰腺萎缩以及病灶是否侵犯血管、淋巴结及肝转移等征象。

5）转移瘤：常见的原发肿瘤包括肾癌、肺癌、乳腺癌、恶性黑色素瘤、胃肠道来源恶性肿瘤及前列腺癌，有个别文献报道骨肉瘤等恶性骨肿瘤也可转移到胰腺。其中肾癌、骨肉瘤的胰腺转移病灶平扫可呈高密度，可多发，常伴其他部位的多发转移，需结合病史综合考虑。

（2）非肿瘤性病变：急性出血坏死性胰腺炎、胰腺外伤等可结合病史及影像表现排除，此外胰腺包裹性坏死伴急性出血通常既往有胰腺炎病史，增强病灶无强化。

1）异位副脾：通常密度均匀、边界清晰的结节，少数可呈稍高密度，动脉期类似于脾脏的花斑状强化，后期呈持续均匀强化。部分可伴囊性变，CT 呈低密度，内部强化不明显。

2）副脾伴表皮样囊肿：罕见，多起源于胰尾异位副脾，约占 1.7%，Davidson 在 1980 年首次报道，平均年龄 46 岁，约 50% 偶然发现，约 60% 患者 CA19-9 升高，男女发病率相仿。影像特征为单房（为主）、多房囊性或囊实性灶，内含蛋白或颗粒状角质化成分（高密度 $/T_1WI$ 高信号、T_2WI 低信号）；实性部分似脾脏密度 / 信号。

3）淋巴上皮囊肿：Lüchtrath 和 Schriefers 在 1985 年首次报道，罕见，约占胰腺囊肿 0.5%，胰尾部多见，多见于 50～60 岁的男性患者，个别病例可伴有 CA19-9 或 CEA 轻度升高。根据囊肿内容物中脂肪和蛋白质含量不同而呈不同的 CT 表现，主要影像特征为外生性改变、囊壁乳头状突起和蜂窝征。

（二）弥漫性

【定义】

该征象顾名思义，是指在 CT 平扫期（无对比剂增强情况下）胰腺呈现出弥漫性高密度。正常胰腺的平扫 CT 值大约在 40～50Hu，密度与脾脏类似，低于肝脏，若胰腺密度等于或高于正常肝脏，即可定义为胰腺高密度。大多数胰腺疾病在 CT 平扫时呈现低密度，少数可出现高密度，弥漫性高密度是胰腺病变一种罕见征象。因其罕见

性，该征象具有一定的特异性，有助于放射医师在综合其他影像征象和临床信息后作出诊断和鉴别。

【病理基础】

胰腺平扫弥漫性高密度可进一步分为极高密度和一般高密度。

弥漫性极高密度见于钙化、结石等物质存在时，胰腺钙化、结石是慢性胰腺炎的晚期表现，胰腺结石位于胰管内，钙化一般位于胰腺实质内，胰腺结石又被称为慢性钙化性胰腺炎。胰腺结石在欧美、日本等国家比较多见，发病原因不明，部分文献报道与饮酒、低蛋白饮食有关，发病机制一般认为是由于胰管阻塞等原因引起的钙盐沉积。有学者根据 X 线所见将其分为"大结石型"和"弥漫小结石型"，前者主要分布于胰头和胰体，后者分布于整个胰腺。胰管结石和胰腺钙化均可表现为胰腺内局限或弥漫极高密度影，两者均以局限性多见，胰管结石常伴胰管扩张，而胰腺实质钙化一般不伴胰管扩张。

弥漫性一般高密度是指除外钙化、结石出现的情况，其主要见于血色病，又被称为血红蛋白沉着症、铁过度沉积症等。按病因可分为原发性和继发性，原发性血色病多发生于北欧人，目前认为是一种常染色体隐性遗传疾病，其中以 HFE 基因蛋白突变最常见，铁的吸收调节失控而致胃肠道主动吸收铁质过量，过量的铁沉积于肝、脾、心、胰腺等器官细胞内，导致功能受损；继发性血色病是由于其他疾病或治疗措施（如大量输血、过量应用铁剂、酗酒等及某些贫血患者），导致网状内皮系统的铁蓄积容量饱和，过量铁沉积在肝、脾及脊髓的网状内皮细胞内，胰腺少见，造成器官损害程度低于原发性血色病。

【征象描述】

CT 平扫期（无对比剂增强情况下）胰腺呈现出弥漫性极高密度，可见多发结石高密度影（图 5-2-11、图 5-2-12）。

【相关疾病】

与 CT 平扫高密度有关的疾病见表 5-2-4。

表 5-2-4　胰腺弥漫性高密度

平扫弥漫性极高密度	平扫弥漫一般高密度
胰腺结石、钙化	血色病

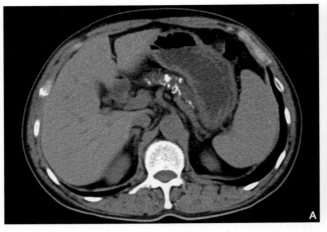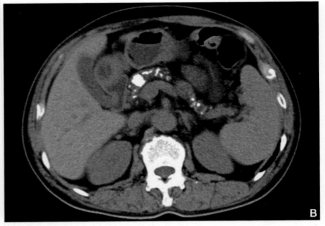

图 5-2-11 胰腺弥漫性高密度病例

患者男,66 岁,既往有酒精性肝病,慢性胰腺炎 5 年。A、B.平扫 CT 示胰腺萎缩、密度减低、胰管扩张伴广泛钙化灶。

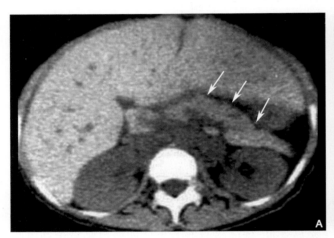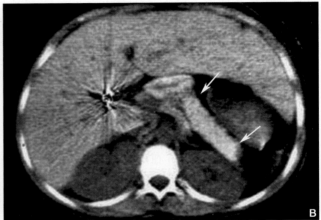

图 5-2-12 胰腺弥漫性高密度病例

血色病病例 CT 图像,肝脏、胰腺平扫密度增高。A.患者胰腺密度类似肝脏(箭头);B.患者胰腺密度高于肝脏(箭头)。

【分析思路】

大多数胰腺疾病在 CT 平扫时呈现低密度,少数可出现高密度,弥漫性高密度更是罕见征象,因其罕见性,该征象具有一定的特异性,因此正确认识胰腺平扫弥漫性高密度有助于疾病的诊治,也有助于放射医师在综合其他影像征象和临床信息后作出诊断与鉴别。胰腺平扫弥漫性高密度可进一步分为极高密度和一般高密度。弥漫性极高密度见于胰腺钙化、结石,放射科医生可联合其胰腺炎发作病史作出诊断;弥漫性一般高密度主要见于血色病,作为放射科医生应想到给患者做 MRI 相关检查以明确诊断(图 5-2-13)。

【疾病鉴别】

1. **胰腺结石** 胰腺结石是指主胰管内结石,简称胰石症,是慢性胰腺炎最重要影像特征,可以引起胰管梗阻,胰管内压升高,加重胰腺组织结构的破坏,促进慢性胰腺炎的病理进程。腹痛是本病最常见的症状,往往是因为胰管内压增高引起;其他症状有因胰酶减少而引起脂肪泻、消瘦和胰岛细胞减少而引起糖代谢异常等胰内、外分泌功能不全表现,并发的糖尿病往往难以控制;有的病例无症状,但多数以慢性复发性胰腺炎为主要表现。有学者将胰管结石在 CT 上分为以下各型:Ⅰ型结石主要位于胰头部,单发,结石较小,胰管无扩张或轻度扩张;Ⅱ型结石主要位于胰体部,结石可较大,并伴胰管明显扩张;Ⅲ型结石位于胰尾部;Ⅳ型结石广泛分布于头、体和尾部,胰管多明显扩张;Ⅴ型结石并发胰腺炎或胰腺癌。

2. **胰腺钙化** 胰管结石和胰腺钙化均可表现为胰腺内斑片状或结节状高密度影,但胰管结石多位

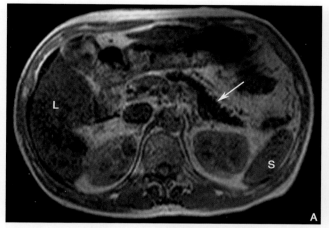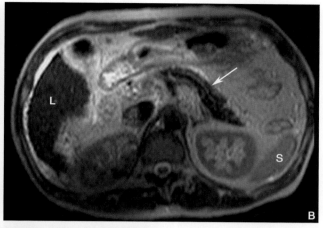

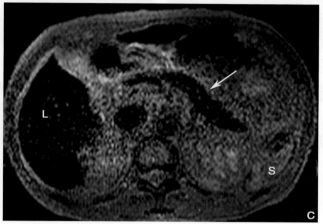

图 5-2-13 血色病病例 MRI 图像

A～C. T_1 梯度回波序列、T_2 自旋回波序列、T_2 梯度回波序列显示肝脏（L）和胰腺（箭头）中的铁沉积。当组织内含铁量大于 1mg/g 时，MRI 即可出现信号变化，由于铁的超顺磁性效应使组织的 T_1 弛豫时间延长，T_2 弛豫时间缩短，导致 T_1WI、T_2WI 信号明显下降，且 T_2 弛豫时间缩短更明显，故 T_2WI 对病灶的显示更敏感。

于胰头部，斑片状或结节样高密度影大；而胰腺实质钙化多位于体尾部，较小且分散，也可呈片状分布，一般不伴胰管扩张。沿胰管排列的胰腺钙化为慢性胰腺炎重要影像特征。

3. 血色病 血色病起病隐匿，症状不典型，进展较缓慢，当体内铁贮存量达到 25～50g 时才出现临床症状。早期铁质主要沉积在肝脏，晚期会导致多器官损害。CT 和 MRI 作为一项快速、准确且无创性检查，对本病诊断意义大，不论原发性还是继发性血色病，影像表现无差明显差别。当铁沉积>10g 时，CT 表现为密度弥漫性的增高，肝脏呈现"白肝"表现，胰腺受累时，密度等于或大于肝脏。MRI 对血色病诊断灵敏度更高，当肝实质内铁含量>1mg/g 时，MRI 即可出现信号变化：铁蛋白和高价铁离子的顺磁磁化率导致邻近质子的 T_1 和 T_2 弛豫时间显著缩短，脏器信号强度明显减低，形成低信号，且以 T_2 缩短更明显，故 T_2WI 对器官实质细胞铁沉积的显示优

于 T_1WI，同时 MRI 信号不受脂肪肝的影响，较 CT 更敏感。

（余日胜 封 娜 王晓洁）

三、钙化

（一）蛋壳样钙化

【定义】

胰腺蛋壳样钙化是用于描述胰腺疾病内钙化形态学特征的名称，在胰腺疾病中较为常见。根据病因总体可将胰腺钙化病变大致分类为先天发育异常、炎性病变、肿瘤样病变及肿瘤。蛋壳样钙化在各类胰腺疾病中虽无特异性，但它有助于放射医师在综合其他影像征象和临床信息后作出诊断和鉴别。

【病理基础】

胰腺蛋壳样钙化属于营养不良性钙化，是由于出血、变性、坏死的组织吸收不良所致钙盐沉积。分支胰管内结石亦可形成蛋壳样钙化，文献显示胰腺

钙化的化学成分主要是分布在表层的碳酸钙和位于中心的某些蛋白质、黏多糖结构,其形成机制尚未完全阐明,推测可能与胰腺蛋白酶分泌减少、胰液中乳铁蛋白分泌增加、胰蛋白酶原早期沉积、骨桥蛋白过度表达以及钙浓度增高等原因有关。

【征象描述】

CT 图像表现为胰腺疾病中呈弧形的钙化影(图 5-2-14、图 5-2-15)。

【相关疾病】

与蛋壳样钙化征象相关的胰腺疾病见表 5-2-5。

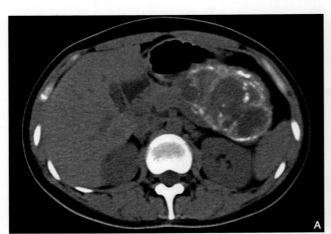
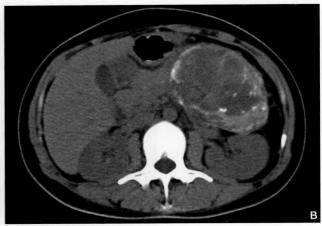

图 5-2-14 胰腺蛋壳样钙化病例 1
患者女,23 岁,胰腺实性假乳头状肿瘤(SPN)。A、B. 平扫 CT 示肿块边缘及内部分隔上蛋壳样钙化。

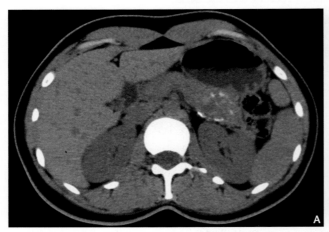
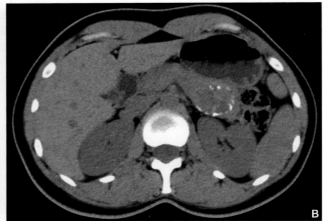

图 5-2-15 胰腺蛋壳样钙化病例 2
患者女,26 岁,胰腺实性假乳头状肿瘤(SPN)。A、B. 平扫 CT 示胰腺体尾部病灶,边缘见蛋壳样钙化。

表 5-2-5 蛋壳样钙化相关疾病

先天发育异常	炎性病变	肿瘤样病变	肿瘤病变
胰腺囊性纤维化	肿块型胰腺炎	血管钙化	胰腺神经内分泌肿瘤
Shwachman-Diamond 综合征	胰腺结核	动脉瘤	胰腺实性假乳头状肿瘤(SPN)
	胰腺假性囊肿	假性动脉瘤	胰腺黏液性囊性肿瘤(MCN)
	包虫病	动静脉畸形	胰腺导管内乳头状黏液性肿瘤(IPMN)
			胰腺腺泡细胞癌(ACC)

【分析思路】

胰腺蛋壳样钙化作为胰腺疾病的一个常见征象,不能被孤立看待,在日常工作中常需要同其他影像学特征和临床信息联合进行诊断。通过正确认识胰腺各类疾病的钙化形态及分布特征,有助于鉴别诊断范围,为临床下一步诊断提供影像学依据。

【疾病鉴别】

1. 诊断思路(图 5-2-16)

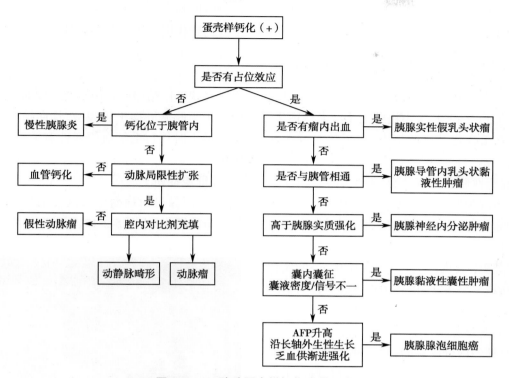

图 5-2-16　胰腺蛋壳样钙化诊断思路

2. 鉴别诊断

(1)先天发育异常:胰腺囊性纤维化(CF)是一种常染色体隐性遗传疾病,涉及多系统疾病,是儿童胰腺炎最常见的原因。临床上约有90%患者存在胰腺外分泌功能障碍,约40%的患者存在内分泌功能不全。影像上常表现胰腺脂肪瘤样肥大或脂肪替代,总体钙化发生率约8%,多为扩张胰管内的钙化,晚期可出现弥漫性实质钙化和胰腺萎缩。Shwachman-Diamond综合征是一种以骨髓功能障碍、胰腺外分泌功能不全及骨骼异常为主要表现的常染色体隐性遗传性疾病,组织学上大部分胰腺腺泡组织被脂肪取代,胰岛细胞和导管结构保留,当出现钙化时,通常分布于整个胰腺实质内。

(2)炎性病变:胰腺非肿瘤性病变中出现钙化表现,以肿块型胰腺炎、胰腺假性囊肿和胰腺包裹性坏死最为多见,肿块型胰腺炎大多发生于慢性胰腺炎基础上,当结石位于分支胰管内时可表现为蛋壳样钙化模式。胰腺假性囊肿及包裹性坏死的钙化更多发生在病史较长的慢性胰腺炎中,主要由成熟的肉芽组织及纤维结缔组织构成,病程较久,钙盐沉积,囊壁出现钙化。此外胰腺及周围淋巴结结核,易

出现干酪样坏死,部分病灶可见钙化。

(3)肿瘤样病变:胰腺血管壁的钙化是钙盐沉积在血管壁组织的一种病理改变,与高龄、高血压、糖尿病、血脂异常、营养不良、肥胖、吸烟及遗传背景等相关,属全身性血管壁钙化在胰腺中的一种表现形式,无特异性。胰腺假性动脉瘤是胰腺炎少见的并发症,其瘤壁为血管内膜或周围纤维组织,内容物为血凝块或机化物,瘤体与血管相通。胰腺动静脉畸形是一种先天性的血管畸形,动静脉之间无微血管存在,当血管增生、血栓机化时可表现为蛋壳样钙化。对此类肿瘤样病变行数字减影血管造影(DSA)检查可确诊。

(4)肿瘤病变

1)胰腺黏液性囊性肿瘤(MCN):胰腺MCN好发于中年女性,占90%以上。以胰腺体尾部多见,与胰管不相通,病理上由产生黏蛋白的卵巢间质组成,其内可含有出血或碎屑。多数免疫组化表达雌激素和孕激素受体。典型影像学表现为圆形或类圆形的多房大囊性病变,大囊内多发子囊,囊壁增厚并可见钙化,恶变时囊壁可见明显强化的壁结节。在15%的病例中可见囊壁及分隔的蛋壳样钙化,文献报道

厚壁及钙化为其恶变征象之一。

2）胰腺导管内乳头状黏液性肿瘤（IPMN）：胰腺 IPMN 是一种源于主胰管或分支胰管以产生黏液及乳头状生长为特征的肿瘤。约占胰腺囊性肿瘤的 35%，多见于 60～70 岁男性。其典型影像学表现为分叶状的胰腺多房囊性肿块，囊腔与主胰管或分支胰管相通，并呈管道状形态。由于黏蛋白存在，引起钙盐积聚沉积，胰腺 IPMN 与慢性胰腺炎的钙化模式难以区分。约 20% 胰腺 IPMN 可出现钙化，以点状钙化最常见（87%），其次为粗钙化及蛋壳样钙化，胰腺 IPMN 有无钙化及钙化形态、位置等与其恶变无关。

3）胰腺实性假乳头状肿瘤（SPN）：胰腺 SPN 是一种病理上表现为实性巢状和假乳头状结构的低度恶性上皮肿瘤，占胰腺囊性肿瘤的 3%。其起源尚不完全明确，90% 发生于 20～30 岁女性，多位于胰体尾部，典型影像学表现较大（平均直径 9cm）的实性肿块，伴出血或囊性变。30%～65% 病例可见钙化，多位于外周，呈蛋壳样或点状。文献报道男性胰腺 SPN 钙化发生率较女性更高。

4）胰腺神经内分泌肿瘤：胰腺神经内分泌肿瘤源于胰腺导管上皮内具有神经内分泌分化倾向的前体细胞。根据有无临床表现及激素异常，分为功能性和无功能性，无功能性胰腺神经内分泌肿瘤体积相对更大，可引起局部和血管侵犯，更容易伴囊性变及营养不良性钙化，其钙化常位于肿块中心，呈点状或不规则形。

5）胰腺腺泡细胞癌（ACC）：胰腺 ACC 是一种起源于胰腺腺泡细胞和终末分支胰管的恶性外分泌肿瘤。好发于 50～70 岁男性，常伴 AFP 升高，约 15% 患者可出现多关节痛、皮下脂肪坏死、嗜酸细胞增多等副肿瘤综合征。肿瘤多位于胰腺体尾部，典型影像学表现为沿胰腺长轴分布的外生性乏血供肿块，不伴有胰管扩张。文献报道 6%～60% 患者可出现钙化，呈中央点状、星芒状及外周蛋壳样钙化。

（二）中央瘢痕钙化

【定义】

胰腺中央瘢痕钙化是指胰腺平扫 CT 图像上病灶中央出现的呈放射状或星芒状分布高密度钙化影。因其形成多与病灶中央的纤维瘢痕增生有关，故称为中央瘢痕钙化。此征象多见于生长缓慢的良性胰腺囊性病变，基于该征象的识别并结合其他特征作出精准诊断，能为患者避免不必要的高风险

手术。

【病理基础】

胰腺内发生钙化的机制尚未完全清楚，推测其可能与以下几种原因相关：①营养不良性钙化：出血、变性、坏死组织和异物的钙盐沉着，此时不伴有全身钙磷代谢障碍而与局部磷酸酶的升高、pH 值改变以及物理性吸附有关。②软骨基质矿化。③异位骨化。④黏稠物质沉积如糖蛋白、黏多糖导致钙化。⑤砂砾体结构所致微钙化。胰腺中央瘢痕钙化的发生与胰腺肿瘤生长缓慢、长期缺血及中央纤维瘢痕增生时伴行毛细血管变性有关，属营养不良性钙化。

【征象描述】

CT 图像显示病变中央出现的呈放射状或星芒状分布的钙化影（图 5-2-17、图 5-2-18）。

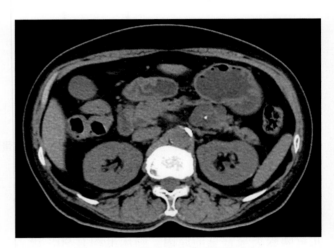

图 5-2-17　胰腺中央瘢痕钙化病例
患者女，63 岁，胰腺浆液性囊腺瘤（SCN）。CT 平扫显示胰体尾交界处分叶状病灶，内部呈蜂窝状改变，中央呈现瘢痕样钙化。

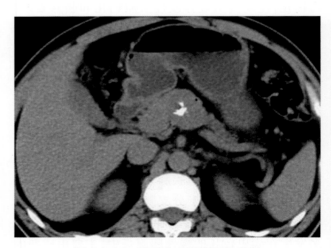

图 5-2-18　胰腺中央瘢痕钙化病例
患者男，71 岁，胰腺神经内分泌肿瘤。CT 平扫示胰体部稍低密度肿块伴中央粗糙钙化。

【相关疾病】

胰腺的中央瘢痕钙化对胰腺 SCN 具有高度特异性,约 30% 的胰腺 SCN 病例中可出现此典型特征。此外,胰腺神经内分泌肿瘤、胰腺导管内乳头状黏液性肿瘤(IPMN)、胰腺实性假乳头状肿瘤(SPN)、胰腺黏液性囊性肿瘤(MCN)、胰腺导管腺癌(PDAC)及胰腺腺泡细胞癌(ACC)等亦可出现类似中央瘢痕钙化的表现,详见表 5-2-6。

表 5-2-6 中央瘢痕钙化相关疾病

	男女比	年龄/岁	钙化发生率	钙化形态	钙化位置
胰腺神经内分泌肿瘤	1:1	51～57	16%	粗大、点状、不规则钙化	中央
胰腺导管内乳头状黏液性肿瘤	1.5:1	50～70	20%～25%	点状、粗大、蛋壳样	外周
胰腺实性假乳头状肿瘤	1:9	20～30	30%～65%	弧形或点状钙化	外周
胰腺浆液性囊腺瘤	1:3	50～70	30%	星芒状钙化	中央
胰腺黏液性囊性肿瘤	1:9	48～55	10%～25%	点状、蛋壳样钙化	囊壁、分隔
胰腺导管腺癌	1:1	40～80	罕见	点状、粗大	随机
胰腺腺泡细胞癌	2:1	50～70	6%～50%	点状、星芒状、蛋壳样钙化	随机

【分析思路】

胰腺中央瘢痕钙化与胰腺肿块生长缓慢、长期缺血及纤维瘢痕增生有关,因此,其发生位置常位于中央,且形态呈星芒状或放射状分布,有别于囊壁的蛋壳样钙化。正确认识胰腺病灶中央瘢痕钙化特征,结合患者性别、年龄及其他影像信息,可对部分胰腺 SCN 作出精准诊断,并根据国内外胰腺囊性病变诊疗指南给予相应的临床处理策略。

【疾病鉴别】

胰腺中央瘢痕钙化与多种疾病相关,是胰腺影像中的一个有诊断价值的特征。其代表着胰腺组织内理化环境发生一系列的病理生理变化,致使局部钙盐沉积。正确认识胰腺中央瘢痕钙化有助于缩小鉴别诊断的范围,开阔放射科医师的诊断思路。

1. 诊断思路(图 5-2-19)

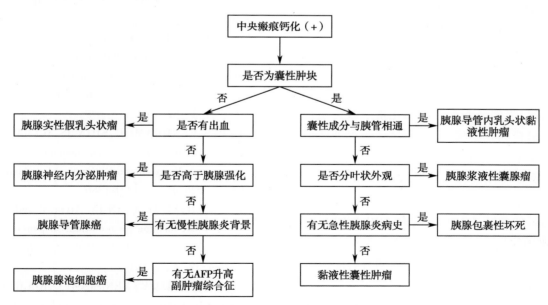

图 5-2-19 胰腺中央瘢痕钙化诊断思路

2. 鉴别诊断

(1)胰腺浆液性囊腺瘤:是一种生长缓慢的良性肿瘤,起源于内衬富含糖原的导管型上皮细胞,因能产生类似于血清的水样液体而在影像学上表现为囊性肿瘤。占所有胰腺囊性肿瘤的 30%,好发于50～70 岁的女性,常位于胰头部,>4cm 时可能会出现肿瘤压迫症状。2019 年 WHO 将其细分为微囊型、寡囊型、实体型、希佩尔-林道病(von-Hippel-Lindau disease)相关型和混合型浆液-神经内分泌肿瘤五种亚型。其中微囊型占比 60%～70%,最为多见。典型影像学表现为分叶状、多囊、囊内分隔、中央瘢痕呈放射状，部分可见中央瘢痕处钙化，实体型胰腺浆液性囊腺瘤的囊液在 MRI T_2WI 上仍呈明显高信号。

（2）慢性胰腺炎及胰腺导管腺癌：慢性胰腺炎（CP）是一种由遗传、环境等因素引起的胰腺组织进行性慢性炎症性疾病。其病理基础是胰腺腺泡发生萎缩、破坏和间质纤维化等。CP 钙化是胰腺内发生钙化最为常见的原因，多见于 40 岁以上男性。影像上表现为胰腺萎缩、胰管扩张及结石。发生在分支胰管内的结石可表现为胰腺实质的钙化，类似中央瘢痕钙化表现。表现为胰腺肿块的胰腺导管腺癌也是 CP 恶变的重要征象之一，需高度警惕。

（3）胰腺导管内乳头状黏液性肿瘤：是最常见的胰腺囊性肿瘤，也是胰腺癌的癌前病变之一。根据其累及部位分为主胰管型、分支型胰管型、混合型。主胰管型典型影像学表现为主胰管全程或节段性扩张，部分管壁可见壁结节；分支型典型影像学表现为分支胰管囊状扩张，并与主胰管相通，部分囊壁可见壁结节；混合型则两者兼有。分支型和混合型胰腺导管内乳头状黏液性肿瘤部分可出现类似中央瘢痕钙化影像，需注意其囊腔是否与胰管相通。

（4）胰腺黏液性囊性肿瘤：以卵巢基质为病理特征，90%～95% 发生于女性，好发年龄为 40～50 岁，以胰腺体尾部多见，占所有胰腺肿瘤＜1%。胰腺黏液性囊性肿瘤亦属于胰腺癌的癌前病变之一，准确诊断意义重大。典型影像学表现为单囊多房型结构，大囊内多发子囊，囊壁增厚并可见钙化，恶变时囊壁可见明显强化的壁结节。多表现为内壁分隔的蛋壳样钙化，当多个内部分隔钙化重叠时可出现类似中央瘢痕样钙化影像，此时需注意观察肿块形态及囊液信号有助于进行鉴别。

（5）胰腺实性假乳头状肿瘤：属于低度恶性肿瘤，常见于年轻女性，占所有胰腺肿瘤的 0.9%～2.7%。其典型的影像学特征是瘤内出血，MRI T_1WI 呈高信号。肿瘤内部或包膜可见钙化，以后者多见，呈实性或囊实性肿块，增强后实性成分呈渐进性轻度强化。

（6）胰腺神经内分泌肿瘤：起源于胰腺导管上皮内具有神经内分泌分化倾向的前体细胞，占所有胰腺肿瘤的 3%。多呈实性或囊实性肿块，少数呈囊性，由于含有丰富的间质血管，增强后实性成分在动脉期或胰腺实质期明显强化是其典型影像学表现；当肿瘤间质以胶原纤维为主、间质成分较多时，增强检查可表现为轻度强化。

（余日胜　邱勇刚）

参 考 文 献

1. MILLER FH, LOPES VENDRAMI C, RECHT HS, et al. Pancreatic cysticlesions and malignancy: assessment, guidelines, and the field defect [J]. Radiographics, 2022, 42(1): 87-105.

2. PERRI G, MARCHEGIANI G, FRIGERIO I, et al. Management of pancreatic cystic lesions [J]. Dig Surg, 2020, 37(1): 1-9.

3. KEANE MG, AFGHANI E. A review of the diagnosis and management of premalignant pancreatic cystic lesions [J]. J Clin Med, 2021, 10(6): 1284.

4. LIRA-TREVIÑO A, CARRANZA MENDOZA IG, BORBOLLA ARIZTI JP, et al. Pancreatic cystic lesions. Differential diagnosis and treatment strategy [J]. Rev Gastroenterol Mex (Engl Ed), 2022, 87(2): 188-197.

5. ARDESHNA DR, CAO T, RODGERS B, et al. Recent advances in the diagnostic evaluation of pancreatic cystic lesions [J]. World J Gastroenterol, 2022, 28(6): 624-634.

6. DALAL V, CARMICHEAL J, DHALIWAL A, et al. Radiomics in stratification of pancreatic cystic lesions: Machine learning in action [J]. Cancer Lett, 2020, 469: 228-237.

7. SILVA LLSE, FERNANDES MSS, LIMA EA, et al. Fatty Pancreas: Disease or Finding? [J]. Clinics, 2021, 76: e2439.

8. COLVIN SD, SMITH EN, MORGAN DE, et al. Acute pancreatitis: an update on the revised Atlanta classification [J]. Abdom Radiol (NY), 2020, 45(5): 1222-1231.

9. SCHIMA W, BÖHM G, RÖSCH CS, et al. Mass-forming pancreatitis versus pancreatic ductal adenocarcinoma: CT and MR imaging for differentiation [J]. Cancer Imaging, 2020, 20(1): 52.

10. LOPES VENDRAMI C, SHIN JS, HAMMOND NA, et al. Differentiation of focal autoimmune pancreatitis from pancreatic ductal adenocarcinoma [J]. Abdom Radiol (NY), 2020, 45(5): 1371-1386.

11. GONG XH, XU JR, QIAN LJ. Atypical and uncommon CT and MR imaging presentations of pancreatic ductal adenocarcinoma [J]. Abdom Radiol (NY), 2021, 46(9): 4226-4237.

12. MILLER FH, LOPES VENDRAMI C, RECHT HS, et al. Pancreatic Cystic Lesions and Malignancy: Assessment, Guidelines, and the Field Defect [J]. Radiographics, 2022, 42(1): 87-105.

13. Wolske KM, Ponnatapura J, Kolokythas O, et al. Chronic Pancreatitis or Pancreatic Tumor? A Problem-solving Approach [J]. Radiographics, 2019, 39(7): 1965-1982.

14. XU JX, HU JB, YANG XY, et al. A nomogram diagnostic prediction model of pancreatic metastases of small

cell lung carcinoma based on clinical characteristics, radiological features and biomarkers [J]. Front Oncol, 2023,12:1106525.

15. SILVA LLSE,FERNANDES MSS,LIMA EA,et al. Fatty Pancreas:Disease or Finding? [J]. Clinics (Sao Paulo), 2021,76:e2439.

16. COLVIN SD,SMITH EN,MORGAN DE,et al. Acute pancreatitis:an update on the revised Atlanta classification [J]. Abdom Radiol (NY),2020,45(5):1222-1231.

17. XIAO B,XU HB,JIANG ZQ,et al. Current concepts for the diagnosis of acute pancreatitis by multiparametric magnetic resonance imaging [J]. Quant Imaging Med Surg,2019,9(12):1973-1985.

18. YOON SB,JEON TY,MOON SH,et al. Differentiation of autoimmune pancreatitis from pancreatic adenocarcinoma using CT characteristics:a systematic review and meta-analysis [J]. Eur Radiol,2023,33(12):9010-9021.

19. GRAZIANI R,MAUTONE S,VIGO M,et al. Spectrum of magnetic resonance imaging findings in pancreatic and other abdominal manifestations of Von Hippel-Lindau disease in a series of 23 patients:a pictorial review [J]. JOP,2014,15(1):1-18.

20. BONINSEGNA E,ZAMBONI GA,FACCHINELLI D,et al. CT imaging of primary pancreatic lymphoma:experience from three referral centres for pancreatic diseases [J]. Insights Imaging,2018,9(1):17-24.

21. DIOGUARDI BURGIO M,CROS J,PANVINI N,et al. Serotonin immunoreactive pancreatic neuroendocrine neoplasm associated with main pancreatic duct dilation:a recognizable entity with excellent long-term outcome [J]. Eur Radiol,2021,31(11):8671-8681.

22. VANOLI A,LA ROSA S,KLERSY C,et al. Four neuroendocrine tumor types and neuroendocrine carcinoma of the duodenum:analysis of 203 cases [J]. Neuroendocrinology,2017,104(2):112-125.

23. 龚静山,张帆,周康荣,等.胰腺囊性病变的CT诊断价值[J].临床放射学杂志,2004,23(1):62-65.

24. 陈雷,周正荣.21例胰腺转移性肿瘤的CT表现[J].中国癌症杂志,2011,21(1):77-80.

25. WU J,LIN Y,WU J. Intraductal papillary mucinous neoplasm complicated with intraductal bleeding in a young woman mimicked a cystic solid pseudo-papillary tumor:a case report [J]. BMC Gastroenterol,2020,20(1):304.

26. 孙丹丹,刘文飞,于晶,等.胰腺内异位副脾囊肿一例[J].影像诊断与介入放射学,2019,28(6):456-457.

27. 朱庆强,朱文荣,吴晶涛,等.胰腺肉瘤样癌的多层螺旋CT检查特征[J].中华消化外科杂志,2013,12(8):612-615.

28. 于成福,冼青霞,吴政光.广泛性胰腺结石并胰腺功能正常者1例报告[J].罕少疾病杂志,2012,19(04):52-

53.

29. 张万强,巫北海.胰腺结石的影像学诊断(附20例报告)[J].临床放射学杂志,1992(01):15-17.

30. 万小坤,李杰,梅列军.血色病影像学表现及病理学特征[J].武汉大学学报(医学版),2015,36(04):584-587.

31. BACON BR,ADAMS PC,KOWDLEY KV,et al. Diagnosis and management of hemochromatosis:2011 practice guideline by the American association for the study of liver diseases [J]. Hepatology,2011,54(1):328-343.

32. STUART KA. ANDERSON GJ. FRAZER DM,et al. Duodenal expression of iron transport molecules in untreated haemo-chromatosis subjects [J]. Gut,2003,52(7):953-959.

33. 李丽,贾继东,王宝恩.血色病的欧美诊断治疗规范[J].胃肠病学和肝病学杂志,2008,17(1):1-3.

第三节　胰腺信号改变

一、T_1WI 高信号

【定义】

T_1WI 高信号定义为 T_1WI 信号明显高于邻近组织信号,是磁共振最基本的成像方法之一。磁共振信号从高到低,在图像上表现为从白色、灰色到黑色。绝大多数胰腺病灶在 T_1WI 上表现为稍低信号或低信号,少部分可以表现为稍高信号或高信号。了解和熟悉部分胰腺病灶 T_1WI 高信号的特点,有助于放射医师对疾病的诊断和鉴别诊断。

【病理基础】

病理组织学上,形成 T_1WI 高信号的原因很多,例如病灶内含有脂性成分、高铁血红蛋白、黑色素、蛋白质、矿物质、凝固性坏死等。常见的非肿瘤性病变有出血坏死性胰腺炎、皮样囊肿等;良性肿瘤性病变如胰腺脂肪瘤、胰腺黏液性囊腺瘤、胰腺畸胎瘤等;恶性肿瘤性病变如胰腺黑色素瘤、胰腺脂肪肉瘤等。仔细分析这些信号的表现,有助于胰腺病灶的影像学诊断。

1. **脂质分子**　纯水分子非常小,运动频率非常高,远高于Lamour频率。大分子如蛋白质和DNA分子运动频率较慢,低于Lamour频率。所以大、小分子在 T_1 加权像上均呈低信号。脂类分子中等大小,其运动频率高于蛋白质、低于纯水,与Lamour频率相似,所以 T_1 弛豫时间短, T_1 加权像呈高信号,如脂肪瘤、皮样囊肿、畸胎瘤。

2. **高铁血红蛋白**　主要见于出血,血红蛋白随着时间推移逐渐由含氧血红蛋白转变为脱氧血红蛋白、高铁血红蛋白，最后为含铁血黄素，不同时期其 T_1WI、T_2WI 信号表现不同。出血后，红细胞内的血红蛋白逐渐演变为高铁血红蛋白（出血亚急性早期），后者由于偶极 - 偶极作用导致 T_1 缩短，故在出血亚急性早期时会表现为 T_1 加权像呈高信号，如出血、血栓。

3. 黑色素　黑色素具有顺磁性效应，可以缩短 T_1 和 T_2 时间，典型者表现为 T_1WI 高信号、T_2WI 低信号，增强后明显强化。黑色素本身具有顺磁性，瘤内常有点片状出血，随着肿瘤内黑色素的含量以及出血量、血红蛋白的演变，T_1WI 可表现为片状、环状高信号或混杂信号，如黑色素瘤。

4. 蛋白质　由于富含蛋白质胰腺病灶以 T_1WI 高信号为特征，如胰腺黏液性囊腺瘤。

5. 矿物质　许多矿物质，如铁、铜、钙等属于顺磁性物质，其在磁场中的进动与组织内质子进动相互作用，产生一个局部微小磁场，其变化频率与 Lamor 频率接近，从而缩短 T_1 时间，表现为 T_1WI 高信号，如胰腺钙磁性钙盐沉积。

6. 凝固性坏死　凝固性坏死（脱水）表现为特征性的 T_1WI 高信号。通常可在胰腺局部病灶经皮射频消融治疗后病灶内出现凝固性坏死，如坏死性胰腺炎。

【征象描述】

T_1WI 成像为高信号，如出血坏死性胰腺炎（图 5-3-1）。

【相关疾病】

与 T_1WI 高信号有关的疾病见表 5-3-1。

【分析思路】

正确理解胰腺病变 T_1WI 高信号产生的病理机制有助于疾病的诊治。T_1WI 高信号的一个常见原因是病变内含有脂肪成分，通过脂肪抑制技术可以明确判断。病灶内含高铁血红蛋白成分也可以表现为 T_1WI 高信号，比如患者有严重的外伤史，则需要考虑胰腺血肿；如患者有急诊胰腺炎病史和体征，则需要考虑出血坏死性胰腺炎；如病灶内存在流空信号，

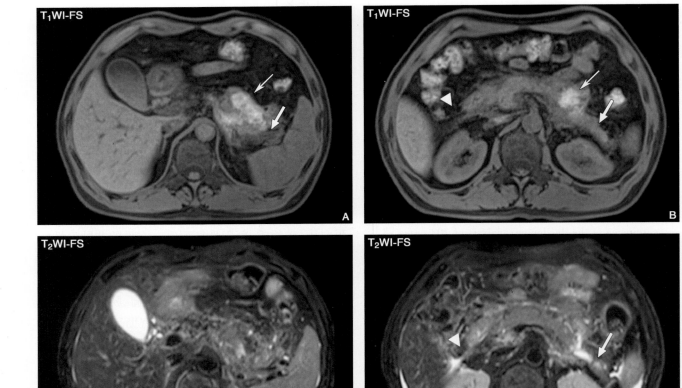

图 5-3-1　胰腺 T_1WI 高信号病例

患者男，45 岁，主诉为"中上腹疼痛 10 余天"，10 天前饮酒后突发中上腹疼痛，为持续性胀痛，较剧烈，并伴有腰背部疼痛不适感；脂肪酶测定：1 200U/L，淀粉酶测定：57U/L。A、B. 为 T_1WI-FS，细白箭头显示胰腺及胰周高信号病变（代表出血），三角箭头显示肾前筋膜增厚，粗白箭头显示胰腺周围渗出；C、D. 为 T_2WI-FS，三角箭头显示肾前筋膜增厚，粗白箭头显示胰腺周围渗出。

表 5-3-1 与 T_1WI 高信号有关的疾病

含脂病变	高铁血红蛋白	蛋白质	胆固醇	黑色素
脂肪瘤	胰腺血肿	黏液性囊腺瘤	胆管结石	黑色素瘤
畸胎瘤	出血坏死性胰腺炎	凝固性坏死	钙磁性钙盐	
脂肪肉瘤	实性假乳头状瘤	急性坏死性胰腺炎	胰液钙盐沉积	
血管平滑肌脂肪瘤	神经内分泌肿瘤			
脂肪浸润	胰腺血管畸形			

则需要考虑胰腺血管畸形;结合年轻女性、增强扫描弱强化、病灶内含囊变、钙化,则需要考虑胰腺实性假乳头状瘤;病灶增强扫描明显强化,或伴有典型的内分泌临床症状,则需要考虑胰腺神经内分泌肿瘤。胰腺黑色素瘤相对罕见,在 T_2WI 及 ADC 图像上的低信号是其相对特征性表现。此外的胆总管胰内段的胆固醇结石也可以表现 T_1WI 高信号,其独特的解剖位置及上段胆管扩张可以帮助诊断。放射科医生掌握这些病理机制,通过影像学表现进行抽丝剥茧分析,则有助于疾病的精准诊断。

【疾病鉴别】

1. 诊断思路(图 5-3-2)

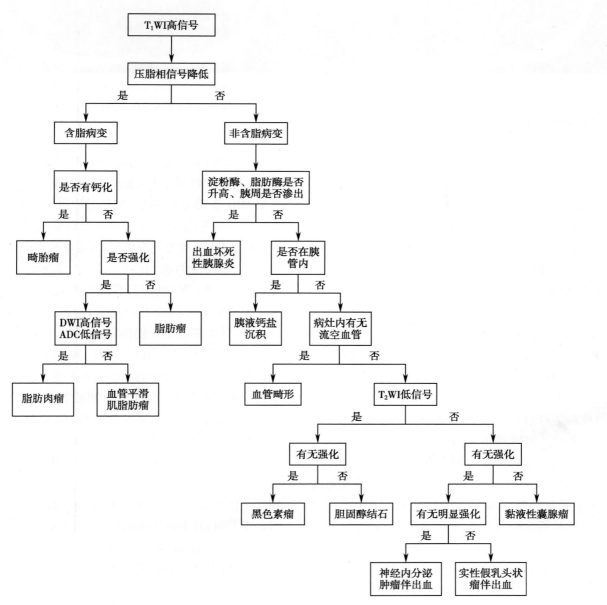

图 5-3-2 胰腺 T_1WI 高信号诊断思路

2. 鉴别诊断

（1）含脂病变

1）脂肪瘤：胰腺脂肪瘤属于来源于胰腺支持组织的肿瘤，1989 年由 Bigard 等学者首次报道，起病隐匿，多偶然发现，很少有症状。它是由胶质层包绕着成熟脂肪细胞形成的肿块。脂肪瘤的影像学表现颇具特征性，通常依据影像学确诊。CT 是诊断胰腺脂肪瘤最常用的方法，表现为质地均匀的低密度影，CT 值一般在 −120～−30Hu。由于脂肪瘤血供较少，增强扫描几乎无强化。磁共振成像检查对于区分胰腺组织脂肪化和脂肪瘤有一定作用。脂肪瘤在 T_1WI 及 T_2WI 上表现为均匀一致的高信号，脂肪抑制序列呈均匀一致低信号，增强扫描无强化，边界清楚（图 5-3-3）。

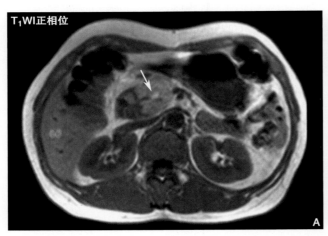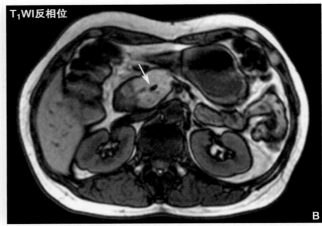

图 5-3-3　胰腺 T_1WI 高信号病例

患者女，50 岁，上腹部胀痛间作半年。A. T_1WI 正相位显示胰腺头部局灶性高信号（箭头）；B. T_2WI 反相位胰腺头部病灶信号减低（箭头）。最终诊断：胰腺头部脂肪瘤。

2）畸胎瘤：胰腺畸胎瘤非常罕见，起源于外胚层胚胎残留组织的多能细胞。根据肿瘤的大小及生长的部位可出现不同的症状，但均无特异性。胰腺畸胎瘤为良性病变。在病理学上，通常是同时有囊实性成分，如毛发、牙齿、钙化、软骨和皮肤附属器如毛囊、汗腺及皮脂腺成分等。在影像学上，胰腺畸胎瘤的影像学表现也颇具特征性，确诊常需要进行 CT 或 MRI 检查。其影像学表现取决于肿瘤内各种成分的比例，常为多种成分同时出现，如脂肪成分、实质性成分、囊性成分、牙齿、骨骼、钙化等，有时可出现液平面。MRI 上胰腺畸胎瘤多为囊实性，病灶内脂肪信号（T_1WI 高信号 T_2WI 高信号，压脂序列信号减低）或脂肪-液体平面有助于最终诊断。

3）脂肪肉瘤：脂肪肉瘤的特征是瘤细胞向脂肪母细胞分化，瘤内存在不同分化阶段的非典型性脂肪母细胞。脂肪肉瘤常发生于四肢躯干和腹膜后，原发于胰腺的脂肪肉瘤非常罕见，因其生长部位的特殊性，早期诊断较困难，常因肿瘤压迫邻近器官导致腹胀、呕吐、腹痛等症状而被发现。WHO 将脂肪肉瘤分为高分化型、去分化型、黏液型、多形性及混合型 5 种类型。胰腺脂肪肉瘤中最多见的是高分化型脂肪肉瘤。病灶信号混杂，有成熟脂肪成分（T_1WI 高信号，T_2WI 高信号，压脂序列信号减低）、纤维成分（纤维分隔 T_2WI 低信号）、脂肪母细胞及基质细胞，其典型 MRI 表现为大片状脂肪信号中可见条索状分隔及小结节状等信号影，实质部分弥散受限，增强检查轻中度强化，肿瘤边界不规则，邻近结构常受侵犯。

（2）高铁血红蛋白

1）胰腺血肿：胰腺损伤较腹部其他脏器少见，发生率占腹部外伤的 2%～12%，易漏诊、误诊，死亡率较高，且大多发生在创伤后 48 小时。急性胰腺创伤早期致死原因为血管（门静脉、脾静脉、下腔静脉）损伤导致的出血。2/3 的胰腺损伤发生于胰腺体部。单独胰腺损伤罕见，约有 90% 胰腺损伤伴有肝、胃、十二指肠、脾损伤，甚至多脏器损伤。CT 检查为胰腺损伤的首选检查手段，可发现胰腺实质损伤，如断裂、挫伤及其他腹部损伤。亦可发现胰周脂肪密度增高、出血、肾前筋膜增厚等间接征象。胰腺血肿在 MRI 上信号比较复杂，不同状态的血红蛋白的磁敏感表现不同，其中超急性期（24 小时内）T_1WI 呈等或略高信号，急性期（第 1～2 天）、亚急性初期（第 3～5 天）T_1WI 呈周边高信号中央低信号，亚急性血肿后期（第 10 天～3 周）表现为 T_1WI、T_2WI 高信号，T_2WI 上血肿周围出现低信号环（图 5-3-4）。

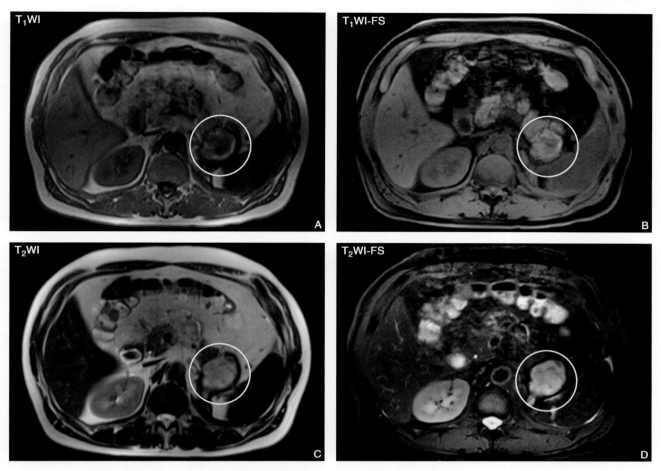

图 5-3-4　胰腺 T₁WI 高信号病例

患者男,58 岁,上腹胀痛伴呕吐半天。A、B. 轴位 T₁WI 图像和轴位 T₁WI-FS 显示胰腺尾部局灶性高信号(白圈);C、D. 轴位 T₂WI 图像和轴位 T₂WI-FS 显示胰腺尾部局灶性高信号伴周围低信号环(白圈);最终诊断:胰腺尾部血肿形成。

2)出血坏死性胰腺炎:急性出血坏死性胰腺炎是急性胰腺炎的一种类型,由急性水肿性胰腺炎病变继续发展所致。胰腺腺泡、脂肪、血管大片坏死,腹膜后间隙大量血性渗出液。此型胰腺炎病情严重且发展急剧,并发症多,病死率很高。CT 上表现为胰腺体积明显增大,轮廓模糊,其 CT 密度下降,并常呈弥漫性,特别是坏死区呈更低密度,胰周出血条片状、片状高密度影。MRI 上表现为胰腺内可见不同程度未强化的坏死灶,胰周条片状 T₂ 水样信号、破絮状、斑片状、点结状碎片影(提示胰周坏死),胰周积液呈现混杂性、脂肪抑制的 T₁ 序列上积液内出现斑片状、大片状稍高信号影,提示病灶内含有出血(图 5-3-5)。

3)胰腺实性假乳头状瘤:胰腺实性假乳头状瘤于 1959 年首次报道,Franz 等最早将其命名为胰腺乳头状良恶性肿瘤,1996 年 WHO 肿瘤组织分类中将其统一命名为胰腺实性假乳头状瘤,占胰腺外分泌肿瘤的 1%~2%。该病好发于年轻女性,以 20~30 岁为主,男女比例为 1:2~9。该病缺乏特征性临床表现,患者常因腹痛、腹胀及腹部不适,或体检无意中发现

腹部包块确诊,很少出现梗阻性黄疸。胰腺实性假乳头状瘤可在胰腺的任何部位发病,以胰尾部多见。胰腺实性假乳头状瘤生长周期长,且血管壁较薄,因而出血概率高,也是胰腺实性假乳头状瘤的重要影像学特点,可作为肿瘤鉴别的重要依据。CT 对于新鲜出血较为敏感,表现为高密度影,少数可见液 - 液平面,陈旧性出血则为低密度影。MRI 对肿瘤出血(新鲜出血或陈旧性出血)的检出较 CT 更灵敏,通常 T₁WI 呈高信号,T₂WI 呈高或低信号(图 5-3-6)。

4)神经内分泌肿瘤:胰腺神经内分泌肿瘤(pancreatic neuroendocrine neoplasm,pNEN)约占原发性胰腺肿瘤的 3%,起源于肽能神经元和神经内分泌细胞的异质性肿瘤。pNEN 分为功能性和无功能性肿瘤,常见的功能性 pNEN 包括胰岛素瘤和胃泌素瘤,其余的功能性 pNEN 均少见,包括生长抑素瘤、胰高血糖素瘤、生长激素瘤等。功能性 pNEN 肿瘤通常体积较小,多呈实性,境界清晰,增强扫描明显强化,CT 平扫一般呈等密度,MRI 平扫呈 T₁WI 低信号、T₂WI 高信号,增强扫描动脉期均匀明显强化,境界清楚,静脉期强化程

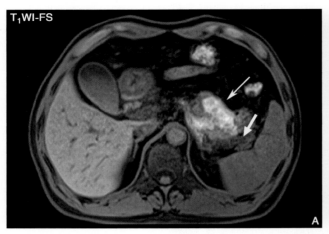
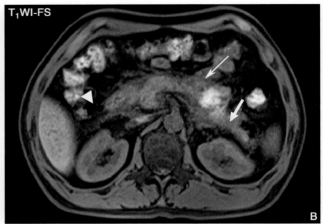

图 5-3-5　胰腺 T₁WI 高信号病例

患者男,45 岁,中上腹疼痛 10 余天。A、B. 轴位 T₁WI-FS 显示肾前筋膜增厚(白色三角箭头),粗白箭头显示胰腺周围渗出,细白箭头显示胰腺及胰周高信号病变(代表出血)。最终诊断:急性出血坏死性胰腺炎。

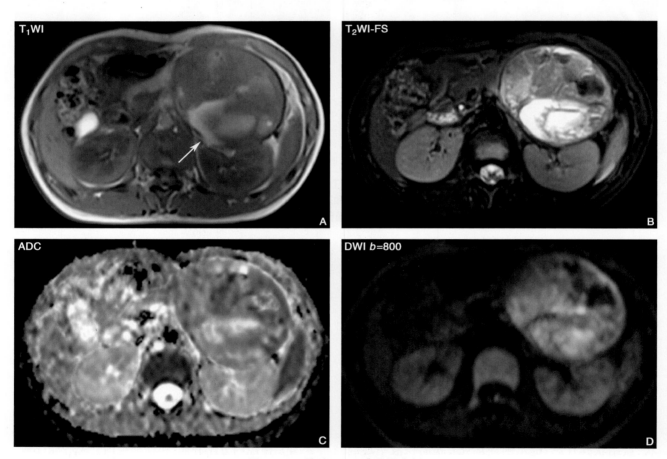

图 5-3-6　胰腺 T₁WI 高信号病例

患者女,19 岁,腹痛检查发现胰腺占位。A、B. 轴位 T₁WI 及周围 T₂WI 显示胰腺尾部见类圆形,不均质高低混杂信号肿块,病灶内可见出血(箭头);C. 轴位弥散加权图像肿块呈混杂稍高信号;D. ADC 图像肿块部分实性部分 ADC 值减低。最终诊断:胰腺尾部实性假乳头状瘤伴出血。

度明显降低,接近或略高于正常胰腺组织。无功能性 pNEN 肿瘤通常体积较大,囊变、出血、钙化多见,实性部分血管丰富,动脉期显著不均匀或环形增强。当病灶内出现出血时,T₁WI 呈高信号,结合增强明显强化的特征,更加有利于神经内分泌肿瘤的诊断(图 5-3-7)。

5)胰腺血管畸形:胰腺动静脉畸形(arteriovenous malformation,AVM)是一类非常罕见的血管畸形疾病。胰腺 AVM 最常见发病部位为胰头,约占 60%,其次为胰体和胰尾,仅有 7%~12% 的病例涉及全胰。增强 CT 检查中胰腺 AVM 呈现多个高血管

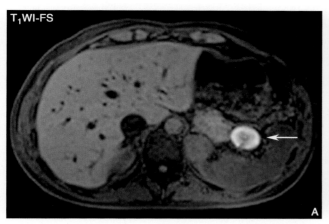 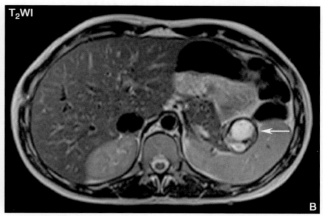

图 5-3-7 胰腺 T₁WI 高信号病例

胰腺尾部囊性肿瘤。A. T₁WI-FS 显示病灶呈混杂稍高信号（箭头）；B. T₂ 加权成像显示囊性肿瘤内有低信号包膜和间隔（箭头）。最终诊断：胰腺尾部神经内分泌肿瘤伴瘤内出血。

影病灶，并且由于动静脉分流，动态对比增强 MRI 检查中，病灶呈"信号流空区"，其原因是血液高速通过扩张血管。正常情况时，非对比 T₁ 加权像显示胰腺信号稍高于肝脏，当 AVM 存在时，胰腺呈弥散性 T₁WI 低信号，如合并出血，则可出现 T₁WI 高信号。

（3）蛋白质：胰腺黏液性囊性肿瘤（mucinous cystic neoplasm，MCN）是一种富含黏液蛋白的上皮性肿瘤，与独特的卵巢型上皮下间质相关。胰腺黏液性囊性肿瘤约占切除的胰腺囊性病变的 8%，绝大多数发生于女性，平均年龄为 48 岁。体积小的肿瘤（<3cm）通常是偶然发现的。较大的肿瘤可能因腹部结构受压而产生症状，常伴有可触及的腹部肿块。影像学检查显示一个大的界限清楚的囊性病变，病灶壁厚，不与胰腺导管相连，提示合并浸润性癌的特征包括大肿瘤（>5cm）、囊肿壁不规则增厚、囊内壁结节和血清 CA19-9 水平升高（>37kU/L）。CT 上，病灶内通常为液体密度，由于出血或蛋白成分，密度可升高，表现为周边线样钙化，可见分隔。MRI 上，黏液性囊腺瘤可以是单纯液体信号，即 T₁WI 低信号，T₂WI 高信号，分隔及壁结节呈等信号，但富含出血、蛋白时，囊腔内信号不均，可见 T₁WI 高信号（图 5-3-8）。

（4）胆固醇：胆总管胰内段胆固醇结石：胆固醇结石的机制主要是由于胆汁中胆固醇处于过饱和状态，以及胆汁中的蛋白质促胆固醇晶体成核作用，加上胆囊运动功能损害，致使胆汁淤滞，促发胆石形成。所有状态的胆固醇都具有较短的 T₁ 值（即 T₁WI 高信号）和类似于其他脂质的化学位移范围。当胆总管的胆固醇结石掉落至胆总管胰腺段时，可见胰头区域胆管内发现 T₁WI 高信号结节。

（5）黑色素：胰腺黑色素瘤：恶性黑色素瘤是一种少见性肿瘤，胰腺黑色素瘤可原发亦可继发，而原

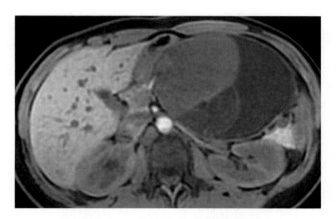

图 5-3-8 胰腺 T₁WI 高信号病例

患者女，28 岁，轴位 T₁WI 平扫显示一个 13cm 的多房混杂信号囊性灶，壁及分隔略厚，未见壁结节。最终诊断：胰腺黏液性囊性肿瘤。

发性胰腺黑色素瘤极为罕见，发病隐匿。恶性黑色素瘤是来源于神经嵴的黑色素细胞恶变而形成的一种高度恶性并能产生黑色素的肿瘤。MRI 对于黑色素极为敏感，以出血性顺磁性物质的多少及黑色素的含量和分布决定其信号的变化。由于黑色素瘤内稳定自由基的不成对电子与自由水的相互作用能够缩短 T₁ 及相对缩短 T₂，即呈现 T₁WI 高信号、T₂WI 低信号。

（6）钙磁性钙盐：胰液钙盐沉积：钙化通常在 MRI 所有序列都表现为低信号。如果钙里面含有合并顺磁性的阳离子，比如铁、锰，就会使 T₁ 呈现高信号。当胰液内钙磁性钙盐合并其他顺磁性物质时，T₁WI 可呈现高信号表现。

（王中秋）

二、T₁WI 低信号

【定义】

胰腺实质为分叶状富含水溶性蛋白结构，在 T₁WI 上呈高信号，当观察到对比正常实质 T₁WI 信

号减低时,即提示存在病变;虽然T_1WI信号减低不具有特征性,但基于MRI相对CT等其他影像学检查具有较高的软组织分辨率,此征象有助于放射科医师识别病变和发育变异、对病灶进行定位定量,进一步结合其他影像学特征和临床信息对病变定性。

【病理基础】

胰腺为腹部实质性器官,呈长条状结构,由于胰腺腺体内含有丰富的黏液蛋白成分以及一定量的脂肪组织沉积在胰腺间质中,分泌蛋白的腺泡细胞富含内质网和顺磁性离子、如锰离子,缩短了胰腺组织的T_1值,故胰腺本身在T_1WI上呈稍高信号。大部分胰腺病变在T_1WI上呈低信号,如液体、致密纤维结缔组织、钙化、气体等。

1. 液体成分 液体成分由于氢质子含量较高,病灶的T_1弛豫相应时间延长、相应信号减低,在T_1WI呈低信号的液体主要包括水、血性物质、黏液成分等。

(1)水:细胞内或组织间隙内的含水量增加,均使得T_1值和T_2值延长,PD值降低,故在T_1WI和PDWI图像上水呈较低信号,而在T_2WI图像上则呈明显的高信号,对比鲜明。含水的病变主要包括囊肿、囊性肿瘤和包裹性积液,囊肿包括胰腺先天性囊肿、胰腺内潴留囊肿、寄生虫囊肿、淋巴上皮囊肿、肠源性囊肿等,上述囊肿多表现为T_1WI低信号;而囊性肿瘤本身具有或产生的液体成分也表现为T_1WI低信号,如胰腺浆液性/黏液性囊腺瘤(癌)、胰腺导管内乳头状黏液性肿瘤等;当急性胰腺炎发生时,胰液外渗到周围组织或被包裹时也表现为T_1WI低信号;如急性胰腺炎伴胰周液体积聚或假性囊肿形成。当实性肿瘤合并液化坏死或囊变时,T_1WI信号强度较肿瘤实性成分更低。

(2)出血:不同时期的血液信号不同,在出血超急性期(氧合血红蛋白),即出血的即刻,尚未凝固的血液表现出血液的长T_1、长T_2特性,因此在T_1WI上表现为略低信号;在出血7小时～3天,即急性期(脱氧血红蛋白),由于脱氧血红蛋白的顺磁性效应,细胞内脱氧血红蛋白对T_1值的影响较小,因此该期血肿在T_1WI上信号变化不明显,常表现为略低信号或等信号;出血3周乃至数月以后,血肿逐渐演变成慢性期(含铁血黄素),该期血肿逐渐演变成液化灶,在T_1WI上呈低信号,T_2WI呈高信号。如出血坏死性胰腺炎。

(3)黏液成分:黏液是从人体的黏膜层或黏膜下层分泌出来的湿滑液体。当病灶内囊液中蛋白浓度较低时,常表现为T_1WI低信号、T_2WI高信号,如导管内乳头状黏液性肿瘤。

2. 致密纤维结缔组织 以纤维为主要成分,细胞和基质成分较少,细胞内含水量减少。当致密纤维结缔组织取代正常胰腺实质细胞时,其质子密度增高,表现为T_1WI低信号,如各种胰腺实性肿瘤(胰腺导管腺癌等)纤维化、胰腺孤立性纤维瘤及慢性胰腺炎纤维化。

3. 钙化 典型的钙质在T_1WI上表现为低信号,如慢性胰腺炎钙化,细小钙化灶在MRI上敏感性较低。

【征象描述】

胰腺实质在T_1WI表现为均匀高信号,病灶表现为相对正常实质的低信号,可表现为弥漫性或局灶性信号减低、边界清晰或模糊,信号均匀或混杂等多种影像学征象(图5-3-9、图5-3-10)。

【相关疾病】

与T_1WI低信号有关的疾病见表5-3-2。

【分析思路】

肿块和炎症的T_1弛豫相应时间延长,因此在T_1加权图像上病变的信号强度低于周围正常胰腺实质,由于大部分病灶在T_1WI序列上呈相对低信号,因此其囊括了大部分胰腺病变,种类较多。在观察到胰腺实质内T_1WI低信号病变时,主要需鉴别其良恶性,因

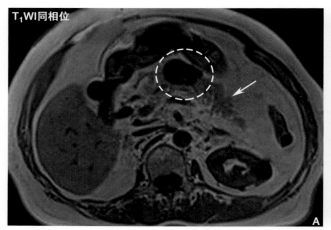

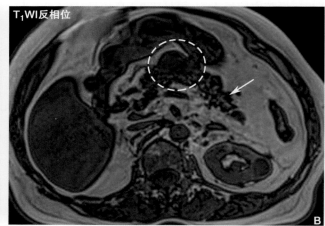

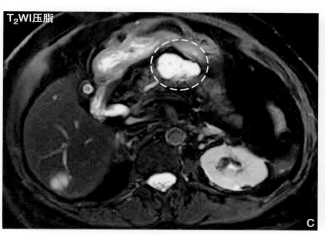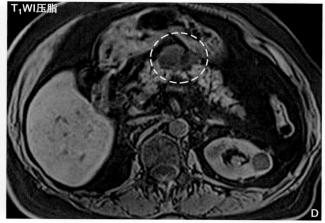

图 5-3-9　胰腺 T₁WI 低信号病例

患者女，74 岁。A、B. 在 T₁WI 平扫序列中可见胰腺体部低信号结节灶（圆圈），同反相位病灶信号未见减低或增高，胰腺实质信号可见减低（箭头）；C. T₂WI 压脂序列病灶呈明亮高信号，病灶内信号尚均匀，境界清晰（圆圈）；以上影像征象提示胰腺实质脂肪浸润伴体部囊性病变；D. T₁WI 压脂序列上胰腺实质呈高信号，体部病灶呈低信号（圆圈）。

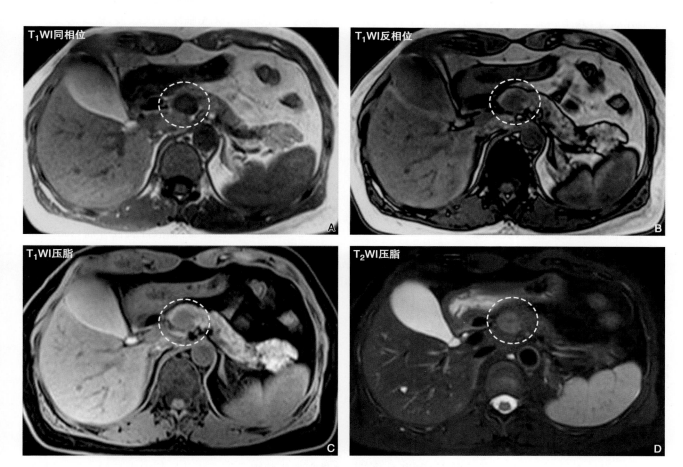

图 5-3-10　胰腺 T₁WI 低信号病例

患者女，48 岁。A、B. 在 T₁WI 平扫序列中可见胰腺颈部低信号结节灶（圆圈），同反相位病灶信号未见减低或增高，余胰腺实质信号未见减低；C. T₁WI 压脂序列上胰腺实质呈高信号，颈部病灶呈低信号（圆圈）；D. T₂WI 压脂序列病灶呈稍高信号（圆圈），病灶境界清晰；以上影像征象提示胰腺颈部占位性病变。

表 5-3-2　与 T_1WI 低信号有关的疾病

囊性肿瘤	实性肿瘤	囊实性肿瘤	非肿瘤性病变
浆液性囊性肿瘤	导管腺癌	实性假乳头状肿瘤	急性坏死性胰腺炎
黏液性囊性肿瘤	腺泡细胞癌	胰腺导管腺癌	肿块性胰腺炎
导管内乳头状黏液性肿瘤	胰母细胞瘤	胰腺神经内分泌癌囊变	假性囊肿
囊性畸胎瘤	神经内分泌肿瘤		淋巴上皮囊肿
囊性淋巴管瘤	转移性肿瘤		先天变异
	淋巴瘤		
	孤立性纤维瘤		

此还需结合其他直接和间接征象来综合判断。

第一，在常规 T_1WI 序列上观察到低信号病灶时，需结合 T_2WI 信号区分病变是囊性、实性或是囊实性。囊性病变多见于囊性肿瘤、各种胰腺囊肿，其中囊性肿瘤内多有分隔或壁结节，胰腺囊肿多无强化。实性病变多见于胰腺癌、肿块性胰腺炎、神经内分泌肿瘤等，其中胰腺癌常表现为浸润性生长，与周围正常胰腺组织分界不清，胰头癌可导致典型双管征表现；肿块性胰腺炎临床上常有急性胰腺炎发作史；神经内分泌肿瘤可表现为动脉期病灶明显高强化。囊实性病变常见于肿瘤坏死/囊变或囊性肿瘤恶变，如实性假乳头状瘤体积较大时以囊性为主，体积较小时以实性为主，病灶囊性成分不强化，实性成分呈中等延迟强化，且常见于年轻女性；黏液性囊腺瘤恶变为囊腺癌时常表现为囊壁厚薄不均，囊壁增厚＞1cm，囊内分隔粗细不一，实性成分增多，肿瘤体积明显增大或出现周围侵犯征象。

第二，分析病灶范围为弥漫性或局灶性，弥漫性病变多为累及整个胰腺实质，局灶性病变多累及部分实质，可对应病变好发部分，如胰腺癌好发于胰头部。

第三，分析病灶是否有占位效应，肿瘤性病变多可见胆道扩张、胆道梗阻征象，可压迫邻近胃窦、十二指肠等结构；而急性坏死性胰腺炎通常无明显占位效应，周围脂肪间隙合并渗出。

第四，需结合 T_2WI、T_1WI 多期增强、DWI 及 ADC 等多个序列评估病灶成分、血供情况、邻近组织改变，以及间接征象（胰管是否截断、扩张，有无胆道梗阻，血管是否受侵，远处脏器转移等）判断病变良恶性和具体分类。

【疾病鉴别】

大部分胰腺病变在 MRI 检查的 T_1WI 序列中均表现为低信号征象，异病同影，此时需要联合其他影像学特征和临床信息进行诊断和鉴别诊断。

1. **诊断思路**（图 5-3-11）
2. **鉴别诊断**
（1）囊性肿瘤

1）浆液性囊性肿瘤：胰腺浆液性囊腺瘤（serous cystadenoma，SCA）是胰腺最常见的良性囊性肿瘤，起源于胰腺腺泡的中心细胞，好发于 50～70 岁女性，被称为"奶奶瘤"，SCA 临床进展缓慢，极少恶变。临床上 SCA 多为偶然发现或压迫邻近脏器产生压迫症状；病理学分型包括微囊型、寡囊型、实质型、与希佩尔 - 林道病（von-Hippel-Lindau disease）相关 SCN 及浆液 - 神经内分泌混合型肿瘤（罕见）。SCA 由于病灶内含有较多的浆液成分，在 T_1WI 上主要表现为低信号，T_2WI 上表现为高信号，当肿瘤内蛋白成分含量较多时，部分 SCA 在 T_1WI 上可表现为高信号。部分 SCA 内部具有纤维结缔组织分隔及中央瘢痕，时有钙化，病灶内可见低信号分隔（图 5-3-12）。

2）黏液性囊性肿瘤：黏液性囊性肿瘤（mucinous cystic neoplasms，MCN）包括黏液性囊腺瘤和囊腺癌，占胰腺外分泌肿瘤的 2%，好发于 40～60 岁女性，又被称为"妈妈瘤"，黏液性囊性肿瘤具有恶变的潜能，恶性的黏液性囊腺癌表现为囊内壁结节或乳头状突起伴周围浸润，部分可伴有血清 CA19-9 水平的升高。MCN 因产生黏液在 T_1WI 上表现为低信号，T_2WI 上为高信号，伴有瘤内出血时 T_1WI 可呈高信号，瘤内如有分隔则表现为低信号（图 5-3-13）。

3）导管内乳头状黏液性肿瘤：导管内乳头状黏液性肿瘤（intraductal papillary mucinous neoplasm，IPMN）是起源于胰腺导管系统并导管内生长的交界性肿瘤，好发于 50～70 岁男性，又称"爷爷瘤"，多无明显临床症状。根据肿瘤上皮分化程度不同，IPMN 可分为良性、交界性及恶性。IPMN 出现以下征象常提示恶性：主胰管扩张＞1cm，分支胰管型 IPMN 病灶直径＞3cm或强化壁结节≥5mm。IPMN 因分泌大量黏液导致胰

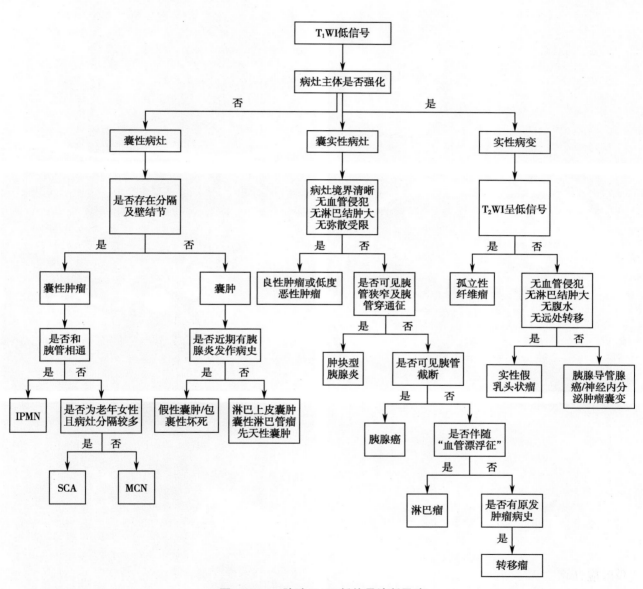

图 5-3-11 胰腺 T_1WI 低信号诊断思路

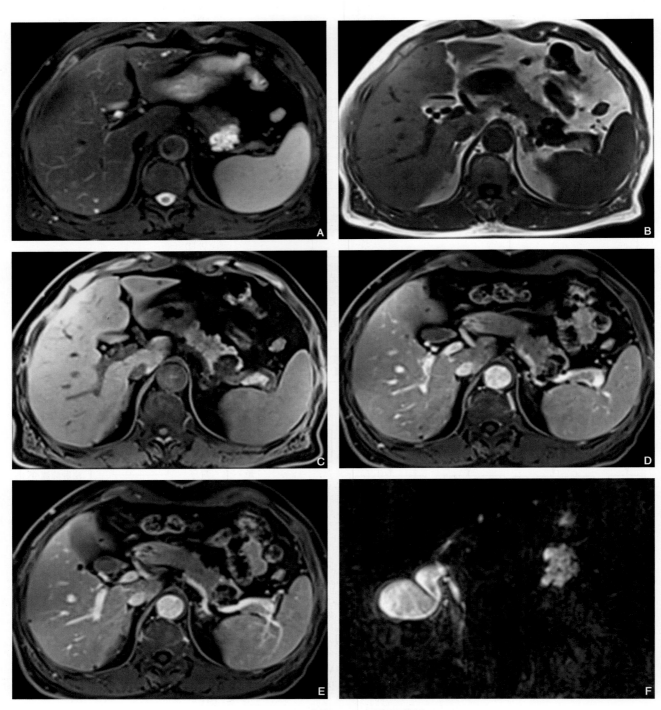

图 5-3-12　胰腺 T₁WI 低信号病例

患者男,68 岁,胰腺浆液性囊腺瘤。病灶 T₁WI 压脂呈低信号,T₂WI 压脂呈高信号其内见低信号分隔影;MRCP 示病灶与胰管不相通,胰管未见明显扩张,增强扫描病灶边缘及内部分隔可见强化。A. T₂WI FS;B. T₁WI;C. T₁WI FS;D、E. T₁WI 增强扫描;F. MRCP。

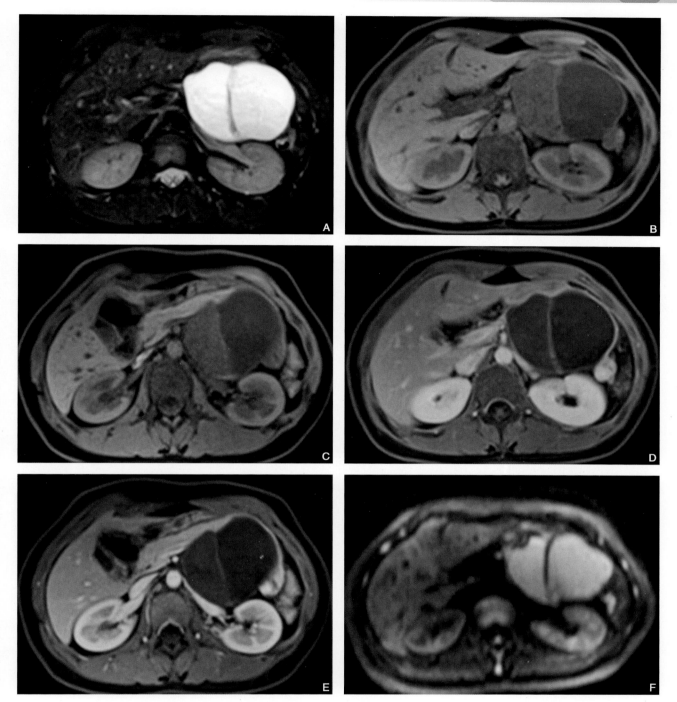

图 5-3-13 胰腺 T_2WI 低信号病例

患者女,38 岁,胰腺黏液性囊腺瘤。病灶 T_1WI 压脂相呈混杂稍低信号,T_2WI 压脂相呈高信号,其内见低信号分隔;DWI 呈高信号,增强扫描病灶边缘及内部分隔可见强化。A. T_2WI FS;B、C. T_1WI FS;D、E. T_1WI 增强扫描;F. DWI。

管扩张及囊腔形成表现为 T_2WI 高信号,其最大的特点为病灶囊腔与胰管相通。IPMN 根据累及部位不同分为三型:主胰管型、分支胰管型及混合型。增强扫描导管内乳头状结节可见强化(图 5-3-14)。

4)囊性畸胎瘤:畸胎瘤属于生殖细胞瘤,根据畸胎瘤成熟程度将其分为囊性成熟畸胎瘤、实性畸胎瘤、未成熟畸胎瘤(恶性畸胎瘤)3 类。囊性畸胎瘤又称皮样囊肿,包膜完整,腔内可含有毛发、脂质、软骨等成分,

9%～15% 可恶变。囊性畸胎瘤壁薄,感染后可为厚壁囊肿;多表现为单房囊性肿块,早期扫描无明显强化。

(2)实性肿瘤

1)导管腺癌:胰腺癌是胰腺最常见的恶性肿瘤,占胰腺恶性肿瘤的 90% 以上,其中 80% 为导管腺癌。临床上多见于 40 岁以上男性,较小的肿瘤早期患者可无症状,胰头部导管腺癌围管性浸润生长可导致胰管及胆总管扩张呈双管征,病灶处胰管截

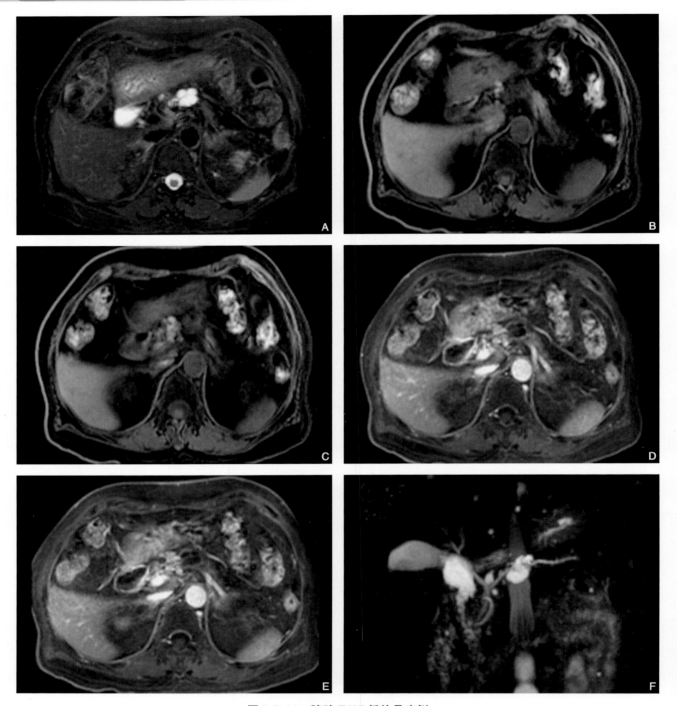

图 5-3-14 胰腺 T₁WI 低信号病例

患者女,78 岁,胰腺导管内乳头状黏液性肿瘤。病灶位于胰体部,T₁WI 压脂相示病灶低信号,T₂WI 压脂相呈高信号,MRCP 可见病灶与胰管相通;增强扫描病灶边界清楚,内部见分隔强化。A. T₂WI FS;B、C. T₁WI FS;D、E. T₁WI 增强扫描;F. MRCP。

断。增强扫描导管腺癌多呈"乏血供"表现,与周围明显强化的胰腺实质对比明显。导管腺癌本身表现为 T₂WI 稍高信号,甚至有时 T₂WI 为稍低信号,这与肿瘤内富含纤维组织有关,而肿瘤液化坏死区 T₂WI 呈高信号(图 5-3-15)。

2)腺泡细胞癌:腺泡细胞癌仅占胰腺外分泌肿瘤的不足 2%,多见于 60～70 岁老年男性,临床症状多不明显。病灶胰体尾部好发,常较导管腺癌体积

更大,平均直径约 10cm,边界也较导管腺癌更清楚,有包膜,部分癌灶可出现囊变坏死;增强扫描病灶呈中度强化,胰管多为受压改变。腺泡细胞癌常表现为实性肿块,T₂WI 呈高于肾实质的高信号,其原因可能是肿瘤细胞胞质丰富并呈腺泡状排列。

3)胰母细胞瘤:胰母细胞瘤(pancreatoblastoma,PB),又称儿童型胰腺癌,为胰腺罕见的恶性肿瘤,发病率仅占儿童胰腺上皮样肿瘤的 0.2%～0.5%,一般

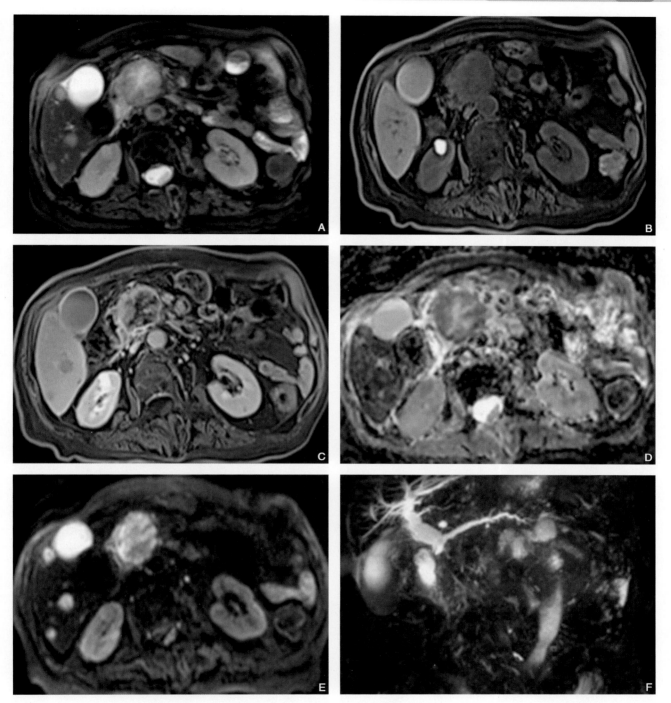

图 5-3-15　胰腺 T₁WI 低信号病例

患者男，81 岁，胰头导管腺癌。胰头区见软组织占位，T₁WI 压脂相示病灶稍低信号，T₂WI 压脂相呈混杂高信号，增强扫描病灶呈环形强化、内部见壁结节及无强化坏死区，DWI 呈高信号，ADC 可见周围实性成分信号减低，MRCP 示胰头部胰管截断。A. T₂WI FS；B. T₁WI FS；C. T₁WI 增强扫描；D. ADC 图；E. DWI；F. MRCP。

无特异性临床症状，多数发生在胰头部。胰母细胞瘤体积较大，直径常>8cm，边界清晰，可见包膜，瘤内出血坏死可导致肿块呈囊实性，增强扫描实性成分呈明显强化。胰母细胞瘤 T₂WI 表现为高信号，可能是由于组织病理学上肿瘤主要以腺泡细胞构成，伴有特异性的鳞状细胞巢，局部伴有小的囊变及坏死区。

4）神经内分泌肿瘤：胰腺神经内分泌肿瘤（pancreatic neuroendocrine neoplasms，pNEN）约占原发性

胰腺肿瘤的 3%，起源于肽能神经元和神经内分泌细胞的异质性肿瘤。pNEN 分为功能性和无功能性肿瘤，常见的功能性 pNEN 包括胰岛素瘤和胃泌素瘤，其余的功能性 pNEN 均少见，包括生长抑素瘤、胰高血糖素瘤、生长激素瘤等。功能性 pNEN 肿瘤 CT/MRI 表现为肿瘤体积较小，多呈实性，境界清晰，增强扫描明显强化，CT 平扫一般呈等密度，MRI 平扫呈 T₁WI 呈低信号、T₂WI 呈高信号，增强扫描动脉

期均匀明显增强,境界清楚,静脉期强化程度明显降低,接近或略高于正常胰腺组织。

5)转移性肿瘤:胰腺转移性肿瘤临床少见,占所有胰腺恶性肿瘤的2%～5%;平均发病年龄为50～70岁;形态呈椭圆形或圆形,可单发、多发或弥漫性。转移瘤常见的原发部位肿瘤如肺癌(最常见)、乳腺癌、胃癌、结肠癌、肾癌及黑色素瘤等。影像学上常见征象分为三种:单发边界清晰的乏或富

血供肿块,最常见,胰腺转移瘤和原发性肿瘤特征相似;胰腺弥漫性或局灶性肿大;轮廓光滑或呈分叶状胰腺多发性结节(图5-3-16)。

6)淋巴瘤:胰腺淋巴瘤分为原发性淋巴瘤和继发性淋巴瘤,原发性胰腺淋巴瘤仅局限于胰腺和紧邻的淋巴结;继发性胰腺淋巴瘤是胰腺外淋巴瘤直接蔓延或浸润至邻近的胰腺实质中;通常是邻近的腹膜后肿大淋巴结或胃淋巴瘤侵袭胰腺。原发性淋

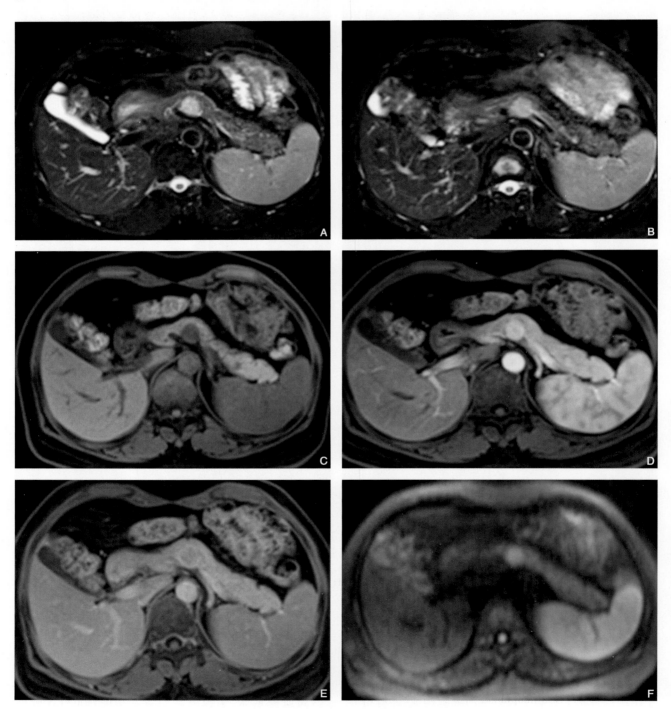

图 5-3-16　胰腺 T₁WI 低信号病例

患者女,58岁,胰腺转移瘤。胰腺体部见一枚结节,T₁WI压脂相示病灶低信号,T₂WI压脂相呈高信号,增强扫描病灶早期明显强化,后退出,DWI呈稍高信号;结合患者右侧肾癌术后13年病史,诊断为肾癌胰腺转移。A、B.T₂WI FS;C.T₁WI FS;D、E.T₁WI增强扫描;F.DWI。

巴瘤罕见,仅占淋巴结以外非霍奇金淋巴瘤的不到2%,男性稍多见于女性,发病年龄15～85岁,以70岁以上男性多见。分为霍奇金淋巴瘤和非霍奇金淋巴瘤,以弥漫大B细胞淋巴瘤多见。影像上分为肿块型和弥漫浸润型,T₁WI病灶呈低信号,乏血供,内可见血管漂浮征,部分患者伴胰腺周围淋巴结肿大。

7)孤立性纤维瘤:孤立性纤维瘤(solitary fibrous tumor,SFT)属于成纤维细胞/肌成纤维细胞来源的中间型肿瘤,是一种罕见的软组织肿瘤。SFT可以发生于全身任何部位,大部分位于胸膜,好发于头颈部、纵隔、腹腔后、盆腔、腹腔等,其他如脑膜、肝脏也有报道,发生在胰腺罕见。SFT可发生于任何年龄,以中年人多见,常表现为缓慢生长的无症状性肿块,多在体检时发现,较大时常压迫周围结构,出现腹痛等症状。影像大小不一的类圆形肿块,边界清楚,较小病灶密度或信号尚均匀,较大肿瘤易发生囊变坏死,钙化少见;因SFT瘤体内常包含有丰富的纤维组织、T₁WI呈低信号,一般动脉期呈中等强化,而门脉期及延迟期呈持续性强化,增强呈"快进慢出"型。

(3)囊实性肿瘤

1)胰腺实性假乳头状瘤:胰腺实性假乳头状瘤于1959年首次报道,Franz等最早将其命名为胰腺乳头状良恶性肿瘤,之后不断有文献对其报道,名称也各不相同,1996年WHO肿瘤组织分类中将其统一命名为胰腺实性假乳头状瘤,占胰腺外分泌肿瘤的1%～2%。该病好发于年轻女性,以20～30岁为主,男女比例为(1:2)～9。该病不具特征性临床表现,患者常因腹部疼痛、腹胀及腹部不适,或体检无意中发现腹部包块确诊,很少出现梗阻性黄疸。胰腺实性假乳头状瘤可在胰腺的任何部位发病,以胰尾部多见。胰腺实性假乳头状瘤生长周期长,且血管壁较薄,因而出血概率高,是胰腺实性假乳头状瘤的重要影像学特点,也可作为与其他胰腺肿瘤鉴别的重要依据。出血部分可以存在于囊性部分,也可存在于实性部分。CT对于新鲜出血显示较为灵敏,表现为高密度影,陈旧性出血则为等或低密度影。MRI对肿瘤出血(新鲜出血或陈旧性出血)的检出较CT更灵敏,通常T₁WI呈高信号,T₂WI呈高或低信号。T₁WI未出现高信号也不能完全排除出血可能。

2)神经内分泌肿瘤:胰腺神经内分泌肿瘤(pancreatic neuroendocrine neoplasms,pNEN)约占原发性胰腺肿瘤的3%,起源于肽能神经元和神经内分泌细胞的异质性肿瘤。pNEN分为功能性和无功能性肿瘤,无功能性pNEN肿瘤CT/MRI表现为肿瘤通常体

积较大,囊变、出血、钙化多见,完整的包膜多见,实性、囊实性、囊性病灶均可见,实性病灶影像表现类似于功能性pNEN,囊实性的实性部分血管丰富,动脉期显著不均匀或环形增强,完全囊性少见,多由肿瘤出血、坏死发展而来,可为单囊或多囊,囊壁不增强。神经内分泌癌病灶多较大,常合并坏死及囊变,T₁WI呈混杂信号。

(4)非肿瘤样病变

1)急性胰腺炎:急性胰腺炎是多种病因引起胰酶的异常激活,导致胰腺组织自身消化、水肿、出血甚至坏死的一种炎症反应。临床多以急性上腹痛,恶心,呕吐来就诊;常见病因有胆石症、暴饮暴食、长期酗酒、高脂血症、高钙血症及感染等。影像表现可分为急性间质水肿性胰腺炎及坏死性胰腺炎。胰腺实质坏死在表现为胰腺实质内局灶性或弥漫性低或无强化病灶,T₁WI通常为低信号改变,若合并出血,可见T₁WI高信号改变(图5-3-17)。

2)肿块性胰腺炎:肿块性胰腺炎(mass forming chronic pancreatitis,MFCP)是慢性胰腺炎的一种特殊类型,在慢性胰腺炎发展过程中,长期反复慢性炎症刺激而导致炎性细胞浸润伴纤维组织增生局部形成瘤样病变,同周围结构往往分界不清。MFCP以胰头多见。发病机制:酒精性、特发性(原因不明性)、自身免疫性、其他(胆源性、胰管梗阻、遗传性、营养不良性)等。与身体多数部位炎症类似,T₂WI序列呈稍高信号。

3)假性囊肿:胰腺假性囊肿是最常见胰腺囊性肿瘤样病变,多继发于急慢性胰腺炎和胰腺损伤,表现为胰腺外的包裹性积液,囊壁为无上皮覆盖的肉芽与纤维组织,囊内仅有液体成分,故呈T₂WI明显高信号,不存在实性、坏死或脂肪等成分,通常发生于急性胰腺炎发病4周以后。

4)淋巴上皮囊肿:胰腺淋巴上皮囊肿常为体检等原因偶然发现,常突出于胰腺轮廓外,形成薄壁液性肿瘤样病变,影像学上与其他胰腺囊性病变鉴别相对困难。由于淋巴上皮囊肿可发生于女性,常位于胰尾部,因此需要与黏液囊性肿瘤鉴别,最终结果需要组织病理学证实,表现为淋巴组织内覆盖角化的鳞状上皮细胞。在T₂WI序列上淋巴上皮囊肿呈明亮的高信号影,因其内部含液性成分所致。

5)胰管变异:胰腺的发育:在胚胎的第8周,腹侧胰管(wirsung)及背侧胰管(santorini)融合形成主胰管,背侧胰管的近十二指肠段在胎儿期自发闭锁、消失,同十二指肠失去直接连接。约44%的个

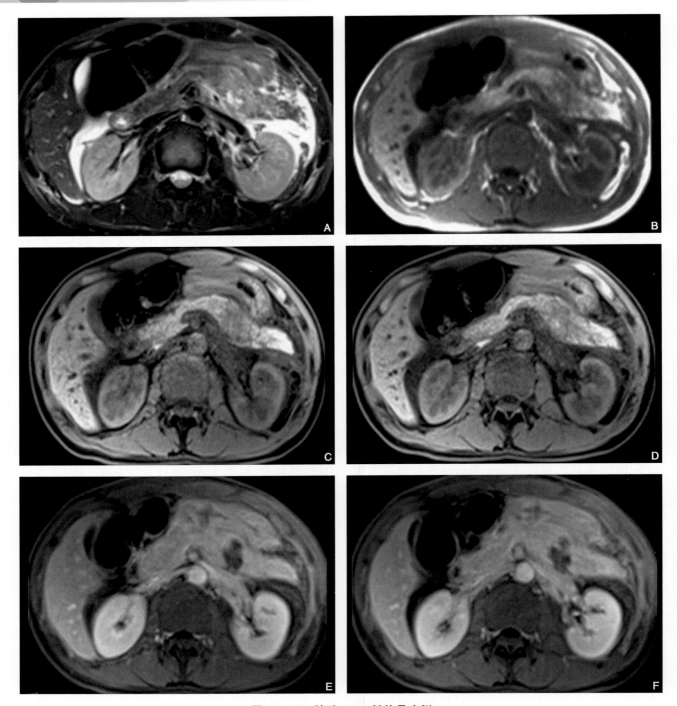

图 5-3-17 胰腺 T₁WI 低信号病例

患者男,36 岁,急性坏死性胰腺炎。胰腺体尾部肿胀伴周围渗出,T₁WI 可见实质内斑片状稍低信号,伴内斑点状高信号,T₂WI 压脂呈混杂高信号,增强扫描病灶未见强化;结合临床病史及实验室淀粉酶指标诊断为出血坏死性胰腺炎。A. T₂WI FS;B. T₁WI;C、D. T₁WI FS;E、F. T₁WI 增强扫描。

体背侧胰管近侧持续开放,于十二指肠小乳头处形成副胰管,通常管径小于主胰管。胰管囊肿的形成同胆总管囊肿类似,分为腹侧胰管的局限性扩张和背侧胰管的局限性扩张。较为接受的学说认为其发病机制为流出道的相对性狭窄和局部的胰管管壁薄弱的综合作用所致。变异的胰管内含胰液成分,在 T₁WI 上呈低信号,T₂WI 上呈现高信号。

（王中秋）

三、T₂WI 高信号

【定义】

胰腺 T₂WI 高信号病变指的是由于病灶内氢质子含量较多而表现为磁共振 T₂WI 高信号的一类胰腺病变。胰腺 T₂WI 高信号病变占胰腺病变的大多数,根据病灶组织成分及病理性质的不同,可大体分为以下几类:囊性肿瘤、实性肿瘤及肿瘤样病变。

【病理基础】

人体组织 MRI 成像时，大部分病灶表现为 T_2WI 高信号，这些病变主要包括水、黏蛋白、坏死物、出血等。

1. **水** 水分子中含有氢质子而在 T_2WI 表现为明显高信号。囊肿内一般含有的是自由水，氢质子含量较高，T_2WI 信号强度较高；如胰腺先天性囊肿、胰腺内潴留囊肿、寄生虫囊肿、淋巴上皮囊肿、肠源性囊肿等。此外，胰液含自由水较多，T_2WI 表现为明显高信号，当胰液外渗到周围组织或被包裹时也表现为 T_2WI 高信号；如急性胰腺炎伴胰周液体积聚或假性囊肿形成。急性胰腺炎时，胰腺实质炎症细胞浸润、胰腺内血管通透性增加、胰液分泌增多等可表现为整个胰腺 T_2WI 信号增高。

2. **黏蛋白** 是一类富含黏多糖的糖蛋白，黏多糖由碳水化合物组成，而碳水化合物在 T_2WI 呈明显高信号。多数胰腺囊性肿瘤可产生黏蛋白。如胰腺浆液性/黏液性囊腺瘤/癌、胰腺导管内乳头状黏液性肿瘤等。

3. **坏死物** 坏死指的是以酶溶性变化为特点的活体内局部组织细胞的死亡，其基本表现是细胞肿胀、细胞器崩解和蛋白质变性。坏死过程中产生的液体表现为 T_2WI 高信号。如实性肿瘤发生坏死时，肿瘤组织本身细胞质内或周围组织间隙的液体流出在 T_2WI 上表现为高信号，而未发生坏死的实体肿瘤组织因富含肿瘤细胞亦表现为 T_2WI 稍高信号；出血坏死性胰腺炎发生急性坏死物积聚或包裹性坏死时，T_2WI 可表现为高信号。

4. **出血** 血红蛋白随着时间推移逐渐由含氧血红蛋白转变为脱氧血红蛋白、高铁血红蛋白、含铁血黄素。根据出血时期的不同，T_2WI 信号也不同。出血灶为超急性期时，红细胞内富含氧合血红蛋白，呈抗磁性，表现为 T_2WI 高信号；当红细胞膜破裂时，血肿内水分增多，T_2WI 呈高信号。如急性出血坏死性胰腺炎形成血肿时可表现为 T_2WI 高信号。

【征象描述】

根据病灶成分的不同，胰腺囊性病变常表现为 T_2WI 明显高信号，实性病变表现为 T_2WI 稍高信号，伴有坏死/囊变时 T_2WI 信号可增高，部分病灶与胰管相通具备诊断特异性（图 5-3-18）。

【相关疾病】

与 T_2WI 高信号有关的胰腺疾病见表 5-3-3。

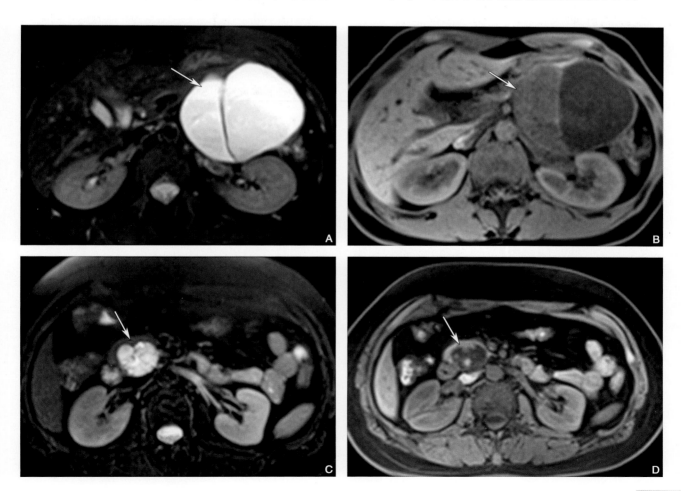

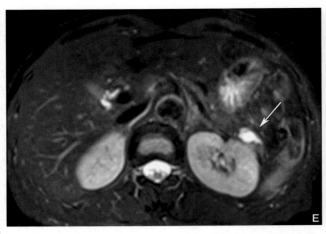
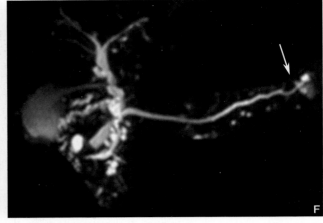

图 5-3-18　胰腺 T₂WI 高信号病例

A、B. 为黏液性囊腺瘤病例，T₂WI 压脂相（A）白箭头示病灶呈明显高信号，其内见低信号分隔，T₁WI 压脂相（B）白箭头示病灶内信号混杂，提示病灶含黏液成分；C、D. 为浆液性囊腺瘤病例，T₂WI 压脂相（C）白箭头示病灶呈多房囊样高信号，T₁WI 压脂相（D）白箭头示病灶囊壁较厚，可见壁结节突入腔内；E、F. 为导管内乳头状黏液瘤病例，T₂WI 压脂相（E）白箭头示胰尾高信号病灶，MRCP 3D（F）白箭头示胰尾部病灶与主胰管相通。

表 5-3-3　与 T₂WI 高信号有关的胰腺疾病

囊性肿瘤	实性肿瘤	肿瘤样病变	其他
浆液性囊腺瘤 / 癌	导管腺癌	假性囊肿	急性胰腺炎
黏液性囊腺瘤 / 癌	腺泡细胞癌	先天性囊肿	胰管变异
导管内乳头状黏液性肿瘤	胰母细胞瘤	潴留囊肿	
囊性成熟畸胎瘤	实性假乳头状瘤	寄生虫囊肿	
	神经内分泌肿瘤	淋巴上皮囊肿	
	转移瘤	肠源性囊肿	
		子宫内膜异位囊肿	
		异位脾	
		异位胰腺	
		肿块性胰腺炎	

【分析思路】

胰腺 T₂WI 高信号病变的诊断需要区分病变是囊性、实性或是囊实性。囊性病变多见于囊性肿瘤、各种胰腺囊肿，其中囊性肿瘤内多有分隔或壁结节，胰腺囊肿多无强化。实性病变多见于胰腺癌、肿块性胰腺炎、神经内分泌肿瘤等，其中胰腺癌常表现为浸润性生长，与周围正常胰腺组织分界不清，胰头癌可导致典型双管征表现，临床上可有血清 CA19-9 水平升高；肿块性胰腺炎临床上常有急性胰腺炎发作史；神经内分泌肿瘤可表现为动脉期病灶明显高强化。囊实性病变常见于肿瘤坏死 / 囊变或囊性肿瘤恶变，如实性假乳头状瘤体积较大时以囊性为主，体积较小时以实性为主，病灶囊性成分不强化，实性成分呈中等度延迟强化，且常见于年轻女性，被称作"女儿瘤"；黏液性囊腺瘤恶变为囊腺癌时常表现为囊壁厚薄不均，囊壁增厚＞1cm，囊内分隔粗细不一，实性成分增多，肿瘤体积明显增大或出现周围侵犯

征象，部分病变可出现血清 CA19-9 水平的升高。

【疾病鉴别】

大多数胰腺病变 T₂WI 上均表现为高或稍高信号，仅依靠单一 T₂WI 高信号诊断胰腺疾病缺乏特异性，需要结合病变临床及其他影像特点进行综合分析。对 T₂WI 高信号的病变进行系统性的分析，有利于拓展放射科医生的诊断思维。

1. 诊断思路（图 5-3-19）

2. 鉴别诊断

（1）囊性肿瘤

1）浆液性囊腺瘤：胰腺浆液性囊腺瘤（serous cystadenoma，SCA）包括微囊型、寡囊型及混合型，是胰腺最常见的良性囊性肿瘤，起源于胰腺腺泡的中心细胞，好发于 50～70 岁女性，又被称为"奶奶瘤"，SCA 临床进展缓慢，极少恶变。临床上 SCA 多为偶然发现或压迫邻近脏器产生压迫症状。SCA 在 T₂WI 上表现为高信号，主要由于病灶内含有较多的浆液

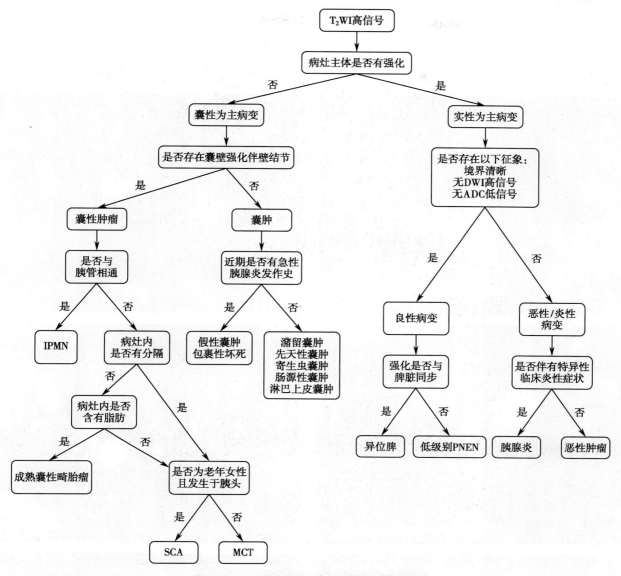

图 5-3-19　胰腺 T$_2$WI 高信号病变诊断思路

成分。当肿瘤内蛋白成分含量较多时,部分 SCA 在 T$_1$WI 上可表现为高信号。部分 SCA 内部具有纤维结缔组织分隔及中央瘢痕,时有钙化,T$_2$WI 表现为低信号(图 5-3-20)。

2)黏液性囊腺瘤/癌:黏液性囊性肿瘤(mucinous cystic neoplasms,MCN)包括黏液性囊腺瘤和囊腺癌,占胰腺外分泌肿瘤的2%,好发于40~60岁女性,又被称为"妈妈瘤",黏液性囊性肿瘤具有恶变的潜能,恶性的黏液性囊腺癌表现为囊内壁结节或乳头状突起伴周围浸润,部分可伴有血清 CA19-9 水平的升高。MCN 因产生黏液在 T$_2$WI 上表现为高信号,伴有瘤内出血时 T$_1$WI 可呈高信号,瘤内如有分隔则表现为低信号(图 5-3-21)。

3)导管内乳头状黏液性肿瘤:导管内乳头状黏液性肿瘤(intraductal papillary mucinous neoplasm,

IPMN)是起源于胰腺导管系统并导管内生长的交界性肿瘤,好发于 50~70 岁男性,又称"爷爷瘤",多无明显临床症状。根据肿瘤上皮分化程度不同,IPMN 可分为良性、交界性及恶性。IPMN 出现以下征象常提示恶性:主胰管扩张>1cm,分支胰管型 IPMN 病灶直径>3cm 或强化壁结节≥5mm。IPMN 因分泌大量黏液导致胰管扩张及囊腔形成表现为 T$_2$WI 高信号,其最大的特点为病灶囊腔与胰管相通。IPMN 根据累及部位不同分为三型:主胰管型、分支胰管型及混合型。增强扫描导管内乳头状结节可见强化(图 5-3-22)。

(2)实性肿瘤

1)导管腺癌:胰腺癌是胰腺最常见的恶性肿瘤,占胰腺恶性肿瘤的90%以上,其中80%为导管腺癌。临床上多见于40岁以上男性,较小的肿瘤早期患者可无症状,胰头部导管腺癌围管性浸润生长

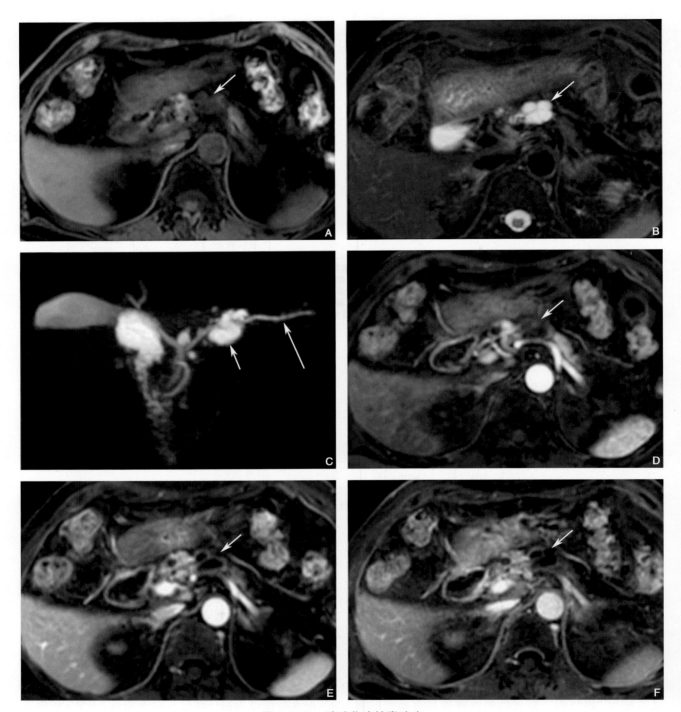

图 5-3-20　胰腺浆液性囊腺瘤

患者女,80 岁,胰腺浆液性囊腺瘤。A. 病灶(白箭头)T$_1$WI 压脂呈低信号;B. T$_2$WI 压脂呈高信号,其内见线样分隔(白箭头);C. MRCP 示病灶与胰管不相通(短白箭头),胰管呈受压改变(长白箭头),未见明显扩张;D~F. 增强扫描病灶边缘及内部分隔可见强化(白箭头)。

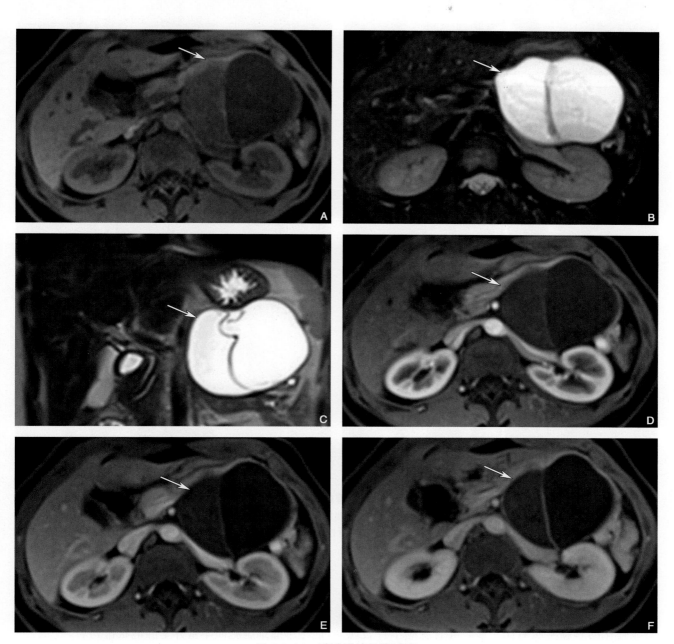

图 5-3-21 胰腺黏液性囊腺瘤

患者女,38 岁,胰腺黏液性囊腺瘤。A. 病灶(白箭头)T$_1$WI 压脂相呈混杂稍低信号;B. T$_2$WI 压脂相呈高信号(白箭头);C. T$_2$WI 冠状位示病灶高信号,其内见低信号分隔(白箭头);D~F. 增强扫描病灶边缘及内部分隔可见强化(白箭头)。

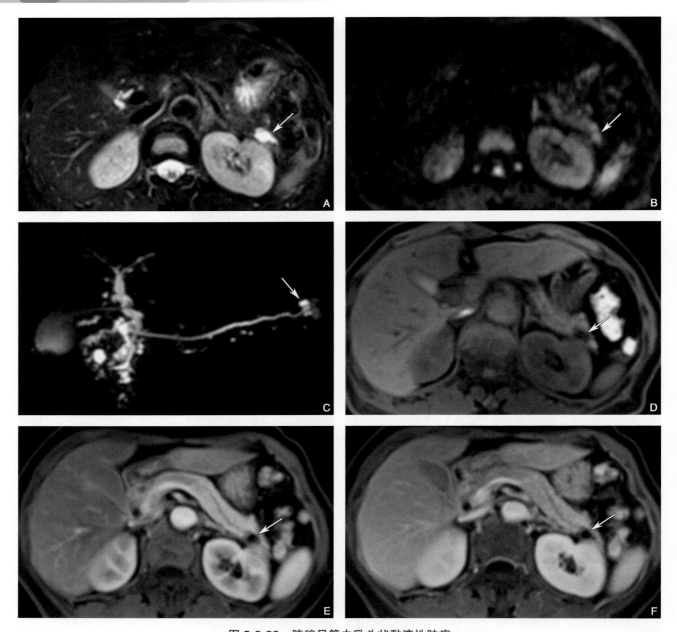

图 5-3-22 胰腺导管内乳头状黏液性肿瘤

患者女,70 岁,胰腺导管内乳头状黏液性肿瘤。A. 病灶位于胰尾部(白箭头),T₂WI 压脂相呈高信号;B. DWI 呈稍高信号(白箭头);C. MRCP 可见病灶与胰管相通(白箭头);D. T₁WI 压脂相示病灶低信号(白箭头);E、F. 增强扫描病灶边界清楚,未见明显壁结节样强化(白箭头)。

可导致胰管及胆总管扩张呈双管征,病灶处胰管截断。增强扫描导管腺癌多呈"乏血供"表现,与周围明显强化的胰腺实质对比明显。导管腺癌本身表现为 T₂WI 稍高信号,甚至有时 T₂WI 为稍低信号,这与肿瘤内富含纤维组织有关,而肿瘤液化坏死区 T₂WI 呈高信号(图 5-3-23)。

2)腺泡细胞癌:腺泡细胞癌仅占胰腺外分泌肿瘤的不足 2%,多见于 60～70 岁老年男性,临床症状多不明显。病灶胰体尾部好发,常较导管腺癌体积更大,平均直径约 10cm,边界也较导管腺癌更清楚,有包膜,部分癌灶可出现囊变坏死;增强扫描病灶呈

中度强化,胰管多为受压改变。腺泡细胞癌常表现为实性肿块,T₂WI 呈高于肾实质的高信号,其原因可能是肿瘤细胞胞质丰富并呈腺泡状排列。

3)胰母细胞瘤:胰母细胞瘤(pancreatoblastoma,PB),又称儿童型胰腺癌,为胰腺罕见的恶性肿瘤,发病率仅占儿童胰腺上皮样肿瘤的 0.2%～0.5%,一般无特异性临床症状,多数发生在胰头部。胰母细胞瘤体积较大,直径常＞8cm,边界清晰,可见包膜,瘤内出血坏死可导致肿块呈囊实性,增强扫描实性成分呈明显强化。胰母细胞瘤 T₂WI 表现为高信号,可能是由于组织病理学上肿瘤主要以腺泡细胞构成,伴有特异

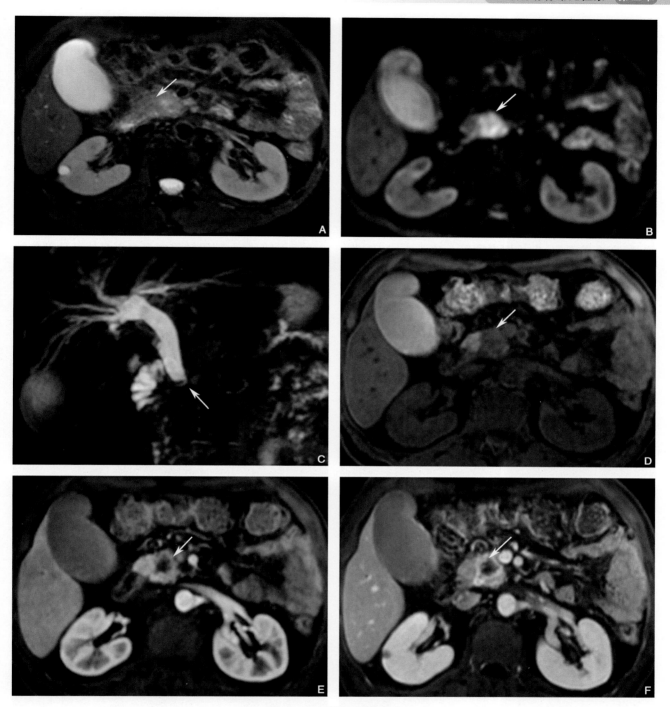

图 5-3-23　胰腺导管腺癌

患者男,57 岁,胰腺导管腺癌。A. 病灶位于胰头部(白箭头),T₂WI 压脂相呈略高信号;B. DWI 呈稍高信号(白箭头);C. MRCP 可见胰管及胆总管在胰头部显影中断(白箭头);D. T₁WI 压脂相示病灶低信号(白箭头);E、F.增强扫描病灶边界不清,呈"乏血供"表现(白箭头)。

性的鳞状细胞巢,局部伴有小的囊变及坏死区。

4)实性假乳头状瘤:胰腺实性假乳头状瘤(solid pseudopapillary neoplasm of pancreas,SPN)是一种低度恶性的胰腺肿瘤,占胰腺外分泌肿瘤的 1%~2%,多见于年轻女性,又称"女儿瘤",临床上无特异表现,常为偶然发现。SPT 好发于胰尾部,常为囊实性肿块,体积较大,直径常>5cm,肿块呈膨胀性生长,含有纤维包膜,与正常胰腺实质分界清楚,瘤内出血

常见;增强扫描肿瘤壁、瘤内分隔及实性成分呈渐进性延迟强化,囊性为主型 SPT 可表现为典型的浮云征,即实性成分呈乳头状或壁结节伸向病灶中心,实性成分在囊性成分中呈"漂浮状"表现。SPT 组织病理学上以实性瘤巢围绕丰富的血窦样结构构成,呈假乳头状排列,因此在 T₂WI 呈高信号。

5)神经内分泌肿瘤:胰腺神经内分泌肿瘤(pancreatic neuroendocrine neoplasm,pNEN)起源于胰腺

内分泌细胞,占胰腺肿瘤的 2%,好发于胰尾部,肿瘤多为单发,多发者可与遗传综合征有关,如多发性内分泌肿瘤Ⅰ型(MEN-Ⅰ)、希佩尔-林道病、神经纤维瘤病Ⅰ型、结节性硬化等。根据组织病理学 pNEN 可分为分化好的神经内分泌瘤和分化差的神经内分泌癌(pancreatic neuroendocrine carcinoma,PNEC),根据肿瘤核分裂像及 Ki-67 增值指数 pNEN 可分为 G_1、G_2、G_3 三级,而根据临床有无功能又可分为功能性 pNEN 和无功能性 pNEN。功能性 pNEN 又根据产生激素不同分为胰岛素瘤、胃泌素瘤、血管活性肠肽瘤、胰高血糖素瘤、生长抑素瘤等。功能性 pNEN 临

床发现较早,肿瘤体积常较小,非功能性 pNEN 常较大产生压迫症状时才被发现。分化好的 pNEN 增强扫描常强化明显,分化差的 PNEC 常表现为乏血供,坏死区不强化。肿瘤在病理上具备内分泌肿瘤的显著特征,呈实性、小梁状或腺样生长,在 T_2WI 上表现为高信号,肿瘤囊变区 T_2WI 信号更高,钙化则表现为低信号,且钙化为无功能性 pNEN 的特征性表现,但其显示不及 CT 清晰。值得注意的是,当 pNEN 内含有胶原或纤维成分时 T_2WI 表现为低信号,为 pNEN 的少见表现(图 5-3-24)。

6)转移瘤:胰腺转移瘤多由于身体其他部位肿

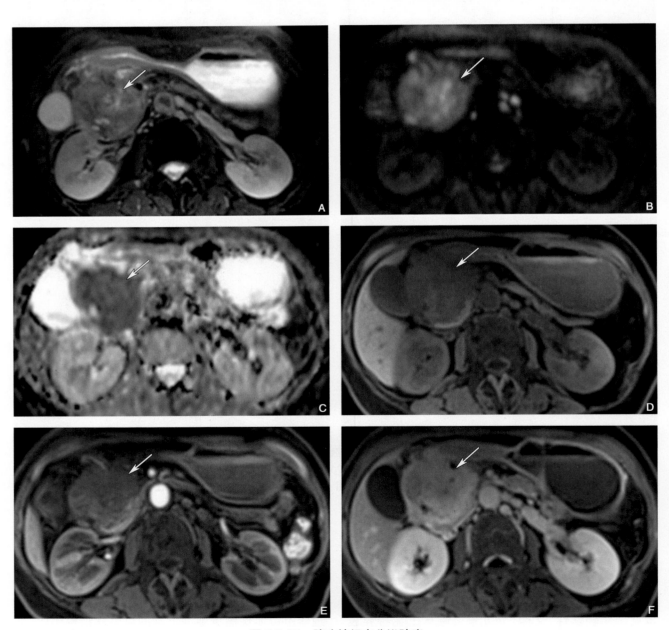

图 5-3-24　胰头神经内分泌肿瘤

患者女,72 岁,胰头神经内分泌肿瘤。A. 病灶(白箭头)T_2WI 稍高信号,其内见高信号坏死区;B. DWI 呈高信号(白箭头);C. ADC 呈明显低信号(白箭头);D. T_1WI 压脂呈低信号,边缘可见呈等高信号的正常胰腺组织(白箭头);E、F. 增强扫描病灶呈渐进性明显强化(白箭头)。

瘤血行播散所致,约占胰腺恶性肿瘤的3%,转移瘤常见的原发部位肿瘤有乳腺癌、肺未分化癌、肝癌、肾癌、结肠癌或黑色素瘤。转移瘤可单发、多发或弥漫分布,因原发肿瘤的不同,胰腺转移瘤信号及增强方式也不尽相同。当转移瘤发生囊变时,T₂WI可呈明显高信号,且肿瘤压迫胰管及胆总管导致扩张时亦呈T₂WI高信号。

（3）肿瘤样病变

1）假性囊肿:胰腺假性囊肿是最常见胰腺囊性肿瘤样病变,多继发于急慢性胰腺炎和胰腺损伤,表现为胰腺外的包裹性积液,囊壁为无上皮覆盖的肉芽与纤维组织,囊内仅有液体成分,故呈T₂WI明显高信号,不存在实性、坏死或脂肪等成分,通常发生于急性胰腺炎发病4周以后(图5-3-25)。

2）先天性囊肿:先天性囊肿往往体积小,不与胰管相通,被覆扁平上皮。病灶多为体检等原因偶然发现,呈单发或多发,多发者通常合并希佩尔-林道病(von-Hippel-Lindau disease),或者极少数情况下合并遗传性多囊肾病或囊性纤维化。因囊液信号类似于水,在T₂WI序列呈高信号。

3）潴留囊肿:胰腺潴留囊肿分类属于胰腺真性囊肿的一种,通常是单个单房囊肿,被覆单层立方上

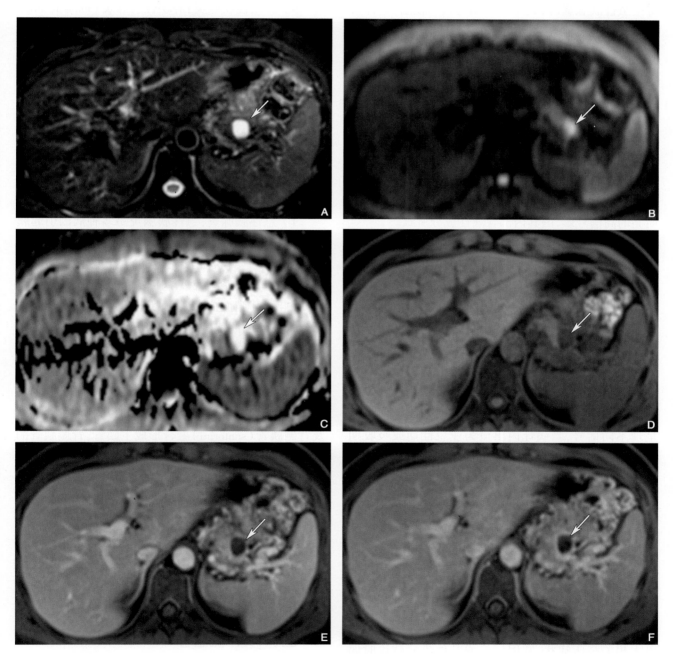

图5-3-25 胰尾部假性囊肿

患者男,34岁,急性胰腺炎病史,胰尾部假性囊肿。A. 病灶(白箭头)T₂WI高信号;B. DWI呈高信号(白箭头);C. ADC呈高信号(白箭头);D. T₁WI压脂相呈低信号(白箭头);E、F. 增强扫描病灶未见明显强化(白箭头)。

皮,是胰管阻塞导致远侧胰管或腺泡的囊性扩张,例如,慢性胰腺炎,胆总管下段结石,慢性胰腺炎所致纤维化等,也可继发于肿瘤压迫侵犯等原因所致的胰管梗阻。可合并炎症及出血等;部分潴留囊肿中可发生胰腺上皮内瘤变(pIN),使其成为黏液囊肿。因囊液信号类似于水,在 T_2WI 序列呈高信号。

4)寄生虫囊肿:胰腺寄生虫导致的胰腺囊肿临床比较少见,是寄生虫成虫或幼虫寄生在胰腺内,或其虫卵在胰腺内继发引起的一类囊肿疾病,称为寄生虫性囊肿(parasitic cyst),多种人体寄生虫,如包虫、蛔虫、华支睾吸虫等能移行进入胆胰管,导致寄生虫性胰腺囊肿,其主要机制为胰胆梗阻、胆汁及十二指肠液反流导致的炎症和感染。因囊肿内含较多的液性成分,因此在 T_2WI 序列上呈高信号。

5)淋巴上皮囊肿:胰腺淋巴上皮囊肿常为体检等原因偶然发现,常突出于胰腺轮廓外,形成薄壁液性肿瘤样病变,影像学上与其他胰腺囊性病变鉴别相对困难。由于淋巴上皮囊肿可发生于女性,常位于胰尾部,因此需要与黏液囊性肿瘤鉴别,最终结果需要组织病理学证实,表现为淋巴组织内覆盖角化的鳞状上皮细胞。在 T_2WI 序列上淋巴上皮囊肿呈明亮的高信号影,因其内部含液性成分所致。

6)子宫内膜异位囊肿:子宫内膜异位症(endometriosis):子宫内膜的腺体和间质组织出现在内膜以外的部位,简称内异症;出现于肌层称之为子宫腺肌症,出现于其他组织器官则称为子宫内膜异位症,多见于育龄期女性(以 25～45 岁多见)。全身任何部位,大多数位于盆腔内,卵巢及子宫骶韧带最常见,其次为直肠子宫陷凹、乙状结肠、腹膜脏层,胰腺等,发生于胰腺少见,多为囊性病变,囊壁为内膜组织和增生的纤维结缔组织,内成分常因反复周期性出血呈现不同信号,当病灶内出血为亚急性期或吸收期时,T_2WI 序列上表现为高信号,如含铁血黄素沉积则表现为 T_2WI 低信号。子宫内膜异位症本身属于良性病变,但具有复发、浸润、远处播散等行为。

7)异位脾:副脾是脾脏最常见的先天发育性变异,发生率 10%～30%,由胚胎第 5 周时位于胃背系膜中的胚芽融合失败所致,同正常脾脏不相连,以脾门区最常见,其次为胰尾部,也可发生于腹腔其他部位。发生于胰腺的异位副脾(intrapancreatic accessory spleen,IPAS)临床罕见,属于良性病变,一般无相关临床症状,常因体检或其他疾病就诊时偶然发现。异位脾因含淋巴成分,T_2WI 信号与脾脏一致呈稍高信号,增强扫描与脾脏强化方式亦相似。

8)异位胰腺:异位胰腺(ectopic pancreas,EP)又被称为迷走胰腺,指胰腺组织出现于正常胰腺以外,与正常胰腺主体组织无任何解剖、血管关系的孤立胰腺组织,属于先天性畸形,多位于消化道黏膜及黏膜下。较为接受的学说认为与胚胎时期胰腺组织的异常迁移有关。可发生于腹腔任何部位,以胃、十二指肠、近端空肠最为常见,约占90%,少数发生在胆囊、胆管、脾等消化道以外的部位;可终身无症状,因体检或术中发现,同正常胰腺组织一样,可发生胰腺炎、假性囊肿、癌变等,相对少见。T_2WI 信号与胰腺实质相仿呈稍高信号。

9)肿块性胰腺炎:肿块性胰腺炎(mass forming chronic pancreatitis,MFCP)是慢性胰腺炎的一种特殊类型,在慢性胰腺炎发展过程中,长期反复慢性炎性刺激而导致炎性细胞浸润伴纤维组织增生局部形成瘤样病变,同周围结构往往分界不清。MFCP 以胰头多见。发病机制为酒精性、特发性(原因不明性)、自身免疫性、其他(胆源性、胰管梗阻、遗传性、营养不良性)等。与身体多数部位炎症类似,T_2WI 序列呈稍高信号。

(4)其他

1)急性胰腺炎:急性胰腺炎是多种病因引起胰酶的异常激活,导致胰腺组织自身消化、水肿、出血甚至坏死的一种炎症反应。临床多以急性上腹痛、恶心、呕吐来就诊。常见病因有胆石症、暴饮暴食、长期酗酒、高脂血症、高钙血症及感染等。影像表现可分为急性间质水肿性胰腺炎及坏死性胰腺炎。急性间质水肿性胰腺炎表现为整个胰腺的肿胀,T_2WI 信号增高,周围渗出的液体形成包裹后的假性囊肿,T_2WI 呈明显高信号改变。

2)胰管变异:在胚胎的第八周,腹侧胰管(wirsung)及背侧胰管(santorini)融合形成主胰管,背侧胰管的近十二指肠段在胎儿期自发闭锁、消失,同十二指肠失去直接连接。约44%的个体背侧胰管近侧持续开放,于十二指肠小乳头处形成副胰管,通常管径小于主胰管。胰管囊肿的形成同胆总管囊肿类似,分为腹侧胰管的局限性扩张和背侧胰管的局限性扩张。较为接受的学说认为其发病机制为流出道的相对性狭窄和局部的胰管管壁薄弱的综合作用所致。变异的胰管内含胰液成分,在 T_2WI 上呈现明显高信号。

四、T_2WI 低信号

【定义】

T_2WI 主要反映不同组织横向弛豫的差别。在

T_2WI 上,组织的 T_2 值越大,其 MRI 信号强度越大。T_2WI 是一个对水分非常敏感的序列。正常的胰腺组织在抑脂 T_2WI 呈稍高信号。临床上,胰腺病变中出现 T_2WI 低信号者并不罕见,往往能给我们提供比较特异性的诊断。

【病理基础】

人体组织 MRI 成像时,大多数病变会表现为 T_2WI 高信号影,但有些病灶可以表现为全部或者部分低信号,主要受组织学特征影响。胰腺病变中,T_2WI 低信号的病灶成分包括:

1. **黑色素** 黑色素具有顺磁性,表现为 T_2WI 低信号、T_1WI 高信号。黑色素瘤视其含有的黑色素水平不同,T_2WI 表现变化较大。如胰腺原发或继发黑色素瘤。

2. **出血降解产物** 血红蛋白随着时间推移逐渐由含氧血红蛋白转变为脱氧血红蛋白、高铁血红蛋白,最后为含铁血黄素,不同时期其 T_1WI、T_2WI 信号表现不同。细胞内去氧血红蛋白(出血急性期)、细胞内高铁血红蛋白(出血亚急性早期)及含铁血黄素(出血晚期)均会表现为特征性 T_2WI 低信号。如胰腺血肿、出血坏死性胰腺炎、胰腺肿瘤伴出血等。

3. **矿物质** 许多矿物质,如铁、铜、钙等可表现为 T_2WI 低信号。典型的钙质在 T_1WI、T_2WI 上均可表现为低信号,如皮质骨、生理性和病理性钙化,微小的钙化可能在 MRI 上检测不明显。很多病变内可出现较明显钙化并表现为 T_2WI 低信号。如慢性胰腺炎的胰管内"阶梯状"钙化,实性假乳头状瘤的"蛋壳样"钙化。

4. **凝固性坏死** 坏死区的 MRI 表现多样,通常液化性坏死表现为 T_2WI 明显高信号,主要由于水分增多,而凝固性坏死(脱水)表现为特征性的 T_2WI 低信号。通常可在胰腺局部病灶经皮射频消融治疗后病灶内出现凝固性坏死。

5. **富含黏液、蛋白、胆固醇结晶** 蛋白是富含碳水化合物的糖蛋白。水合黏液组织 T_2WI 表现为高信号;而在干燥的黏液性分泌物里自由水减少,导致显著的 T_2 缩短,T_2WI 表现为明显的低信号。如有些发生在胰腺的转移瘤由于富含黏蛋白,T_2WI 上表现为很低的信号。

6. **纤维** 成熟纤维组织由较大比例的胶原及少量细胞、血管组成,T_2WI 上表现为低信号。一些肿瘤组织中通常会包含有不同量的纤维组织,使得病灶表现为低信号。此外对于一些治疗中的病灶,当病灶内细胞逐渐由纤维组织取代后就会表现为 T_2WI 低信号,如愈合中的炎性病变及治疗后的肿瘤区域等。

7. **平滑肌** 平滑肌由于含有短 T_2 的肌动蛋白、肌球蛋白、胶原蛋白和细胞外液减少,在 T_2WI 上表现为低信号。如血管平滑肌脂肪瘤和平滑肌瘤等。

【征象描述】

MRI 上 T_2WI 序列表现为病灶整体呈低信号,或者病灶内部出现低信号区域。T_2WI 压脂相组织对比度增加,显示更为清晰(图 5-3-26)。

【相关疾病】

与 T_2WI 低信号有关的胰腺疾病见表 5-3-4。

【分析思路】

胰腺部分疾病可表现或出现 T_2WI 低信号,T_2WI 低信号是这类疾病的重要影像学特征,以此为基础,将这些疾病进行归纳、总结,可为临床工作提供诊断思路,缩小鉴别诊断范围,甚至可明确诊断部分疾病。分析思路如下:

第一,明确病灶中存在 T_2WI 低信号影,T_2WI 压脂相具有更好的组织对比度,显示更清晰。

第二,结合临床病史明确是否为医源性和治疗后的改变,若是则产生的原因包括积气和凝固性坏死。

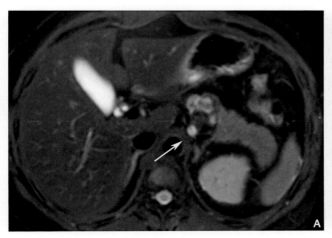

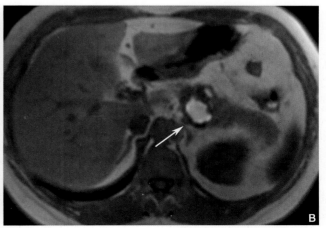

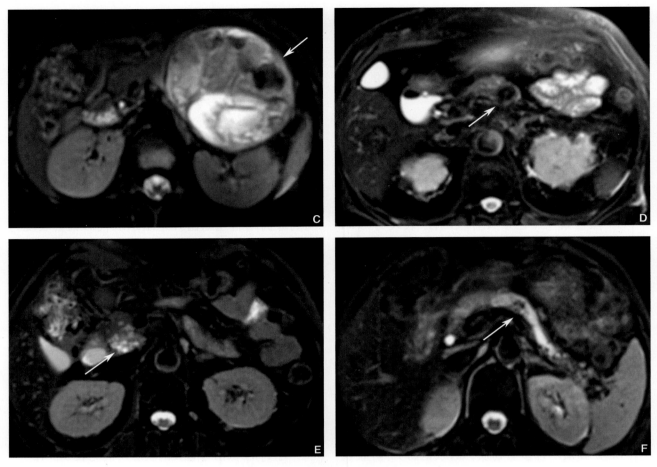

图 5-3-26　胰腺 T₁WI 信号病变

胰腺 T₂WI 低信号病例。A、B. 为神经内分泌肿瘤病例，T₂WI 压脂相（A）白箭头示病灶内见结节状低信号影，T₁WI（B）相应部分呈高信号影，提示病灶含黏液或蛋白成分；C. T₂WI 压脂相胰腺尾部较大病灶内见低信号成分；D. T₂WI 压脂相胰腺体部病灶整体呈低信号（白箭头）；E. T₂WI 压脂相胰腺头部病灶内见多发低信号分隔影（白箭头）；F. T₂WI 压脂相胰管扩张，内见散在低信号结节影（白箭头）。

表 5-3-4　与 T₂WI 低信号有关的胰腺疾病

非肿瘤病变（T₂低信号区域）	良性肿瘤病变	恶性肿瘤病变	医源性改变
血肿（出血降解产物）	血管平滑肌脂肪瘤（平滑肌）	黑色素瘤（黑色素）	射频消融（凝固性坏死）
慢性胰腺炎（营养不良性钙化）	神经内分泌肿瘤（营养不良性钙化）	胰腺癌（出血）	积气（气体）
胰腺包裹性坏死（凝固性坏死）	实性假乳头状瘤（营养不良性钙化）	转移瘤（出血、黏蛋白）	
	囊腺瘤（营养不良性钙化）		

第三，明确胰腺病灶整体表现为 T₂WI 低信号还是部分区域呈 T₂WI 低信号。结合 MRI 其他序列，比如 T₁WI、脂肪抑制序列、多期增强，明确 T₂WI 低信号区域可能的病理成分，同时可以结合患者其他影像检查（如超声、CT 等）、多次影像学检查前后对比结果、临床病史以及临床症状，进一步缩小鉴别诊断范围。

【疾病鉴别】

1. **诊断思路**（图 5-3-27）

2. **鉴别诊断**

（1）非肿瘤性病变

1）胰腺出血 / 血肿（pancreatic hemorrhage/hematoma）：胰腺损伤多发生于胰颈、体部，临床表现为上腹部的明显疼痛，通常血淀粉酶检查和腹腔穿刺可明确诊断。此外出血坏死性胰腺炎也表现出血特点，与其名字一样，胰腺内有灰白色或黄色斑块的脂肪组织坏死出血，严重的患者脂肪组织呈棕黑色并伴有新鲜的出血坏死，病灶外周有炎症细胞浸润。

出血在 MRI 上呈现特征性表现。在急性期，血液溢出血管外后，随着氧的消耗，血红蛋白转变为脱氧血红蛋白，T₁WI 和 T₂WI 均为低信号，以 T₂WI 为

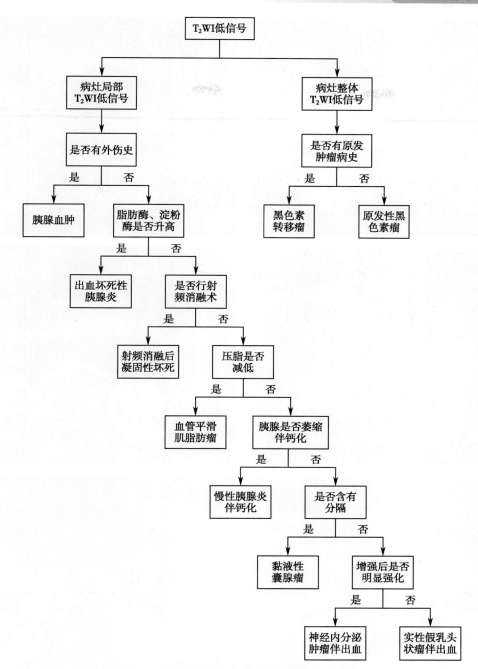

图 5-3-27　胰腺 T_2WI 低信号病变诊断思路

明显。随着氧的进一步消耗,脱氧血红蛋白转变为高铁血红蛋白,进入亚急性早期,此时红细胞膜仍完整,高铁血红蛋白位于红细胞内,在 T_1WI 上呈高信号,T_2WI 上呈明显低信号(图 5-3-28)。

2)慢性胰腺炎:慢性胰腺炎(chronic pancreatitis,CP)是由于急性胰腺炎反复发作所造成的一种胰腺慢性进行性破坏疾病。病理上胰腺实质组织萎缩,胰管呈节段性扩张,偶可见胰管内结石影,此为诊断慢性胰腺炎的可靠依据。

胰腺体积正常或萎缩,密度增高,胰管节段性扩张、胰腺实质内或胰管内可见钙化,T_2WI 显示为低

信号影,是慢性胰腺炎特征性的表现。可伴有不同程度的慢性胆管扩张,30% 慢性胰腺炎可并发假性囊肿。假性囊肿胰头区多见,壁薄可伴有钙化,其内可见钙乳影(由碳酸钙、草酸钙等组成,形成黏稠的胶样沉积物),钙乳在 CT 上呈囊内沉积的高密度影,MRI 上呈 T_2 低信号。

MRI 优势是能发现慢性胰腺炎的纤维化表现,表现为 T_1WI、T_2WI 信号减低。ERCP 主要表现为胰管多发性狭窄和扩张并存,形成串珠样改变,分支粗细不均、稀疏,可扩张呈小囊状,胰管结石阻塞呈充盈缺损影,胰泡易显影,边界模糊,胰腺增大或缩小,

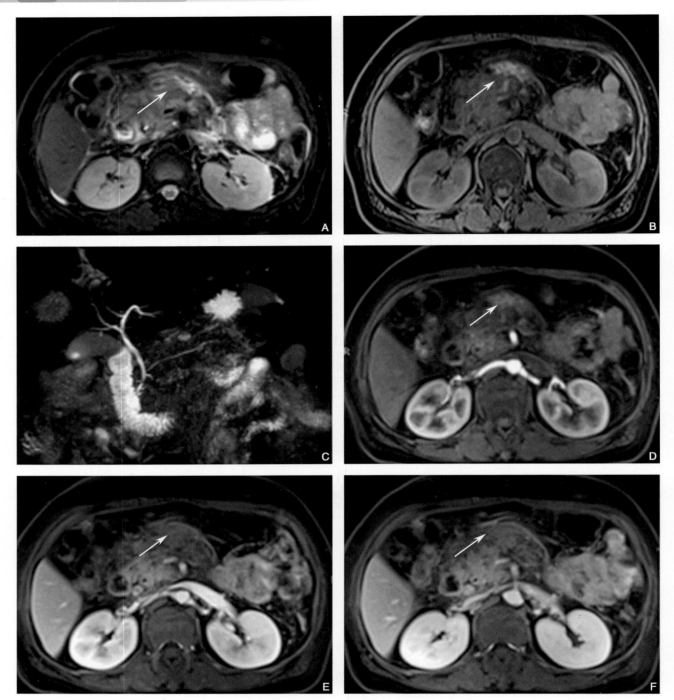

图 5-3-28　出血坏死性胰腺炎

患者女,61 岁,出血坏死性胰腺炎。胰腺肿胀、信号不均,其内可见散在斑片状异常信号影。A. T₂WI 压脂相呈稍低信号影(白箭头);B. T₁WI 压脂相呈不均匀高信号(白箭头);C. MRCP 显示胰腺胰管连续、未见异常狭窄及扩张;D~F. 多期动态增强胰腺强化不均匀,胰腺周围多发渗出改变(白箭头)。

胆总管下段僵直,狭窄、阻塞或移位(图 5-3-29)。

　　3)胰腺包裹性坏死(walled-off necrosis,WON):胰腺包裹性坏死是胰腺炎后胰腺组织坏死,周围形成包裹使坏死局限在局部。胰腺 WON 病灶内含有大量的液性成分,张力较高,故常推挤邻近器官组织,存在占位效应。WON 囊壁 T₂WI 呈低信号影,为纤维组织囊壁的信号特点。WON 在 MRI 上的特征

还包括包裹性积液内含非液性物质,为胰腺和胰外组织残渣和坏死的胰周脂肪组织,在 T₂WI 压脂相表现为特征性低信号影(图 5-3-30)。

　　(2)良性肿瘤病变

　　1)血管平滑肌脂肪瘤:典型的血管平滑肌脂肪瘤(angiomyolipoma,AML)含有脂肪、血管及平滑肌等软组织成分,其脂肪成分的特殊表现,容易做出诊

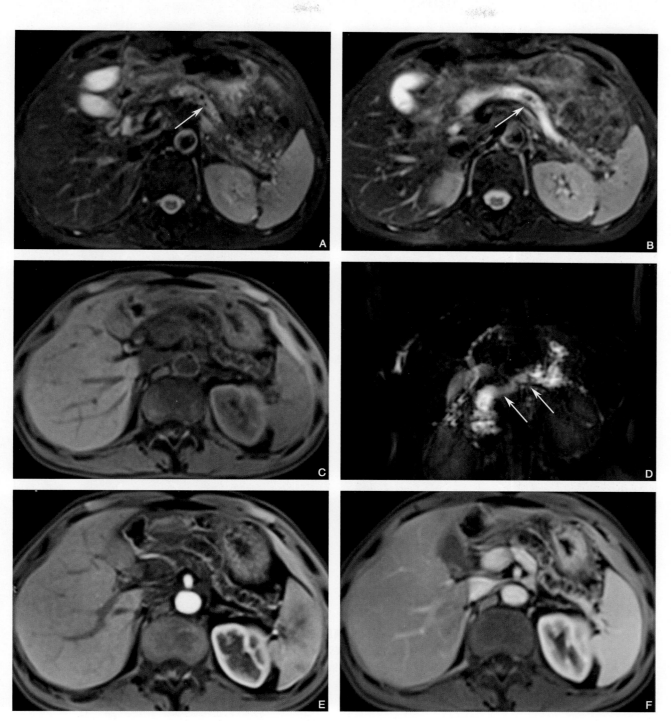

图 5-3-29 慢性胰腺炎

患者男,65 岁,慢性胰腺炎。胰腺实质萎缩,胰管不均匀扩张。A、B. T$_2$WI 压脂相白箭头示病灶内见结节状低信号影;C. T$_1$WI 同样表现为低信号影;D. MRCP 可见胰管扩张,两处白箭头所示为充盈缺损影;E、F. 增强后可见萎缩胰腺呈线状强化。

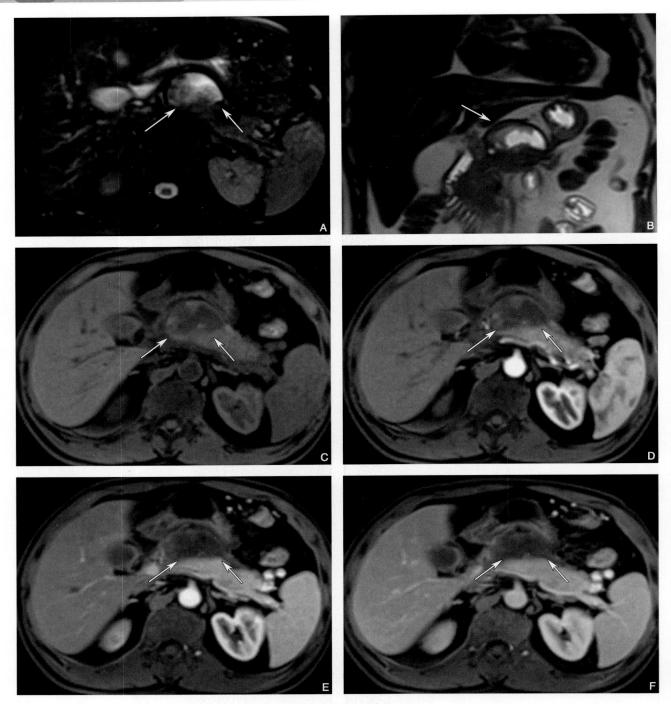

图 5-3-30 胰腺包裹性坏死

患者男,51 岁,胰腺包裹性坏死。胰腺体部上方可见团片状混杂信号影。A. T₂WI 压脂相呈不均匀低信号影(箭头);B. T₂WI 冠状位病灶边缘可见包膜(箭头);C. T₁WI 病灶内见点片状高信号影(箭头);D~F. 多期动态增强病灶未见明显强化(箭头)。

断,在 T_2WI 压脂肪序列上表现为低信号,而平滑肌由于含有短 T_2 的肌动蛋白、肌球蛋白、胶原蛋白且细胞外液减少,在 T_2WI 上表现为低信号。依据成分的不同,需要与胰腺脂肪瘤、脂肪肉瘤进行鉴别(图 5-3-31)。

2)低级别神经内分泌肿瘤:对于低级别神经内分泌肿瘤(pancreatic neuroendo-crine neoplasm,pNEN),MRI 平扫时病灶在 T_1WI 呈低信号,T_2WI 呈高信

号,DWI 与周围正常胰腺组织相比具有较高的 ADC 值,在增强扫描动脉期大多数病灶均呈现明显强化(75%),少数病灶不强化。在静脉期,多数 pNEN 病变仍呈强化。尤其对于无功能性 pNEN,发现时多体积较大,囊变坏死多见,钙化更常见,钙化多表现为局灶性、粗糙的、不规则的,多见于较大肿物的中心,T_2WI 呈低信号。肿瘤体积小者相对少见钙化。

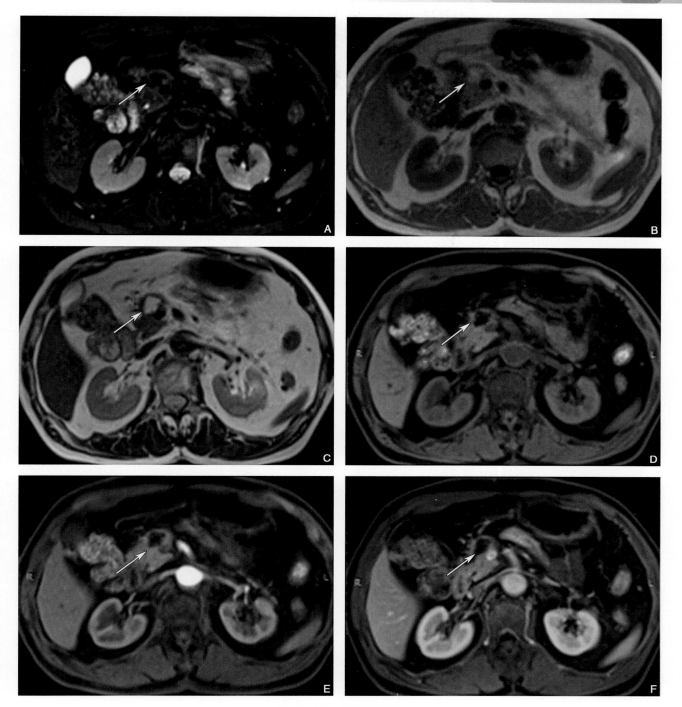

图 5-3-31　胰腺脂肪瘤

患者男,68 岁,脂肪瘤。胰腺颈部可见斑片状异常信号影。A. T₂WI 压脂相白箭头示病灶边界清晰,呈明显低信号影;
B、C. T₁WI 及 T₂WI 病灶呈均匀高信号影(白箭头);D～F. 多期动态增强病灶未见强化。

3)实性假乳头状瘤:实性假乳头状瘤(solid pseud-opapillary neoplasm,SPN)见于年轻女性,低级别恶性肿瘤,诊断时体积较大,常见于胰尾;假乳头状上皮将实性及囊性区域区别开来。SPN 生长周期长,且血管壁较薄,因而出血概率高,是 SPN 的重要影像学特点,也可作为与其他胰腺肿瘤鉴别的重要依据。出血部分可以存在于囊性部分,也可存在于实性部分。MRI 对肿瘤出血(新鲜出血或陈旧性出血)的检

出较 CT 更灵敏,通常 T₁WI 呈高信号,T₂WI 呈高或低信号。钙化同样是 SPN 的重要影像学特征之一,表现形式多样,常位于病灶边缘,呈点状或斑片状分布,有时可见沿病灶包膜呈蛋壳状分布,病灶实性部分亦可出现钙化。CT 对钙化的显示较 MRI 更具优势。包膜在 MRI 上更易显示,T₁WI 及 T₂WI 上均表现为粗细不等的线状低信号,增强扫描可强化并延迟强化(图 5-3-32)。

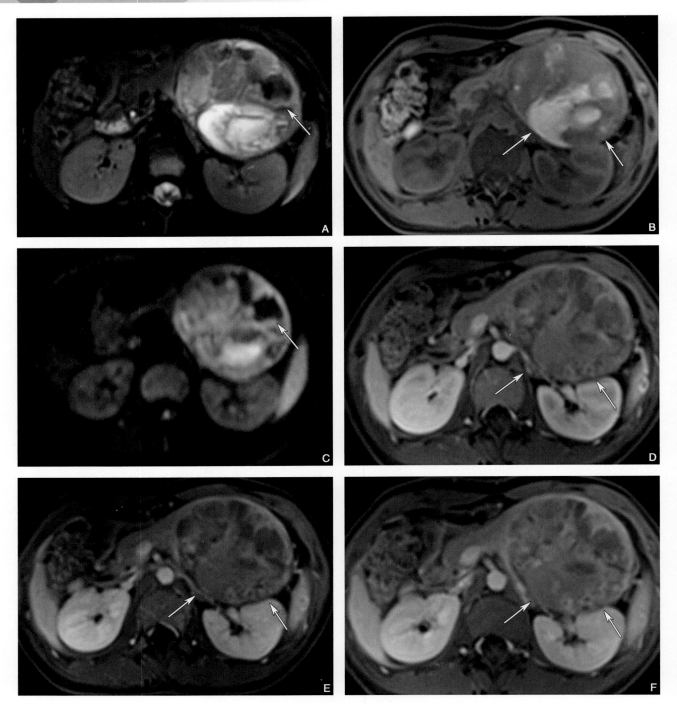

图 5-3-32　实性假乳头状瘤

患者女,19 岁,实性假乳头状瘤。胰腺尾部可见较大囊实性团块状影。A. T₂WI 压脂相白箭头示病灶内见结节状低信号影;B. T₁WI 病灶内见斑片状高信号影(白箭头);C. DWI 序列呈混杂信号(白箭头);D~F. 多期动态增强病灶呈现片絮状不均匀强化及持续强化(白箭头)。

　　4)囊腺瘤:胰腺囊腺瘤是起源于胰腺外分泌腺的肿瘤,分为浆液性囊腺瘤和黏液性囊腺瘤(图 5-3-33)。黏液性囊腺瘤(MCN)又叫作大囊性腺瘤,好发于中年女性,多见于胰腺体尾部,肿瘤常常比较大,有恶变可能。根据囊内黏液含出血及蛋白成分的多少,肿瘤在 T₁WI 信号多变,T₂WI 呈高信号。15% 可见钙化,典型的呈外周蛋壳样或点状,位于囊壁或分隔上。

　　浆液性囊腺瘤(SCN)是胰腺内与胰管不通的成串的小囊性变,边界清楚,有分叶,壁薄,囊壁厚度小于 2mm。肿瘤在 T₁WI 呈低信号,T₂WI 呈蜂窝状高信号,为其特征表现。囊腔之间为纤细的分隔,T₂ 上肿瘤包膜和纤维间隔都是表现为低信号,肿瘤中央纤维瘢痕和钙化也表现为低信号,增强扫描囊壁及分隔强化,肿瘤不牵及周围脏器。

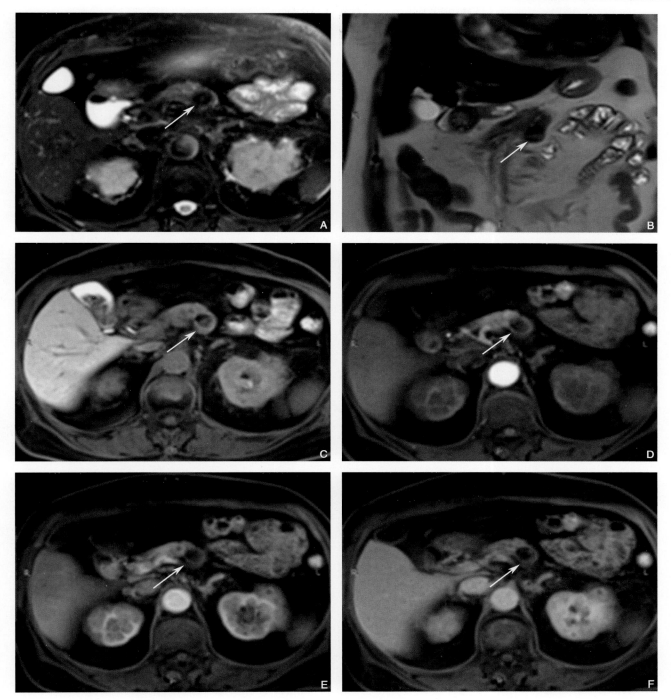

图 5-3-33 胰腺囊腺瘤

患者女,74 岁,囊腺瘤。胰腺体部可见类圆形混杂信号影。A、B. T_2WI 压脂相及 T_2WI 冠状位白箭头示病灶内低信号影明显;C. T_1WI 病灶以等信号为主,内见低信号影(白箭头);D～F. 多期动态增强病灶强化不明显,其内似见分隔状强化(白箭头)。

（3）恶性肿瘤病变

1）黑色素瘤:胰腺原发及转移性黑色素瘤(malignant melanoma)均极为罕见。黑色素瘤视其含有的黑色素水平不同,T_2WI 表现变化较大。黑色素瘤是富血管肿瘤,极易出血,瘤内出血可与黑色素表现类似,但出血信号会随时间变化而改变。

2）胰腺癌(pancreatic cancer)、转移瘤(metastasis):

胰腺癌及转移瘤均可伴发出血,多演变为细胞内高铁血红蛋白,T_2WI 呈低信号(图 5-3-34)。肿瘤内出血需与胰腺血肿鉴别,以下几点提示肿瘤伴出血:①可见肿瘤实质成分,实性部分 T_2WI 多为稍高信号,增强后肿瘤实质强化;②T_1 高信号环或 T_2 低信号环不完整;③病变内偶可见液-液平;④多发及原发肿瘤病史多提示转移瘤。

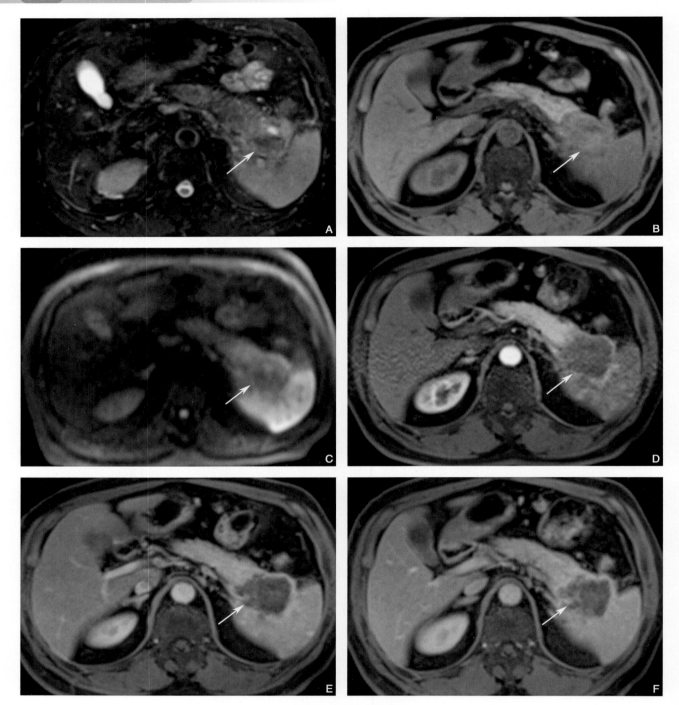

图 5-3-34　胰腺癌伴出血

患者男,66 岁,胰腺癌伴出血。胰腺尾部可见不规则团块状影。A. T₂WI 压脂相相应部分呈不均匀低信号影(白箭头);B. T₁WI 病灶呈稍低信号影,内见片状高信号影(白箭头);C. DWI 病灶信号不均匀(白箭头);D~F. 多期动态增强病灶可见边缘强化、病灶内轻度强化,与脾门处分界不清(白箭头)。

（4）医源性改变

射频消融术（radiofrequency ablation,RFA）：胰腺肿瘤射频消融后,早期消融区域可见出现少量气化,T₁、T₂ 上均表现为低信号。消融坏死区的 MRI 表现多样,通常液化性坏死表现为 T₂WI 明显高信号,主要由于水分增多,而凝固性坏死(脱水)表现为特征性的 T₂WI 低信号。

（王中秋）

参 考 文 献

1. DÍAZ GARCÍA A,PADILLA QUINTANA J,SANZ PEREDA P,et al. Pancreatic lipoma:diagnostic boom of a rare mesenchymal tumor [J]. Rev Esp Enferm Dig,2022,114(4):245-246.

2. CEMEROGLU AP,SARIALIOGLU F,BELEN-APAK FB,et al. Persistent hyperinsulinemic hypoglycemia with pancreatic teratoma in infancy:a case report [J]. Am J

Case Rep,2020,21:e925273.

3. XIANG H,XIANG W,YI K. Primary dedifferentiated liposarcoma of the pancreas:a case report [J]. Asian J Surg,2023,46(7):2784-2785.

4. GARCÍA REYES V,SCARLATTO B,MANZANARES W. Diagnosis and treatment of pancreatic trauma [J]. Med Clin(Barc),2023,160(10):450-455.

5. BOXHOORN L,VOERMANS RP,BOUWENSE SA,et al. Acute pancreatitis [J]. Lancet,2020,396(10252):726-734.

6. UĞUZ A,ÜNALP ÖV,AKPıNAR G,et al. Solid pseudo-papillary neoplasms of the pancreas:case series with a review of the literature [J]. Turk J Gastroenterol,2020,31(12):930-935.

7. SHINOZAKI H,SASAKURA Y,SHINOZAKI S,et al. Cystic pancreatic neuroendocrine tumor in a patient with neurofibromatosis type 1 [J]. Case Rep Gastroenterol,2021,15(1):108-114.

8. ONOZAWA S,MIYAUCHI R,TAKAHASHI M,et al. An update of treatment of pancreatic arteriovenous malformations [J]. Interv Radiol(Higashimatsuyama),2023,8(2):49-55.

9. CHATTERJEE A,LOPES VENDRAMI C,NIKOLAIDIS P,et al. Uncommon intraluminal tumors of the gallbladder and biliary tract:spectrum of imaging appearances [J]. Radiographics,2019,39(2):388-412.

10. MIZUKOSHI K,MATSUMORI T,KUROKAWA K,et al. Pancreatic metastasis of malignant melanoma presenting as a tumor occluding the main pancreatic duct [J]. Clin J Gastroenterol,2022,15(5):994-998.

11. MILLER FH,LOPES VENDRAMI C,RECHT HS,et al. Pancreatic cystic lesions and malignancy:assessment, guidelines,and the field defect. [J]. Radiographics,2022,42(1):87-105.

12. BOXHOORN L,VOERMANS RP,BOUWENSE SA,et al. Acute pancreatitis [J]. Lancet,2020,396(10252):726-734.

13. KHANNA L,PRASAD SR,SUNNAPWAR A,et al. Pancreatic neuroendocrine neoplasms:2020 update on pathologic and imaging findings and classification. [J]. Radiographics,2020,40(5):1240-1262.

14. LEE LS. Updates in diagnosis and management of pancreatic cysts [J]. World J Gastroenterol,2021,27(34):5700-5714.

15. SCHIMA W,BÖHM G,RÖSCH CS,et al. Mass-forming pancreatitis versus pancreatic ductal adenocarcinoma:CT and MR imaging for differentiation [J]. Cancer Imaging,2020,20(1):52.

16. LOPES VENDRAMI C,SHIN JS,HAMMOND NA,et al. Differentiation of focal autoimmune pancreatitis from pancreatic ductal adenocarcinoma [J]. Abdom Radiol(NY),2020,45(5):1371-1386.

17. YOON JG,SMITH D,OJILI V,et al. Pancreatic cystic neoplasms:a review of current recommendations for surveillance and management [J]. Abdom Radiol(NY),2021,46(8):3946-3962.

18. LUK L,LOWY AM,LI K,et al. Pancreatic cyst surveillance:who,why,how? [J]. Radiology,2023,308(1):e222778.

19. KALB B,SARMIENTO JM,KOOBY DA,et al. MR imaging of cystic lesions of the pancreas [J]. Radiographics,2009,29(6):1749-1765.

20. GRANATA V,FUSCO R,SETOLA SV,et al. Risk assessment and pancreatic cancer:diagnostic management and artificial intelligence [J]. Cancers(Basel),2023,15(2):351.

21. HARRINGTON KA,SHUKLA-DAVE A,PAUDYAL R, et al. MRI of the pancreas [J]. J Magn Reson Imaging,2021,53(2):347-359.

22. MILLER FH,LOPES VENDRAMI C,RECHT HS,et al. Pancreatic cystic lesions and malignancy:assessment, guidelines,and the field defect [J]. Radiographics,2022,42(1):87-105.

23. LEE LS. Updates in diagnosis and management of pancreatic cysts [J]. World J Gastroenterol,2021,27(34):5700-5714.

24. MORANA G,CIET P,VENTURINI S,et al. Cystic pancreatic lesions:MR imaging findings and management [J]. Insights Imaging,2021,12(1):115.

25. OZAKI K,IKENO H,KAIZAKI Y,et al. Pearls and pitfalls of imaging features of pancreatic cystic lesions:a case-based approach with imaging-pathologic correlation [J]. Jpn J Radiol,2021,39(2):118-142.

26. YAMASHITA Y,ASHIDA R,KITANO M. Imaging of fibrosis in chronic pancreatitis [J]. Front Physiol,2022,12:800516.

27. SUN H,ZHOU J,LIU K,et al. Pancreatic neuroendocrine tumors:MR imaging features preoperatively predict lymph node metastasis [J]. Abdom Radiol(NY),2019,44(3):1000-1009.

28. SUN H,ZUO HD,LIN Q,et al. MR imaging for acute pancreatitis:the current status of clinical applications[J]. Ann Transl Med,2019,7(12):269.

29. MORANA G,CIET P,VENTURINI S. Cystic pancreatic lesions:MR imaging findings and management [J]. Insights Imaging,2021,12(1):115.

30. 肖波.急性坏死性胰腺炎:胰腺坏死和胰外坏死的影像评价与临床意义[J].放射学实践,2021,36(7):832-836.

31. CHANG H,BATES DDB,GUPTA A,et al. Use of MR in pancreaticobiliary emergencies[J]. Magn Reson Imaging Clin N Am,2022,30(3):479-499.

第四节　胰管改变

一、胰管扩张

【定义】

《2018 国际指南:慢性胰腺炎截面影像学诊断和严重程度评分》中建议主胰管内径＞3mm视为扩张。

【病理基础】

引起胰管扩张的原因可以分为两大类,一类是胰管主动扩张,另一类是胰管被动扩张。胰管主动扩张主要见于胰管内生长肿瘤,肿瘤在胰管内蔓延生长并且分泌大量黏液,导致胰管扩张。胰管被动扩张主要病理基础是胰管受到肿瘤压迫或者侵犯,导致其上游胰管扩张。还有一种被动扩张是慢性胰腺炎(包括自身免疫性胰腺炎)时,胰腺实质的纤维化牵拉胰管导致扩张。

【征象描述】

1. **胰管主动扩张**　全程或者局部胰管扩张,未见肿块,也无胰管狭窄。

2. **胰管被动扩张**　低度恶性肿瘤导致的胰管改变可以仅仅由于肿瘤压迫胰管所致,影像表现为

胰管于肿块处突然截断,并继发上游胰管扩张,由于肿块质地柔软、生长缓慢,扩张的上游胰管多不如胰腺导管腺癌导致的上游胰管扩张的显著(主胰管型IPMN)。胰腺导管腺癌导致的胰管扩张通常都是由于肿瘤细胞对胰管压迫和侵犯,影像上表现为胰管于肿块处突然截断,并继发上游胰管扩张,扩张的上游胰管多呈平滑状,胰头癌常同时压迫和侵犯胆总管,合并软藤状扩张的胆总管,出现典型的双管征。慢性胰腺炎表现为胰管扩张,其内可见高密度结石影。自身免疫性胰腺炎也会导致胰管扩张,但没有上述疾病显著,往往伴有胰腺呈典型"腊肠样改变"或者局部表现为肿块型,但是胰管可以穿通肿块,肿块上方胰管轻中度扩张。

【相关疾病】

1. **胰管主动扩张**　胰腺导管内乳头状黏液瘤、胰腺导管内管状乳头状肿瘤。

2. **胰管被动扩张**　胰腺癌、胰腺神经内分泌肿瘤、胰腺实性假乳头状肿瘤、慢性胰腺炎和自身免疫性胰腺炎。

【分析思路】

胰管扩张时诊断胰腺疾病一个非常好的入手点。首先需要判断此扩张是主动还是被动扩张,再进一步结合胰管是否同时伴发狭窄和肿块行进一步诊断。

【疾病鉴别】

1. **诊断思路**(图5-4-1)　任何导致胰管扩张的疾病之间均需要鉴别,鉴别诊断思路见图5-4-1。

2. **疾病鉴别**(图5-4-2～图5-4-6)

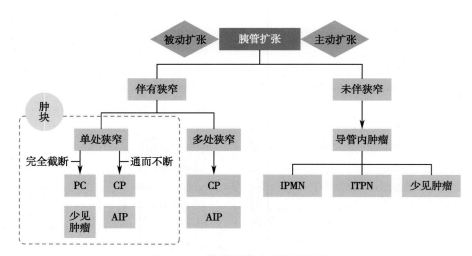

图 5-4-1　胰管扩张疾病诊断思路
PC:胰腺癌;CP:慢性胰腺炎;AIP:自身免疫性胰腺炎;IPMN:胰腺导管内乳头状黏液性肿瘤;ITPN:胰腺导管内管状乳头状肿瘤。

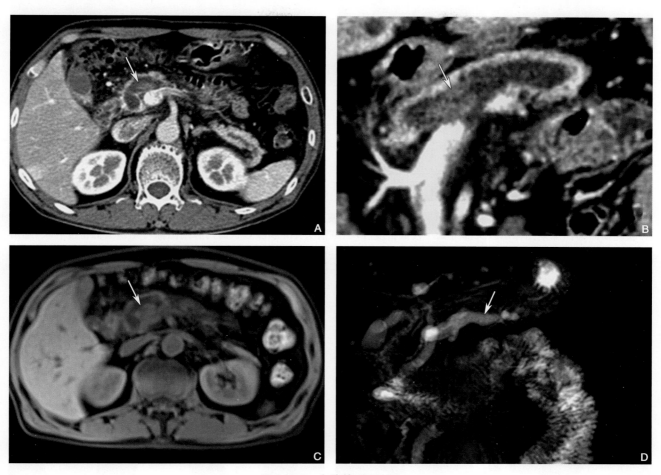

图 5-4-2 主胰管型 IPMN

A. 横断面 CT 增强动脉期示胰头部主胰管扩张,期内可见一枚实性壁结节(细白箭头);B. 胰腺冠状面门脉期示胰体尾部主胰管显著扩张,期内可见实性壁结节(细白箭头);C. 横断面 T_1WI 示扩张的胰头部主胰管内可见等信号结节(细白箭头); D. 二维 MRCP 示主胰管全程显著扩张(细白箭头)。

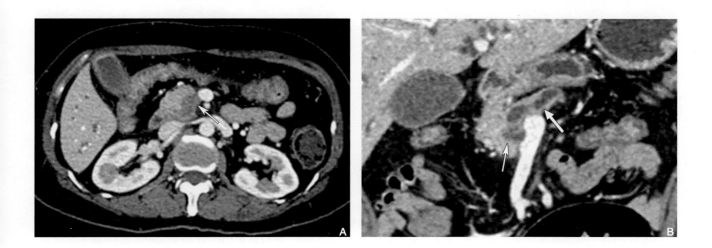

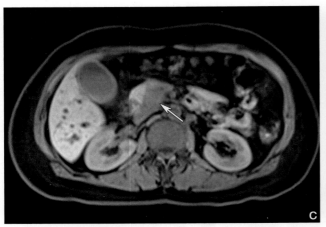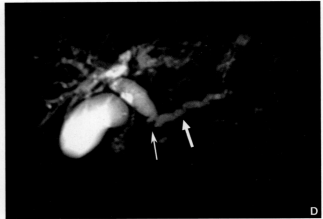

图 5-4-3 胰腺导管腺癌

A.胰腺横断面门脉期图像示胰头部可见一枚低密度肿块(细箭头);B.胰腺冠状面门脉期图像可见胰头低密度肿块(细箭头),上游胰管显著扩张(粗箭头);C.胰腺横断面 T_1WI 示胰头部可见一枚低信号肿块(细箭头);D.磁共振胰胆管成像显示肝内外胆管、胆总管和主胰管显著扩张(箭头),均于胰头部中断,出现典型双管征。

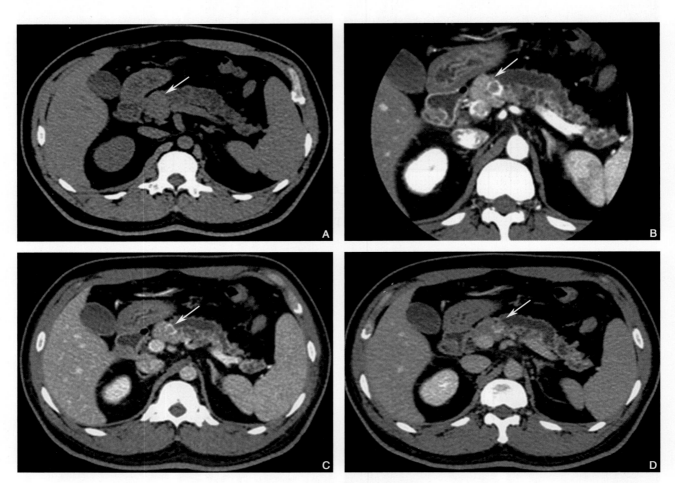

图 5-4-4 胰腺神经内分泌肿瘤

A.横断面CT平扫示胰体尾实质明显萎缩,主胰管显著扩张,于胰体部中断(细白箭头);B~D.分别为横断面CT增强动脉期、门脉期和延迟期图像示胰体部可见一枚环形强化的结节影(细白箭头),于动脉晚期显著强化,其上游胰管显著扩张。

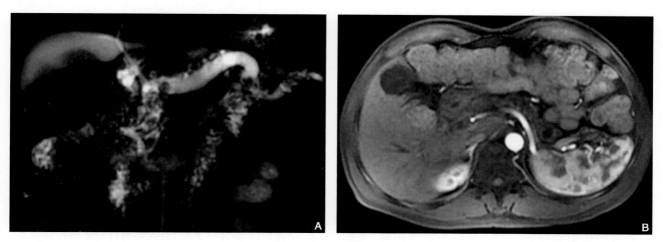

图 5-4-5 慢性胰腺炎

A. 二维 MRCP 示主胰管和分支胰管显著扩张,其内可见低密度充盈缺损结石影;B. 为胰腺横断面 T_1WI 平扫图像示胰腺实质明显萎缩,信号减低,主胰管显著扩张。

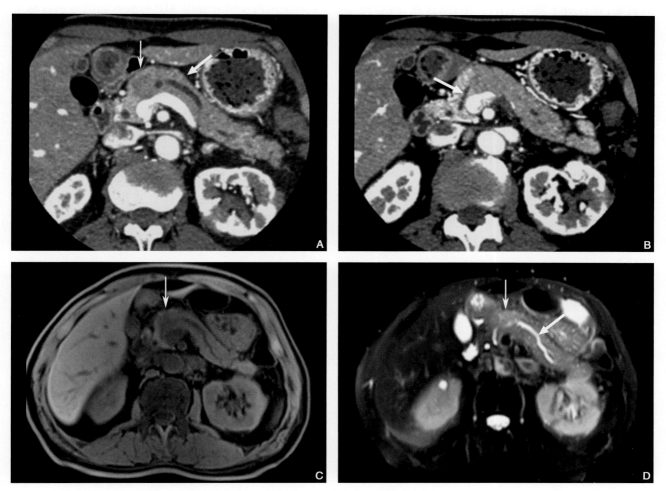

图 5-4-6 自身免疫性胰腺炎(局部肿块型)

A. 胰腺动脉期横断面图像示胰颈部见一枚低密度肿块影(细箭头),肿块上游主胰管扩张(粗箭头);B. 胰腺动脉期横断面图像示胰管穿通肿瘤(粗箭头),胰头部胰腺实质显著强化,胰体尾部胰腺实质呈低强化;C. 胰腺横断面 T_1WI 示胰颈部可见一枚低信号肿块(细箭头);D. 胰腺横断面 T_2WI 示胰颈部肿块内可见胰管穿过肿块内(细箭头),肿块上游胰管中度扩张(粗箭头)。

（邵成伟）

二、胰管狭窄

【定义】

《2018 年欧洲胃肠内镜学会指南更新:慢性胰腺炎的内镜治疗》中指出主胰管狭窄定义为存在下列特征中的至少 1 项:上游主胰管扩张直径≥6mm,在狭窄上游插入 6-Fr 导管时对比剂无法流出,或从狭窄上游插入的鼻胰管中持续输注 1L 盐水 12～24 小时出现腹痛。主胰管狭窄的定义与影像相关的仅有一点,即上游主胰管扩张直径≥6mm。

【病理基础】

对于胰腺肿瘤性疾病,主胰管狭窄是由于肿瘤对胰管的压迫和侵犯。对于胰腺炎症性疾病,主胰管狭窄是由于炎症细胞对胰管的浸润。

【征象描述】

1. **胰腺肿瘤性疾病**　均可见肿块和肿块处胰管的狭窄,常伴有上游胰管的扩张(胰腺癌、胰腺神经内分泌肿瘤)。

2. **胰腺炎症性疾病**　胰管狭窄和扩张交替,粗细不均匀,甚至出现典型的"串珠样改变"(详见胰管串珠征)。如果炎症表现为局部肿块型,胰管于肿块处狭窄(自身免疫性胰腺炎)。

由此可见胰管的狭窄均伴有胰管的扩张,由于病理基础不同,因此影像学特征也不同。

【相关疾病】

1. **胰腺肿瘤性疾病**　胰腺癌、胰腺神经内分泌肿瘤、胰腺实性假乳头状瘤。

2. **胰腺炎症性疾病**　慢性胰腺炎、自身免疫性胰腺炎。

【分析思路】

当发现胰管狭窄时,通常需要观察狭窄的数量,是否伴有肿块,是否伴有其余部位胰管扩张(图5-4-1)。

【疾病鉴别】

任何导致胰管狭窄的疾病之间均需要鉴别,鉴别诊断思路见图5-4-1。

(邵成伟)

三、胰管穿行/穿透征

【定义】

病变部位胰管狭窄,但不截断,上游胰管轻度扩张。

【病理基础】

由于IgG4等炎细胞对胰管的浸润导致病变部位胰管狭窄,但并没有截断。

【征象描述】

1. **CT 检查**　胰头部可见低密度肿块,上游胰管扩张,增强后肿块动脉期强化不显著,呈延迟强化(图5-4-7A)。

2. **MRI 检查**　T_1WI可见胰头部肿块呈低信号,增强后呈延迟强化。MRCP可见肿块处胰管狭窄,但是仍旧连续,未截断,肿块上游胰管轻中度扩张(图5-4-7B～D)。

【相关疾病】

肿块型自身免疫性胰腺炎。

【分析思路】

肿块处胰管变细但未截断,上游胰管扩张但不显著,结合血清IgG4显著升高,诊断为自身免疫性胰腺炎。

【疾病鉴别】

胰腺癌:AIP需要鉴别诊断的主要是胰腺癌,因为两者有截然不同的治疗方法和预后。目前已有日本和美国两项研究提出AIP与胰腺癌的鉴别诊断策略。鉴别要点有:①初期体重下降大于每月2kg常见于胰腺癌,而波动性黄疸与唾液腺累及常见于AIP;②血清IgG4升高常见于AIP;③除了CA19-9在胰腺癌患者中显著升高外,其余肿瘤标志物的升高水平与自身抗体在两者中无显著差异;④更常见于AIP的CT及MRI表现包括胰腺肿大、延迟强化、低密度的胶囊样边缘,无胰体尾萎缩;⑤更常见于AIP的ERCP表现包括长型或节段型主胰管狭窄,不伴上游胰管明显扩张;⑥AIP常伴有胰外损害,如肝内胆管狭窄、涎腺炎等;⑦AIP激素治疗有效。

(邵成伟)

四、胰管截断征

【定义】

胰管于肿块处突然截断,常伴有上游胰管的显著扩张和周围胰腺实质的萎缩。

【病理基础】

肿瘤压迫并且侵犯胰管,导致胰管完全闭塞。

【征象描述】

1. **CT 检查**　胰颈部可见一枚低密度肿块,肿块处胰管狭窄,上游胰管扩张,周围胰腺实质明显萎缩(图5-4-8A、B)。

2. **MRI 检查**　胰颈部肿块 T_1WI 呈低信号。MRCP可见肿块部位胰管狭窄,上游胰管明显扩张(图5-4-8C、D)。

【相关疾病】

胰腺癌。

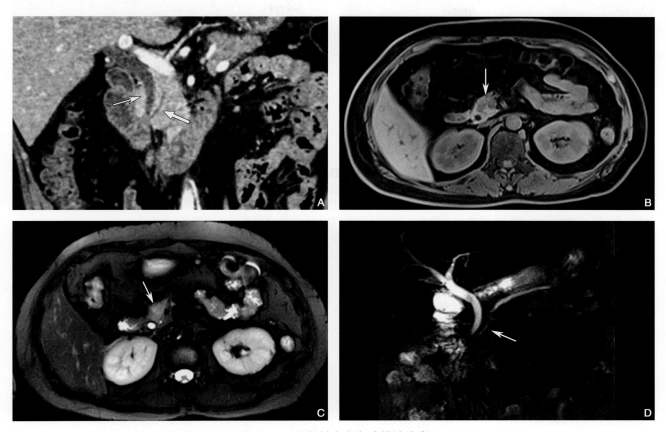

图 5-4-7　局灶性自身免疫性胰腺炎

A. 胰腺冠状面门脉期图像示主胰管纤细但未中断（粗箭头），此外可见胆总管下端扩张（细箭头），与主胰管共同汇合于十二指肠主乳头；B、C. 分别为胰腺 MRI 平扫横断位脂肪抑制 T_1、T_2 加权图像示胰头部紧邻肠系膜上静脉可见一类圆形低信号结节影，T_1WI 呈低信号，T_2WI 呈稍高信号（细箭头）；D. 二维磁共振胰胆管成像示胰头段主胰管纤细穿过肿瘤区域但未中断（细箭头），胰体尾部主胰管增粗。

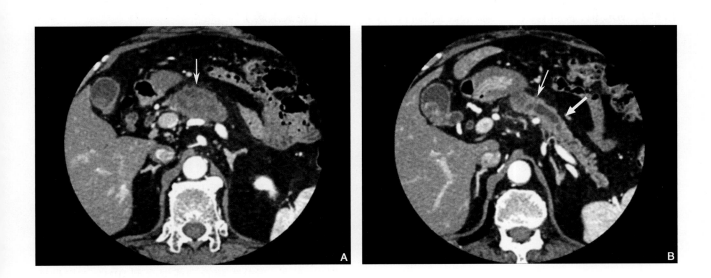

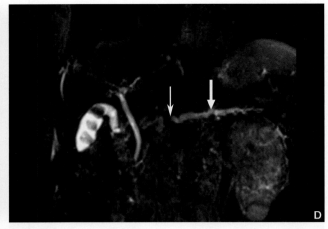

图 5-4-8　胰腺导管腺癌

A. 胰腺横断面 CT 动脉期示胰颈部可见一枚低密度肿块（细箭头）；B. 肿块位置主胰管截断（细箭头），上游主胰管扩张（粗箭头）；C. 胰腺 MRI 平扫横断位脂肪抑制 T_1 加权图像示胰头部紧邻肠系膜上静脉可见一类圆形低信号结节影，T_1WI 呈低信号（细箭头）；D. 二维磁共振胰胆管成像示主胰管在肿块处截断（细箭头），胰体尾部主胰管扩张（粗箭头）。

【分析思路】

当肿块处胰管完全中断，伴有上游胰管扩张，周围胰腺实质的萎缩，甚至伴有胰腺周围渗出的炎症，并且肿块无明显强化。如果肿块位于胰头部，肿块侵犯胆总管出现典型的双管征。

【疾病鉴别】

1. 肿块型胰腺炎　两者均会引起胰管扩张和 CA19-9 的增高。此外，肿块型胰腺炎的肿块内部含有较多的纤维组织成分，而 PDAC 肿块内成分主要为肿瘤细胞和纤维组织成分，因此两者在平扫均呈低密度或 T_1WI 低信号、T_2WI 稍高信号，动态增强后可出现延迟强化。因此该疾病一直是 PDAC 鉴别诊断的突出难点。综合平扫、增强表现，MRI 的 DWI 信号及 ADC 值，胰胆管改变及临床检验资料，有助于提高鉴别诊断的准确性。

2. 神经内分泌肿瘤　分化较差的 G_3 神经内分泌肿瘤和肿瘤内纤维成分含量较多的神经内分泌肿瘤，增强后强化不明显，易误诊为胰腺癌。但是胰腺神经内分泌肿瘤很少引起上游胰管扩张。此时，结合临床和实验室指标有助于鉴别诊断。

3. 自身免疫性胰腺炎　当自身免疫性胰腺炎表现为局部肿块时，缺少足够认识易将部分病例误诊为 PDAC。但是，自身免疫性胰腺炎所致胰管呈穿行征，不会截断，此点有助于诊断。

（邵成伟）

五、胰管串珠征

【定义】

胰管粗细不均，呈"串珠样"改变。

【病理基础】

炎细胞对胰管的浸润、周围间质纤维化和胰管内结石，导致胰管不均匀狭窄与扩张，影像上表现为胰管扩张、狭窄，严重者呈"串珠样"改变。

【征象描述】

1. CT 检查　主胰管粗细不均匀，呈串珠改变，沿着主胰管分布可见高密度结石影。胰腺肿胀，实质密度平扫呈低密度，增强后强化延迟轻度强化，胰腺周围可见渗出的低密度影（图 5-4-9A）。

2. MRI 检查　在 MRCP 和 T_2WI 可见主胰管粗细不均匀，呈串珠样改变，其内可见低信号的充盈缺损。胰腺肿胀，实质在 T_1WI 呈低信号，胰腺周围可见渗出的低信号影（图 5-4-9B～D）。

【相关疾病】

慢性胰腺炎。

【分析思路】

CT 上可见胰管粗细不均，其内可见高密度结石影；而 MRI 可见胰管粗细不均，其内可见充盈缺损，结合结石和胰管改变可以确诊。

【疾病鉴别】

胰腺导管内乳头状黏液性肿瘤：据文献报道约 12% 的患者在诊断 IPMN 前一直被诊断为慢性胰腺炎，约 2% 的慢性胰腺炎患者与 IPMN 相关的。IPMN 与慢性胰腺炎均可表现为主胰管扩张、胰腺实质萎缩，特别是慢性胰腺炎结石不明显时，两者较难鉴别。此外，当分支胰管型或混合型 IPMN 与慢性胰腺炎伴发局部潴留性囊肿或假性囊肿时，两者的影像学表现类似，也较难鉴别。文献研究表明 IPMN 是原因而非结果，长期的黏液分泌导致胰管通而不畅，

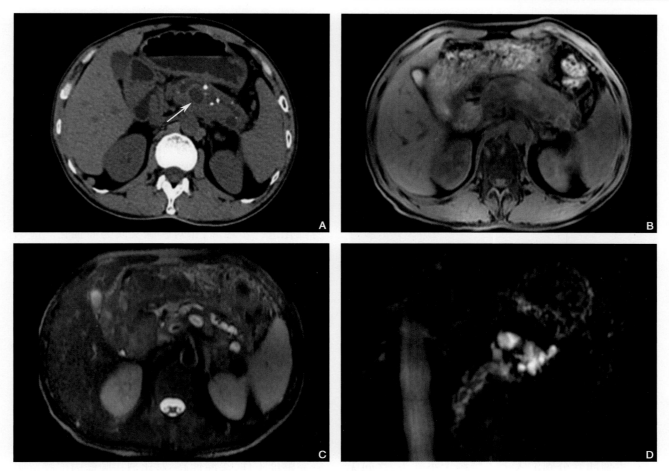

图 5-4-9 慢性胰腺炎

A. 胰腺横断面 CT 平扫示主胰管扩张和狭窄交替,使得主胰管呈串珠状改变,胰管内可见多发点状高密度钙化影,胰体部可见一枚低密度影与主胰管相通(白箭头,假性囊肿);B. 胰腺横断面 T₁WI 示胰腺实质信号不均匀减低,胰腺组织肿胀;C. 胰腺横断面 T₂WI 示主胰管粗细不均;D. 二维 MRCP 示主胰管呈典型串珠样改变。

可引起慢性阻塞性胰腺炎。但是,IPMN 与慢性胰腺炎是完全不同的两类疾病,IPMN 较慢性胰腺炎更倾向于在女性患者中发病,年龄更大;慢性胰腺炎患者通常有饮酒、吸烟史;女性患者无长期大量饮酒、吸烟史,诊断慢性胰腺炎时要尤为慎重。

(邵成伟)

六、胰管不相交征

【定义】

胰管有主胰管、副胰管。主胰管通常称胰管,从胰尾起始向右穿过胰体,达十二指肠降部后内侧壁处与胆总管并行一段,而后与胆总管汇合入十二指肠大乳头。副胰管常起自胰头下部,向上行于主胰管前方,副胰管继续向上至胰头上部的前部,此后穿十二指肠降部的后内侧壁,开口于十二指肠副乳头。90% 的副胰管与主胰管有交通管,但是仍有 10% 两者不相通常见于胰腺分裂症(PD)。当两者完全不交通,称为胰管不相交征。

【病理基础】

PD 是胚胎发育过程中背胰和腹胰未能融合或融合不完全所致,使背胰成为大部分胰腺的唯一引流通路。

【征象描述】

1. **MRI 检查** 可同时显示腹侧胰管和背侧胰管,原腹侧胰管呈一段短管腔,开口于十二指肠乳头,可与胆总管共同开口也可单独开口(图 5-4-10)。

2. **ERCP 检查** 有创检查,操作过程中可能引起一些并发症。ERCP 空间分辨率较高,对比剂的注入可以使胰管充盈,所以对细小腹侧胰管、胰管分支及背侧和腹侧交通的胰管显示较好。通过乳头插管造影显示出背胰管是诊断胰腺分裂的主要依据,其诊断要点包括:①十二指肠主乳头插管造影见腹胰管的直径<3mm、长度<60mm,胰管逐渐变细,其分支规则地分布于胰头,而胰体尾胰管不显影;②通过副乳头插管才能使贯通全胰的背胰管显影,其粗>3mm,且长>60mm,不与主乳头细而短的胰管相连;

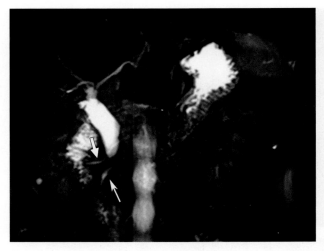

图 5-4-10　胰腺完全分裂

二维 MRCP 图示主副胰管之间完全分离,无任何交通支,粗箭头所示为腹胰管,细箭头所示为主胰管。

③若腹胰管与背胰管之间存在细的交通支,则称为不完全胰腺分裂。此外,胰腺分裂患者的副乳头常偏大,与主乳头的大小相近。

【相关疾病】

胰腺分裂症。

【分析思路】

主副胰管分别汇入十二指肠大小乳头,之间无交通。

【疾病鉴别】

胰腺分裂症患者胰管形态不似胰腺癌有不规则狭窄或中断表现,此为与胰腺癌的主要影像鉴别点。

（邵成伟）

参 考 文 献

1. FROKJAER JB, AKISIK F, FAROOQ A, et al. Guidelines for the diagnostic cross sectional imaging and severity scoring of chronic pancreatitis [J]. Pancreatology, 2018, 18（7）:764-773.

2. DUMONCEAU JM, DELHAYE M, TRINGALI A, et al. Endoscopic treatment of chronic pancreatitis: European Society of Gastrointestinal Endoscopy（ESGE）Guideline-Updated August 2018 [J]. Endoscopy, 2019, 51（2）:179-193.

第五节　肿　块

一、富血供肿块

【定义】

胰腺富血供肿块这一影像学征象着重描述胰腺局灶性病变的强化特点,通常是指在增强 CT 或增强 MRI 上见到胰腺局灶性病变的强化高于周围的正常胰腺实质。现代增强 CT 及增强 MRI 技术常常采用多期增强扫描,有时胰腺局灶性病变在不同的增强期相与周围胰腺实质的强化对比会发生变化。以下几种强化特征一般认为符合“富血供肿块”:①增强的早期(动脉期/胰腺实质期)和晚期(门脉期/延迟期)肿块相对胰腺实质均为高强化;②增强的早期肿块相对胰腺实质为高强化,增强的晚期肿块强化减弱,但相对胰腺实质仍为等强化/稍高强化;③增强的早期肿块为等强化/稍高强化,增强的晚期肿块本身强化进一步增高,相对胰腺实质为高强化。应当注意的是,当肿块呈现早期低强化、晚期高强化的特征时,一般不宜称之为富血供肿块。

【病理基础】

胰腺富血供肿块的病理基础通常都是肿瘤性病变的血运比胰腺实质更为丰富。具体又分为以下几种情况:①肿物的微血管密度很高,而微血管网的完整度较好,因此主要表现为增强早期高强化,而增强晚期有部分对比剂流出,表现为等强化或稍高强化,如低级别的胰腺神经内分泌肿瘤常表现为这种形式;②肿物的微血管密度增高不那么显著,但新生血管完整度不佳,渗漏性高,对比剂在肿瘤内部滞留明显,因此主要表现为增强早期等或稍高强化,增强晚期对比剂流出缓慢,表现为渐进高强化,如较高级别的胰腺神经内分泌肿瘤可表现为这种形式;③肿瘤内部新生血管丰富,并形成动静脉短路,因此动脉期可以见到肿瘤内部的血管样强化,并可见到引流静脉早显。常见于恶性肿瘤,如胰腺神经内分泌癌或肾癌胰腺转移,少数的高功能性神经内分泌肿瘤级别较低时也可表现为这种形式。

【征象描述】

CT 和 MRI 上表现为某一增强期相或多个增强期相肿块的强化高于周围的胰腺实质且其他增强期相肿块强化也不应明显低于周围胰腺实质。需要注意鉴别胰腺周围其他脏器来源的高强化病变,如肾上腺、肾脏上极、胃、十二指肠降段和水平段,以及胰周动脉和静脉来源的病变,尤其当患者体形较瘦,或上腹空腔脏器未充盈时,胰周病变可能与胰腺关系密切,被误认为是胰腺来源。通过观察薄层和多平面重组的图像有助于鉴别(图 5-5-1)。

【相关疾病】

可表现为胰腺富血供肿块的疾病主要包括良性和恶性/有恶性潜能的病变,需要重点鉴别的类似征象是胰周病变,详见表 5-5-1。

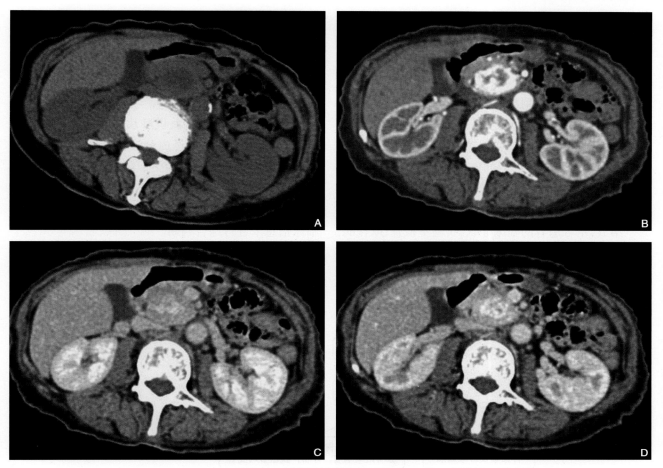

图 5-5-1 胰腺神经内分泌肿瘤

A~D. 分别为腹部平扫 CT 和腹部增强 CT 的动脉期、门脉期和延迟期。可见胰头低密度团块影。增强之后病灶动脉期相对周围胰腺实质为显著高强化,病灶中心可见不规则斑片状低强化区。门脉期病灶强化有所减低,但仍明显高于周围胰腺实质,病灶中心与外周的强化差异已不明显。延迟期病灶强化进一步减低,与周围胰腺实质呈大致等强化,而病灶中心呈现延迟高强化。

表 5-5-1 胰腺富血供肿块对应疾病

恶性/有恶性潜能的病变	良性病变	类似征象(胰周病变)
胰腺神经内分泌肿瘤	实性/微囊型胰腺浆液性囊腺瘤	胃来源的胃肠道间质性肿瘤(GIST)
肾癌胰腺转移	胰内副脾	十二指肠 GIST
		肾上腺嗜铬细胞瘤
		肾癌
		脾动脉动脉瘤/假性动脉瘤
		胰周的曲张静脉

【分析思路】

胰腺富血供肿块的分析思路如下:

第一,需要明确病变的影像学表现是否符合"胰腺富血供肿块"这一征象。当同时满足以下几个条件时方可认为符合这一征象:检查方法是静脉注射对比剂的增强 CT 或增强 MRI;病变确实来源于胰腺,而非胰周其他器官或结构;病变在某一期相或多个期相强化程度高于正常胰腺实质。

第二,明确病变定位。通过仔细观察多个方位的图像(增强 MRI 的冠状位和轴位图像,增强 CT 的轴位和多平面重建图像),以及病变与十二指肠、胆总管、主胰管、腹腔干、肝总动脉、胃十二指肠动脉、脾动脉以及肠系膜上动静脉的位置关系,判断病变是否来源于胰腺。

第三,仔细观察病变细节,包括通过薄层图像观察病变内部是否存在蜂窝状微囊和/或纤维瘢痕钙化,从而识别微囊型胰腺浆液性囊腺瘤;通过动脉期有无花斑样强化,各增强期相CT值是否与脾脏相仿,以及MRI各个序列信号是否与脾脏主体高度相似,尤其是DWI的信号类似脾脏而明显高于胰腺实质,有助于识别胰内副脾。

第四,观察腹部其他脏器来获取诊断线索。如患者单侧肾脏缺如,胰腺单发或多发富血供占位,应高度怀疑肾癌胰腺转移。如患者肝内同时存在单发或多发富血供占位,应怀疑胰腺神经内分泌肿瘤伴肝转移。

第五,结合患者的临床症状、实验室检查、既往病史以及家族史。如果患者存在低血糖症,血胰岛素水平增高,则应考虑胰岛素瘤,如果患者存在反酸烧心,血胃泌素增高,则应考虑胃泌素瘤,另外应当注意胃

泌素瘤可发生于胰腺之外,可为多发,应当注意全面观察。如果患者有其他器官受累的情况和家族聚集发病,应当怀疑家族多发性内分泌肿瘤(MEN)和希佩尔-林道病(von Hippel-Lindau disease)等。

【疾病鉴别】

综上可见,胰腺富血供肿块可见于多种胰腺良恶性肿瘤,其中胰腺神经内分泌肿瘤最为常见,而很多种胰周的疾病可表现为类似胰腺富血供肿块的影像特征。合理的鉴别诊断和全面评估对于临床决策非常重要,需要详细分析病变的影像学特征,并结合临床信息来进行综合判断。

1. **诊断思路**(图5-5-2)

2. **鉴别诊断**(表5-5-2)

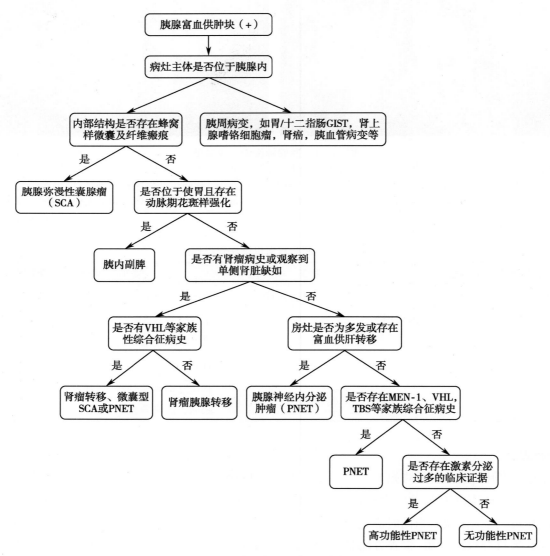

图5-5-2 胰腺富血供肿块的鉴别诊断流程图

表 5-5-2　胰腺富血供肿块在几种不同常见疾病的主要鉴别诊断要点

疾病	富血供肿块典型影像特征	鉴别要点	主要伴随征象
胰腺神经内分泌肿瘤	单发或多发,可为快进快出、快进慢出或渐进流入式的高强化,强化方式与病理分级有关	高功能性胰腺神经内分泌肿瘤可能较小,而无功能性胰腺神经内分泌肿瘤通常较大,可有坏死、钙化或囊变,常伴有肝内富血供转移瘤	肝内富血供转移
实性/微囊型胰腺浆液性囊腺瘤	通常为单发,分叶状,边界清晰,内部纤细的蜂窝状分隔血供丰富,因而常呈现动脉期高强化	平扫 CT 呈现显著低密度,MRI T$_2$WI 为水样高信号伴纤细低信号分隔,ADC 图为明显高信号,均提示该诊断的可能性,中心纤维瘢痕钙化征象比较特异	散发型病例多见于老年女性,通常为单发,无其他伴随征象,而希佩尔-林道病患者中常为多发,可伴发胰腺神经内分泌肿瘤和肾癌
胰内副脾	见于胰尾,边界清楚,增强 CT 动脉期花斑样强化,各期强化程度类似脾脏,MRI 各序列信号类似脾脏	与脾脏的强化特点和信号特征高度类似	通常无
肾癌胰腺转移	常为多发,边界清楚的高强化肿块,动脉期强化最明显,通常强化不均匀,可能存在动静脉瘘	可见肾脏原发肿瘤的表现,或者单侧肾脏缺如。胰腺转移瘤可在肾癌切除后多年发病	肾脏原发肿瘤或肾脏切除术后改变

（朱　亮）

二、乏血供肿块

【定义】

胰腺乏血供肿块这一影像学征象着重描述胰腺局灶性病变的强化特点,通常是指在增强 CT 或增强 MRI 上见到胰腺局灶性病变的强化低于周围的正常胰腺实质。现代增强 CT 及增强 MRI 技术常常采用多期增强扫描,有时胰腺局灶性病变在不同的增强期相与周围胰腺实质的强化对比会发生变化。除非特殊说明,否则通常以动脉晚期/胰腺实质期的病变强化特征作为判断病变为富血供/乏血供的依据,当病变的强化低于周围胰腺实质时称为乏血供;而当病变的强化高于周围胰腺实质时则称为富血供。

【病理基础】

理论上讲,任何导致病变组织比正常胰腺组织的血运减少的因素都可以引起相应的影像学表现。多数情况下是胰腺原发的病变,例如胰腺局灶性炎症导致血流受阻,或胰腺癌因为显著的纤维增生反应,肿瘤内部小血管密度减低,管腔受压等。也有可能是病变区域的胰腺组织被胰腺以外来源、血运更少的组织取代,例如胆总管下段来源或十二指肠降段/水平段来源的腺癌侵犯胰腺实质,或是恶性肿瘤转移至胰腺,也可表现为乏血供肿块。值得注意的是,胰腺是一个腹膜后消化腺体,质地相对柔软,表面仅有数层腹膜覆盖,与腹腔及腹膜后的多个脏器毗邻关系密切,在较瘦的患者中尤其如此。因此,当胰腺周围的其他脏器病变凸向、推压而没有真正侵犯胰腺实质时,如果病变的强化低于胰腺实质,很容易被误认为是胰腺乏血供病变,应当着重鉴别。

【征象描述】

胰腺乏血供肿块是指增强 CT 或增强 MRI 上见到胰腺局灶性病变有一定强化,但强化程度低于周围的正常胰腺实质。当未特指时,一般以动脉晚期/胰腺实质期的病变强化特点作为依据。由于有的胰腺肿块会伴有其上游(胰尾方向)的梗阻性炎症,而其下游(胰头十二指肠方向)的实质不受影响,因此应当尽可能地选择病变下游的胰腺实质作为参照。该征象对于本身无强化的病变(如胰腺囊性病变)不适用(图 5-5-3、图 5-5-4)。

【相关疾病】

胰腺乏血供肿块的疾病主要包括胰腺起源的良恶性病变、非胰腺起源的病变等,需要重点鉴别的类似征象是胰周病变,详见表 5-5-3。

【分析思路】

胰腺乏血供肿块的分析思路如下:

第一,需要明确病变的影像学表现是否符合"胰腺乏血供肿块"这一征象。当同时满足以下几个条件时方可认为符合这一征象:检查方法是静脉注射对比剂的增强 CT 或增强 MRI;病变本身有强化;病变的强化程度低于正常胰腺实质(优先以病变下游的胰腺实质作为参照,除非不适用)。当检查方式为多期增强或动态增强扫描时,通常以动脉晚期/胰腺

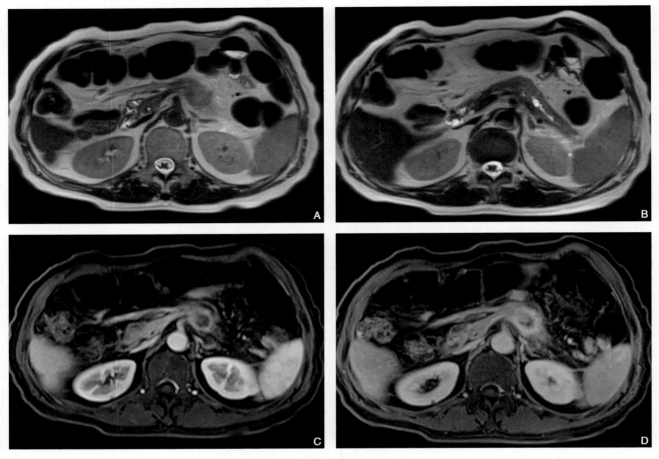

图 5-5-3 胰体癌病例,增强 MRI

A、B. 为 T₂WI,胰体部膨隆,可见边界不清的 T₂ 稍高信号占位,上游胰腺实质萎缩,主胰管扩张;C、D. 为动态增强 MRI 的动脉期和延迟期,可见胰体占位动脉期相对周围胰腺实质强化明显减低,而边缘可见不规则厚环状强化。延迟期胰体占位强化增高且不均匀,内部强化仍较低,边缘的厚环状强化程度增高、范围向内延展。

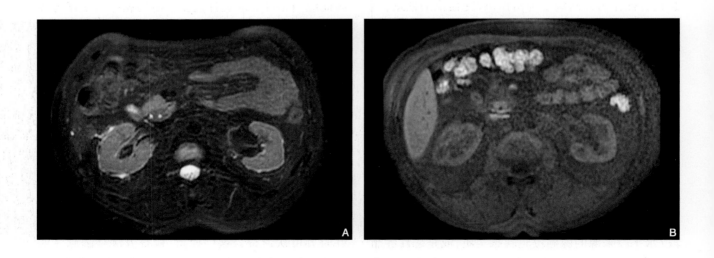

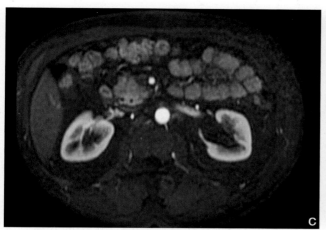
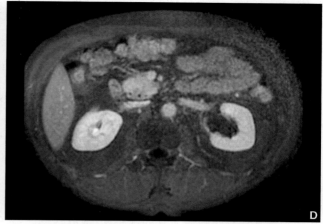

图 5-5-4　局灶性 AIP 病例，增强 MRI

A. 为 T_2WI 压脂相；B. 为 T_1WI 压脂相；C、D. 为动态增强 MRI 的动脉期和延迟期。可见胰头增大，腹侧可见团片状 T_2 稍高信号、T_1 低信号，未累及胆总段下段周围的胰腺实质。增强后动脉期病变相对于周围胰腺实质为低强化，而延迟期强化显著增高，相对周围胰腺实质为均匀高强化。

表 5-5-3　胰腺乏血供肿块对应疾病

胰腺起源的恶性/有恶性潜能的病变	胰腺起源的良性病变	非胰腺起源的病变	类似征象（胰周病变）
胰腺导管腺癌	肿块型胰腺炎	低位胆管癌累及胰腺	胃占位
胰腺神经内分泌肿瘤（非典型）	自身免疫性胰腺炎	壶腹癌累及胰腺	十二指肠占位
胰腺实性假乳头状瘤	急性胰腺炎	十二指肠腺癌累及胰腺	肾上腺占位
胰腺腺泡细胞癌	胰腺局灶性脂肪浸润	胃癌累及胰腺	脾动脉假性动脉瘤合并血栓机化
	胰腺浆液性囊腺瘤	淋巴瘤累及胰腺	胰周淋巴结肿大
	胰腺血管平滑肌脂肪瘤	胰腺转移瘤	胰周种植转移瘤
	胰腺施旺细胞瘤		塌陷的十二指肠及近段空肠

实质期的病变强化特征作为判断依据。

第二，明确病变定位。通过仔细观察多个方位的图像（例如，增强 MRI 的冠状位和轴位图像，增强 CT 的轴位图像和多平面重建），以及十二指肠、胆总管、主胰管、腹腔干、肝总动脉、胃十二指肠动脉、脾动脉和肠系膜上动静脉的形态和位置改变，往往可以判断出病变的主体是否位于胰腺内。当病变的主体并非位于胰腺内，而是定位于胰腺周边时，还需要着重观察胰腺实质是否受到侵犯。

第三，分析病变的动态强化特征。胰腺癌是典型的乏血供肿块，往往在动脉晚期/胰腺实质期强化低于周围胰腺实质。病变本身随着扫描期相的延迟，强化程度常有轻度增高。胰腺癌在增强 CT 和增强 MRI 上的延迟期强化特征有一定差别，增强 CT 上多数胰腺癌在延迟期强化仍低于周围胰腺实质，且强化不均匀。在增强 MRI 上，有约 1/4 的胰腺癌延迟期强化高于周围胰腺实质，但强化仍不均匀，有时可观察到类似于肝内胆管细胞癌的对比剂向心

性填充，而周边洗脱的强化特点，可能与胰腺癌的纤维增生反应比较显著有关。实性假乳头状瘤当肿瘤较小、坏死出血尚不显著时，也常常表现为动脉晚期/胰腺实质期的乏血供结节或肿块。它们通常遵循轻中度渐进强化的特点，在增强 CT 或增强 MRI 上延迟期强化稍低于周围胰腺实质，或基本呈等强化，极少见到病变强化明显高于周围胰腺实质。自身免疫性胰腺炎在动脉晚期/胰腺实质期通常也表现为乏血供肿块，仔细观察常常可见病变内部有雪花点样的细小强化灶，而延迟期强化有明显升高，并且强化较为均匀。自身免疫性胰腺炎在增强 CT 的延迟期常常为等或稍高强化，而在增强 MRI 的延迟期常常表现为较明显的高强化。

第四，分析病变的继发征象，即是否存在病变上游的肝内外胆管扩张、主胰管扩张，以及病变上游的胰腺实质萎缩。胰腺癌的继发征象最为常见，也是提示该诊断的重要依据。但偶尔也可见到位于胰头颈部的其他性质病变压迫或累及主胰管和胆总管，出现

类似的继发征象,例如局灶性自身免疫性胰腺炎,或是胰腺浆液性囊腺瘤。胰腺局灶性脂肪浸润好发于胰头腹侧,可能与胚胎时胰腺原基融合时胰管的改道重塑有关,有时会被误判为胰腺乏血供肿块。局灶性脂肪浸润的区域表现为平扫低密度和增强后低强化,但没有占位效应和继发征象。可以观察到胆总管胰内段和主胰管在其内部正常穿行而无梗阻表现,胰腺周边邻近的血管,尤其是胃十二指肠动脉没有受包绕或管腔狭窄的表现。

第五,分析胰周及腹盆腔的其他脏器受累模式。胰腺癌常常伴有腹膜后血管的侵犯和/或肝转移。当怀疑恶性病变时,另外还应仔细观察有无腹膜后肿大淋巴结、腹膜转移和腹盆腔积液的表现。淋巴瘤很少单独累及胰腺,常常可见肝脾大、腹膜后多发淋巴结肿大表现,有时可见肝脾单发或多发占位表现。胰腺转移瘤中,肺癌、胃癌、结肠癌的转移常表现为单发或多发的胰腺乏血供占位,除了关注病史之外,还应当注意观察扫描范围内有无原发肿瘤的表现。自身免疫性胰腺炎(Ⅰ型)是IgG4相关性疾病的胰腺受累表现,常常伴有胆道病变、肾脏病变、输尿

管病变、主动脉周围炎等表现,有时还可累及前列腺,类似前列腺癌的影像表现;偶尔还可表现为肠系膜肿块。

第六,结合患者的临床症状、实验室指标、既往病史和治疗史,以及家族史进行诊断。黄疸、消瘦、上腹痛、后背痛等临床症状在胰腺癌中较为常见。恶性肿瘤,尤其是胰腺癌家族史也应当引起警惕。血清学肿瘤标志物CA19-9的升高对胰腺癌的诊断有重要提示,但这些临床症状和实验室指标都不足够特异,还需要结合影像特征具体分析。自身免疫性胰腺炎(Ⅰ型)常伴有血清IgG4水平的升高。急性胰腺炎的患者血清淀粉酶和脂肪酶有升高表现。

【疾病鉴别】

综上可见,胰腺乏血供肿块涵盖疾病谱较广,可见于多种肿瘤性和非肿瘤性病变,临床处理和预后也截然不同,因此鉴别诊断非常重要,需要详细分析病变的影像学特征,并尽可能多地结合临床信息来进行综合判断。

1. **诊断思路**(图5-5-5)

2. **鉴别诊断**(表5-5-4)

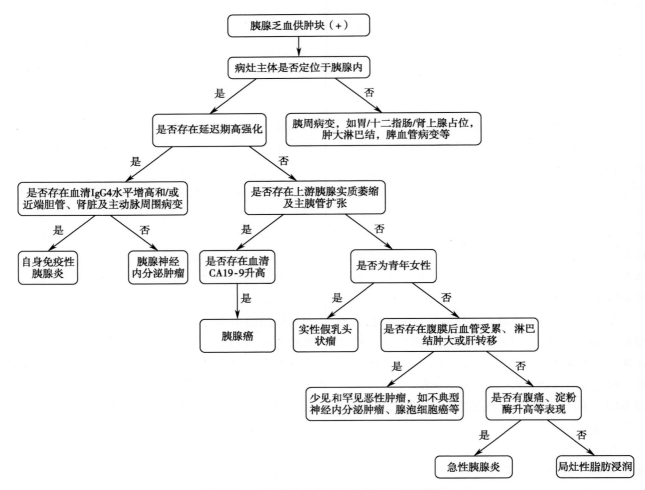

图 5-5-5　胰腺乏血供肿块的鉴别诊断流程图

表 5-5-4　胰腺乏血供肿块在几种不同常见疾病的主要鉴别诊断要点

疾病	乏血供肿块典型影像特征	鉴别要点	主要伴随征象
胰腺癌	单发、边界模糊的低强化肿块，可有内部坏死，可有轻中度不均匀延迟强化	伴有上游主胰管扩张，胰腺实质萎缩，肿块通常无钙化	肝内外胆管扩张，腹膜后血管侵犯、肝转移、腹膜转移、腹腔积液
实性假乳头状瘤	单发，类圆形或分叶状囊实性肿块，边界清晰，内部常有出血坏死，实性成分轻度渐进强化	常见于青年女性，边界清晰，内部囊变出血坏死常见	融冰征、浮云征
自身免疫性胰腺炎	单发或多发团块，或呈节段性受累，动脉期雪花点样低强化，延迟期均匀高强化，主胰管狭窄后扩张不明显	延迟期均匀高强化，主胰管穿通征，胰腺实质多灶受累，主胰管多节段狭窄，并且狭窄段上游扩张不显著	多脏器受累模式，胆管病变、泌尿系统受累，表浅器官如泪腺和唾液腺受累等
胰腺转移瘤	单发或多发，边界模糊的低强化肿块	原发肿瘤病史，如肺癌、黑色素瘤、乳腺癌、胃癌等，其他脏器转移表现	原发肿瘤和其他脏器转移瘤的表现
胰腺淋巴瘤	单发或多发团块，或胰腺弥漫性浸润，轻度强化，延迟期强化增高不明显	胰腺原发淋巴瘤少见，多数伴有其他脏器受累表现	肝脾受累及腹膜后淋巴结肿大
胰腺局灶性脂肪浸润	常见于胰头腹侧，结节或团块样低密度、低强化灶，无占位效应	平扫密度较低，增强各期强化均低于胰腺实质，不伴有胰胆管扩张，血管不受累	通常无

（朱　亮）

三、囊性肿块

【定义】

胰腺囊性肿块是基于影像学表现的定义。符合以下影像学特征描述的胰腺病变均可统称为胰腺囊性肿块：肿块的周围应当有完整的囊壁/包膜，而肿块的内部为液体密度/信号，增强扫描只有囊壁/包膜显示强化，囊内容物绝大部分无强化（可允许有少许的囊内分隔或囊壁结节强化）。胰腺囊性肿块的定义涵盖了肿瘤性和非肿瘤性的病变，有的胰腺囊性肿块具有恶性潜能，因此根据影像学和临床特点对胰腺囊性肿块进行分类管理非常重要。

【病理基础】

根据定义，胰腺囊性肿块由囊壁和囊内容物构成。囊内的分隔和/或壁结节往往是囊壁成分的延伸，故一并归于前者，而后者为被囊壁包裹在内的液体成分。胰腺囊性肿块的病理诊断依据是囊壁是否为肿瘤性成分以及囊壁上皮的组织病理学特征。假性囊肿是最常见的非肿瘤性胰腺囊性肿块，它的囊壁是无细胞成分的纤维和炎性包裹。肿瘤性的胰腺囊性肿块包括胰腺囊性肿瘤和胰腺实性肿瘤囊变。胰腺囊性肿瘤根据囊壁上皮的组织学特征分为黏液性囊性肿瘤，包括胰腺导管内乳头状黏液瘤（intraductal

papillary mucinous neoplasm，IPMN）、黏液性囊性肿瘤（mucinous cystic neoplasm，MCN）和非黏液性囊性肿瘤，包括浆液性囊腺瘤（serous cystadenoma，SCA），淋巴上皮样囊肿（lymphoepithelial cyst，LEC），表皮样囊肿（epithelial cyst）等，其中黏液性囊性肿瘤具有恶性潜能。胰腺实性肿瘤囊变主要见于胰腺神经内分泌肿瘤（pancreatic neuroendocrine tumor，pNEN）和实性假乳头状瘤（solid pseudopapillary epithelial neoplasm，SPEN）。胰腺导管腺癌（pancreatic ductal adenocarcinoma，PDAC）以及其他一些胰腺原发的恶性肿瘤偶尔也可因为肿瘤内部大范围坏死而表现为囊性为主的病变。

【征象描述】

胰腺囊性肿块在平扫 CT 往往表现为低密度，当其凸向胰腺轮廓外时，通常能够观察到比较清晰的囊壁结构，而位于胰腺实质内的部分，囊壁可能与胰腺实质区分困难。囊内可能存在分隔，囊壁及分隔均可能有钙化。增强 CT 可观察到囊壁和分隔的强化，如果存在囊壁结节，增强 CT 也更容易检出，而囊内容物不强化。胰腺囊性肿块在 MRI 往往表现为 T_2 高信号、T_1 低信号，但少数情况下，当囊内容物蛋白成分较高或合并出血时，可能为 T_1 高信号，或存在液-液分层。增强 MRI 可观察到囊壁和分隔的强化,而囊内容物不强化。当囊性病变较大时,可能压迫邻近的胆总管和主胰管,致其狭窄以及上游扩张。

　　需要注意区分胰腺囊实性肿块和非胰腺来源的囊性肿块。前者除了周边囊壁之外还存在肉眼可见的实性成分,增强后可观察到强化。后者是胰腺周

围其他器官来源的囊性外观的病变,包括十二指肠降段和水平段的憩室,胆总管囊肿,小网膜囊积液等(图 5-5-6~图 5-5-8)。

【相关疾病】

　　可表现为胰腺囊性肿块的疾病主要包括非肿瘤性病变、胰腺黏液性囊性肿瘤、胰腺非黏液性囊性肿

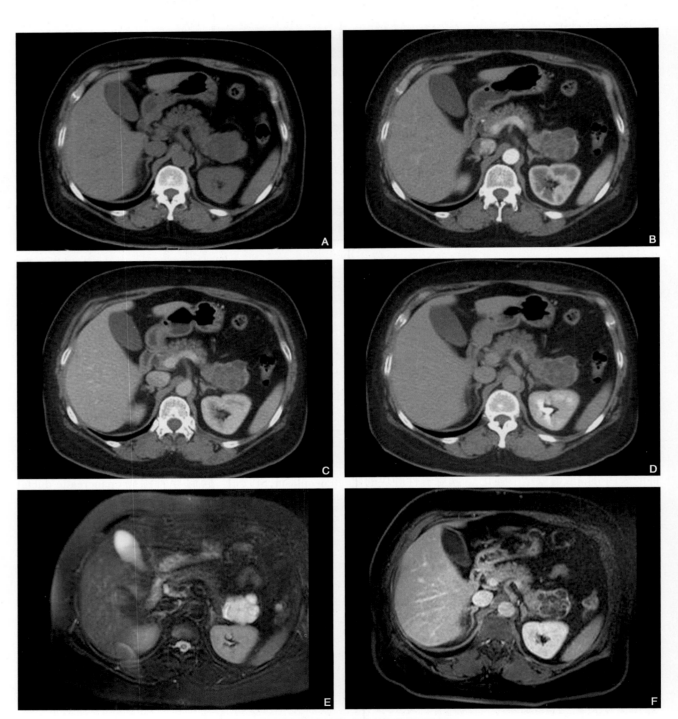

图 5-5-6　胰腺浆液性囊腺瘤,增强 CT 及 MRI

A~D. 分别为腹部平扫 CT 和腹部增强 CT 的动脉期、门脉期和延迟期,可见胰尾分叶状低密度占位,凸向胰腺轮廓外,病变在平扫 CT 密度较低,CT 值 20Hu,增强后见病变似呈蜂窝状,内部似呈现斑片网格状强化;E. 为磁共振 T_2WI,可见病变呈水样高信号,内部多发细丝样 T_2 低信号分隔;F. 为磁共振动态增强的延迟期,可见囊壁和内部的细丝样分隔明显强化,而囊内容物无强化。对比可见 MRI 对浆液性囊腺瘤的形态学特征显示优于 CT。

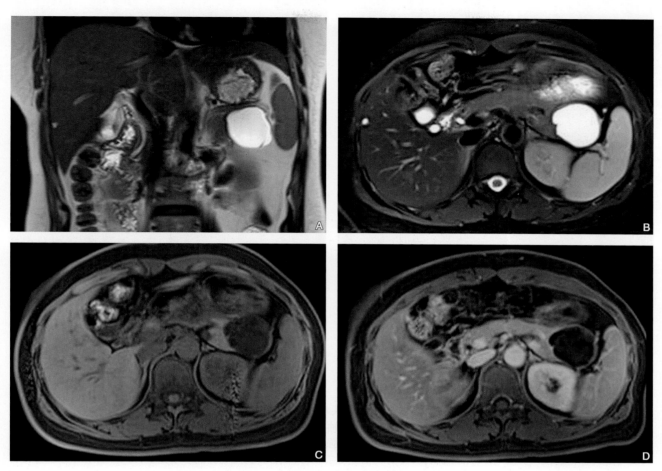

图 5-5-7 胰腺黏液性囊性肿瘤，增强 MRI

A. 为 T_2WI 冠状位；B. 为 T_2WI 压脂相；C. 为 T_1WI 压脂相；D. 为动态增强 MRI 的延迟期。可见胰尾单房囊性病变，总体呈卵圆形，局部囊壁不规则隆突。囊壁厚度欠均匀，局部厚度达 2mm；囊内容物为均匀长 T_2、长 T_1 信号，可见少许分隔。增强后囊壁明显强化，而囊内容物未见明显强化。

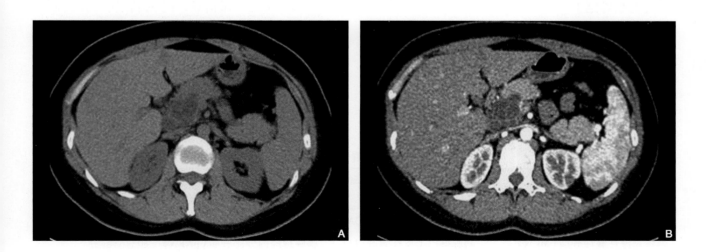

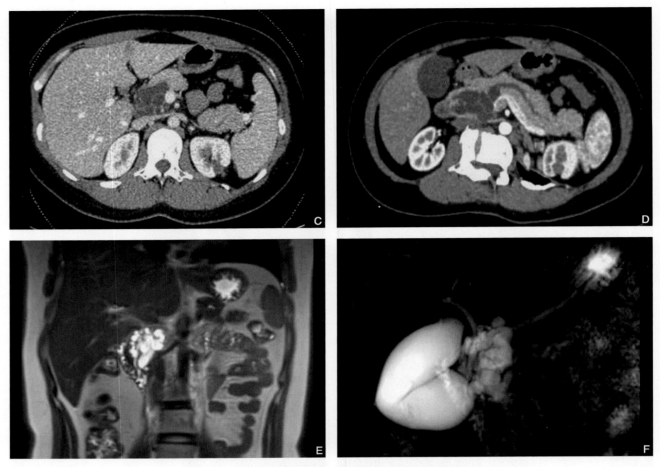

图 5-5-8 胰腺导管内乳头状黏液瘤,增强 CT 及 MRI

A~C. 分别为腹部平扫 CT 和腹部增强 CT 的动脉期、门脉期轴位图像;D. 为增强 CT 动脉期沿主胰管方向的曲面重建图像。可见胰头分叶状囊性占位,形态不规则,内部见多发分隔,增强扫描囊壁及分隔强化,囊内容物无强化。曲面重建可见囊性病变与主胰管相通;E. 为磁共振 T₂WI 冠状位,可见病变呈复杂囊管状结构,囊内的分隔多不完整;F. 为 MRCP,可以直观地观察到胰头囊性病变的形态特征以及与主胰管的关系。

瘤和胰腺实性肿瘤囊变,需要重点鉴别的类似征象是胰周病变,详见表 5-5-5。

【分析思路】

胰腺囊性肿块的分析思路如下:

第一,需要明确病变的影像学表现是否符合"胰腺囊性肿块"这一征象。当同时满足以下几个条件时才可认为符合这一征象:病变定位于胰腺;病变有完整的囊壁;增强扫描除了囊壁及其延伸的

分隔和壁结节之外,囊的内部不应当有任何形式的强化。

第二,关注临床信息,作为胰腺囊性肿块诊断的初步指向性参考。重点需要关注患者的性别、年龄、症状以及是否有急性胰腺炎的病史。对于女性患者而言,青少年患者实性假乳头状瘤(SPEN)常见,中年女性黏液性囊性肿瘤(MCN)常见,而老年女性浆液性囊腺瘤(SCA)和胰腺导管内乳头状黏液

表 5-5-5 胰腺囊性肿块对应疾病

胰腺黏液性囊性肿瘤	胰腺非黏液性囊性肿瘤及非肿瘤性病变	胰腺实性肿瘤囊变	类似征象(胰周病变)
胰腺导管内乳头状黏液瘤(IPMN)	胰腺浆液性囊腺瘤(SCA)	胰腺实性假乳头状瘤(SPN)	十二指肠憩室
胰腺黏液性囊性肿瘤(MCN)	胰腺淋巴上皮样囊肿(LEC)	胰腺神经内分泌肿瘤(pNEN)	胆总管囊肿
	表皮样囊肿	胰腺导管腺癌(PDAC)	小网膜囊积液
	潴留性囊肿		
	假性囊肿		

瘤（IPMN）常见。对于男性患者而言，中青年患者假性囊肿常见，而老年患者 IPMN 常见。假性囊肿常常有临床症状，表现为上腹胀满不适和腹痛等，并且往往有较为明确的急性胰腺炎病史。临床上有不到 10% 的胰腺假性囊肿患者不能提供确切的急性胰腺炎病史或准确回忆急性胰腺炎特征性的腹痛等症状，这时单纯依靠影像学诊断就十分困难，而进一步行超声内镜下囊液抽吸及性状分析能够提供补充信息。除此之外，了解实验室检查结果（如血清肿瘤标志物的水平），以及家族史（如希佩尔 - 林道病）也很重要。

第三，胰腺囊性肿块的定位对于诊断有一定的提示意义。超过 90% 的 MCN 见于胰体尾部，而定位于胰头的很少见。SCA 可位于胰头，颈，体，尾的任何位置，其中胰头颈部偏多。分支胰管型和混合型 IPMN，在胰头钩突部更为多见。假性囊肿常凸向小网膜囊或胃脾间隙。

第四，仔细观察胰腺囊性肿块的形态学特征。MCN 常表现为边界较为光滑的卵圆形或圆形单发囊性病变，囊壁往往有厚薄不均的表现，局部厚度超过 2mm，囊内周边区域可见到少许分隔，有时在囊壁内侧形成类似"子囊"样的结构。"子囊"与主体的囊液在磁共振上可以存在信号差别。MCN 有时可见钙化，通常表现为囊壁的不完整蛋壳样弧形钙化。SCA 通常外形为分叶状，内部有多发的分隔，囊壁及分隔都很纤薄，通常厚度不超过 1mm。由于多发分隔的存在，通常表现为多发（>6 个）大小不等的囊甚至是蜂窝状数量极多的小囊。病变的中心常可见小片状的纤维瘢痕，其内可以有斑片状钙化，是为 SCA 的特征性表现。分支胰管型 IPMN 通常表现为圆形或分叶状的囊性病变，以蒂状结构与主胰管直接连通。有时 IPMN 可表现为复杂迂曲的囊管状结构，呈"葡萄串"样改变，而与主胰管相通是它的关键特征，可以此与其他囊性肿块相鉴别。假性囊肿通常为单房囊性病变，壁可厚薄不均，囊内

容物可因合并陈旧出血而呈现 T_1 高信号、T_2 低信号或信号分层，囊内和囊壁均可存在钙化。此外，假性囊肿还可能伴有胰周的渗出和脾静脉血栓闭塞、腹腔静脉侧支循环开放等急性胰腺炎相关的改变，应当留意观察。十二指肠憩室可凸向胰腺实质内，当其内部充满液体时，有时可被误认为胰腺囊性肿块。当病变与十二指肠连通，病变内部可观察到肠内容物或气液平面时，高度提示该诊断。胆总管囊肿有时也可被误认为胰头的囊性肿块，仔细观察病变的范围以及与胆管的关系通常有助于鉴别。

第五，注意观察胰腺囊性肿块有无囊壁增厚强化、壁结节强化以及囊内或周边的实性强化成分。对于黏液性囊性肿瘤而言，囊壁增厚强化和壁结节强化均为提示恶变风险较高的征象。但假性囊肿的壁往往也可强化，因此囊壁强化并非提示恶性病变的特异性征象。而如果囊内或周边观察到较多的实性强化成分，则应当怀疑实性肿瘤囊变坏死，包括 pNEN、PDAC 和 SPEN 等。应当注意，囊内或周边有肉眼可见的实性强化成分时，严格来讲应称为"胰腺囊实性肿块"而非"胰腺囊性肿块"，此类病变往往具有恶性潜能。

第六，注意观察扫描范围内有无其他合并的病变。比如多囊肝和多囊肾的表现，以及肾癌、脊髓内肿瘤等。

【疾病鉴别】

综上可见，胰腺囊性肿块涵盖疾病谱较广，可见于多种肿瘤性和非肿瘤性病变，临床处理决策也截然不同，由于不同性质的胰腺囊性病变特征重叠较大，很多情况下难以单独通过影像学检查得到准确的诊断。通常是根据患者的临床特征和胰腺囊性肿块的影像学特征来进行分层管理，并决定处理策略。

1. **诊断思路**（图 5-5-9）

2. **鉴别诊断**（表 5-5-6）

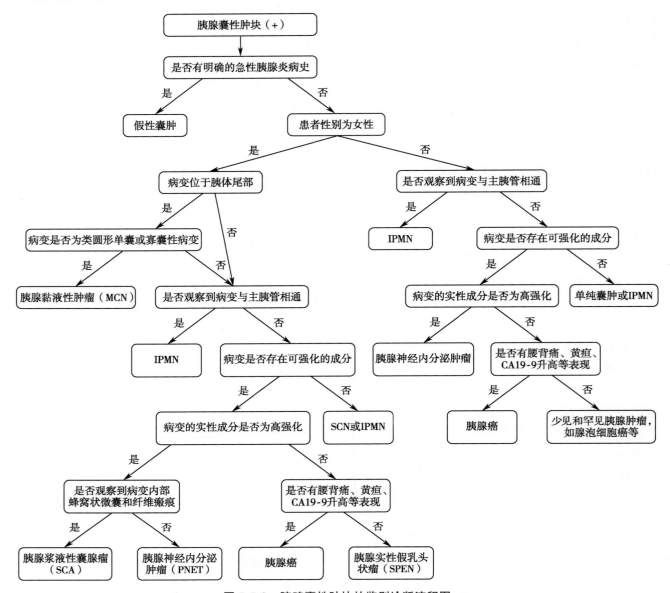

图 5-5-9　胰腺囊性肿块的鉴别诊断流程图

表 5-5-6　胰腺囊性肿块在几种不同常见疾病的主要鉴别诊断要点

疾病	囊性肿块典型影像特征	鉴别要点	主要伴随征象
假性囊肿	单房囊性肿块,囊壁可有强化,囊内容物可有液-液分层或出血样信号	急性胰腺炎病史	胰周渗出,脾静脉闭塞和腹腔侧支循环开放
浆液性囊腺瘤	多房分叶状囊性肿块,可呈蜂窝样细小多囊,囊壁薄,囊内分隔血供较丰富,可有中心纤维瘢痕钙化	常见于老年女性,蜂窝状多囊,纤维分隔很密集时,动脉期可呈明显高强化,纤维瘢痕钙化是特异性征象	作为希佩尔-林道病的表征时,可伴随胰腺表皮样囊肿,胰腺神经内分泌肿瘤,肾癌及脊髓肿瘤表现
黏液性囊腺瘤	好发于胰体尾部,单房卵圆形囊性肿块,壁可厚薄不均,囊内有少许分隔,囊壁可有钙化	常见于中年女性,卵圆形单囊或寡囊,多于一个囊时,囊之间信号可有差异,囊壁可有蛋壳样钙化	通常无
IPMN	单发或多发,分叶状或卵圆形,与主胰管相通	与主胰管相通	可伴发胰腺癌

疾病	囊性肿块典型影像特征	鉴别要点	主要伴随征象
SPEN	分叶状或类圆形,边界通常清楚,囊内常有出血坏死表现,常可见囊壁内侧部分实性成分残留,实性成分轻度渐进强化	常见于青年女性,常表现为较大的混杂密度/信号肿物,常可见出血信号及囊内靠近周边区域的实性成分残留	肿块相对柔软,胰管或胆管梗阻发生较晚,肿块上游可出现胰腺实质的显著脂肪浸润
pNEN囊变	囊壁呈厚环形高强化	囊壁增厚且强化显著	病变可能为多发,亦可能合并SCA和表皮样囊肿,提示可能与MEN-Ⅰ或希佩尔-林道病有关

(朱 亮)

四、囊实性肿块

【定义】

胰腺囊实性肿块是指同时具备囊性成分和实性成分的胰腺肿块,前者通常内部无强化,而后者可见强化。此类病变主要见于两种情况:胰腺囊性肿瘤恶变,以及胰腺实性肿瘤出现囊变坏死。因此,胰腺囊实性肿块多数为恶性或具有恶性潜能的病变。

【病理基础】

根据定义,胰腺囊实性肿块同时具有囊性成分和实性成分,根据二者比例的不同,可呈现为囊性为主、囊实性成分大致相当,或是实性为主。胰腺囊实性肿块中,实性成分通常为有活性的肿瘤成分,而囊性成分可能为肿瘤内部坏死后形成的无上皮覆盖的腔隙,也可能为有上皮细胞覆盖的肿瘤性成分。后者通常见于黏液性囊性肿瘤(IPMN或MCN)合并恶变。

【征象描述】

胰腺囊实性肿块是指在前一节所述的胰腺囊性肿块的影像学特征基础上,观察到囊壁不完整,局部被实性可强化的肿块所取代。增强CT可以观察到不强化的囊性成分和可强化的实性成分并存。而MRI除了类似的强化特征之外,还能观察到并存的两种成分的信号差别。囊性成分通常为长T_2、长T_1信号,而实性成分通常为稍长T_2、稍长T_1信号。在DWI上,囊性成分通常为较低信号或稍高信号(由于T_2穿透效应所致),而ADC图为高信号;实性成分通常在DWI为高信号,ADC图为低信号。应当注意的是,胰周其他脏器的囊实性病变可能被误认为胰腺囊实性肿块,例如肾上腺嗜铬细胞瘤,胃或十二指肠来源的胃肠道间质肿瘤(GIST),胰周肿大坏死的淋巴结,以及脾动脉假性动脉瘤等,应当注意观察病变与胰腺之间的位置关系、脂肪间隙以及血管和十二指肠推压移位的方向等,从而加以区分(图5-5-10~图5-5-12)。

【相关疾病】

可表现为胰腺囊实性肿块的疾病主要包括胰腺囊性肿瘤恶变和胰腺实性肿瘤囊变,需要重点鉴别的类似征象是胰周病变,详见表5-5-7。

【分析思路】

胰腺囊实性肿块的分析思路如下:

第一,需要明确病变的影像学表现是否符合"胰

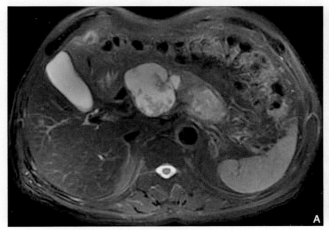
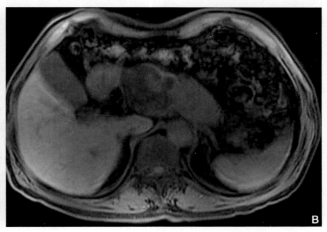

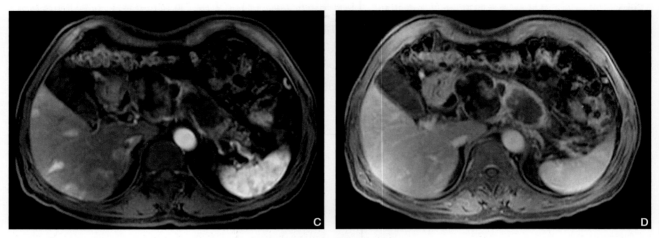

图 5-5-10　IPMN 多灶恶变

A. 为 T_2WI 压脂相；B. 为 T_1WI 压脂相；C、D. 为动态增强磁共振的动脉期和延迟期。胰颈部和胰体部分别见一囊实性占位，胰颈部病灶呈分叶状，以囊性成分为主，囊壁内侧见多发菜花样壁结节，增强后可见渐进强化；而胰体部病变以实性为主，呈稍长 T_2、长 T_1 信号，边界欠清，增强后见周边不规则厚环形强化，内部强化不明显，仅可见散在片絮状可强化灶。

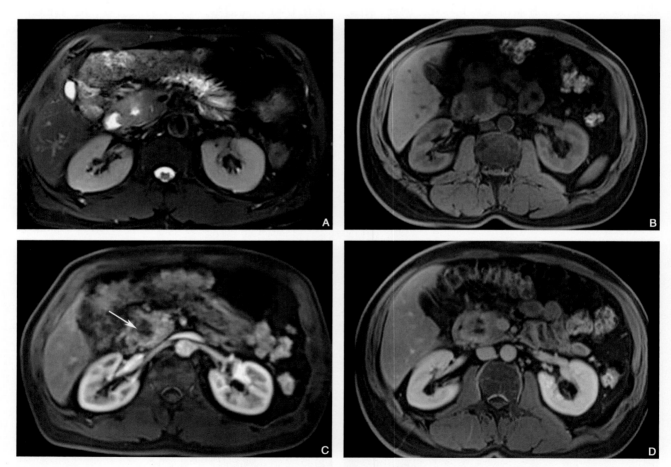

图 5-5-11　胰腺癌合并内部坏死

A. 为 T_2WI 压脂相；B. 为 T_1WI 压脂相；C、D. 为动态增强 MRI 的动脉期和延迟期。可见胰头不规则团块状稍长 T_2、稍长 T_1 信号，边界模糊，内部可见多发片状长 T_2、长 T_1 信号。增强后动脉期病灶相对于周围胰腺实质为低强化（箭头），延迟期病灶相对周围胰腺实质呈不均匀稍高强化，其内部多发片状无强化灶，延迟后显示更为清晰。

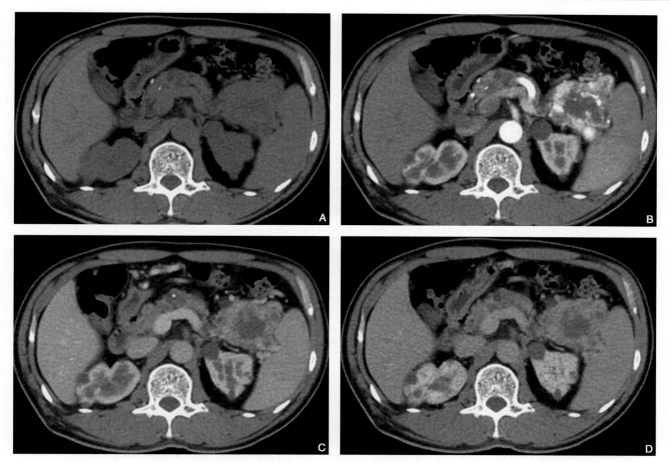

图 5-5-12　胰腺神经内分泌肿瘤合并内部坏死

A~D. 分别为腹部平扫 CT 和腹部增强 CT 的动脉期、门脉期和延迟期。可见胰尾部不规则分叶状团块影,平扫大部分呈软组织密度,内部可见片状低密度影。增强之后可以清晰地观察到病灶为囊实性,实性成分动脉期呈不均匀高强化,并可见病灶内多发点片状血管样强化灶,病灶前方可见迂曲的静脉侧支显影。门脉期和延迟期病灶实性成分强化减低,但仍稍高于周围胰腺实质。囊性成分始终不强化。

表 5-5-7　胰腺囊实性肿块对应疾病

胰腺囊性肿瘤恶变	胰腺实性肿瘤囊变	类似征象(胰周病变)
胰腺导管内乳头状黏液癌(IPMC)	胰腺实性假乳头状瘤(SPN)	胃或十二指肠 GIST
胰腺黏液性囊腺癌	胰腺神经内分泌肿瘤(pNEN)	胰周肿大坏死的淋巴结
胰腺浆液性囊腺癌	胰腺导管腺癌(PDAC)	脾动脉假性动脉瘤
		肾上腺嗜铬细胞瘤
		肾癌

腺囊实性肿块"这一征象:病变定位于胰腺;病变有前节所述胰腺囊性肿块的基本特征,并且可以观察到有强化的实性成分。

　　第二,观察胰腺囊实性肿块中实性成分的形态特征和强化方式。胰腺神经内分泌肿瘤合并囊变时,实性成分通常边界较清晰,并表现出明显的富血供特征,增强扫描强化高于周围的胰腺实质。胰腺实性假乳头状瘤的实性成分通常边界清晰,增强扫描呈轻度渐进强化,延迟期强化稍低于或近似周围胰腺实质。胰腺导管腺癌合并内部坏死时,动脉

期/胰腺实质期往往表现为边界模糊的浸润性低强化肿块,延迟后大部分仍为低强化,但少部分肿瘤因纤维间质丰富,延迟期强化可高于周围胰腺实质。胰腺导管腺癌还常常伴有继发征象,即肿块上游胰腺实质萎缩和主胰管扩张。

　　第三,观察胰腺囊实性肿块中囊性成分的形态特点。当囊实性肿块是由胰腺囊性肿瘤恶变而来时,其囊性成分可能仍保留囊性肿瘤原有的形态学特征,例如 IPMN 恶变时,可能仍能观察到囊实性肿块与主胰管相通,以及合并主胰管全程扩张或节段

性梭形扩张的表现。

第四，观察伴随的其他征象，包括有无胰周肿大淋巴结，有无腹膜后血管侵犯，肝转移，腹腔积液等，这些特征不仅能够为原发肿瘤的诊断提供佐证，更重要的是提示病情进展的程度，协助临床决策。

第五，关注临床信息及实验室检查，包括患者的性别、年龄、临床症状、肿瘤标志物（CA19-9、CEA）

的水平等，对于高功能性神经内分泌肿瘤，血清中相应激素的水平升高也能够提示诊断。

【疾病鉴别】

胰腺囊实性肿块通常都是肿瘤性病变，主要见于胰腺囊性肿瘤恶变，以及胰腺实性肿瘤出现囊变坏死。

1. 诊断思路（图5-5-13）

2. 鉴别诊断（表5-5-8）

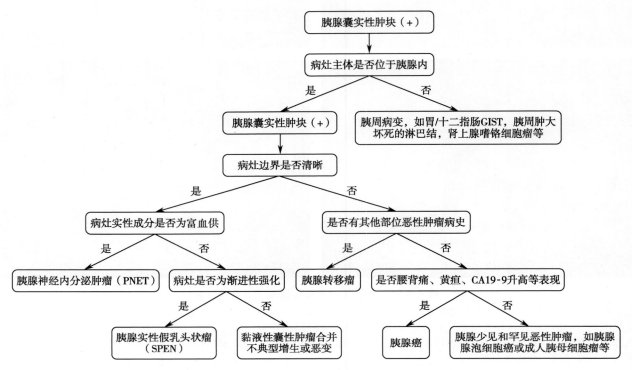

图 5-5-13 胰腺囊实性肿块的鉴别诊断流程图

表 5-5-8 胰腺囊实性肿块在几种不同常见疾病的主要鉴别诊断要点

疾病	囊实性肿块典型影像特征	鉴别要点	主要伴随征象
IPMC	实性成分可表现为壁结节或壁外浸润性肿物，前者可呈轻度强化或明显强化，后者强化特征类似胰腺癌	病变与主胰管相通，主胰管可能扩张	梗阻性黄疸，腹膜后血管侵犯，胰周和腹膜后淋巴结肿大等
黏液性囊腺癌	较大的复杂囊实性肿块，囊壁厚薄不均	表现类似 MCN，但病变较大，囊壁不完整，局部被实性肿物取代，侵袭周围组织	淋巴结转移和肝转移
SPEN	分叶状或类圆形，边界通常清楚，囊内常有出血坏死表现，常可见囊壁内侧部分实性成分残留，实性成分轻度渐进强化	常见于青年女性，常表现为较大的混杂密度/信号肿物，常可见出血信号及囊内靠近周边区域的实性成分残留	肿块相对柔软，胰管或胆管梗阻发生较晚，肿块上游可出现胰腺实质的显著脂肪浸润
PDAC伴坏死	边界模糊的浸润性低强化肿块，内部囊性成分边界不规则	肿块上游胰腺实质萎缩和主胰管扩张，肿瘤标志物 CA19-9 升高	腹膜后血管包绕，肝转移和腹膜转移
pNEN伴囊变	囊壁呈厚环形高强化	囊壁增厚且强化显著	病变可能为多发，亦可能合并 SCA 和表皮样囊肿，提示可能与 MEN-I 或希佩尔-林道病有关

（朱 亮）

五、葡萄征

【定义】

葡萄征(bunch-of-grapes sign)是指在病变内出现大量簇生的小囊肿,类似于一串葡萄的一类征象,有时囊性灶环绕一周像花瓣样排列,又称花瓣征。

【病理基础】

组织病理学上,形成此征象的疾病主要包括胰腺浆液性囊腺瘤(SCN)和胰腺分支胰管型导管内乳头状黏液瘤(IPMN)。

胰腺 SCN 肉眼可见瘤体与周围胰腺组织分界清晰,切面呈蜂窝状或海绵状,囊多而微小,囊壁及囊隔菲薄,囊腔内充满清亮透明液体,瘤中央见星芒状纤维瘢痕,瘤内见钙盐沉积。镜下见囊壁衬以单层扁平上皮细胞或立方上皮细胞,胞质透亮,细胞核居中,呈圆形、卵圆形,大小一致,核仁不明显,缺少核分裂,细胞无异型性。瘤中央星芒状纤维瘢痕由透明变的组织构成,其内可见少量簇状小囊。胰腺

SCN 并非起源于胰管,囊腔不与胰管相通,也不侵犯胰管,一般不引起胰管及胆总管扩张。

胰腺分支胰管型 IPMN 是由于分支胰腺导管存在大量的黏液,引起病变处或相邻部位导管扩张,腔内乳头状突起处才是真实的肿瘤所在,并且当主胰腺管受累时可并发不同程度的主胰管扩张,主要是过量分泌的黏液进入主胰管,同时囊性肿物本身压迫主胰管所致。

【征象描述】

1. CT 检查 胰腺 SCN 可分为微囊型、寡囊型及混合型。微囊型为胰腺 SCN 的典型表现,由多个小囊(常多于 6 个)组成,每个囊的直径<1cm,排列呈蜂窝状,囊与囊之间可见纤维分隔。CT 显示病变呈分叶状,可见星状中央瘢痕及中央钙化,诊断特异度高。浆液性囊腺瘤因其由多个小囊肿构成而呈葡萄串样,中央星芒状纤维瘢痕及分隔是其特征性表现,有时可见条状不规则钙化或日光放射状钙化(图 5-5-14)。

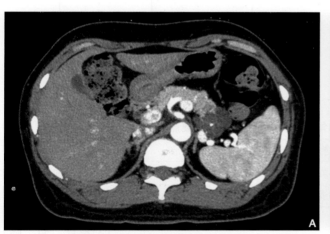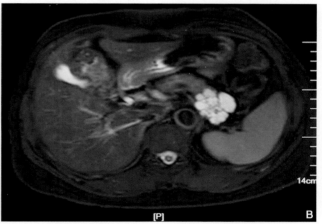

图 5-5-14 葡萄征(胰腺浆液性囊腺瘤)

患者女,50 岁,病理诊断为(胰体尾)浆液性囊腺瘤。A. CT 显示病变呈分叶状,可见星状中央瘢痕及中央钙化;B. MRI 示胰体尾囊性病灶呈葡萄征改变。

胰腺分支胰管型 IPMN 好发于胰腺钩突部,主要表现为葡萄串样多囊样肿块,主胰管可轻度扩张,病变与胰管相通是胰腺分支胰管型 IPMN 的特异性征象(图 5-5-15)。

2. MRI 检查 MRI 的软组织分辨率明显高于 CT,且 MRCP 可显示病灶与胰管的关系,同时在显示主胰管管径方面也较 CT 具有更高的灵敏度,是显示葡萄征的主要方法。胰腺浆液性囊腺瘤 MRI 表现为葡萄串状的 T_1WI 低信号、T_2WI 高信号的肿瘤,而中央的纤维瘢痕及钙化也表现为低信号(图 5-5-5)。胰腺分支胰管型 IPMN 的 MRI 表现为葡萄串样的囊

性病变,扩张的主胰管和分支胰管在 T_2WI 上呈明显高信号,病变与胰管间可见交通(图 5-5-6)。

【相关疾病】

胰腺 SCN 和胰腺分支胰管型 IPMN。

【分析思路】

葡萄征主要由多个囊性病灶组成,分析思路如下:

第一,认识这个征象。

第二,重点分析囊性病灶是否与胰管相通,与胰管相通考虑为胰腺分支胰管型 IPMN。

第三,分析囊性病灶中心有无星芒状钙化灶,有星芒状钙化者考虑为胰腺 SCN。

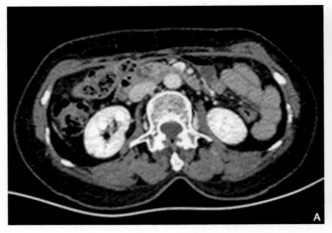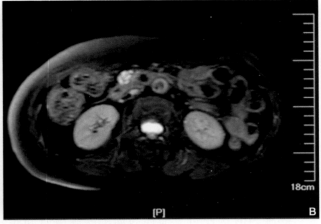

图 5-5-15　葡萄征（胰腺分支胰管型导管内乳头状黏液瘤）

患者女，71 岁，病理诊断为胰腺分支胰管型导管内乳头状黏液性肿瘤。A. CT 显示病变表现为葡萄串样多囊样肿块；B. MRI 示胰头囊性病灶呈葡萄征改变。

第四，结合患者的临床病史、临床症状、诊疗经过、多次影像学检查前后对比结果等临床资料。

【疾病鉴别】

葡萄征只是一个征象，绝不能孤立看待，需要联合其他影像学特征和临床信息进行诊断和鉴别诊断。

1. 诊断流程图（图 5-5-16）

2. 鉴别诊断（表 5-5-9）

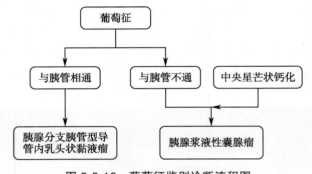

图 5-5-16　葡萄征鉴别诊断流程图

表 5-5-9　葡萄征在几种不同常见疾病的主要鉴别诊断要点

疾病	葡萄征典型影像特征	鉴别要点	主要伴随征象
胰腺分支胰管型导管内乳头状黏液瘤	葡萄串状多囊性病变	与胰管相通	多囊病变与胰管相通
胰腺浆液性囊腺瘤	葡萄串状多囊性病变	与胰管不相通	中央星芒状钙化

（刘爱连　石　喻）

六、蜂窝征

【定义】

蜂窝征（honeycomb pattern，HCP）是指在 CT 或者 MRI 上所见的胰腺多囊性改变的一种征象。影像学所见的多囊性结构一般由许多亚厘米大小的小囊组成，这些小囊大小相近，相互分隔，在断层影像上很难区分为单个囊肿。同时因这些小囊互相接壤形成类似蜂窝状的结构，故称蜂窝征。

【病理基础】

形成此征象的疾病多见于胰腺浆液性囊腺瘤（SCA）。胰腺浆液性囊腺瘤多见于女性患者，多发于胰体和胰尾部。组织病理学上，胰腺浆液性囊腺瘤由富含糖原的立方状上皮细胞组成，无细胞异型性，形成无数含有浆液的薄壁小囊肿，切面呈蜂窝状结构。每个囊的直径多小于 2cm，囊中多充满囊腺瘤细胞所分泌的清澈浆液性液体。

【征象描述】

1. CT 检查　具备蜂窝征象的病灶可发生于胰腺各个部位。病灶由多个排列致密、直径小于 2cm 的小囊肿组成。病灶边界清晰，推挤周边正常结构，为压迫性生长。在 CT 增强扫描中，胰腺浆液性囊腺瘤的囊间隔可见增强（图 5-5-17）。

2. MRI 检查　MRI 可清晰显示病灶范围、形态，是显示蜂窝征的最主要的方法。MRI 表现为多囊性病变，呈蜂窝样改变。因囊内充满液体，故 T_2 加权像

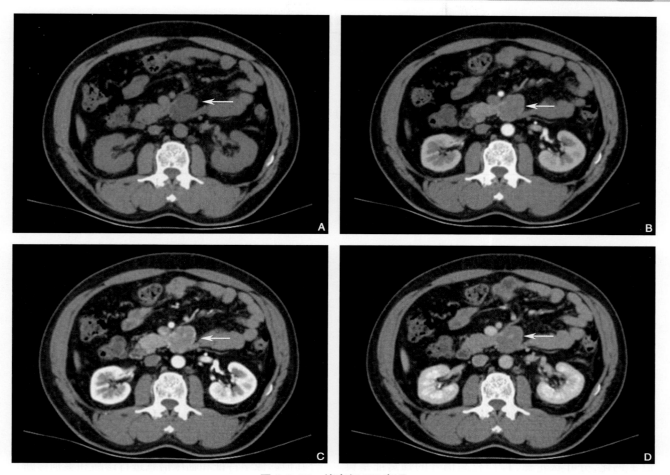

图 5-5-17　蜂窝征 CT 表现

患者男,57 岁,胰腺钩突部占位。A～D.分别为 CT 平扫、动态增强动脉期、门脉期和延迟期,增强可见胰腺浆液性囊腺瘤囊腔中间隔及边缘不均匀强化(箭头)。

的高信号具备重要诊断价值(图 5-5-18)。

【相关疾病】

最初胰腺蜂窝征被认为是胰腺浆液性囊腺瘤的特异性征象,后来多种疾病中发现蜂窝征,包括胰腺原发性囊性病变、胰腺实性肿瘤囊变、胰外病变囊变

等,详见表 5-5-10。

【分析思路】

蜂窝征主要是病灶由多个排列致密、直径小于 2cm 的小囊肿组成,分析思路如下:

第一,需要明确影像学表现是否符合蜂窝征这

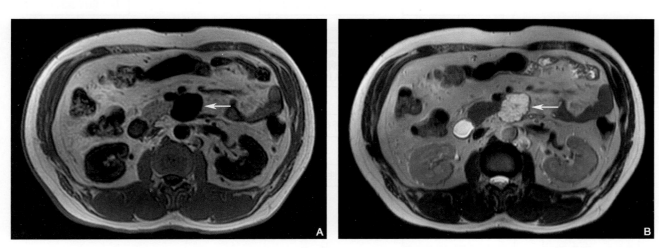

图 5-5-18　蜂窝征 MRI 表现

患者男,57 岁,胰腺钩突部占位,多发小囊改变,蜂窝状改变。A、B.可见胰腺钩突部 T_1WI 低、T_2WI 高信号包块,多发小囊改变,蜂窝状改变(箭头)。

表 5-5-10 蜂窝征相关疾病

胰腺原发性囊性病变	胰腺实性肿瘤囊变	胰外病变囊变
胰腺浆液性囊腺瘤	胰腺癌囊变	纱布填塞肉芽肿
胰腺假性囊肿	胰腺实性假乳头状瘤	
多种胰腺黏液性囊肿性病变（黏液性非肿瘤性囊肿、黏液性囊腺瘤、黏液性囊性癌、导管内乳头状黏液性肿瘤）	胰岛细胞瘤	
囊性胰腺神经内分泌肿瘤		

一征象。结合患者的临床病史、诊疗经过,若做过腹腔手术,可见于纱布填塞肉芽肿。如有过胰腺炎或外伤史,常见于胰腺假性囊肿。结合患者的临床表现和其他实验室检查,可缩小鉴别诊断范围。

第二,重点分析是胰腺原发性囊性病变,还是胰腺实性肿瘤囊变。胰腺原发性囊性病变,包括胰腺假性囊肿、胰腺浆液性囊腺瘤、多种胰腺黏液性囊肿性病变(黏液性非肿瘤性囊肿、黏液性囊腺瘤、黏液性囊性癌、导管内乳头状黏液性肿瘤)、囊性胰腺神经内分泌肿瘤。胰腺实性肿瘤囊变包括胰腺癌囊变、胰腺实性假乳头状瘤、胰岛细胞瘤。

第三,分析蜂窝征表现形式及强化方式:中央瘢痕±钙化,分叶状轮廓,T$_2$加权高信号的蜂窝征是典型的胰腺浆液性囊腺瘤表现,光滑的外部轮廓是诊断黏液性囊性肿瘤的关键特征。与胰管相通和多形性或杵状指状囊性形态是胰腺导管内乳头状黏液性肿瘤的主要诊断特征。小胰岛细胞瘤常表现为均匀强化,而大胰岛细胞瘤常表现为不均匀强化,中央坏死或囊变的胰岛细胞瘤环形增强,可能有助于排除胰腺浆液性囊腺瘤,其表现为不均匀的中至强强化。厚的肿瘤包膜和提示出血的表现有利于胰腺实性假乳头状瘤的诊断。

第四,分析胰腺内其他影像学表现,是否伴随其他疾病的特异性影像学征象,如同时伴有浮云征可考虑胰腺实性假乳头状肿瘤。

【疾病鉴别】

蜂窝征只是一个征象,绝不能孤立看待,需要联合其他影像学特征和临床信息进行诊断和鉴别诊断。

1. 诊断流程图(图 5-5-19)

2. 鉴别诊断(表 5-5-11)

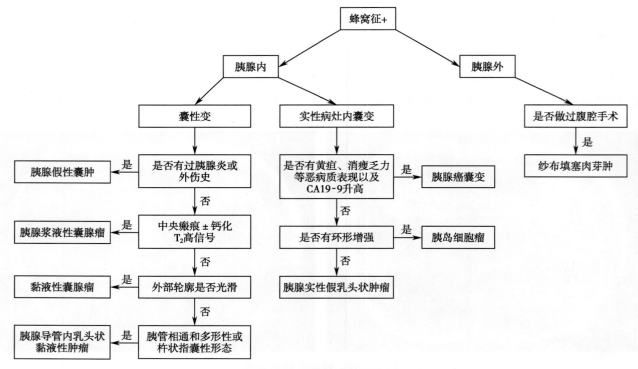

图 5-5-19 基于临床信息的蜂窝征鉴别诊断流程图

表 5-5-11　蜂窝征在几种不同常见疾病的主要鉴别诊断要点

疾病	蜂窝征典型影像特征	鉴别要点
胰腺浆液性囊腺瘤	蜂窝状改变、中央星芒状瘢痕、分叶状轮廓	全病灶为蜂窝状改变 T_2WI 高信号
胰腺癌	病灶内蜂窝征改变 病灶内出血、坏死,强化不均	病灶内蜂窝状改变

（石　喻）

七、血管穿行征

【定义】

血管穿行征(vessel crossing sign)这一影像学征象着重描述胰腺肿块包绕邻近血管,肿块内可见相对正常走行的动静脉血管穿行。现代 CT 及 MRI 技术采用多期增强扫描的动脉期及静脉期观察该征象,作为该征象的诊断依据;而 MRI 血管流空效应也可清晰显示肿块内"变黑"的走行血管影。如果肿块内穿行的血管通畅,无狭窄,似漂浮在水平面,即称为血管漂浮征(vessel floating sign),可理解为狭义的血管穿行征。

【病理基础】

胰腺周围血管的分布与上腹部几乎所有的重要血管都密切相关。动脉系统包括腹腔干、肠系膜上动脉、肝总动脉、胃十二指肠动脉、胰十二指肠前后动脉弓、肝固有动脉等;门静脉系统主要包括门静脉、脾静脉、肠系膜上静脉等。理论上,任何可包绕胰腺邻近血管的肿块内且其对血管无明显推挤、压迫及浸润的情况下,均可见血管穿行征。

【征象描述】

观察血管穿行征,通常以增强 CT 或 MRI 的动脉期/静脉期作为判断依据;而 MRI 平扫血管流空现象也可清晰显示病灶内"变黑"的走行血管影。如病变内穿行血管相对正常,无明显推挤受压管腔狭窄,似漂浮在水平面,即血管漂浮征,可见于

淋巴瘤,尤其常见于非霍奇金淋巴瘤(non-Hodgkin lymphoma,NHL)(图 5-5-20)。因在各种结构间隙填空样增大是 NHL 的特点,增大的肿块一般不会对周围正常走行的血管造成压迫,呈现血管漂浮征,这是非霍奇金淋巴瘤和其他胰腺恶性肿瘤之间非常重要的鉴别点。血管漂浮征也可见于炎性肌成纤维细胞瘤(inflammatory myofibroblastic tumor,IMT),其是一种具有潜在恶性潜能的间叶源性肿瘤,还可见于包括 I 型自身免疫性胰腺炎(autoimmune pancreatitis)、胰腺包裹性坏死(walled-off necrosis,WON)等良性疾病(图 5-5-21)。而胰腺癌也可包绕周围血管,如血管被肿瘤完全或大部分包埋,亦可观察到肿块内的血管穿行征。由于胰腺癌的侵袭性生长特点,包埋血管多可见移位、管腔狭窄及毛糙、欠规整的血管壁,若肿瘤明显侵犯血管或血管内癌栓形成导致管腔闭塞,则血管穿行征即消失。血管穿行征中所涉及的血管与肿瘤血管的形成不同,后者指的是肿瘤细胞诱导的微血管生长以及肿瘤血液循环建立的过程,肿瘤血管形态学上通常是不规则的,呈线圈样扩张扭曲、杂乱,需加以鉴别。

【相关疾病】

可见血管穿行征的胰腺病变主要包括胰腺起源的良恶性病变、非胰腺起源的病变等,详见表 5-5-12。

【分析思路】

胰腺肿块血管穿行征的分析思路如下:

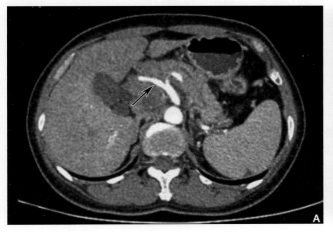

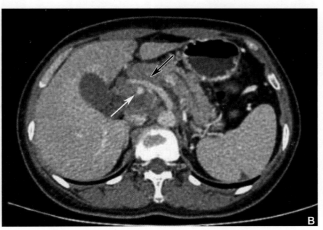

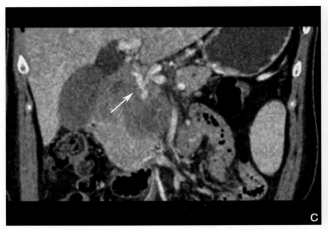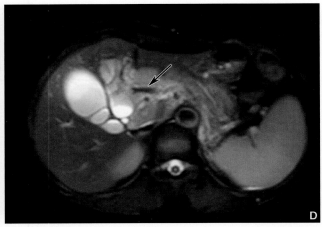

图 5-5-20 胰腺非霍奇金淋巴瘤病例

A～C. 增强 CT 扫描胰头部肿块不均匀强化。A. 动脉期(轴位)腹腔干动脉及其分支于肿块内包绕穿行,血管走行自然,管腔通畅,呈血管漂浮征(黑箭头);B、C. 静脉期(轴位、冠状位)除可见腹腔干及其分支显影,另可见门静脉(白箭头)走行,部分层面可见管腔狭窄;D. MRI T$_2$ 抑脂序列,可见肝总动脉(黑箭头)穿行于肿块内。

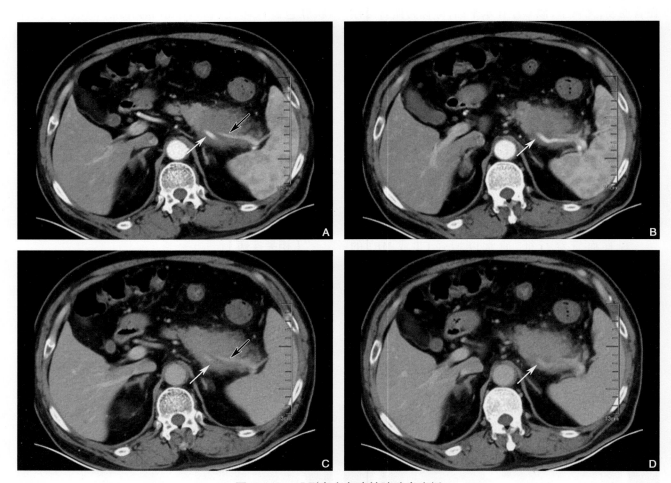

图 5-5-21 Ⅰ型自身免疫性胰腺炎病例

A～D. 增强 CT 可见胰腺体尾部肿胀,密度略减低,边缘毛糙,脂肪间隙模糊渗出,持续强化;其内可见脾动脉(白箭头)、脾静脉(黑箭头)穿行,走行自然,管腔通畅,呈血管漂浮征。

表 5-5-12　可见血管穿行征的胰腺常见病变

胰腺起源的恶性/有恶性潜能的病变	胰腺起源的良性病变	非胰腺起源的病变
胰腺原发淋巴瘤	I型自身免疫性胰腺炎	淋巴瘤累及胰腺
胰腺导管腺癌	胰腺包裹性坏死	十二指肠癌、壶腹癌累及胰腺
胰腺导管内乳头状黏液肿瘤		
胰腺炎性肌成纤维细胞瘤		

第一，需要明确病变的影像学表现是否符合血管穿行征这一征象。当检查方法是静脉注射对比剂的增强 CT 或增强 MRI，动脉期及静脉期可清晰显示肿块包绕的胰周动静脉血管，走行大致正常，伴或不伴管壁毛糙、管腔狭窄；也可根据 MRI 平扫中 T_1、T_2 序列的血管流空现象辅助判定。其中淋巴瘤包绕的动脉可表现为血管漂浮征，但包绕的静脉可出现狭窄、截断，可能与胰周静脉相对薄弱有关，胰腺良性病变包括 IgG4 相关性胰腺炎、胰腺 WON 多可表现为动静脉的血管漂浮征。胰腺癌可包埋、推挤并侵袭周围血管，动静脉均可受累，但侵袭程度轻微，推挤及侵袭血管轻微，未出现明显血管移位、管腔狭窄及腔内癌栓形成，也可见到血管穿行征，由于胰腺癌易引起周围组织纤维化，牵拉受侵血管，胰周动脉常表现为血管节段性形态僵直，提示其恶性侵袭性特征。

第二，结合病变的其他影像学征象。如病变为囊性伴血管漂浮征可见于胰腺 WON，其是急性坏死性胰腺炎发病 4 周后，在胰腺实质和/或胰周的急性坏死物积聚被增厚的纤维组织包裹而成，形态多不规则，囊内含有坏死脂肪或胰腺组织，囊壁可有强化，并常可见囊内脾动脉瘤形成。胰腺淋巴瘤与正常胰腺实质相比，平扫 CT 呈等或稍低密度，密度均匀；MRI T_1WI 呈低信号，T_2WI 呈等或高信号；淋巴瘤具有较高的核浆比和较大的细胞密度，阻碍了水分子的扩散运动，使得 DWI 信号明显增高，ADC 值明显低于正常胰腺组织；胰腺淋巴瘤为轻中度强化，呈渐进性强化；强化均匀是胰腺淋巴瘤的特点之一，坏死钙化少见；但当肿瘤体积巨大时，病灶供血不足可导致坏死囊变。自身免疫性胰腺炎可表现为胰腺弥漫性或局限性肿大，典型的小叶结构消失、胰腺边缘变直，失去正常胰腺形态，呈典型的腊肠征。在增强动态 CT 中，与正常胰腺实质相比，在动脉期或胰腺期受累区域表现为强化减低，在延迟期强化均匀增强。胰腺周围常见环绕增厚的包膜样结构，平扫时显示为低密度，动态增强扫描后逐渐增强，称胶囊征，是自身免疫性胰腺炎的重要特征。同时，主胰管可穿透病变而不完全闭塞，

形成胰腺炎典型的导管穿行征，增强扫描可见沿主胰管壁区域的渐进强化。MRI 表现胰腺肿大在 T_1WI 多呈不均匀稍低信号，T_2WI 上呈稍高信号，DWI 表现以高信号为主，ADC 呈相对较低信号。增强扫描动脉期胰腺组织均匀或不均匀较弱程度强化，延迟强化较均匀。病灶周围增厚包膜（胶囊征）在 T_1WI 呈等或稍低信号，在 T_2WI 上呈低信号，增强后多呈延迟性轻度强化。MRCP 显示主胰管不完全闭塞，呈多发性不规则狭窄；胆总管胰头段呈"鸟嘴样"狭窄，狭窄段以上肝内、外胆管不同程度扩张。胰腺癌是典型的乏血供肿块，常伴病变上游的肝内外胆管扩张、主胰管扩张，呈现双管征，常伴病变下游的胰腺实质萎缩，或伴有阻塞性胰腺炎。胰腺 IPMN 的 MRI 表现为 T_1WI 低信号、T_2WI 高信号囊状肿块及胰管扩张，结节及间隔呈 T_1WI 稍低、T_2WI 稍高信号。MRCP 可以清楚地显示扩张胰管及囊腔与胰管之间的联系，是更为敏感、准确的成像手段。

第三，结合胰周脏器病变信息，必要时结合 ^{18}F-FDG PET/CT 评估全身其他脏器受累模式。胰腺周围脏器恶性肿瘤，如十二指肠癌、壶腹癌累及胰腺，也可出现胰腺周围邻近血管的包绕，呈现血管穿行征。胰腺淋巴瘤可继发于系统性淋巴瘤，结合其他影像检查，如 ^{18}F-FDG PET/CT 肿瘤显像可发现全身多组淋巴结肿大伴代谢升高和/或伴有脾脏受累。胰腺癌初诊时即可伴有周围淋巴结转移和/或肝转移。I型自身免疫性胰腺炎是 IgG4 相关性疾病的胰腺受累表现，可伴有胆道、肾脏及输尿管的受累，也可见主动脉周围炎等表现，有时还可累及前列腺、颌下腺及泪腺，出现器官的肿大及继发症状，受累脏器可表现为 ^{18}F-FDG 的高摄取。通过 ^{18}F-FDG PET/CT 全身显像可对整体疾病情况进行系统评估，辅助精准诊断，同时对原发胰腺恶性病变的辅助定性、分期及指导后续临床治疗决策也有助益。

第四，结合患者的一般信息，临床症状、体征，相关实验室指标，既往史、治疗史及家族史。胰腺 IPMN 好发于老年男性，故又称为"爷爷瘤"。黄疸、

消瘦、上腹痛、后背痛等临床症状在胰腺癌中较为常见。血清学肿瘤标志物 CA19-9 的升高对胰腺癌的诊断有重要提示,I 型自身免疫性胰腺炎常伴有血清 IgG4 水平的升高,但这些临床症状和实验室指标都不足够特异,还需要结合影像特征具体分析。

【疾病鉴别】

综上可见,血管穿行征可见于胰腺多种良恶性病变,临床处理和预后截然不同,因此,其鉴别诊断非常重要,需要详细分析病变的其他影像学特征,必要时结合 ^{18}F-FDG PET/CT 进行全身脏器评估,并尽可能多地结合临床信息来进行综合分析并作出诊断。

1. 诊断流程图(图 5-5-22)
2. 鉴别诊断(表 5-5-13)

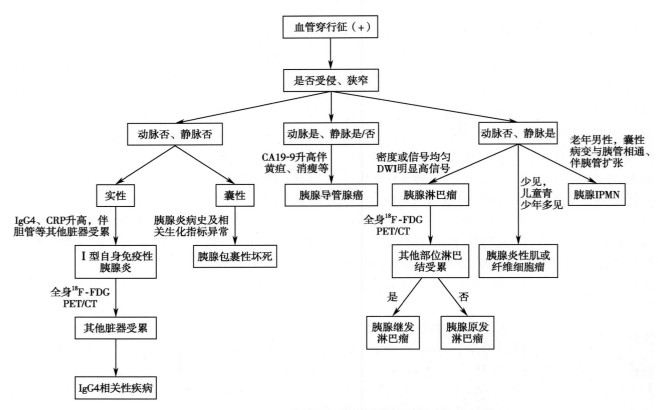

图 5-5-22　基于临床信息及其他影像学征象的鉴别诊断流程图

表 5-5-13　伴血管穿行征的几种常见胰腺疾病的主要鉴别诊断要点

疾病	典型影像特征	鉴别要点	主要伴随征象
胰腺淋巴瘤	常可见血管漂浮征	DWI 信号明显升高	质地均匀,渐进性强化
胰腺导管腺癌	穿行血管多有走行僵直、管腔狭窄、管壁毛糙,随病变进展,可出现血管闭塞	CA19-9 升高,多见黄疸、腹痛、消瘦等	上游胰胆管扩张,下游胰腺萎缩
胰腺导管内乳头状黏液性肿瘤	穿行动脉可见血管漂浮征,静脉可见受压狭窄	老年男性多见,囊性病变为主	病变与胰管相通,其内黏液成分,伴胰管明显扩张
I 型自身免疫性胰腺炎	穿行动静脉均可见血管漂浮征,部分病例可见静脉受压狭窄或血栓形成	胰腺腊肠样改变,导管穿通征、胶囊征,IgG4、CRP 升高	胰头病变可伴胰胆管轻度扩张,可伴肝内外胆管炎等其他脏器炎性受累改变

(石　喻)

八、包膜征

【定义】

某些胰腺肿块边缘可见薄层条索影包绕,此种征象称为包膜征。存在包膜征的恶性病变由于包膜的限制,通常较少发生周围组织的浸润,更多膨胀生长,表现为较强的占位效应,故初始症状通常也较隐匿且不典型。

【病理基础】

包膜征常见于胰腺腺泡细胞癌、胰腺实性假乳头状瘤、胰腺浆液性囊腺瘤等。

胰腺腺泡细胞癌是胰腺腺泡细胞恶性分化形成的肿瘤，呈现囊性或者实性改变，局部血流比较丰富，该肿瘤浸润生长较少，且通常膨大生长，占位效应明显，常可见包膜，同时可能会伴随囊变、钙化、出血等征象。

胰腺实性假乳头状瘤是一种胰腺外分泌性肿瘤，一般膨胀生长且体积较大，存在完整纤维包膜，与周围胰腺组织分界明确，周围脏器可能存在压迫。它由实性区、假乳头区和囊变区组成，且具有特征性的肿瘤内退行性改变，如嗜酸性小体生成、胞质空泡化、泡沫细胞聚集、胆固醇为主的裂隙样结构和钙化等。

胰腺浆液性囊腺瘤常为微囊或多囊型，囊实混合型改变相较其他种类少见，一般膨胀生长，囊性灶边界清晰，囊壁完整，呈包膜征，部分囊性灶内部密度不均，常出现特征性的中央瘢痕钙化（星状瘢痕征）。部分存在恶变潜质的胰腺浆液性囊腺瘤可能出现壁结节。

【征象描述】

包膜在 CT 中一般表现为等密度或稍高密度，增强扫描一般可见明显强化。根据病变类型不同可能会出现囊性、囊实混合性病灶。一般与周围实质结构分界清晰，由于包膜的限制，恶性肿块一般也较少出现周围实质浸润。占位效应明显，有些较大的肿块可能出现胰胆管梗阻征象（图 5-5-23）。

【相关疾病】

可表现为包膜征或需与包膜征鉴别的疾病，主要包括胰腺起源的良恶性病变、非胰腺起源的病变等，详见表 5-5-14。

【分析思路】

胰腺肿块包膜征的分析思路如下：

第一，需要明确病变的影像学表现是否符合包膜征这一征象。当同时满足以下几个条件时方可认为符合这一征象：检查方法；病变周围包膜强化；病变与胰腺关系密切。当检查方式为多期增强或动态增强扫描时，通常以动脉晚期/胰腺实质期的病变强化特征作为判断依据。

第二，三种不同疾病包膜的强化特征。胰腺腺泡细胞癌通常表现为乏血供肿块，其内部通常为不均匀弱强化实性成分，也可伴有小囊性成分，一般包膜稍厚且强化不均匀。胰腺浆液性囊腺瘤一般表现

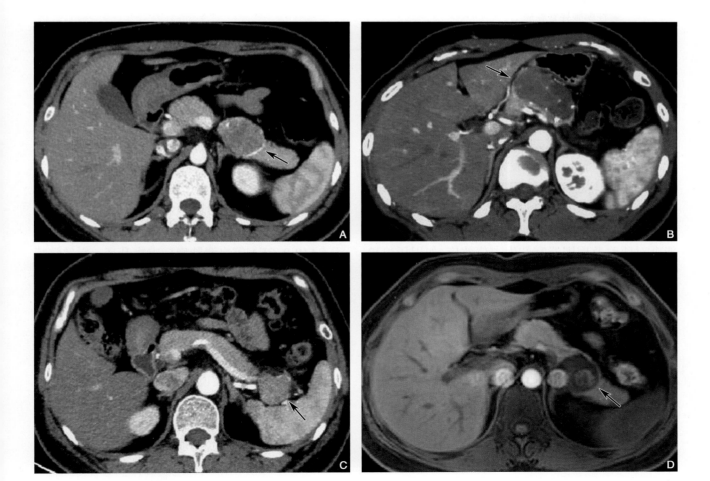

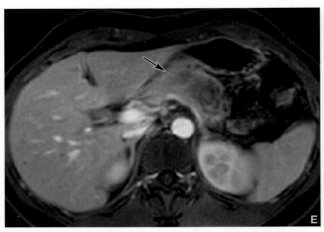
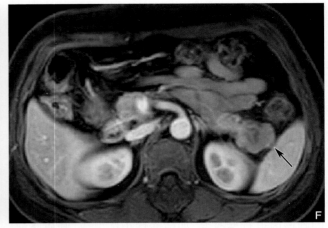

图 5-5-23 浆液性囊腺瘤

A、D. 胰体尾部浆液性囊腺瘤病例的增强 CT、T$_1$WI MRI 图像,膨胀生长,可见明显强化包膜,MRI 胰体尾交界部多发分隔囊性灶,增强扫描可见包膜强化,其内可见低强化区域(黑箭头);B、E. 胰腺实性假乳头状瘤增强 CT、MRI 影像,可见胰尾部巨大囊实混合性占位,包膜可见不均匀强化,占位压迫邻近胃腔、肝左叶(黑箭头);C、F. 胰腺腺泡细胞癌增强 CT、MRI 影像,图像中占位可见明显包膜,较厚,强化不均(黑箭头)。

表 5-5-14 可表现为包膜征或需与包膜征鉴别的胰腺起源疾病

胰腺起源的恶性/有恶性潜能的病变	胰腺起源的良性病变	非胰腺起源的病变	类似征象(胰周病变)
胰腺腺泡细胞癌	胰腺相关性假性囊肿	囊性畸胎瘤	十二指肠壶腹周围囊肿
胰腺浆液性囊腺瘤	囊性错构瘤	囊性转移上皮性肿瘤	肠源性囊肿
胰腺黏液性囊腺瘤	慢性肿块型胰腺炎	淋巴管瘤	
胰腺实性假乳头状瘤			
囊性胰腺导管腺癌			
囊性胰腺母细胞瘤			

为多囊性或微囊性,可以同时发现葡萄征等其他征象,部分病变也可伴有中央星状瘢痕。胰腺实性假乳头状瘤一般表现为囊实混合性包块,其包膜通常伴随有钙化,表现为薄壳状环形钙化灶。

第三,分析病变的继发征象(secondary signs)。一般来说以上三种病变的伴随征象及体征常不显著。由于有包膜的限制,其侵袭及浸润生长的发生率较低,一般更倾向于膨胀生长,生长较大的病变可能会对胰腺及周围器官产生占位效应,如因压迫导致的胰胆管梗阻、胃肠梗阻等现象。

第四,结合患者的临床症状、实验室指标、既往病史和治疗史,以及家族史。存在包膜征的三种病变其临床症状通常不显著或不典型,生长较大的病变可能会出现腹痛、腹胀、恶心、黄疸等症状。血清学肿瘤标志物 CA19-9、CEA 的升高对胰腺病变的恶性转变存在重要提示。

【疾病鉴别】

综上可见,存在胰腺肿块包膜征的病例有限,但也仍需加以鉴别,且需要和含囊性灶的胰腺导管

癌相鉴别,临床处理和预后也截然不同,因此鉴别诊断非常重要,需要详细分析病变的影像学特征,并尽可能多地结合临床信息来进行综合判断。

1. **胰腺导管腺癌(PDAC)** 恶性程度通常较高,症状更明显,可能出现腹痛、少食、体重下降、粪便性状改变等。胰腺 PDAC 的梗阻症状也通常较重,部分患者可出现黄疸,增强 CT 或 MRCP 可能发现胰胆管扩张。生化检查指标也更为突出,包括但不限于 CA19-9、CEA 等血清肿瘤标志物升高。影像学特征上,胰腺 PDAC 通常浸润生长,边界模糊,且少有钙化和出血等征象,少量可能出现囊变。

2. **胰腺囊性病变(pancreatic cystic neoplasm,PCN)** 包括胰腺浆液性囊性肿瘤、胰腺黏液性囊性肿瘤、胰腺导管内乳头状黏液性肿瘤及胰腺实性假乳头状瘤。一般来说胰腺囊性病变是交界性肿瘤,根据类型不同,存在不同程度恶变的风险。良性的 PCN 肿瘤标志物检测可无异常。影像学特征上,PCN 的囊性病变特征更为明显,以囊性成分为主,部分囊性灶可与主胰管相通,体现为胰管扩张或胰腺

炎症状,部分可能存在黄疸。部分存在恶变风险的囊性肿瘤囊壁可见实性成分,通常边界清晰。

3. 慢性肿块型胰腺炎 胰腺炎的症状通常比较明显,甚至部分症状严重的患者可能会出现持续性器官功能衰竭(呼吸功能不全、肾功能不全、低血压和精神状态改变等),部分胰腺炎可能会转变为慢性肿块型胰腺炎。影像学特征方面,慢性肿块型胰腺炎的胰腺整体均存在明显炎症改变,包括但不限于周围淋巴结增大,周围渗出或纤维化,肿块病灶边界通常欠清晰,不存在明显的包膜结构,肿块内部及胰腺实质通常伴有钙化灶形成,部分病变可能会出现胰腺假性囊肿。

4. 胰腺假性囊肿 胰腺假性囊肿一般由胰腺炎引起,表现为明显的炎性症状,包括明显腹痛或板状腹等。生化学检查上假性囊肿常出现淀粉酶明显升高。影像学征象上假性囊肿一般为单囊型,壁较厚,且表现为明显的炎症征象,包括病灶及胰周明显渗出,胰腺实质水肿增粗等,部分包含胰胆管梗阻等。

（石　喻）

九、浮云征

【定义】

浮云征是指在 CT 增强扫描中囊实性肿块的特征,增强扫描动脉期示实性成分及间隔呈轻度强化,静脉期及延迟期呈较明显渐进性强化,囊性成分无强化。强化的实性部分漂浮在低密度的囊性部分中,这种表现形式被形象地称为浮云征。

【病理基础】

浮云征常见于实性假乳头状瘤,一种胰腺上皮性外分泌性肿瘤。该肿瘤通常有清晰的纤维包膜,与周围胰腺组织分界明确。它由实性区、假乳头区和囊变区组成,且具有特征性的肿瘤内退行性改变,如嗜酸性小体生成、胞质空泡化、泡沫细胞聚集、胆固醇为主的裂隙样结构和钙化等。

根据组织成分的不同,实性假乳头状瘤可分为实性成分为主型、囊性成分为主型和囊实相间型。当肿瘤直径超过 3cm 时,囊性成分的比例增加,常伴有出血,而实性成分则分散分布,这时浮云征常见。假乳头区呈现出特征性的分支乳头结构,含有纤维血管轴心。肿瘤内退行性改变常出现在囊性区,因此容易出血和钙化。实性区的肿瘤细胞呈巢片状排列,并被小血管分割成类似海绵状血窦结构,部分瘤细胞围绕血管形成假乳头状结构,因此在增强扫描中呈现出渐进性强化。

【征象描述】

1. CT 检查 CT 平扫肿瘤的实性区几乎等密度,动脉期隐约有强化,静脉期进一步强化,延迟期强化的范围及密度均增加,呈巢片状,漂浮在低密度的囊性成分中,形成浮云征。强化的实性成分各期强化程度均弱于周围胰腺组织(图 5-5-24)。

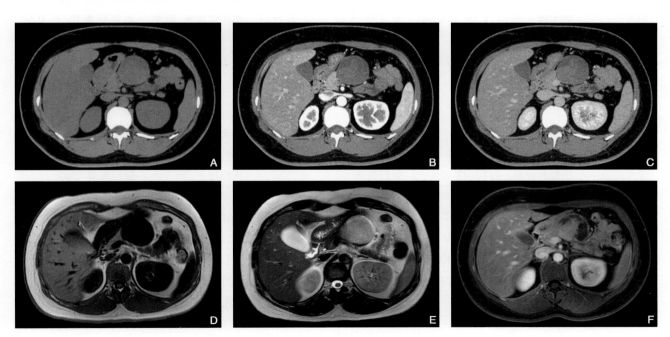

图 5-5-24　胰腺实性假乳头状瘤

患者女,35 岁,病理结果为胰腺实性假乳头状瘤。A～C. 是平扫、动脉期以及静脉期扫描图像,实性成分呈巢片状漂浮在囊性成分中,且呈渐进性强化,浮云征显示非常清晰;D～F. 是 T_1WI、T_2WI 以及增强扫描图像。T_1WI 显示实性成分呈低信号,囊性成分呈更低信号,T_2WI 显示实性成分呈高信号,囊性成分呈更高信号。增强扫描显示实性成分强化,囊性成分无强化,且实性成分呈巢片状"浮"在囊性成分中,形似云雾,呈明显浮云征。

2. MRI 检查 平扫形态学表现类似 CT，实性成分，T_1WI 呈低信号，T_2WI 呈高信号或高低混杂信号，与肿瘤细胞坏死、液化、囊变及陈旧性出血相关。囊变区形态多不规则，T_1WI 表现为更低信号，T_2WI 表现为更高信号。MRI 增强扫描与 CT 增强扫描类似，表现为实性及间隔部分的轻中度渐进性强化，囊性成分无强化（图 5-5-15）。

【相关疾病】

胰腺实性假乳头状瘤。

【分析思路】

浮云征主要由肿瘤强化的实性成分漂浮在无强化的囊性成分中所形成，分析思路如下：

第一，认识这个征象。

第二，重点分析肿瘤的位置、形状，边界是否清晰，有无包膜，是否伴有钙化或出血，分析肿瘤囊性及实性成分所占比例。依据囊性、实性所占比例不同分为三种类型，实性成分为主型（实性成分＞75%）、囊性成分为主型（实性成分占 25%～75%）、囊性成分为主型（实性成分小于 25%），成分为主型。

第三，分析肿瘤的强化方式：分析增强后肿瘤实性成分及包膜的强化，是否为渐进性强化，与正常胰腺实质强化的区别；分析囊性成分是否强化。

第四，分析胰腺及其他影像学表现，如肿瘤是否突破包膜，是否伴随肿瘤浸润胰腺实质或侵犯门静脉等周围大血管，是否伴随胰管扩张、转移性重大淋巴结或远处脏器转移。

第五，结合患者的年龄、临床病史、临床症状、诊疗经过、多种影像学检查比较及浮云征征象的出现等临床资料，可缩小鉴别诊断范围。在一些年轻女性中，临床表现及实验室检查无特异性，胰腺实质出现囊实性相间的肿块，且实性成分呈现延迟渐进性强化，但强化程度始终低于正常胰腺实质，囊性成分无强化，那么应考虑胰腺实性假乳头状瘤。

【疾病鉴别】

浮云征只是一个征象，决不能孤立看待，需要联合其他影像学特征和临床信息进行诊断和鉴别诊断。正确认识浮云征有助于缩小鉴别诊断的范围，开阔放射科医生的诊断思路（表 5-5-15）。

表 5-5-15 可表现为浮云征或需与浮云征鉴别的胰腺起源疾病

	胰腺实性假乳头状瘤	胰腺癌	胰腺黏液性囊腺瘤	无功能性胰腺神经内分泌细胞瘤	胰腺导管内乳头状黏液瘤
性别	女性＞男性	男性＞女性	几乎只发生于中年女性	男性＝女性	男性＞女性
年龄	20～30 岁	50～70 岁	30～50 岁	50～70 岁	60～70 岁
形态	囊实性	实性，可有中心坏死	多囊腔、大囊、厚壁，囊壁间可见钙化	实性伴坏死、囊变	不规则囊状，可见分隔、壁结节
主胰管改变	一般无	扩张至梗阻点	与主胰管不相通	常无	阶段性：平滑过渡至正常口径 弥漫性：除乳头部外胰管全程扩张
强化表现	实性部分呈渐进性强化	差	轻中度强化	显著强化	壁结节轻中度强化
囊性成分	出血和碎屑	坏死性	蛋白黏液	坏死性	蛋白黏液

1. 胰腺癌 胰腺癌好发于老年男性，临床常出现黄疸等胆道梗阻症状，癌抗原 19 和癌抗原 15 等肿瘤标志物增高，多为乏血供恶性肿瘤，增强后肿瘤强化不明显，无包膜，常侵犯邻近结构，伴有胰管、胆管扩张。

2. 黏液性囊腺瘤 发生于 30～50 岁女性，俗称"妈妈瘤"。胰尾部多见，呈多房囊性肿块，囊壁厚薄不均，壁及分隔可强化，无渐进性强化。可有壁结节及钙化，钙化呈放射状或砂砾样。

3. 无功能性胰腺神经内分泌细胞瘤 男女发病率无差别，病灶可发生液化及囊变，增强后肿瘤实性部分明显强化，动脉期 CT 值与同层面腹主动脉接近，门脉期、延迟期肿瘤强化程度明显低于动脉期，呈"快进快出"的表现形式。

4. 导管内乳头状黏液瘤 常见于 60～70 岁老年男性，起源于主胰管或其分支，可产生黏液，并伴不同程度胰管扩张。病灶可呈簇状或葡萄串状改变，可见分隔，囊壁结节状突起，增强后间隔及壁结节轻中度强化，囊性病灶与胰管相通。

5. 胰腺假性囊肿 胰腺假性囊肿多有胰腺炎或

胰腺手术史,病灶多呈单囊性,囊壁较薄,壁内侧无结节或乳头状突起,病灶常与周围组织结构粘连、分界不清,当囊内伴有出血或感染时,与实性假乳头状瘤征象类似,但结合血、尿淀粉酶等指标,二者鉴别不难。

(刘爱连 石 喻)

参 考 文 献

1. KIM JH,EUN HW,KIM YJ,et al. Staging accuracy of MR for pancreatic neuroendocrine tumor and imaging findings according to the tumor grade [J]. Abdom Imaging,2013, 38(5):1106-1114.

2. LEWIS RB,LATTIN GE,JR.,PAAL E. Pancreatic endocrine tumors:radiologic-clinicopathologic correlation [J]. Radiographics,2010,30(6):1445-1464.

3. CAPPELLI C,BOGGI U,MAZZEO S,et al. Contrast enhancement pattern on multidetector CT predicts malignancy in pancreatic endocrine tumours [J]. Eur Radiol,2015,25(3):751-759.

4. MARCOS HB,LIBUTTI SK,ALEXANDER HR,et al. Neuroendocrine tumors of the pancreas in von Hippel-Lindau disease:spectrum of appearances at CT and MR imaging with histopathologic comparison [J]. Radiology, 2002,225(3):751-758.

5. BAEK JH,LEE JM,KIM SH,et al. Small (<or=3 cm) solid pseudopapillary tumors of the pancreas at multiphasic multidetector CT [J]. Radiology,2010,257(1):97-106.

6. TAKAHASHI N,FLETCHER JG,HOUGH DM, et al. Autoimmune pancreatitis:differentiation from pancreatic carcinoma and normal pancreas on the basis of enhancement characteristics at dual-phase CT [J]. AJR Am J Roentgenol,2009,193(2):479-484.

7. CHOI SY,KIM SH,KANG TW,et al. Differentiating mass-forming autoimmune pancreatitis from pancreatic ductal adenocarcinoma on the basis of contrast-enhanced mri and dwi findings [J]. AJR Am J Roentgenol,2016,206(2): 291-300.

8. SUREKA B,BANSAL K. Autoimmune pancreatitis: additional key imaging features [J]. AJR Am J Roentgenol,2016,207(1):W4.

9. SAHANI DV,KADAVIGERE R,SAOKAR A,et al. Cystic pancreatic lesions:a simple imaging-based classification system for guiding management [J]. Radiographics,2005, 25(6):1471-1484.

10. MILLER FH,LOPES VENDRAMI C,RECHT HS,et al. Pancreatic cystic lesions and malignancy:assessment, guidelines,and the field defect [J]. Radiographics, 2022,42(1):87-105.

11. TANAKA M,FERNANDEZ-DEL CASTILLO C,ADSAY V,et al. International consensus guidelines 2012 for the management of IPMN and MCN of the pancreas [J]. Pancreatology,2012,12(3):183-197.

12. TANAKA M,FERNANDEZ-DEL CASTILLO C, KAMISAWA T,et al. Revisions of international consensus Fukuoka guidelines for the management of IPMN of the pancreas [J]. Pancreatology,2017,17(5):738-753.

13. YOON SE,BYUN JH,KIM KA,et al. Pancreatic ductal adenocarcinoma with intratumoral cystic lesions on MRI: correlation with histopathological findings [J]. Br J Radiol,2010,83(988):318-326.

14. YOUN SY,RHA SE,JUNG ES,et al. Pancreas ductal adenocarcinoma with cystic features on cross-sectional imaging:radiologic-pathologic correlation [J]. Diagn Interv Radiol,2018,24(1):5-11.

15. BUETOW PC,PARRINO TV,BUCK JL,et al. Islet cell tumors of the pancreas:pathologic-imaging correlation among size,necrosis and cysts,calcification,malignant behavior,and functional status [J]. AJR Am J Roentgenol,1995,165(5):1175-1179.

16. NAGATA N,KAWAZOE A,MISHIMA S,et al. Development of pancreatic cancer,disease-specific mortality,and all-cause mortality in patients with nonresected ipmns:a long-term cohort study [J]. Radiology,2016,278(1):125-134.

17. KAMEI N,YAMADA Y,HIJIYA N,et al. Invasive intraductal papillary mucinous neoplasms of the pancreas: relationships between mural nodules detected on thin-section contrast-enhanced MDCT and invasive components [J]. Abdom Radiol(NY),2019,44(9):3139-3147.

18. KIM JH,HONG SS,KIM YJ,et al. Intraductal papillary mucinous neoplasm of the pancreas:differentiate from chronic pancreatits by MR imaging [J]. Eur J Radiol, 2012,81(4):671-676.

19. JAMES HWANG,LINDSEY NEGRETE.Bunch of grapes-I saw the sign [J]. Clinical Imaging,2023,96:23-25.

20. HIROKI SATO,ANDREW SCOTT LISS,YUSUKE MIZUKAMI.Large-duct pattern invasive adenocarcinoma of the pancreas-a variant mimicking pancreatic cystic neoplasms:A minireview [J]. World J Gastroenterol, 2021,27(23):3262-3278.

21. 阮啟超,张捷,卓丽华.不同分型胰腺导管内乳头状黏液性肿瘤的影像学表现及鉴别诊断[J].肝胆外科杂志, 2021,29(5):365-368.

22. 王志强,许京轩,邱乾德.胰腺浆液性囊腺瘤 MSCT 表现与病理特征[J].中国临床医学影像杂志,2020,31(4): 271-275.

23. CHU LC,SINGHI AD,HAROUN RR,et al. The many faces of pancreatic serous cystadenoma:Radiologic and

pathologic correlation［J］. Diagn Interv Imaging,2017, 98（3）:191-202.

24. CHU LC,SINGHI AD,HAROUN RR,et al. The many faces of pancreatic serous cystadenoma:Radiologic and pathologic correlation［J］. Diagn Interv Imaging,2017, 98（3）:191-202.

25. GIAMBELLUCA D,BRUNO A,PICONE D,et al. The honeycomb pattern of pancreatic serous cystadenoma［J］. Abdom Radiol（NY）,2019,44（3）:1191-1192.

26. OGAWA H,Y TAKEHARA,S NAGANAWA. Imaging diagnosis of autoimmune pancreatitis:computed tomography and magnetic resonance imaging［J］. J Med Ultrason（2001）,2021,48（4）:565-571.

27. CROSARA,S.Autoimmune pancreatitis:multimodality non-invasive imaging diagnosis［J］. World J Gastroenterol,2014,20（45）:16881-16890.

28. SCHIMA W. Mass-forming pancreatitis versus pancreatic ductal adenocarcinoma:CT and MR imaging for differentiation［J］. Cancer Imaging,2020,20（1）:52.

29. LEE ES,JM LEE. Imaging diagnosis of pancreatic cancer: a state-of-the-art review［J］. World J Gastroenterol, 2014,20（24）:7864-7877.

30. 李超,青丽萍.胰腺导管内乳头状黏液性肿瘤CT、MRI 影像学特征及临床诊治价值分析[J].中国CT和MRI 杂志,2022,20（11）:115-117.

31. LANA S. MRI findings of intraductal papillary mucinous neoplasms（IPMNs）[J]. Acta Biomed,2016,87 Suppl 3: 28-33.

32. 廖江.炎性肌纤维母细胞瘤的影像学表现与病理对照研究[J].中国医药导报,2018,15（31）:138-141.

33. 孙海涛.腹部炎性肌纤维母细胞瘤以病理为基础的影像学特征[J].放射学实践,2017,32（02）:162-166.

34. LI M,BAI X,XU K,et al. Peripancreatic vascular involvement in patients with type 1 autoimmune

pancreatitis［J］. Hepatobiliary Surg Nutr,2022,11（3）: 355-362.

35. 陈希希,江晓勇,杨志辉,等.胰腺包裹性坏死的影像学特征及临床价值[J].浙江医学,2022,44（1）:86-89.

36. VAN HUIJGEVOORT NCM,DEL CHIARO M, WOLFGANG CL,et al. Diagnosis and management of pancreatic cystic neoplasms:current evidence and guidelines［J］. Nat Rev Gastroenterol Hepatol,2019,16 （11）:676-689.

37. STARK A,DONAHUE TR,REBER HA,et al. Pancreatic cyst disease:a review［J］. JAMA,2016,315（17）:1882- 1893.

38. YU PF,HU ZH,WANG XB,et al. Solid pseudopapillary tumor of the pancreas:a review of 553 cases in Chinese literature［J］. World J Gastroenterol,2010,16（10）: 1209-1214.

39. ELTA GH,ENESTVEDT BK,SAUER BG,et al. ACG clinical guideline:diagnosis and management of pancreatic cysts［J］. Am J Gastroenterol,2018,113（4）:464-479.

40. HU S,LIN X,SONG Q,et al. Multidetector CT of mul-ticentric solid pseudopapillary tumor of the pancreas: a case report and review of the literature［J］. Cancer Imaging,2011,11（1）:175-178.

41. IGLESIAS-GARCIA J,DE LA IGLESIA-GARCIA D, OLMOS-MARTINEZ JM,et al. Differential diagnosis of solid pancreatic masses［J］. Minerva Gastroenterol Dietol,2020,66（1）:70-81.

42. 郑兴菊,谭显政,伍兵.胰腺实性假乳头状瘤的CT表现与病理对照分析[J].生物医学工程学杂志,2014,31 （01）:107-112.

43. 褚千琨,高德宏,邹立秋等.胰腺实性假乳头状瘤CT、MRI表现与病理改变的对比分析[J].现代医用影像学,2020,29（04）:587-591.

第六章　脾脏影像常见征象

第一节　脾脏形态改变

一、脾肿大

【定义】

脾肿大是指脾脏体积或重量大于正常。脾脏体积与重量因人而异，与个体性别、身高与体重有关。正常情况下，男性脾脏体积大于女性脾脏体积；身高越高，脾脏体积越大。正常的脾脏头尾径不超过12cm，重量为70～200g。当脾脏重量大于400g，考虑为脾肿大；当重量超过1 000g，考虑为巨脾。

【病理基础】

导致脾肿大的原因依据病因不同而不同。引起脾肿大的病因大致可分为3类：①充血性疾病，主要与门静脉压力增加导致脾淤血有关，如肝硬化门静脉高压；②浸润性疾病，主要与血液、淋巴系统肿瘤等在脾内浸润生长有关，如脾淋巴瘤；③局灶性病变，当局灶性病变数量较多时可引起脾脏体积增大，如转移瘤；部分单发局灶性病变体积巨大，亦可引起脾肿大。

【征象描述】

脾肿大尚无统一影像判断标准。当前常用判断脾肿大标准是：冠状位上脾脏最大头尾径（$H_{vertical}$）超过12cm，或者脾脏下缘超过肝脏下缘。有研究表明，测量脾脏最大前后径（L_{max}）与最大头尾径（$H_{vertical}$）并计算两者的乘积（$L_{max} \times H_{vertical}$），可更准确评估脾肿大，推荐诊断截断值为115cm²（图6-1-1、图6-1-2）。脾脏的最大前后径定义为轴位上脾脏前后缘之间的最大距离，脾脏的最大头尾径定义为冠状位上脾脏上下缘的最大距离，研究显示两者的乘积与脾脏体积高度相关（相关系数$r=0.923$）。

【相关疾病】

与脾肿大相关的疾病见表6-1-1。

【分析思路】

依据脾脏径线测量可以评估脾肿大情况。然而，因脾脏大小与个体性别、身高与体重有关，正常人的脾脏可也表现为$H_{vertical} > 12cm$或（$L_{max} \times H_{vertical}$）$> 115cm^2$。因此，仅通过径线测量可能造成一定程度的过度诊断。当径线测量提示有脾肿大时，需明确是否为具有临床意义的脾肿大，并进一步寻找脾肿大的病因，如有无脾内局灶性或弥漫性病变、有无血液淋巴系统疾病病史、有无肝硬化及门静脉高压等来综合评估。

【疾病鉴别】

脾肿大与多种疾病相关。正确识别脾肿大并进一步判断病因，有助于为临床疾病诊断提供更多有价值的信息。

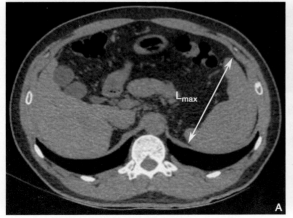

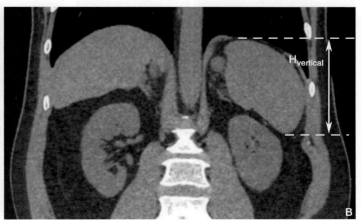

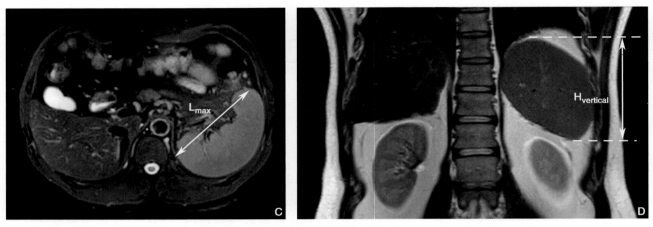

图 6-1-1 脾脏径线的测量

A、C. 分别为 CT 与 MRI 轴位图,白色双箭头所示为脾脏最大前后径 L_{max};B、D. 分别为 CT 与 MRI 冠状位图,白色双箭头所示为脾脏最大头尾径 $H_{vertical}$。

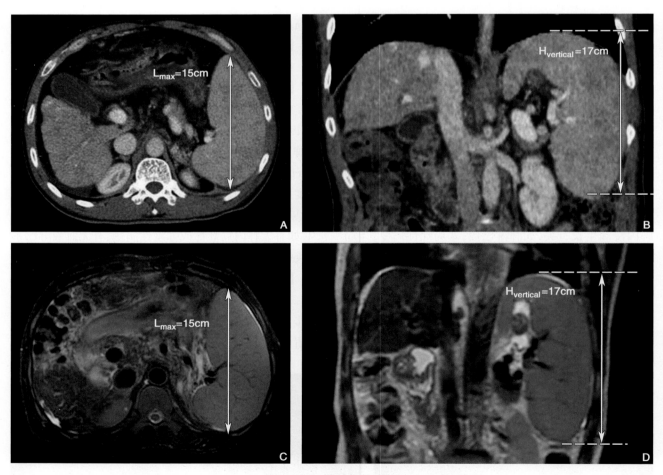

图 6-1-2 脾肿大的诊断

A. 为一名乙肝肝硬化、脾肿大患者的 CT 轴位图;C. 为同一名患者 MRI 轴位图,白色双箭头所示为脾脏最大前后径 L_{max} 约为 15cm;B、D. 分别为该患者 CT 与 MRI 冠状位图,白色双箭头所示为脾脏最大头尾径 $H_{vertical}$ 约 17cm。$L_{max} \times H_{vertical} = 255cm^2$。

表 6-1-1 可导致脾肿大的相关疾病

充血性疾病	浸润性疾病	局灶性病变
门静脉压力增高（肝硬化、门静脉或脾静脉血栓、门静脉或脾静脉受邻近肿瘤侵犯）充血性心力衰竭	血液、淋巴系统恶性肿瘤（淋巴瘤、白血病、骨髓异常增殖性疾病等）血液系统良性病变（自身免疫性溶血性贫血、儿童镰状细胞贫血）急慢性感染（细菌性心内膜炎、结核、HIV、疟疾等）	血液、淋巴系统恶性肿瘤血管肉瘤、窦岸细胞血管瘤脾脓肿脾转移瘤结节病

1. 充血性疾病

（1）门静脉压力增高：提示门静脉高压的征象除了脾肿大，还包括门静脉主干管径大于 1.3cm、食管下段及胃底区静脉迂曲增粗、肝硬化、腹腔积液等。引起门静脉高压的常见疾病有肝硬化、门脉系统血栓或瘤栓、恶性肿瘤如胰腺癌侵犯脾静脉等。

（2）充血性心力衰竭：心脏体积增大是充血性心力衰竭的最重要征象。右心衰时常出现多脏器淤血表现，除脾肿大外，还常伴有肝肿大。

2. 弥漫性病变

血液、淋巴系统恶性肿瘤侵犯脾脏可无局灶性病变，仅表现为脾肿大。结合临床病史、脾密度/强化不均匀、全身多发肿大淋巴结等有助于判断。

3. 局灶性病变

引起脾肿大的局灶性病变以血液淋巴系统恶性肿瘤、血管肉瘤、窦岸细胞血管瘤等多见。其他脾局灶性病变当数量较多时，也可引起脾肿大。综合不同病变的影像学特点，一般不难作出诊断。

（杨大为　许丽雪　杨正汉）

二、脾皮质边缘征

【定义】

脾皮质边缘征是用于描述脾脏大面积梗死时，梗死区无强化，但梗死区边缘的脾包膜有强化的影像征象。主要见于脾梗死。

【病理基础】

脾脏分为脾实质和脾包膜，脾包膜与脾实质血供来源不同，主要由包膜小动脉供血。脾梗死时，脾实质因缺血而无强化，梗死区边缘的包膜因保留有血供可出现边缘强化。

【征象描述】

CT 和 MRI 上表现为在大面积无强化的脾梗死灶的边缘，可见到脾包膜呈线状强化（图 6-1-3）。

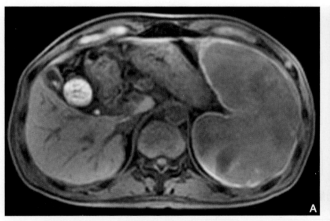
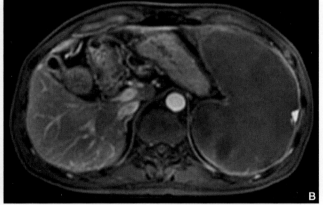
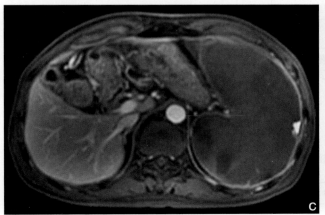
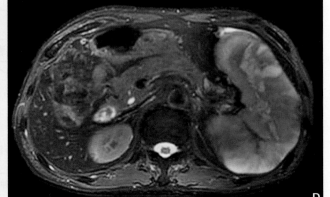

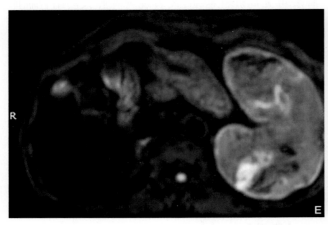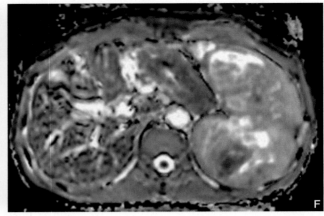

图 6-1-3　嗜血细胞综合征患者,出现脾肿大、弥漫脾梗死

A. 为 T₁WI;B、C. 分别为增强扫描动脉晚期和门脉期;D. 为 T₂WI;E. 为 DWI(b=800s/mm²);F. 为 ADC 图,显示脾脏肿大,实质内信号不均匀,增强扫描大部分区域无强化,仅边缘残留少许强化脾实质,脾脏边缘包膜呈线环状强化,皮质边缘征显示非常清晰。

【相关疾病】

脾脏皮质边缘征主要见于脾梗死。

【分析思路】

正确认识脾脏皮质边缘征有助于脾梗死的影像诊断,通过 CT 或 MRI 增强扫描的多平面重组图像有助于明确显示这一征象。

【疾病鉴别】

脾脏皮质边缘征是脾梗死特异性影像征象。当脾脏囊性病变靠近脾包膜时,囊壁的环形强化与脾脏皮质边缘征表现相似,两者需鉴别。

1. **诊断思路**(图 6-1-4)

2. **鉴别诊断**

(1)脾假性囊肿:①多有创伤、急性胰腺炎等感染或脾梗死等疾病史;②圆形或类圆形;③厚壁囊肿,囊壁延迟强化;④囊液密度/信号不均匀,可见坏死物、出血及蛋白成分;⑤慢性期囊壁可有环形钙化。

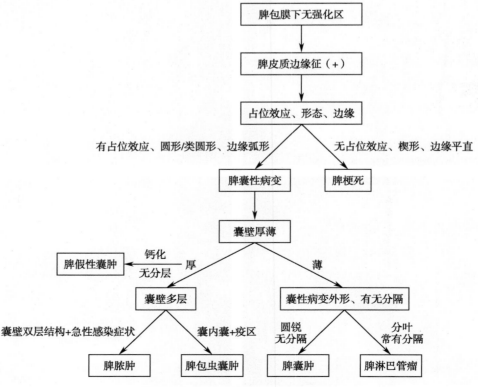

图 6-1-4　脾皮质边缘征的诊断思路

（2）脾包虫囊肿：①畜牧区多见，由细粒棘球蚴感染所致，多合并肝及其他脏器包虫病；②圆形或类圆形；③CT囊壁可有弧形钙化，未钙化的囊壁可有强化；④大囊套小囊表现，大囊内可见浮莲征和飘带征。

（3）脾淋巴管瘤：①单发或多发，可位于脾中央区域或包膜下；②圆形或类圆形低密度影，边界清晰，常不规则、有分叶，很少呈楔形或扇形；③部分壁可有弧形钙化；④在T_1WI、T_2WI上多为水样液体信号，增强扫描囊腔无强化，囊壁和间隔可有轻中度强化。

（4）脾脓肿：①临床少见，多发生于糖尿病、慢性消耗性疾病等基础上；②单发或多发，圆形或类圆形；③影像表现类似肝脓肿。

（杨大为　任阿红　杨正汉）

三、脾楔形不强化区

【定义】

脾脏楔形不强化区是指增强各期图像上脾脏内出现的楔形、扇形或地图样无强化区域，多位于脾包膜下，基底部位于外周，尖端指向脾门。观察多方位图像有助于更好识别该异常表现。脾脏楔形不强化区是提示脾梗死的影像征象。

【病理基础】

脾脏楔形不强化区的病理基础为脾梗死。脾动脉在脾门一般分出两三条分支进入脾实质，每条分支又分为四五支节段动脉，各自供应呈楔形或扇形的脾组织。这些节段动脉之间很少有交通动脉，故而一条节段动脉的阻塞会导致该节段脾组织梗死，且梗死区形态常呈特征性的楔形或扇形。

脾梗死的病因多样。常见疾病有二尖瓣疾病、骨髓增生性疾病、动脉炎、脾动脉瘤、动脉硬化等疾病，也见于外伤或介入治疗后。门静脉高压并脾肿大时，也易出现脾梗死。

【征象描述】

增强CT上表现为各期均无强化的楔形区，位于外周包膜下，尖端指向脾门，边界清晰。增强MRI上表现与增强CT类似（图6-1-5、图6-1-6）。

【相关疾病】

导致脾动脉阻塞或血液高凝的疾病均可出现脾脏楔形不强化区，详见表6-1-2。

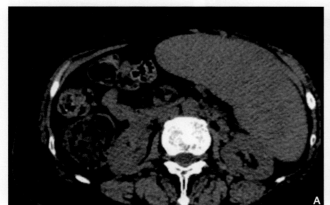
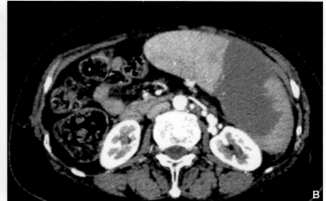
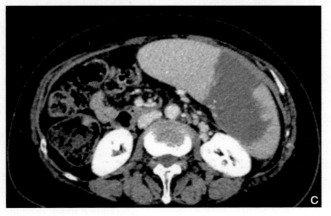

图6-1-5　脾梗死病例

A. 为平扫图像；B、C. 分别为增强扫描动脉期、门静脉期。平扫见脾内楔形稍低密度区，增强扫描可见楔形无强化区。

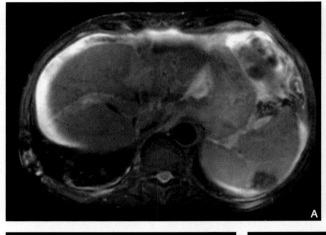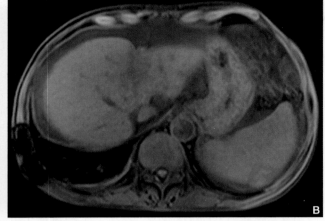

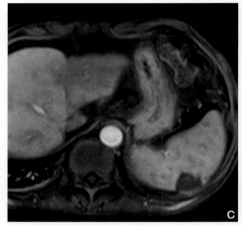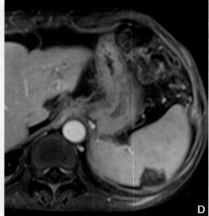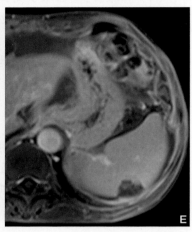

图 6-1-6　脾梗死病例

A. 为 T_2WI；B. 为 T_1WI；C～E. 为增强扫描动脉期、门脉期及延迟期。肝硬化患者，脾大，平扫见脾内楔形异常信号，边界清晰，底部位于脾包膜，尖端指向脾门，在 T_2WI 呈低信号，T_1WI 呈高低混杂信号，增强扫描各期均无强化。

表 6-1-2　导致脾动脉阻塞或血液高凝的疾病

脾脏疾病	其他脏器疾病继发
创伤	心源性疾病（如房颤、房间隔缺损等）
术后	恶性肿瘤
动脉粥样硬化	高凝状态
	血液系统疾病（如镰状细胞贫血）
	炎性（如胰腺炎）
	感染性（如败血症、脓肿、腹膜炎）
	肝硬化

【分析思路】

正确认识脾脏楔形不强化区有助于明确诊断脾梗死。一旦确认该征象后，应进一步关注脾动脉有无充盈缺损等，了解病史，明确脾梗死的原因。

【疾病鉴别】

脾脏楔形不强化区是脾梗死的特异性征象。该征象需与其他脾内无强化病变鉴别。

1. **脾淋巴管瘤**　①单发或多发，可位于脾中央区域或包膜；②圆形或类圆形低密度影，边界清晰，常不规则、有分叶，很少呈楔形或扇形；③部分壁可有弧形钙化；④在 T_1WI、T_2WI 上多为水样液体信号；

增强扫描囊腔无强化，囊壁和间隔可有轻中度强化。

2. **脾脓肿**　①临床少见，多发生于糖尿病、慢性消耗性疾病等基础上；②单发或多发，圆形或类圆形；③影像表现类似肝脓肿。

3. **脾挫裂伤**　①有外伤史；②单发或多发线状或分支状异常密度影，CT 平扫呈低或高密度，边缘不清，增强扫描无强化区，部分可见对比剂外溢；③多伴脾脏血肿、腹腔积血等。

（杨大为　王晓培　杨正汉）

参 考 文 献

1. Chow KU, Luxembourg B, Seifried E, et al. Spleen size is significantly influenced by body height and sex: establishment of normal values for spleen size at us with a cohort of 1200 healthy individuals [J]. Radiology, 2016, 279（1）: 306-313.

2. Kucybala I, Ciuk S, Teczar J. Spleen enlargement assessment using computed tomography: which coefficient correlates the strongest with the real volume of the spleen? [J]. Abdom Radiol (NY), 2018, 43（9）: 2455-2461.

3. Chapman J, Goyal A, Azevedo AM. Splenomegaly,

in StatPearls. 2023：Treasure Island（FL）ineligible companies. Disclosure：Amandeep Goyal declares no relevant financial relationships with ineligible companies. Disclosure：Alexandre Azevedo declares no relevant financial relationships with ineligible companies.

4. Corvino A，Granata V，Tafuri D，et al. Incidental focal spleen lesions：integrated imaging and pattern recognition approach to the differential diagnosis［J］. Diagnostics（Basel），2023，13（15）：2536.

5. Kim N，Auerbach A，Manning MA. Algorithmic approach to the splenic lesion based on radiologic-pathologic correlation ［J］. Radiographics，2022，42（3）：683-701.

6. Vancauwenberghe T，Snoeckx A，Vanbeckevoort D，et al. Imaging of the spleen：what the clinician needs to know ［J］. Singapore Med J，2015，56（3）：133-144.

7. Urrutia M，Mergo PJ，Ros LH，et al. Cystic masses of the spleen：radiologic-pathologic correlation［J］. Radiographics，1996，16（1）：107-129.

8. Gourtsoyianni S，Laniado M，Ros-Mendoza L，et al. The spectrum of solitary benign splenic lesions-imaging clues for a noninvasive diagnosis［J］. Diagnostics（Basel），2023，13（12）：2120.

9. Balcar I，Seltzer SE，Davis S，et al. CT patterns of splenic infarction：a clinical and experimental study［J］. Radiology，1984，151（3）：723-729.

10. Brett AS，Azizzadeh N，Miller EM，et al. Assessment of clinical conditions associated with splenic infarction in adult patients［J］. JAMA Intern Med，2020，180（8）：1125-1128.

第二节　脾脏信号密度特征

一、花斑脾

【定义】

花斑脾是用于描述 CT 或 MR 增强动脉期脾脏实质不均匀强化的影像征象，是正常脾脏在动脉期

的典型强化模式。

【病理基础】

花斑脾的机制与脾内同时存在快速、慢速血流有关。通过富含血窦的红髓的血流速度较慢，而通过白髓的血流速度较快，快、慢速血流导致脾实质在动脉期呈不均匀强化。婴儿的白髓较少，花斑脾征象少见；1 岁后，白髓与红髓的比例逐渐增加，花斑脾征象出现的概率也逐渐增高。

【征象描述】

脾的花斑样强化形式主要分为弓型、局灶型和弥漫型三种（图 6-2-1）。弓型强化的典型表现为高、低密度交替的带状、环状或斑马纹状强化。局灶型强化表现为单发低密度灶。弥漫型强化为脾实质整体弥漫性斑片样强化。

【相关疾病】

花斑脾是脾脏在 CT/MRI 增强动脉期的正常表现。

【分析思路】

花斑脾需与其他导致脾脏动脉期异常强化的疾病区分。区分要点是观察脾脏门脉期强化表现。正常脾脏在门脉期强化变得均匀，而其他病变仍呈异常强化。

【疾病鉴别】

多种局灶性或弥漫性脾脏疾病也可导致动脉期不均匀强化，需与花斑脾进行鉴别。诊断鉴别流程见图 6-2-2。

1. 诊断思路（图 6-2-2）

2. 鉴别诊断

花斑脾是脾脏在 CT/MRI 增强动脉期的正常表现，通过观察脾脏的平扫与增强多期影像，较易与导致脾脏异常强化的疾病进行区分。区分要点是观察脾脏在门脉期是否呈均匀强化。正常脾脏在门脉期强化变得均匀，而其他病变仍呈异常强化。

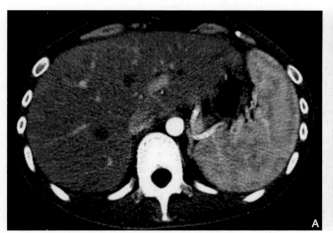

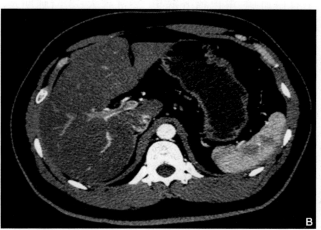

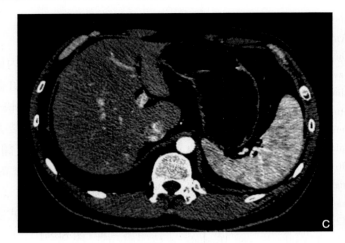

图 6-2-1　花斑脾

A～C.示弓型、局灶型和弥漫型脾脏花斑样强化形式。

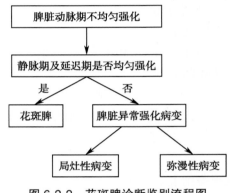

图 6-2-2　花斑脾诊断鉴别流程图

（1）局灶性病变：局灶性富血供病变在动脉期亦呈不均匀高强化，如脾血管瘤、脾错构瘤、脾窦岸细胞血管瘤，易与花斑脾相混淆。以上病变在门脉期仍呈相对脾脏的高强化，结合在 T_1WI、T_2WI 上的异常信号，可与花斑脾鉴别。

（2）弥漫性病变：血液淋巴系统疾病如白血病、淋巴瘤弥漫浸润性累及脾脏时，也常导致脾脏动脉期不均匀强化，易与花斑脾相混淆。区分要点如下：①有白血病、淋巴瘤等病史；②常脾大；③门脉期及

延迟期仍呈不均匀稍低强化。

（杨大为　任　浩　杨正汉）

二、脾脏密度增加

【定义】

脾脏密度增加指各种病因导致脾脏局灶或弥漫性密度高于正常脾实质。正常脾脏 CT 值约 45～55Hu，且低于肝组织（正常肝脏 CT 值约 55～65Hu）。各种病因可导致脾脏局部或弥漫性密度增加，高于肝实质。

【病理基础】

脾脏密度增加的病理基础主要有以下几类：①钙化，见于脾包虫囊肿、假性囊肿等；②出血，见于脾外伤后血肿、脾梗死合并出血等；③铁沉积，见于血色病、Gamna-Gandy 小体等。

【征象描述】

脾脏密度增加包括局灶性或弥漫性密度高于正常脾实质（图 6-2-3）。

【相关疾病】

与脾脏密度增加有关的疾病大致分为以下几种情况，见表 6-2-1。

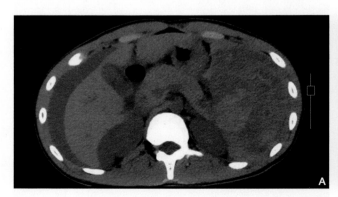

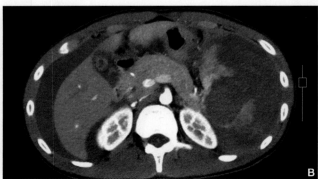

图 6-2-3　脾脏挫裂伤

17 岁男性患者，左侧腹部外伤后来诊。A.CT 平扫示脾大、脾实质密度不均匀，可见多发斑片状高密度区；B.CT 增强示无强化。

表 6-2-1　与脾脏密度增加有关的疾病

局灶性密度增加	弥漫性密度增加
钙化：包虫囊肿、假性囊肿、脾结核、陈旧脾梗死	各种病因导致脾内弥漫铁质沉积：血色病、长期输血患者等
出血：脾外伤、肿瘤合并出血	大面积脾梗死伴出血
	大范围脾脏外伤出血
Gamna-Gandy 小体	

【分析思路】

首先要掌握正常脾组织的密度低于肝脏，其CT值范围为45~55Hu。在此基础上，观察有无局灶性或弥漫性密度增高的情况，并进一步基于高密度的CT值判断病理基础及评估病因。

【疾病鉴别】

1. 诊断思路（图 6-2-4）

2. 鉴别诊断

（1）脾脏密度局灶性增加

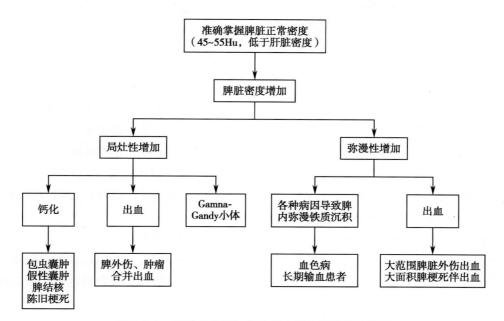

图 6-2-4　脾脏密度增加相关疾病的诊断鉴别流程图

1）脾假性囊肿：①多有创伤、急性胰腺炎等感染或脾梗死等疾病史；②圆形或类圆形；③厚壁囊肿，囊壁延迟强化；④囊液密度/信号不均匀，可见坏死物、出血及蛋白成分；⑤慢性期囊壁可有环形钙化。

2）脾包虫囊肿：畜牧区多见，由细粒棘球蚴感染所致；多合并肝及其他脏器包虫病；CT囊壁可有弧形钙化，未钙化的囊壁可有增强，囊内有时可见子囊，囊内可见浮莲征和飘带征。

3）脾结核：脾结核影像表现与其感染途径、病程相关。脾脏结核可表现为脾脏肿大，多发粟粒状、小结节或大结节状 CT 低密度灶，部分结核合并钙化灶。

4）陈旧脾梗死：慢性脾梗死随时间进展，陈旧梗死灶内可出现钙化。

5）Gamna-Gandy 小体：主要见于门静脉高压患者，脾脏 CT 表现为弥漫多发小结节状稍高密度影。MRI 检查更为敏感，表现为脾脏实质内多发小的 T_1WI 及 T_2WI 低信号。

6）脾外伤及肿瘤合并出血：CT 平扫可见肿瘤内或脾实质内或包膜下不规则形或新月形高密度影，CT 值 30～70Hu 不等，与出血时间的长短有关。

（2）脾脏密度弥漫性增加

1）脾内弥漫铁质沉积：表现为脾脏和肝脏密度均升高，多见于血色病、长期输血患者等。

2）大面积脾外伤、脾梗死伴出血：在 CT 平扫上呈低密度梗死灶内斑点状高密度影。

三、岩石脾

【定义】

岩石脾（rock spleen）是指脾脏慢性和反复的自发性梗死，导致脾脏功能减退，最终成为无功能器官，又称自体脾切除术（autosplenectomy）。由于脾脏功能减退，患者免疫力低下，易发生荚膜微生物（包括肺炎球菌和流感嗜血杆菌）感染。该征象最常见于镰状细胞病患者，通常在儿童时期逐渐进展，于8岁时完全形成自体脾切除术，同时该征象还可见于各种与脾梗死或浸润性疾病相关的疾病,如系统性红斑狼疮、抗磷脂综合征等。

【病理基础】

组织病理学上,形成此征象的不同疾病都有共同的特征,由于不同病因导致脾脏慢性和反复的自发性脾脏梗死,导致脾脏组织被瘢痕和钙化替代,最终使脾脏体积缩小,内部充满密集钙化,成为一个无功能器官。在镰状细胞病患者中,异常红细胞的黏度增加以及变形性降低,因此易发生血管闭塞,同时低氧、脱水、感染、身体或情绪紧张、创伤、类固醇治疗等因素可能导致红细胞与血管内皮细胞亲和力增强,进而加重血管闭塞。脾脏由于反复梗死导致脾萎缩,健康组织被瘢痕和钙化所取代。在自身免疫性疾病患者中其发病机制可能源于免疫复合体水平升高导致的血管炎和随后反复发作的血管梗死。

【征象描述】

1. X线检查 如果脾脏钙化严重,可在左上腹看到残余脾脏,岩石脾在X线检查上表现为高密度影。但X线由于前后投照重叠,对于钙化较轻的残余脾,或由于肠气、肋膈角等影响部分病灶难以显示。

2. CT检查 CT可清晰显示残余脾脏,是显示岩石脾的主要方法。CT表现为小且不规则并伴多发钙化的脾脏。

3. MRI检查 岩石脾在MRI上表现为脾脏体积缩小,残余脾脏在 T_1WI 及 T_2WI 上均呈低信号。由于脾梗死,因此在使用对比剂后无强化征象。

【相关疾病】

与岩石脾有关的疾病见表6-2-2。

表6-2-2 岩石脾相关的疾病

血液系统疾病	自身免疫病	肿瘤性疾病	治疗后改变
镰状细胞病白血病	系统性红斑狼疮抗磷脂综合征	淋巴瘤	二氧化钍使用后改变

【分析思路】

岩石脾可提示患者免疫功能低下,可预防性使用抗生素,降低患者感染风险,有助于疾病的诊治,因此识别岩石脾非常重要。岩石脾表现为脾脏缩小,形态不规则,正常健康脾组织被钙化所取代,因此CT上可以明确显示这一改变。结合患者的临床病史、临床症状、诊疗经过可寻找导致岩石脾的病因。

【疾病鉴别】

岩石脾只是一个征象,提示脾脏功能减退,但绝不能孤立看待,需要联合其他临床信息确定病因(图6-2-5)。

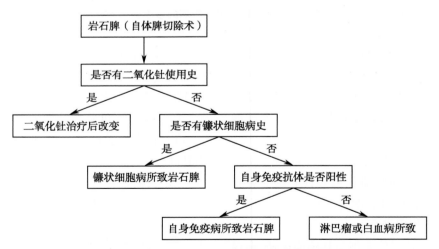

图6-2-5 基于临床信息的鉴别诊断流程图

1. 诊断思路

2. 鉴别诊断

(1)镰状细胞病:镰状细胞病是一种遗传性疾病谱,以异常形状红细胞导致的血管闭塞为特征,组织器官反复缺血和梗死,产生多系统器官损害。在早期的镰状细胞病中,异常聚合的血红蛋白导致缺血-再灌注损伤,引起微循环减慢,脾脏充血肿大并伴有多发性小脾梗死,在此阶段CT可见脾脏外周多发楔形低密度区。随着病情进展最终会发展为岩石脾,仅残留少量或无功能性脾组织,在CT上表现为脾脏缩小并伴有粗大融合的钙化,MRI上表现为脾脏缩小及由于钙化及含铁血黄素沉着导致的 T_1WI 及 T_2WI 信号弥漫性减低。镰状细胞病还存在诸多其他影像学表现,如输血铁负荷过多引起的肝含铁血黄素沉着症、髓外造血、心脏增大、椎体终板梗死、骨坏死或骨髓炎，以及因胆色素结石溶血引起的胆石症等。

（2）系统性红斑狼疮和抗磷脂综合征：系统性红斑狼疮和抗磷脂综合征是自身免疫性疾病，由于血液内存在抗磷脂抗体，使患者处于高凝状态，易导致血栓形成。在脾脏中的主要表现是脾梗死，并通常伴随其他腹部器官的血管损害，包括布-加综合征、食管坏死/破裂、胃溃疡、小肠梗死等。岩石脾是这两种疾病的罕见并发症。

（3）淋巴瘤：淋巴瘤是脾内最常见的恶性肿瘤，高达 80% 的患者会出现脾脏肿大。淋巴瘤在脾脏中的常见表现包括脾脏肿大、肿块、结节以及脾梗死。而岩石脾是淋巴瘤极其罕见的影像表现，其通常伴有肝门区或腹膜后淋巴结肿大。

（4）二氧化钍：二氧化钍是一种高放射性对比剂，一直被使用到 20 世纪 50 年代，其半衰期为 22 年，可导致在注射后长达 65 年的时间内发生恶性肿瘤，以肝血管肉瘤和脾血管肉瘤最为常见。由于该对比剂具有较强的放射性，可导致脾脏萎缩和钙化。在影像上可见脾脏体积缩小，同时肝、脾和淋巴结内可见二氧化钍沉淀物，在 CT 上表现为高密度，在 MRI 上表现为 T_1WI 及 T_2WI 低信号。

（5）白血病：脾梗死是白血病的少见并发症，国内外偶见病例报道，以慢性髓系白血病相对多见，部分存在急性白血病进展。此外，脾梗死导致的急腹症可能是儿童急性淋巴细胞白血病的首发表现。白血病患者发生脾梗死的病理生理学基础可能在于白血病浸润脾脏导致肿大脾脏内的静脉窦血栓及弥散性血管内凝血。由于病程发展及治疗表现，该进程反复发生，最终梗死的脾脏机化、钙化，出现岩石脾。因此，岩石脾是白血病的极罕见表现。

四、脾裂隙征

【定义】

脾裂隙征（splenic clefts syndrome）是指相邻的脾小叶之间存在的裂隙，为正常解剖变异，没有临床意义，但有时可被误认为脾撕裂伤。

【病理基础】

胎儿的脾呈多分叶状，然而，分叶通常在出生前消失。当分叶沿着脾脏的内侧持续存在至成年形成永久性分叶，即裂隙征，是脾脏解剖学的正常变异。沿上缘的凹口或裂口是最初分隔胎儿小叶的凹槽的残余物，异常深的裂缝可能会出现带状的外观。如果

裂隙穿过整个脾脏，就会形成类似于撕裂伤的表现。

【征象描述】

脾裂隙征在 CT 上多表现为脾边缘线样低密度影。在增强 CT 图像上辨别脾裂隙征的特征性表现及附加征象，有助于鉴别脾裂隙征和脾撕裂伤。典型的脾裂隙征边缘圆滑，不伴脾周或包膜下血肿。脾裂隙征可以长达 3cm，体积较大者常含脂肪。当脾出现上述典型表现且不伴脾周积液或血肿时，多提示脾裂隙征（图 6-2-6）。

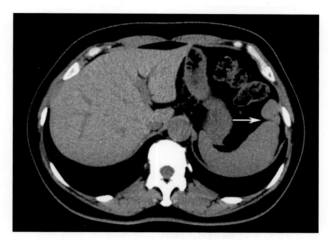

图 6-2-6　脾裂隙征
CT 表现为脾边缘线样低密度影，如图中箭头所示。

【相关疾病】

脾裂隙征：先天解剖变异，无临床意义。类似征象：脾撕裂伤。

【分析思路】

对于腹部创伤患者而言，脾裂隙征在增强 CT 上的表现可能被误诊为脾撕裂伤，导致不必要的入院、留观和辅助检查。通常而言，脾裂隙征不伴脾周或包膜下血肿，而脾撕裂伤常伴脾周围积液或血肿、左侧肋骨骨折以及其他实质性器官损伤。

【疾病鉴别】

脾裂隙征为先天解剖变异，但对于腹部创伤的患者，脾裂隙征易被误诊为脾撕裂伤，为了避免不必要的诊疗，如何正确识别脾裂隙征和脾撕裂伤尤为重要。

1. 诊断思路（图 6-2-7）

2. 鉴别诊断　脾脏是一个血供丰富且质脆的实质性器官，外伤很容易导致其破裂。脾脏损伤在腹部创伤中可高达三分之一。脾脏如果出现破裂，往往进展很快，不及时治疗可导致患者大出血，危及生命。脾破裂 CT 表现结合临床可分为 4 种：脾包膜下血肿、脾实质内血肿、脾撕裂伤及脾粉碎。

脾撕裂伤表现为线样、片状低密度影，形态不规

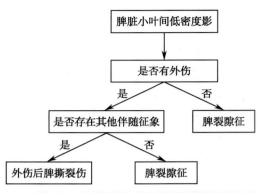

图 6-2-7　基于临床信息的鉴别诊断流程图

则，边界不清，常伴脾包膜下血肿，表现为脾包膜下新月状或半月状低/等/略高密度影，同时可伴脾周积液、左侧肋骨骨折及其他实质性脏器的损伤。

（李春媚）

五、脾包膜钙化

【定义】

脾包膜钙化是由于多种因素造成的正常脾包膜部分或完全性被钙化所取代，常见原因包括炎症、感染及创伤等。

【病理基础】

脾包膜钙化是由于多种因素导致脾包膜发生变性、坏死或异物沉积，在变性、坏死的组织和异物中出现营养不良性钙盐沉积。不同病因的脾包膜钙化组织具有相近的病理学基础，本质上都是脾包膜局部或完全性的营养不良性钙化。如在脾周炎中，出现脾包膜钙化的原因可能在于未被完全吸收的炎性渗出最终纤维化、机化；在脾梗死中，由于多种原因导致脾血流灌注不足，细胞缺血缺氧，局部组织坏死并机化；在脾包膜下血肿及脾破裂中，脾包膜钙化的主要原因在于血肿的吸收机化。

【征象描述】

1. X 线检查　根据脾包膜钙化的严重程度，可在左上腹看到线状、片状甚至蛋壳状的高密度影。X 线由于投照重叠、肠气、肋膈角等影响，对于程度较轻的脾包膜钙化可能难以显示。

2. CT 检查　CT 是检测脾包膜钙化的首选检查。脾包膜钙化在 CT 上表现为围绕脾脏周围的线状、片状或蛋壳状高密度影，部分患者可同时伴有脾脏体积减小及脾实质的钙化（图 6-2-8）。

3. MRI 检查　由于 MRI 对钙化并不敏感，且根据钙化中钙盐与病理组织成分、含量与分布的不同，钙化在 T_1WI 及 T_2WI 均可呈现出多样的信号，因此

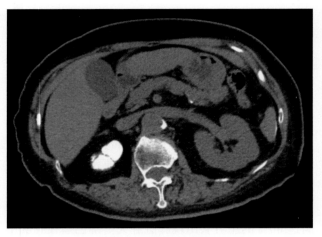

图 6-2-8　脾包膜钙化
可见结核导致的右侧肾自截。

MRI 并不推荐用于检测脾包膜钙化。

【相关疾病】

与包膜钙化有关的疾病见表 6-2-3。

表 6-2-3　与包膜钙化有关的疾病

炎症及感染性疾病	非感染性疾病	创伤
脾周炎	脾梗死	脾包膜下血肿
结核	镰状细胞病	及脾破裂
组织胞浆菌病		

【分析思路】

脾包膜钙化指为正常脾包膜部分或完全性被钙化所取代，CT 对这一征象的提示十分明确，表现为脾周的部分或完全性高密度外壳。在识别到脾包膜钙化这一征象时，首先需要判断是否合并脾实质钙化，一般来说，脾周炎、脾包膜下血肿及脾破裂多表现为孤立性脾包膜钙化，而其他病变往往会合并脾实质钙化。其次，对于合并脾实质钙化的情况，需要分辨钙化的分布及形态，如脾梗死的钙化表现为片状及地图状，结核及组织胞浆菌病多表现为弥漫性小钙化，而镰状细胞病多表现为弥漫致密钙化。最后，必须认识到脾包膜钙化并非特异性征象，在诊断时需要结合患者的临床病史、临床症状、全身其他部分检查来综合判断，了解脾包膜钙化出现的可能病因。

【疾病鉴别】

脾包膜钙化是坏死及变性组织出现营养不良性钙化的结果。该征象是多种疾病病理过程的一部分，结合其他影像学表现和相关病史，该征象对疾病的诊断具有一定的提示意义。

1. 诊断思路（图 6-2-9）

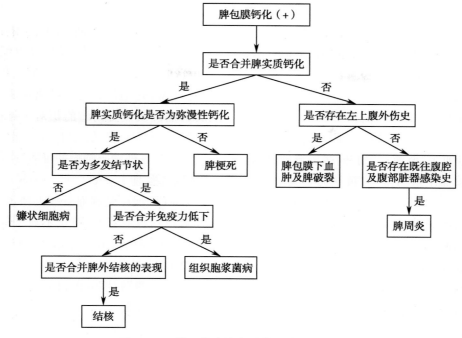

图 6-2-9 基于临床信息的鉴别诊断流程图

2. 鉴别诊断

（1）炎症及感染性病变

1）脾周炎：脾周炎是指脾脏本身或腹腔有炎症波及脾被膜及脾周围组织时，脾被膜增生纤维化和/或脾周围组织发生粘连，当其反复发作且炎性渗出未完全吸收机化时，可能导致包膜增厚和钙化。急性期 CT 可表现为脾周包膜下的菲薄液体密度影，脾周脂肪间隙模糊，慢性期可导致脾包膜增厚及钙化，周围可能存在纤维条索影。

2）结核：脾结核多为全身其他部位结核感染血行播散而来，原发于脾脏的结核非常罕见。脾包膜钙化是脾结核的相对少见征象，其病理学基础为一部分结核分枝杆菌及其代谢产物累及脾包膜时，会引起脾包膜及其周围的炎症，从而导致脾包膜钙化。与单纯脾周炎不同的是，脾结核导致的脾包膜钙化会合并脾外结核的表现，在活动期，脾实质内可见单发或多发结节，CT 呈低或稍低密度，增强扫描可见强化；在非活动期，由于结核病灶的转归，可能同时伴有脾实质内弥漫分布的多发点状钙化。

3）组织胞浆菌病：脾脏组织胞浆菌病多发生于免疫力低下的患者，由鸟类传播，以非洲及北美较为多见，国内目前仅存在少量报道。当组织胞浆菌侵犯脾脏时，可导致组织坏死，周围呈肉芽肿样改变，最后愈合机化。CT 上表现为脾内多发点状钙化，分布及大小可不均匀。当组织胞浆菌累及脾脏包膜时，可引起包膜的非特异性炎性浸润，从而可能引起脾包膜钙化，但这一征象非常少见。

（2）非感染性疾病

1）脾梗死：脾梗死是由于血液疾病、栓塞、血栓等疾病造成，CT 上表现为三角形或楔形低密度影，尖端指向脾门，增强扫描未见强化。当梗死区域修复时，脾实质可出现萎缩和局灶性钙化，局部脾脏组织可出现收缩变形。脾包膜钙化是脾梗死的少见征象，仅发生在脾梗死累及脾脏包膜且发生钙化的情况下，局部脾脏组织的收缩变形可能对疾病具有提示作用。

2）镰状细胞病：镰状细胞病是一种遗传性疾病谱，以异常形状红细胞导致的血管闭塞为特征，组织器官反复缺血和梗塞，产生多系统器官损害。在早期的镰状细胞病中，异常聚合的血红蛋白导致缺血-再灌注损伤，引起微循环减慢，脾脏充血肿大并伴有多发性脾梗死，在此阶段 CT 可见脾脏外周多发楔形低密度区。随着病情进展最终会发展为岩石脾，表现为脾实质及脾包膜钙化。

（3）创伤：脾外伤根据程度不同，可分为脾挫裂伤、脾包膜下血肿、脾实质内出血而无脾破裂以及脾破裂。脾包膜下血肿及脾破裂的情况下，脾包膜下以及脾周可见出血及血肿，在极少数情况下，由于血肿周围包膜及假包膜的包裹，血肿逐渐吸收机化、钙化，最终可表现为包膜钙化。

（李春媚）

六、T₂WI 灯泡征

【定义】

T₂WI 灯泡征是指在磁共振 T₂WI 上呈均匀高信

号,在多回波扫描序列中随回波时间延长其信号强度随之升高的征象。由于高信号病灶多数呈圆形、类圆形,边缘清楚、锐利,在实质背景映衬下似灯泡,故称 T_2WI 灯泡征,在脾血管瘤中常见。

【病理基础】

灯泡征中 T_2WI 上的明显高信号被归因于病变血管间隙中存在缓慢流动的血液。脾血管瘤中存在大小不等的薄壁血窦,血液在窦腔间缓慢流动,因此灯泡征在脾血管瘤中最为常见,被认为是其最具有诊断意义的征象,尤其是在小血管瘤的诊断中。但这一征象不具有特异性,脾脏的一些其他富血管病变也可表现为 T_2WI 灯泡征,此外脾脏囊性病变也可以呈现 T_2WI 明显高信号。

【征象描述】

灯泡征,即在 T_2WI 上呈明显均匀高信号,且随回波时间延长,病灶信号强度增高,重 T_2WI 可接近脑脊液信号,形似发光的灯泡(图 6-2-10)。

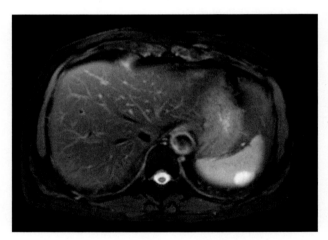

图 6-2-10　T_2WI 灯泡征

【相关疾病】

与 T_2WI 灯泡征有关的疾病见表 6-2-4。

表 6-2-4　T_2WI 灯泡征相关的疾病

良性病变	恶性病变
脾血管瘤	脾转移瘤
脾窦岸细胞血管瘤	脾血管肉瘤
脾囊肿	
脾淋巴管瘤	
脾错构瘤	

【分析思路】

正确认识脾脏 T_2WI 灯泡征有助于对脾脏疾病的诊治。T_2WI 灯泡征是脾血管瘤的典型表现,但由于 T_2WI 上脾脏实质相对高信号的衬托,T_2WI 灯泡征在脾脏中并没有肝脏那么明显。此外,一些囊性病变,如囊肿及淋巴管瘤,T_2WI 也可表现为比纯液体稍低的明显高信号,形似灯泡征,增强扫描有助于这些病变与血管瘤的鉴别。错构瘤也可以表现为 T_2WI 灯泡征,且强化方式与血管瘤相近,但信号相对更不均匀。T_2WI 灯泡征也是一些富血管的肿瘤,如富血供转移瘤以及血管肉瘤的相对罕见征象,尤其是当病变存在边界不清、信号不均、弥散受限等情况时,需要考虑到其他脾脏肿瘤的可能。

【疾病鉴别】

T_2WI 灯泡征是脾血管瘤的典型征象,因此首先需要考虑到脾血管瘤,对于不典型的病变则需要联合其他影像学特征和临床信息进行诊断和鉴别诊断(图 6-2-11)。

1. 诊断思路(图 6-2-11)

2. 鉴别诊断

(1)良性病变

1)脾血管瘤:脾血管瘤是脾脏最为常见的良性肿瘤,分为海绵状血管瘤、毛细血管瘤及混合型血管瘤,以海绵状血管瘤最为多见,其病理学特点为无包膜的良性血管增生,增生血管大小从毛细血管到海绵样血管不等。典型的脾血管瘤表现为脾内单发或多发的边界清楚锐利的圆形、类圆形结节,总体密度/信号相对均匀,当瘤体较大或合并囊变、出血及血栓等情况下密度/信号不均匀。脾血管瘤平扫 CT 呈低/等密度,不具备特异性。T_2WI 灯泡征是脾血管瘤的典型表现,当出现囊变时,其内可见更高信号的囊变成分;此外 T_1WI 呈低信号,DWI 没有弥散受限,但由于 T_2 透射效应会表现为 DWI 高信号,ADC 信号不低。增强扫描时具有三种强化方式:①动脉期明显均匀强化并一直持续,通常发生在小血管瘤中;②早期边缘强化伴均匀延迟强化;③边缘强化伴有向心性充填,中心纤维瘢痕延迟强化。

2)脾窦岸细胞血管瘤:窦岸细胞又叫脾窦内皮细胞,是脾脏红髓的特殊类型细胞,能同时表达内皮细胞和组织细胞相关抗原,具有双重分化特征。脾窦岸细胞血管瘤是一种相对罕见的脾良性原发性肿瘤,起源于脾窦岸细胞,由与脾红髓相连的类似脾窦的不规则吻合血管腔构成,以 40~60 岁最为多见,表现为脾内单发或多发结节,弥漫多发结节更为常见,通常伴有脾体积的增大、贫血及血小板减少,出血常见。脾窦岸细胞血管瘤 CT 平扫的表现不具备特异性,呈低/稍低密度,与正常组织分界不清。病变总体 T_1WI 呈等低信号,由于不规则血管腔内缓慢流动的血流,T_2WI 可见灯泡征,呈明显高信号,其内

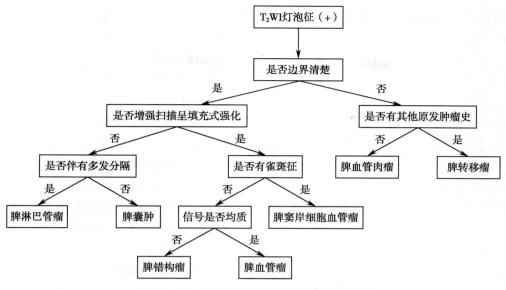

图 6-2-11　基于临床信息的鉴别诊断流程图

可见含铁血黄素沉积导致的斑点状 T_1WI 及 T_2WI 低信号，称为雀斑征，当铁质沉着较多时，T_2WI 可表现为低信号，这是脾窦岸细胞血管瘤相对特异的影像学表现，DWI 可表现为弥散受限。病变增强扫描呈渐进性强化，与血管瘤的强化方式相近，而含铁血黄素沉积部分未见强化。

3）脾囊肿：脾囊肿分为真性囊肿和假性囊肿。脾真性囊肿是上皮囊肿，无分隔，壁菲薄，一般内衬分泌性内皮细胞，常伴肝、肾囊肿，系先天性囊肿，占脾囊肿的 10%。脾假性囊肿壁无内皮细胞被覆，一般继发于外伤、感染、梗死及胰腺炎等，是后天获得性囊肿，又称创伤性囊肿，占所有脾囊肿的 80%。脾囊肿通常 CT 表现为水样低密度，MRI 上 T_1WI 呈低信号，T_2WI 呈明显高信号，高于 T_2WI 灯泡征，因此与脾血管瘤易于鉴别；当囊液成分复杂时，T_2WI 表现形似灯泡征，此时增强扫描有助于两者的鉴别，脾囊肿增强扫描无强化。

4）脾淋巴管瘤：脾淋巴管瘤是起源于脾脏淋巴管系统的良性病变，由扩张的淋巴窦构成，分为囊状淋巴管瘤、毛细血管状淋巴管瘤以及海绵状淋巴管瘤三型。脾淋巴管瘤表现为脾内单发或多发的类圆形或分叶状囊性病变，以单发常见，多位于包膜下区域，其内可见多发分隔，囊壁及分隔可见钙化。病变 CT 平扫表现为水样低密度影，部分呈稍低密度影。T_1WI 呈低或稍低信号，当囊内合并出血或存在较多蛋白成分时，也可表现为高信号；T_2WI 呈水样高信号，内可见低信号分隔。囊液成分复杂且不伴有分隔的脾淋巴管瘤可表现为 T_2WI 明显高信号（低于脑脊液信号），形似灯泡征，但通过增强扫描与脾血管瘤容易鉴别。脾淋巴管瘤增强扫描一般不强化，少数囊壁及分隔可见轻度强化。极少数情况下，海绵状及毛细血管状淋巴管瘤可表现为囊实性病变，伴有渐进性强化的实性成分；病理学上对应红髓大量纤维基质中扩张的血窦，此时可观察到 T_2WI 灯泡征，但通过伴随的囊性成分可与血管瘤鉴别。

5）脾错构瘤：脾错构瘤是一种相对少见的脾脏良性肿瘤，由比例紊乱的正常的脾脏组织构成，根据组成成分不同，可分为红髓型、白髓型、混合型及纤维型，其中白髓型及纤维型较罕见。红髓型由失调的脾窦构成，白髓型主要由淋巴组织构成，混合型由红髓及白髓两种基本相当的成分构成，当病变内的纤维组织超过其他成分时属于纤维型。脾错构瘤表现为脾脏内单发或多发的边界清楚的结节，以单发常见，不伴脂肪成分，少数伴钙化。CT 平扫多表现为等低密度影，不具备特异性。MRI 上 T_1WI 呈等/低信号，T_2WI 信号根据组成成分不同，可以表现为等、低和高三种不同信号，多数信号不均匀，其中 T_2WI 低信号是脾错构瘤的重要诊断要点。脾错构瘤门脉期及延迟期呈渐进性强化，动脉期的强化方式则可分为三种：①病灶内弥漫不均匀轻度强化；②病灶周围斑片状强化；③动脉期明显均匀强化。第三种强化方式主要见于宽窦红髓型脾错构瘤。脾错构瘤红髓型根据其内脾窦扩张的程度可分为窄窦红髓型和宽窦红髓型，宽窦红髓型中可以观察到 T_2WI 灯泡征，这是由于扩张的脾窦中缓慢流动的血液导致的；如果病变相对均质，与血管瘤不易鉴别。

（2）恶性病变

1）脾转移瘤：脾转移瘤多伴有原发肿瘤病史，以血行转移为主，少数可为淋巴转移和种植转移。脾脏转移常为其他恶性肿瘤广泛转移的晚期表现，原发灶大多明确，常来源于肺癌、乳腺癌、肝癌、卵巢癌、胃肠道恶性肿瘤、恶性黑色素瘤、骨及软骨恶性肿瘤。影像学表现较复杂，随原发肿瘤不同而表现不同：可单发或多发，边缘不清楚或清楚，CT 呈低/稍低密度，T_1WI 呈低信号，T_2WI 呈高/稍高信号，典型者可呈靶征或牛眼征，DWI 可见弥散受限；增强后多为轻度强化，部分病灶呈环形强化或不均匀强化，肿块较大时可见坏死。表现为 T_2WI 灯泡征的脾转移瘤十分罕见，可能存在于部分黏液基质成分较多以及纯囊性的转移瘤中。当有原发肿瘤病史的患者新出现表现为 T_2WI 灯泡征的脾占位时，首先需要排除转移；若病灶边界不清，且信号或密度与原发肿瘤相似，应高度怀疑转移。

2）脾血管肉瘤：尽管肿瘤本身十分罕见，脾血管肉瘤是最常见的非血液系统脾脏恶性肿瘤，起源于脾窦内皮细胞，又称为恶性血管内皮瘤或内皮肉瘤，多见于成人。病理学上，肿瘤由排列紊乱的吻合血管通道组成，内衬体积增大的不典型内皮细胞，高分化区表现为脾窦样结构，低分化区具有肉瘤样特征。脾血管肉瘤表现为脾内多发或单发的占位，边界不清；CT 表现为稍低密度影，MRI 为 T_1WI 稍低、T_2WI 明显高信号；信号多不均匀；DWI 可见弥散受限；增强扫描动脉期呈轻度或明显不均匀环状强化，门脉期和延迟期渐进性强化。T_2WI 灯泡征存在于部分分化较好的脾血管肉瘤中，但相比血管瘤，其信号更不均匀，不规则强化更明显。

（李春娟）

七、脾气泡征（气-液平面）

【定义】

脾气泡征（气-液平面）是指在脾脏内部出现气体影。当气体较少时呈小气泡状；当气体较多且病变实质液化时，因为液体与气体密度不同，其交界处形成一个平面，称为气-液平面。

【病理基础】

依据病变类型不同，脾内出现气体的原因也不同。较为常见的原因是细菌性脾脓肿，如败血症、脓毒性栓子、创伤性脾血肿或脾梗死后继发感染；虽然出现概率不高，但对脾脓肿的诊断具有特异性。55%的病原菌为革兰氏阴性菌，其中肺炎克雷伯菌最为常见。其次，脾外伤尤其是贯通伤使腹腔与外界相通，

也会出现气泡。若后续继发脾脓肿，也可形成气-液平面。除此之外，极少数情况下，邻近器官的肿瘤或脓肿累及脾脏也可导致脾气泡征（气-液平面）。

【征象描述】

1. **X线检查** 在脾脏投影区内出现斑点状气体影或气-液平面。

2. **CT 及 MRI 检查** 常为脾脏内单发或多发类圆形低密度灶，其内可有气体影或气-液平面（图6-2-12）。当脾脓肿导致气泡征时，可以同时观察到脾脓肿的相应征象，CT 早期可表现为脾脏弥漫性增大，可见单个或多个低密度影，MRI 表现为脓肿壁 T_2WI 不均匀高信号，中心液化坏死区为更高信号，增强后脾实质及脓肿壁均强化，而液化区无强化。推荐的最佳影像学检查为增强 CT 或 MRI。

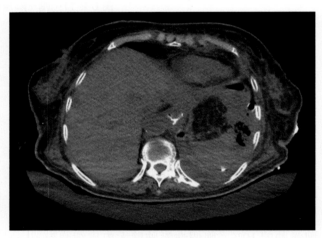

图 6-2-12 脾气泡征
横断面 CT 平扫示脾脏内气体影。

【相关疾病】

与脾气泡征有关的疾病见表 6-2-5。

【分析思路】

及时发现并正确认识气泡征（气-液平面）有助于疾病的诊治，并且有助于探查根本病因。在临床工作中，可以产生气泡的病因主要分为两大类：一是各种原因引起的脾脓肿；二是创伤，尤其是贯通伤使得脾与外界相通。但是产生气泡征（气-液平面）的具体原因我们需要结合临床进行综合判断，产生气泡只是表象，作为放射科医生我们应全面综合考虑，为患者下一步的诊治给临床科室提供意见。例如当脾脓肿伴气泡征出现，且同时发现肝脏低密度占位，应建议患者进行腹部增强 CT 或 MRI 进行进一步鉴别诊断。

【疾病鉴别】

气泡征（气-液平面）可由多种病因引起，是脾

表 6-2-5　脾气泡征相关疾病

恶性病变	良性病变	医源性和治疗后改变	类似征象及其他
邻近器官肿瘤累及继发脾脓肿	脾脓肿 邻近器官脓肿的直接蔓延	脾动脉栓塞术后继发感染	创伤

脏影像中一个具有诊断价值的特征。它表明此处病灶因为某种原因产生了气体或外部的气体进入了脾脏。再结合患者临床病史以及其他征象,有助于缩小鉴别诊断的范围,为临床提供有效的诊断结果,鉴别诊断流程图见图 6-2-13。

1. **诊断思路**(图 6-2-13)

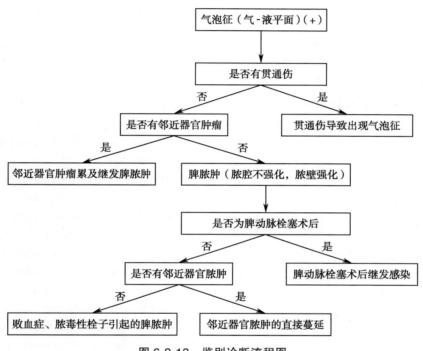

图 6-2-13　鉴别诊断流程图

2. 鉴别诊断

（1）恶性病变

邻近器官肿瘤累及继发脾脓肿的含义为邻近脏器疾病包括结肠和胰腺等相关疾病,如结肠癌、胰腺癌均可继发脾脓肿,但较为罕见,例如左半结肠癌或者胰尾部癌可能累及脾脏,进而形成脾脓肿以及结肠癌穿孔继发脾脓肿。最常见的临床表现为左上腹痛、寒战、高热,若形成结肠-脾瘘,上述症状可能部分缓解;若脾脓肿破裂,则可出现剧烈腹痛。增强 CT 或 MRI 为推荐检查。增强 CT 可发现脾脓肿,若伴有气泡征(气-液平面),则更加支持脾脓肿诊断,部分病例还伴有左侧胸腔积液。但多数放射科医师易满足于脾脓肿的诊断,忽略了邻近结肠壁出现不均匀增厚甚至肿块,因此当发现脾脓肿时,应该关注邻近器官有无其他病变,不应仅限于脾脓肿的诊断,而应进一步探寻病因,特别是有无邻近空腔脏器癌变穿孔等。

（2）良性病变

1）脾脓肿(脾囊肿继发感染):常见的真性脾囊肿病因不清,可能是由于胚胎发育过程中腹膜间皮细胞在脾内隔离形成。大多数真性脾囊肿无症状,多于进行影像检查时偶然发现。在 CT 上一般呈水样密度,形态规则,边界清楚,增强后无强化。感染是其并发症之一,但较为罕见。当发生感染时可形成脾脓肿,通常为单发、也可多发,边界不清晰,增强扫描出现周边环状强化、中心不强化,内部可能出现气泡征(气-液平面),这是脾脓肿形成的特异性征象。临床表现为发热、白细胞升高及腹痛。

2）脾脓肿(脾梗死继发感染):脾梗死是由于血管栓塞导致脾大面积或节段性缺血和坏死。有多种病因可导致脾梗死,例如血液系统疾病(骨髓纤维化、镰状细胞贫血及高凝状态等),血栓(房颤、亚急性细菌性心内膜炎所致的主动脉栓子),解剖因素(脾扭转)以及其他原因(胰腺炎、门静脉高压以及手术）。部分患者可能无症状，最常见的症状包括左上腹痛、寒战、发热、恶心呕吐。脾梗死的推荐影像检查为增强CT，门静脉期可显示为脾实质内的楔形无强化区域，脾节段性受累更为常见，但也可以累及整个脾。若进行血管造影，可表现为脾动脉闭塞或节段性栓塞。脾梗死的并发症之一就是脾脓肿。脾梗死继发脾脓肿通常表现为脾实质内或脾周的复杂液体积聚，脾组织可液化坏死，增强扫描呈周边强化、中心不强化，其内可见气泡征（气-液平面），伴周围脂肪受累或炎症。

3）邻近器官脓肿的直接蔓延：脾脓肿也可继发于邻近器官的感染，如胰腺、左肾、胃肠、胸膜等邻近器官的脓肿。当继发脾脓肿时，主要表现为脾单发或多发低密度病灶，增强扫描脓肿壁环形强化，脓腔不强化，伴或不伴气泡征（气-液平面）。同时表现为高热、寒战、恶心、呕吐和白细胞升高。

（3）类似征象及其他：脾是钝性伤中最常损伤的腹部实性器官，脾创伤也是最常见的需要手术治疗的腹部脏器损伤。当发生贯通伤时，脾与外界相通，导致气体进入脾脏。此时诊断需要有明确的外伤史以及腹腔内可见游离气体影，同时可能伴有脾撕裂及活动性出血。当发生闭合性创伤时，脾可能出现脾周血肿、脾内血肿、包膜下血肿、脾撕裂伤、脾破裂及脾梗死，而以上脾创伤可继发脾脓肿，从而出现气泡征（气-液平面）及发热寒战等临床症状。因此诊断脾创伤后继发脾脓肿，必须要结合外伤史及临床表现。

（李春媚）

参 考 文 献

1. DONNELLY LF, FOSS JN, FRUSH DP, et al. Heterogeneous splenic enhancement patterns on spiral CT images in children：minimizing misinterpretation［J］. Radiology，1999，210（2）：493-497.

2. HAMED MM, HAMM B, IBRAHIM ME, et al. Dynamic MR imaging of the abdomen with gadopentetate dimeglumine：normal enhancement patterns of the liver, spleen, stomach, and pancreas［J］. Am J Roentgenol，1992，158（2）：303-307.

3. DONNELLY LF, EMERY KH, BOVE KE, et al. Normal changes in the MR appearance of the spleen during early childhood［J］. Am J Roentgenol，1996，166（3）：635-639.

4. 宋彬，严福华. 中华影像医学：肝胆胰脾卷［M］. 3 版. 北京：人民卫生出版社，2019.

5. 刘建全，关中礼，刘波，等. 增强CT扫描对脾挫裂伤的诊断价值［J］. 系统医学，2019，4（12）：120-122.

6. KHALED ME, VAMSIDHAR RN, GOVIND M, et al. MR imaging of the spleen：spectrum of abnormalities［J］. RadioGraphics，2005，25（4）：967-982.

7. ZHANG J, LI C, HAN X, et al. The digestive system involvement of antiphospholipid syndrome：pathophysiology, clinical characteristics, and treatment strategies［J］. Ann Med，2021，53（1）：1328-1339.

8. SANTILLI D, GOVONI M, PRANDINI N, et al. Autosplenectomy and antiphospholipid antibodies in systemic lupus erythematosus：A pathogenetic relationship？［J］. Semin Arthritis Rheum，2003，33（2）：125-133.

9. LEIPE J, HUEBER AJ, KALLERT S, et al. Autosplenectomy：rare syndrome in autoimmunopathy［J］. Ann Rheum Dis，2007，66（4）：566-567.

10. CONSUL N, JAVED-TAYYAB S, LALL C, et al. Calcified splenic lesions：pattern recognition approach on ct with pathologic correlation［J］. Am J Roentgenol，2020，214（5）：1083-1091.

11. SOLOMON N, SEGARAN N, BADAWY M, et al. Manifestations of sickle cell disorder at abdominal and pelvic imaging［J］. Radiographics，2022，42（4）：1103-1122.

12. TAKEYAMA S, ABE N, ATSUMI T. Autosplenectomy［J］. Eur J Intern Med，2022，96：109-110.

13. DYER MJ, MAJID A, WALEWSKA R, et al. Splenic infarction associated with rapidly progressive chronic lymphocytic leukemia with complex karyotype and ATM mutation［J］. Leuk Res，2011，35（5）：e55-e57.

14. AKSU T, ERDEM AY, FETTAH A, et al. Massive splenic infarction and portal vein thrombosis in children with chronic myeloid leukemia［J］. J Pediatr Hematol Oncol，2014，36（7）：e471-e472.

15. NATH UK, RAY SS, CHATTOPADHYAY A, et al. Acute abdomen due to splenic infarction as the initial presentation of pediatric acute lymphoblastic leukemia［J］. International Journal of Hematology，2013，97（3）：433-434.

16. GUNN, MARTIN L. Pearls and pitfalls in emergency radiology：variants and other difficult diagnoses［M］. Cambridge：Cambridge University Press，2013.

17. DIXE DE OLIVEIRA SANTO I, SAILER A, SOLOMON N, et al. Grading abdominal trauma：changes in and implications of the revised 2018 AAST-OIS for the spleen, liver, and kidney［J］. Radiographics，2023，43（9）：e230040.

18. 郭启勇. 中华临床医学影像学［M］. 北京：北京大学医学出版社，2015.

19. VÖLK M, STROTZER M. Diagnostic imaging of splenic disease［J］. Radiologe，2006，46（3）：229-243.

20. ELSAYES KM, NARRA VR, MUKUNDAN G, et al. MR

imaging of the spleen：spectrum of abnormalities［J］. Radiographics，2005，25（4）：967-982.

21. 雷露，吕雪飞，杨玲，等.脾脏占位性病变的影像学表现［J］.医学影像学杂志，2023，33（05）：790-793.

22. 邓琦，李勤祥，杨冠英.脾脏炎性肌纤维母细胞瘤的影像学表现［J］.中国中西医结合影像学杂志，2019，17（5）：525-527.

23. 郭启勇.中华临床医学影像学消化分册［M］.北京：北京大学医学出版社，2015.

24. 刘赓年，朱绍同，洪楠.影像诊断征象分析：下卷［M］.北京：科学出版社，2019.

25. ABBOTT RM，LEVY AD，AGUILERA NS，et al. From the archives of the AFIP：primary vascular neoplasms of the spleen：radiologic-pathologic correlation［J］. Radiographics，2004，24（4）：1137-1163.

26. SANGIORGIO VFI，ARBER DA.Vascular neoplasms and non-neoplastic vascular lesions of the spleen［J］. Semin Diagn Pathol，2021，38（2）：154-158.

27. DUSHYANT V SAHANI. Abdominal imaging［M］. Amsterdam：Elsevier Saunders，2013.

28. 郭启勇.中华临床医学影像学［M］.北京：北京大学医学出版社，2015.

29. VÖLK M，STROTZER M.Diagnostic imaging of splenic disease［J］. Radiologe，2006，46（3）：229-243.

第七章　食管影像常见征象

第一节　食管管腔改变

一、管腔狭窄

【定义】

食管超过正常限度的管腔持续性缩小称为管腔狭窄,分为先天性与后天性狭窄,后天性狭窄根据狭窄性质,常分为食管良性狭窄和食管恶性狭窄,管腔狭窄发生率约为 1.1/10 万人年,与年龄呈正相关。虽然食管管腔狭窄征象无特异性,但它有助于放射科医师在综合其他影像征象和临床信息后作出诊断和鉴别。

【病理基础】

1. **先天性食管狭窄**　多于幼年发病,是发育过程中气管与食管隔膜基底部或食管侧嵴过度增生而导致的狭窄。分为肌层肥厚(53.8%)、气管源性残余(30.0%)和膜蹼(16.2%)3 种类型,可合并食管闭锁、食管裂孔疝、气管软化、食管重复畸形等。

2. **后天性食管狭窄**　①食管黏膜上皮因炎症破坏或化学药品腐蚀,修复后形成瘢痕、纤维化和管腔狭窄;②食管肿瘤,如食管癌不同程度地阻塞食管管腔;③食管周围组织病变从外部压迫食管所致,如肺及纵隔肿瘤、动脉瘤、甲状腺肿等。

【征象描述】

1. **上消化道造影检查**　病变性质不同引起管腔狭窄的形态也不相同。先天性狭窄边缘多光滑而局限。痉挛造成的狭窄形状可以改变,痉挛解除后即恢复正常。炎症性狭窄表现范围较广泛,或为分段性,边缘较整齐,病变区和正常区分界欠清(图 7-1-1)。肿瘤性狭窄的范围较局限,边缘不整齐,管壁僵硬,病变区与正常区分界明显。外压性狭窄多位于管腔一侧,并可见整齐的压迹,管腔伴有移位。

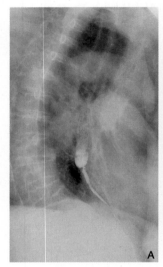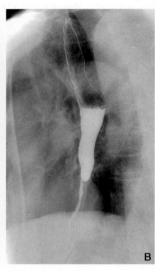

图 7-1-1　上消化道造影显示炎症性狭窄
A. 右前斜位;B. 左前斜位。

2. **CT 检查**　为判断是否存在食管壁病变、食管狭窄周围情况及病变性质提供依据。CT 可清晰显示食管壁增厚(食管壁超过 5mm)、腔内外肿块、周围脂肪层改变、邻近脏器及淋巴结改变等(图 7-1-2)。

3. **MRI 检查**　食管管腔狭窄的 MRI 表现与 CT 表现类似,MRI 可以更清楚地显示周围软组织受累情况(图 7-1-3)。

【相关疾病】

与食管狭窄相关的疾病见表 7-1-1。

表 7-1-1　与食管狭窄相关的疾病

先天性	良性病变	恶性病变
肌层肥厚	溃疡性病变	食管癌
气管源性残余	化学性腐蚀	非食管恶性肿瘤外压
膜蹼	放射性损伤	
	贲门失弛缓症	
	食管良性肿瘤	
	或非食管良性	
	肿瘤外压	

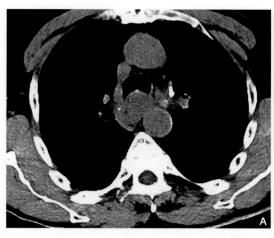
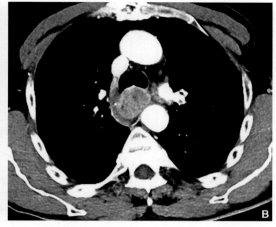

图 7-1-2　CT 显示食管中段鳞状细胞癌所致管腔狭窄

A. 为 CT 平扫,食管腔内可见软组织密度肿块影,食管腔明显狭窄,前方气管受压;B. 为 CT 增强扫描,肿块呈欠均匀明显强化。

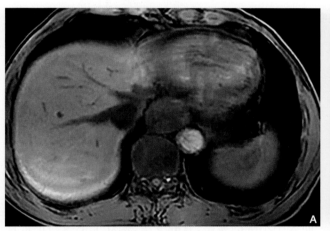
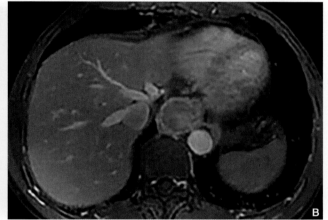

图 7-1-3　食管下段鳞状细胞癌

A. 为脂肪抑制 T_1WI 平扫,食管腔内可见 T_1WI 低信号肿块影,食管腔明显狭窄;B. 为 T_1WI 增强扫描,肿块呈欠均匀轻度强化,外周仍可见明显强化的食管壁。

【分析思路】

食管狭窄是食管或食管邻近结构病变的一个征象,分析思路如下:

第一,正确认识不同性质病变引起管腔狭窄的形态改变。

第二,上消化道造影检查动态观察食管走行,了解狭窄的位置、直径及长度。

第三,分析引起食管狭窄病变的 CT 表现,食管邻近结构、器官的情况。

第四,结合患者的临床病史、临床症状、诊疗经过及其他影像学检查等临床资料,如吞咽困难、呕吐等临床症状,吞咽困难是食管狭窄主要且典型的症状。进食情况、放化疗史、有无异物误服及吞入史等,可缩小鉴别诊断范围。

【疾病鉴别】

食管狭窄只是一个征象,绝不能孤立看待,需要联合其他影像学特征和临床信息进行诊断和鉴别诊断。

1. 诊断思路(图 7-1-4)

2. 鉴别诊断

(1)先天性食管狭窄:多于幼年发病,表现为呕吐、吞咽困难、营养不良及发育迟缓。上消化道造影检查为诊断首选方法,其特征性表现为食管下 1/3 或远端狭窄,通常为恒定狭窄,钡剂通过狭窄段时无蠕动及扩张,食管近端常有扩张。

(2)贲门失弛缓症:发病晚于先天性食管狭窄,X 线食管钡餐检查表现为食管扩张,钡剂通过贲门受阻,呈鸟嘴样改变。

(3)腐蚀性食管炎:患者有吞服或误服腐蚀剂的病史,一般腐蚀剂为强酸或强碱。上消化道造影检查表现取决于病变发展阶段与损伤程度。病变较轻者,早期食管下段痉挛,黏膜正常或增粗扭曲;后

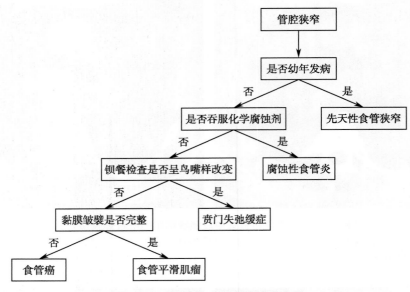

图 7-1-4 管腔狭窄诊断思路流程图

期可不留痕迹或轻度狭窄,狭窄段边缘光整,与正常段移行过渡。病变较重者,受累食管长度增加,但由于腐蚀剂在食管上段停留时间短,一般食管上段损伤常较轻,常以中下段为主,边缘呈锯齿或串珠状,甚至可呈下段管腔逐渐闭塞,呈鼠尾状或漏斗状。狭窄一般为向心性,可呈连续状也可呈间断状,食管黏膜平坦消失或呈息肉样增粗形成充盈缺损。狭窄上段常有轻度扩张。有食管穿孔时可见对比剂进入纵隔内,食管气管瘘者则可见到支气管内出现对比剂。依据吞服腐蚀剂的病史与食管造影所见即可对本病作出诊断。

(4)食管平滑肌瘤:上消化道造影检查表现为:肿瘤呈边缘完整、光滑、锐利的充盈缺损,呈圆形、椭圆形或分叶状,切线位观察显示为半圆形突向食管腔内的阴影,与食管壁呈钝角。当钡剂大部分通过后,肿瘤上、下方食管收缩,肿瘤处食管似被撑开,肿瘤周围钡剂环绕涂布,其上、下缘呈弓状或环形,称为环形征。肿瘤局部黏膜皱襞完整,但可变细变浅,甚至平坦消失。少部分病例因溃疡形成或糜烂而有龛影表现。较大的肿瘤或向壁外生长的肿瘤可借助 CT 检查了解其大小、形态、边缘、密度及与邻近脏器的相互关系。

(5)食管癌:食管造影检查表现因分期和肿瘤大体病理类型而异。

1)早期食管癌的 X 线表现

a. 平坦型:切线位可见管壁边缘欠规则,扩张性略差或钡剂涂布不连续;黏膜粗糙呈细颗粒状或大颗粒网状,提示癌症糜烂。病灶附近黏膜粗细不均、扭曲或聚拢、中断。

b. 隆起型:病变呈不规则状扁平隆起、分叶或花边状边缘,表面呈颗粒状或结节状的充盈缺损,可有溃疡形成。

c. 凹陷型:切线位示管壁边缘轻微不规则,正位像可为单个或数个不规则浅钡斑,其外围见多数小颗粒状隆起或黏膜皱襞集中现象。

2)中期食管癌的 X 线表现

a. 髓质型:范围较长的不规则充盈缺损,伴有表面大小不等的龛影,管腔变窄,病灶上下缘与正常食管分界欠清晰,呈移行性,病变处有软组织致密影。

b. 蕈伞型:管腔内偏心性的菜花状或蘑菇状充盈缺损,边缘锐利,有小溃疡形成为其特征与正常食管分界清晰,近端食管轻或中度扩张。

c. 溃疡型:较大不规则的长形龛影,其长径与食管的纵轴方向一致,龛影位于食管轮廓内,管腔有轻或中度狭窄。

d. 缩窄型(硬化型):管腔呈环形狭窄,范围较局限,为 3～5cm,边界较光整,与正常区分界清楚,钡餐通过受阻,其上方食管扩张。

CT 主要显示肿瘤的食管腔外部分与周围组织、邻近器官的关系,了解有无浸润、包绕,有无淋巴结转移,从而利于肿瘤分期,评估有无复发与转移,并进行疗效判定等。

(陈天武)

二、管腔扩张

【定义】

食管超过正常限度的管腔持续性增大称之为管

腔扩张,可分为原发性及继发性两种,原发性扩张可分为广泛性扩张及局限性扩张两种,继发性扩张常见于食管狭窄部上方。

【病理基础】

1. **广泛性扩张** 广泛性扩张又称先天性扩张,发病原因不明,食管神经肌肉功能障碍引起全段食管扩张。由于食管全段扩张又称巨食管症。

2. **局限性扩张** 即憩室,常分为膨出性(真性)憩室及牵引性(假性)憩室两种。膨出性憩室常因食管壁平滑肌层先天发育不良,表面的黏膜部分由该处膨出所致,多发生在咽、食管交界处,少数发生在食管下段。憩室多突出于后壁,由于憩室的增大在脊柱前方下垂;由于憩室内食物积存常压迫食管造成狭窄。牵引性憩室常因食管周围组织的慢性炎症(如淋巴结结核等)造成瘢痕性收缩,牵拉食管壁而形成,多发生在食管前壁,呈漏斗状扩张。

3. **继发性扩张** 常见于食管狭窄部上方,由慢性部分梗阻继发食管管腔内压力增加引起。

【征象描述】

1. **X线检查** 扩张的食管在后纵隔中表现为管状结构,其中可能含有气体、液体、食物或这些的组合。在侧位片上,气管和心脏可能向腹侧移位。继发性扩张可见食管狭窄平面以上食管段扩展表现(图7-1-5)。在诊断食管扩张时必须注意始终将X线表现与临床表现相结合。

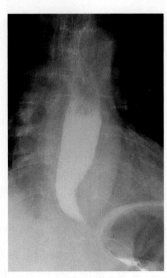

图7-1-5 贲门失弛缓症
食管造影示食管远端管腔狭窄,近端管腔扩张。

2. **CT检查** CT显示食管扩张(图7-1-6)无特异性,CT显示食管扩张可由贲门失弛缓症、硬皮病、食管腺癌和食管远端狭窄各种原因引起。鉴别诊断可通过出现肺间质疾病支持硬皮病,或通过食管远

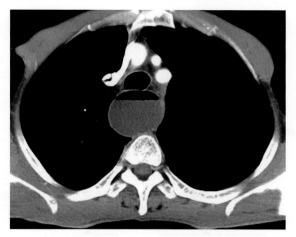

图7-1-6 贲门弛缓症增强CT扫描显示严重扩张的食管内积气、积液

端肿块支持食管癌缩小诊断范围。一般来说慢性反流性食管炎仍然是食管远端梗阻和食管扩张的最常见原因。

【相关疾病】

1. **食管动力障碍性疾病**

(1)贲门失弛缓症:这是最常见的引起食管扩张的动力障碍性疾病。主要是由于食管下括约肌松弛障碍和食管体部蠕动减弱或消失,导致食物不能顺利通过食管进入胃内,从而引起食管扩张。

(2)弥漫性食管痉挛:食管出现不协调的收缩,可导致食物通过不畅,引起食管扩张。

(3)食管炎:食管黏膜受到多种因素刺激导致黏膜出现炎症反应,发生充血、水肿,进而引起食管扩张。

2. **食管机械性梗阻**

(1)食管良性狭窄:如食管化学烧伤后狭窄、食管术后狭窄等,可使食物通过受阻,其上方食管扩张。

(2)食管肿瘤:包括良性肿瘤(如食管平滑肌瘤)和恶性肿瘤(如食管癌),当肿瘤阻塞食管腔时,可引起食管代偿性扩张。

3. **全身性疾病累及食管** 硬皮病可影响食管的肌肉和神经,导致食管蠕动减弱,进而引起食管扩张。

【分析思路】

食管扩张无特异性,分析思路如下:①分析食管扩张是原发性还是继发性;②分析继发性的原发病灶情况,如主要由食管管腔狭窄引起,其鉴别诊断详见"管腔狭窄";③结合患者的临床病史、临床症状、诊疗经过及其他影像学检查等临床资料,缩小鉴别诊断范围。

【疾病鉴别】

1. 诊断思路（图7-1-7）

2. 鉴别诊断

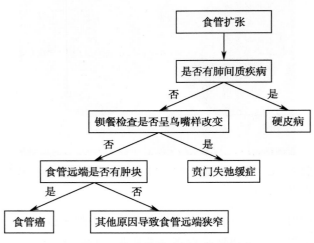

图7-1-7 管腔扩张诊断思路流程图

（1）硬皮病：好发于女性，主要表现为皮肤萎缩硬化、色素沉着、肌肉疼痛等。食管受累时可出现吞咽困难、胸骨后疼痛及烧灼感、恶心呕吐等。X线钡餐检查显示食管蠕动明显减弱甚至完全消失、排空延迟，由于食管张力低而呈显著扩张。食管远端常见管腔狭窄，可并发反流性食管炎和食管裂孔疝。可通过出现肺间质疾病支持硬皮病。

（2）贲门失弛缓症：发病晚于先天性食管狭窄，X线食管钡餐表现为食管扩张，钡剂通过贲门受阻，食管远端逐渐变细、狭窄，呈"鸟嘴状"且立位时钡剂通过胃食管连接处呈间歇排出。

（陈天武）

三、鸟嘴征/萝卜根征

【定义】

鸟嘴征/萝卜根征指X线造影检查时食管下端呈边缘光滑的圆锥形或漏斗形对称性狭窄，钡餐潴留在食管下端，其上段食管呈不同程度的扩张、延长与弯曲，食管中下段正常蠕动波消失，远端逐渐变细，呈鸟嘴状或萝卜根状改变，常见于贲门失弛缓症。

【病理基础】

组织病理学上，形成此征象的不同疾病都有共同的特征，是由于食管贲门部的神经肌肉功能障碍所致的食管功能障碍引起食管下端括约肌弛缓不全，其特点是食管体平滑肌无效蠕动和下食管括约肌松弛障碍。目前公认的发病机制是炎症过程导致食管肌间神经丛中的抑制性神经元细胞变性或死亡，使其所释放的抑制性神经递质减少，导致下食管括约肌松弛和食管体部无效蠕动，食物无法顺利通过而滞留，从而逐渐使食管张力、蠕动减低及食管扩张。临床上发病缓慢，症状与精神情绪及刺激性食物有关。目前，食管造影的广泛应用也提高了对鸟嘴征/萝卜根征的检出。

【征象描述】

1. X线检查

（1）胸部透视或平片：右侧纵隔增宽，有时在纵隔影内显示有液平面，为扩张的食管影所致，行钡餐检查即可确诊。

（2）X线钡餐造影：早期表现为食管轻度扩张，以下段明显，蠕动减弱，下段狭窄段长约2～5cm，管壁柔软，黏膜正常，钡剂可少量通过。中期表现为食管中度扩张，内有较多潴留物，下端呈漏斗状或圆锥状狭窄，狭窄对称，边缘光滑，仅少量钡剂间歇通过，呈条状或线状。晚期则表现为食管高度扩张、迂曲，可呈"S"形位于横膈上，也可呈囊袋状扩张，内有较多钡剂潴留，下端呈"鸟嘴样"变细，造影剂几乎无法通过（图7-1-8）。

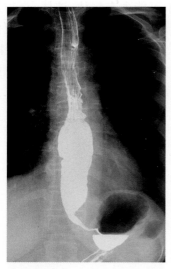

图7-1-8 贲门失弛缓症
上消化道造影检查示食管下端表现为鸟嘴征。

根据食管造影结果，食管扩张的程度可分为三级：Ⅰ级（轻度），食管直径小于4cm；Ⅱ级（中度），食管直径约4～6cm；Ⅲ级（重度），食管直径大于6cm，甚至弯曲呈"S"形。

2. CT检查 主要表现为纵隔内食管不同程度扩张，CT多平面重建可以明确显示这一征象。中、重度贲门失弛缓症可见狭窄上方食管明显扩张，其内积气、积液，并可见食物残渣，食管下端狭窄段管腔逐渐变细且管壁光滑，呈鸟嘴征改变，可伴有食管壁对称性增厚（图7-1-9）。

【相关疾病】

与鸟嘴征相关的疾病如下,详见表7-1-2。

【分析思路】

鸟嘴征主要由于胃肠病变导致肠腔逐渐狭窄,形似鸟嘴的征象,分析思路如下:①需要准确认识这个征象。②重点分析病灶部位:在贲门处出现多为食管-贲门病变,在幽门处出现为幽门病变,在乙状结肠、直肠出现为结肠病变。③分析其他影像学表现,如是否出现串珠征。④结合患者的临床病史、临床症状、诊疗经过、多次影像学检查前后对比结果及临床胃镜、肠镜等检查,可缩小鉴别诊断范围。

【疾病鉴别】

鸟嘴征只是一个征象,绝不能孤立看待,需要联合其他影像学特征和临床病理信息进行诊断和鉴别诊断。

1. **诊断思路**（图7-1-10）

2. **鉴别诊断**（表7-1-3）

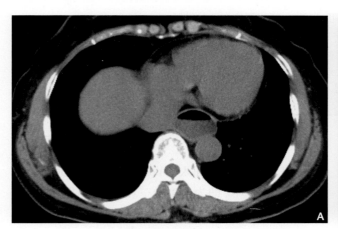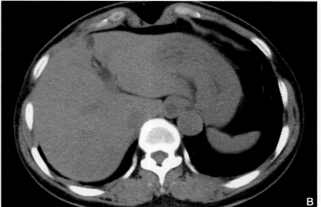

图7-1-9 贲门失弛缓症CT平扫
A.食管下段扩张;B.食管贲门部狭窄。

表7-1-2 鸟嘴征相关疾病

非肿瘤性疾病	肿瘤性疾病	治疗后改变或其他
贲门失弛缓症	食管下端贲门癌	食管胃术后改变
食管裂孔疝	胃腺癌浸润食管胃交界处	外压（肿瘤、血管或脊椎）
食管静脉曲张	转移癌累及食管胃交界处	
先天性肥大性幽门狭窄		
乙状结肠扭转		

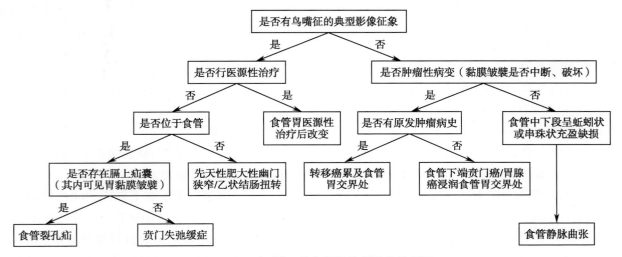

图7-1-10 鸟嘴征/萝卜根征诊断思路流程图

表 7-1-3　鸟嘴征在几种常见疾病中主要鉴别诊断要点

疾病	鸟嘴征典型影像特征	鉴别要点
贲门失弛缓症	食管下端自上而下逐渐狭窄,呈漏斗状或鸟嘴状,狭窄段以上食管不同程度扩张	食管狭窄段黏膜皱襞正常,食管蠕动减弱或消失,可有第三收缩波出现
食管裂孔疝	钡剂造影仰卧位时,其尖端向上,形似鸟嘴	钡剂造影膈上疝囊,胃黏膜通过横膈、胃食管交界部位于膈上
食管静脉曲张	无	多有肝硬化病史,钡剂造影食管中下段黏膜皱襞增宽、迂曲,呈蚯蚓状或串珠状充盈缺损,管壁边缘呈锯齿状
食管下端贲门癌	无	病变与正常食管分界明确,狭窄边缘不光滑,管壁僵硬,不能扩张,有充盈缺损或黏膜皱襞破坏现象
乙状结肠扭转	钡剂灌肠在直肠与乙状结肠交界处受阻,尖端呈锥形或呈"鸟嘴"样改变	病变部位在乙状结肠
先天性肥大性幽门狭窄	钡剂造影显示胃扩张,胃排空时间明显延长,钡剂通过幽门时间延长,以及幽门管逐渐变细、狭窄,严重者幽门管不充钡,仅幽门入口充钡,似鸟嘴状	病变部位在幽门

（陈天武）

四、三环征

【定义】

三环征是滑动性食管裂孔疝的典型征象,主要表现为膈上疝囊与粗大胃黏膜的出现,食管胃角变钝,典型者有下食管括约肌收缩环（A 环）、食管胃连接环（B 环）和胃通过食管裂孔狭窄环（C 环）的出现,即三环征。

【病理基础】

三环征常见于食管滑动疝,即 I 型食管裂孔疝,是由于胃食管连接部的进行性破坏导致的。膈肌裂孔增大和膈食管膜周围松弛使胃贲门的一部分向上疝出。滑动疝没有固定疝囊,由于胃食管连接部在腹内不是固定的,疝可滑入胸腔。膈食管膜保持完整,疝位于后纵隔内。

【征象描述】

1. X 线检查

（1）胸部平片:显示为膈上心影重叠处的含气疝囊影,立位可见气液平面;不含气时表现为左心膈角模糊或消失,心影局部密度增高。

（2）透视下食管吞钡和上消化道造影检查:直接征象为膈上疝囊,疝囊内有胃黏膜皱襞影,出现食管胃环;间接征象为横膈裂孔增宽,钡剂反流入膈上疝囊,食管胃角变钝。

滑动疝的食管胃结合部位于膈上,膈上疝囊并不固定存在,通常直立位可还纳。下食管括约肌环（A 环）升高和收缩,食管胃连接环（B 环）出现在膈裂孔以上≥2cm 处,疝入的胃通过食管裂孔时可形成一狭窄环（C 环）,即为典型的三环征征象（图 7-1-11）。食管蠕动波在胃食管交界处终止,并可见扭曲食管与疝连续。左侧位和仰卧位时显示明显,可有食管裂孔疝扭曲或变窄。

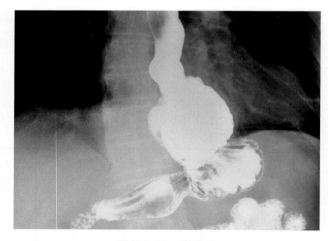

图 7-1-11　滑动疝

上消化道造影检查的三环征表现,即食管胃结合部位于膈上。

2. CT 表现

（1）食管裂孔扩大:横膈裂孔（>15mm）;食管壁和横膈之间距离加大。

（2）局部脂肪聚集在下纵隔中间部位:大网膜通过膈食管裂孔疝入;远端食管周围可见脂肪增多。

（3）CT 清楚地显示通过较宽食管裂孔形成的食管裂孔疝,并可清楚观察疝囊的大小、内容物和方向,疝内容物与食管并列（图 7-1-12）。

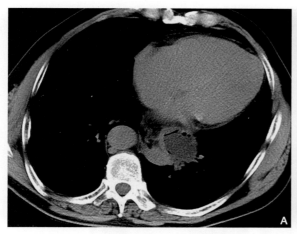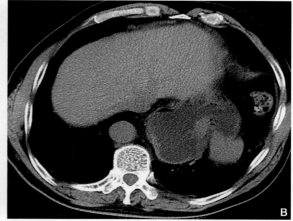

图 7-1-12　食管裂孔疝 CT 表现
A.心脏平面;B.肝脏穹窿部平面。

【相关疾病】

三环征是滑动性食管裂孔疝的特征性影像征象,其他食管病变不具备该征象。

【分析思路】

三环征主要是指下食管括约肌收缩环(A 环)、食管胃连接环(B 环)和胃通过食管裂孔狭窄环(C 环)的出现,分析思路如下:①需要准确认识三环征这个征象;②重点是在钡餐检查下观察疝囊的情况,膈上疝囊内含粗大胃黏膜皱襞。

【疾病鉴别】

三环征是滑动性食管裂孔疝的一个有诊断价值的特征。正确认识三环征有助于疾病的鉴别诊断。

1. **膈壶腹**　为正常的生理现象,表现为食管远段稍扩张的囊性结构,随其上方的食管蠕动到达而收缩变小,显示出纤细的黏膜皱襞,其上方直接与食管相连而无收缩环存在。完全扩张时,壶腹部球状改变。

2. **术后改变**　食管切除术病史,将胃拉至胸腔以取代切除的食管。

3. **食管膨出性憩室**　表现为膈上区囊袋状突起,并与食管有一狭颈形成,其内可见正常黏膜皱襞与食管壁黏膜相连,憩室与胃之间常有一段正常食管相隔。

（陈天武）

五、腔内异常

【定义】

食管腔内异常是食管病变或异物在食管腔内占据一定空间,形成食管腔内的肿块影或团块影。部分横断面上可见到肿块或团块与食管内壁之间存在一定的缝隙,该征象常见于食管异物与食管息肉。

【病理基础】

异物滞留于食管内的比例能达上消化道异物的85%,临床表现大多为异物阻塞感、吞咽困难或胃肠道反应等,若出现发热,提示继发感染;若出现呕血或呕吐物内有血块,除提示黏膜损伤外,还需警惕大血管破损。

食管息肉是一种良性的肿瘤样的病变,发病机制尚不清晰,但被认为是多余黏膜结节性增厚的延长,通过反复吞咽而折叠,含有纤维、血管和脂肪组织,外有完整的包膜,边界光滑,呈圆形或椭圆形,好发于食管颈部。

【征象描述】

1. **X 线检查**

（1）食管异物:多数不透光的异物表现为高密度影,并可识别异物的类别、大小、部位(图 7-1-13)。透光的异物主要应用吞钡检查,口服少量稀钡,借助钡剂的附着,可显示异物的大小、形状、位置,表现为充盈缺损影。若出现异物周围软组织肿胀,并有颗粒状的透光区,提示已有脓肿形成;若有气液平面形成,提示食管穿孔的可能。对于较大、尖锐的异物,则禁用钡剂检查,防止进一步加重食管损伤。

（2）食管息肉:在 X 线造影检查中,息肉表现为边界锐利、光整的充盈缺损影,食管管壁柔软,钡剂通过食管狭窄处可有停滞,但一般无明显的梗阻征象。病变区的黏膜展平消失,无破坏中断征象。

2. **CT 检查**　可以明确异物的位置、大小以及与周围组织的关系(图 7-1-14),亦可以了解息肉的大小、生长方向以及有无坏死。

【相关疾病】

与食管管腔异常有关的疾病多见于食管息肉、食管异物。

【分析思路】

正确认识管腔异常有助于疾病的诊治,尤其是

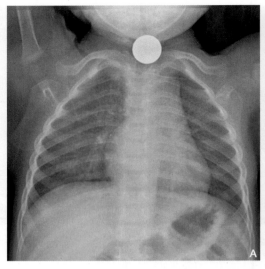
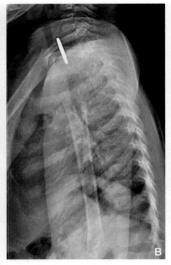

图 7-1-13　食管异物(硬币)
A. 正位显示食管区圆形高密度影;B. 侧位显示食管区条状高密度影。

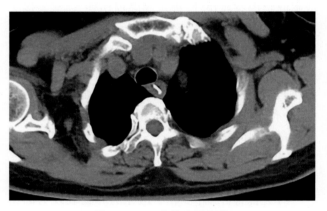

图 7-1-14　食管金属异物

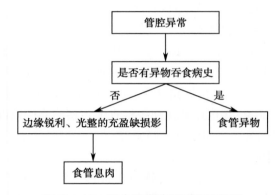

图 7-1-15　腔内异常诊断思路流程图

对息肉、异物的鉴别。异物的影像表现主要观察形状、大小、位置等,异物的密度与其本身相关,对于异物的影像诊断应结合异物吞食的病史。食管息肉表现为边缘锐利、光整的充盈缺损影,相应层面管腔狭窄,但无明显梗阻征象,增强扫描病灶呈轻度或无强化。正确认识异物、息肉的特征有助于管腔异常的诊断及鉴别诊断。

【疾病鉴别】

1. **诊断思路**(图 7-1-15)

2. **鉴别诊断**

(1)食管息肉:食管息肉是一种良性的肿瘤样的病变,发病机制尚不清晰,但被认为是多余黏膜结节性增厚的延长,通过反复吞咽而折叠,含有纤维、血管和脂肪组织,外有完整的包膜,边界光滑,呈圆形或椭圆形,好发于食管颈部。食管息肉的症状多不明显,为胸骨后不适或喉部异物感,偶有吞咽梗阻。X 线造影显示病变边缘完整、光滑、锐利的充盈

缺损影,切线位观察显示为半圆形凸向食管腔内的阴影。CT 表现为食管腔内肿块影,多为等密度影。

(2)食管异物:食管异物是指在食管内因难以排出而滞留的各类物体,是临床中常见的一种急症。在中国人群中,异物滞留在食管内的比例能达到上消化道异物的 85% 左右。由于食管位于后纵隔,邻近主动脉、气管、心脏等多个重要的组织结构,若对异物处理不及时或处理方式不当,可能会造成严重并发症,甚至危及患者的生命。常见并发症有食管黏膜糜烂、出血、穿孔,严重并发症主要为继发于穿孔的颈部脓肿、纵隔脓肿(炎)、食管主动脉瘘或假性动脉瘤相关的致命性大出血、食管气管瘘相关的呼吸障碍,甚至心包积液等。若病史与临床表现高度一致,提示异物嵌顿于食管的可能,则需行影像学检查。临床上用于诊断食管异物的影像学检查主要为 X 线和 CT 扫描,后者对判断食管异物的嵌顿位置、异物形状、大小等更为准确,内镜或手术都未发现的

异物或异物造成的穿孔,进行 CT 随访或许能够发现异常。食管穿孔的 CT 扫描表现包括:食管壁水肿和增厚、食管周积液伴或不伴气泡、纵隔增宽,以及腹膜腔、腹膜后或小网膜囊的积气和积液。

（陈天武）

第二节 管壁改变

一、管壁隆起

【定义】

管壁隆起是指食管局部较食管其他部位向食管腔内凸起,可能由食管炎、食管癌、食管息肉、食管平滑肌瘤及外压性病变等所致。虽然食管管壁隆起并无特异性,但它有助于放射科医师在综合其他影像征象和临床信息后作出诊断和鉴别。

【病理基础】

导致食管管壁隆起的病理基础依据病变类型而不同。食管炎对食管黏膜浅层、深层部位产生刺激,黏膜防御机制下降,出现水肿、充血,甚至出现黏膜局部隆起。长期慢性食管炎或者糜烂性食管炎反复刺激,引起黏膜慢性增生,局部黏膜肌层可能出现增生性息肉,也会导致局部的隆起性表现。食管良、恶性肿瘤性病变,如食管平滑肌瘤、脂肪瘤及食管癌等,随着肿瘤细胞的发展,可能会引起食管壁局部出现隆起的现象。肝硬化的患者,由于门静脉高压导致食管静脉曲张同样可以造成食管下段局部管壁隆起的表现。此外,外压性病变,如邻近的结构或脏器异常改变可以压迫食管,而产生食管壁的隆起性改变。日常工作中食管管壁隆起成为较为常见的征象,而食管造影的广泛应用也提高了对食管管壁隆起的检出。

【征象描述】

1. X 线检查 首选食道钡餐造影检查,炎性病变及良恶性肿瘤等均可导致食管管壁隆起征象。X线检查吞食钡剂应适量,过多的钡剂会将较小的病灶完全掩盖,同时摄取病变的正位和切线位像亦非常重要。

（1）食管炎:X 线造影检查显示食管黏膜增粗,局部管壁增厚,呈轻微隆起改变,管壁轻度变形而欠规则;晚期瘢痕形成,引起食管腔狭窄,其上段食管扩张,狭窄与正常食管分界不清,呈移行状。

（2）食管良性肿瘤:主要为来源于间叶组织的平滑肌瘤,X 线造影显示食管腔内充盈缺损影,局部管腔狭窄,充盈缺损影边缘光滑,与正常食管分界清楚,并与食管壁常呈钝角,病变处管壁柔软,蠕动存在,食管黏膜皱襞无破坏中断现象。

（3）食管恶性肿瘤:食管癌是食管最常见的恶性肿瘤,早期的 X 线造影检查表现为局限性小的充盈缺损,边缘毛糙不规则,局部黏膜常紊乱;中晚期的 X 线检查则表现为食管腔内范围较大的偏心性、不规则软组织肿块,形如菜花状或蘑菇状,病变处黏膜皱襞破坏、中断,局部管壁僵硬、蠕动消失,相应层面管腔狭窄,近端食管不同程度扩张(图 7-2-1)。

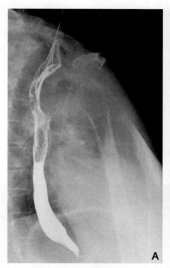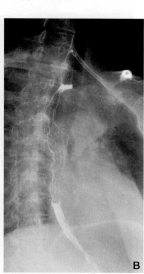

图 7-2-1　食管中段鳞状细胞癌钡剂造影
A. 充盈相;B. 黏膜相。

（4）食管其他良性病变:如食管静脉曲张,好发于食管下段,随病变的加重,增粗迂曲的静脉突入食管腔内,形成串珠状或蚯蚓状充盈缺损,但食管管壁柔软,管腔扩张良好,结合肝硬化、门静脉高压等明确病史较易确诊。

2. CT 检查 CT 检查有助于了解病变大小、形态、边缘及密度,并可显示与周围组织、邻近脏器的关系。食管炎的 CT 平扫可显示为食管壁均匀增厚,增强扫描食管壁大部分呈低强化,外缘呈高强化,提示食管壁水肿。食管肿瘤性病变的 CT 平扫表现为食管腔内圆形或卵圆形肿块,多以广基底与食管壁相连,增强扫描食管良性肿瘤多强化均匀,恶性肿瘤较小瘤体可强化均匀,较大瘤体则强化不均匀,常合并低密度的坏死灶。此外,CT 检查还可显示肿瘤对邻近结构的侵犯情况,以及纵隔、肺门等淋巴结转移情况。食管静脉曲张的典型表现为 CT 增强扫描食管下段壁多发明显强化的迂曲血管影(图 7-2-2)。

3. MRI 检查 与 CT 相似,MRI 可以明确病变的范围以及与周围组织的关系。食管癌的 MRI 检查

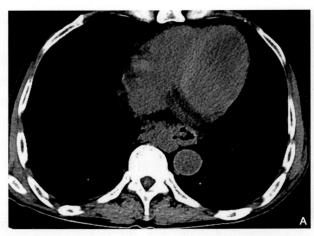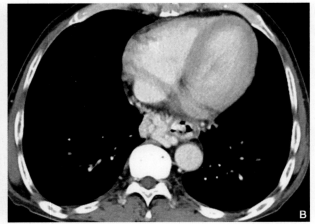

图 7-2-2　食管静脉曲张 CT 表现

A. CT 平扫；B. CT 增强扫描。

可显示肿瘤侵犯深度，对邻近结构的侵犯情况，以及纵隔、肺门等淋巴结转移情况，以便对肿瘤进行分期（图 7-2-3）。食管静脉曲张的 MRI 增强扫描强化显示食管壁多发明显强化的迂曲血管影。食管平滑肌瘤的 MRI 检查显示食管腔内等信号肿块影，边缘光整，与周围组织分界清楚，增强扫描强化较明显。

【相关疾病】

与管壁隆起相关的疾病如下，详见表 7-2-1。

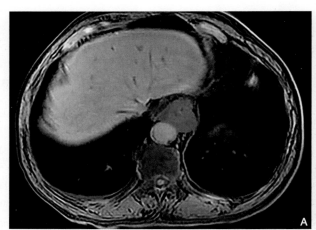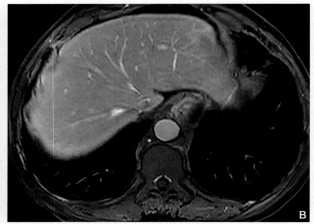

图 7-2-3　食管鳞状细胞癌 MRI 表现

A. 脂肪抑制 T_1WI 平扫；B. T_1WI 增强扫描。

表 7-2-1　与管壁隆起相关的疾病

恶性肿瘤	良性肿瘤	其他良性病变	类似征象
食管癌	食管平滑肌瘤	食管静脉曲张	外压性病变
食管肉瘤样癌	食管血管瘤	食管克罗恩病	
黑色素瘤	食管错构瘤	食管结核	
平滑肌肉瘤	炎性纤维性息肉	食管结节病	
淋巴瘤			

【分析思路】

管壁隆起主要表现为食管局部向食管腔内凸起的改变，其分析思路如下：①需要认识这个征象；②重点分析病灶部位：观察是食管本身病变导致管壁局部隆起，还是外压性病变导致局部向食管腔内凸出；③需要鉴别良、恶性肿瘤导致的食管隆起，如黏膜皱襞的改变、食管蠕动情况等；④分析其他伴随的影像学表现，如是否出现串珠征、鹅卵石征等；⑤结合患者的临床病史、临床症状、诊疗经过、多次影像学检查前后对比结果及临床内镜等检查，可缩小鉴别诊断范围。

【疾病鉴别】

管壁隆起只是一个征象,绝不能孤立看待,需要联合其他影像学特征和临床病理信息进行诊断和鉴别诊断。

1. **诊断思路**(图7-2-4)
2. **鉴别诊断**(表7-2-2)

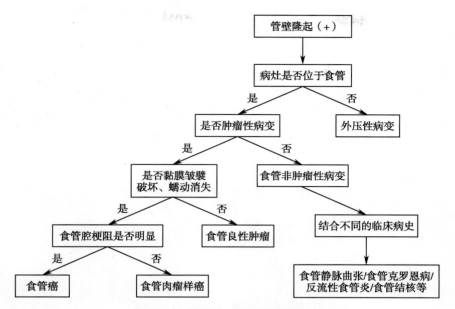

图 7-2-4 管壁隆起诊断思路流程图

表 7-2-2 管壁隆起在几种常见疾病中的主要鉴别诊断要点

疾病	典型影像特征	主要伴随征象	鉴别要点
食管癌	食管腔内的偏心性充盈缺损,形如菜花状或蘑菇状,边缘不规则	临床常表现为进行性吞咽困难;随病变增大,近端食管不同程度扩张	病变处黏膜皱襞破坏、中断,管壁僵硬、蠕动消失
食管肉瘤样癌	食管壁局部向腔内凸出的巨大的息肉样充盈缺损,表面凹凸不平	肿块上缘可表现为典型的"圆顶"状;肿瘤表面可常见糜烂所形成的钡斑	肿瘤处及其上端食管梭形扩张,管壁舒张度良好,黏膜皱襞破坏不显著,食管腔狭窄但梗阻不明显
食管平滑肌瘤	食管壁局部凸出的圆形、椭圆形或分叶状肿块,单发为主,亦有多发,大小不一,边缘光整	临床上病程较长,症状多轻微,X线钡剂造影可呈"分叉"表现、"环形征"	与正常食管分界清楚;病变处管壁柔软,蠕动存在,局部黏膜正常或推压移位,无破坏中断现象
食管静脉曲张	食管中下段黏膜皱襞不同程度增粗、迂曲,呈串珠状或蚯蚓状改变	临床常伴有肝硬化、门静脉高压病史	食管管壁柔软,管腔扩张良好
反流性食管炎	食管黏膜增粗,局部管壁增厚,呈轻微隆起改变,管壁轻度变形而欠规则	临床表现为餐后1~2小时胸骨后烧灼痛、反酸等,常继发于食管裂孔疝	食管黏膜皱襞无明显破坏中断现象,晚期瘢痕形成,引起食管腔狭窄,狭窄与正常食管分界不清
外压性病变	局部的食管压迹,一般边缘光整	可发现纵隔肿瘤、肿大淋巴结或纵隔炎症等压迫甚至侵犯食管	食管局部黏膜受压、伸展、变平,但无破坏征象,有时可与食管壁粘连或浸润

(陈天武)

二、管壁凹陷

【定义】

管壁凹陷是指病变低于邻近食管内壁,形成溃疡。CT可直接显示管壁凹陷征象,观察凹陷程度、管壁柔韧度、强化程度,了解病变与周围组织、邻近气管的关系,了解有无浸润、包绕、淋巴结转移等。在X线中,当钡剂填充管壁凹陷处时形成龛影或钡斑。

【病理基础】

管壁凹陷是由于化学性、机械性、感染性、肿瘤、自身免疫等多种因素导致的食管各段黏膜肌层、黏膜下层甚至肌层破坏、溃烂,形成溃疡。化学性损伤最常见于反流性食管炎和 Barrett 食管溃疡,为含胃酸与消化酶的胃液通过胃食管连接部反流入食管,长期反复地刺激食管黏膜引起黏膜炎症和柱状上皮化生。机械性损伤常见于异物性食管溃疡,当异物取出后遗留食管溃疡,甚至食管穿透性溃疡,亦可并发食管炎症、脓肿、食管穿孔、食管瘘等疾病。食管恶性肿瘤中溃疡型食管癌可见深大溃疡,病变累及肌层或穿透肌层,边缘不规则并隆起。食管感染如食管结核亦可见管壁凹陷征象,食管结核为食管壁感染结核分枝杆菌形成渗出、坏死和增生性病变,分为增殖型和溃疡型,溃疡型通常为浅溃疡。自身免疫性疾病如食管白塞病,血管闭塞阻塞黏膜供血,黏膜组织坏死严重,病灶与正常组织分界清楚。

【征象描述】

1. X 线检查　当钡剂填充管壁凹陷处时形成龛影或钡斑,为管壁凹陷的间接征象。

2. CT 检查　在 CT 图像上,当病变低于邻近食管内壁一定深度时可见管壁凹陷,形成浅表凹陷或溃疡。CT 断面图像可清晰显示管壁凹陷征象,结合管壁及周围组织脏器表现帮助判断病变性质(图 7-2-5)。

【相关疾病】

引起食管壁凹陷的疾病见表 7-2-3。

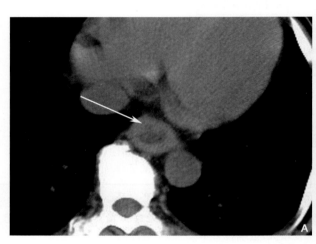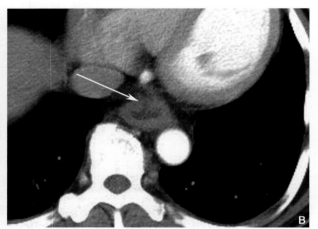

图 7-2-5　反流性食管炎伴食管溃疡

A、B. 分别为 CT 轴位平扫和增强图像,显示管壁环形均匀增厚,增强扫描呈均匀轻度强化,局部可见管壁凹陷(长箭头),周围脂肪间隙模糊。

表 7-2-3　引起食管壁凹陷的疾病

食管肿瘤	化学性损伤	机械性损伤	感染	自身免疫性疾病
溃疡型食管癌	反流性食管炎	异物损伤	食管结核	克罗恩病
食管淋巴瘤	Barrett 食管溃疡	内镜治疗后损伤	白念珠菌感染	白塞病
	腐蚀性食管炎	胃管置入损伤		
	药物性食管炎	食管胃黏膜撕脱综合征		
	食管胃黏膜异位症			

【分析思路】

食管壁凹陷可由多种疾病所致,诊断时应注意结合临床及影像学表现综合分析。分析思路如下:

第一,分析管腔内壁,观察管壁凹陷口部形态、凹陷程度、是否隆起与凹陷并存,邻近管壁特征,CT 重组多方位观察。

第二,分析管腔外壁,观察是否穿透食管壁,食管周围是否有气体、脓肿或瘘管,判断是否合并食管穿孔、食管气管瘘、食管周围脓肿等并发症。

第三,分析食管周围脂肪层改变,观察食管周围脂肪层,食管周围脂肪层的存在可以排除食管病变的壁外浸润。肿瘤患者病变侵犯到肌层以外时,食管周围脂肪层消失。

第四,分析食管与邻近脏器的关系,食管与纵隔内部分器官相毗邻。食管癌侵犯气管、支气管时,可使气管和支气管移位,管腔受压变形,管壁增厚等,特别是在吸气时表现更明显。食管气管瘘可见食管与气管间存在瘘管或局限性凹陷。

第五,分析纵隔淋巴结,食管恶性肿瘤可以引起局部淋巴结转移,CT 易于发现肿大淋巴结。炎性疾病也可以引起淋巴结肿大,其形态扁平。边缘模糊的淋巴结转移的可能性较小,相反肿大淋巴结呈球形、类圆形,边缘锐利,转移的可能性较高。淋巴结中心坏死呈低密度者,应首先考虑转移。

第六,密切结合患者的临床病史、临床症状及其他相关检查,提高诊断的准确性。

【疾病鉴别】

1. 诊断思路(图7-2-6)
2. 鉴别诊断(表7-2-4)

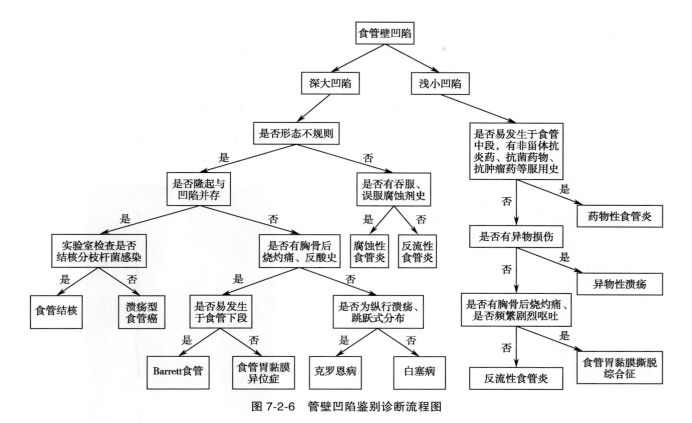

图 7-2-6 管壁凹陷鉴别诊断流程图

表 7-2-4 管壁凹陷在几种常见疾病中的主要鉴别诊断要点

疾病	典型 CT 影像特征	X 线特征	临床特征
反流性食管炎	好发于食管下段,管壁毛糙、糜烂、浅表性凹陷,晚期可致瘢痕形成,食管腔狭窄	轻度痉挛性改变,针尖状钡点或星芒状、网织交错线样龛影,晚期管壁偏移,呈毛刷状,管腔狭窄	胸骨后烧灼痛,与体位有明显关系
Barrett 食管	食管中下段管壁深大凹陷呈穿透性,管腔不同程度狭窄	食管的管状缩窄部分显示深大龛影,黏膜增粗、不规则	胸骨后烧灼痛,心绞痛样疼痛、反酸、嗳气,吞咽困难
腐蚀性食管炎	管壁深大凹陷,严重者易发生食管穿孔食管-气管瘘	管壁呈锯齿状、串珠状,食管下段管腔逐渐闭塞,呈鼠尾状、漏斗状	吞服或误服腐蚀剂,一般为强酸或强碱
异物性溃疡	异物取出后遗留管壁凹陷,易合并炎症、穿孔	管壁痉挛,形成规则形龛影,穿孔时可见钡剂进入纵隔	异物吞服史,咽喉异物感及胸痛
药物性食管炎	易发于食管中段主动脉弓邻近区,可为单发或多发管壁凹陷,形态多样,边界清楚	龛影形态多样,可为椭圆形、纵形、对吻溃疡,甚至出现累及食管全周的地图样溃疡	常见于服用多种药物的老年人,饮水不足、服药时体位不当,服药后胸骨后疼痛、吞咽痛
食管克罗恩病	管壁纵行、火山口样深大凹陷,节段性分布	纵行、深大龛影,跳跃性分布	吞咽痛、烧心、胸骨后疼痛,合并肠道克罗恩病
溃疡性食管癌	深大不规则凹陷,隆起与凹陷并存,增强扫描呈不均匀强化,管腔轻中度狭窄,可见纵隔淋巴结肿大,周围脂肪层消失,肿块向气管、支气管浸润	不规则长形龛影,纵轴与食管长轴一致,位于食管轮廓内,底部凹凸不平,黏膜破坏,管壁僵硬,管腔狭窄	早期很少有症状,晚期有持续性与进行性吞咽困难

(王　青)

三、管壁增厚

【定义】

一般认为食管壁厚度超过 5mm 为管壁增厚。依据病变累及周径范围分为偏心性增厚和向心性增厚，偏心性增厚是指食管一侧壁的局限性增厚，向心性增厚是指病变侵犯食管全周。CT 图像能清晰地显示食管管壁增厚征象，为判断病变存在及其性质提供重要依据。

【病理基础】

多种病因均可导致食管壁增厚。食管炎症性疾病通常为向心性增厚，如腐蚀性食管炎，急性期食管黏膜高度水肿，数日后炎症开始消退，3 周左右开始产生瘢痕修复，食管逐渐收缩变窄。食管良性肿瘤通常为偏心性增厚，如食管平滑肌瘤，质地坚硬，包膜完整，向管腔内外膨胀性生长，食管中下段多见。食管癌是食管最常见疾病之一，以鳞状上皮癌为主，其次为腺癌，可向心性增厚，亦可偏心性增厚；因食管组织无浆膜层，癌组织易穿透肌层累及邻近器官，转移途径多为淋巴道与血行。食管静脉曲张为食管黏膜下静脉和食管周围静脉丛血量增加或回流障碍引起的管壁增厚，通常为向心性增厚；分为上行性和下行性，上行性主要为门静脉高压所致，而下行性较少见，常伴有上腔静脉阻塞或纵隔纤维化等。先天性食管狭窄为食管壁或内膜发育异常，可以是管壁某段的局部增厚形成管腔的肌性狭窄，也可以是食管黏膜环状或瓣膜状隔形成膜性狭窄。

【征象描述】

1. **X 线检查** 由于 X 线检查组织分辨率低、投照重叠遮挡等因素，无法直接显示管壁增厚征象，但可显示管腔、黏膜皱襞改变、食管运动性改变等间接征象，如充盈缺损、管腔狭窄、龛影、黏膜破坏、管壁僵硬等（图 7-2-7）。

2. **CT 检查** CT 图像上，食管壁厚度超过 5mm 为管壁增厚，可为偏心性增厚或向心性增厚。CT 可清晰显示食管断面的形态，显示病变的大小、形态、边缘、密度及与邻近脏器的关系（图 7-2-8）。

【相关疾病】

引起食管壁增厚的疾病见表 7-2-5。

【分析思路】

导致食管壁增厚的疾病多种多样，有时缺乏特

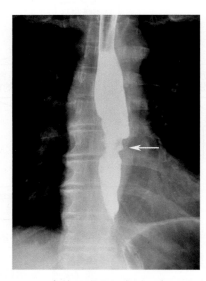

图 7-2-7 食管壁增厚征象的钡餐透视表现

溃疡型食管癌病例：管壁不规则增厚凸向管腔，X 线检查可显示管壁增厚的间接征象，表现为管腔内不规则充盈缺损，管腔狭窄，黏膜破坏，管壁僵硬，腔内见不规则龛影（短箭头），提示溃疡形成。

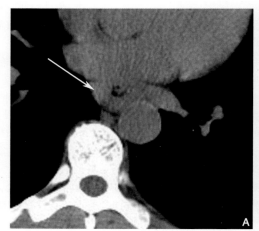
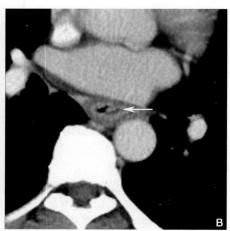

图 7-2-8 食管壁增厚征象的 CT 表现

溃疡型食管癌病例。A. 为 CT 平扫，管壁环形不规则增厚（长箭头）；B. 为 CT 增强图像，增厚管壁不均匀强化，局部可见深大的管壁凹陷，提示溃疡（短箭头）。

表 7-2-5 引起食管壁增厚的疾病

炎症	良性肿块	恶性肿瘤	发育异常	医源性或治疗后改变
反流性食管炎	平滑肌瘤	食管癌	先天性食管狭窄	放射性食管炎
腐蚀性食管炎	增生性息肉	转移瘤	食管壁内气管软骨	鼻胃管插管后损伤
感染性食管炎(白念珠菌、食管结核)	食管囊肿	淋巴瘤		术后吻合口管壁增厚
克罗恩病	静脉曲张	间质瘤		

异性,诊断时应注意结合临床及影像学表现综合分析。分析思路如下:

第一,分析管壁增厚直接征象:偏心性增厚常伴有管腔狭窄,常见于食管平滑肌瘤、食管息肉、增生型食管癌等。向心性增厚管壁厚薄可以不均匀,常伴有管腔的向心性狭窄,多见于食管癌、食管静脉曲张、食管炎症或瘢痕等。

第二,分析管腔内间接征象:部分食管病变或异物可以在食管腔内占据一定的空间,形成食管腔内的肿物。CT断面上可见到肿物与食管内壁之间有一定的间隙。增强扫描食管腔内的肿物有或无强化,可清晰显示食管肿物在腔内的形态。

第三,分析食管周围脂肪层改变:正常情况下食管周围存有均匀低密度脂肪层。当病变侵犯到肌层以外时,食管周围脂肪层消失或者表现为高低混杂密度。食管周围脂肪层的清晰存在,可以排除食管病变的壁外浸润。引起食管周围脂肪消失或者模糊的常见疾病有食管癌、食管良性溃疡穿孔、食管结核等。

第四,分析食管邻近脏器浸润:食管与纵隔内部分器官相毗邻。气管、支气管受侵时,食管肿块侵入气管、支气管,使气管和支气管移位,管腔受压变形,管壁增厚等,特别是在吸气时表现更明显。尽管食管与降主动脉位置关系密切,但食管癌较少累及降主动脉。

第五,分析纵隔淋巴结:食管恶性肿瘤可以引起局部淋巴结转移,CT易于发现肿大淋巴结。炎性疾病也可以引起淋巴结肿大,其形态可保持正常肾形。边缘模糊的淋巴结,转移的可能性较小。相反呈球形、类圆形,边缘锐利的肿大淋巴结,转移的可能性较高。淋巴结中心坏死呈低密度者,应首先考虑转移,其次考虑结核或脓肿。

第六,食管病变常有特征性临床表现和病因,需要充分了解患者的临床病史、临床症状、诊疗经过以及多次影像学检查结果前后对比等资料,可缩小鉴别诊断范围。

【疾病鉴别】

管壁增厚并非特异性征象,需要联合其他影像学特征和临床信息进行诊断和鉴别诊断。

1. 诊断思路(图 7-2-9)

2. 管壁增厚在几种不同常见疾病的主要鉴别诊断要点见表 7-2-6

表 7-2-6 管壁增厚在几种常见疾病中的主要鉴别诊断要点

疾病	典型 CT 影像特征	X 线特征	临床特征
反流性食管炎	管壁环形增厚、毛糙,晚期可致食管腔狭窄	管壁轻度痉挛,可见针尖状钡点或星芒状、网织交错样龛影	胸骨后烧灼痛,与体位有明显关系
腐蚀性食管炎	食管长范围环形增厚,边缘成锯齿、串珠状,严重者并发食管穿孔,管壁周围脂肪间隙消失	早期食管下段痉挛,黏膜增粗扭曲,晚期可见息肉样充盈缺损,管腔逐渐闭塞,呈鼠尾或漏斗状	吞服或误服腐蚀剂,一般为强酸或强碱
食管静脉曲张	管壁不规则环形增厚,增强扫描黏膜下血管增粗、迂曲	串珠状或蚯蚓状充盈缺损,食管腔蠕动减弱,排空延迟	肝硬化病史,呕血,柏油样大便
食管癌	管壁不规则环形或偏心性增厚,表面可见凹陷,增强扫描呈不均匀强化,周围脂肪间隙模糊,纵隔淋巴结转移	管腔狭窄,充盈缺损,表面可见不规则龛影,管壁僵硬,黏膜破坏	持续性、进行性吞咽困难
食管平滑肌瘤	管壁偏心性增厚,黏膜下壁内肿块,边缘光滑,密度均匀,增强扫描呈均匀一致强化	管腔狭窄,规则、光滑、锐利的充盈缺损,可见环形征,管壁柔软,黏膜完整	胸骨后不适或喉部异物感
先天性食管狭窄	管壁环形增厚,呈均匀密度肌性结构,均匀强化	管壁柔软,管腔局限性狭窄环状或蹼状	见于幼儿,吞咽困难,呕吐

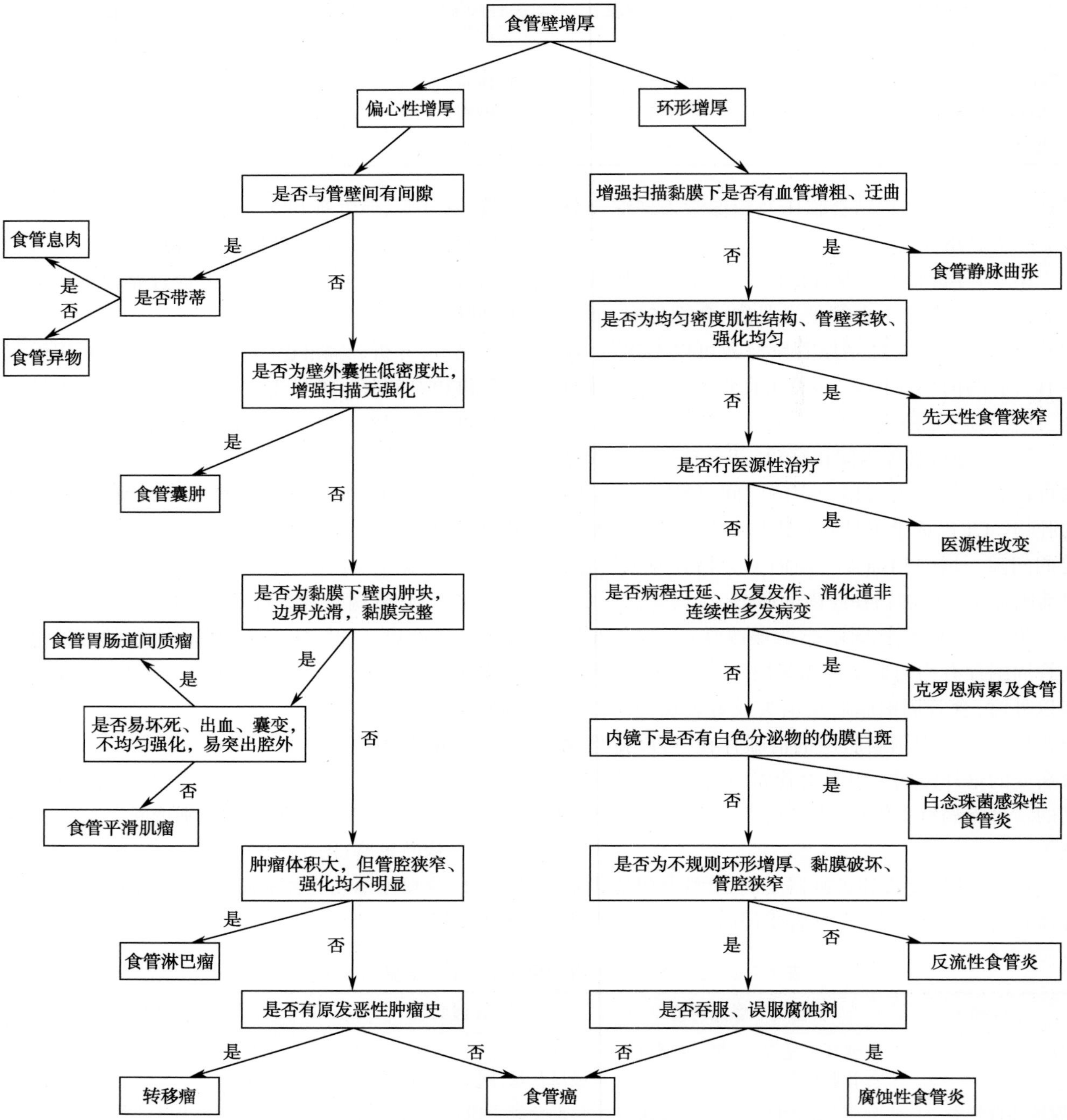

图 7-2-9 管壁增厚鉴别诊断流程图

（王 青）

四、管壁僵硬

【定义】

管壁僵硬是指食管 X 线检查表现为管壁扩张受限，蠕动减弱甚至消失，轮廓平直，形态固定。

【病理基础】

管壁僵硬是食管癌较为特征性改变，管壁僵硬与肿瘤浸润深度密切相关，早期食管癌累及黏膜层

时管壁多柔软，可见轻微蠕动；当病变累及黏膜下层时，管壁可见局限性僵硬；中晚期食管癌管壁明显僵硬，扩张受限，为肿瘤浸润肌层的结果。在食管癌四个亚型中，缩窄型食管癌由于肿瘤中纤维成分较多，可更早、更易表现为管壁僵硬。另外，食管良性病变亦可见管壁僵硬，如腐蚀性食管炎、反流性食管炎、Barrett 食管等，病程中晚期管壁可发生不同程度纤维瘢痕修复，严重者食管壁可完全由纤维组织取代，

管壁僵硬,伴有管腔显著狭窄。

【征象描述】

1. **X线检查** 食管钡餐造影检查中,管壁僵硬表现为管壁扩张受限,蠕动减慢甚至消失,管壁形态固定,轮廓平直。对于早期食管癌,管壁局限性僵硬较难观察,需要在透视下变换体位或连续摄片才能捕捉到;中晚期食管癌常合并管腔狭窄、充盈缺损、龛影、黏膜破坏等征象。食管良性病变,如腐蚀性食管炎、反流性食管炎等,晚期可见长范围管壁僵硬,通常合并管腔缩窄(图7-2-10)。

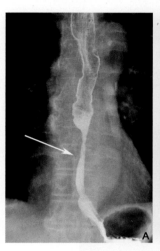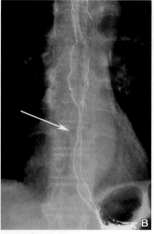

图 7-2-10 腐蚀性食管炎

A、B. 示食管中下段长范围管壁僵硬(长箭头),扩张受限,蠕动消失,轮廓平直,形态固定,伴有管腔纵向缩短及向心性狭窄。

2. **CT检查** CT为断面图像,较难观察食管运动功能的改变。CT的优势在于弥补X线检查的不足,可充分显示病变范围、形态、边缘、密度及与邻近脏器的相互关系,了解有无浸润、包绕以及淋巴结转移,帮助肿瘤分期。

【相关疾病】

引起食管壁僵硬的疾病见表7-2-7。

表 7-2-7 引起食管壁僵硬的疾病

良性病变	恶性疾病
反流性食管炎	食管癌
腐蚀性食管炎	食管肉瘤
Barrett 食管	间质瘤
食管结核	淋巴瘤

【分析思路】

管壁僵硬为食管癌较为特征性表现,但食管良性病变亦可见管壁僵硬,需要结合临床表现、病史及其他影像学伴随征象综合分析,鉴别病变良恶性。分析思路如下:

第一,X线可观察到管壁僵硬的直接征象,有时需要变换患者体位或连续摄片准确捕获。

第二,分析管壁僵硬伴随征象,食管癌通常伴有黏膜中断、破坏,管腔内不规则充盈缺损或龛影,常伴管腔狭窄,钡剂通过受阻,上部食管扩张;其他食管恶性肿瘤累及肌层时亦表现为管壁僵硬,需要结合其他检查方法进行鉴别诊断。腐蚀性食管炎、反流性食管炎、Barrett食管等良性疾病晚期,管壁僵硬范围较大,伴有食管纵向缩短。

第三,结合病史及临床症状,食管癌常表现为进行性、持续性吞咽困难;腐蚀性食管炎、反流性食管炎、Barrett食管疾病常有明确病因和特征性临床表现,较易进行鉴别。

【疾病鉴别】

1. **诊断思路**(图7-2-11)

2. **鉴别诊断**(表7-2-8)

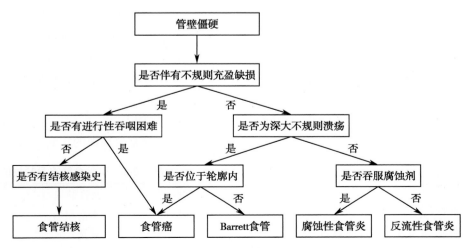

图 7-2-11 管壁僵硬鉴别诊断流程图

表 7-2-8 管壁僵硬在几种常见疾病中的主要鉴别诊断要点

疾病	典型影像特征	主要伴随征象	临床特征
反流性食管炎	病程晚期,食管中下段管壁僵硬,食管纵向缩短,管腔呈鼠尾状狭窄,上段食管扩张	管壁偏移、毛糙,边缘呈毛刷状,狭窄与正常段管壁分界不清,呈移行状	胸骨后烧灼痛,与体位有明显关系
腐蚀性食管炎	病程晚期,连续或间断状长范围管壁僵硬,食管纵向缩短,管腔鼠尾状狭窄	边缘呈锯齿与串珠状,黏膜平坦或消失,可发生食管穿孔、食管气管瘘等	吞服或误服腐蚀剂,一般为强酸或强碱
Barrett 食管	食管下段管腔狭窄,管壁僵硬	常伴深大不规则龛影,位于轮廓外,也可伴食管裂孔疝	胸骨后烧灼痛,与体位有明显关系
食管癌	病变区管壁僵硬,管壁扩张受限,蠕动减慢甚至消失	伴有不规则充盈缺损或深大不规则龛影,黏膜破坏,管腔狭窄,钡剂通过受阻	持续性与进行性吞咽困难
食管结核	好发于食管中段,病变区管壁僵硬	管腔局限性充盈缺损或深大不规则龛影	乏力、盗汗,实验室检查结核分枝杆菌感染

(王 青)

五、充盈缺损

【定义】

充盈缺损是指充钡食管及胃肠道的局部未被钡剂充盈的影像表现,如食管肿瘤突向腔内而形成的影像,是肿瘤的直接征象。炎性息肉及异物等亦可见此征象。

【病理基础】

食管充盈缺损见于多种食管疾病。食管良性病变,如炎性息肉,为局限性黏膜增生肥大形成息肉突向管腔,可带蒂;食管平滑肌瘤,质地坚硬,包膜完整,向管腔内外膨胀性生长,食管中下段多见;食管静脉曲张为食管黏膜下静脉和食管周围静脉丛血量增加或回流障碍引起,钡餐透视的典型征象为蚯蚓状充盈缺损,通常为门静脉高压所致;食管结核为结核分枝杆菌感染导致食管壁炎性肉芽肿性病变,增殖型结核可形成干酪坏死性肉芽肿突入腔内,表现为充盈缺损。食管恶性病变中食管癌最为常见,其中髓质型及蕈伞型食管癌可见肿块呈坡状隆起或蕈伞状、菜花状,向内突入管腔形成不规则形充盈缺损,因食管组织无浆膜层,癌组织易穿透肌层累及邻近器官,转移途径多为淋巴道与血行。

【征象描述】

1. X 线检查 管壁局限性肿块向腔内突出,钡剂涂布的轮廓有局限性向腔内凹陷,钡剂不能充盈。恶性肿瘤造成的充盈缺损常不规则,而良性病变造成的充盈缺损边缘光滑规整。X 线检查还可显示其他伴随征象,如管腔、黏膜皱襞改变、蠕动异常等(图 7-2-12)。

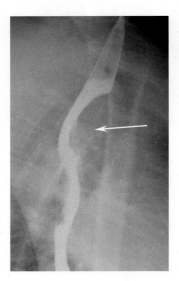

图 7-2-12 食管平滑肌瘤
上消化道造影示食管中段边缘光滑、规整的充盈缺损(长箭头),黏膜连续,管壁柔软。

2. CT 检查 CT 可清晰显示食管断面的形态,充盈缺损在 CT 上常显示为管壁局限性增厚突入腔内,CT 可充分显示病变大小、形态、边缘、密度及与邻近脏器的相互关系。

【相关疾病】

引起食管充盈缺损的疾病见表 7-2-9。

表 7-2-9 引起食管充盈缺损的疾病

炎性病变	良性肿块	恶性肿瘤
炎性息肉	平滑肌瘤	食管癌
食管结核	异物	肿瘤复发
	静脉曲张	间质瘤
	囊肿	

【分析思路】

食管充盈缺损分析思路如下：

第一，分析充盈缺损直接征象：充盈缺损形态、大小等有助于良、恶性病变鉴别。恶性肿瘤造成的充盈缺损常不规则呈菜花状，而良性病变所致的充盈缺损境界光滑规整；带蒂的充盈缺损常为炎性息肉；蚯蚓状充盈缺损常见于食管静脉曲张。

第二，分析充盈缺损伴随征象：分析黏膜是否光滑或破坏，管壁是否僵硬，是否伴有龛影等。食管癌常伴有黏膜破坏、管壁僵硬及不规则龛影等。良性病变通常位于黏膜下，邻近黏膜通常光滑或炎性增粗，管壁柔软。

第三，补充影像学检查：X线诊断充盈缺损性质有时缺乏特异性。CT可作为补充检查，充分显示病变大小、形态、边缘、密度及与邻近脏器的相互关系，有助于鉴别诊断、肿瘤分期。

第四，结合患者的临床病史、临床症状、诊疗经过、多次影像学检查前后对比结果等临床资料，可缩小鉴别诊断范围。

【疾病鉴别】

1. 诊断思路（图 7-2-13）

2. 鉴别诊断（表 7-2-10）

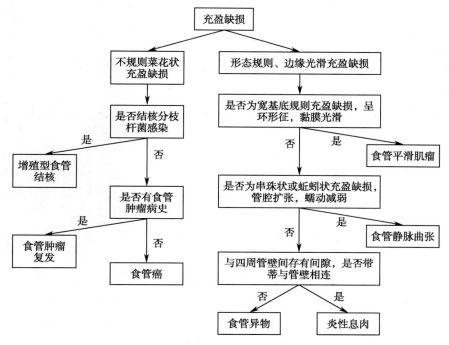

图 7-2-13 充盈缺损鉴别诊断流程图

表 7-2-10 充盈缺损在几种常见疾病中的主要鉴别诊断要点

疾病	典型影像特征	主要伴随征象	临床特征
食管静脉曲张	食管下段串珠状、蚯蚓状充盈缺损	黏膜增粗迂曲，管腔扩张，蠕动减弱，排空延迟	肝硬化病史，呕血，柏油样大便
食管癌	不规则、菜花状、蕈伞状充盈缺损，与上下缘分界欠清晰	表面可见不规则龛影，管壁僵硬，黏膜破坏，管腔狭窄	持续性与进行性吞咽困难
食管平滑肌瘤	边缘光滑、锐利的充盈缺损，呈圆形或分叶状，肿瘤周围钡剂环绕涂布，上下缘呈弓状或环形	黏膜皱襞完整，但可变细、变浅，甚至平坦消失，少部分可见龛影	胸骨后不适或喉部异物感
食管异物	充盈缺损与管壁间存有间隙，形态由异物形状决定	分为透X线与不透X线，可有钡絮悬挂，食管穿孔等	异物吞入史
炎性息肉	圆形或椭圆形充盈缺损，边缘光滑，大小约1~2cm	管壁柔软，多伴食管炎征象，有时可见与粗大黏膜连续，钡剂通过无受阻	无明显吞咽困难，长期胃食管反流，胸骨后烧灼感、胸痛
食管结核	管腔内局限性充盈缺损，附近可有软组织肿块影	因纤维组织牵拉，黏膜可皱缩、凹凸不平或尖角征	胸骨后疼痛不适、乏力、盗汗，实验室检查结核分枝杆菌感染

（王　青）

六、龛影

【定义】

龛影是由于食管壁产生溃烂,达到一定深度,钡剂造影时被钡剂填充,当 X 线呈切线位投影时,形成一突出于腔外的钡斑影像。正面观察,可显示为局限性钡剂残留影像,而见不到食管轮廓的异常改变。

【病理基础】

食管龛影为食管壁溃疡的直接征象,溃疡可由多种病因引起,如化学性、机械性、感染性、肿瘤、自身免疫等,病变引起黏膜肌层、黏膜下层甚至肌层破坏、溃烂,管壁形成缺损凹陷。化学性损伤最常见于以胃液反流所致的消化性食管溃疡,黏膜组织被胃酸及胃蛋白酶消化而形成溃疡。机械性损伤常见于食管异物,当异物取出后遗留食管溃疡,可并发脓肿、食管穿孔、食管瘘等并发症。食管恶性肿瘤中溃疡型食管癌可见深大溃疡,病变累及肌层或穿透肌层,边缘不规则并隆起,管腔狭窄不显著。食管感染性疾病如食管结核,亦可发生溃疡,溃疡型食管结核为食管壁感染结核分枝杆菌形成渗出、坏死和增生性病变,通常为浅溃疡。自身免疫性疾病如食管白塞病,为血管闭塞,使组织坏死严重,溃疡往往较深,病灶与正常组织分界清楚,而增生性改变不明显。

【征象描述】

1. **X 线检查** 龛影在正位呈类圆形或不规则形钡斑,切线位投影呈突出于腔外的钡斑影像。良性龛影通常为圆形或椭圆形,边缘光滑整齐,突出于轮廓外,龛影周围黏膜水肿,黏膜皱襞向龛影集中达龛影口部,管壁柔软。恶性龛影表现为不规则形或星芒状,可位于轮廓内,龛影边缘隆起,黏膜皱襞中断、破坏,管壁僵硬(图 7-2-14)。

2. **CT 检查** 在 CT 图像上溃疡的直接征象为管壁凹陷,CT 可充分显示病变大小、形态、边缘、密度及与邻近脏器的相互关系,帮助判断病变性质。

【相关疾病】

引起食管壁龛影的疾病见表 7-2-11。

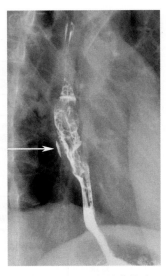

图 7-2-14 溃疡型食管癌
中长箭头所示深大纵行龛影,部分位于轮廓内,底部尚光整,管腔未见明显狭窄,管壁僵硬。

表 7-2-11 引起食管壁龛影的疾病

化学性损伤	机械性损伤	感染性疾病	自身免疫性疾病	食管肿瘤
反流性食管炎	异物损伤	食管结核	克罗恩病	溃疡型食管癌
Barrett 食管	内镜治疗后损伤	白念珠菌感染	白塞病	食管淋巴瘤
腐蚀性食管炎	胃管置入损伤			
药物性食管炎	食管胃黏膜撕脱综合征			
食管胃黏膜异位症				

【分析思路】

食管龛影分析思路如下:

第一,分析龛影直接征象:龛影形态等有助于良、恶性疾病的鉴别,良性龛影通常为圆形或椭圆形,边缘光滑整齐,突出于轮廓外;恶性龛影为不规则形或星芒状,可位于轮廓内,龛影边缘隆起。

第二,分析龛影伴随征象:分析黏膜是否光滑或破坏,管壁是否僵硬,是否伴有不规则充盈缺损等。良性龛影周围黏膜水肿,黏膜皱襞向龛影集中达龛影口部,管壁柔软;恶性龛影黏膜皱襞中断、破坏,管壁僵硬。

第三,补充影像学检查:CT 可作为补充检查,可显示病变大小、形态、边缘、密度及与邻近脏器的相互关系,有助于鉴别诊断、肿瘤分期。

第四,充分了解临床病史、临床症状、诊疗经过、多次影像学检查前后对比结果等临床资料,可缩小鉴别诊断范围。

【疾病鉴别】

1. **诊断思路**(图 7-2-15)

2. **鉴别诊断**(表 7-2-12)

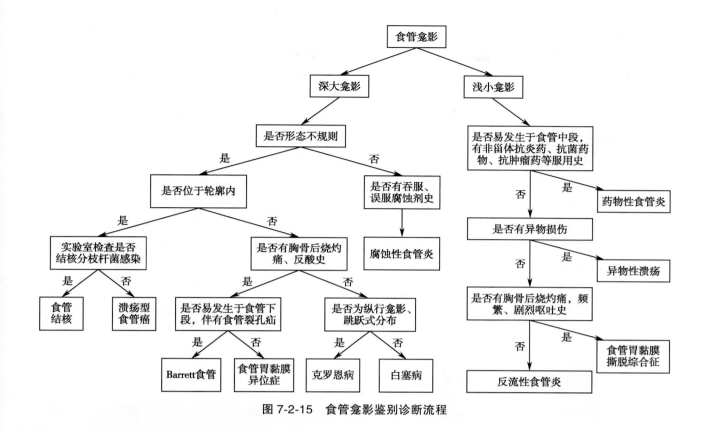

图 7-2-15　食管龛影鉴别诊断流程

表 7-2-12　龛影在几种常见疾病中的主要鉴别诊断要点

疾病	典型影像特征	主要伴随征象	临床特征
反流性食管炎	好发于食管下段,溃疡浅小,呈针尖状钡点或星芒状、网织交错线样龛影	管壁轻度痉挛性改变,晚期管腔狭窄,上段食管扩张,管壁偏移、毛糙,边缘呈毛刺状	胸骨后烧灼痛,与体位有明显关系
Barrett 食管	好发于食管中下段,深大龛影呈穿透性	管腔不同程度狭窄,黏膜增粗、不规则以及颗粒状、结节状改变,常伴有食管裂孔疝	胸骨后烧灼痛,心绞痛样疼痛、反酸、嗳气,吞咽困难
腐蚀性食管炎	严重者见管壁深大龛影,易发生食管穿孔食管-气管瘘	食管下段管腔逐渐闭塞,呈鼠尾状、漏斗状	吞服或误服腐蚀剂,一般为强酸或强碱
异物性溃疡	异物取出后遗留管壁溃疡,形成规则形龛影	管壁痉挛,严重者可发生穿孔时,见造影剂进入纵隔	异物吞服史,咽喉异物感及胸痛
药物性食管炎	易发于食管主动脉弓区或下端,可为单发或多发溃疡,龛影形态多样,可为椭圆形、纵形、对吻溃疡,边界清楚	病变区域管腔相对窄小,造影剂通过略缓慢	常见于服用多种药物的老年人,饮水不足、服药时体位不当,服药后胸骨后疼痛、吞咽痛
食管克罗恩病	管壁纵行、火山口样、口疮样深大溃疡,节段性分布	周围组织肿胀隆起,溃疡可融合	吞咽痛、烧心、胸骨后疼痛,合并肠道克罗恩病
溃疡性食管癌	较大不规则长形龛影,其长径与食管纵轴一致,龛影位于食管轮廓内	黏膜破坏,管壁僵硬,管腔轻度或中度狭窄,边缘不规则隆起	早期很少有症状,晚期有持续性与进行性吞咽困难

（王　青）

七、憩室

【定义】

食管憩室是食管管壁的薄弱区向外膨出或是由于管腔外邻近组织病变的粘连、牵拉造成管壁向外突出的囊袋状改变,其内及附近的黏膜皱襞形态正常,称之为憩室。

【病理基础】

食管憩室是黏膜、黏膜下层通过食管壁肌层薄弱处向腔外突出而形成的囊袋状结构,按发病部位分为:咽食管憩室、食管中段憩室和膈上食管憩室。食管憩室的病因与发病机制尚不清楚。根据憩室结构可以分为真性憩室及假性憩室,真性憩室具有食管全部组织结构,包括黏膜层、黏膜下层、肌层和外膜;假性憩室不含肌层。根据憩室发生机制分为牵引性憩室和内压性憩室,牵引性憩室指由于食管周围的纵隔炎性疾病(多为淋巴结炎)收缩牵拉管壁全层而成;内压性憩室指由于食管腔内压力增高,使食管黏膜层、黏膜下层从肌层缝隙中膨出腔外。

【征象描述】

1. X线检查 表现为食管管壁局部向外膨出形成的囊袋状影像。咽食管憩室好发于左侧壁,早期呈半月形膨出,后期憩室呈球形,垂于纵隔内。憩室巨大可压迫食管,憩室囊内有食物残渣时可见充盈缺损,并发炎症时黏膜粗糙紊乱。食管中段憩室可呈漏斗状、圆锥状或帐篷状,膨出物突出于食管腔之外,边缘光滑整齐。膈上食管憩室多为单发。食管憩室的X线检查具有特征性,不易与其他病症相混淆(图7-2-16)。

2. CT检查 憩室较小时CT不易观察,憩室较大时可见食管旁囊袋样突出,病灶边缘光整,有时憩室内可见气-液平面,狭颈与食管相通,其内易存留食物残渣(图7-2-17)。

【相关疾病】

引起食管憩室的疾病见下表(表7-2-13)。

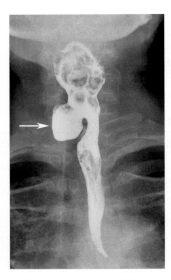

图 7-2-16 咽食管憩室
咽食管憩室,短箭头示食管右侧壁一囊袋状突出,狭颈与食管相通,内见钡剂填充。

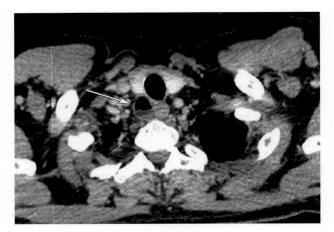

图 7-2-17 咽食管憩室
CT 显示食管右侧见一囊袋样低密度(长箭头),囊壁光滑,内含气-液平面,狭颈与食管相通。

表 7-2-13 引起食管憩室的相关疾病

牵引性	内压性	发育异常
纵隔炎	食管裂孔疝	先天性发育不良
纵隔淋巴结结核	贲门失弛缓症	先天性食管壁内假性憩室
	弥漫性食管痉挛	
	食管损伤(异物、腐蚀剂、反流性食管炎)	

【分析思路】

食管憩室征象较好观察,影像科医师应通过憩室特征并结合临床资料,积极寻找病因。分析思路如下:

第一,分析憩室的位置、形态征象:食管上段好发咽部憩室,食管下段好发膈上食管憩室,两者通常为内压性憩室,为食管内压增大引起管壁薄弱处外突形成憩室。幕状憩室通常为食管中段牵引性憩室,囊袋状憩室多为内压性。

第二,分析食管憩室管腔内征象:部分憩室腔内见气体、液体或食物残渣残留,可见憩室腔内充盈缺损。

第三,分析食管周围脂肪层:正常情况下单纯食管憩室周围存有清晰脂肪层,当合并炎症或感染时脂肪层消失或模糊,此时口服 CT 阳性对比剂有助于明确憩室的大小和范围。

第四,充分了解病史、症状、诊疗经过等临床资料,积极寻找病因。

【疾病鉴别】

1. **诊断思路**(图 7-2-18)

2. **鉴别诊断**(表 7-2-14)

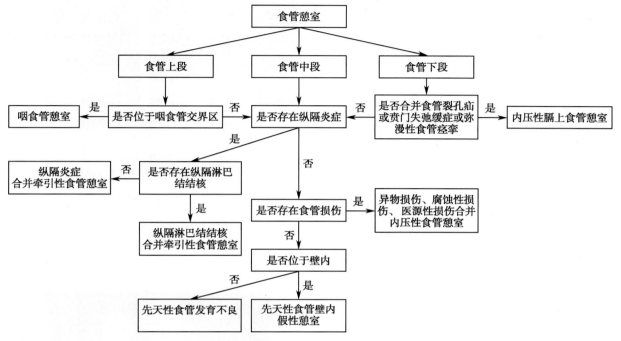

图 7-2-18　食管憩室鉴别诊断流程图

表 7-2-14　不同疾病引起的食管憩室主要鉴别诊断要点

疾病	典型 X 线影像特征	主要伴随影像征象	典型临床表现
纵隔淋巴结结核	好发于食管中段,憩室颈大底小,呈漏斗状或幕状	食管管壁粘连,受牵拉外移	结核中毒症状,如低热、盗汗、乏力、纳差等
纵隔炎	好发于食管中段,幕状憩室,憩室颈口宽大,边缘不规则,可向任何方向牵引	炎症愈合过程与食管管壁粘连、牵拉	发热、战栗、吞咽困难及胸骨后疼痛、呼吸困难、发绀
反流性食管炎	囊袋向下垂突,有细蒂样的颈部与食管相连	改变体位时,食管内见钡剂回流	反酸、烧心、胸痛
先天性食管壁内假性憩室	多发微小、充钡的烧瓶状囊袋状影像	管壁增厚、管腔狭窄、壁内积气和憩室周围炎	间断性或慢性渐进性吞咽困难
食管裂孔疝	憩室呈囊带状,带蒂与食管相通,合并食管裂孔疝	膈上出现疝囊,疝囊内见粗大胃黏膜	胸闷、食管反流症状

（王　青）

参 考 文 献

1. 白人驹,张雪林.医学影像诊断学[M].3 版.北京:人民卫生出版社,2010.

2. BUCHANAN ME, FISHMAN EK, AZADI JR. CT evaluation of the esophagus: the role of CT imaging and CT imaging findings in diagnosing esophageal abnormalities [J]. Curr Probl Diagn Radiol, 2023, 52(4): 289-299.

3. SARGENT T, Al-KATIB S. Computed tomography imaging of iatrogenic esophageal injuries [J]. J Comput Assist Tomogr, 2022, 46(3): 355-362.

4. TOMITA H, MIYAKAWA K, WADA S, et al. The imaging features of protruding esophageal lesions [J]. Jpn J Radiol, 2016, 34(5): 321-330.

5. BUCHANAN ME, FISHMAN EK, AZADI JR. CT evaluation of the esophagus：the role of CT imaging and CT imaging findings in diagnosing esophageal abnormalities［J］. Curr Probl Diagn Radiol, 2023, 52（4）: 289-299.

6. LEE SS, HA HK, BYUN JH, et al. Superficial esophageal cancer: esophagographic findings correlated with histopathologic findings［J］. Radiology, 2005, 236（2）: 535-544.

7. KATZKA DA. The role of barium esophagography in an endoscopy world［J］. Gastrointest Endosc Clin N Am, 2014, 24（4）: 563-580.

8. TOMITA H, MIYAKAWA K, WADA S, et al. The imaging features of protruding esophageal lesions［J］. Jpn J Radiol, 2016, 34（5）: 321-330.

9. FABIAN T, LEUNG A. Epidemiology of barrett's esophagus and esophageal carcinoma［J］. Surg Clin North Am, 2021, 101（3）: 381-389.

10. MARINI T, DESAI A, KAPROTH-JOSLIN K, et al. Imaging of the oesophagus: beyond cancer［J］. Insights Imaging, 2017, 8（3）: 365-376.

11. GUTSCHOW C. Update Ösophagusdivertikel［Update Esophageal Diverticula］［J］. Ther Umsch, 2022, 79（3-4）: 141-144.

12. LAKHANI DA, HADI YB, SMITH M. Epiphrenic Diverticulum［J］. Clin Gastroenterol Hepatol, 2021, 19（8）: e75-e76.

第三节 黏膜改变

一、黏膜破坏

【定义】

各种病因导致正常的食管黏膜结构消失，代之以糜烂、溃疡、连续性中断等杂乱不规则状改变。

【病理基础】

食管黏膜破坏的病理基础主要包括以下几个方面：

1. **恶性肿瘤侵蚀** 恶性肿瘤组织直接浸润、破坏食管黏膜。

2. **炎性破坏** 胃酸反流到食管中，与食管黏膜直接接触，引起黏膜层的炎症反应，导致黏膜糜烂、溃疡等改变。食管的真菌或病毒感染也会导致黏膜糜烂、溃疡。

3. **腐蚀性物质刺激** 强酸、强碱等腐蚀性物质直接灼伤食管黏膜，导致黏膜糜烂、溃疡甚至组织坏死。

【征象描述】

1. **食管 X 线造影** 食管黏膜皱襞扭曲紊乱和/或连续性中断，食管癌多伴充盈缺损（图 7-3-1）。

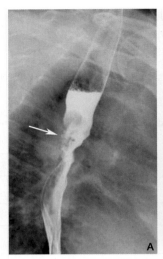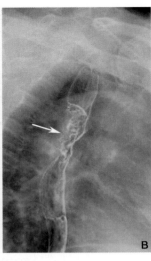

图 7-3-1 食管鳞状细胞癌

患者，男，64 岁，进食哽噎 1 月余，病理证实为鳞状细胞癌。A. 为食管钡餐造影充盈相；B. 为黏膜相，箭头示食管胸中上段不规则状充盈缺损伴黏膜皱襞中断、破坏。

2. **胸部 CT** CT 对食管壁各层次结构显示欠佳，黏膜破坏程度较重时表现为黏膜面不光整或凹凸不平状改变，食管癌时多伴管壁增厚及管腔狭窄（图 7-3-2）。

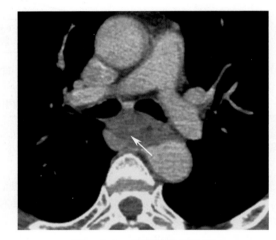

图 7-3-2 食管鳞状细胞癌

与图 7-3-1 为同一患者：箭头示食管胸中段管壁明显增厚，管腔狭窄，黏膜面不光整。

3. **食管 MRI** 可清晰显示食管黏膜层、肌层等信号特征，增强扫描后黏膜破坏主要表现为明显强化的正常黏膜信号部分或完全中断/消失，并可显示病变是否累及黏膜下层，食管癌时多伴管壁不规则增厚及异常强化等，MRI 可用于其术前 T 分期（图 7-3-3）。

4. **内镜检查** 可见黏膜凹凸不平、糜烂、溃疡等，活检可明确病变性质（图 7-3-4，彩图见文末彩插）。

【相关疾病】

食管黏膜破坏可见于肿瘤性、炎性及其他多种疾病，详见表 7-3-1。

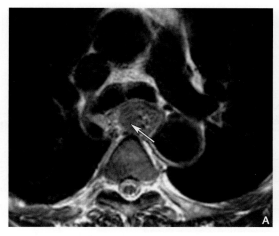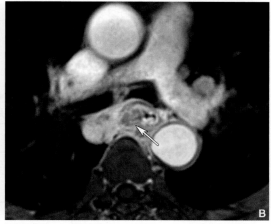

图 7-3-3 食管鳞状细胞癌

与图 7-3-1 为同一患者:A. 为 T_2-TSE-BLADE 序列,箭头示食管胸中段管壁明显增厚,管腔狭窄,黏膜信号不连续;B. 为增强后的高分辨 StarVibe 序列,箭头示病灶轻度不均匀强化,食管右侧壁黏膜破坏、不连续。

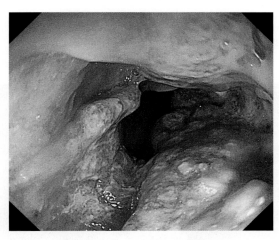

图 7-3-4 食管鳞状细胞癌

患者,男,61 岁,吞咽不利 3 个月余,内镜显示食管胸中段黏膜不规则状隆起、糜烂、溃疡、被覆脓苔。

表 7-3-1 食管黏膜破坏相关疾病

肿瘤性病变	炎性病变	其他
食管癌	反流食管炎	腐蚀性食管炎
神经内分泌癌	念珠菌性食管炎	食管结核
恶性黑色素瘤	疱疹病毒性食管炎	

【分析思路】

黏膜破坏大多由恶性肿瘤侵蚀所致,早期识别至关重要。

第一,准确识别该征象:该征象在不同的检查方式上显示不同,尤其对于早期或轻微的黏膜破坏,需选择合适的检查方式并仔细观察。

第二,仔细分析该征象特征:如黏膜破坏程度、发生部位、累及范围等。

第三,重点分析伴随征象:如食管癌黏膜破坏多伴充盈缺损、溃疡、管腔狭窄等。

第四,结合病史及临床症状:如食管癌多为慢性病程,有进行性吞咽困难和消瘦等症状;腐蚀性食管炎有吞服强酸、强碱等腐蚀性物质的病史等。

【疾病鉴别】

多种病因可引起黏膜破坏,主要表现为黏膜糜烂、溃疡和/或连续性中断等,需结合其影像学表现及临床相关信息进行综合诊断。

1. **诊断思路**(图 7-3-5)

2. **鉴别诊断**

(1)食管癌:慢性病程,主要表现为进行性吞咽困难、消瘦等临床症状,其黏膜破坏多伴管壁不规则增厚、溃疡、管壁僵硬和/或管腔狭窄,食管 X 线造影、CT、MRI 均有较特异性的表现,MRI 可清晰显示其黏膜破坏程度、累及范围等。

(2)反流性食管炎:多有烧心、反酸等症状,食管 X 线造影主要表现为食管下段痉挛性收缩,黏膜增粗扭曲、紊乱,管壁僵硬、毛糙,伴溃疡时可见龛影。

(3)腐蚀性食管炎:有明确的病因(吞服强酸、强碱等腐蚀性物质),病变范围和程度与腐蚀剂种类、浓度及吞咽速度密切相关,不同病程时期表现不同,早期可见食管黏膜紊乱伴多发溃疡,后期可造成食管不同程度的僵直、狭窄。

(曲金荣)

二、黏膜平坦

【定义】

是指食管黏膜皱襞变浅、变平甚至消失的一种状态。

【病理基础】

恶性肿瘤浸润食管黏膜及黏膜下层,导致黏膜

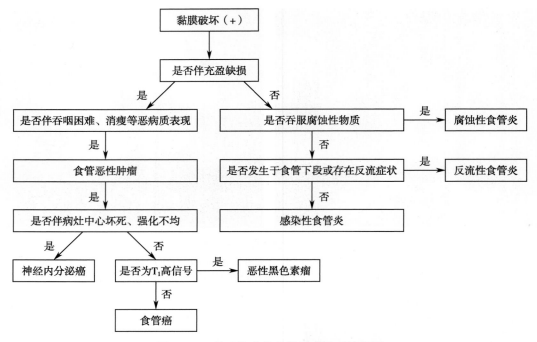

图 7-3-5　基于临床信息的鉴别诊断流程图

皱襞变平,此形态相对固定而僵硬,与正常黏膜分界清晰。黏膜及黏膜下层的炎症性水肿也可导致黏膜皱襞平坦,常见于溃疡周围,与正常黏膜的分界是逐渐移行的。黏膜的直接灼伤或瘢痕性愈合等也可导致黏膜皱襞变平。

【征象描述】

1. **食管 X 线造影**　正常食管黏膜表现为 3～5 条连续的纵行皱襞,部分患者也能观察到细微的横向皱褶(源于短暂的纵向黏膜肌层收缩),黏膜平坦时,表现为黏膜皱襞变浅变平而不明显(图 7-3-6)。

2. **胸部 CT**　可见局部食管黏膜皱襞变平或消失(图 7-3-7)。

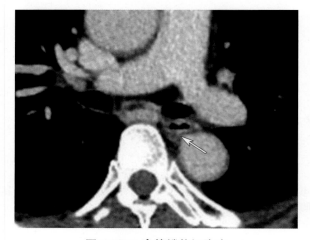

图 7-3-7　食管鳞状细胞癌

与图 7-3-6 为同一患者,箭头示胸中段食管后壁局部黏膜增厚、变平。

3. **胸部 MRI**　与 CT 表现类似,对黏膜情况显示更佳(图 7-3-8)。

4. **内镜**　可见局部食管黏膜平坦,可伴黏膜增厚、充血等(图 7-3-9,彩图见文末彩插)。

【相关疾病】

黏膜平坦作为食管黏膜较为轻微且早期的改变,可见于以下疾病,详见表 7-3-2。

【分析思路】

黏膜平坦为多种疾病的一种早期且相对轻微的影像学改变,需认真观察,与周围黏膜仔细对比,发现黏膜平坦时需进一步行内镜检查明确病变性质或定期随访复查。

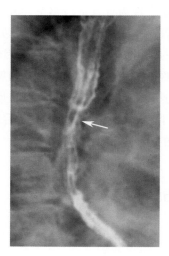

图 7-3-6　食管鳞状细胞癌

患者女,71 岁,吞咽困难 1 个月。箭头示食管胸中段左后壁局部黏膜皱襞变平、变浅,病理证实为中分化食管鳞癌,侵及黏膜肌层。

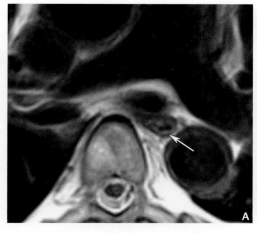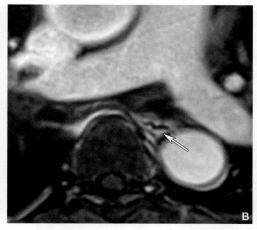

图 7-3-8 食管鳞状细胞癌

与图 7-3-6 为同一患者。A. 为 T_2-TSE-BLADE 序列;B. 为增强后的高分辨 StarVibe 序列,箭头示食管胸中段后壁局部黏膜增厚、平坦。

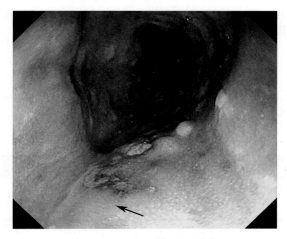

图 7-3-9 食管鳞状细胞癌

与图 7-3-6 为同一患者,黑箭头示局部黏膜增厚、变平伴充血、糜烂。

表 7-3-2 食管黏膜平坦相关疾病

肿瘤性病变	炎性病变
食管癌	轻度反流性食管炎
食管上皮内瘤变	食管溃疡周围水肿
	念珠菌性食管炎等

【疾病鉴别】

1. **食管癌** 黏膜平坦可出现在肿瘤破坏区周围或早期食管癌中,肿瘤组织浸润黏膜或黏膜下,特点为形态固定而僵硬,与正常黏膜分界清晰,此时 MRI 与内镜检查有较大价值,结合病史、临床症状有助于鉴别。

2. **食管炎** 多种病因均可引起食管炎症,常见的有反流性食管炎、念珠菌性食管炎等,炎症反应时黏膜及黏膜下层水肿可导致黏膜平坦,多见于溃疡周围,其与正常黏膜无明显分界,呈逐渐移行。寻找病因有助于鉴别诊断,必要时可行内镜下活检。

（曲金荣）

三、黏膜增宽和迂曲

【定义】

正常的黏膜皱襞表现为 1~3mm 宽的光滑而平直的纵行结构,黏膜增宽指其间距增宽,迂曲指其形态扭曲。

【病理基础】

主要由于黏膜和黏膜下层的炎性浸润、肿胀及结缔组织增生所致。黏膜下静脉曲张可直接表现为黏膜皱襞增宽和迂曲。食管癌时由于黏膜下肿瘤播散也可产生静脉曲张样的外观。

【征象描述】

1. **食管 X 线造影** 黏膜皱襞显示增宽、形态扭曲,管壁相对柔软(图 7-3-10)。

2. **胸部 CT** 食管静脉曲张时增强 CT 静脉期

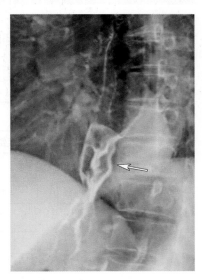

图 7-3-10 食管下段静脉曲张

患者女,72 岁,肝硬化病史 5 年,间断呕血半年余。箭头示食管下段黏膜皱襞明显增宽、形态迂曲。

可显示增粗、迂曲的血管及增宽、加深的黏膜皱襞（图7-3-11）。

3. **胸部MRI**　与CT表现类似（图7-3-12）。

4. **内镜检查**　可见黏膜表面增粗、迂曲的紫蓝色血管影（图7-3-13 见文末彩图）。

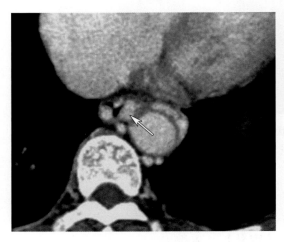

图7-3-11　食管下段静脉曲张

与图7-3-10为同一患者，该图为胸部增强CT静脉期图像，箭头示增粗迂曲的食管下段静脉。

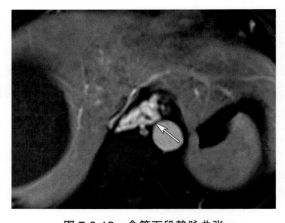

图7-3-12　食管下段静脉曲张

患者男，53岁，肝硬化病史8年余。该图为T_1-Vibe-twist序列，箭头示增粗迂曲的食管下段静脉。

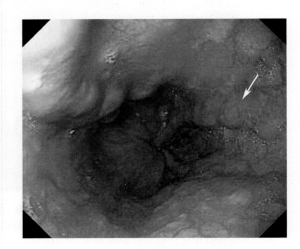

图7-3-13　食管下段静脉曲张

患者男，57岁，肝硬化病史10年余；黑箭头显示增粗迂曲的食管下段静脉。

【相关疾病】

食管黏膜增宽与迂曲可见于以下疾病，详见表7-3-3。

表7-3-3　食管黏膜增宽与迂曲相关疾病

血管性病变	肿瘤性病变	炎性病变
食管静脉曲张	食管癌	食管炎
		食管溃疡

【分析思路】

黏膜增宽和迂曲为非特异性影像学征象，可以是多种疾病导致的黏膜改变，寻求病因是根本，最常见于食管静脉曲张，起于食管下段，程度较重时呈"串珠状或蚯蚓状"改变。

【疾病鉴别】

1. **诊断思路**（图7-3-14）

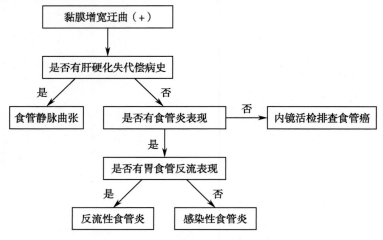

图7-3-14　基于临床信息的鉴别诊断流程图

2. 鉴别诊断

（1）食管静脉曲张：往往有肝硬化病史，最初发生于食管下段，可逐渐上行性发展，表现为食管表面静脉增粗、迂曲，程度严重时食管造影呈典型的"串珠状或蚯蚓状"改变。

（2）食管炎：多种食管炎症均可以导致食管黏膜紊乱、迂曲，包括反流性食管炎以及多种感染性食管炎，早期表现为黏膜充血水肿、糜烂，晚期或慢性炎症刺激可见管壁纤维化，病史和临床症状有一定的鉴别意义。

（3）食管癌：早期食管癌肿瘤细胞在黏膜及黏膜下浸润和扩散可导致局部黏膜增厚和皱襞迂曲，此时患者可无明显临床症状，黏膜表面可无明显破坏，超声内镜检查比常规内镜检查更有意义。

（曲金荣）

四、环形征

【定义】

环形征是食管平滑肌瘤较为特异性的征象，食管 X 线造影中对比剂通过肿瘤时环绕涂布其表面，勾画出的肿瘤边缘呈环状，故名"环形征"。

【病理基础】

起源于食管壁的肌层，由平滑肌和纤维组织构成，呈膨胀性生长，质地坚实，有完整的包膜，边缘光滑。

【征象描述】

1. **食管 X 线造影** 管壁相对柔软，可见边缘光整的充盈缺损，多为椭圆形，与邻近的食管壁成钝角，管腔偏心性狭窄，对比剂通过肿瘤时可见分流，并在肿瘤表面涂抹形成典型的环形征（图 7-3-15）。

2. **胸部 CT** 肿瘤密度均匀，边缘光整，轻度均匀强化，平扫密度及强化程度均与肌层相似，肿瘤较大时可致管腔偏心性狭窄（图 7-3-16）。

3. **食管 MRI** 软组织分辨率更高，对肿瘤内部信号及边界特征显示更加清晰，在各个序列上肿瘤信号均与肌层相似，有助于诊断其部位起源，DWI 序列有助于与其他食管肿瘤进行鉴别（图 7-3-17）。

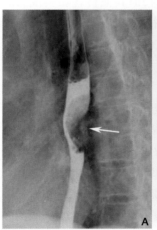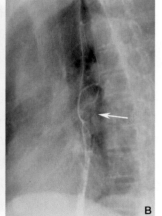

图 7-3-15　食管平滑肌瘤

患者男，49 岁，无明显临床症状，内镜发现食管黏膜下隆起性病变一周。A. 为食管碘剂造影充盈相，箭头示食管胸中段椭圆形充盈缺损；B. 为黏膜相，箭头显示环形征，黏膜面光整。

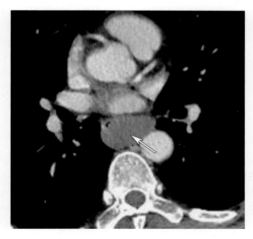

图 7-3-16　食管平滑肌瘤

与图 7-3-15 为同一患者，箭头示密度均匀、边缘光整的椭圆形肿块，管腔受压呈偏心性狭窄。

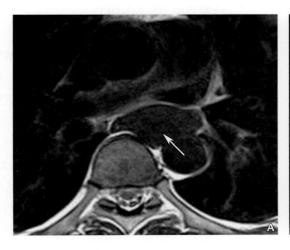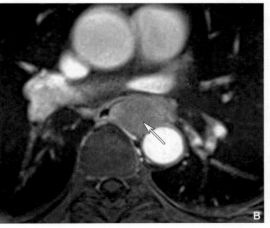

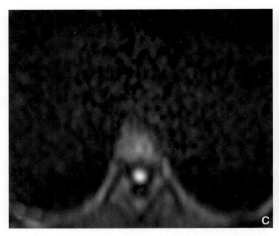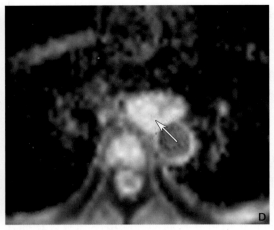

图 7-3-17 食管平滑肌瘤

与图 7-3-15 为同一患者。A. 为 T$_2$-TSE-BLADE 序列,箭头显示食管胸中段管壁明显增厚,等肌层信号,信号均匀,管腔狭窄;B. 为增强后的高分辨 StarVibe 序列,箭头示肿块轻度均匀强化,边缘光整,黏膜信号连续,管腔偏心性狭窄;C. 为 DWI 序列(b=800s/mm^2),未见扩散受限;D. 为 ADC 图,箭头显示肿块区域为高信号。

4. **内镜** 见食管黏膜下隆起,黏膜连续光整,管腔偏心性狭窄,活检可明确组织类型(图 7-3-18,彩图见文末彩插)。

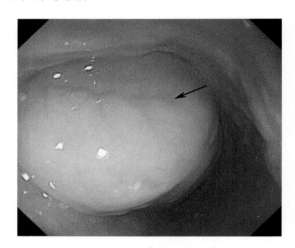

图 7-3-18 食管平滑肌瘤

与图 7-3-15 为同一患者,黑箭头显示食管黏膜下明显隆起,黏膜面光整。

【相关疾病】

环形征为食管平滑肌瘤的特异性征象,但其他食管黏膜或黏膜下良性病变也可表现为环形征,如食管囊肿、食管脂肪瘤、血管瘤等,详见表 7-3-4。

表 7-3-4 环形征相关疾病

黏膜或黏膜下良性病变	类似征象
食管平滑肌瘤	食管外来压迹
食管息肉	
食管囊肿	
食管血管瘤	
食管脂肪瘤	

【分析思路】

环形征是食管平滑肌瘤较为特异性的 X 线造影征象,具有较高的诊断价值,但其他食管黏膜或黏膜下肿瘤也可表现为类似的征象。

第一,了解疾病起源:食管平滑肌瘤起源于食管壁肌层,无黏膜破坏。

第二,认识典型征象:平滑肌瘤在食管造影上呈典型的环形征,但环形征也可见于其他食管黏膜下肿瘤,需行 CT、MRI 或超声内镜等检查进一步明确。

第三,分辨肿瘤密度/信号特征:平滑肌瘤的密度/信号特征与食管肌层基本一致,密度/信号均匀,黏膜面光整,很少发生溃疡,增强检查呈轻度均匀强化,MRI 分辨率高和多参数成像的优势有助于诊断其部位起源及鉴别诊断。

第四,结合病史及临床症状:大多数平滑肌瘤患者无临床症状,病程缓慢。

【疾病鉴别】

1. **诊断思路**(图 7-3-19)

2. **鉴别诊断**

(1)食管癌:髓质型食管癌有时仅表现为黏膜局部破坏或病变表面黏膜正常,而黏膜下病变为著,蕈伞型食管癌表现为腔内肿块,两者在影像上均需与食管平滑肌瘤进行鉴别。食管癌起源于黏膜层,表面常见溃疡,增强 CT/MRI 扫描呈轻度不均匀强化,DWI 序列可见扩散受限。而食管平滑肌瘤起源于肌层,黏膜面光整,密度/信号均匀,增强扫描呈均匀强化,DWI 序列无扩散受限。病史也具有较大鉴别意义,食管癌多有进行性吞咽困难、消瘦等恶病质表现,病情可于短期内快速进展;而

图 7-3-19 基于临床信息的鉴别诊断流程图

大多数平滑肌瘤患者无临床症状，且病程缓慢。

（2）食管间质瘤：与平滑肌瘤相比，间质瘤更好发于食管远端，与胃肠道其他部位的间质瘤类似，有恶性潜能。与平滑肌瘤类似的是其也表现为黏膜下肿块，食管 X 线造影可见环形征，但间质瘤往往体积更大，密度不均匀，可见囊变、坏死等，强化程度较平滑肌瘤更明显。免疫组化检测 CD34 和 CD117 表达阳性对该病的诊断非常有帮助。

（3）食管平滑肌肉瘤：较为罕见，低度恶性，以生长缓慢和晚期转移为特征，多见于中老年患者，肿瘤通常位于食管远端 2/3，表面可见溃疡，肿瘤密度不均匀，可见囊变、坏死、钙化等。

（曲金荣）

第四节 腔外改变

一、食管压迹

【定义】

由于食管周围正常结构或食管外病变的压迫，导致食管的形态或生理曲度发生改变，称为食管压迹，根据形成原因可分为生理性压迹和病理性压迹。

【病理基础】

1. **生理性压迹** 为正常的解剖结构对食管造成的压迫，从上至下依次是主动脉弓压迹、左主支气管压迹、左心房压迹。某些血管变异也会造成特定的压迹，如迷走右锁骨下动脉、异位或双位主动脉弓等。

2. **病理性压迹** 食管周围的器官异常增大或发生肿瘤，可直接压迫食管。如甲状腺肿物、主动脉瘤、左心房增大、纵隔肿瘤、纵隔肿大淋巴结等。

【征象描述】

1. **食管 X 线造影** 食管局部形态受压变形及走行发生改变，不同体位下观察其形态各异（图 7-4-1）。

2. **胸部 CT** 能够显示受压移位的食管及其周围结构或病变情况，增强 CT 对于食管周围占位性病变或血管异常具有较大诊断价值（图 7-4-2）。

3. **食管 MRI** 与 CT 表现基本一致，增强 MRI 可更好地显示食管外病变的内部信号、强化特征及其与食管壁的分界关系（图 7-4-3）。

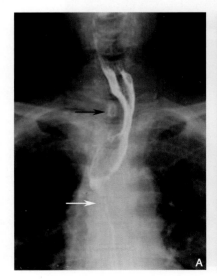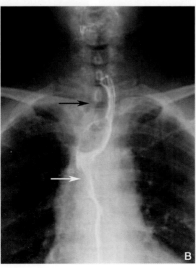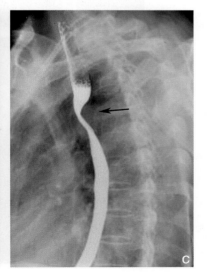

图 7-4-1 食管鳞状细胞癌

患者男，59 岁，吞咽困难、声嘶 2 个月余。A. 为食管碘剂造影充盈相；B. 为黏膜相，白箭头显示食管胸中段不规则充盈缺损伴黏膜破坏，病理证实为食管鳞癌；黑箭头显示食管胸上段受压向左移位，可见弧形压迹；C. 为另一患者，男，68 岁，吞咽不适半年余，黑箭头显示食管胸上段螺旋形压迹。

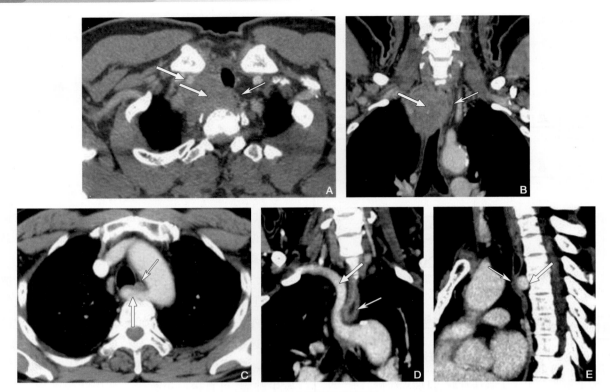

图 7-4-2 食管鳞状细胞癌

A、B. 与图 7-4-1A、B 为同一患者,粗箭头显示右上纵隔软组织肿块影,边界不清,结合病史考虑肿大融合转移性淋巴结;细箭头显示食管受压变形向左移位;C~E. 与图 7-4-1C 为同一患者,粗箭头显示右锁骨下动脉走行于食管后方,细箭头显示食管局部受压变形。

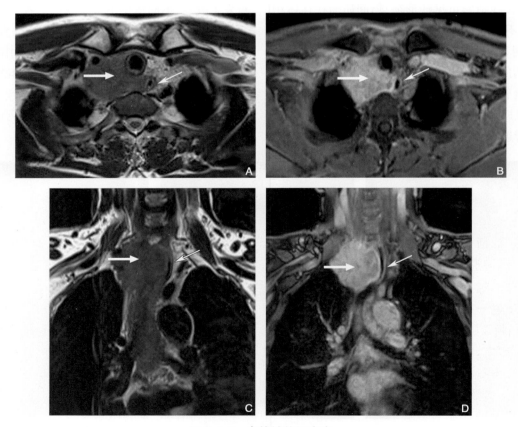

图 7-4-3 食管鳞状细胞癌

与图 7-4-1A、B 为同一患者。A. 为 T_2-TSE-BLADE 序列;B. 为 T_1WI 增强序列;C. 为冠状位 T_2WI 序列;D. 为冠状位 T_1WI 增强序列;粗箭头显示右上纵隔软组织肿块影,信号欠均匀,与食管上段分界不清,增强扫描呈明显欠均匀强化,结合胸中段食管癌病史考虑为肿大融合转移性淋巴结;细箭头显示食管受压变形向左移位。

【相关疾病】

食管周围正常结构、解剖变异,心脏大血管病变或占位性病变均可直接压迫食管,详见表7-4-1。

表7-4-1 导致食管压迹的相关疾病

生理性压迹	病理性压迹	解剖变异
主动脉弓压迹	甲状腺肿物	迷走右锁骨下动脉
左主支气管压迹	纵隔肿瘤	异位或双位主动
左心房压迹	纵隔肿大淋巴结	脉弓
	主动脉瘤	
	左心房扩大	

【分析思路】

首先需发现食管的形态或生理曲度异常,然后进一步探究其形成原因。

第一,判断为食管本身病变还是食管外来压迹。

第二,根据压迹出现的位置和形态,初步判断为生理性还是病理性。

第三,结合横断面检查(CT/MRI等)进行定性、定位诊断,增强检查有助于诊断血管异常造成的食管压迹。

【疾病鉴别】

1. 诊断思路(图7-4-4)

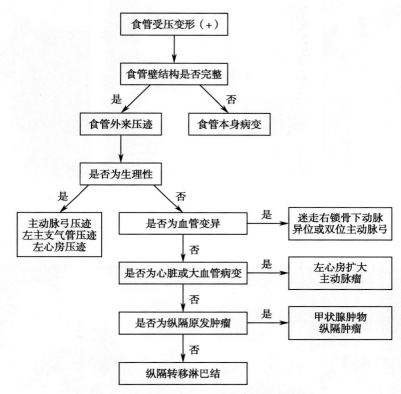

图7-4-4 基于临床信息的鉴别诊断流程图

2. 鉴别诊断

(1)食管肿瘤:包括各种食管良、恶性肿瘤,当肿瘤体积较大时,也会出现食管受压变形、管腔狭窄等改变,但食管肿瘤一般表现为充盈缺损及管腔狭窄,恶性肿瘤多伴黏膜破坏及龛影、管壁僵硬等。食管外病变造成食管压迹时,食管本身通畅、管壁柔软,黏膜光整、连续,病变的中心线远离食管,食管呈受压性改变。

(2)甲状腺肿瘤或胸内甲状腺肿:甲状腺肿瘤或胸内甲状腺肿体积较大时可压迫邻近食管及气管,此时食管压迹发生在食管颈段或胸上段水平,食管X线造影见食管受压移位,超声、CT或MRI发现甲状腺异常可帮助确诊。

(3)迷走右锁骨下动脉:是一种先天性主动脉弓异常,发病率为1%~2%,其中约80%位于食管后方,15%位于食管与气管之间,大多数人群无临床症状。食管X线造影可见食管胸上段螺旋形压迹,为其特征性征象,对比剂通过顺畅,管壁柔软,黏膜光整,透视下压迹处可见血管搏动现象;增强CT或MRI有确诊价值,横断位及冠状位显示最佳。

(4)纵隔肿瘤或肿大淋巴结:纵隔原发肿瘤性病变或食管周围肿大淋巴结可直接压迫食管,横断面检查(CT/MRI等)可对病变进行定位、定性诊断,结合病史、临床症状及实验室相关检查多可明确诊断。

(曲金荣)

二、脂肪间隙异常

【定义】

正常情况下,食管与邻近器官之间存在一定量的脂肪,称为脂肪间隙。某些因素导致其模糊、消失或被其他组织代替,称为脂肪间隙异常。

【病理基础】

炎症反应、炎性渗出物或肿瘤组织直接浸润脂肪间隙导致其模糊或消失。

【征象描述】

1. **食管 X 线造影** 无法直接观察到食管周围脂肪间隙。

2. **胸部 CT** 正常的食管周围脂肪间隙为清晰、均匀的低密度影(CT 值约 −70～−90Hu),脂肪间隙异常表现为正常的低密度影密度增高、模糊不清或消失(图 7-4-5)。

3. **食管 MRI** 食管周围脂肪组织正常的高信号影消失,被其他信号影取代,脂肪间隙模糊或消失,增强扫描可见异常强化,可较 CT 更加准确地显示周围脂肪间隙受侵程度、范围及与邻近结构的关系(图 7-4-6)。

【相关疾病】

导致食管周围脂肪间隙异常的病因主要为炎性渗

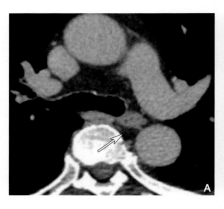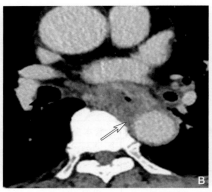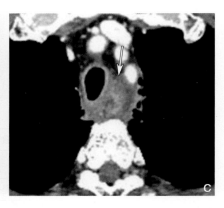

图 7-4-5 食管鳞状细胞癌

A.为患者一,男,69 岁,吞咽不利 2 月余,病理证实为食管胸上段原位鳞癌;箭头显示正常的食管周围脂肪间隙,表现为清晰、均匀的低密度影;B.为患者二,男,71 岁,吞咽不利 3 周余,病理证实为食管鳞癌;箭头显示食管壁明显增厚,周围脂肪间隙消失;C.为患者三,男,70 岁,食管鳞癌放化疗后 3 年余;箭头显示食管壁增厚,周围脂肪间隙模糊、密度增高。

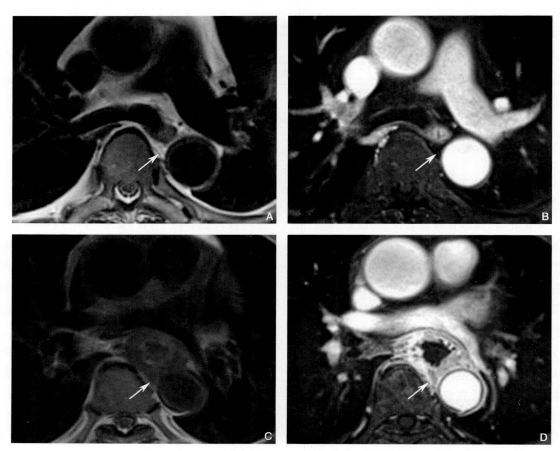

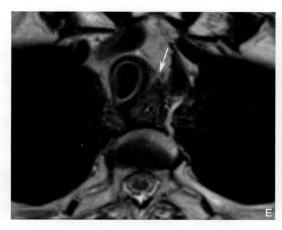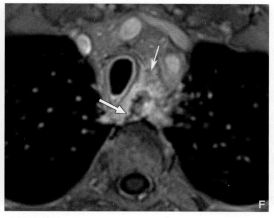

图 7-4-6　食管鳞状细胞癌

A、C、E. 为 T$_2$-TSE-BLADE 序列；B、D、F. 为增强后的高分辨 StarVibe 序列。A、B 与图 7-4-5A 为同一患者。A. 细箭头显示正常的食管周围脂肪为均匀的高信号；B. 细箭头显示食管周围脂肪间隙清晰，未见异常强化；C、D. 与图 7-4-5B 为同一患者，图 C 细箭头显示食管周围高信号的脂肪消失，见软组织信号影，图 D 细箭头显示食管周围脂肪间隙消失伴不均匀强化；E、F. 与图 7-4-5C 为同一患者，有食管癌放化疗病史，图 E 细箭头显示放疗照射食管周围高信号的脂肪影消失，间隙模糊；图 F 细箭头显示脂肪间隙模糊伴不均匀强化影，粗箭头显示食管胸上段右后壁不连续，提示瘘形成。

出、肿瘤浸润或放疗后改变等，相关疾病详见表 7-4-2。

表 7-4-2　导致食管周围脂肪间隙异常的相关疾病

炎性病变	肿瘤性病变	其他
食管周围感染或纵隔炎	局部进展期食管癌 食管癌伴食管纵隔瘘	食管穿孔 放疗后改变 术后吻合口瘘

【分析思路】

食管周围脂肪间隙在食管 X 线造影上难以显示，但在 CT 或 MRI 上容易识别，表现为脂肪间隙模糊、消失或被其他密度/信号影代替，其作为一种间接征象对原发病的诊断有一定的指向作用。

第一，认识正常的食管周围脂肪间隙：其在 CT 上表现为均匀的低密度，在 MRI T$_1$WI、T$_2$WI 序列上呈均匀的高信号。

第二，识别食管周围脂肪间隙异常：表现为食管周围脂肪密度/信号的改变，间隙模糊不清或消失。

第三，重点观察食管本身异常征象：食管周围脂肪间隙异常往往继发于食管病变本身，病因诊断是根本。如发现食管异物，则考虑异物穿孔所致周围脂肪间隙渗出；如发现食管肿瘤伴黏膜破坏，则考虑食管癌侵犯邻近脂肪间隙。

【疾病鉴别】

1. 诊断思路（图 7-4-7）

2. 鉴别诊断

（1）食管癌：肿瘤组织突破食管肌层外纤维组织向周围脂肪间隙浸润时，可导致脂肪间隙消失，甚至可侵犯邻近器官，增强扫描可见异常强化。此时疾病分

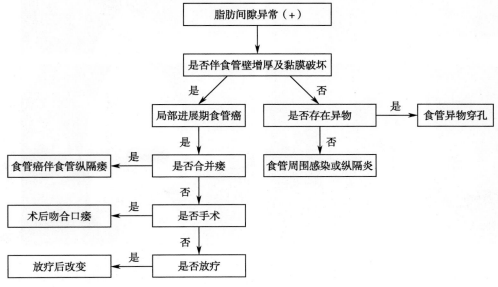

图 7-4-7　基于临床信息的鉴别诊断流程图

期往往较晚,食管病变明显且多见淋巴结广泛转移。

（2）食管穿孔:有尖锐异物吞咽史、溃疡病史或多次放疗史,食管周围脂肪间隙内大量渗出而模糊不清,有剧烈胸痛等临床症状,为临床急症,结合病史及伴随征象可作出正确诊断。

（3）食管周围脓肿:病史相对较长,多有尖锐异物吞咽史或术后吻合口瘘等病史,伴发热、胸痛等全身症状,实验室检查见炎性指标明显升高。CT 和 MRI 均可明确诊断,尤其在 MRI 的 DWI 序列上脓腔扩散受限表现为高信号具有较高的特异性。

（曲金荣）

三、管壁外积气

【定义】

是指在食管管壁之外的周围腔隙中出现气体积聚。

【病理基础】

病因不同,其病理基础各异,主要包括以下几种:

1. **食管穿孔或破裂**　由于各种因素(尖锐异物、剧烈呕吐、医源性操作等)导致食管壁全层破裂,气体漏出至管壁外间隙。

2. **纵隔气肿**　各种原因(肺泡破裂、胸部外伤、手术等)导致空气进入纵隔内间隙,分布在食管周围。

3. **食管周围感染**　合并产气菌感染时可产生气体。

【征象描述】

1. **食管 X 线造影或胸片**　少量气体难以识别,大量气体表现为纵隔内条带状透亮影(图 7-4-8)。

2. **胸部 CT**　少量积气即可识别,表现为纵隔内条带状气体密度影或食管周围类圆形气泡影,同时能够显示食管及邻近结构情况(图 7-4-9)。

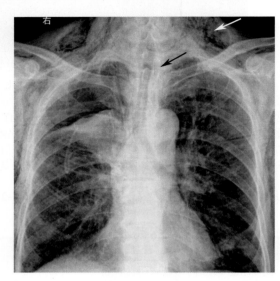

图 7-4-8　纵隔气肿
患者男,75 岁,右肺占位穿刺后突发胸闷半小时。黑箭头示纵隔内条带状透亮影,提示纵隔积气;白箭头示颈部皮下多发透亮影,提示皮下气肿。

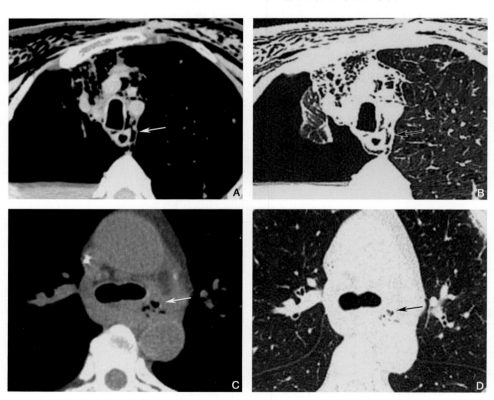

图 7-4-9　纵隔气肿
A、B. 与图 7-4-8 为同一患者,图 A 为纵隔窗,图 B 为肺窗,可见食管壁完整,食管周围多发气体密度影;
C、D. 为另一患者,女,57 岁,食管鳞癌放化疗 1 年余;箭头显示食管左旁散在类圆形气体密度影。

3. **食管 MRI** 气体在各序列上均表现为无信号,MRI 能够更好地显示食管壁结构是否完整及周围脂肪间隙情况(图 7-4-10)。

【相关疾病】

食管管壁外积气可由食管壁破裂或其他原因所致的气体积聚在食管周围,相关疾病详见表 7-4-3。

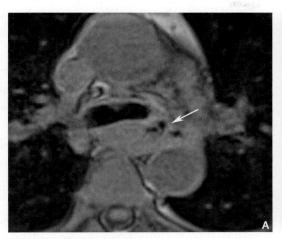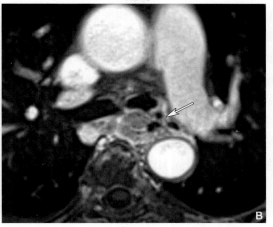

图 7-4-10 纵隔气肿

与图 7-4-9C、D 为同一患者。A. 为 low TE T_1WI 序列;B. 为增强后的高分辨 StarVibe 序列。箭头显示食管左旁散在类圆形无信号影。

表 7-4-3 食管管壁外积气的相关疾病

食管穿孔或破裂	纵隔气肿	食管周围感染
食管尖锐异物致穿孔	肺泡破裂	合并产气菌感染
剧烈呕吐致食管破裂	胸部外伤	
医源性操作	胸部手术	

【分析思路】

无论何种检查方式,对气体的识别是关键。气体在 X 线和 CT 上表现为透亮影,在 MRI 各序列上均表现为无信号影。

第一,发现食管周围气体影。

第二,观察食管本身及周围结构情况:检查是否存在食管异物、管壁是否完整、周围脂肪间隙情况等。

第三,结合病史作出诊断:如有无异物吞咽史、胸部外伤或手术史,剧烈咳嗽史等。

【疾病鉴别】

1. **诊断思路**(图 7-4-11)

2. **鉴别诊断**

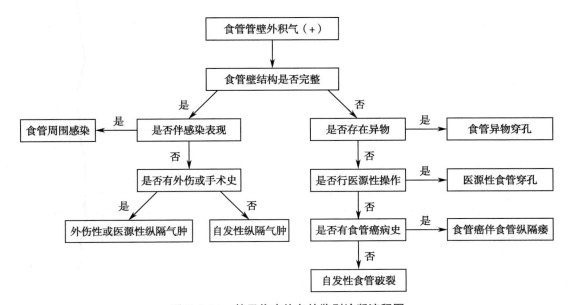

图 7-4-11 基于临床信息的鉴别诊断流程图

（1）食管穿孔或破裂：食管穿孔或破裂往往有明确的诱因或基础疾病，伴突发剧烈胸痛等症状，是临床上的急症，寻求病因是关键，常见病因包括食管溃疡、食管异物穿孔、剧烈呕吐等。

（2）纵隔气肿：食管本身结构完好，多因肺泡破裂或胸部外伤或手术所致，积气量往往较大，气体可沿纵隔间隙多发、散在分布，气体也可进入颈胸部皮下间隙导致皮下气肿。

（3）食管周围感染：病史相对较长，全身症状明显，伴发热、胸痛、吞咽困难等临床症状，实验室检查炎性指标明显升高，合并产气菌感染时可产生气体，胸部增强 CT 或食管增强 MRI 对其有重要诊断价值。

（曲金荣）

参 考 文 献

1. 郭启勇.实用放射学［M］.3 版.北京:人民卫生出版社,2007.

2. 白人驹,韩萍,于春水.医学影像诊断学［M］.4 版.北京:人民卫生出版社,2016.

3. RICHARD M.GORE,MARC S. 胃肠影像学［M］.4 版孙应实,译.北京:中国科学技术出版社,2021.

4. QU J,ZHANG H,WANG Z,et al. Comparison between free-breathing radial VIBE on 3-T MRI and endoscopic ultrasound for preoperative T staging of resectable oesophageal cancer, with histopathological correlation［J］. Eur Radiol,2017,28（2）:780-787.

5. GUO J,WANG Z,QIN J,et al. A prospective analysis of the diagnostic accuracy of 3 T MRI, CT and endoscopic ultrasound for preoperative T staging of potentially resectable esophageal cancer［J］. Cancer Imaging,2020,20（1）:64.

6. ZHAO K,CHU F,WANG Z,et al. Aorta and tracheobronchial invasion in esophageal cancer:comparing diagnostic performance of 3.0-T MRI and CT［J］. Eur Radiol,2023,33（7）:4962-4972.

7. WANG Z,CHU F,BAI B,et al. MR imaging characteristics of different pathologic subtypes of esophageal carcinoma［J］. Eur Radiol,2023,33（12）:9233-9243.

8. MASARAPU V,XIA E,SON H. Esophageal emergencies:another important cause of acute chest pain［J］. Insights Imaging,2020,11（1）:109.

第八章　胃影像常见征象

第一节　胃腔改变

一、胃腔扩张

【定义】

胃腔扩张是胃内大量气体、液体积聚或食物潴留，造成胃壁高度扩张而导致的一组综合征，在胃的影像上表现为胃容量变大的征象。胃腔扩张的病因包括手术相关的并发症、暴饮暴食、外伤应激状态以及某些疾病状态。胃腔扩张征象无特异性，需要在影像检查图像中寻找其他与病因相关的征象，结合临床情况作出鉴别诊断。

【病理基础】

急性胃腔扩张时，胃壁变薄，胃黏膜的表面积增加，胃壁的张力变大造成胃的血循环受阻，同时食物的发酵引起胃黏膜炎症，使胃黏膜有大量液体渗出，胃窦的扩张和胃内容物的刺激使胃窦分泌的胃泌素增多，刺激了胃液的分泌；小肠受扩大的胃的推移而使肠系膜受到牵拉，影响腹腔神经丛进而加重胃的麻痹，十二指肠水平部受到肠系膜上动脉的压迫及空肠上部受到牵拉而出现梗阻，使十二指肠液的反流增多；另外，由于扩大的胃与食管角度的改变，使胃内容物包括气体难以经食管排出，这些因素互为因果，造成胃腔急剧、进行性地扩张，形成急性胃扩张。

慢性胃腔扩张常由于胃远端以及十二指肠的肿瘤、炎症或胃石等病变造成胃远端的管腔逐渐变窄引起梗阻，而近端的胃腔由于胃内容物排空不畅，代偿性地逐渐扩张，伴有胃黏膜炎症，造成胃腔的进行性扩大。

【征象描述】

1. X线检查　立位腹部 X 线片上，正常的胃泡影常表现为左上腹部左侧膈肌下方胃区域一个半球形的低密度气体密度影，其大小因正常胃底部气体

的多少存在差异，正常胃底的气体约 50ml，换算为球形的直径大约 3cm，但因为胃内气体形状不规则，这种计算存在误差。正常胃泡很少见到伴有气液平面。当腹平片上胃泡影异常扩大，伴有气液平面时，提示胃内存在潴留液并伴有胃腔扩大。

有些怀疑幽门梗阻的患者，临床医生会开具碘对比剂的上消化道造影检查，了解梗阻情况。造影时如果存在幽门梗阻，可见胃腔扩大，高密度的碘对比剂混入胃内潴留液内，对比剂未见通过幽门（图 8-1-1）。

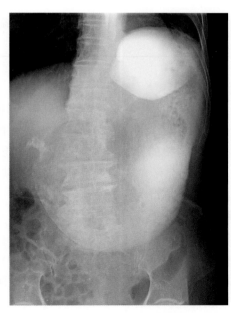

图 8-1-1　胃窦癌幽门梗阻

图示为上消化道碘剂造影，口服碘剂后可见胃腔明显扩大，立位造影胃下缘向下超过髂棘水平，胃腔内造影剂滞留，幽门区可见管腔狭窄，未见十二指肠及空肠显影。

2. CT 检查　在腹部 CT 检查时，如果临床要求针对胃的疾病行 CT 检查，则在腹部 CT 前需要禁食水 6～8 小时后进行 CT 扫描，此时在图像中胃基本完全排空，胃腔空虚，胃壁收缩状态，如果禁食后 CT 图像显示胃腔容积扩大，存在气液平面或食物潴留，

则视为异常的胃腔扩张。应注意有的单位在做胃CT时，禁食后在扫描前会给患者口服产气剂或饮水充盈胃腔，此时在CT上胃的充分充盈不属于病理性

的胃腔扩张（图8-1-2）。

【相关疾病】

与胃腔扩张有关的疾病见表8-1-1。

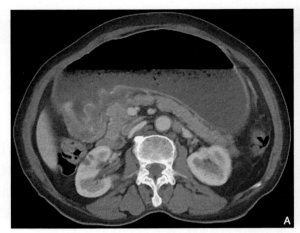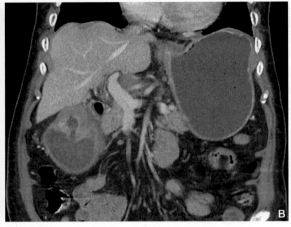

图 8-1-2　胃窦癌幽门梗阻

A. 为增强 CT 门脉期轴位；B. 为冠状位。可见胃窦部胃壁环周增厚，全层不均匀强化，幽门狭窄，近端胃腔明显扩张，胃内见潴留液及气液平面。

表 8-1-1　与胃腔扩张有关的疾病

恶性病变	良性病变	手术后并发症	其他疾病
胃癌	急慢性胃炎	迷走神经离断术	糖尿病
十二指肠癌	胃石	腹盆腔手术导致迷走神经损伤	神经系统疾病（如神经官能症）
其他恶性肿瘤			

【分析思路】

在 X 线或 CT 影像上发现胃腔扩张后，影像医生的主要任务是诊断胃腔扩张的原因，沿扩张的胃腔顺行寻找远端胃壁的异常表现，根据胃壁的形态、强化程度、强化是否存在分层以及有无肿块、溃疡、异常密度占位（如胃石）等分析病因，作出诊断。

【疾病鉴别】

胃腔扩张与多种疾病相关，是胃占位及炎症影像诊断中的一个表现。它可能表明潜在的肿瘤或炎症过程，对急性或慢性胃排空受阻消化道梗阻做出反应而形成胃腔扩张的表现。正确认识胃腔扩张有助于缩小鉴别诊断的范围。

1. 诊断思路（图 8-1-3）

2. 鉴别诊断

（1）恶性病变

1）胃癌：胃癌是严重威胁人类健康的一种恶性肿瘤，全球胃癌每年新增病例中有 70% 来自亚洲，而中国患者就占了将近一半，因此胃癌是我国主要恶性肿瘤之一。胃癌始于黏膜层内，后逐渐向胃壁深层浸润，直至侵及浆膜，穿出浆膜外，侵入周围结缔组织，直接蔓延至邻近器官。胃癌可发生于胃的任何部位，以胃窦幽门区最多见，其次为贲门区、胃体区。胃窦部的进展期癌可以出现腹部饱胀、隐痛、自动限制饮食、呕吐宿食等幽门梗阻、胃潴留症状，从而继发引起胃腔扩张。

进展期胃窦癌在上消化道 X 线造影上常见表现为胃窦幽门区的不规则充盈缺损，可为环周充盈缺损，可见黏膜破坏及龛影。Borrmann IV 型弥漫浸润型癌可见胃窦幽门区胃腔缩窄，胃壁僵硬，蠕动消失，当病变导致局部胃腔堵塞时，可继发近端胃腔扩张，其内可见液平面。

进展期胃窦癌在增强 CT 检查时，可见胃窦部胃壁异常增厚或形成肿块，黏膜面可见不规则溃疡，侵透浆膜者可见胃壁浆膜面尖角状外凸，胃周脂肪密度增高、混浊，伴或不伴腹腔或腹膜后多发淋巴结肿大。增强扫描大部分胃癌表现为明显强化，病理类型为黏液腺癌者可表现为低强化的异常增厚胃壁，内部可见多发点状或融合成片的钙化。当肿瘤堵塞幽门造成幽门梗阻时，可见近端继发的胃腔扩张，内见潴留液或食糜。

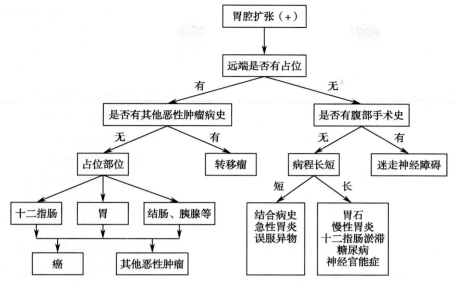

图 8-1-3 胃腔扩张诊断思路

有 CT 检查禁忌证的患者可以选择 MRI 检查，进展期胃窦癌在 MRI 上的表现与 CT 表现类似，文献显示 MRI 对胃癌分期的效能与 CT 接近。而弥散加权成像的 ADC 值和动态增强 MRI 的 Ktrans，Ve，Kep 值是评价胃癌侵袭性、对治疗的反应和预后的有前景的影像指标。

2）十二指肠癌：十二指肠癌约占小肠腺癌的 30%，病理类型大多为乳头腺癌。在大体病理形态上通常将其分为息肉肿块型和浸润狭窄型，有时两者可同时并存。前者呈菜花样肿块向肠腔内生长；后者则伴有纤维增生，引起收缩，发生肠腔狭窄，甚至肠道阻塞，当发生梗阻时，可继发引起胃腔扩张及胃潴留。

浸润狭窄型十二指肠癌主要发生在十二指肠降段、水平段或升段，在增强 CT 图像中常表现为肠壁环周增厚，随着肿瘤侵犯深度的增加，增强扫描自黏膜侧向浆膜侧明显强化，如形成肿块较大时，其内部可见坏死，肠腔狭窄甚至阻塞，造成上消化道梗阻。

3）其他恶性肿瘤：胃和十二指肠除了上皮起源的胃癌和十二指肠癌外，还可发生其他的相对少见的恶性肿瘤，如肉瘤、癌肉瘤、神经内分泌肿瘤、淋巴瘤及转移瘤（图 8-1-4）。这些恶性肿瘤侵犯胃肠壁，当肿块较大时，也可堵塞幽门或十二指肠管腔，造成继发的近端胃腔扩张。与胃窦和十二指肠相邻的其他脏器，如升结肠、胰腺起源的恶性肿瘤，侵犯胃窦或十二指肠造成管腔堵塞，也可以引起胃腔扩张，在 CT、MRI、PET 等影像检查中，可以对原发肿瘤作出正确诊断，从而确定胃腔扩张的病因。

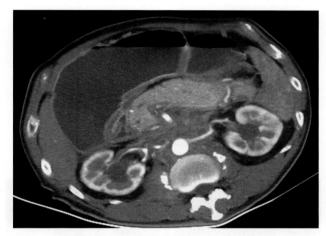

图 8-1-4 腹膜后淋巴结转移致胃腔扩张

图示为增强 CT 门脉期轴位，患者有乙状结肠癌病史，CT 发现腹膜后多发淋巴结转移，形成融合状肿块，包绕腹主动脉及十二指肠，导致十二指肠狭窄，继发胃腔扩张。

（2）良性病变

1）胃炎：胃炎是指各种不同原因所致的胃壁的炎性病变。根据起病的急慢和组织病理的变化，可分为急性胃炎和慢性胃炎。急性胃炎可表现为上腹部不适、疼痛、厌食和恶心、呕吐、发热；化学腐蚀性胃炎可有口腔、咽喉、胸骨后和上腹部的烧灼感和剧痛，并有恶心、呕吐；急性出血性胃炎则往往以上消化道出血为主要表现，有呕血和黑粪。慢性胃炎的病程迁延，部分患者可有上腹饱胀不适、无规律性腹痛、嗳气、反酸、恶心、呕吐等症状。

急性胃炎的诊断一般不依赖 X 线检查，尤其病情严重并怀疑有穿孔者，做胃钡剂造影是禁忌，可选择碘造影剂代替。当病变发展到一定程度时，造影可显示胃黏膜增粗、排列紊乱，胃内潴留液增多，胃腔扩张,与胃癌在影像上的区别在于没有胃窦部的充盈缺损等占位表现,可见良性龛影的表现,没有黏膜破坏中断及恶性龛影的表现。腐蚀性胃炎由于腐蚀剂停留在胃远段的时间较长,故胃窦的黏膜更为粗乱;如腐蚀深达肌层,愈合后因瘢痕形成,可表现为胃窦狭窄,甚至梗阻,继而发生胃腔扩张。

急、慢性胃炎造成胃腔扩张,在增强 CT 上的表现可见远端胃窦幽门区的胃壁增厚,胃腔狭窄,增强扫描后增厚的胃壁多呈分层样强化,以黏膜强化为主,但黏膜线样强化连续,胃壁的浆膜面较光滑,无肿块表现。

2）胃石:某些异物被吞入胃内之后累积成团,与胃的黏液结成硬块,暂时或长时间停留在胃腔内,称为胃石。胃异物多见于儿童误吞所玩的物品,如硬币、纽扣、徽章等小物品。成人若患有精神性疾病或异食癖,可将毛发、布片、绒线、塑料以及其他物品吞入胃内,经过一段时间后形成胃石。正常人如进食过多未成熟的柿子,也可与胃液混合形成胃柿石。胃石的临床症状无特殊性,可有上腹部痉挛性疼痛、饱腹感或幽门梗阻的症状。

在腹平片 X 线检查时,胃内异物可以通过其形状和密度分辨其性质和种类。上消化道造影时,可见胃内类圆形或不规则的充盈缺损,随着体位变动在胃内可移动位置是其特征性的表现。

胃异物和胃石对胃壁可形成机械性刺激,造成黏膜充血、水肿,甚至可产生溃疡。异物或胃石过大还可引起幽门阻塞,造成胃腔扩张。

3）手术后并发症:迷走神经离断术、胃大部切除术后或腹腔手术损伤迷走神经后,可出现胃腔或残胃腔的扩张。正常胃壁有一定的张力,维持管腔的正常大小。张力由神经系统调节和平衡。迷走神经兴奋使张力增高,交感神经兴奋或迷走神经麻痹使张力降低。张力降低造成胃腔扩大。

迷走神经功能障碍可以造成十二指肠动力减低,引起十二指肠淤滞综合征,造成近侧十二指肠不同程度的扩张和梗阻,继而发生胃腔扩张。X 线检查可见十二指肠的球部和降部明显扩张。

在 CT 检查中,可以显示相应的胃或腹腔术后的表现,如胃大部切除术后,CT 可见胃肠吻合口的金属吻合线及残胃（图 8-1-5）,如有迷走神经障碍时,CT 可见残胃腔扩大,胃肠吻合口可因炎症或水肿造成吻合口管壁增厚,常见黏膜线样强化,水肿造成胃壁黏膜下及肌层呈低强化,但浆膜面光滑完整。吻合口的长期炎症粘连可造成管腔狭窄,继发残胃扩张。

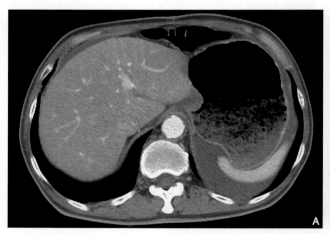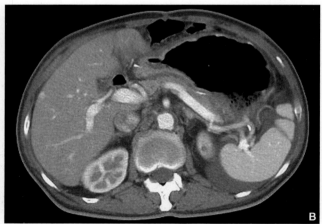

图 8-1-5　胃大部切除术后,残胃扩张

A. 为增强 CT 门脉期轴位,患者因胃癌行远端胃大部切除术,CT 发现残胃腔扩张,内见潴留液;B. 示胃肠吻合口处黏膜强化,吻合口变窄。胃镜病理示吻合口处慢性炎症,未见肿瘤复发。

4）其他原因:糖尿病,有约 20% 的糖尿病患者可因胃动力减弱、蠕动减少或消失而发生胃扩张,这是一种慢性的胃腔扩张。神经系统疾病的患者也可发生慢性胃扩张。慢性胃扩张的病程发展缓慢,症状可不明显,仅有上腹饱胀不适,达到一定程度时才会出现腹痛、恶心、呕吐等。

（孙应实　王之龙）

二、胃腔缩小

【定义】

正常情况下胃腔形态及大小变化较大,胃腔的容积无食物时可为 50ml,最大为 3 000ml,成年男性的平均容积为 1 500ml,女性为 1 400ml。超过正常限度的胃腔持久性变小称为胃腔缩小。病变性质不同引起的胃腔缩小程度不同,且与邻近脏器的大小和位置有关。放射科医师通过观察有无胃腔缩小征象有助于鉴别诊断且可以为临床提供更多信息。

【病理基础】

导致胃腔缩小的病理基础因发病原因而不同。例如,恶性肿瘤弥漫浸润导致胃壁普遍性增厚,大量纤维组织增生导致胃壁变硬、胃腔变小,称皮革胃。良性病变如巨大肥厚性胃炎(Menetrier病)则是由于胃小凹上皮显著增生造成胃壁弥漫增厚,胃腔缩小。炎性病变中胃黏膜腺体减少或消失,固有层内淋巴细胞、浆细胞浸润,并可伴或不伴肠上皮化生或假幽门腺化生,由于长期慢性炎性改变可能导致胃黏膜平滑肌弥漫性萎缩,从而导致胃壁变薄。其他的病因还包括邻近脏器增大或腹腔占位等施加压力,导致胃腔变形扭曲从而表现为缩小,以及胃部术后导

致的胃腔缩小。

【征象描述】

1. CT检查 腹盆腔CT是目前诊断腹部病变最常用的影像学检查方法,可以多角度地显示胃腔的改变,通过造影剂的使用,增强CT可以更加清晰地显示病变。CT上胃腔缩小常表现为胃腔充盈扩张差,可伴或不伴有胃壁增厚及黏膜的改变(图8-1-6、图8-1-7)。

2. X线检查 上消化道造影检查中胃腔缩小表现为胃腔持续充盈不佳,胃腔容积减小。当生理性充盈不佳难以鉴别时,可采用胃低张双重造影检查,结合形态持续观察胃的功能状态判断(图8-1-8、图8-1-9)。

3. MRI检查 MRI上表现为胃腔容积缩小,当伴有胃壁改变时可结合胃壁信号强度及强化特点判断病

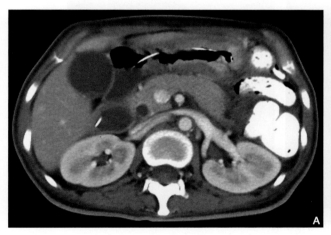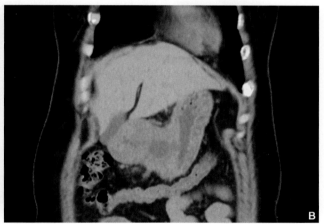

图8-1-6 胃癌

A.为腹部CT平扫轴位,胃腔充盈扩张差,胃体至胃窦部胃壁不规则增厚,胃浆膜面模糊,周围脂肪见不规则索条影;B.为冠状位,显示胃壁弥漫增厚、僵硬,胃腔缩小。肝胃韧带及胃结肠韧带密度增高,并见不规则片絮影。

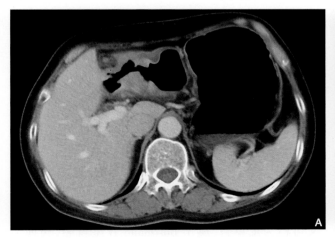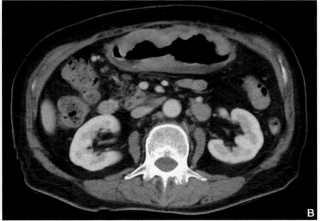

图8-1-7 胃淋巴瘤

A.横断位增强CT示胃窦部胃壁环周增厚,胃腔明显缩小,此例病变呈稍高强化,注意前壁病变边缘胃黏膜的线样强化,提示病变部分区域存在正常黏膜,为黏膜下起源肿瘤的特征;B.横断位增强CT示胃体至胃窦壁弥漫增厚,呈较均匀的稍高强化,胃腔缩小。

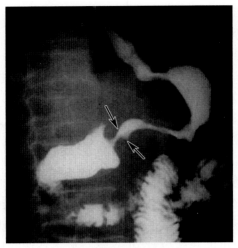

图 8-1-8　进展期胃癌

胃肠双对比剂造影检查正位片可见胃黏膜消失平坦、胃腔持
续明显缩小,整个胃壁僵硬,蠕动消失,呈皮革囊状(箭头)。

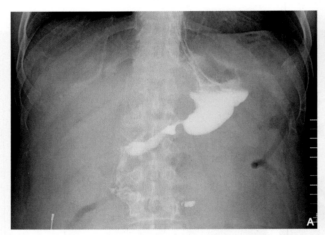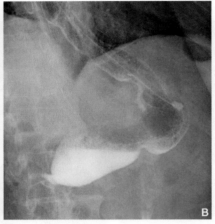

图 8-1-9　近端胃术后

A. 为胃肠双对比剂造影检查正位片,可见近端胃术后,胃腔缩小,吻合口造影剂通过顺畅,未见明显
造影剂外溢及异常分布征象;B. 为侧位片,可见转换体位后胃腔持续缩小。

变性质,需要与正常未充盈的胃壁相鉴别(图 8-1-10)。

【相关疾病】

与胃腔缩小有关的疾病见表 8-1-2。

【分析思路】

胃腔缩小征象可出现于多种疾病的影像表现
中,因此需要综合患者的影像及临床治疗分析和诊
断疾病,同时准确辨别胃腔缩小与类似征象在疾病
诊断过程中也非常重要。发现胃腔缩小征象首先
需要确认患者是否有胃部相关手术史以排除术后
改变。放射科医师在发现胃腔改变时不仅需要仔
细观察胃部的表现,也需要将邻近器官、组织的表
现情况以及患者的临床信息综合考虑。胃腔充盈
不佳与胃腔缩小征象极其类似,需要确认核对患者
的检查状态,通过持续观察或延迟显像可以将二者
鉴别。

【疾病鉴别】

胃腔缩小征与多种疾病相关,最常见于胃癌,
具有一定的诊断价值。它可因胃壁黏膜或黏膜下病
变、胃部术后等胃部疾病引起,也可由周围器官组织
推挤引起。正确认识胃腔缩小征有助于开阔放射科
医生的诊断思路,防止误诊、漏诊。

1. **诊断思路**(图 8-1-11)

2. **鉴别诊断**

(1)恶性病变

1)胃癌:胃腔缩小征可在浸润型胃癌晚期患
者中观察到,胃呈革囊样为其特征性表现。革囊胃
又可称为皮革胃,属于 Borrmann Ⅳ 型胃癌,病理类
型以低分化腺癌、印戒细胞癌、黏液腺癌多见。由于
肿瘤从黏膜层至胃壁各层浸润性生长常见胃壁表面
颗粒样增生,黏膜面平坦而粗糙,黏膜与黏膜下层固

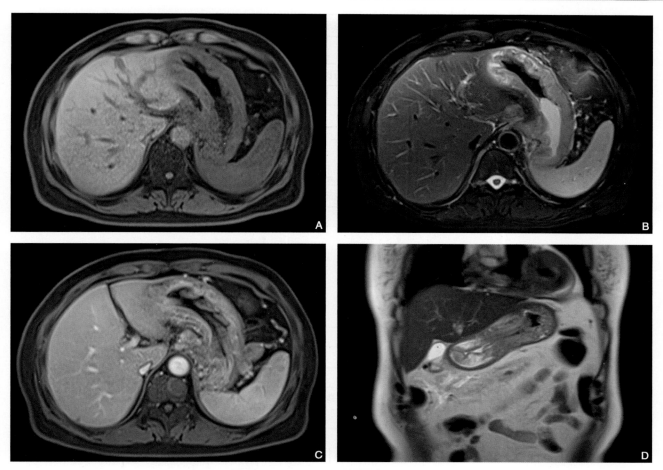

图 8-1-10 胃癌病例

A. 为轴位 T_1WI 序列,可见胃充盈欠佳,胃壁弥漫增厚;B. 为轴位 T_2WI,见胃腔缩小;C. 为轴位 T_1WI 增强序列,可见弥漫增厚的胃壁呈稍高强化,黏膜皱襞增粗;D. 为冠状位 T_2WI 序列,可见明显胃腔缩小征象,胃壁弥漫增厚。

表 8-1-2 与胃腔缩小有关的疾病

恶性病变	良性病变	外源性及治疗后的改变	类似征象及其他
弥漫浸润型胃癌	胃炎	肝脾巨大占位	充盈不佳
淋巴瘤	胃肠道间质瘤	腹膜后肿物	正常变异
转移性疾病	Menetrier 病	胃部分切除术后	创伤

定,胃壁增厚,柔软度减低,镜下可见癌细胞浸润伴有较多的纤维增生,使得胃壁变硬、胃腔缩小,当侵及全胃时即呈皮革样改变。

在上消化道造影检查中,胃黏膜消失平坦、胃腔持续明显缩小,整个胃壁僵硬,蠕动消失呈皮革囊状称为"革囊胃"。由于病变累及幽门,使其失去正常的收缩和开放功能,钡剂随重力作用不断进入十二指肠,造影检查中常见到胃排空增快。

在 CT 与 MRI 检查中,可见胃壁异常增厚、僵硬,胃腔狭窄缩小,增强扫描可以见到强化的胃壁。检查前需要患者饮入足量水使胃充盈扩张以区别胃腔充盈不全,当患者需要进行 MRI 检查时可以辅以低张药物减少胃蠕动,以确保获得的图像质量良好,便

于影像科医生进行诊断。

2)淋巴瘤:胃淋巴瘤可发生于任何年龄人群,以 45～60 岁中老年男性多见,相关文献报道幽门螺杆菌感染可能是该病最主要的危险因素,此外 EB 病毒感染、免疫功能异常、环境及遗传因素也可能导致胃原发性淋巴瘤的发生。

虽然淋巴瘤病变在胃黏膜固有层及黏膜下层沿胃壁长轴生长,但是大部分病例胃形态无明显变形、胃腔无缩小或狭窄的征象,这是由于淋巴瘤的肿瘤细胞浸润常不累及正常的平滑肌细胞,成纤维细胞增殖较少。部分病例也可见胃腔缩小征象,这是因为肿瘤细胞浸润破坏正常平滑肌细胞和细胞死亡造成的成纤维细胞增殖,导致胃壁僵硬,胃腔缩小或狭

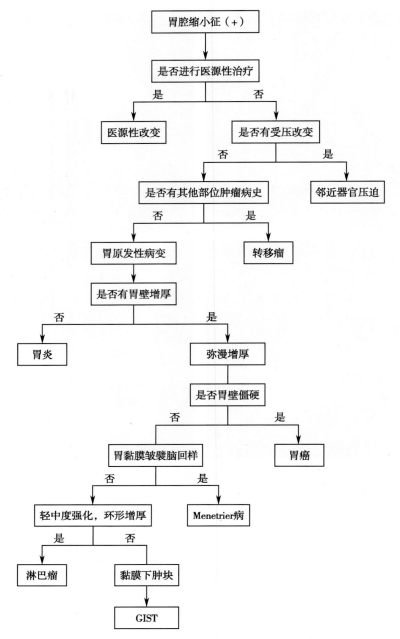

图 8-1-11　胃腔缩小的诊断思路

窄,可见不同程度梗阻形成。

在 CT 及 MRI 检查中,胃淋巴瘤病变以胃体为主,胃壁弥漫增厚且呈环形增厚为其典型征象,有研究认为胃壁厚度大于 10mm,侵及外周或全部胃壁,可以高度提示胃淋巴瘤。增强扫描可见增厚的胃壁轻中度均匀强化,可见黏膜线样强化及血管漂浮征。

3)转移瘤:胃腔缩小的原因通常是原发性胃癌,但在极少数情况下胃的转移性浸润也可能使胃腔缩小,常见为乳腺癌和肺癌引起的胃转移。据文献报道原发性肺癌的胃转移非常罕见(0.2%~0.5%),通常发生在晚期肺癌中。胃转移瘤通常无明显症状,腹痛为最常见的临床表现。仅 2% 的肺癌胃转移病例表现为浸润型皮革状胃,而在乳腺癌转移

中比例略有增加,可引起胃腔的缩小。但其表现与进展期胃癌极为相似,诊断较为困难。

(2)良性疾病

1)胃炎:胃炎是胃黏膜最常见的良性病变,可被分为多种类型,其诊断依赖于病理检查,其病因多为感染性,以幽门螺杆菌感染最常见。大部分胃炎临床无明显症状,或表现为上腹部不适、恶心等。

部分胃炎的影像学表现中可有胃腔缩小征象但并不常见,如萎缩性胃炎等,但主要鉴别还是以胃壁影像学表现及强化特点为主。而肥厚性胃炎,则以黏膜皱襞肥大为主要表现,胃腔的扩张不变。

2)胃肠道间质瘤:胃肠道间质瘤(GIST)是消化道最常见的间叶源性肿瘤,起源于胃肠道间质卡

哈尔（Cajal）细胞，具有多向分化潜能。好发于中老年，平均年龄为 50~60 岁。最常见的症状是腹胀和黑便。早期常无明显症状，常因肿瘤出现坏死、溃破、出血或因为肿块压迫产生疼痛、消化道梗阻时才发现，临床症状出现晚而一般呈现瘤体较大。GIST 可发生在从食管至直肠的消化道的任何部位，其中以胃部最常见。根据肿瘤与胃肠道壁的关系分为腔内型、腔外型及胃肠道外型，多以腔外生长为主。

腔内型 GIST 平扫可见软组织密度肿块，其密度因肿瘤内囊变、坏死、出血表现为不均匀，部分由于肿块较大，由于肿瘤的占位效应可见胃腔缩小，但无胃壁僵硬及增厚表现，邻近胃壁正常。

3）Menetrier 病：Menetrier 病是一种以胃底、胃体部的巨大黏膜皱襞和低蛋白血症为特征的良性增生性综合征，其发病年龄为 30~60 岁，男性多于女性，儿童亦可患病，成人患病多表现为进行性病变，儿童则多为自限性，多伴有低蛋白血症。Menetrier 病的病因及发病机制尚不明确，该病患儿进行抗巨细胞病毒治疗后症状可以缓解，成年人患者可能与幽门螺杆菌感染有关，另外胃黏膜局部的转化生长因子 α 的过度表达、遗传易感性、化学刺激、变态反应、酒精、烟碱食物因子、毒素、寄生虫感染、疱疹病毒感染、免疫异常等因素也可能参与发病。

Menetrier 病可见胃腔缩小征象，在上消化道造影检查的典型表现为胃黏膜皱襞肥厚粗大，病变多呈脑回状或息肉样、瘤样充盈缺损；CT 检查可见胃腔缩小，胃壁增厚，黏膜皱襞明显粗大，呈指状、脑回状或息肉状，排列较规则，少部分不规则，但间隙底部胃壁基本正常，胃浆膜面光滑。病变以弥漫性多见，尤以胃底、体部大弯侧明显，胃皱襞的厚度随胃的充盈程度而改变也是其特征性表现之一。与皮革胃不同的是皮革

胃胃腔明显缩小，胃壁僵硬，蠕动消失，胃黏膜皱襞粗大，可有不规则浅溃疡，增强后胃壁可见异常强化。

（孙应实 王之龙）

三、葫芦形胃/哑铃形胃

【定义】

葫芦形胃或哑铃形胃，是指由胃小弯侧溃疡愈合过程中的瘢痕性改变导致的胃体环状狭窄、胃部变形，因病变导致胃整体轮廓形似葫芦或哑铃，所以称之为葫芦形胃或哑铃形胃。

【病理基础】

葫芦形胃或哑铃形胃属于胃消化性溃疡的并发症之一。胃溃疡的底部在显微镜下由内向外分为四层：最表层为少量炎性渗出物（白细胞、纤维素等）；其下为坏死组织层；再下是相对新鲜的肉芽组织层；最底层为陈旧瘢痕组织。随着溃疡的愈合过程，渗出物及坏死组织逐渐被吸收、排出，然而已被破坏的肌层不能再生，由底部的肉芽组织增生形成瘢痕组织修复损伤。这种修复过程可能会导致胃壁缩短，尤其是在溃疡位于胃体小弯侧并形成大量瘢痕组织时，可能导致胃体的形状发生明显变化，呈现出葫芦状或哑铃状的形态。

【征象描述】

葫芦形胃或哑铃形胃见于上消化道造影检查，其特点是胃壁在各个方位的图像中呈现明显的收缩和形态变化，导致胃体呈现环周狭窄的外观。这种现象的病理基础为胃溃疡的相关改变，因此在上消化道造影检查中还可以同时观察到其他与胃溃疡有关的直接和间接征象，如在胃小弯处可能出现龛影、黏膜水肿带、黏膜皱襞的聚集、指状切迹以及胃蠕动的改变等（图 8-1-12）。

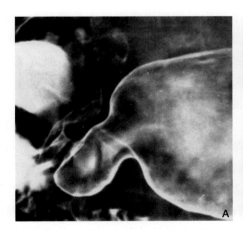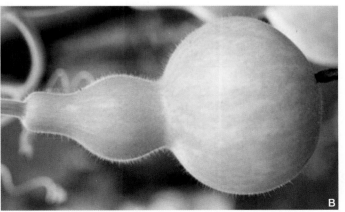

图 8-1-12 葫芦形胃
图 A 上消化道造影显示，胃窦小弯处溃疡愈合后造成胃窦狭窄，形似图 B 葫芦形。

此外,葫芦形胃或哑铃形胃也是胃扭转的诱因之一,阅片时应警惕是否存在相关表现。

【相关疾病】

葫芦形胃或哑铃形胃是由胃体环状狭窄所导致

的一种胃的形态异常。局部性痉挛、胃结核、手术后改变、邻近脏器及其周围病变对胃的推移压迫等原因也可造成胃腔的节段性狭窄,从而影响胃的正常形状,胃受到压迫的相关改变内容见表 8-1-3。

表 8-1-3　胃受到压迫的相关改变

相关疾病	临床病史	狭窄部位	狭窄范围
葫芦形胃/哑铃形胃	胃慢性消化性溃疡	胃小弯侧病变引起胃体狭窄	环周狭窄
局限性痉挛	胃消化性溃疡	小弯溃疡在大弯侧的相对应处	局限性,手指样
胃结核	多继发于肺结核	多位于胃窦幽门部,常累及十二指肠	–
手术后改变	胃部分切除术后	视手术范围而定	视手术范围而定

【分析思路】

溃疡愈合的影像学评估对于评价药物治疗的效果及鉴别良、恶性溃疡具有重要的临床意义。一般来说,影像上观察到溃疡完全愈合可以认为是良性溃疡的可靠标志。溃疡愈合可导致溃疡瘢痕的形成,这在 90% 的胃溃疡愈合患者的研究中可见,通常表现为中心小凹或整体凹陷,放射状皱襞和/或邻近胃壁的挛缩。严重的瘢痕可能导致胃腔的狭窄和畸形,如葫芦形胃或哑铃形胃。

【疾病鉴别】

1. 诊断思路(图 8-1-13)

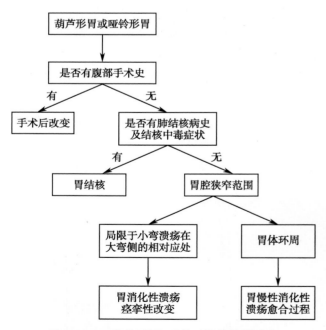

图 8-1-13　葫芦形胃/哑铃形胃的诊断思路

2. 鉴别诊断

(1)局部性痉挛:胃溃疡的痉挛性改变可以引起胃壁上凹陷,也称切迹,如胃小弯溃疡在大弯侧相对处的胃壁轮廓出现的手指样痉挛凹陷。这属于胃

溃疡所引起的功能性改变,而不是表明胃溃疡愈合,因此需要进行多方位观察以便与提示胃溃疡愈合过程的葫芦形胃或哑铃形胃相鉴别。

(2)胃结核:胃结核较为少见,仅占消化道结核的 0.2%,多继发于肺结核。其中炎性增殖型胃结核可呈现结核性肉芽组织和纤维瘢痕组织,多位于胃窦幽门部,常累及十二指肠。同时,病变周围胃壁外粘连较多,邻近腹腔内常可见肿大干酪样淋巴结,有时融合成团块状。在临床症状方面,胃结核无特异性临床表现,可出现结核中毒症状,部分患者也可有类似慢性胃炎、胃癌的表现。合并幽门梗阻时以恶心、呕吐为主要症状,呕吐多在下午、晚间加重。胃结核病变很少侵及肌层,故很少发生穿孔。

(3)手术后改变:胃部分切除术后在上消化道造影检查中也可表现为胃腔部分狭窄,患者手术史则能成为诊断的关键。

(孙应实　王之龙)

四、皮革胃

【定义】

皮革胃为浸润型胃癌中晚期的特征性表现,一般肿瘤细胞起源于黏膜下层,浸润性生长,呈胃壁节段性或弥漫性增厚,因胃壁僵硬形似皮革,故称为"皮革胃"。这是由于肿瘤沿胃壁浸润性生长,继而从黏膜层侵袭至胃壁各层而产生的一种病理学表现。

皮革胃在原发性胃癌中的发生率约 7%～10%。目前,病因学上广泛认为皮革胃的发生与幽门螺杆菌感染及慢性胃炎无关,但与 *cdh1* 及 *her2* 基因表达水平有关。在年轻人及女性患者中相对高发。皮革胃起病隐匿,无明显症状和体征,但进展迅速,预后不良,其生物学行为具有较高的侵袭性,当出现纳差、腹痛等临床症状就诊时,多数处于进展期。发病同时常伴有隐匿性腹膜转移,术后中位生存期仅为6~14个月。目前,新辅助治疗为皮革胃的主要治疗方法,可有效降期、提高手术的R0切除率。因此,早期诊断皮革胃对于及早制订治疗方案,提高患者生存率非常重要。

【病理基础】

自1859年首次提出皮革胃的概念以来,目前针对皮革胃的分类和定义尚存争议。2021年中国临床肿瘤学会(CSCO)胃癌临床实践指南中,将皮革胃划分为一种特殊类型的Borrmann Ⅳ型胃癌。

皮革胃的镜下病理学特征为:散在分布的低黏附性肿瘤细胞或印戒细胞,以及弥漫的纤维间质的增生和浸润。黏膜表面呈颗粒样增生,黏膜皱襞平坦粗糙;由于纤维化增生,黏膜与黏膜下层固定,进而胃壁增厚、僵硬,当侵及全胃时即呈皮革样改变。

【征象描述】

1. 上消化道造影检查 表现为胃黏膜消失平坦、胃腔明显缩小,整个胃壁僵硬,蠕动消失,呈皮革囊状。幽门失去正常的收缩和开放功能,钡剂随重力作用不断进入十二指肠,胃排空增快。

2. CT检查 由于皮革胃病变初期存在浸润黏膜下层而不侵犯黏膜的情况,因而上消化道造影对其存在一定的误诊概率。这种情况下,CT及MRI对于皮革胃诊断具有重要意义。

皮革胃典型表现是弥漫型胃壁增厚,也有部分病例表现为一般肿瘤厚约1~3cm,长径大于8cm,偶可见胃壁钙化。增强扫描动脉期黏膜及黏膜下层明显强化,静脉期均匀强化,并可见延迟强化。病变处胃腔表现为环形狭窄,远端胃狭窄,近端胃膨胀。若在CT上出现明显的胃腔狭窄(小于10mm)则有助于皮革胃的诊断(图8-1-14)。

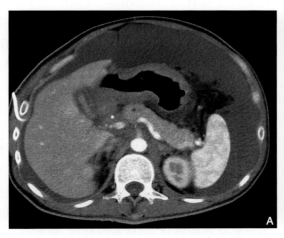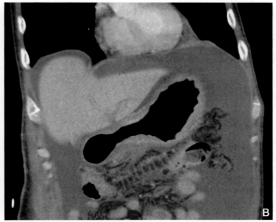

图8-1-14 皮革胃
A. 为轴位动脉期CT图像;B. 为冠状位CT图像,显示胃体、胃窦部胃壁弥漫增厚,伴大网膜腹膜种植、大量腹腔积液。

皮革胃患者中一个极其显著的征象是"靶征",也称为双环征。虽然在炎症性或缺血性肠病中已有描述,缺乏特异性,但它还是被使用在良、恶性病变的鉴别诊断中。

皮革胃是一种具有明显侵袭性的肿瘤,主要胃壁内生长,转移早,其转移主要是通过直接淋巴转移而不是血行转移。

3. MRI检查 皮革胃的MRI影像学表现类似于CT,病灶表现为T_1WI呈中等或稍低信号,T_2WI呈中等或高信号。增强扫描病灶呈不均匀中等程度强化。DWI序列有助于提高皮革胃病灶的检出率并辅助T分期,表现为明显高信号。

【相关疾病】

与皮革胃表现相近的疾病见表8-1-4。

表8-1-4 与皮革胃表现相近的疾病

恶性病变	良性病变
淋巴瘤	萎缩性胃炎
转移瘤	肥厚性胃炎
	腐蚀性胃炎

【疾病鉴别】

1. 诊断思路(图8-1-15)

2. 鉴别诊断

(1)良性病变

1)萎缩性胃炎:临床表现为消化不良、膨胀性降低以及由于黏膜破坏和黏膜褶皱丧失而导致的营养不良。镜下可见黏膜纹常纤细、稀少或消失,呈光滑无凸征象(特别是气钡双重造影有价值),黏膜沟

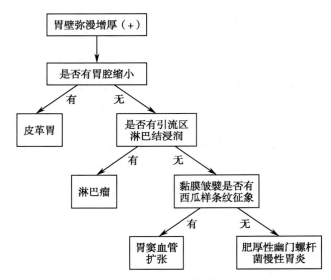

图 8-1-15　胃壁弥漫增厚的诊断思路

增宽,大于 5mm,有时也可见局限性挛缩波,胃张力低。X 线气钡双对比造影检查可显示出胃窦激惹的征象,因胃窦特别是幽门前区呈半收缩状态,不能在蠕动波到达时扩大如囊状,但能缩小至胃腔呈线状,还常出现不规则痉挛收缩;黏膜皱襞出现纹增粗、紊乱,黏膜纹不及正常柔软。部分患者可有胃窦向心性狭窄,而且狭窄段压在十二指肠球底部,可形成光滑对称的压迹,以及胃黏膜脱垂。

2) 肥厚性胃炎:由于黏膜下浸润,肥厚性胃炎 X 线气钡双对比造影检查表现为黏膜局限性或广泛性肥厚、粗大迂曲,但肥厚性胃炎患者胃腔的扩张性保持不变。CT 表现特点为黏膜皱襞增粗,呈息肉状、指状、脑回状甚至瘤状,但基底部的胃壁厚度在正常范围。

3) 胃窦血管扩张:胃窦血管扩张是慢性消化道出血的不常见但重要的原因之一,通常与全身性疾病有关,例如自身免疫性疾病、肝硬化、慢性肾功能不全和心血管疾病。临床可能表现为继发于隐性失血的缺铁性贫血、黑便和呕血。胃镜下的表现较有特征性:西瓜样条纹是本病的典型征象,表现为胃窦部从幽门部放射性发出的卷绕、脊状扩张血管组织,呈扁平或凸起的红斑条纹,从幽门放射至胃窦,类似西瓜皮上的条纹。

上消化道造影的表现与内镜表现类似:胃窦黏膜皱襞水肿增宽,并呈线性向幽门窦放射。CT 表现为胃窦部胃壁局灶性增厚,增强扫描可见胃窦部多发动脉扩张。

(2) 恶性疾病:胃是胃肠道淋巴瘤最常见的发生部位,其中,非霍奇金淋巴瘤约占 80%,大部分胃淋巴瘤属于黏膜相关淋巴组织(MALT)淋巴瘤。影像学上,胃淋巴瘤的部位以胃体、胃窦部常见,可表

现为肿块、溃疡、息肉,少数也可表现为类似皮革胃的征象。CT 上多表现为胃壁节段性或弥漫性增厚,通常厚度在 5cm 以上,呈均匀一致性密度,增强扫描呈均匀轻中度强化。与皮革胃鉴别的要点为较少引起消化道梗阻,胃壁僵硬程度较皮革胃轻。

(孙应实　王之龙)

五、胃扭转

【定义】

胃的部分或全部大、小弯位置发生变换,即大弯在上面(头侧)、小弯在下面(足侧)均称为胃扭转。

【征象描述】

急性胃扭转主要由 CT 进行诊断:急性期胃扭转患者入院,由于钡剂不能吞下或吞钡可能加重梗阻症状,故消化道造影帮助不大,应首选 CT 检查。其影像学表现包括:严重胃扩张;观察胃窦与幽门移行区是否存在肿块、管壁增厚;胃大小弯位置反转;胃窦位置异常升高,与胃底等高或高于胃底,在冠状重建上可以清晰地看到。以胃幽门移行带的存在,以及胃窦位于与胃底同一水平或高于胃底的异常位置可作为诊断标准。

慢性胃扭转主要由上消化道造影诊断,其影像学表现根据分型不同有不一样的表现:

(1) 器官轴型扭转:贲门部下降,食管腹段延长,胃远端位置升高,甚至两者在同一水平,胃小弯向左下,因而凹面向下,胃大弯向右上翻转呈突起的弧形,并向右下方延伸与十二指肠球部及降段相连,十二指肠呈倒置状,倒置程度较高,解剖学位置从高到低概括为胃窦部>幽门管>十二指肠。在患者处于立位时,X 线可分别在胃窦部及胃底部见双液平影、黏膜相可见黏膜皱襞呈螺旋状(图 8-1-16)。

(2) 网膜轴型扭转:胃体及胃窦部分抬高,抬高位置几乎与胃底部平行,而贲门位置则有所下降。若扭转角度较大时,胃可绕成环形,胃底移向右下,胃窦移至左上,胃窦和十二指肠近端与胃体部交叉,甚至越过胃体居于左侧。若顺时针扭转,胃窦位于胃体之后,若逆时针扭转则胃窦位于胃体之前。胃部各结构解剖学位置:胃大弯翻向于膈下,胃小弯则位于外下侧。在胃轴翻转的作用下,此时的十二指肠表现为倒置状态。通过旋转体位斜位角度看,可见扭曲部位的胃窦与胃体部环绕为环状。环的内缘可见胃小弯,环的外缘可见胃大弯。胃黏膜呈交叉状,在不同的体位下,胃内的可见的平面影有所差异,常可见两个平面影(图 8-1-17)。

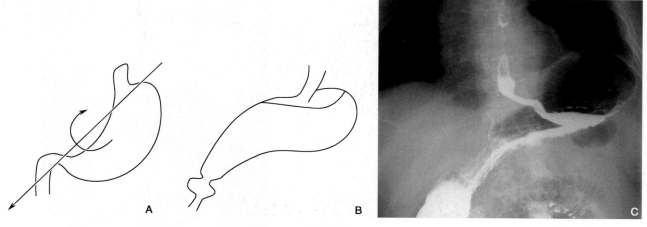

图 8-1-16　器官轴型胃扭转

A.为器官轴型胃扭转模式图,以胃食管结合部和幽门连线为轴的绕轴旋转;B.为扭转后的改变,胃形态为胃大弯向上,胃小弯在下;C.上消化道造影图显示胃大弯轻度向上旋转,胃小弯向下旋转。

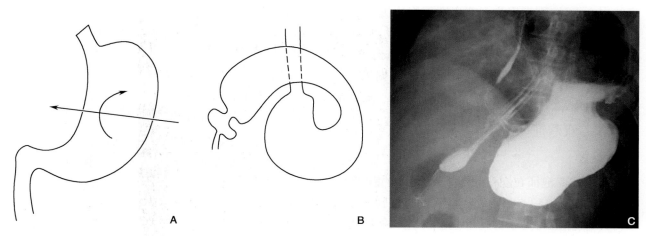

图 8-1-17　网膜轴型胃扭转

A.为网膜轴型胃扭转模式图,表现为胃体及胃窦部向上旋转,胃底部相应向下移位;B.为扭转后的改变,胃形态为胃大弯向上,胃小弯在下;C.上消化道造影图显示胃窦部充盈不佳,幽门位置明显抬高达到胃底部水平,胃体部充盈较多明显下移。

　　(3)混合型扭转:胃部整体形状卷曲,外观类似于囊状。胃部各结构解剖学位置:胃底位置较低,胃窦及胃体部位几乎与胃底处于同一水平线。整体上表现为胃小弯向下,胃大弯向上翻转。十二指肠球向下倒置状。胃腔内可见较多的气体,扭转的胃体部可见液体影,液体影横穿胃窦、胃体及胃底三部位;翻转的胃体部与腹段食管延长段相互重叠,在两结构的交叉区呈现出交叉状。

【相关疾病】

　　胃部肿瘤、粘连或骨骼畸形(如脊柱侧后凸)可以造成胃韧带延长或断裂,均可导致胃扭转。能够引起膈肌位置异常的疾病,如膈肌先天性发育不全造成的膈膨出、食管旁疝、膈疝、膈神经麻痹,以及胃、脾等其他器官的解剖异常等均可造成膈肌位置升高,从而继发胃扭转。

【疾病鉴别】

1. **诊断思路**(图 8-1-18)

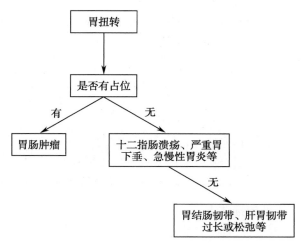

图 8-1-18　胃扭转的诊断思路

2. **鉴别诊断** 胃扭转采用单或双对比的上胃肠道造影均能作出明确诊断,需与瀑布胃和胃溃疡鉴别:

（1）"瀑布型胃":该形态的胃生理学结构异常,并无病理表现。影像特点为贲门不下移,胃底较大且后倾,胃底高于胃窦,胃部下缘较为光滑,且并未出现胃小弯与胃大弯换位的形态特点。在临床鉴别中应防止混淆。

（2）胃溃疡:慢性胃扭转患者的临床症状与胃溃疡患者所表现出的临床症状较为相似。病理状态下,患者均主诉为嗳气、饱胀及上腹部不适。在钡剂检查时,均可表现为黏膜皱襞聚集特点,但两者在黏膜皱襞聚集形态上具有细微的差别,胃扭转患者扭转处的胃黏膜皱襞状态可表现为黏膜皱襞的旋转与折叠,而胃溃疡患者则表现为黏膜皱襞放射性的特点,且在溃疡的中心点处,则表现为钡剂高度蓄积的状态;从整体形态上看,胃扭转患者胃的空间结构异常,大、小弯的位置发生变化,但胃溃疡患者的胃空间结构及形态是正常的,可作为鉴别两者的影像学形态依据之一。

（孙应实 王之龙）

六、双泡征

【定义】

典型的双泡征在立位腹部平片显示为胃及十二指肠近端扩张、积气,在上腹部形成两个含气囊腔结构,该征象还可见于胃肠道造影或超声检查,是新生儿十二指肠梗阻的典型表现。成人上消化道梗阻时,也可见类似的双泡征表现。

【病理基础】

双泡征是十二指肠梗阻典型的影像学表现,十二指肠梗阻分为内因性梗阻及外因性梗阻。内因性梗阻包括十二指肠闭锁、十二指肠狭窄,外因性梗阻主要有环状胰腺、肠旋转不良。十二指肠闭锁、狭窄是十二指肠先天性阻塞性异常,闭锁以完全管腔闭锁为特征,狭窄则表现为闭塞不全。环状胰腺常合并肠旋转不良或十二指肠闭锁等其他先天发育异常,表现为胰腺组织环状包绕十二指肠降部,从而导致十二指肠梗阻。先天性肠旋转不良是在胚胎发育过程中,中肠旋转异常所致。在经典的肠旋转不良中,盲肠与后腹膜之间的腹膜带（Ladd 带）穿过十二指肠将盲肠固定在中腹部或中线左侧,可在该水平压迫十二指肠导致外压性肠梗阻。

【征象描述】

双泡征,即立位腹平片示胃及十二指肠近端扩张充气,各含一个气液平面,其余肠管无气（图 8-1-19）。

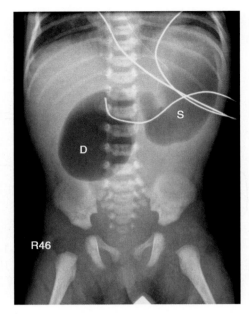

图 8-1-19 双泡征

立位腹部 X 光片显示两个膨胀的气泡,指示胃（S）和十二指肠球部（D）。

【相关疾病】

与双泡征有关的常见疾病见表 8-1-5。

表 8-1-5 与双泡征有关的常见疾病

内因性	外因性
十二指肠梗阻	环状胰腺
十二指肠狭窄	肠旋转不良

【分析思路】

正确认识双泡征有助于婴幼儿或新生儿急腹症的诊治。在完全梗阻的情况下,腹部除胃及十二指肠近端扩张充气,其余部分无空气,而在十二指肠不完全梗阻时或者出现较为罕见的十二指肠闭锁合并胆管发育异常时,梗阻远端肠管内也可见空气。有时胃和十二指肠通过呕吐或者鼻胃管减压导致平片诊断困难,此时可通过鼻胃管注射空气或钡剂来协助诊断。因此放射科医生在判断是否是双泡征时,应综合分析,及时向临床提示十二指肠梗阻的可能,必要时行紧急手术或进一步检查。

【疾病鉴别】

双泡征是一个对十二指肠梗阻有高度诊断价值的特征,但无法精准诊断十二指肠梗阻的直接原因。十二指肠闭锁或其他先天性十二指肠梗阻在产前超声检查即可发现,典型声像表现为胃与十二指肠扩张的双泡征合并羊水过多,但其易与前肠重复囊肿、胃重复囊肿相混淆,因此,出生后应行平片复查确诊。胃肠道造影检查可进一步明确梗阻部位及程度,可显示梗阻部位肠管形态,是十二指肠梗阻病因诊断有效的方法。

(1)十二指肠闭锁与狭窄:闭锁和狭窄是近端十二指肠的先天性阻塞性异常,归因于胚胎第8~10周十二指肠成管失败,约有30%伴有21-三体综合征。十二指肠闭锁的发病率占存活新生儿的1/10 000,比狭窄更为常见。十二指肠闭锁新生儿常呕吐胆汁,因为75%的闭锁位于Vater壶腹的远端,而十二指肠狭窄较晚出现症状,可于婴儿从液体喂养到进食固体食物时发生肠管阻塞时发现。闭锁与狭窄各有多种分型,闭锁包括隔膜闭锁(肠管连续性不中断)、闭锁两端由纤维索连接、闭锁两端完全分离及隔膜性闭锁伴有隔膜脱垂到远端肠腔内共四种类型。狭窄包括节段性狭窄和具有一个或多个的中央开口的隔膜或蹼,共三种类型。

出生后腹部平片具有诊断性,典型表现即为双泡征。若闭锁位于十二指肠远段,则表现为三泡征,若闭锁十二指肠内充满潴留液体时,仅胃泡充气扩张呈单泡征。双泡征具有高度特异性,有部分学者主张一旦发现可立即手术而不需要其他额外的影像学检查。如果考虑延迟手术,应行胃肠造影或超声检查排除旋转不良,因为后者也可示双泡征,而其常合并的中肠扭转可能威胁新生儿生命。

十二指肠闭锁患者胃肠造影示十二指肠完全梗阻,造影剂未能越过闭锁段,十二指肠球部扩张与胃不成比例。在十二指肠狭窄可看到十二指肠的降部狭窄,但没有旋转不良合并肠扭转的十二指肠螺旋状外观和十二指肠空肠交界处的移位表现。

十二指肠隔膜或蹼随时间推移逐渐拉长扩张,在胃肠造影可表现为风向袋征。

(2)环状胰腺:环状胰腺是先天性十二指肠梗阻原因之一,常合并十二指肠闭锁或狭窄,也有学者认为这是十二指肠梗阻的罕见原因。环状胰腺是由于妊娠第7周胰腺腹侧芽旋转不完全,导致胰腺组织环绕十二指肠降部。环状胰腺可在任何年龄出现,在成人患者中,环状胰腺的典型临床表现为胰腺炎,成人患者也可能出现上消化道梗阻。胃肠造影示梗阻多发生在十二指肠降段中部以上部位,十二指肠球后及十二指肠降段中部以上明显扩张略呈球形。磁共振胆胰管成像(MRCP)或经内镜逆行胆胰管成像(ERCP)可显示胰管环绕十二指肠。

(3)肠旋转不良:先天性肠旋转不良是在胚胎发育过程中,中肠旋转异常所致。肠旋转不良时盲肠位置异常,盲肠与后腹膜之间常有腹膜带(Ladd带)压迫十二指肠,导致外压性肠梗阻。肠旋转不良最严重的并发症是中肠扭转,也会导致上消化道梗阻。中肠扭转如不及时治疗,可导致小肠坏死。

当Ladd带存在时,十二指肠梗阻发生在脊柱右侧或前部,因为Ladd带通常造成十二指肠降部和水平部的梗阻,也可阻塞回肠末端。胃肠造影检查示胃及十二指肠扩张,即双泡征,另外,扩张十二指肠末端略呈鸟嘴状,造影剂下行受阻,梗阻以远十二指肠及空肠近段呈螺旋形或来回迂曲下行于右侧中腹部,且该段肠管纤细。肠旋转不良伴中肠扭转时,漩涡征为CT特征性表现,表现为小肠肠袢与水肿系膜以肠系膜上动脉为中心盘绕聚集形成漩涡状团块。受累肠管排列异常,扭转开始后而未被卷入"涡团"的近侧端肠袢扩张,其紧邻漩涡缘呈鸟嘴状变尖的征象称之为鸟喙征。

(孙应实 王之龙)

参 考 文 献

1. ANZIDEI M,NAPOLI A,ZACCAGNA F,et al. Diagnostic performance of 64-MDCT and 1.5-T MRI with high-resolution sequences in the T staging of gastric cancer:a comparative analysis with histopathology [J]. Radiol Med,2009,114(7):1065-1079.

2. GIGANTI F,TANG L,BABA H. Gastric cancer and imaging biomarkers:Part 1-a critical review of DW-MRI and CE-MDCT findings [J]. Eur Radiol,2019,29(4):1743-1753.

3. TANG L,WANG XJ,BABA H,et al. Gastric cancer and image-derived quantitative parameters:part 2-a critical review of DCE-MRI and 18F-FDG PET/CT findings [J]. Eur Radiol,2020,30(1):247-260.

4. NEVES A,MENDONÇA I,MARQUES JADC,et al. Gastric Metastasis From Lung Adenocarcinoma:An Uncommon Presentation [J]. Cureus,2023,15(2):e34587.

5. LEVINE MS,CRETEUR V,KRESSEL HY,et al. Benign gastric ulcers:diagnosis and follow-up with double-contrast radiography [J]. Radiology,1987,164(1):9-13.

6. BURGAIN C,GERMAIN A,BASTIEN C,et al. Computed tomography features of gastrointestinal linitis plastica:spectrum of findings in early and delayed phase imaging [J]. Abdom Radiol(NY),2016,41(7):1370-1377.

7. HAN Y,XUAN Y,LIU X,et al. Development of a quantitative diagnostic criterion for gastric linitis plastica:findings from a large single-institutional study [J]. Front Oncol,2021,11:683608.

8. CRIBBS RK,GOW KW,WULKAN ML. Gastric volvulus in infants and children. Pediatrics [J]. 2008,122(3):

e752-e762.

9. 刘军,罗佳文,宋扬,等.急性胃扭转的 CT 征象分析[J].临床放射学杂志,2017,36(12):1835-1837.

10. 卜桐.X 射线在诊断慢性胃扭转患者中的临床应用[J].人人健康,2023,586(02):96-98.

11. SCHMIDT H,ABOLMAALI N,VOGL TJ. Double bubble sign [J]. Eur Radiol,2002,12(7):1849-1853.

12. TANTILLO K,DYM RJ,CHERNYAK V,et al. No way out:causes of duodenal and gastric outlet obstruction [J]. Clin Imaging,2020,65:37-46.

13. RICHARD M.GORE,MARC S. 胃肠影像学[M].4 版.孙应实,译.北京:中国科学技术出版社,2021.

14. DEL TORO C,CABRERA-AGUIRRE A,CASILLAS J,et al. Imaging spectrum of non-neoplastic and neoplastic conditions of the duodenum:a pictorial review [J]. Abdom Radiol(NY),2023,48(7):2237-2257.

15. 张英杰,刘爱萍,吕冬梅,等.新生儿先天性十二指肠梗阻的 X 线诊断价值[J].影像研究与医学应用,2019,3(17):160-161.

16. 白人驹,张雪林.医学影像诊断学[M].3 版.北京:人民卫生出版社,2010.

第二节　胃 壁 改 变

一、胃壁隆起

【定义】

胃壁隆起是一类影像征象的统称。包括 CT 或 MRI 检查时发现的突向腔内或腔外的局限性隆起,以及上消化道钡餐造影检查时发现的充盈缺损(filling defect)。胃壁隆起往往被认为与胃部肿瘤相关,实际上它也与多种疾病相关。

【病理基础】

胃壁隆起是一个常见的影像征象,其病理基础根据病变类型不同而不同。例如,肿瘤性病变是导致出现胃壁隆起最常见的原因,如间质瘤、淋巴瘤、

神经内分泌肿瘤、转移瘤等,而其他病变也可以导致胃壁隆起,如增生性息肉、胃异位胰腺、胃异位脾脏及黏膜下异位胃腺。

另外,胃邻近脏器或其占位压迫胃壁造成的胃床压迹也可表现为胃壁隆起的征象。

【征象描述】

1. **普通 X 线**　难以直接观察到胃壁隆起,但可以通过间接征象进行观察,如较大的胃壁隆起可以造成左侧横膈的抬高、移位以及胃泡的移位。

2. **上消化道气钡双重造影检查**　胃壁隆起表现为充盈缺损,为腔壁局限性肿块向腔内突出,造成局部钡剂不能充盈所致。恶性肿瘤造成的充盈缺损常不规则,而息肉造成的充盈缺损境界光滑、规整。

3. **CT 和 MRI**　可以更加直观地显示胃壁隆起(图 8-2-1～图 8-2-5),而且可以很好地区分隆起的原因,并根据隆起的边缘、形态、内部密度/信号以及强化的改变对病变性质进行评估。

【相关疾病】

与胃壁隆起有关的疾病见表 8-2-1。

表 8-2-1　与胃壁隆起有关的疾病

恶性肿瘤	良性肿瘤	其他
胃癌	胃间质瘤	息肉
胃淋巴瘤	平滑肌瘤	异位胰腺
神经内分泌肿瘤	脂肪瘤	胃底静脉曲张
转移瘤	神经鞘瘤	
	炎性肌纤维母细胞瘤	
	血管球瘤	
	血管瘤	

【分析思路】

观察到胃壁隆起后首先需要鉴别是胃的占位性病变还是邻近器官或邻近器官的病变造成的压迹。前者在双重造影片上可清楚地显示出被覆薄层钡剂

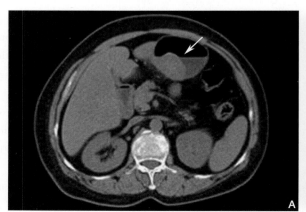

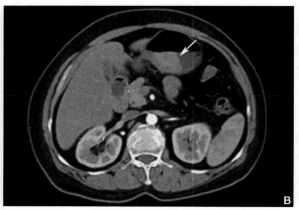

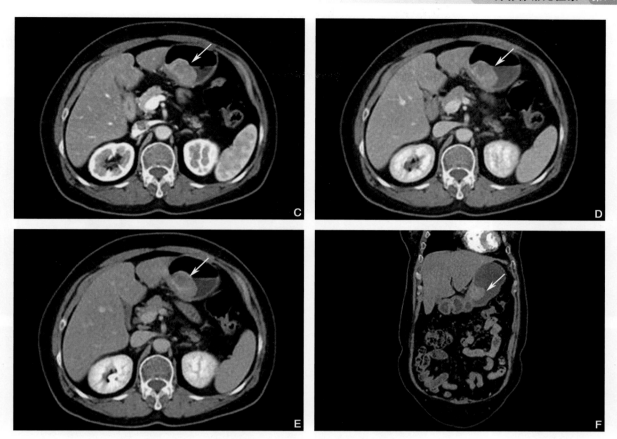

图 8-2-1 胃低级别管状腺瘤
A. 为 CT 平扫,胃体小弯侧胃壁隆起并可见软组织团块影向胃腔内突入(箭头);B~E. 为动态增强动脉期、静脉期、平衡期和延迟期;F. 为动脉期冠状位图,显示胃内病灶呈不均匀强化(箭头)。

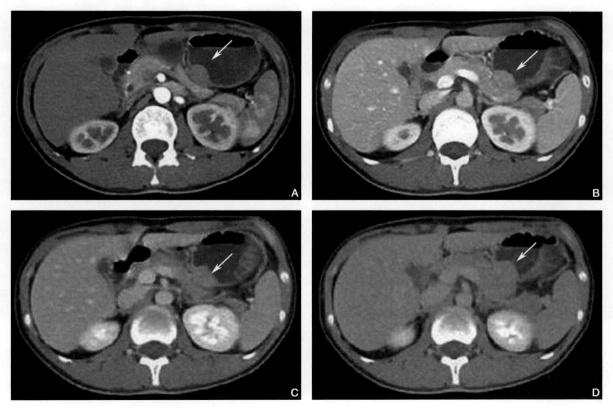

图 8-2-2 胃异位胰腺
A~D. 为动态增强动脉期、静脉期、平衡期和延迟期,胃体后壁隆起(箭头),并可见软组织密度肿块影,病变呈均匀强化,强化程度同胰腺。

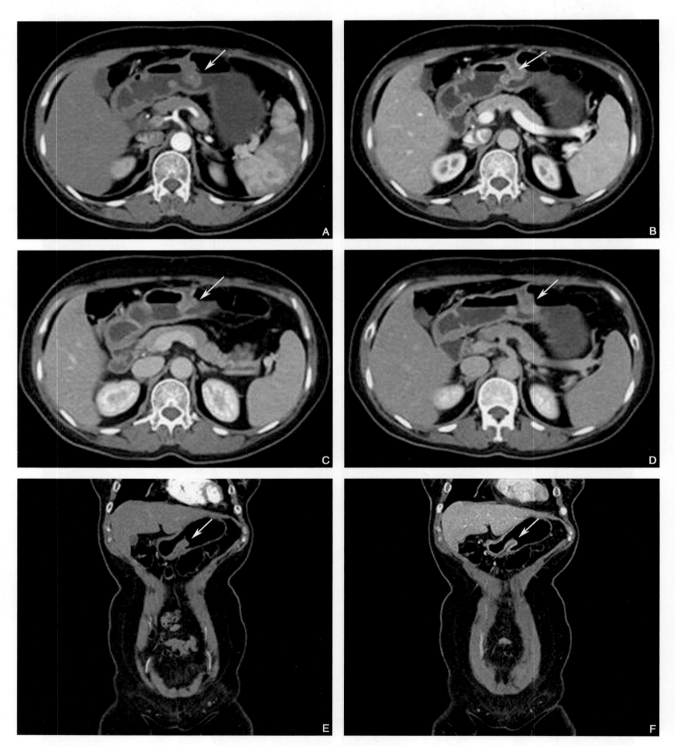

图 8-2-3　增生性息肉

A～D.为动态增强动脉期、静脉期、平衡期和延迟期；E、F.为动脉期、静脉期冠状位图。胃体壁可见局限性隆起凸向胃腔(箭头)，病变有蒂，表面光滑，明显强化。

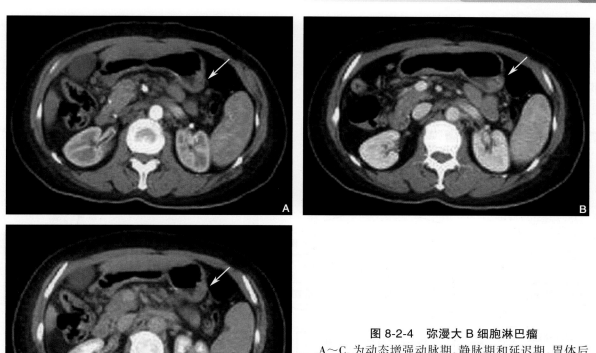

图 8-2-4 弥漫大 B 细胞淋巴瘤
A~C. 为动态增强动脉期、静脉期和延迟期,胃体后壁局限性隆起(箭头),呈均匀轻度强化,胃周、肠系膜、腹主动脉周围可见多发结节影。

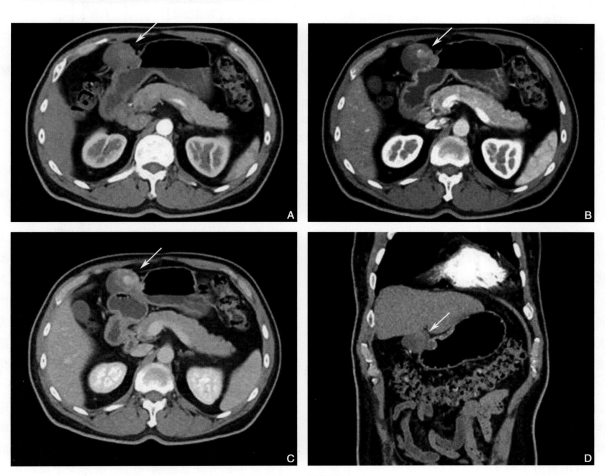

图 8-2-5 胃间质瘤
A~C. 为动态增强动脉期、静脉期和平衡期;D. 为动脉期冠状位图。胃窦前壁局限性隆起,可见团块状软组织密度肿物影凸出于胃轮廓外(箭头),病变呈不均匀强化。

的软组织肿物影,同时还可见黏膜皱襞的改变,后者的边缘清楚,黏膜皱襞靠拢。如为胃内病变所致的充盈缺损,则应进一步根据隆起的形态、边缘、大小以及邻近黏膜皱襞的改变鉴别良、恶性。CT 和 MRI 可以更加直观地显示胃壁隆起,区分隆起的原因,并根据隆起的边缘、形态、内部密度/信号以及强化的改变对病变性质进行评估,而且可以观察胃周脏器、血管以及淋巴结情况进而确定进一步的检查和诊断思路。

【疾病鉴别】

1. 诊断思路(图 8-2-6)

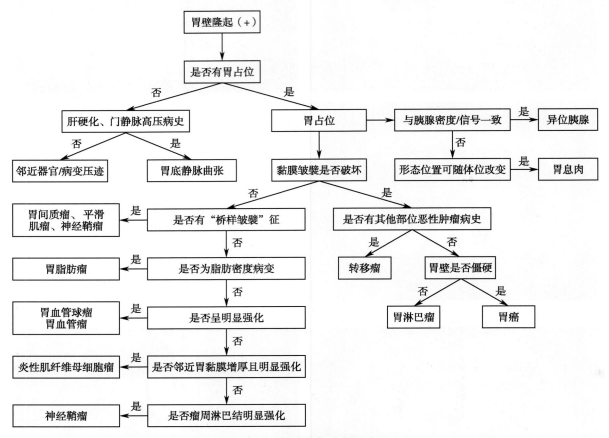

图 8-2-6 胃壁隆起诊断思路图

2. 鉴别诊断

(1)恶性肿瘤

1)胃癌:胃癌是黏膜上皮和腺上皮发生的恶性肿瘤,好发于胃小弯胃窦部和贲门胃底部。对于早期胃癌Ⅰ型(隆起型),肿瘤隆起高度大于 5mm,呈息肉状外观,需要认真观察黏膜面的细微结构进行鉴别。对于进展期胃癌Ⅰ型(息肉型或蕈伞型),肿瘤主要向胃腔隆起,呈息肉状、结节状生长,基底较宽,常见表面坏死或浅表溃疡,胃壁浸润不明显,肿瘤的界限较清楚。

2)胃淋巴瘤:胃淋巴瘤约占胃恶性肿瘤的 3%~5%,仅次于胃癌而居第二位。当病变局限于胃和区域性淋巴结者为胃原发性淋巴瘤,以非霍奇金淋巴瘤多见。胃淋巴瘤常见的表现为局限或广泛浸润性病变,但也可以表现为胃壁隆起性病变,类似于蕈伞型胃癌,此时需要和其他胃壁隆起性病变进行鉴别。胃淋巴瘤增强扫描呈均匀轻中度强化,黏膜层强化

保留,浆膜面相对光整,胃壁柔软,梗阻、穿孔少见。较少侵犯胃周围脂肪和邻近器官。肿大的淋巴结散在分布,范围广,肾蒂平面以下仍多见。

3)胃神经内分泌肿瘤:胃神经内分泌肿瘤主要起源于分布在胃黏膜层和黏膜下层的神经内分泌细胞,可以产生胃泌素,分为功能性和非功能性,大多数为无功能性,早期无特异性临床表现。神经内分泌肿瘤具有显著异质性,生物学行为通常表现为缓慢生长、低度恶性及高转移性等。胃神经内分泌肿瘤好发于中老年人,男女比例为 3∶1。病变强化方式不一,以中度延迟强化方式多见。

4)转移瘤:胃部转移性肿瘤中最常见的原发肿瘤是乳腺小叶癌,其次是恶性黑色素瘤及透明细胞肾细胞癌。从组织病理学角度,胃部转移性肿瘤最常见生长方式是弥漫、实性;如在不了解病史的情况下,呈腺样表现的转移性肿瘤很难与胃原发肿瘤鉴别。

（2）良性肿瘤

1）胃间质瘤：胃间质瘤是消化道最常见的原发性间叶起源的肿瘤，其中60%～70%发生在胃，胃间质瘤目前倾向认为其起源于胃壁的Cajal细胞，多发生于胃体部，其次是胃窦部、胃底部。可发生于各年龄段，多见于50岁以上中老年人，男女发病率相近。胃间质瘤多数较大，呈膨胀性向腔内外生长，以腔外生长多见，质地坚韧，境界清楚，表面可呈分叶状，瘤体较大时中心多发生坏死，并可有出血及囊性变，肿瘤表面易形成溃疡而与消化道穿通。在钡剂造影检查时胃间质瘤常显示为黏膜下肿瘤的特点，即黏膜展平、破坏，局部胃壁柔软，钡剂通过顺畅。如有溃疡或窦道形成，可表现为钡剂外溢至胃轮廓外。向腔外生长且肿瘤较大时，显示周围肠管受压。在CT上可以进一步观察到多数胃间质瘤起源于肌层，可见完整、光滑、连续的黏膜皱襞跨过肿瘤表面，形成"桥样皱襞"典型征象。增强扫描动脉期肿瘤呈轻或中度强化，门静脉期呈延迟强化。动脉期瘤体内或瘤体旁见肿瘤血管，胃间质瘤较少浸润邻近组织。

2）平滑肌瘤：胃平滑肌瘤在临床较为少见，其起源于胃黏膜下平滑肌，以胃底近贲门为好发部位，容易累及胃食管连接处。肿瘤以腔内生长方式为主。肿块大多<5cm，表面光滑或轻度分叶状，与周围正常胃壁分界清楚。肿块呈均匀或不均匀性渐进性强化，以门脉期及延迟期（60～120秒）强化最显著，其强化峰值时间明显迟于胃癌峰值时间（40秒），强化肿块邻近胃壁无改变，肿块向胃外生长可有或无邻近结构压迫，无明显浸润征象。

3）胃脂肪瘤：脂肪瘤是由成熟脂肪组织构成的位于黏膜下的良性病灶，常位于胃窦部，向腔内生长，CT表现为边界清晰的脂肪密度灶，密度均匀，由于瘤内炎性反应及溃疡的存在，肿瘤内可见软组织密度。

4）神经鞘瘤：胃神经鞘瘤常为单发，多呈类圆形或卵圆形，边缘光滑，直径一般小于5cm，多见于胃体部大弯侧，以腔外生长或混合性生长为主，囊变、坏死及钙化少见，腔内黏膜面可形成大小不等的溃疡。CT平扫多呈低或稍低密度，增强扫描常表现为轻中度均匀渐进性强化。瘤周常见多发明显强化淋巴结。

5）炎性肌纤维母细胞瘤：是一种少见独特的间叶性肿瘤，病因尚不清楚，多认为与感染、免疫及过敏等因素有关。影像上多表现为胃黏膜下结节或软组织肿块，可呈分叶状，CT平扫呈稍低密度，密度均匀，少数伴囊变、坏死、钙化，增强后动脉期呈轻度强化，静脉期及延迟期呈渐进性强化，邻近胃黏膜增厚且明显强化。

6）血管球瘤：CT多表现为胃窦部黏膜下软组织肿块影，边缘光滑，边界清晰，有包膜，如有溃疡可见肿块表面呈结节状凹陷，偶尔肿块内部可见钙化点，肿块平扫CT值约30～40Hu，增强后表现为动脉期肿瘤呈边缘明显强化或显著均匀强化，门静脉期肿瘤持续均匀强化。

7）血管瘤：胃血管球瘤与胃血管瘤在CT影像上较难鉴别，两者均为富血供，强化明显，但后者发病年龄较小，多见于幼儿，肿瘤具有侵袭性，患者多伴有出血、腹痛和梗阻症状，偶有伴发皮肤血管瘤或毛细血管扩张症者，多发者可伴发蓝色橡皮疱痣综合征、马方综合征等。

（3）其他

1）胃息肉：胃息肉是发生在胃黏膜上皮的局限性病变，向胃腔内突出隆起，可发生于胃窦、胃体、胃底、贲门等部位，以胃窦部多见，其次为贲门及胃体部。气钡双重造影表现胃腔内单发或多发圆形、卵圆形、乳头状、葡萄状边缘光整的充盈缺损，多见于胃窦部和胃体部，大小不一，多发息肉可多至数十个，有蒂或无蒂，其位置、形态可随体位或加压后改变；胃壁柔软，蠕动良好；黏膜无破坏或中断。

2）胃异位胰腺：异位胰腺亦称为迷走胰腺或副胰，是正常胰腺以外孤立的胰腺组织，常发生在十二指肠、近段空肠和胃等部位。正常情况下，缺乏临床症状，当并发炎性病变、出血、梗阻时可出现相关临床表现。胃镜下，多表现为扁圆形或半球形黏膜下隆起，病灶中央多可见呈特征性脐样凹陷的导管开口。CT上以胃窦部为主，多呈腔内生长、边界清、中度均匀强化。

3）胃底静脉曲张：胃底静脉曲张是由于门静脉高压引起食管和胃底静脉血液循环障碍、血流压力增加，导致食管和胃底的静脉扩张、迂曲。门静脉高压最常见的原因是肝硬化。CT可直接显示强化、扭曲的胃壁及胃旁扩张侧支静脉及肝硬化程度。

（张雪宁）

二、胃壁凹陷

【定义】

胃壁凹陷是一类影像征象的统称。在CT或MRI检查时代表胃壁局限性的溃疡缺损，而在气钡双重造影时称为龛影（niche）。胃壁凹陷缺乏特异性，与多种疾病有关,放射医师需要综合其他影像征象和临床信息后作出诊断和鉴别。

【病理基础】

胃壁凹陷的病理基础根据良、恶性基本可以分为两大类,其中良性的胃壁凹陷主要是胃溃疡,病理上表现为胃壁的溃烂缺损,先从黏膜开始并逐渐侵入黏膜下层和肌层,当达到浆膜层时则称为穿透性溃疡,若浆膜层穿破则形成穿孔。对于恶性肿瘤形成的胃壁凹陷,早期胃癌对应于日本内镜学会提出的Ⅱc型:浅表凹陷型,病灶凹陷深度≤5mm,Ⅲ型:凹陷型,病灶深度>5mm,形成溃疡,瘤组织不越过黏膜下层;进展期胃癌,对应于Borrmann胃癌分型的Ⅲ型,是进展期胃癌中最常见的类型,胃癌呈较大的溃疡,病灶为2~15mm,呈浸润型生长。此外,其他胃部的疾病也可形成胃壁凹陷,如憩室等。

【征象描述】

1. 气钡双重造影检查　良性胃壁凹陷主要是胃溃疡,胃溃疡的直接征象是龛影,多见于胃小弯,其切线位突出于胃轮廓外,呈火山口状,边缘光滑整齐,底部较平整。龛影口部常有一圈黏膜水肿所造成的透明带,是良性溃疡的特征,依其范围而有不同的表现:黏膜线,为龛影口部一光滑整齐的透明线,宽1~2mm;项圈征,为龛影口部的透明带,宽0.5~1cm,如一个项圈;狭颈征,龛影口部明显狭小,透明带也短缩,使龛影犹如有一个狭长的颈。慢性溃疡周围瘢痕收缩,造成黏膜皱襞均匀性纠集,犹如轮辐状向龛影口部集中,且逐渐变窄直达口部边缘,是良性溃疡的特征。

恶性胃壁凹陷主要见于溃疡型癌,又称恶性溃疡,肿瘤常深达肌层,形成大而浅的盘状溃疡,边缘有一圈堤状隆起。

2. CT和MRI　CT可显示较大的胃溃疡,表现为局限性胃壁增厚及正常明显强化的黏膜线发生中断。胃癌CT或MRI表现为局部胃壁增厚或肿块伴强化或信号异常(图8-2-7、图8-2-8)。CT或MRI检查能显示肿瘤侵犯胃壁各层结构,较准确评估肿瘤T分期,同时还能评估淋巴结转移、肝转移等情况。如果肿瘤处胃周脂肪模糊,多提示肿瘤突破胃壁浆膜层。

【相关疾病】

1. 胃溃疡

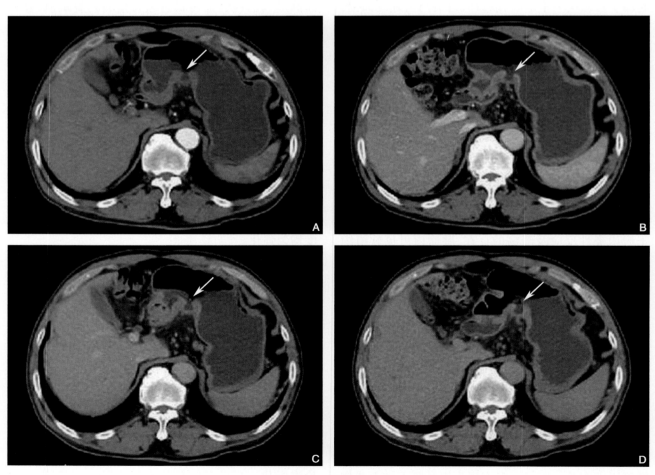

图 8-2-7　胃溃疡 CT
A～D. 为动态增强动脉期、静脉期、平衡期和延迟期,胃角壁增厚,黏膜不连续,胃壁局部凹陷,可见龛影(箭头)。

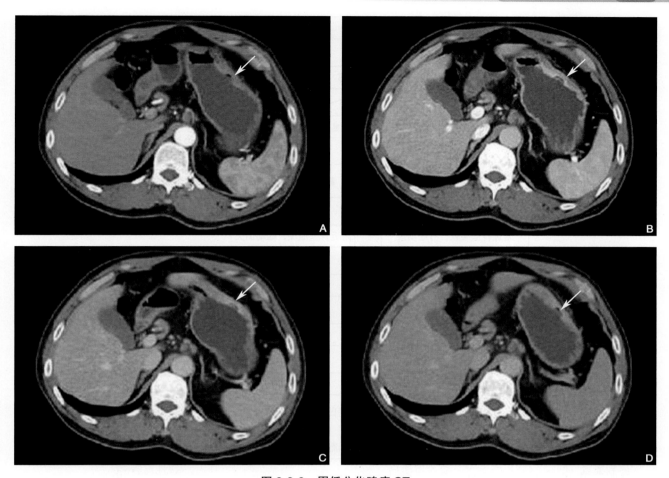

图 8-2-8 胃低分化腺癌 CT
A~D. 为动态增强动脉期、静脉期、平衡期和延迟期,胃体前壁增厚,黏膜局部不连续,可见龛影(箭头)。

2. 胃癌
3. 胃恶性淋巴瘤
4. 胃恶性间质瘤
5. 胃憩室

【分析思路】

胃壁凹陷首先需要区分良、恶性,主要根据凹陷本身的特征,如位置、边缘、深度、范围,以及邻近黏膜皱襞的情况,如紊乱程度、厚度,以及邻近胃壁的蠕动情况等共同评估。在此基础上,进一步评估胃壁凹陷的具体病因。CT 对胃壁凹陷的观察有赖于胃腔的扩张情况,CT 多角度重建对于观察溃疡本身的特点,以及周围的黏膜皱襞情况有很大帮助。当高度怀疑有胃壁凹陷存在,应行进一步检查,如胃镜检查进行评估。

【疾病鉴别】

1. 诊断思路(图 8-2-9)

2. 鉴别诊断 准确发现胃壁凹陷,并评估凹陷的良、恶性具有重要意义,其中主要是良、恶性溃疡的鉴别。在此基础上,通过观察胃壁及其周围情况来进一步分析胃壁凹陷的原因,如肿瘤或胃憩室等。

良、恶性胃溃疡 X 线检查鉴别要点见表 8-2-2。

(1)良性胃溃疡:多发生于胃小弯侧,服用阿司匹林所致的良性溃疡则可发生于胃大弯和胃窦重心最低的位置。CT 上胃壁均匀增厚,并表现为黏膜下低密度水肿表现,并与正常胃壁交界区逐渐移行、过渡自然;胃壁缺损区光整、对称;增强扫描强化明显、持续时间长。邻近胃皱襞呈放射样,且光滑、对称。溃疡位于正常胃腔轮廓之外。

(2)胃癌:早期胃癌Ⅱc 型(浅表凹陷型)癌灶凹陷深度≤5mm。Ⅲ型(凹陷型)癌灶凹陷深度>5mm,形成龛影,瘤组织不越过黏膜下层。中晚期胃癌 Borrmann Ⅱ型胃癌向壁内生长,中心形成大溃疡,溃疡呈火山样,溃疡底部不平,边缘隆起,质硬,呈环堤状或结节状,与正常邻近胃壁境界清楚,附近胃壁浸润较少,此型也叫溃疡型。Ⅲ型与Ⅱ型类似,也有较大的溃疡,形状不整,环堤较低或欠光整,宽窄不一,与邻近胃壁境界不清,肿瘤呈浸润性生长,也称为浸润性胃癌。癌瘤区胃壁僵硬、蠕动消失。增强扫描可见白线征,即黏膜高强化和延迟强化。

(3)胃淋巴瘤:胃淋巴瘤表现为胃壁明显不均匀

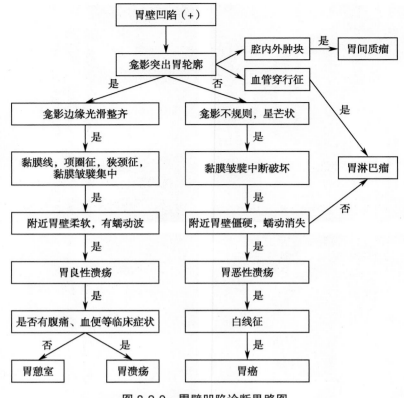

图 8-2-9　胃壁凹陷诊断思路图

表 8-2-2　良、恶性胃溃疡 X 线检查鉴别要点

鉴别要点	良性胃溃疡	恶性胃溃疡
龛影形状	圆形或椭圆形、边缘光滑整齐	不规则,星芒状
龛影位置	突出于胃轮廓外	在胃轮廓内
龛影周围与口部	黏膜水肿表现为黏膜线,项圈征,狭颈征等,黏膜皱襞向龛影集中,直达龛影口部	指压迹样充盈缺损,不规则环堤,黏膜皱襞中断破坏
附近胃壁	柔软,有蠕动波	僵硬,峭直,蠕动消失

增厚,以胃体、胃窦部常见,密度基本均匀,增强扫描呈轻中度强化,病变内可见溃疡征象,胃壁浆膜面相对光整,病变处胃壁蠕动良好,内可见血管穿行,梗阻、穿孔少见。较少侵犯胃周围脂肪和邻近器官。肿大的淋巴结散在分布,范围广,肾蒂平面以下仍多见。

（4）胃恶性间质瘤:恶性间质瘤直径大于 5cm,多向腔外生长,形态多不规则,部分可呈分叶状,平扫密度多不均匀,较大者中心可见坏死、囊变或出血,增强后多呈斑片状不均匀强化或呈周边实质部分明显强化。如有溃疡或窦道形成,可表现为钡剂外溢至胃轮廓外。

（5）胃憩室:胃憩室是孤立的盲袋或与胃腔相连的囊。典型的胃憩室发生在胃底后（75%~90%）,且憩室壁具有正常的胃黏膜层、肌层和浆膜层。CT 检查极易显示憩室及其与胃相接的颈部,并作出诊断。

（张雪宁）

三、胃壁增厚

【定义】

胃充分充盈时,胃壁厚度均匀,为 2~5mm,一般不超过 5mm。虽有个体差异,但均在 10mm 以下。一般认为胃壁超过 10mm 为胃壁增厚。充盈不足时,胃壁厚度可≥10mm,胃黏膜可显示为较大锯齿状影,甚至可显示为胃壁不均匀增厚或相互重叠,在 CT 上可误认为病理改变,此时应补充胃内对比剂或改变体位（左侧卧位或俯卧位）扫描,以及做延迟扫描可帮助鉴别诊断。

【病理基础】

许多炎症或恶性病变都可能存在胃壁增厚表现。炎症过程［例如胃炎（图 8-2-10、图 8-2-11、图 8-2-12）］导致黏膜下水肿,其在黏膜和浆膜间表现为低密度层（接近水样密度）。在增厚的胃壁内出现软组织密度则更可能是肿瘤病变。良性病变倾向于弥漫性、轻度至中度的壁增厚,保留胃壁分层。肿瘤病变的特点是广泛、局灶性增厚或团块性病变,并伴有胃壁分层破坏或丢失。

(一) 局限性增厚

【征象描述】

胃壁局部增厚,厚度超过 10mm,范围小于胃周径的 50%,伴有或不伴有胃黏膜皱襞破坏或消失。

【相关疾病】

与胃壁局限性增厚有关的疾病见表 8-2-3。

表 8-2-3 与胃壁局限性增厚有关的疾病

恶性病变	良性病变
胃癌	胃间质瘤
胃淋巴瘤	脂肪瘤
转移瘤	平滑肌瘤
	神经鞘瘤

【分析思路】

1. **条形或梭形增厚** 见于良、恶性病变。

2. **肿块形增厚** 根据肿块的中心位置,分为腔内、腔外、腔内外,见于胃癌及间叶、神经源性肿瘤。

3. **结节形增厚** 分单发结节和多发结节,见于 Borrmann I 型胃癌,静脉曲张。

4. **溃疡形增厚** 良性溃疡表现为浅碟状规则胃壁缺损;恶性溃疡可表现为火山口状、环堤状、蟹钳状、圆形影,多见胃癌。

5. **不规则形增厚** 常见于胃窦部癌。

6. **混合型增厚** 为条形增厚加上除不规则形增厚的任何一种。

【疾病鉴别】

1. 诊断思路(图 8-2-13)

2. 鉴别诊断

(1) 胃癌(图 8-2-14、图 8-2-15):源于胃黏膜上皮细胞的恶性肿瘤,绝大多数是腺癌。大多数早期胃癌 CT 表现为胃壁局灶性、结节样或不规则节段性增

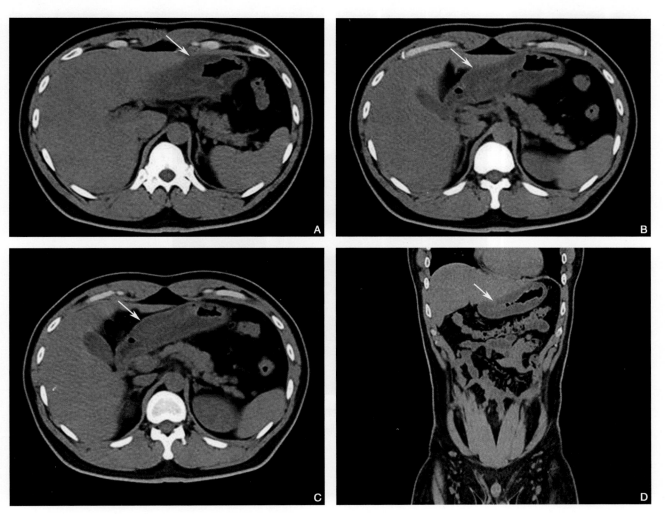

图 8-2-10 急性胃炎 CT

A~C. 为 CT 平扫横断面;D. 为冠状面。胃腔充盈欠佳,胃壁弥漫性增厚,密度减低(箭头)。

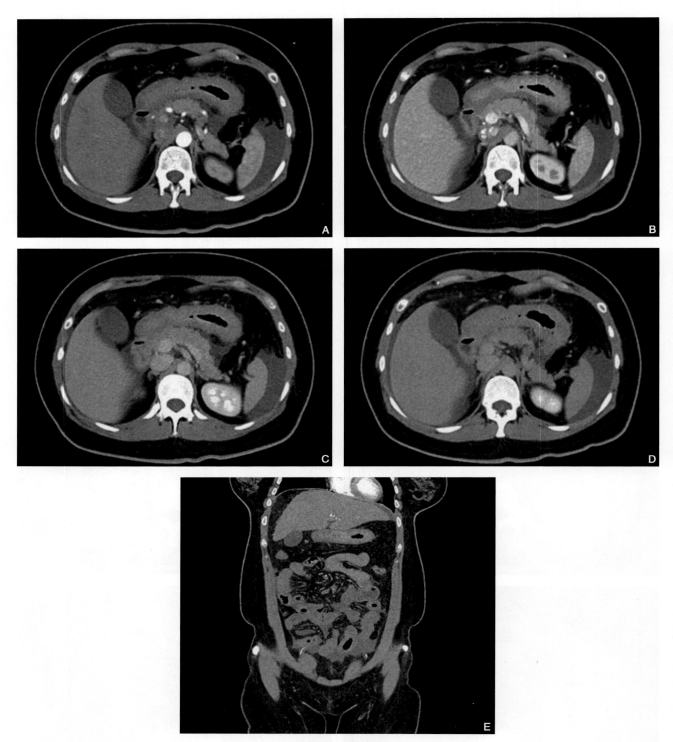

图 8-2-11　嗜酸性粒细胞性胃肠炎 CT

A～D. 为 CT 增强动脉期、静脉期、平衡期及延迟期;E. 为动脉期冠状位。胃壁弥漫性增厚,伴中下腹小肠壁弥漫性增厚、肿胀。

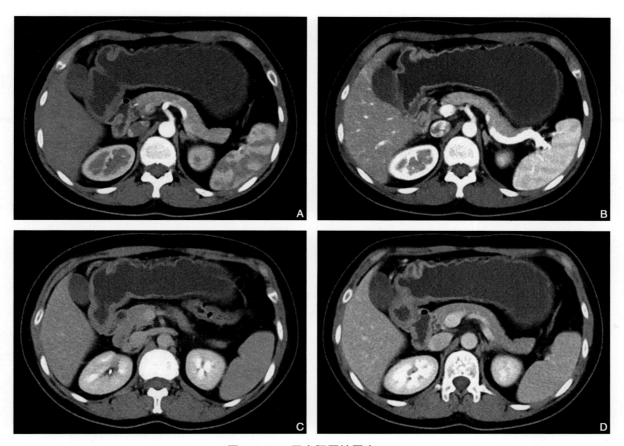

图 8-2-12 巨大肥厚性胃炎 CT

A～D. 为 CT 增强动脉期、静脉期、平衡期及延迟期。胃腔充盈尚可,胃窦黏膜弥漫性增厚。

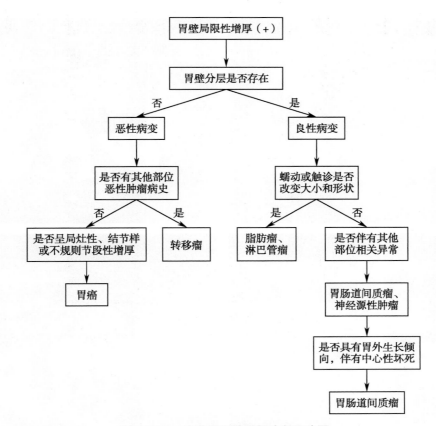

图 8-2-13 胃壁局限性增厚诊断思路图

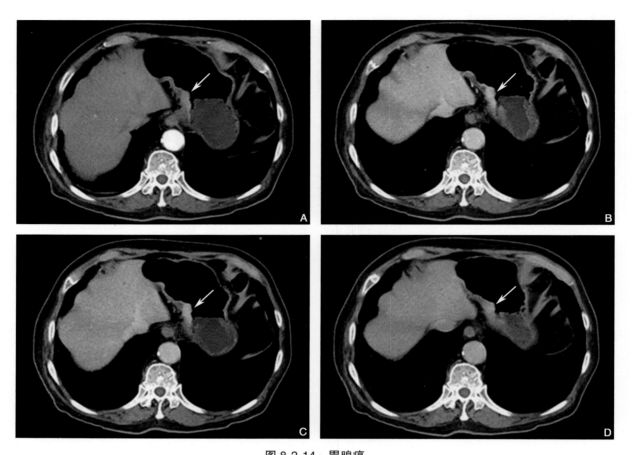

图 8-2-14　胃腺癌

A～D. 为横断位 CT 增强动脉期、静脉期、平衡期及延迟期。胃腔充盈尚可,胃底及胃小弯壁不规则增厚,呈明显强化(箭头)。

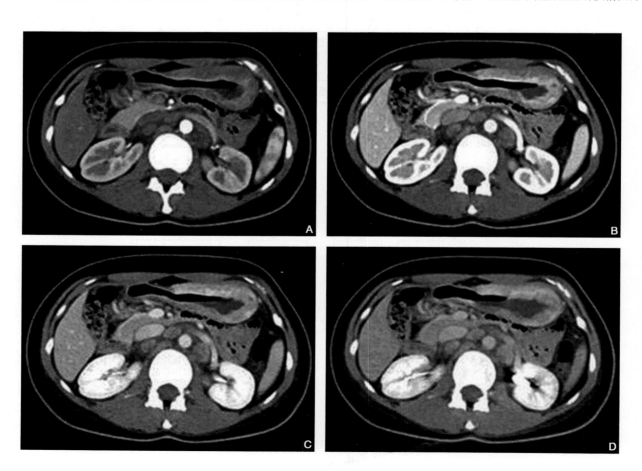

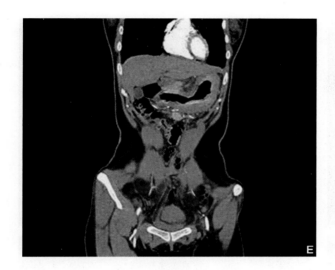

图 8-2-15　胃印戒细胞癌 CT
A～D. 为 CT 增强动脉期、静脉期、平衡期及延迟期；E. 为动脉期冠状位。胃底体壁增厚，可见不均匀强化；胃周、肠系膜及腹膜或可见多发大小不等结节，伴轻度强化。

厚，或者腔内息肉样的肿块。早期胃癌多见于胃窦部与胃体部，尤以小弯侧最多，临床症状轻微，多与胃炎与溃疡类似，亦可无任何自觉症状。进展期的肿瘤常表现为大的、不规则肿块，肿块可能形成溃疡。好发部位依次为胃窦、幽门前区、小弯、贲门、胃体胃底，其最常见的症状是体重减轻和上腹痛，另有贫血、食欲缺乏、厌食、乏力等。

（2）淋巴瘤：胃淋巴瘤中 90%～95% 的是非霍奇金淋巴瘤。根据来源细胞和组织的不同，可以分为黏膜相关淋巴组织淋巴瘤（MALT）、弥漫大 B 细胞淋巴瘤（DLBCL）（图 8-2-16、图 8-2-17）、滤泡性淋巴瘤（FL）、NK/T 细胞淋巴瘤等。最常见的胃淋巴瘤类型

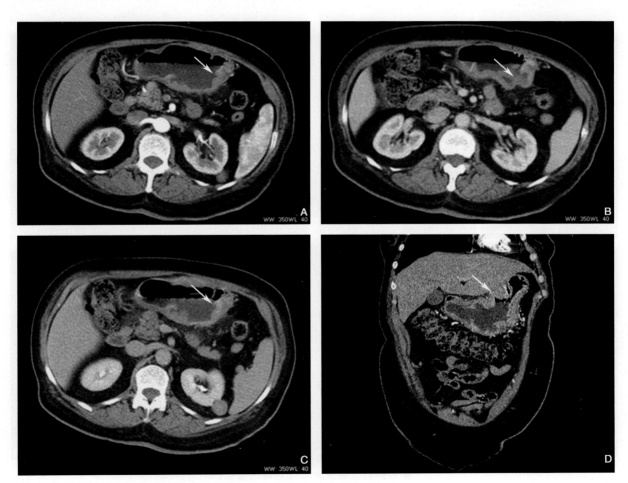

图 8-2-16　弥漫大 B 细胞淋巴瘤 CT
A～C. 为 CT 增强动脉期、静脉期、延迟期；D. 为动脉期冠状位。胃体部壁不规则增厚（箭头），以小弯侧为著并可见龛影；邻近系膜密度增高，并可见多发结节影。

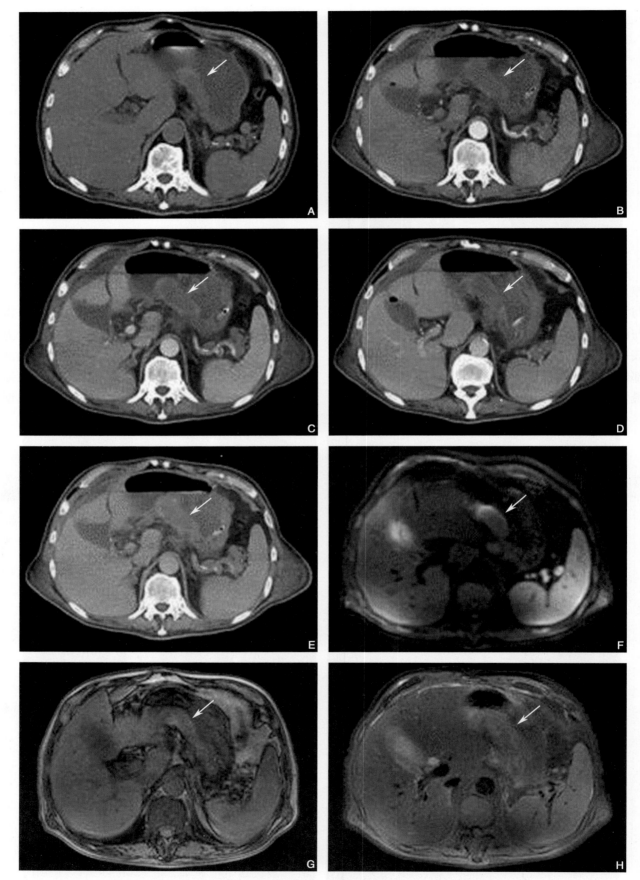

图 8-2-17 弥漫大 B 细胞淋巴瘤 CT

A. 为 CT 平扫；B～E. 为 CT 增强动脉期、静脉期、平衡期及延迟期。CT 显示胃体部壁不规则增厚（箭头），胃周围、系膜、腹主动脉及下腔静脉周围可见多发结节影，病变可见轻度强化，部分相互融合；F～H. 分别为 MR 扫描 DWI、T_1WI 及 T_2WI。MR 示胃体部壁不规则增厚，DWI 上信号增高，腹腔可见多发结节影。

是 MALT 和 DLBCL。胃淋巴瘤的 CT 表现按侵犯范围分为 3 型：①弥漫浸润型，胃壁广泛增厚，超过全胃的 50% 或病变多发；②节段型或局灶型，侵及胃的范围小于 50% 或局灶性增厚；③息肉型，单发或多发突向腔内的息肉样肿块。

（3）转移瘤

恶性黑色素瘤转移：孤立或多个散在黏膜下肿块，可具有中心性溃疡（牛眼征或靶征）。

乳腺癌转移：乳腺小叶癌转移可造成皮革胃或"皮革瓶"的外观（缺乏胃窦和胃体扩张及增厚的不规则皱襞）。

食管癌：胃底大的息肉状/溃疡性肿块。

（4）胃壁内良性肿瘤：由一种或多种胃壁组织成分组成的良性肿块，表面光滑，肿块通常与邻近胃壁形成钝角。壁内良性胃肿瘤的类型主要包括：胃肠道间质瘤、脂肪瘤、平滑肌细胞瘤、淋巴管瘤、神经源性肿瘤（图 8-2-18）。GIST 是最常见的胃壁内良性肿瘤，可能发生在胃肠道的任何地方，大小为几毫米至 30cm，只有 1%～2% 的 GIST 多发。脂肪瘤、淋巴管瘤通过蠕动或触诊可能改变大小和形状。神经鞘瘤和神经纤维瘤为多种病变伴发的相关异常（图 8-2-19）。

1）胃肠道间质瘤：来自 Cajal 间质细胞的胃肠道黏膜下肿瘤。具有胃外生长倾向；常常伴有中心性坏死和覆盖黏膜的溃疡；低或富血供，界限清楚的黏膜下肿块（动脉期）；边缘强化；低密度的中心区域（出血、坏死或囊腔形成），大多数 2cm 以上的 GIST 具有坏死或空洞现象；空腔可能与胃腔连通；伴或不伴钙化。

2）脂肪瘤：通常位于胃窦，可能通过幽门脱出十二指肠。边界清楚的均匀脂肪密度（−80～120Hu）可明确诊断。

（二）弥漫性增厚

【征象描述】

胃壁增厚范围大于胃周径的 50%。

【相关疾病】

与胃壁弥漫性增厚的相关病变见表 8-2-4。

表 8-2-4　胃壁弥漫性增厚的相关病变

恶性病变	良性病变
胃癌	各种原因导致胃炎
淋巴瘤	尿毒症相关胃病

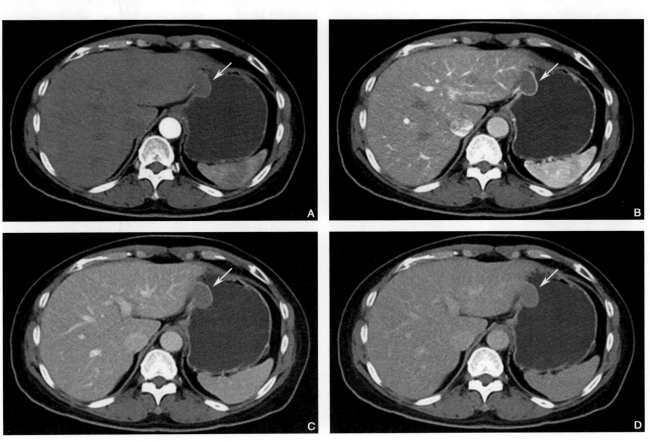

图 8-2-18　胃平滑肌瘤 CT
A～D. 为横断位 CT 增强扫描，胃腔充盈尚可，胃底小弯侧可见结节，最大径约 2.8cm，强化 CT 值约为 46Hu、71Hu、72Hu、77Hu，病变大部分凸向腔内（箭头）。

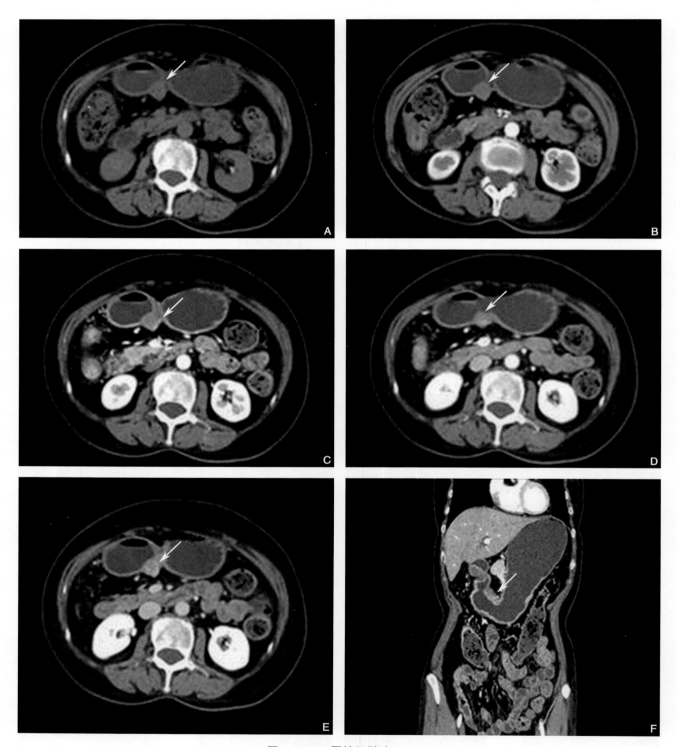

图 8-2-19 胃神经鞘瘤 CT

A. 为 CT 平扫;B～E. 为 CT 增强动脉期、静脉期、平衡期及延迟期;F. 为 CT 冠状位。胃腔充盈欠佳,胃角可见椭圆形结节(箭头),长径约 2.2cm,向腔内外凸,可见明显强化,呈渐进式强化,CT 值为 55～108Hu。

【分析思路】

胃良性病变倾向于产生弥漫性、轻度至中度胃壁增厚,保留胃壁分层。肿瘤性病变的特点是引起广泛的局灶性增厚或团块性病变,并伴有壁层破坏或丢失。但进展期胃癌为弥漫浸润型,此时癌组织呈弥漫浸润性生长,浸润的胃壁增厚变硬,皱襞消失,黏膜变平,若累及全胃,则形成皮革胃。胃淋巴瘤的病理分型可分四型,Ⅰ型:浸润型;Ⅱ型:溃疡或节段浸润型;Ⅲ型:肿块型;Ⅳ型:多发结节型,以前三型及混合型多见,早期表现以溃疡型较多见,而晚期以弥漫浸润型及巨大肿块多见。

【疾病鉴别】

1. 诊断思路(图8-2-20)

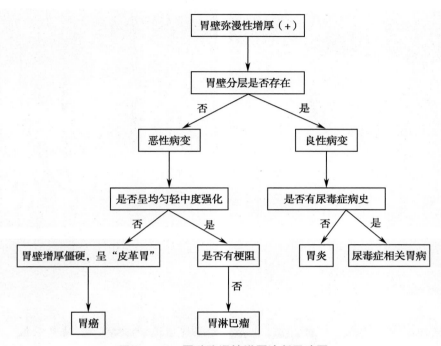

图8-2-20　胃壁弥漫性增厚诊断思路图

2. 鉴别诊断

(1)胃癌:进展期胃癌按照Borrmann分型(按胃癌大体形态分型)分为肿块型(Ⅰ型)、溃疡型(Ⅱ型)、浸润溃疡型(Ⅲ型)、弥漫浸润型(皮革胃)(Ⅳ型)。癌灶沿黏膜下、肌层或浆膜下弥漫性浸润,边界不清,黏膜皱襞变平或消失,胃壁增厚、僵硬,累及整个胃壁时即为"皮革胃",又称弥漫浸润型胃癌。组织学分型多为低分化腺癌及印戒细胞癌,预后最差。

(2)淋巴瘤:胃淋巴瘤的主要表现:①多部位浸润,以胃体、胃窦部常见;②胃壁节段性或弥漫性增厚,厚度可在5cm以上,呈均匀一致性密度,增强扫描呈均匀轻中度强化;③胃侵袭范围大,肿瘤可向胃腔内突入,表面呈波浪状,常不伴梗阻;④较少侵犯胃周围脂肪和邻近器官;⑤肿大的淋巴结散在分布,范围广,肾蒂平面以下仍多见。肿瘤与淋巴结多不发生液化、坏死。

(3)胃炎:病因、临床、组织学和X线片表现不同,可引起胃黏膜炎症的一类疾病。胃炎分类包括:出血糜烂性胃炎、胃窦性胃炎、幽门螺杆菌胃炎、肥厚性胃炎、萎缩性胃炎、肉芽肿性胃炎、嗜酸细胞性胃炎、气肿性胃炎、砷中毒性胃炎、放射性胃炎、艾滋病相关胃炎(病毒、真菌、原虫、寄生虫感染)等。胃炎的CT表现可包括如下几点:①胃壁密度减低;②胃壁增厚;③局部胃壁增厚,尤其胃窦处;④胃壁三层结构在动脉期可能由于充血而强化,胃壁正常分层结构的存在可以鉴别良、恶性;⑤有生命危险的气肿性胃炎以胃壁积气为特征,少见。

(4)尿毒症相关胃病:由慢性肾脏疾病引起,胃壁及皱襞增厚,出现黏膜溃疡、胃黏膜矿化,大多数病例胃壁分层欠佳。

(张雪宁)

四、胃壁僵硬

【定义】

胃壁僵硬多指的是一种X线表现,即指胃壁特别是肌层受到浸润时,其胃壁广泛浸润型的黏膜皱襞平坦或消失,胃壁柔软度和蠕动减弱或消失,胃腔明显缩小,整个胃壁僵硬,无蠕动波可见。

【病理基础】

胃壁僵硬常见于胃癌（图 8-2-21、图 8-2-22）、胃转移瘤和淋巴瘤中，最常见于浸润性胃癌中晚期。由于癌肿沿着胃壁浸润性生长，从黏膜层至胃壁各层，表面常见颗粒样增生，黏膜平坦而粗糙，黏膜及黏膜下层固定，胃壁增厚，柔软度减低，可伴有较多的纤维增生，使得胃壁变硬。还可见于胃炎、化学性胃十二指肠损伤、腹膜转移灶、胃机会性感染等，在其他疾病如胃克罗恩病、胃梅毒、放射性胃炎、胃结核等也偶有见到。

【征象描述】

胃壁广泛浸润型的黏膜皱襞平坦或消失，胃壁柔软度和蠕动减弱或消失，胃腔明显缩小，整个胃壁僵硬，无蠕动波可见。

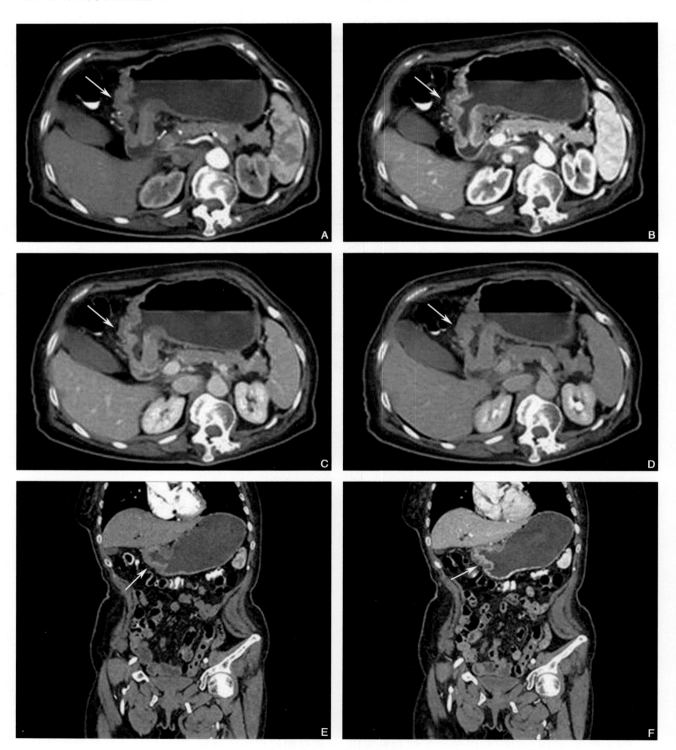

图 8-2-21 胃腺癌 CT

A～D. 为动态增强动脉期、静脉期、平衡期和延迟期，可见胃窦壁不规则增厚、僵硬，可见强化改变（箭头）；E、F. 为动脉期和静脉期冠状位图，显示胃窦壁呈不均匀强化（箭头）。

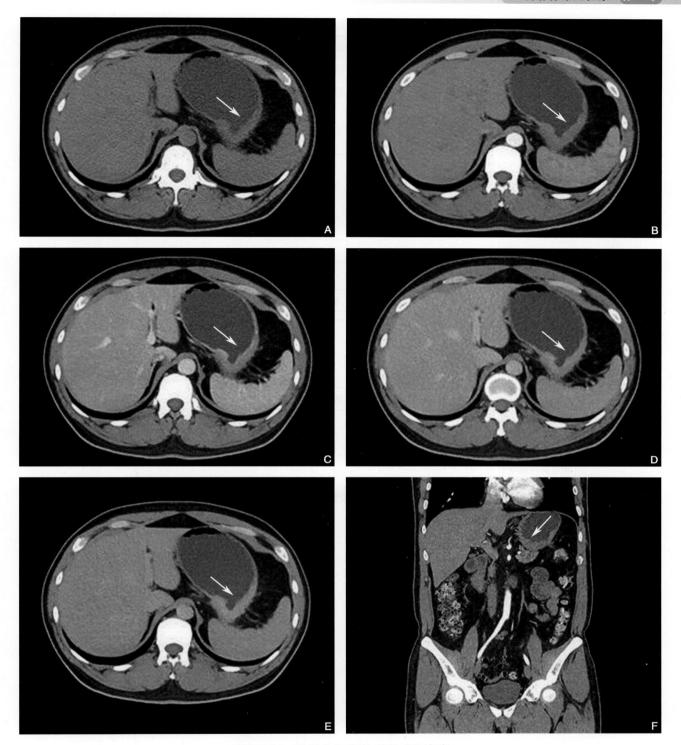

图 8-2-22 胃低分化腺癌,伴印戒细胞癌

A. 为 CT 平扫,胃体、胃底交界后壁不规则增厚、僵硬(箭头);B～E. 为动态增强动脉期、静脉期、平衡期和延迟期;F. 为动脉期冠状位图,显示胃内病灶呈均匀强化(箭头)。

【相关疾病】

与胃壁僵硬有关的疾病见表 8-2-5。

【分析思路】

胃壁僵硬可由于胃炎等良性疾病引起的胃壁组织病变导致,也可见于胃癌、胃淋巴瘤、胃转移瘤等恶性疾病。

由于胃癌性病变引起的严重纤维化,可使胃腔缩小,呈钢管状,失去其正常的顺应性和膨胀性。因此,上消化道造影检查钡剂可能会比正常情况下更快地从胃中排空,钡剂可在检查开始几分钟内就进入十二指肠和近端小肠。

虽然肿瘤常表现为胃腔狭窄,但有些肿瘤只造成轻度的膨胀性丧失。在双对比检查中,这些病灶主要是通过胃黏膜结节样变、毛刺样变、溃疡样变或增厚、

表 8-2-5　与胃壁僵硬有关的疾病

恶性病变	良性病变	医源性和治疗后的改变	弥漫浸润、肉芽肿性疾病
胃癌	胃炎	化学性胃十二指肠损伤	结核
转移瘤		控制胃静脉曲张出血的冷冻治疗	结节病
		放疗	梅毒
			淀粉样变性

皱襞不规则、扭曲而被发现。因此,如果过于依赖胃腔狭窄将其作为诊断标准,一些病变可能会被遗漏。

【疾病鉴别】

1. 诊断思路(图 8-2-23)

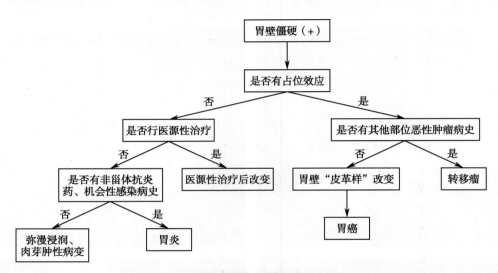

图 8-2-23　胃壁僵硬诊断思路图

2. 鉴别诊断

(1)恶性病变

1)胃癌:胃癌是胃壁僵硬最常见的病因,浸润型胃癌又被称为皮革胃、硬癌,是一种特殊类型的胃癌,肿瘤发生于黏膜下层,常向四周扩散,呈浸润性生长。早期黏膜表面常无明显隆起及溃疡形成,胃镜和钡餐检查非常容易出现漏诊和误诊。当浸润型胃癌发展到中晚期时,胃壁可能已经全层浸润且出现严重的纤维增生,胃壁严重变厚僵硬,较容易诊断。胃镜下仅见黏膜粗糙不平,色泽变淡,或少部分呈橘皮样改变,类似增生、萎缩、糜烂、充血等胃炎样改变,即使活检亦仅钳取表面组织,黏膜下病变组织难以诊断。其蠕动和扩张明显减弱,在透视下上消化道造影检查最佳,可观察到胃壁蠕动减弱,胃壁僵硬,呈皮革样改变。有些患者可发生胃出口梗阻。在 CT 增强检查中,增厚胃壁的异常强化也是浸润性胃癌的主要 CT 征象之一,一般病变部位与正常胃壁分界不清,而病变多呈持续性均匀或不均匀强化易鉴别。

2)胃转移瘤:某些转移灶引起胃壁硬、癌浸润

及纤维化反应,可形成皮革胃外观。其中,乳腺癌是该表现最常见的原发肿瘤来源。乳腺癌转移至胃时常无特异性临床表现,多为消化不良、厌食、早饱、上腹部疼痛、呕吐及呕血等症状,与胃肠道反应或原发性胃癌的临床症状大致相似、难以区分。其常见的影像表现为局限性或弥漫性胃壁增厚,引起继发性皮革样胃,与原发性胃癌、胃间质瘤及胃淋巴瘤鉴别困难。

(2)良性病变:胃炎具有多种病因,如使用非甾体抗炎药、幽门螺杆菌感染、乙醇、烟草、机会性感染、放疗等导致的胃黏膜炎症。最常见的 CT 表现是胃壁增厚,黏膜下水肿和炎症呈低密度影。增强扫描可见胃壁分层强化。

(3)医源性和治疗后的改变

1)化学性胃和十二指肠损伤:常合并食管的类似损伤,主要由意外或故意吞服强碱、酸或甲醛等化学品导致。急性期表现为胃弛缓和排空延迟,胃壁明显增厚和水肿。亚急性期或慢性期表现为胃穿孔,胃容积显著减小和扩张受限,呈明显的皮革胃外观。

2)控制胃静脉曲张出血的冷冻治疗:胃内灌入冰盐水以控制胃肠道出血,如果过度,可冻伤胃,并

导致瘢痕形成。

3）放疗：当上腹部受到≥50Gy 辐射剂量可能对胃和十二指肠造成实质伤害。胃和十二指肠的炎症变化通常发生在放疗后 1～6 个月，而瘢痕和纤维化发生在治疗后 6 个月或更长时间，CT 表现为管腔狭窄、非特异性胃壁增厚和胃周脂肪条索影。罕见情况下，狭窄的胃窦可能轮廓不规则而呈类似胃癌皮革样胃的表现。

（4）弥漫浸润、肉芽肿性疾病

1）胃克罗恩病：通常不累及胃，受累者通常都有小肠和/或结肠受累。急性期可见胃壁增厚和糜烂，与其他原因导致的胃炎表现相似。慢性期可见胃扩张受限，胃壁僵硬。

2）肉芽肿性病变：比较罕见，如梅毒、结节病、结核、淀粉样变性等。均可引起胃壁的增厚和扩张受限，而不引起胃糜烂和溃疡。单独靠影像学很可能无法鉴别。

（张雪宁）

五、胃壁积气

【定义】

胃壁积气定义为胃壁中存在气体影。

【病理基础】

胃壁积气十分罕见，可由于缺血、感染、创伤等导致黏膜破坏，进而气体渗透至胃壁所致，部分患者可伴有门静脉积气。在新生儿中，胃壁积气多见于坏死性小肠结肠炎，十二指肠梗阻、幽门狭窄以及配方奶粉形成的胃石引起的严重梗阻导致胃压升高也可出现胃壁积气。

【征象描述】

CT 表现为胃壁内出现单发或多发的低密度气体影，伴有或不伴有胃壁增厚（图 8-2-24）。

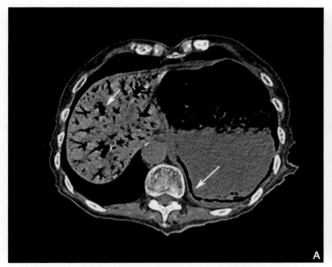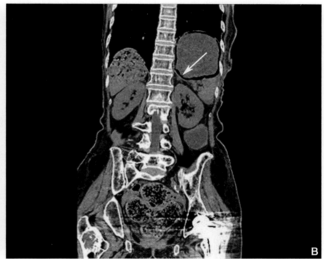

图 8-2-24　胃扩张、胃壁积气 CT
A、B. 分别为 CT 轴位及冠状位。胃壁内可见低密度气体影（长箭头），肝内门静脉可见气体影（短箭头）。

【相关疾病】

与胃壁积气有关的疾病：气肿性胃炎和胃气肿。

【分析思路】

胃壁积气临床中不常见，其病因可分为胃部原因（如肠缺血、胃炎或摄入腐蚀性物质）与胃外原因（如肠扭转、恶性肿瘤、肠系膜上动脉综合征等）。无论病因如何，主要机制是胃壁的完整性破坏。胃壁积气可进一步分为胃气肿和气肿性胃炎，二者影像学表现相似，均表现为胃壁积气，但预后却截然不同，早期识别疾病可让患者获得更多的生存机会。胃气肿是一种相对良性的疾病，通常发生在胃黏膜损伤后，空气进入胃壁，胃气肿患者通常不会出现全身毒性症状。相反，气肿性胃炎病情危重，死亡率高，在其急性期确诊并给予治疗至关重要。气肿性胃炎是一种罕见且会致命的胃壁感染，由产气微生物引起。迄今为止，文献中报道的病例大约 40 例。常见致病菌为大肠埃希菌、链球菌属、肠杆菌属、铜绿假单胞菌和产气荚膜梭菌。另外，酗酒、摄入腐蚀剂、近期手术、非甾体抗炎药、透析和糖尿病被认为是发生气肿性胃炎的潜在危险因素。

【疾病鉴别】

1. **诊断思路**（图 8-2-25）

2. **鉴别诊断**

（1）气肿性胃炎：气肿性胃炎是一种罕见的发

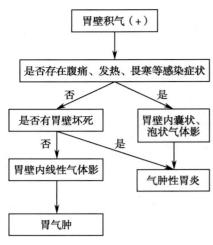

图 8-2-25　胃壁积气诊断思路图

生于胃部的致命性疾病,临床上以胃壁内出现游离气体为主要特征,可导致急性腹痛、呕血、发热、白细胞增多和败血症。它通常是由黏膜缺损引起的局部感染引起的,但也有可能是通过血行播散到胃部的。在内镜检查中,半数患者可见黏膜糜烂和胃壁坏死,可能需要行胃切除术。缺血可由血管闭塞、胃梗阻或胃扭转引起。

气肿性胃炎的诊断依赖于 CT 扫描,CT 表现为胃壁增厚及黏膜下水肿,胃壁内囊状、泡状气体影,这些气体可进入门脉系统致门静脉积气,表现为肝内细分枝状、管状低密度影。气肿性胃炎最初被描述为黏膜肌层和黏膜下层之间的空气,现在被认为是胃壁任何层中的气体。X 线检查也有助于显示胃大弯处的气体。

气肿性胃炎为急性病,且存在感染(表现为白细胞增多),患者通常病情危重,伴有严重的上腹痛、呕血、发热、畏寒和休克,可与胃气肿进行鉴别。

(2)胃气肿:胃气肿是一种相对良性的气肿,通常系内镜检查引起医源性黏膜损伤或胃流出道梗阻致胃腔内压力增加引起,空气通过胃黏膜缺口进入黏膜下层滞留在胃壁内。胃气肿患者通常不会出现急性腹痛,且罕见胃壁坏死。患者通常无症状或有轻微症状,如腹部不适和腹泻。

胃气肿的特点是胃壁内线性气体影,可延伸到十二指肠,甚至到达肝脏,引起门静脉积气,通常与胃内压升高有关,一般可自行或随梗阻的解除而消失。

(张雪宁)

六、胃壁水肿

【定义】

胃壁水肿(gastric wall edema)一般见于胃炎等疾病引起的胃黏膜刺激,从而导致液体渗出引起水肿,可以出现腹痛、恶心呕吐、食欲不振等症状。

【病理基础】

胃壁水肿最常见的原因是胃酸分泌过多和饮食不当。长时间胃酸分泌过多(如 Hp 感染、服用 NSAID 等药物),导致胃黏膜损伤、糜烂或溃疡而引起胃壁水肿;消化性溃疡、肿瘤等亦会引起邻近胃壁炎性改变致胃壁局限性水肿,如果导致穿孔则会发生大范围胃壁水肿。其他导致胃壁水肿的原因包括:血管性病变引起的缺血性改变,外伤、肿瘤患者放疗、药物治疗(化疗、靶向或免疫治疗)等。

【征象描述】

CT 上常表现为胃壁广泛或局限性均匀增厚,增强后动脉期胃壁黏膜完整伴明显强化,可呈胃壁分层的表现,即黏膜层强化呈高密度,黏膜下和肌层呈较低密度,浆膜层呈稍高密度。

【相关疾病】

与胃壁水肿有关的疾病见表 8-2-6。

表 8-2-6　与胃壁水肿有关的疾病

炎性病变	穿孔或外伤	肿瘤性病变	医源性	血管性病变和其他
急性胃炎	溃疡所致穿孔	浸润性胃癌	胃术后	动脉性缺血性改变
气肿性胃炎	肿瘤所致穿孔	溃疡型胃癌	放疗	静脉回流障碍
胃溃疡	外伤		肿瘤药物	胃扭转

【分析思路】

胃壁水肿的分布范围、对称性、程度、分层情况及胃腔周围病变有助于胃壁水肿的诊断和鉴别诊断。胃壁水肿最常见于胃炎,虽然 CT 对胃黏膜改变的细节显示不清,对于胃炎的诊断有一定的限制,但是临床上常常因为急性腹痛而行 CT 检查提示急性胃炎诊断(图 8-2-26)。急性胃炎一般表现为弥漫性、对称性、轻至中度的胃壁水肿增厚,增强后可见胃壁分层的表现,与正常胃壁分界不清,胃炎的原因需要结合临床病史来判断;胃溃疡的胃壁水肿多局限于溃疡周围,水肿的胃壁见局限性凹陷(溃疡)征象,常伴相应部位的胃周脂肪渗出改变;如果水肿的胃壁内出现气体,需要仔细观察是否伴有血管病灶,如果有腹腔干、胃左动脉或脾动

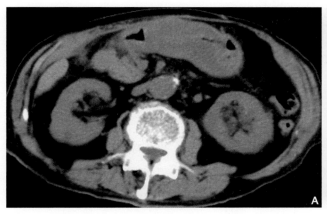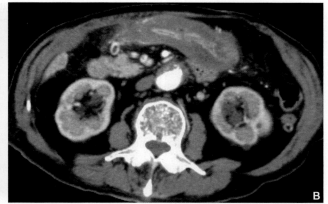

图 8-2-26　急性胃炎 CT
A. CT 平扫胃壁广泛均匀增厚；B. 增强后动脉期胃壁黏膜完整伴明显强化，呈胃壁分层的表现。

脉血管的病变所致管腔狭窄，要考虑胃壁缺血，而如果胃引流静脉或门静脉内亦见积气则要考虑气肿性胃炎。另外，胃壁水肿可以继发于其他疾病如肝硬化患者或支配神经病变等，可导致胃肠壁水肿。

穿孔性病变多继发于胃溃疡、肿瘤或异物等，可见胃壁局部连续性中断伴水肿增厚，周围脂肪渗出明显伴腹腔游离积气；如果穿孔比较小，不一定看到游离气体影而呈包裹性积液积气；肿瘤性病变的特点是胃壁局部或广泛增厚，水肿较轻，增强后强化明

显，胃壁分层消失，部分胃壁僵硬，可见淋巴结转移及远处转移征象；然而，炎性疾病和肿瘤性疾病在影像特征上部分存在重叠，必须结合病史、临床体征和实验室检查进行鉴别诊断。

【疾病鉴别】

胃壁水肿只是一个征象，绝不能孤立看待，需要联合其他影像学特征和临床信息进行诊断和鉴别诊断。

1. **诊断思路**（图 8-2-27）
2. **鉴别诊断**（表 8-2-7）

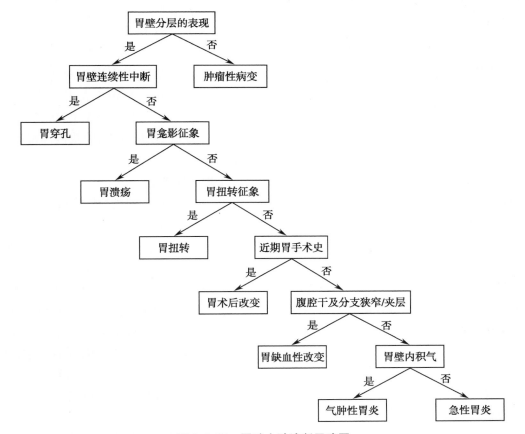

图 8-2-27　胃壁水肿诊断思路图

表 8-2-7 胃壁水肿在常见疾病的主要鉴别诊断要点

疾病	胃壁水肿特征	主要伴随征象	鉴别要点
急性胃炎	弥漫性、对称性、轻至中度	服用 NSAID 等药物,肿瘤治疗包括药物或放疗病史	胃壁分层
气肿性胃炎	弥漫性、对称性	引流静脉或门静脉积气	胃壁内气体
胃溃疡	局限于胃溃疡周围	餐后腹痛	胃龛影征象
胃穿孔	局限于胃穿孔周围	周围游离积气或包裹性积气、积液	胃壁局部连续性中断
肿瘤性病变	胃壁增厚为主,水肿较轻	可有淋巴结转移及远处转移征象	胃壁分层消失,部分胃壁僵硬
胃术后改变	胃术区周围较明显	腹腔渗出及积气	手术史
胃扭转	胃扭转部位较明显	胃梗阻	胃扭转征象
胃缺血	弥漫性、对称性	胃扩张,胃壁内气体	供血血管狭窄或夹层

(饶圣祥)

七、胃壁肿块

【定义】

胃壁肿块是指 X 线、CT 或 MRI 图像上胃壁局部凸起形成的肿块,可突向胃腔内、腔外或者跨腔内外生长。良性肿块多呈偏心性半椭圆形,表面光滑;恶性肿块多为不规则形状,并可向周围浸润性生长,肿块表面可伴溃疡形成。

【病理基础】

1. **腔内生长肿块** 胃腔内生长肿块,根据病变来源不同可分为黏膜组织来源、黏膜下组织来源以及外源性压迫所致的病变。起源于胃壁黏膜的腺癌、淋巴瘤等多表现为胃壁增厚或腔内肿块。黏膜下组织来源的肿块最常见的为起源于胃壁黏膜下间充质的胃肠道间质瘤,以腔内生长的为主的胃肠道间质瘤往往比较小,其他间叶源性的肿瘤如神经鞘瘤、神经内分泌肿瘤等亦可表现为腔内生长肿块。除此之外,一些手术及内镜治疗导致的炎性肉芽肿病变也会造成胃壁内肿块,凸向胃腔。

2. **腔外生长肿块** 胃壁腔外生长肿块包括来源于胃和胃周其他脏器的病变。胃来源病变表现为胃壁外肿块的疾病主要是肌层来源的肿瘤,以胃肠道间质瘤最为常见。脂肪瘤、异位胰腺组织、淋巴管瘤等也可发生于胃。胃周其他脏器来源的病变也可表现为胃壁外肿块,比如来源于肝脏、胰腺或腹腔的肿块体积较大时,紧贴胃壁,需与胃来源肿块鉴别。

【征象描述】

1. **X 线检查** X 线检查表现为造影所见龛影及充盈缺损,可以通过观察病变与胃壁成角来评估,黏膜来源病变常与胃壁成锐角,而黏膜外病变(壁内或壁外)与胃壁多呈钝角。恶性病变胃肠钡剂检查示黏膜皱襞消失、中断,胃腔狭窄,与正常区分界明显,正常蠕动消失,腔内不规则充盈缺损和龛影(半月综合征)(图 8-2-28B)。

完全突向胃腔外生长的肿块在消化道钡餐造影图像上可表现为正常或仅表现为胃腔受压改变,同时突向腔内外生长的肿块在充盈相上显示为局部充盈缺损。病变不同,肿块黏膜线可光滑、中断,也可见黏膜面龛影形成。

2. **CT/MRI 检查** CT 可清楚显示病灶的位置、形状及大小,是显示肿块与胃壁关系的主要成像方法,尤其是多平面重组对于鉴别病灶的起源有重要的价值。CT/MRI 表现为类圆形或不规则形软组织结节(图 8-2-28A、C、D)。根据肿块的密度/信号特点、强化方式、肿块内部密度等情况可作鉴别诊断。

【相关疾病】

可表现为胃壁肿块的疾病见表 8-2-8。

【分析思路】

首先定位。外生型胃壁肿块的诊断,特别是直径大于 5cm 的外生型肿块,首先需要与周围其他脏器来源的占位鉴别诊断。例如左肝外侧段及胰腺来源较大占位或腹膜后占位,肿块与胃壁关系密切,较难与胃壁来源肿块鉴别。结合薄层图像及三维重建多角度观察,增强 CT/MRI 图像、肿瘤供血动脉来源有助于判断肿块来源。如果诊断为胃来源肿块,可以进一步区分是胃壁黏膜起源还是黏膜下层起源肿块。

其次定性。可根据肿块的生长方式、胃壁活动

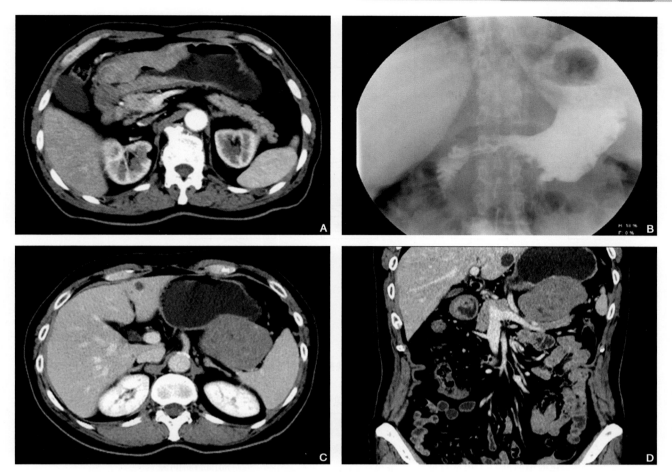

图 8-2-28　龛影及充盈缺损在不同影像下的表现

A、B. 为胃窦癌,图 A 增强 CT 示胃窦部腔内肿块伴表面溃疡,图 B 上消化道钡剂造影检查示胃窦腔内充盈缺损(肿块)伴龛影;C、D. 为胃肠道间质瘤,横断位和冠状位增强 CT 示胃腔外生长肿瘤,黏膜表面光滑,提示黏膜下肿瘤,增强后不均匀强化。

表 8-2-8　表现为胃壁肿块的常见相关疾病

恶性肿瘤	良性肿瘤	其他脏器起源	其他病变
胃癌	脂肪瘤	肝脏肿瘤	动脉瘤(常见脾动脉)
胃肠道间质瘤	神经鞘瘤 / 平滑肌瘤	胰腺肿瘤	异位胰腺
胃淋巴瘤	息肉 / 腺瘤	脾脏肿瘤	
神经内分泌肿瘤	血管球瘤	腹腔 / 腹膜后肿瘤	
其他间叶源性肿瘤如平滑肌肉瘤等	淋巴管 / 血管瘤		

性及周围有无淋巴结及对周围组织侵犯的情况等判别肿块的性质。如果胃壁黏膜完整、连续,没有破坏征象,通常可诊断为胃壁黏膜下来源肿块,例如胃肠道间质瘤、神经鞘瘤、血管球瘤等。胃癌起源于胃壁黏膜,通常表现为胃壁增厚,较少表现为突向腔外的肿块。如果胃壁黏膜破坏、中断等,常可诊断为胃壁黏膜来源肿块。部分胃肠道间质瘤伴有黏膜面溃疡形成时,黏膜面也会出现局部缺损、中断。胃癌和淋巴瘤常伴周围或腹膜后淋巴结肿大;胃肠道间质瘤罕有淋巴结转移,远处转移以肝脏转移最为常见。

【疾病鉴别】

　　胃壁肿块可以是多种疾病的表现形式,包括胃来源的外生型肿块及肝脏或胰腺来源的外生型肿块。了解哪些疾病可以表现为胃壁肿块对病变的准确诊断具有重要意义。

　　1. 诊断思路(图 8-2-29)

　　2. 鉴别诊断(表 8-2-9)

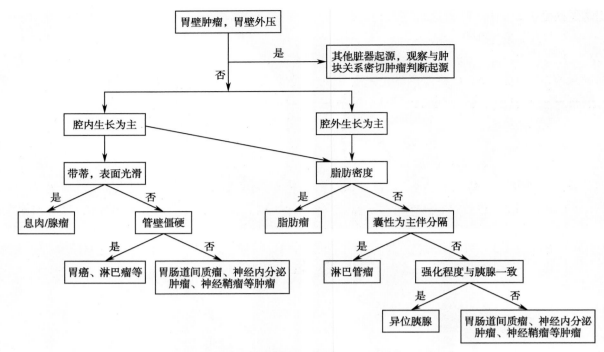

图 8-2-29 胃壁肿块疾病鉴别诊断流程图

表 8-2-9 胃壁肿块在常见疾病的主要鉴别诊断要点

疾病	肿块特征	主要伴随征象	鉴别要点
胃癌	不规则软组织密度肿块,强化峰值时间早于正常胃壁	可伴胃腔狭窄,淋巴结转移常见	形成不规则溃疡,邻近胃壁僵硬,浸润周围脂肪间隙
胃肠道间质瘤	黏膜下肿块,中度明显强化,可见瘤内血管	很少淋巴结转移	常见坏死、囊变,可见黏膜面溃疡
胃淋巴瘤	胃壁局限性或弥漫性增厚,密度较均匀、轻度强化	胃周和腹膜后淋巴结肿大,可融合成团	肿瘤比较明显,胃周脂肪浸润不明显,强化均匀
胃神经鞘瘤	边界清楚,增强扫描渐进性强化,静脉期强化均匀	一般不伴有溃疡及可伴有邻近淋巴结反应性增生	MRI上"靶征"具有特征性
异位胰腺	平扫密度/信号同胰腺	邻近胃黏膜增厚	强化方式同胰腺实质,长径与短径比常>1.4,有时见"脐凹征"或"导管征",较具特征性
脂肪瘤	密度/信号同脂肪	边界清楚,黏膜完整	根据脂肪成分可明确诊断
淋巴管瘤	水样密度/信号	可伴有钙化	分隔,占位效应不明显
血管球瘤	常见胃窦,密度多均匀,强化明显	邻近扭曲增粗血管,邻近黏膜增厚	强化方式类似肝海绵状血管瘤样渐进性强化或均匀强化并持续强化

（饶圣祥）

八、龛影

【定义】

胃肠造影检查用语,分腔外龛影和腔内龛影。腔外龛影是由于胃肠道壁产生溃烂,达到一定深度,造影时被钡剂填充,当X线呈切线位投影时,形成一突出于腔外的钡斑影像,是胃溃疡的直接征象。

腔内龛影是胃壁肿物向腔内生长,其表面形成溃疡,多呈火山口样,溃疡底部不平,边缘隆起,质硬,呈环堤状,与邻近正常胃壁境界清楚/不清楚,常常提示胃恶性肿瘤,以溃疡型胃癌多见。

【病理基础】

腔外龛影主要见于消化性溃疡,好发部位为胃体小弯侧或胃窦部,是一种由胃酸失衡引起的黏膜炎症,导致炎症、表面糜烂,最终溃烂。溃疡先从黏膜开始,逐渐侵及黏膜下层、肌层及浆膜层,形成深浅不一的壁龛,溃疡邻近的组织有不同程度的炎性细胞浸润、纤维组织增生和水肿,逐渐向胃壁过渡。由于纤维组织增生、收缩,溃疡的黏膜皱襞以壁龛为中心,呈放射状纠集。纠集的黏膜皱襞可以直达壁龛的口部或距口部数毫米至1~2cm处逐渐变平或消失。消化性溃疡最常见的原因是幽门螺杆菌感染和使用非甾体抗炎药,各种其他感染、压力、吸烟和饮酒也是其危险因素。

腔内龛影通常继发于胃肿瘤性病变,突向腔内生长的肿块发生坏死,表面糜烂破溃,形成位于胃轮廓内的溃疡样改变,多见于溃疡型胃癌,其他黏膜下肿瘤如胃肠道间质瘤等亦可伴发黏膜面溃疡而形成腔内龛影。

【征象描述】

1. **胃肠造影检查** 口服钡剂后,胃溃疡所致的腔外龛影通常表现为突向腔外的钡斑影像,呈乳头状、锥状或其他形状,边缘光滑整齐,密度均匀(图8-2-30A),龛影口部常有一圈黏膜水肿形成的透明带,可表现为:①黏膜线:为龛影口部一条宽1~2mm的光滑整齐的透明线。②项圈征:龛影口部的透明带宽5~10mm,如一个项圈。③狭颈征:龛影口部明显狭小,使龛影犹如具有一个狭长的颈。慢性溃疡周围的瘢痕收缩可形成黏膜皱襞均匀性纠集,如同车轮状。若龛影周围出现小结节状充盈缺损或小段环堤,周围黏膜皱襞呈杵状增粗或中断则提示溃疡恶变。

腔内龛影多见于溃疡型胃癌,形态不规则,多呈半月形,外缘平直,内缘不整齐且有多个尖角;龛影位于胃轮廓内,周围绕以宽窄不等的透明带,即"环堤"(图8-2-30B),轮廓不规则而锐利,常见结节状或指压迹状充盈缺损,以上表现称为"半月综合征";黏膜皱襞常常破坏、消失、中断,邻近胃壁僵硬、蠕动消失。

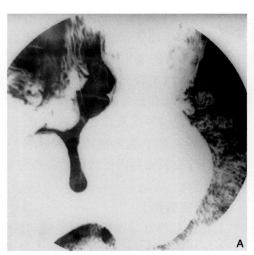
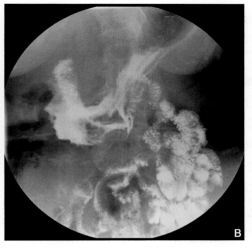

图 8-2-30 龛影 X 线表现
A、B. 为 X 线钡剂造影检查。A. 胃溃疡示腔外龛影,口部见透亮水肿带;B. 胃溃疡型胃癌示腔内龛影,不规则环堤。

2. **CT 检查** 消化性溃疡 CT 表现为胃壁局限性缺损,周围可见黏膜下低密度水肿带。良性溃疡破溃处多位于腔外,与正常胃壁交界区正常逐渐移行、过渡自然,胃壁缺损处光整、对称,溃疡底常无强化,水肿为主;邻近胃皱襞呈放射样,光滑且对称。若病变区胃壁不规则增厚、软组织肿块形成、龛影位于腔内,则提示溃疡恶变或胃肿瘤伴溃疡(图8-2-31A),可伴有周围淋巴结肿大和远处转移。CT 检查可以明确病变范围、与邻近脏器的关系以及远处转移情况。如果黏膜下肿瘤如胃肠道间质瘤则表现为黏膜下肿瘤,黏膜表现见局限性缺损(图8-2-31B)。

【相关疾病】

龛影壁光滑,位于胃腔轮廓之外常提示良性病变,如消化性溃疡,龛影边缘不规整;位于胃腔轮廓之内常提示恶性病变,如胃癌、胃淋巴瘤等(表8-2-10)。

【分析思路】

第一,需要认识龛影这个影像学征象。

第二,重点鉴别溃疡良恶性,可以从龛影的形

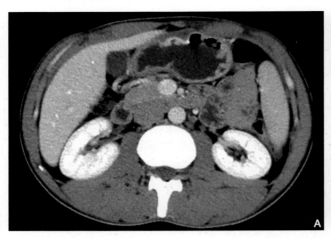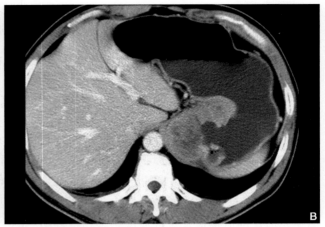

图 8-2-31　龛影 CT 表现

A、B. 为横断位增强 CT 检查。A. 胃癌示胃壁局限性增厚伴表面溃疡（龛影）；B. 胃肠道间质瘤示腔外软组织肿块，黏膜表面巨大溃疡（龛影）。

表 8-2-10　与龛影有关的疾病

恶性病变	良性病变	医源性和治疗后的改变
胃癌	消化性溃疡	术后缝合线处溃疡
胃淋巴瘤	应激性溃疡	
胃间质瘤	良性黏膜下肿瘤 如脂肪瘤等	

状、龛影口部的充钡状态及周围黏膜皱襞情况、邻近胃壁的柔软性与蠕动等方面综合分析。良性溃疡呈圆形或椭圆形，边缘光滑整齐，突出于胃腔轮廓之外，龛周可见黏膜线、项圈征、狭颈征等，黏膜皱襞向龛影口部集中，附近胃壁柔软且有蠕动波；恶性溃疡形态不规则，外缘平直，内缘多个尖角，常位于胃腔轮廓之内，龛周出现指压迹样充盈缺损、不规则环堤，黏膜皱襞破坏、中断，附近胃壁僵硬、蠕动消失。

第三，结合临床病史，如在治疗过程中龛影增大，则提示恶变可能。

第四，腔外龛影还需要注意几种特殊类型的胃溃疡：①穿透性溃疡，龛影大而深，深度超过 1cm，口部有宽大透亮带，提示溃疡深达浆膜层；②穿孔性溃疡，龛影大，如囊袋状，站立位可见气、液、钡分层现象，提示慢性溃疡浆膜层穿破；③胼胝性溃疡，以溃疡周围坚实的纤维结缔组织增生为特征，表现为龛影大，直径不超过 2cm，深度不超过 1cm，

口部有宽大透亮带伴黏膜纠集，有时需要与恶性溃疡鉴别；④多发性溃疡，胃内同时出现两个及两个以上溃疡；⑤复合溃疡，胃和十二指肠内同时出现溃疡。

第五，CT 检查不是消化道溃疡的首选检查方法，但可以诊断胃溃疡的并发症（出血、穿孔）以及良、恶性溃疡的鉴别。腔外龛影怀疑恶变或腔内龛影可以通过 CT 检查以了解胃壁肿物向腔外累及和浸润的程度、有无突破浆膜、与邻近脏器的关系、有无胃周淋巴结肿大及远处转移，有助于肿瘤的分期。胃镜活检是明确龛影性质的金标准。CT 对于黏膜下肿瘤伴黏膜面局限性溃疡的诊断与鉴别诊断有重要的价值。

【疾病鉴别】

龛影是胃壁局部缺损即溃疡的影像学表现，首先应该鉴别其良、恶性，然后再联合其他影像学特征和临床信息进行进一步诊断。

1. 诊断思路（图 8-2-32）

2. 鉴别诊断　龛影对于胃良、恶性病变的鉴别有着重要的价值。针对出现溃疡表现的胃部疾病，仅仅着眼于龛影本身的特征往往是不够的，譬如良性溃疡的周边水肿有时可表现为假性腔内龛影，而恶性溃疡也可表现为腔外龛影，因此，综合考虑龛影的位置、形态及龛影周围的情况，有助于对疾病做出更准确的判断。以下表格归纳了一些有溃疡型病变的胃部疾病的鉴别诊断要点（表 8-2-11）。

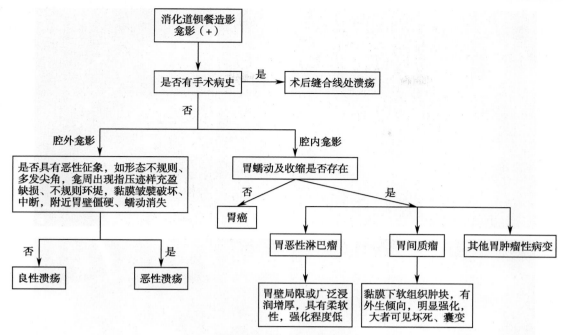

图 8-2-32　龛影诊断思路图

表 8-2-11　溃疡型病变的胃部疾病的鉴别诊断要点

疾病	鉴别要点
良性胃溃疡	好发于胃小弯角切迹,80% 者直径小于 2cm,多呈乳头状突出于胃轮廓之外,边界清楚,急性期龛影口部可见透明、项圈征、狭颈征,慢性期因瘢痕收缩,可见黏膜皱襞呈"车辐状"纠集
溃疡型胃癌	恶性溃疡的龛影多位于腔内或半腔内,形状不规则,有尖角征、指压迹征、息肉状缺损、裂隙征,龛周有不规则环堤,周围黏膜纹突然中断,近口部呈结节状或杵状增生,附近胃壁僵硬、蠕动消失
胃间质瘤	肿瘤生长较大时易发生液化坏死、形成溃疡,呈喇叭状,龛影较大,呈囊袋样改变,排空像可见液面及钡液分层表现,充盈相龛影边缘不规整,可见多发尖角样征,周围胃壁多较柔软,蠕动正常
胃淋巴瘤	好发于胃窦、胃体部,最常见为弥漫大 B 细胞淋巴瘤,破坏正常胃腺体结构,表现为浸润性、息肉状、溃疡或结节状肿块,溃疡型胃淋巴瘤常可见巨大溃疡龛影,可见指压征等征象,周围环堤较光滑,胃壁尚有一定扩张性和柔软度
胃平滑肌肉瘤	好发于胃体上部,肿块及溃疡较大,坏死、囊变显著,溃疡边缘有堤状隆起,龛影口部有指压征或裂隙,邻近胃壁受侵僵硬,黏膜破坏

(饶圣祥)

九、充盈缺损

【定义】

胃充盈缺损一般是指胃肠造影检查时,因胃壁的增生性病变,向腔内形成突起,或因胃腔内容物存在,占据一定的空间,造成该部位造影剂不能充填,形成充盈缺损。

【病理基础】

造成胃内充盈缺损的疾病有多种,不同的疾病造成胃内的充盈缺损的形态、大小各不相同。常见于胃良恶性肿瘤、炎性肉芽肿及异物。胃壁的黏膜层、黏膜下层、固有肌层及浆膜层,其中任何一层起源的肿瘤性病变,在胃腔内形成占位效应,均可造成充盈缺损。病灶如果黏膜面完整,造成的充盈缺损边缘光整;如黏膜面不完整,造成的充盈缺损常不规则或边缘不整;胃息肉造成的充盈缺损境界光滑规整;胃内容物,如胃石可随体位的改变,充盈缺损的位置亦随之改变;外压性改变,也可造成胃充盈缺损。

【征象描述】

胃肠造影检查表现出胃轮廓局部向内突入未被造影剂充盈(图 8-2-33)。

【相关疾病】

与充盈缺损有关的常见疾病见表 8-2-12。

【分析思路】

充盈缺损是放射影像常用的术语,只要管腔局部造影剂未充填,均称为充盈缺损。胃充盈缺损,一

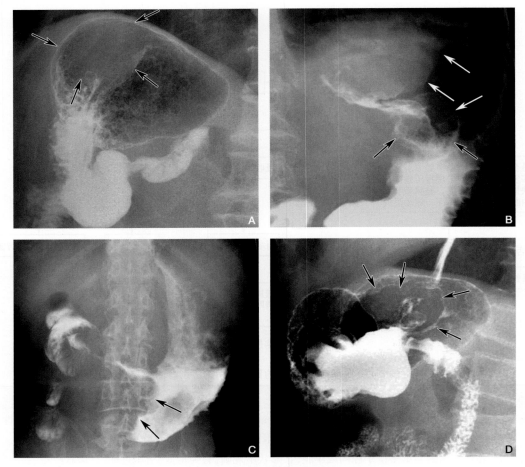

图 8-2-33　不同患者胃肠造影的充盈缺损

A. 为胃底 GIST，所示充盈缺损边缘光整箭头；B. 为胃底胃体癌，胃底及胃体小弯侧两处充盈缺损，表面不规则箭头；C. 为胃窦癌，充盈相显示胃窦部边缘不光整的充盈缺损箭头；D. 胃底贲门癌，局部充盈缺损，表面不规则箭头。

表 8-2-12　与充盈缺损有关的常见疾病

恶性病变	良性病变（黏膜来源）	良性病变（黏膜下来源）	胃腔内容物	外压性改变
胃癌	胃炎性息肉	胃 GIST（小、低风险）	胃石	正常脏器压迫
胃淋巴瘤		平滑肌瘤	异物	腹腔肿瘤
胃肠道间质瘤		神经鞘瘤		
		胃壁静脉曲张		

般是指钡剂胃肠造影检查，但某些特殊情况下也使用碘对比剂造影检查时的征象。

　　出现充盈缺损时，分析如下：①明确充盈缺损存在，要进行多方位多体位图像相互印证。②确定充盈缺损的位置、形态及边缘是否光整；观察充盈缺损内是否有钡斑，钡斑的存在提示肿瘤坏死；观察充盈缺损边缘的黏膜改变情况，黏膜是否推移、是否中断和破坏、是否增粗或平坦。③多时相观察胃壁蠕动情况，胃壁是否僵硬，胃腔形态是否固定。

【疾病鉴别】

　　胃充盈缺损是胃肠造影检查中常见的影像征象，多种疾病都可以出现。鉴别诊断上主要是良、恶性病变的鉴别（表 8-2-13）。

1. 诊断思路（图 8-2-34）

表 8-2-13　充盈缺损胃良、恶性病变的鉴别

影像特征	良性病变	恶性病变
形态	圆形、半圆形	不规则形、菜花状
边缘	光滑	不规则
胃壁	柔软	僵硬
黏膜皱襞	推移、无破坏	破坏、中断、消失
蠕动	存在	消失

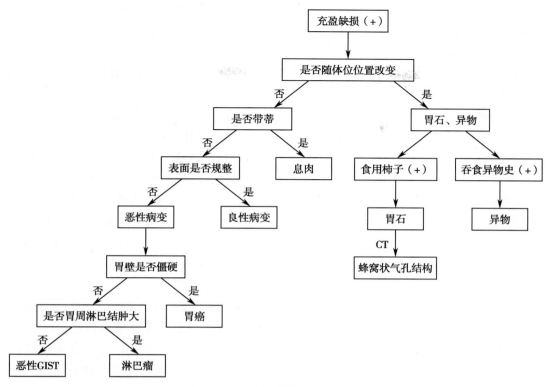

图 8-2-34　胃充盈缺损诊断思路图

2. 鉴别诊断

（1）恶性病变

1）胃癌：胃壁最常见的恶性肿瘤，起源于胃黏膜，进展期胃癌大体分为三型：蕈伞型（息肉型、肿块型、增生型）、溃疡型和浸润型。前两者均可形成不规则充盈缺损，大的充盈缺损内可见大小不等的钡斑，恶性溃疡可有不规则环堤样充盈缺损，主要是肿瘤侵犯和水肿所致；浸润型胃癌一般不出现充盈缺损。胃癌充盈缺损常伴有局部胃黏膜的破坏、中断，胃壁僵硬，胃腔形态固定。

2）恶性 GIST：胃壁 GIST 是胃黏膜下起源的最常见肿瘤，肿瘤向腔内生长或较大时，都会造成充盈缺损，充盈缺损边缘一般比较光整。较大肿瘤表面可坏死，覆盖的黏膜破溃，导致消化道出血及表面不整，肿瘤＞5cm 时，常提示恶性高风险。胃 GIST 一般对胃黏膜是推移，不会造成黏膜中断，胃壁柔软，胃蠕动存在。

3）胃淋巴瘤：原发性胃淋巴瘤最常见的类型是弥漫大 B 细胞淋巴瘤，常引起胃壁的增厚及肿块形成，造成肿块样不规则充盈缺损。病变部位淋巴瘤细胞浸润性生长，但与胃癌不同的是，淋巴瘤不会伴有大量的纤维增生，不会造成胃壁僵硬，淋巴瘤黏膜下浸润常造成黏膜平台或增宽。

（2）良性疾病

1）低风险 GIST、平滑肌瘤、神经鞘瘤：三者均起源于黏膜下，可向腔内隆起，形成圆形或半圆形边缘光整的充盈缺损，对周围黏膜推移，胃壁柔软。

2）息肉：胃息肉常见的病理类型可以分为增生性息肉、炎症性息肉、腺瘤性息肉、胃底腺息肉四种，均起源于胃黏膜，其中腺瘤性息肉属于癌前病变，其余三种属于良性病变。息肉常带蒂，一般 2～3cm，表现为边缘光整的充盈缺损，蒂位置固定，息肉位置可活动。

3）胃壁静脉曲张：肝硬化、门静脉高压患者，常伴有食管下段胃壁静脉曲张。表现为胃底、贲门区 1～2cm 的结节样或蚯蚓样充盈缺损，边缘光整，胃壁柔软。

4）胃石症：胃石症主要是由于摄入了某些植物成分或吞入毛发以及某些矿物质，如碳酸钙、铋剂、钡剂等在胃内凝结而形成的异物。胃石可大可小，大可达 10～20cm，可多发。胃石导致的充盈缺损影表面可见不同程度的不规则条片状、斑点状或纵横交错的网格状钡剂涂布，随着体位的改变，充盈缺损位置随之改变，胃石内食物降解后含气体影。

（邓丽萍）

十、憩室

【定义】

胃憩室是指胃壁局限性向胃腔外囊袋状的突出，与胃腔相通，被覆胃黏膜。

【病理基础】

胃憩室可发生在胃的任何部位,憩室的发生与消化道局部解剖、膳食结构、疾病等多种因素相关。胃憩室分真性憩室和假性憩室两种类型,真性憩室有完整的三层壁结构,假性憩室的壁三层结构不完整,常有不同成分的缺失。胃憩室的形成分先天性及获得性,先天性憩室多见,约70%~75%发生在贲门下方近小弯侧、胃底后壁,该处纵行肌薄弱,薄弱处胃壁蠕动,导致胃壁向外膨出形成憩室。假性憩室主要是由于腔内压力的增高或周围的牵拉所致,当发生幽门梗阻、长期用力排便等情况时会导致胃内的压力增高,导致胃壁向外突出形成憩室;邻近组织的炎症、粘连,如消化性溃疡、胰腺炎、胆囊炎、肿瘤、手术等,都可使胃壁受到牵拉形成憩室。胃获得性憩室较少见,常位于胃窦幽门附近。

胃憩室多为孤立性病变,大小不等,直径1~5cm,罕见报告憩室可大至10~11cm。多数胃憩室患者无症状,少数出现不同的腹部症状,包括上腹部疼痛和不适、恶心、呕吐、消化不良、饱胀感、口臭等。憩室颈的大小可能与症状的发展有关,宽颈胃憩室一般无症状。少数情况下,胃憩室可发生并发症,例如溃疡、上消化道出血、穿孔和恶性转化等,食物滞留、消化液损伤引起的炎症可导致憩室炎和可能的溃疡、出血甚至穿孔。

【征象描述】

消化道钡餐检查可直接显示与胃腔相通、黏膜延续、向外突起的囊袋状结构,可被造影剂填充,内见与胃壁相延续的黏膜线。

CT及MRI显示胃腔外的囊袋状结构,与胃腔相通,内含液体或气液体,薄层及多平面重建更有利于憩室颈的显示(图8-2-35)。真性憩室多为边缘光滑,呈圆形或椭圆形;后天性胃憩室可表现为胃壁的锥状或幕状突出,也可呈囊袋状突出,强化程度同胃壁一致。当出现憩室炎时,憩室壁强化明显,周围脂肪组织模糊。

【分析思路】

胃憩室是位于胃轮廓之外的囊袋状突起,与胃腔相通,影像上较难鉴别真假憩室。憩室内覆胃黏膜,与周围胃黏膜相延续,这一征象在胃肠造影检查时特别关键,憩室旁胃壁结构正常,黏膜完整。CT或MRI检查显示胃旁圆形或椭圆形囊性结构,壁强化程度同胃壁一致,憩室颈的显示是关键。

【疾病鉴别】

1. 诊断思路(图8-2-36)

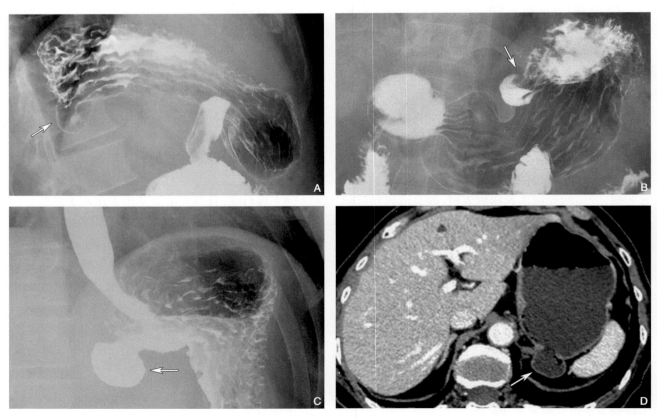

图 8-2-35　胃憩室

A～C.为同一患者胃肠造影图像,胃底囊袋状向外突起,与胃腔相通,造影剂充填,憩室颈可见胃黏膜进入(箭头);D.胃不同患者CT图像显示胃底后壁囊状突起,与胃壁相续(箭头)。

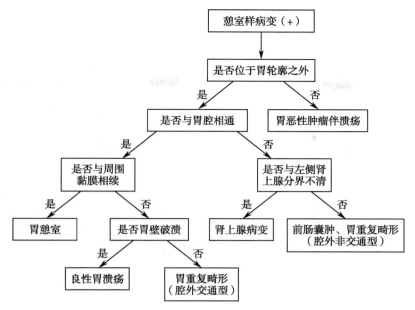

图 8-2-36　胃憩室诊断思路图

2. 鉴别诊断

（1）胃溃疡：胃溃疡在胃肠造影检查时常表现为小圆形或不规则形的钡斑或龛影。良性溃疡龛影位于胃轮廓之外，龛影口黏膜线中断，CT 及 MRI 可显示胃壁的破溃，而不是胃壁的囊袋状突起。

（2）左侧肾上腺病变：胃底后壁的憩室，在 CT 及 MRI 图像上可因为憩室颈而显示得不明确，误诊为左侧肾上腺病变，薄层及多平面重建有利于显示细小的憩室颈，帮助明确诊断，也可口服阳性造影剂后行 CT 检查，憩室可被阳性造影剂充填。

（3）胃重复畸形：胃重复畸形少见，多发生于大弯侧，常单发，罕见多灶性胃重复畸形。胃重复畸形根据发病部位分为腔内型及腔外型，根据是否与胃腔相通分为交通型和非交通型，其中非交通腔外型占全部胃重复畸形的 80% 以上。胃重复畸形常无临床症状，可出现呕吐、腹痛、纳差等非特异性表现，少数可继发胃肠道出血、穿孔等。CT 表现为边界清晰、圆形或卵圆形低密度、薄壁的囊性包块，大小不一，囊壁光滑，与相邻胃壁厚度相似，囊内无分隔，成人胃重复畸形囊壁可见钙化。与胃腔相通的重复畸形与胃憩室较难鉴别。

（4）前肠囊肿：位于腹腔的前肠囊肿少见，主要是支气管囊肿，常位于后腹膜左肾上腺区域，表现为圆形或卵圆形囊性病灶，需与胃底憩室鉴别，前肠囊肿壁薄，无强化，与胃腔不相通。

（邓丽萍）

参 考 文 献

1. TAGLIAFERRI A，MELKI G，MOHAMED A，et al. Gastric pneumatosis in immunocompromised patients：a report of 2 cases and comprehensive literature review［J］. Radiol Case Rep，2023，18（3）：1152-1155.

2. CHOI CH，ZUCKERMAN JE，WEBSTER P，et al. Targeting kidney mesangium by nanoparticles of defined size［J］. Proc Natl Acad Sci USA，2011，108（16）：6656-6661.

3. 赵鲁平，王林省，毛森，等. 胃神经鞘瘤的 CT 表现［J］. 医学影像学杂志，2023，33（04）：600-604.

4. 王鑫，孙艳，姜增传，等. 胃炎性肌纤维母细胞瘤 CT 表现二例［J］. 影像诊断与介入放射学，2022，31（01）：64-66.

5. LEVY AD，REMOTTI HE，THOMPSON WM，et al. From the archives of the AFIP［J］. RadioGraphics，2003，23（2）：283-304.

6. SANDRASEGARAN K，RAJESH A，RUSHING DA，et al. Gastrointestinal stromal tumors：CT and MRI findings［J］. Eur Radiol，2005，15（7）：1407-1414.

7. HORTON KM，FISHMAN EK. Current role of CT in imaging of the stomach［J］. RadioGraphics，2003，23（1）：75-87.

8. LEVINE MS，CRETEUR V，KRESSEL HY，et al. Benign gastric ulcers：diagnosis and follow-up with double-contrast radiography［J］. Radiology，1987，164（1）：9-13.

9. MONTESI A，GRAZIANI L，PESARESI A，et al. Radiologic diagnosis of early gastric cancer by routine double-contrast examination［J］. Gastrointest Radiol，1982，7（1）：205-215.

10. SHAH J，PATEL K，SUNKARA T，et al. Gastric diverticulum：a comprehensive review［J］. Inflamm Intest Dis，2019，3（4）：161-166.

11. MOSCHETTA M，SCARDAPANE A，TELEGRAFO M，et al. Differential diagnosis between benign and malignant ulcers：320-row CT virtual gastroscopy［J］. Abdominal Imaging，2012，37（6）：1066-1073.

12. MATSUSHITA M，OI H，MURAKAMI T，et al. Extraserosal

invasion in advanced gastric cancer:evaluation with MR imaging [J]. Radiology,1994,192（1）:87-91.

13. BA-SSALAMAH A,PROKOP M,UFFMANN M,et al. Dedicated multidetector CT of the stomach:spectrum of diseases [J]. RadioGraphics,2003,23（3）:625-644.

14. NSKO EK,LEVINE MS,BIRNBAUM BA,et al. Benign and malignant lesions of the stomach:evaluation of CT criteria for differentiation [J]. Radiology,2003,228（1）:166-171.

15. 陈丽华,张雪宁,沈文. fMRI 评价移植肾功能异常的研究进展[J]. 国际医学放射学杂志,2019,42（5）:579-583.

16. KAJIHARA Y. Linitis plastica:'leather bottle' stomach [J]. QJM,2019,112（3）:233-234.

17. YAGI Y,SASAKI S,YOSHIKAWA A,et al. Metastatic gastric carcinoma from breast cancer mimicking primary linitis plastica:a case report [J]. Oncol Lett,2015,10（6）:3483-3487.

18. 王霄英. 影像专家鉴别诊断-腹部分册[M]. 北京:人民军医出版社,2012.

19. GUNIGANTI P,BRADENHAM CH,RAPTIS C,et al. CT of gastric emergencies [J]. RadioGraphics,2015,35（7）:1910-1922.

20. GUNIGANTI P,BRADENHAM CH,RAPTIS C,et al. CT of gastric emergencies [J]. RadioGraphics,2015,35（7）:1909-1921.

21. FUNG CI,FISHMAN EK. Nonmalignant gastric causes of acute abdominal pain on MDCT:a pictorial review [J]. Abdom Radiol（NY）,2017,42（1）:101-108.

22. JETTY S,FULTZ PJ,PATEL A,et al. Imaging of acute gastric emergencies:a case-based review [J]. Clin Imaging,2021,72:97-113.

23. 付佳,唐磊,李健,等. "起源胃壁强化征"辅助 CT 诊断胃外生型胃肠间质瘤[J]. 中华结直肠疾病电子杂志,2019,8（3）:231-235.

24. KANG HC,MENIAS CO,GABALLAH AH,et al. Beyond the GIST:mesenchymal tumors of the stomach [J]. RadioGraphics,2013,33（6）:1673-1690.

第三节　黏膜改变

一、黏膜破坏

【定义】

正常胃黏膜消失,被病变组织所代替。黏膜破坏是内镜检查和消化道造影检查用语,胃肠造影检查时常指正常胃黏膜皱襞消失,正常胃黏膜皱襞的连续性中断,代之以杂乱不规则的钡影,多由恶性肿瘤所致。

【病理基础】

正常胃黏膜形成很多褶皱,称黏膜皱襞。胃黏膜皱襞有纵行、斜行及横行三种。胃体黏膜皱襞常表现为与胃体平行的数条纵行皱襞,靠近胃小弯侧光滑,靠大弯侧的皱襞则弯曲为斜行或横行,因此大弯轮廓表现为锯齿状。胃窦黏膜皱襞是胃体皱襞的延续,常保持与小弯平行、与胃窦长轴一致,也可变为斜行或与长轴垂直。胃底部黏膜皱襞和大弯者相似。贲门部黏膜皱襞纹与食管、胃底和胃体上部的黏膜皱襞连成一片。正常胃窦黏膜皱襞宽度约 5mm,胃体大弯锯齿状边缘处襞较粗,可宽达10mm。

在胃双对比造影片上可显示胃小沟和胃小区。胃小沟表现为纤细、致密的网状影,其宽度小于1mm,胃小沟勾勒出来的透光区即胃小区,其直径不大于 3mm,可呈圆形、类圆形或不规则形等,大小相近。胃窦部胃小沟易显示,胃体胃底部胃小沟较浅,显示较困难。

凡是能造成胃黏膜破溃的病变,如炎症、肿瘤(特别是恶性肿瘤)、化学性损伤等,都会导致正常的胃黏膜被破坏或被肿瘤组织替代。胃镜及胃肠造影显示正常黏膜皱襞消失,代之以胃黏膜中断和破坏。

【征象描述】

胃肠造影检查时正常的胃黏膜皱襞消失,或胃黏膜皱襞中断,代之以杂乱不规则的钡斑(图8-3-1)。

【相关疾病】

与胃黏膜破坏有关的常见疾病见表 8-3-1。

【分析思路】

胃黏膜破坏常见于胃恶性肿瘤,常伴有胃黏膜中断。胃溃疡黏膜于溃疡口中断,其中良性胃溃疡的溃疡口附近胃黏膜皱襞规整,而恶性胃溃疡常造成溃疡口附近黏膜皱襞不规则伴破坏;胃炎是常见的胃黏膜病变,常造成正常胃小区结构的消失,代之是胃小沟胃小区粗大或扁平;化学物侵蚀常造成黏膜皱襞及胃小区的缺损。

出现黏膜皱襞的破坏时,分析如下:①充分了解病史,有无化学物误吞史,有无呕血便血,有无胃病史;②黏膜皱襞破坏的位置,范围及影像改变特征;③有无其他异常影像征象,如充盈缺损、龛影等;④多时相观察胃壁蠕动情况,胃壁是否僵硬,胃腔形态是否固定。

【疾病鉴别】

胃壁黏膜破坏常见于恶性肿瘤。胃小区的消失或异常常见于胃慢性炎症。

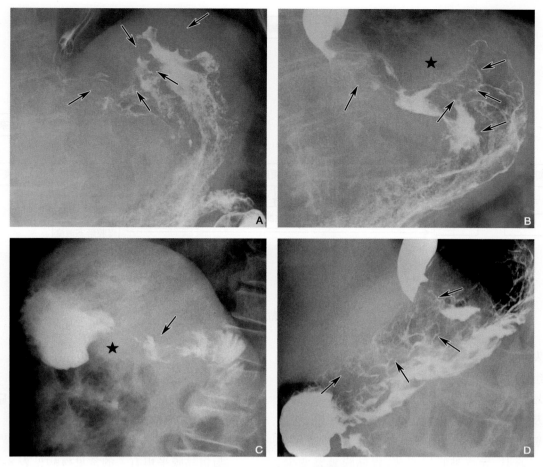

图 8-3-1　不同胃癌患者胃肠钡剂造影充盈缺损图像

A、B 为同一患者；C、D 为不同患者，星号显示充盈缺损，箭头所指区域正常黏膜皱襞消失，代之以杂乱不规则的钡影和钡纹。

表 8-3-1　与胃黏膜破坏有关的常见疾病

恶性病变	良性病变
胃癌	良性胃溃疡
胃淋巴瘤	胃炎
胃肠道间质瘤	化学物侵蚀

1. 诊断思路（图 8-3-2）

2. 鉴别诊断

（1）恶性病变

1）胃癌：蕈伞型胃癌在充盈缺损区域胃正常黏膜皱襞消失，代指以表面杂乱不规则的钡斑；溃疡型胃癌，溃疡口黏膜皱襞纠集，呈"杵状指"样改变；浸润型胃癌，正常胃黏膜皱襞平坦或消失，伴胃壁僵硬，胃腔形态固定，呈"皮革胃"。

2）恶性 GIST：胃壁 GIST 是胃黏膜下起源的最常见肿瘤，肿瘤向腔内生长或较大时，都会造成充盈缺损及黏膜皱襞的推移。当肿瘤表面坏死时，覆盖的黏膜破溃，代指以表面杂乱不规则的钡影。

3）胃淋巴瘤：胃肿块型淋巴瘤，表现为腔内不规则充盈缺损，肿块表面黏膜破坏。淋巴瘤常表现为黏膜下肿瘤细胞侵犯，造成黏膜皱襞不规则平坦或增宽。与胃癌不同的是，淋巴瘤胃壁不会伴有大量的纤维增生，不会造成胃壁僵硬。

（2）良性疾病

1）良性溃疡：胃壁溃烂导致胃壁缺损，胃肠造影时表现为龛影或钡斑，龛影底常平整。溃疡从黏膜面开始，逐渐殃及胃壁各层，溃疡邻近组织有不同程度的炎性细胞浸润、纤维增生和水肿，并逐渐向正常胃壁过渡。由于溃疡口周围组织的增厚，胃肠造影时溃疡口常出现"Hampton 线""狭颈征""项圈征"；由于纤维组织的增生，造成溃疡口黏膜皱襞以龛影为中心，呈放射状纠集，纠集的黏膜皱襞可直达龛影口或距龛影口 1~2cm 处逐渐变平消失。溃疡周围的黏膜皱襞因黏膜下水肿可表现增粗，但黏膜皱襞是柔软的，可随胃壁蠕动、收缩而改变。

2）胃炎：胃炎类型及病因较多，分为急性胃炎和慢性胃炎。急性胃炎病理表现为轻重不一的胃黏膜充血、水肿、糜烂、出血和坏死。胃肠造影时轻者

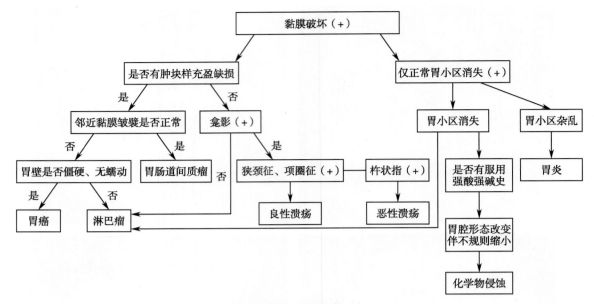

图 8-3-2　胃黏膜破坏诊断思路

无阳性发现,严重者胃黏膜增粗、排列走向紊乱。慢性胃炎组织学上可见黏膜充血、水肿、炎症细胞浸润伴纤维增生,可造成胃小沟的变深、宽窄不一,胃小区增大及大小不均,黏膜层及黏膜下层的增厚,造成黏膜皱襞增粗。胃炎发展到一定程度,腺体萎缩伴炎症反应消退,导致黏膜层变薄,胃黏膜皱襞变少、表浅,甚至黏膜皱襞完全消失。胃糜烂是指仅涉于胃黏膜层的表面溃烂或上皮缺损,常与饮酒、应激状态、刺激性药物有关,胃肠造影时可表现出点状龛影或形态不规则的片状淡薄钡影,胃小区或胃小沟消失。

3)化学物侵蚀:此处是指服用强酸、强碱等化学物引起的胃壁破损,急性期常禁行胃肠造影检查,恢复期胃肠造影检查常表现为黏膜皱襞的平坦、缺失,由于粘连造成胃腔形态不规则缩小。

（邓丽萍）

二、黏膜平坦

【定义】

在内镜检查和消化道造影检查时,胃黏膜皱襞变得平坦、不明显,甚至完全消失。

【病理基础】

胃黏膜皱襞的形态,主要受胃黏膜层及黏膜层以下组织结构所影响。其病理改变包括胃黏膜萎缩性改变和黏膜下增生性改变。胃黏膜萎缩性改变可因饮食不当、慢性胃炎、胃溃疡等原因引起;慢性胃炎时胃腺体萎缩,胃黏膜层变薄,黏膜皱襞平坦或消失;肿瘤细胞、炎症细胞的黏膜下浸润及胃壁水肿都可导致胃壁增厚,黏膜皱襞变浅。

【征象描述】

胃肠造影时胃黏膜皱襞纹显示不明显、浅淡或消失;胃小区结构模糊、消失(图 8-3-3)。

【相关疾病】

与胃黏膜平坦有关的常见疾病见表 8-3-2。

【分析思路】

胃黏膜平坦可以是由胃壁萎缩性改变引起,也可以是由胃壁增生性改变所致。胃壁萎缩性改变主要是黏膜萎缩,CT 显示胃壁改变不明显;而胃壁增生性改变,CT 显示胃壁增厚,肿瘤性胃壁增厚,病灶有强化;水肿性增厚主要发生在黏膜下层,显示黏膜下层的低密度带增宽,无强化。病变范围也是鉴别诊断的征象之一,局限性黏膜平坦,主要是由局部炎症引起,如溃疡活动期,而弥漫性黏膜平坦常常是充血性或化学性(激素)所致。

【疾病鉴别】

造成胃黏膜皱襞平坦的原因多由恶性肿瘤、炎症、水肿所致。

1. **诊断思路**(图 8-3-4)

2. **鉴别诊断**

(1)恶性病变

1)胃癌:胃癌常形成肿块状,但亦有部分胃癌,肿块不明显,肿瘤主要沿黏膜下侵犯,形成"皮革胃"。胃肠造影时显示病变处黏膜平坦,胃蠕动消失,CT 技术可显示胃壁增厚,各时相胃腔形态无改变。

2)胃淋巴瘤:胃淋巴瘤常引起胃壁较大范围的增厚,淋巴瘤细胞侵犯胃壁,可引起黏膜皱襞增宽变

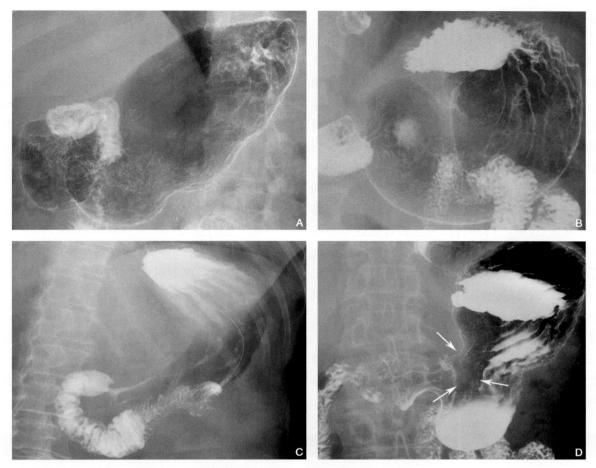

图 8-3-3　不同患者胃黏膜平坦图像

A、B. 为不同胃炎患者图像,显示胃黏膜皱襞纹浅淡及消失,胃窦区域胃小沟和胃小区影像模糊;C. 为不全性小肠梗阻患者,胃黏膜纹浅淡;D. 为胃溃疡患者,溃疡旁黏膜纹增宽、浅淡及消失(箭头)。

表 8-3-2　与胃黏膜平坦有关的常见疾病

恶性病变	良性病变
胃癌(皮革胃)	胃炎
胃淋巴瘤	胃壁水肿

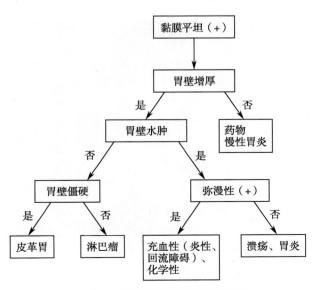

图 8-3-4　胃黏膜皱襞平坦诊断思路

平,胃壁相对柔软,胃蠕动可见,CT 扫描显示胃壁较均匀的增厚并伴有强化。

(2)良性疾病

1)胃炎:萎缩性胃炎表现为胃黏膜腺体萎缩,黏膜层变薄,胃黏膜皱襞表浅,胃小沟变浅伴胃小区消失。

2)水肿:造成胃壁水肿的原因很多,有充血性的,也有化学性的。主要都是黏膜下水肿,胃壁水肿常导致黏膜皱襞增宽变平。炎性水肿 CT 显示胃壁增厚呈分层样强化,黏膜因炎症充血强化明显,黏膜下层水肿无强化,肌层及浆膜层稍强化。肝硬化患者可因胃壁血液回流障碍及激素灭活功能减退,常出现胃肠壁水肿,胃壁手术造成胃壁神经受损引起神经营养障碍,造成胃壁水肿,病史可以帮助鉴别诊断。

(邓丽萍)

三、黏膜增宽和迂曲

【定义】

黏膜增宽也称黏膜皱襞肥厚,表现为黏膜皱襞的透明条纹影增宽,常伴有皱襞迂曲和紊乱。

【病理基础】

黏膜和黏膜下层增生性改变,如炎症、肿胀及结缔组织增生,均可引起黏膜增宽和迂曲,静脉曲张亦可引起黏膜增宽和迂曲。幽门螺杆菌感染等因素导致的慢性胃炎,由于胃动力不足,胃蠕动缓慢,炎症反复刺激,导致胃黏膜腺体及黏膜下层组织过度增生,胃镜及胃肠造影时表现为黏膜增宽、迂曲;胃酸分泌过多,溃疡形成,胃泌素瘤患者长期反复溃疡引起黏膜腺的过度增生,胃黏膜增厚,黏膜皱襞增宽、迂曲。门静脉高压患者胃黏膜下静脉迂曲扩张,导致黏膜增宽、迂曲。不明原因的巨大肥厚性胃炎,胃黏膜腺体的过度增生导致胃黏膜肥大。淋巴瘤和恶性肿瘤的黏膜下浸润也可导致黏膜增宽。

【征象描述】

正常黏膜皱襞宽约 3～4mm,如果小弯侧黏膜皱襞纹大于 5mm,大弯侧大于 10mm,胃黏膜褶皱增厚伴卷曲,需考虑黏膜皱襞增宽(图 8-3-5)。

【相关疾病】

与黏膜增宽和迂曲有关的常见疾病见表 8-3-3。

【分析思路】

胃黏膜皱襞增宽和迂曲出现,分析如下:①胃黏膜皱襞是否完整,是否有充盈缺损,胃腔是否缩小。②病史:是否有肝硬化、门静脉高压,是否长期反复胃溃疡伴胃酸增多。

【疾病鉴别】

1. **诊断思路**(图 8-3-6)

2. **鉴别诊断**

(1)恶性病变

胃淋巴瘤:胃淋巴瘤的胃壁常表现为较弥漫性增厚,胃黏膜增厚不明显,胃壁柔软度存在,CT 可以帮助诊断。

(2)良性疾病

1)慢性胃炎:萎缩性胃炎及肥厚性胃炎均可引起黏膜肥厚,胃黏膜皱襞连续性完整。

2)溃疡:高酸状态反复溃疡,引起溃疡周围黏膜皱襞增生性反应,龛影口周围黏膜皱襞增宽。

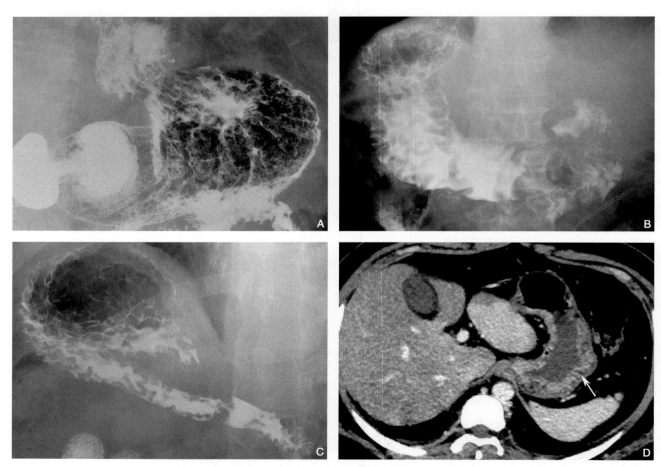

图 8-3-5　不同患者胃黏膜增宽图像

A.胃炎患者;B.幽门梗阻患者;C、D.同一肥胖患者,图像显示胃黏膜皱襞增宽,局部迂曲,黏膜纹加深;D.箭头所指为黏膜下脂肪沉积。

表 8-3-3 与黏膜增宽和迂曲有关的常见疾病

肿瘤性病变	非肿瘤性病变
胃淋巴瘤	慢性胃炎
	胃溃疡
	静脉曲张
	巨大肥厚性胃炎

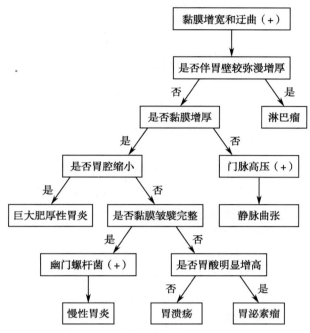

图 8-3-6 胃黏膜增宽和迂曲诊断思路

3）胃壁静脉曲张：肝硬化，门静脉高压患者，常伴有食管下段胃壁静脉曲张。常变现为胃底、贲门区黏膜皱襞增宽，边缘光整，胃壁柔软。

4）巨大肥厚性胃炎：不明原因的巨大肥厚性胃炎，表现为胃黏膜腺体的过度增生。黏膜褶皱明显增厚并扭曲，宽度可以达到 1～3cm，排列混乱，胃腔变小，浆膜层光滑，胃壁柔软。

（邓丽萍）

四、黏膜纠集

【定义】

黏膜纠集是指黏膜皱襞从四周向病变区集中，呈车辐状或放射状。

【病理基础】

胃壁局部纤维结缔组织增生，瘢痕挛缩，导致周围黏膜皱襞向病变区集中。常见于慢性溃疡，有时浸润型癌局部大量纤维增生，亦可产生类似的改变，但黏膜僵硬且不规则，并有中断现象。

【征象描述】

胃肠造影检查表现出黏膜皱襞从四周向中心呈车辐状或放射状集中（图 8-3-7）。

【相关疾病】

与胃黏膜纠集有关的常见疾病见表 8-3-4。

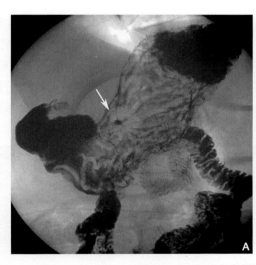
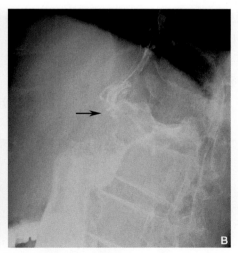

图 8-3-7 不同患者胃肠造影黏膜纠集图像

A. 胃溃疡患者黏膜皱襞均匀从四周向溃疡口（钡斑）集中（箭头）；B. 胃癌患者黏膜皱襞不规则，从四周向中心点集中（箭头）。

表 8-3-4 胃黏膜纠集有关的常见疾病

恶性病变	良性病变
胃癌	溃疡
	瘢痕

【分析思路】

出现黏膜纠集征象时应作如下考虑：①是否存在四周均匀性黏膜纠集；②是否有钡斑或龛影；③多时相观察胃壁蠕动情况，胃壁是否僵硬，胃腔形态是否固定。

【疾病鉴别】

1. 诊断思路（图 8-3-8）

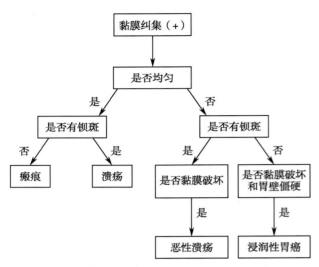

图 8-3-8　胃黏膜纠集诊断思路

2. 鉴别诊断

（1）恶性病变

1）恶性溃疡：黏膜纠集粗细不均，近溃疡口黏膜皱襞破坏及平坦。

2）浸润性胃癌：胃癌伴大量纤维增生时，病变周围黏膜不规则纠集常伴有局部胃黏膜的破坏、中断，胃壁僵硬。

（2）良性疾病

1）胃溃疡：黏膜皱襞均匀从四周向溃疡口集中，可达溃疡口，可见钡斑。

2）瘢痕：黏膜皱襞均匀从四周向一中心点集中，无钡斑及龛影。

（邓丽萍）

第四节　其他改变

一、半月征

【定义】

半月征又称 Carman 征，是指位于胃轮廓内的溃疡，呈半月形龛影，其周围可见不规则形环堤、指压征或裂隙征，是溃疡型胃癌的典型 X 线征象。少数胃小弯良性溃疡有时也可以出现半月征。

【病理基础】

恶性肿瘤生长较快，特别是分化差的恶性肿瘤，肿瘤中央部及表面血液供应相对不足，肿瘤细胞易发生坏死。因胃内的强酸环境及缺乏正常胃黏膜屏障的保护作用，胃黏膜起源肿瘤较其他器官肿瘤更容易出现肿瘤表面溃疡。坏死组织脱落后形成底部高低不平、边缘隆起的恶性溃疡。

【征象描述】

X 线造影显示在胃体小弯侧有大而浅的半月形龛影，龛影在胃轮廓内，溃疡周围绕以宽窄不等、边缘不整、周围境界清晰的透亮区（图 8-4-1）。

【相关疾病】

胃半月征相关疾病见表 8-4-1。

【分析思路】

半月征表现为胃轮廓内的半月形龛影，其周围可见不规则环堤、指压征或裂隙征，是恶性胃溃疡的典型 X 线征象。半月征与环堤征、指压征统称为半月综合征。X 线造影检查时需要吞入适量造影剂，对病变部位加压后显示较为清晰。典型的半月综合征

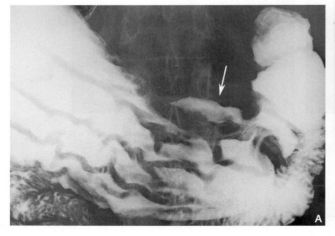
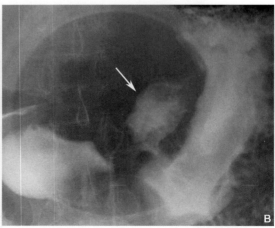

图 8-4-1　半月征气钡双重造影图像

A. 胃角低分化腺癌钡餐造影俯卧位充盈相，显示胃角占位，表面半月形龛影形成（箭头），周围可见边界不清的透亮影；B. 胃角低分化腺癌钡餐造影正位加压图像，胃角处巨大占位，表面可见半月形龛影形成（箭头），周围出现宽窄不一的透亮带。

表 8-4-1　胃半月征相关疾病

恶性病变	良性病变
胃癌	胃溃疡
胃淋巴瘤	
胃间质瘤	

往往出现在胃角切迹或小弯垂直部。肿瘤跨越角切迹或胃小弯,侵犯胃体或胃窦前后壁,当肿瘤因缺血或胃酸腐蚀出现较大溃疡时,这个溃疡也可以跨越胃小弯,此时行钡餐造影并于切线位加压,就可见形态呈半月状的局限性造影剂滞留区(龛影),龛影底部一般较为平坦,构成"半月"的直线边,龛影口部或边缘形态欠规则,构成"半月"的弧线边。不规则的龛影口部可有多个尖角及弧形压迹,即"尖角征"与"指压征"。龛影周围伴随的不规则透亮区,即为"环堤征",为肿瘤本身向胃腔内突起的部分。因肿瘤浸润生长的程度不同,环堤的边缘可以较清晰,也

可以模糊不清,加压时其宽度和形态不随压力变化而变化。

半月综合征是溃疡型胃癌的特征表现,具有较高的诊断价值。但只有当病变生长的部位及溃疡的大小都满足一定条件,检查时患者转动到合适的体位并适当加压时才能清晰展现。当溃疡型胃癌病变位置不典型或溃疡较小时,很难出现典型半月综合征。但恶性溃疡的相关特征,如腔内龛影轮廓峭直、棱角状;龛周癌肿浸润形成环堤;黏膜皱襞中断或形态异常;龛影邻近胃壁僵硬、蠕动消失等征象仍然可以观察到。对于一些较小或不典型病变,则需要与其他占位病变及良性溃疡进行鉴别。

【疾病鉴别】

半月征是 X 线造影检查中能提示溃疡型胃癌的影像学征象。不同疾病所致龛影及其周围结构的影像学特征不尽相同,根据这些特点进行鉴别诊断。

1. **诊断思路**(图 8-4-2)

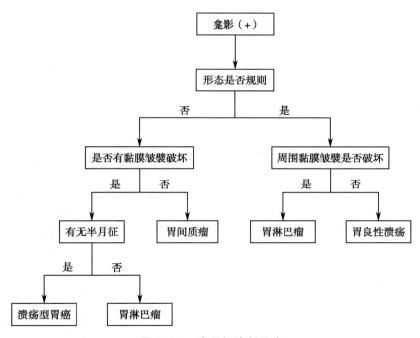

图 8-4-2　半月征诊断思路

2. **鉴别诊断**

(1)恶性病变

1)胃癌:胃癌(gastric carcinoma),以胃窦、小弯与贲门区常见。早期胃癌常表现为局部小范围的黏膜紊乱或表浅的隆起或凹陷病变,可见浅淡龛影,难以表现为半月征。而进展期胃癌按形态学 Borrmann 分型分为Ⅰ～Ⅳ型,不同 Borrmann 分型的 X 线表现如下:

Ⅰ型:又称巨块型、蕈伞型。X 线表现为局限性

充盈缺损,形状不规则,表面欠光滑,与邻近胃壁分界清楚。

Ⅱ型:又称溃疡型。X 线表现为不规则龛影,多呈半月形,外缘平直,内缘不整齐而有多个尖角;龛影位于胃轮廓之内;龛影外围绕以宽窄不等的透明带即环堤,轮廓不规则但锐利,其中常见结节状或指压状充盈缺损,以上表现称之为半月综合征。

Ⅲ型:又称浸润型溃疡。其 X 线表现与Ⅱ型不同之处在于,由于浸润生长的缘故,环堤外缘呈斜坡

状隆起,宽窄不均且有破坏,与正常胃壁之间无界限,故环堤外缘多不清楚。

Ⅳ型:又称浸润型。主要特征为胃壁僵硬,边缘不整,全周性浸润可引起局限或弥漫性胃腔狭窄、变形。弥漫型者呈典型的皮革胃,弹性消失、僵硬,与正常胃壁间无明确界限之分。黏膜皱襞增宽,挺直或呈结节状,加压检查无变化。

2)胃肠道间质瘤:胃肠道间质瘤(gastrointestinal stromal tumor,GIST)根据病变的大体病理特征,可以分为黏膜下型、壁间型及浆膜下型。黏膜下型及壁间型间质瘤在钡餐检查时较易被发现,体积较小的腔外型病变则容易漏诊。黏膜下型及壁间型间质瘤呈现出黏膜下肿瘤的共性特征,主要表现为病变局部黏膜皱襞隆起变平或消失,以及引起胃腔大小的改变。向胃腔内凸起的肿块与正常胃壁清楚分界,形成钡餐造影时所显示的环堤。由于瘤体向胃腔内凸起,使得胃黏膜受压伸展变平,胃黏膜的保护屏障受到损伤,加之胃酸的腐蚀作用,造成凸起的胃黏膜形成浅或深的溃疡,有的呈典型的"脐状"龛影,其边缘较清楚,口部形态可以欠规则,但很少出现指压状切迹及多发尖角样裂隙。黏膜皱襞有无破坏中断是与胃癌鉴别的关键所在,而且邻近胃壁无改变和肿块界限清楚对诊断也有进一步的提示意义。

3)胃淋巴瘤:胃淋巴瘤特征性的影像学表现为:黏膜环绕、分离;多发结节,病变广泛,胃容积缩小,胃壁伸展好;多发溃疡;其他部位有淋巴瘤表现。胃淋巴瘤按大体形态分为下列几种:溃疡型、浸润型、结节型、息肉型、混合型。胃恶性淋巴瘤的X线表现有:①肿块性改变。边界锐利的隆起性肿块,基底宽大,表面常可见多发小溃疡或粗大迂曲的黏膜皱襞。②浸润性改变。病变主要在黏膜下蔓延,以致胃壁增厚、变硬,黏膜皱襞粗大、迂曲、紊乱,表面可有多发小溃疡和小结节。③溃疡性改变。呈腔内巨大溃疡,深浅不一,边界锐利。周围呈弥散性隆起,浸润范围广泛,同正常胃壁境界不清。④息肉结节性改变。正面观为多发圆形透亮影,大小不一,状如鹅卵石;侧面观为半球形,外形光滑,边缘锐利。⑤胃壁肿块较大,但不引起梗阻。

(2)胃消化性溃疡:胃消化性溃疡常发生于胃体小弯侧和胃窦部,胃溃疡呈圆形或椭圆形,其底部一般较平坦,但也可高低不平。X线钡餐造影直接征象:龛影多见于小弯,切线位呈乳头状、半圆形或锥状,边缘光整,底部平整或稍不平,龛影口部常有一圈黏膜水肿造成的透明带,是良性溃疡的特征。良性溃疡切线位摄片多位于胃轮廓以外,周围可伴随有黏膜皱襞纠集并于溃疡口部中断,但无黏膜破坏表现,局部胃壁蠕动仍存在。

(吕培杰)

二、狭颈征

【定义】

狭颈征是指在X射线钡剂造影剂检查中,切线位投影显示胃溃疡口部与胃腔相连接处的口径狭小,使龛影的形态犹如一个狭长的颈部,故称之为狭颈征。

【病理基础】

胃溃疡的病理改变主要为胃壁自黏膜层开始发生的溃烂缺损,形成壁内凹陷区域,即龛影。随着疾病的发展,这种损伤可能逐渐扩展至黏膜下层,甚至累及肌层。良性溃疡的口部周围往往会因炎症引起的水肿和纤维结缔组织增生,导致黏膜肿胀和增厚,在龛影口部形成一圈透明区域。当用钡剂充盈的龛影在X线切线投影中,龛影口部呈现出狭窄状态,狭小于龛影底部,类似于一个细长的颈部,即狭颈征。此征象以气钡双重造影联合使用加压法较易显示。

【征象描述】

X射线钡剂检查的切线位投影图像表现为龛影口部狭小、底部平坦的狭长似颈的征象(图8-4-3)。

【相关疾病】

虽然狭颈征为胃良性溃疡的X线征象,但在鉴别诊断中还需要排除其他可能引起类似影像特征的疾病,以确保准确的诊断和治疗。胃狭颈征的相关疾病见表8-4-2。

【分析思路】

狭颈征是X线胃造影中检查胃良性溃疡的特殊征象,准确辨识此征象有助于医生制订适宜的治疗方案。在X射线胃造影检查中,运用气钡双重造影联合加压法能够更加便捷地突显狭颈征。此技术将气体和钡剂的对比效应与加压效应结合,有助于清晰呈现胃部解剖结构和病变特点,进而辨别由胃溃疡引起的龛影存在。在观察X线切线位投影时,尤其需要注意龛影口部与胃腔连接的部位。当发现口部狭小,其口径较龛影底部更为狭窄,呈现细长的颈部状,即为狭颈征的显著表现。根据这一特征,同时结合龛影底部平坦且边缘较为光整的特点,首先考虑胃良性溃疡的诊断。再结合患者的临床病史、实

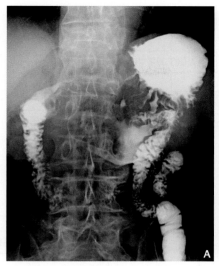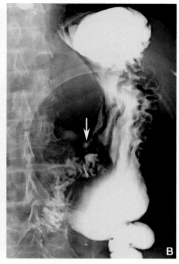

图 8-4-3　上消化道气钡双重造影 X 线检查表现

A. 仰卧位摄片的胃体气钡双重图像显示胃小弯部可见一小类圆形钡斑,形态较规则,周围的黏膜皱襞水肿增粗;B. 仰卧位摄片的胃体加压像显示龛影突出于胃轮廓外,形态清晰,底部平坦,口部可见狭颈征(箭头)。

表 8-4-2　胃狭颈征相关疾病

良性病变	恶性病变	类似征象及其他
胃良性溃疡	胃恶性溃疡	胃出口梗阻
胃息肉	胃癌	胃憩室
克罗恩病		其他炎症性疾病,如胃炎
胃炎		

验室检查及其他影像学检查结果资料,有助于进一步明确诊断。

【疾病鉴别】

狭颈征只是胃良性溃疡的一个征象,需要联合其他影像学特征和临床信息进行诊断和鉴别诊断。

1. **诊断思路**(图 8-4-4)　狭颈征和项圈征均为胃良性溃疡形成的龛影上的一个特征,诊断思路相似,诊断和鉴别诊断需结合其他影像学特点共同考虑。

2. **鉴别诊断**

(1)胃恶性溃疡:虽然狭颈征主要与良性溃疡有关,但在某些情况下,恶性胃溃疡也可能呈现类似的影像特征。结合病变的性质、边缘特点以及周围组织的影响,可以尝试区分良性和恶性溃疡。

(2)胃癌:胃癌也可能导致龛影口部与胃腔相连接的地方口径狭小,呈现类似狭颈征的影像表现。需要考虑病变的性质、边缘特点、侵袭性等信息,结合其他影像学特点和病理检查来区分。

(3)胃息肉:大型胃息肉有时在 X 射线影像中可能表现出狭颈征样的特征。通过息肉的形态、组织结构等特点来进行鉴别。胃息肉出现伴随狭颈征的龛影非常罕见。

(4)克罗恩病:克罗恩病是一种炎性肠道疾病,有时也可能在 X 射线影像中呈现类似狭颈征的征象。需要综合考虑病变分布、肠道受累情况、其他炎症特点等信息来鉴别。

(5)其他炎症性疾病:一些炎症性胃部疾病,如胃炎等,也可能在 X 射线影像中呈现类似的影像特征。需结合临床和其他影像学特点进行诊断。

综上所述,狭颈征的鉴别诊断需要结合病变的性质、边缘特点、影像学特点等信息,以及可能的病理检查,确保准确的诊断和治疗。医生应综合分析多种因素作出准确的诊断,如有需要,可以进一步行内镜检查、组织活检等辅助诊断。

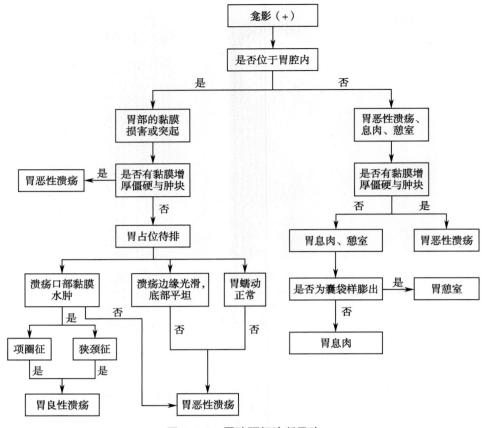

图 8-4-4　胃狭颈征诊断思路

（吕培杰）

三、项圈征

【定义】

项圈征指在 X 线消化道造影中，龛影口部与胃腔连接处呈现宽 0.5～1cm、边界光整的透亮区，状似颈部被一圈环绕而得名。

【病理基础】

项圈征的病理基础是溃疡形成的龛影口部以及附近周围的黏膜和黏膜下层受到炎性水肿的影响，导致黏膜肿胀向溃疡腔内倒卷凸出。其病理机制与狭颈征相似，都与龛影口部周围黏膜水肿的扩展有关，只不过项圈征表现出不同的范围和位置。在 X 线影像中，项圈征和狭颈征可以同时出现，即龛影口部狭小的同时伴有一圈透明带；也可以独立出现，即龛影没有狭颈，但出现了类似的透明带。如果项圈征呈现宽约 1mm 的线状，被称为黏膜线。项圈征是胃良性溃疡的一种 X 线特征，尽管出现频率较低，但具有一定的诊断价值。

【征象描述】

X 射线钡剂检查的切线位投影图像表现为龛影口部可见一环形透明带的征象（图 8-4-5）。

【相关疾病】

虽然项圈征为胃良性溃疡的 X 线征象，但在鉴别诊断时需要排除其他可能的病理情况，结合临床信息和其他影像学特点，以确保准确的诊断。胃项圈征的相关疾病见表 8-4-3。

【分析思路】

项圈征是良性胃溃疡的龛影口部变化所形成的一种特殊征象，在气钡双重造影及加压条件下更易展示，关注龛影的侧面视图，特别是龛影口部与胃腔连接的部位是否出现透明带环绕，可以伴有或不伴有狭颈征的出现。在影像中还可以留意其他可能出现的特征，如龛影底部的平坦度以及边缘的整齐程度，以帮助确认项圈征的存在。将发现的项圈征与患者的临床病史和症状相结合，进一步加强诊断的准确性。若诊断确立，医生可以根据溃疡的性质、大小和症状，制订合适的治疗方案，以促进患者的康复。

总之，项圈征在 X 线胃造影中是一个具有诊断价值的特殊征象，对于胃溃疡的检测和定性诊断具有重要意义。医生应当结合病理基础、临床情况以及 X 线影像来进行综合判断，以确保准确的诊断和有效的治疗。

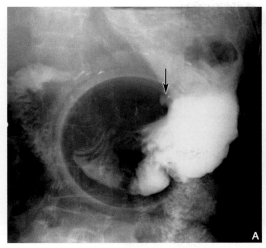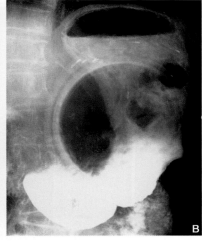

图 8-4-5 项圈征气钡双重造影 X 线检查表现

A、B.立位摄片的胃体胃窦部充盈相联合加压法显示龛影突出于胃轮廓外,形态清晰,底部平坦,颈部细小,颈部周围可见透明带环绕,此透明带为项圈征(箭头)。

表 8-4-3 胃项圈征相关疾病

良性病变	恶性病变	类似征象及其他
胃良性溃疡	胃恶性溃疡	功能性异常
胃息肉	胃癌	黏膜褶皱或其他解剖结构变异
炎性胃疾病		

【疾病鉴别】

项圈征和狭颈征均为胃良性溃疡形成的龛影上的一个特征,诊断思路相似,诊断和鉴别诊断需结合其他影像学特点共同考虑。

1. **诊断思路**(图 8-4-4)

2. **鉴别诊断** 项圈征在 X 线胃造影中是胃良性溃疡的一种特征,然而,它也可能与其他疾病或情况产生相似的影像学表现。因此,进行鉴别诊断时需要注意以下几点:

(1)恶性溃疡:恶性溃疡(如胃癌)也可能在 X 线影像中出现类似项圈征的表现。在鉴别诊断时,需要关注龛影的性质、形态以及其他异常征象,以排除恶性病变。

(2)功能性异常:胃部的运动障碍或功能性异常也可能导致影像中出现透亮带,与项圈征相似。在这种情况下,结合临床症状和其他影像学特点,有助于明确诊断。

(3)其他胃病变:一些其他胃部疾病如炎症等,也可能引起类似的影像学特征。综合考虑病史、临床症状和其他影像学特点,有助于区分不同病变。

综上所述,准确的鉴别诊断需要医生综合考虑患者的病史、临床表现以及其他影像学特点,以及可

能的生理变化。若存在不确定性或怀疑,可能需要进一步的检查辅助诊断。

（吕培杰）

四、指压征/裂隙征

【定义】

指压征是指因黏膜及黏膜下层癌结节浸润使龛影口部有向龛影隆起的不规则的弧形压迹,X 线造影时如手指压迫表现,加压后显示清晰,位于龛影的周边与胃腔交界缘。

裂隙征是龛影口部与指状压迹相交处或两个指状压迹间伸出的数毫米至 2cm 左右的尖角状或树根状钡斑,其病理基础为溃疡周围破溃裂痕或两个癌结节之间的凹陷间隙。指压征与裂隙征往往伴随出现,本节着重介绍指压征。

【病理基础】

指压征的病理基础为胃癌溃疡边缘癌肿组织浸润伴发纤维组织增生的局限性增厚所致。

【征象描述】

X 线表现为龛影口部不光整,有结节状充盈缺损,宽度数毫米至 2cm 不等(图 8-4-6)。

【相关疾病】

胃指压征相关疾病见表 8-4-4。

表 8-4-4 胃指压征相关疾病

恶性病变		
胃癌	胃间质瘤	胃淋巴瘤

【分析思路】

指压征是溃疡型胃癌的特征表现,与半月征、环

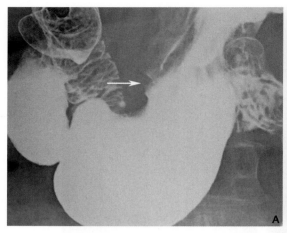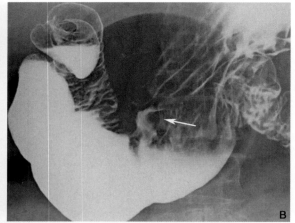

图 8-4-6　胃腺癌指压征气钡双重造影图像

A.正位充盈图像；B.正位加压图像，显示胃体小弯侧占位，表面不规则龛影形成，龛影口可见结节状充盈缺损（图A 箭头），加压后指压征更为清晰（图 B 箭头）。

堤征合称为半月综合征，充盈相加压显示更清晰，见于溃疡口部，常与裂隙征合并存在。指压征是溃疡口部癌变的结节状隆起，为黏膜层与黏膜下层结节状癌肿浸润所致，往往以黏膜下层浸润为主，而黏膜层相对变化较轻。表现为龛影口部周围有凸向溃疡腔的弧形透亮压迹影，形如手指端部的压迫而造成的压迹，位于龛影的周边与胃腔交界缘，龛影周围黏膜皱襞中断消失，局部胃壁僵硬、毛糙。

【疾病鉴别】

指压征是溃疡型胃癌的特征性影像学表现，与半月征、环堤征合称为半月综合征，指压征与裂隙征往往伴随出现，因此诊断和鉴别诊断疾病的时候可单独或联合多个征象进行。

1. 诊断思路（图 8-4-7）

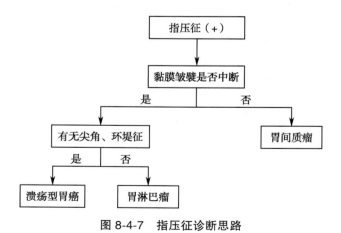

图 8-4-7　指压征诊断思路

2. 鉴别诊断

（1）胃癌：Borrmann 分型将胃癌分为 I～IV 型，II、III 型胃癌均有不规则形的扁平溃疡表现，主要应与良性溃疡鉴别。IV 型胃癌，胃窦部的浸润型癌需

与肥厚性胃窦炎区别，后者黏膜正常，胃壁有弹性而不僵硬，低张造影可扩张，狭窄的境界不清，无袖口征或肩胛征。此外，淋巴瘤也可引起胃腔不规则狭窄变形，但仍有舒张伸展性，并非皮革胃那样固定不变。

（2）胃间质瘤：胃间质瘤根据病变的大体病理特征，可以分为黏膜下型、壁间型及浆膜下型。黏膜下型及壁间型间质瘤在钡餐检查时较易被发现，体积较小的腔外型病变则容易漏诊。黏膜下型及壁间型间质瘤呈现出黏膜下肿瘤的共性特征，主要表现为病变局部黏膜皱襞隆起变平或消失，以及引起胃腔大小的改变。向胃腔内凸起的肿块与正常胃壁清楚分界，形成钡餐造影时所显示的环堤。由于瘤体向胃腔内凸起，使得胃黏膜受压伸展变平，胃黏膜的保护屏障受损，加之胃酸的腐蚀作用，造成凸起的胃黏膜形成浅或深的溃疡，有的呈典型的"脐状"龛影，其边缘较清楚，口部形态可以欠规则，但很少出现指压状切迹及多发尖角样裂隙。黏膜皱襞有无破坏中断是和胃癌鉴别的关键所在，而且邻近胃壁无改变和肿块界限清楚对诊断也有进一步的提示意义。

（3）胃淋巴瘤：淋巴瘤特征性的影像学表现为：黏膜环绕、分离；多发结节，病变广泛，胃容积缩小，胃壁伸展好；多发溃疡；其他部位有淋巴瘤表现。胃淋巴瘤按大体形态分为下列几种：溃疡型、浸润型、结节型、息肉型、混合型。胃恶性淋巴瘤的 X 线表现：①肿块性改变；②浸润性改变；③溃疡性改变；④息肉结节性改变；⑤胃壁肿块较大，但不引起梗阻。伴有溃疡形成的胃淋巴瘤，溃疡口部形态欠规则，因为肿瘤在黏膜下浸润生长，可以造成胃黏膜皱襞的增宽，出现指压样改变，此时需要与溃疡型胃癌进行鉴别。胃淋巴瘤时胃腔狭窄程度与患者食量下降不成比例，因病变胃壁有一定柔韧性，且淋巴瘤所致溃疡一般较小、较浅，溃疡口指压切迹较浅，出现典型尖角征或裂隙征的概率较小。

（吕培杰）

五、环堤征

【定义】

环堤征一般指胃肿瘤表面伴随溃疡形成行 X 线造影时显示出来的溃疡周围的不规则透亮区或透亮带，切线位呈半弧形。它在胃恶性肿瘤中较易出现，特别是溃疡型胃癌。在部分胃良性溃疡周围，偶尔也可出现环堤征。

【病理基础】

恶性溃疡环堤形成的病理基础为癌肿破溃后留下的一圈隆起的边缘，隆起的部分为肿瘤本身，环堤的宽度不一表示肿瘤在各个方向上生长的速度不一致。良性溃疡环堤形成的病理学基础为黏膜破溃后邻近胃壁的炎性肿胀，环堤的宽度较为一致，早期为黏膜及黏膜下层的水肿，后期伴随有各种炎性细胞的浸润及纤维肉芽组织的增生。

【征象描述】

消化道钡餐造影时根据体位及病变位置的不同，表现形式可能不一致（图 8-4-8）。

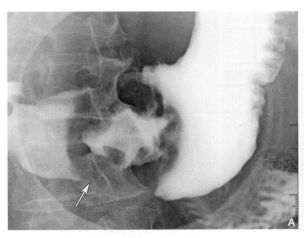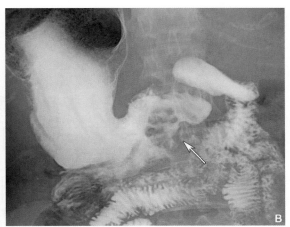

图 8-4-8　恶性溃疡环堤征气钡双重造影图像
A. 胃腺癌钡餐造影正位加压像，显示胃角处巨大占位，表面可见不规则龛影形成，龛影底部不平坦，周围出现宽窄不一的透亮带（箭头），加压后溃疡周围的环堤显示更加清晰；B. 胃窦腺神经内分泌癌钡餐造影俯卧位充盈相，显示胃窦前壁大弯侧不规则充盈缺失，表面多个不规则龛影形成，龛影周围均见宽窄不一的透亮带（箭头）。

【相关疾病】

胃环堤征相关疾病见表 8-4-5。

表 8-4-5　胃环堤征相关疾病

恶性病变	良性病变
胃癌	胃溃疡
胃间质瘤	
胃淋巴瘤	

【分析思路】

环堤征是胃内病变在造影剂的衬托下表现出的一种影像学征象。它的形态与病变大体病理特征有直接关系，也与病变所在位置及造影检查的技巧存在密切关系。

胃内病变表面出现不同程度的糜烂或溃疡，造影剂填充这些糜烂或溃疡所形成的凹陷区，才能够观察到龛影的存在，龛影和占位周围存留的造影剂共同勾画出环堤的轮廓。龛影及环堤的形态对于病变性质的判断有较大帮助。恶性肿瘤由于生长迅速，局部因缺血坏死形成的溃疡往往较深较大，龛影底部凹凸不平，边缘不规整，恶性溃疡对应的环堤基底部常常与邻近胃壁分界不清，造成环堤外缘轮廓欠清晰，随着加压程度的变化，环堤的宽度可以逐渐增宽。除此之外，环堤内缘及龛影边缘多不规则，可见尖角征或裂隙征。良性溃疡龛影一般位于胃黏膜面轮廓以外，直径较小，底部一般比较平坦，其对应的环堤往往较小，内缘境界清晰锐利，因隆起程度较低，其外缘则相对模糊，在加压到胃前后壁接近相贴时才可以发现。但某些部位的良性溃疡又常造成位于腔内的错觉，例如消化性溃疡所激起的胃环肌局限性痉挛，可形成假性腔内龛影，胃体大弯侧和胃窦小弯侧的良性溃疡也可以假乱真。活动性溃疡周围组织的水肿，有时也是构成上述错觉的一种因素。所谓"胖胀性溃疡"是由于其底部及周围有大量纤维组织增生,使龛影表现为部分陷入于胃腔内,其宽度可大于深度,有时纤维组织增生不匀称,在某一区域较多,而在另一区域较少,从而缺乏良性溃疡的典型表现,极易与溃疡型胃癌相混淆。要仔细观察溃疡龛影口部是否光滑,以及周围黏膜皱襞的辐辏是否基本匀称,是否有指压痕及裂隙征,这对两者的鉴别具有一定价值。

当病变位于贲门或胃底时,常规的立位或仰卧位不易使造影剂包埋病变,需要采用侧卧或头低脚高位,由于肋骨的阻挡,加压像在这些位置的病变显示中无法实现,所以贲门胃底病变出现环堤征的概率较小,当病变位于胃体中下部及胃窦时,配合体位转动及局部加压,环堤征的显示较为容易。胃内不同病变出现环堤征的概率不同,溃疡性胃癌往往出现较为典型的环堤征,而异位胰腺、胃间质瘤出现典型环堤征的概率较小。

【疾病鉴别】

环堤征可以出现在不同的胃疾病中,是消化道造影检查诊断胃疾病中很有价值的特征。它可能是肿瘤侵犯胃壁的表现,也可能是炎性胃壁增厚的特征。充分显示并正确认识环堤征有助于缩小鉴别诊断的范围,提高病变诊断的准确性。

1. **诊断思路**(图 8-4-9)

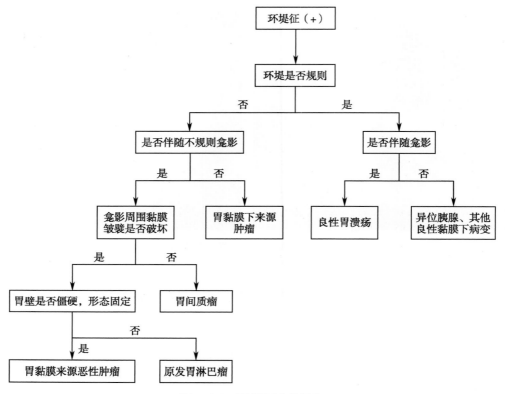

图 8-4-9　环堤征诊断思路

2. **鉴别诊断**

（1）恶性病变

1）胃癌:胃癌(gastric cancer)是我国最常见的恶性肿瘤之一。好发年龄为 40~60 岁,可以发生在胃的任何部位,但以胃窦、小弯与贲门区常见。进展期胃癌(advanced gastric cancer)是指癌组织越过黏膜下层已侵及肌层以下者,亦称中晚期胃癌或侵袭性胃癌,Borrmann 最先把胃癌分成 Ⅰ~Ⅳ 型,与目前病理、放射及内镜专家确定的进展期胃癌类型相一致。

Ⅰ型:胃癌主要向腔内突起,形成蕈伞、巨块状、息肉或结节,基底较宽,但胃壁浸润不明显,表现可呈菜花状,多有溃疡或小糜烂,外形不整,生长慢,转移晚。此型也称巨块型、蕈伞型。Ⅱ型:胃癌向壁内生长,中心形成大溃疡,溃疡呈火山口样,溃疡底部不平,边缘隆起,质硬,呈环堤状或结节状,与正常邻近胃壁境界清楚,附近胃壁浸润较少,此型也叫溃疡型。Ⅲ型:与Ⅱ型类似,也有较大的溃疡,形状不整,环堤较低,或欠完整,宽窄不一,与邻近胃壁境界不清,肿瘤呈浸润性生长,此型也称作浸润型溃疡。Ⅳ型:主要为胃癌在壁内弥漫性浸润性生长,使胃壁弥漫性增厚但不形成腔内突起的肿块,也不形成大溃疡,此型亦称浸润型。胃的大部或全部壁弥漫性增厚,胃壁僵硬,胃腔缩窄,称"皮革胃"。

不同类型与不同部位的肿瘤,X线造影表现各不相同。

Ⅰ型:局限性充盈缺损,形状不规则,表面欠光滑,与邻近胃壁分界清楚。

Ⅱ型:不规则龛影,多呈半月形,外缘平直,内缘不整齐而有多个尖角;龛影位于胃轮廓之内;龛影外围绕以宽窄不等的透明带即环堤,轮廓不规则但锐利,其中常见结节状或指压状充盈缺损,以上表现称之为半月综合征。伴有黏膜纠集但中断于环堤外。

Ⅲ型:其特征类似于Ⅱ型,不同之处在于由于浸润生长的缘故,环堤外缘呈斜坡状隆起,宽窄不均且有破坏,与正常胃壁之间无界限,故环堤外缘多不清楚。

Ⅳ型:主要特征为胃壁僵硬,边缘不整,全周性浸润可引起局限或弥漫性胃腔狭窄、变形。弥漫型者呈典型的皮革胃,弹性消失、僵硬,与正常胃壁间无明确界限之分。黏膜皱襞增宽,挺直或呈结节状,加压检查无变化。

Ⅱ、Ⅲ型胃癌均有不规则形的扁平溃疡表现,主要应与良性溃疡鉴别。Ⅳ型胃癌,胃窦部的浸润型癌需与肥厚性胃窦炎区别,后者黏膜正常,胃壁有弹性而不僵硬,低张造影可扩张,狭窄的境界不清,很少见到袖口征或肩胛征。此外,淋巴瘤也可引起胃腔不规则狭窄变形,但仍有舒张伸展性,并非皮革胃那样固定不变。

2)胃间质瘤:胃间质瘤是一组独立起源于胃壁间质干细胞的肿瘤,主要由梭形及上皮样细胞组成,具有多向分化潜能,约占胃部肿瘤的1%～3%。好发年龄为50～60岁,男、女性发病无差异。病理检查和免疫组化标志CD117和CD34标记阳性是确诊间质瘤最具有诊断价值的依据。根据病变的大体病理特征,可以分为黏膜下型、壁间型及浆膜下型。

由于胃间质瘤发生于胃黏膜下,肿瘤较小时引起的临床症状轻且不典型,所以就诊时肿块体积一般较大。黏膜下型及壁间型间质瘤在钡餐检查时较易被发现,体积较少的腔外型病变则容易漏诊。黏膜下型及壁间型间质瘤呈现出黏膜下肿瘤的共性特征,主要表现为病变局部黏膜皱襞隆起变平或消失,以及引起胃腔大小的改变。向胃腔内凸起的肿块与正常胃壁清楚分界,形成钡餐造影时所显示的环堤。环堤轮廓一般较为规则,边缘较清晰,往往与邻近胃壁分界清楚,邻近胃壁蠕动功能存在。由于瘤体向

胃腔内凸起,使得胃黏膜受压伸展变平,胃黏膜的保护屏障受损,加之胃酸的腐蚀作用,造成凸起的胃黏膜形成浅或深的溃疡,有的呈典型的"脐状"龛影,其边缘较清楚,口部形态可以欠规则,但很少出现指压状切迹及多发尖角样裂隙。黏膜有无破坏中断是和胃癌鉴别的关键所在,而且邻近胃壁无改变和肿块界限清楚对诊断也有进一步的提示意义。

3)胃淋巴瘤:胃恶性淋巴瘤是胃非癌恶性肿瘤中最常见的类型,占胃部恶性肿瘤的3%～5%,可表现为局限的原发性病变,但也常是全身性疾病的一个局部表现。本病的发病率有增长趋势,多见于50～60岁年龄组,有年轻化趋势,男性患者稍多见,平均年龄为42.3岁,低于胃癌。与胃癌相比,胃恶性淋巴瘤发病的平均年龄较低,病程较长但全身情况相对较好,腹部可扪及较大肿块,但淋巴结转移较晚,梗阻和贫血较少见,肿瘤质地较软而其表面黏膜常未完全破坏。

Friedma把原发性胃淋巴瘤的大体形态分为下列几种:

a. 溃疡型:最为常见,此型有时与溃疡型胃癌难以区别。淋巴瘤可以呈多发溃疡但胃癌通常为单个溃疡。淋巴瘤所致的溃疡较表浅,直径数厘米至十余厘米不等,溃疡底部不平可有灰黄色坏死物覆盖,边缘凸起且较硬,周围皱襞增厚变粗,呈放射状。

b. 浸润型:与胃硬癌相似,胃壁表现胃局限性或弥漫性的浸润肥厚,皱襞变粗隆起,胃小区增大呈颗粒状,黏膜和黏膜下层极度增厚成为灰白色,肌层常被浸润分离甚至破坏,浆膜下层亦常被累及。

c. 结节型:胃黏膜内有多数散在的小结节,直径半厘米至数厘米,其黏膜面通常有浅表或较深的溃疡产生。结节间的胃黏膜皱襞常增厚,结节位于黏膜和黏膜下层,常扩展至浆膜面,呈灰白色,境界不清、变粗甚至可形成巨大皱襞。

d. 息肉型:较少见。在胃黏膜下形成局限性肿块向胃腔内突起呈息肉状或蕈伞状,有的则呈扁盘状,病变质地较软,其黏膜常有溃疡形成。

e. 混合型:在一个病例中,同时有以上2～3种类型的病变形式存在。

胃恶性淋巴瘤的X线表现:①肿块性改变。边界锐利的隆起性肿块,基底宽大,表面常可见多发小溃疡或粗大迂曲的黏膜。②浸润性改变。病变主要在黏膜下蔓延,以致胃壁增厚、变硬,黏膜皱襞粗大、迂曲、紊乱,表面可有多发小溃疡和小结节。③溃疡性改变。呈腔内巨大溃疡,深浅不一,边界锐利。周

围呈弥散性隆起,浸润范围广泛,同正常胃壁境界不清。④息肉结节性改变。正面观为多发圆形透亮影,大小不一,状如鹅卵石;侧面观为半球形,外形光滑,边缘锐利。⑤胃壁肿块较大,但不引起梗阻。

淋巴瘤较有特征性的影像学表现有:黏膜环绕、分离;多发结节,病变广泛,胃容积缩小,胃壁伸展好;多发溃疡;其他部位有淋巴瘤表现。巨大皱襞型淋巴瘤需与胃窦炎、巨大皱襞症等进行鉴别。后者黏膜柔软,无圆隆结节或多发溃疡,与淋巴瘤不同。

（2）良性疾病

胃消化性溃疡:胃溃疡是临床上的常见病,大多为单发,少数可多发,多发者常见于胃窦部。溃疡常发生于胃体小弯侧和胃窦部,而胃体前壁、后壁、大弯侧和胃底较为少见。引起胃溃疡的原因比较复杂,幽门螺杆菌感染和胃酸、胃蛋白酶对胃黏膜的破坏是主要因素。胃溃疡的患者经常有上腹部的疼痛或者其他不适的感觉。多数的患者有明显的饭后上腹部疼痛的感觉,经常在气温变化的时候发病,发作期可以持续几周甚至几个月,缓解期的时间不确定。

胃溃疡呈圆形或椭圆形,其底部一般较平坦,但也可高低不平。由于溃疡邻近纤维组织增生,溃疡的黏膜皱襞以壁龛为中心,呈放射状纠集。纠集的黏膜皱襞可直达黏膜壁龛口部或在距壁龛口部数毫米处逐渐变平消失,这主要是由于黏膜下层水肿和纤维组织增长导致局部组织增厚,以致黏膜皱襞间的沟纹变浅、变平。

X线钡餐造影表现:直接征象:龛影多见于小弯,切线位呈乳头状、半圆形或锥状,边缘光整,底部平整或稍不平,龛影口部常有一圈黏膜水肿造成的透明带,是良性溃疡的特征。其范围不同可表现为:黏膜线,1～2mm光整的透明线;项圈征,0.5～1cm的透明带;狭颈征,龛影口部明显狭小,使龛影犹如具有一个狭长的颈。正面观则呈圆形或椭圆形高密度影,周围显示一密度较淡的日晕状透亮区。龛影周围可见黏膜皱襞如车轮状集中,直达龛影或水肿透亮区边缘,并逐渐变窄,是良性龛影的又一特征。

胃溃疡的其他X线征象:①胃大弯侧指状切迹;②胃小弯侧缩短;③胃角切迹增宽;④幽门管狭窄性梗阻,胃内滞留液。

龛影侧位像上显示的项圈征及正位像上显示的日晕征与溃疡型胃癌的环堤有相近的影像学表现,但其病理学基础为溃疡周围黏膜及黏膜下层的水肿或炎症增生,所以良性溃疡的环堤一般需要在正位加压相上才有可能出现,并且环堤较小,边缘与邻近

胃壁分界不清,成逐渐移行表现。

（吕培杰）

六、肩胛征/袖口征

【定义】

胃窦癌X线造影检查时常见的一种影像学征象。肿瘤环绕胃窦生长,使胃窦狭窄呈漏斗状,狭窄的边缘极不规则,胃壁僵硬,蠕动消失,狭窄近端与正常胃交界分明,可出现肩胛征或袖口征。前者指狭窄的胃窦与其近端舒张的胃壁相连处呈肩胛状,后者则表现为狭窄近端随蠕动推进套在僵硬段上呈袖口状。

【病理基础】

肩胛征/袖口征形成的病理基础为肿瘤在胃窦壁内弥漫性浸润性生长,造成胃窦壁弥漫性增厚。因胃窦部的胃腔较其他部分小,故当该部胃壁发生大范围增厚时,狭窄常为其早期的突出表现。肿瘤所导致的狭窄段,其入口常偏大,形态颇似喇叭或漏斗,局部黏膜皱襞受到破坏而消失,且可伴有不规则息肉状充盈缺损影,有时狭窄段本身即为一腔内龛影。同时伴有病变处胃壁僵硬,形态固定,其近端随胃蠕动推进而形成袖口状。

【征象描述】

行X线造影检查时,肩胛征/袖口征主要表现为胃窦腔狭窄,胃窦壁僵硬,边缘不整,蠕动消失,黏膜皱襞增宽或破坏消失,加压检查无明显变化。全周性肿瘤浸润可引起局限或弥漫性胃腔狭窄、变形,病变胃壁与正常胃壁间无明确界限之分(图8-4-10)。

【相关疾病】

胃肩胛征/袖口征相关疾病见表8-4-6。

表8-4-6　胃肩胛征/袖口征相关疾病

恶性病变	良性病变
胃癌	肥厚性胃炎
胃淋巴瘤	先天性/成人肥大性幽门狭窄
	胃外疾病外压改变

【分析思路】

发生于胃窦的早期癌由于范围较小,且局限于黏膜或黏膜下层,隆起或凹陷的幅度较小,X线钡餐检查时常无典型的影像学表现。在适当加压或双重对比下,隆起型常显示小的充盈缺损,表面多不光整,附近黏膜增粗、紊乱,需与良性息肉鉴别;浅表型表现为黏膜平坦,表面可见颗粒状增生或轻微盘

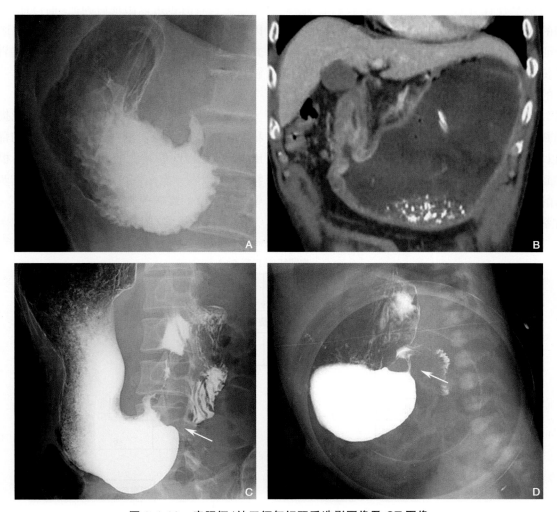

图 8-4-10　肩胛征/袖口征气钡双重造影图像及 CT 图像

A. 胃窦癌患者 X 线造影右侧卧位像,显示胃窦腔明显狭窄,胃壁僵硬,狭窄胃腔黏膜面欠光整,近端扩张胃腔与病变处胃腔呈现袖口征;B. 为图 A 患者 CT 增强静脉期冠状位重建图像,显示胃窦壁弥漫增厚并明显强化,胃窦腔明显变窄,病变处胃壁局部黏膜面欠光整,病变胃壁与邻近正常胃壁逐渐移行;C. 胃窦癌患者 X 线造影右侧卧位图像,显示胃窦腔明显狭窄,局部呈细线状,狭窄段胃腔黏膜面欠光整,胃窦大弯侧充盈缺损与近端胃腔形成肩胛征(箭头);D. 先天性肥大性幽门狭窄患儿 X 线造影右侧卧位图像,显示胃窦幽门前区及幽门管明显狭窄呈线状,呈现袖口征(箭头)。狭窄段胃腔黏膜面光整,狭窄段与正常胃腔分界较清晰。

状隆起。部分患者可见小片钡剂积聚,或于充盈相对呈微小的突出,病变部位一般蠕动仍存在。凹陷型可见浅龛影,底部大多毛糙不齐,胃壁可较正常略僵,但蠕动及收缩仍存在。加压或双重对比时,可见凹陷区有钡剂积聚,影较淡,形态不规则,邻近的黏膜纹常呈杵状中断。

　　当胃窦癌发展至一定程度时,可出现较为典型的肩胛征/袖口征等影像学征象。胃窦壁的肿瘤向腔内生长,造成胃窦腔不同程度的狭窄,立位检查时胃窦在处于相对较低的位置,胃窦腔为造影剂所充填,狭窄的胃窦腔与近端扩张的胃腔所形成的影像,即为肩胛征。由于病变发生的位置不同,肩胛征可以出现于胃大弯或胃小弯处,也可以在胃大弯及胃

小弯处同时出现,此时胃蠕动更容易促成狭窄胃窦腔近端袖口征的形成。

　　肩胛征/袖口征在造影检查中是否能够明确显示,与病变侵犯范围及检查技巧有很大关系。侵犯胃窦大弯的病变在立位检查时即可直观显示,个别情况下需要局部加压以显示特征性表现;侵犯胃窦小弯的病变在直立位检查时往往不易充分显示,此时则需局部加压摄片或俯卧位摄片方能充分显示病变特征性表现。由于胃窦腔狭窄,患者常伴随有慢性呕吐、食欲减低等影响胃肠蠕动的临床症状,造影检查中可以发现狭窄近端的胃壁蠕动功能下降,所以需要在近端胃蠕动存在时下才能观察到的袖口征出现的机会并不多。在幽门受侵犯时,胃分泌液增

多及幽门狭窄往往导致胃内有较多潴留液,在稀释造影剂的同时,还影响造影剂在胃黏膜上的涂布,对于肩胛征的显示也有一定的影响。

胃窦恶性肿瘤表面往往不光整,且容易出现不同程度的糜烂或溃疡,当造影剂填充狭窄的胃腔时,就可以勾勒出肿瘤凸凹不平的表面,这对于病变性质的判断有重要意义。有些时候肿瘤沿胃壁浸润生长,可以不形成腔内突起的肿块,也不形成大溃疡,仅仅导致胃窦及幽门管变窄,表现不出黏膜来源恶性肿瘤的特有征象,此时需要与淋巴瘤、肥厚性胃炎等进行鉴别。新生儿先天性肥大性幽门狭窄在行 X

线造影检查时也可以出现肩胛征/袖口征,其形成原因是幽门括约肌肥厚,狭窄的胃窦幽门前区黏膜面光整,可见纵向黏膜皱襞,狭窄区域与近端胃腔分界较清晰,且常常为向心性狭窄。

【疾病鉴别】

肩胛征/袖口征是 X 线造影检查中能提示胃窦狭窄的影像学征象。不同疾病所致狭窄的部位及程度、狭窄处胃壁黏膜面的特征不尽相同。根据这些特点,可以在一定范围内进行鉴别诊断,初步评估导致胃窦狭窄的疾病种类。

1. **诊断思路**(图 8-4-11)

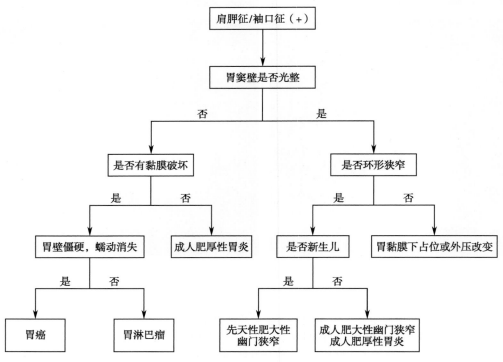

图 8-4-11　肩胛征/袖口征诊断思路

2. **鉴别诊断**

(1)恶性病变

1)胃癌:胃癌是源自胃黏膜上皮细胞的恶性肿瘤,占胃恶性肿瘤的 95%。胃癌在我国发病率很高,男性高于女性,男女比例约 3∶1。发病年龄高峰为 50～60 岁。胃癌可发生于胃的任何部位,半数以上发生于胃窦部、胃小弯及前后壁,其次在贲门部,胃体区相对较少。

根据组织发生不同分为两型:①肠型:癌起源于肠腺化生的上皮,癌组织分化较好,一般具有明显的腺管结构,瘤细胞呈柱状或立方形,可见刷状缘、炎症细胞浸润和肠上皮化生,以膨胀式生长,大体形态多为蕈伞型。肠型胃癌病程较长,发病率较高,多见于老年男性,预后较好,常被认为继发于慢性萎缩性

胃炎。②胃型:癌起源于胃固有黏膜,包括未分化癌与黏液癌,癌组织分化较差,形态多为溃疡型和弥漫浸润型。

发生于胃窦的进展期癌的 X 线钡餐造影表现:①Borrmann Ⅰ型:突出于胃腔内的充盈缺损,一般较大,轮廓不规则或呈分叶状,基底广阔,造影检查时可以呈现出较为典型的肩胛征。②Borrmann Ⅱ及Ⅲ型:除了显示与Ⅰ型相似的腔内充盈缺损以外,由于浸润生长的缘故,肿瘤外缘呈斜坡状隆起,肿瘤表面可见有较大溃疡形成,在显示肩胛征的同时,可以观察到环堤及腔内龛影等征象。③Borrmann Ⅳ型:局限性或环周性胃壁增厚僵硬,胃腔固定狭窄,边缘不整,无蠕动波可见,黏膜皱襞异常增粗或消失,造影检查时可以观察到肩胛征及袖口征。

2）胃淋巴瘤：胃恶性淋巴瘤（malignant gastric lymphoma）占胃部恶性肿瘤的3%～5%。大多数原发性胃淋巴瘤为非霍奇金淋巴瘤，B细胞性及T细胞性淋巴瘤少见，霍奇金淋巴瘤则属罕见。常见的临床表现为有上腹痛、恶心、呕吐、厌食、上胃肠道出血及上腹部扪及肿块。而继发的胃淋巴瘤则可出现发热、体重减轻及肝、脾肿大等全身症状。

胃淋巴瘤从大体形态分为溃疡型、浸润型、多发性结节型、息肉型和混合型，与胃癌难以区别。以浸润型生长的胃窦淋巴瘤X线造影可表现出袖口征或肩胛征：胃腔正常或变小，胃轮廓光滑或不规则，有的如浸润型胃癌的皮革胃，但胃腔有一定扩张能力；以膨胀性生长的胃窦淋巴瘤表现与蕈伞型胃癌相似，以菜花状充盈缺损为主，边缘清楚，黏膜皱襞粗大、扭曲、交叉，胃的轮廓较光滑完整，造影时可以观察到较为典型的肩胛征。

总之，当以下临床症状和X线表现存在时，提示病变可能为恶性淋巴瘤：①病变广泛，但蠕动和收缩存在；②胃部充盈缺损病变，类似蕈伞型胃癌，但临床一般情况较好；③类似浸润型胃癌的皮革胃，但胃腔并不缩小，而有一定的扩张能力；④胃黏膜皱襞广泛增粗、扭曲，类似慢性胃炎，但加压后黏膜皱襞形态固定不变；⑤胃内多发或广泛肿块，可伴有溃疡，临床上有其他部位的恶性淋巴瘤。

临床上经常需与浸润型胃癌鉴别：胃恶性淋巴瘤多见于青壮年，好发胃窦部，临床表现与胃癌相似，约30%～50%的患者呈持续性或间歇性发热。胃镜可见到巨大的胃黏膜皱襞，单个或多发息肉样结节，表面溃疡或糜烂时应首先考虑为胃淋巴瘤，活检多能鉴别。

（2）良性病变

1）肥厚性胃炎：肥厚性胃炎属于慢性胃炎，随年龄增长，发病率逐渐增高。慢性胃炎常缺乏特异性症状，症状的轻重和胃黏膜病变程度并非一致。大多数患者常无症状，或有程度不同的消化不良症状。肥厚性胃炎胃镜检查的特点是黏膜肥厚，如黏膜明显隆起呈铺路石状、脑回状、海绵结节状，顶部可出现充血、糜烂、出血等症状。

慢性肥厚性胃炎X线造影表现：病变发生于胃窦，常伴胃内潴留液。胃窦黏膜皱襞隆起、粗大而宽、排列紊乱、扭曲不整，皱襞数量减少、表面粗糙，无破坏中断，常有多发表浅小溃疡及大小不等的息肉样结节，常伴胃黏膜脱垂及十二指肠球炎和溃疡。胃窦特别是幽门前区呈痉挛收缩状态，不能在蠕动波到达时扩大如囊状，有时能收缩胃腔至向心性狭窄，此时可出现袖口样改变，故有人称为僵直性胃窦炎。

胃窦部的浸润型癌需与肥厚性胃炎区别：后者黏膜正常，胃壁有弹性而不僵硬，低张造影可扩张，胃窦腔狭窄的境界不清，虽可出现袖口征，但临床工作中很难见到。

2）胃窦外压改变：胃毗邻器官很多，由于它们出现生理变异或病理改变而压迫推挤胃壁，从而导致在消化道造影时出现胃的外压改变。胃后壁作为小网膜前壁的一部分，与脾、左肾上级、左肾上腺、胰腺、横结肠等结构相邻，胃右侧与胆囊相邻，其中胰腺与胃后壁关系最为密切。了解胃周的这些毗邻关系，对于判断胃外压病变的来源很有帮助。

胃窦外压改变的造影表现与来源于胃黏膜下的病变造影表现非常相似，压迹可以出现在胃窦的大弯或小侧，造成胃窦腔不同程度的狭窄，狭窄处胃黏膜面一般较光整，黏膜皱襞可见变浅或消失，但无破坏表现，局部胃壁无僵硬表现，有时可见蠕动波通过。胃外病变外压所致充盈缺损常常表现为基底较宽、高度较小，肩胛征不如胃内病变典型。因外压改变很少同时影响胃大、小弯，所以袖口征很难见到。胃周脏器体积增大造成的胃外压改变，临床上首先出现的不是胃部不适的症状，而与病变脏器有关的一些临床表现常常首先出现，这一点也有利于两者的鉴别。

（吕培杰）

参 考 文 献

1. 叶任高.内科学［M］.北京：人民卫生出版社,2005:402.

2. 陈志贤.实用放射学［M］.3版.北京：人民卫生出版社, 2007:34.

3. 刘庚年,谢敬霞.消化系影像诊断学［M］.上海：上海科学技术出版社,1992:120.

4. 潘恩源,陈丽英.儿科影像诊断学［M］.北京：人民卫生出版社,2007:145.

5. 马玉富.胃溃疡的X线鉴别诊断［J］.实用医技杂志, 2003,11（10）:11-13.

6. 杨铁军,陈小兵,王程虎,等.上消化道造影检查在胃癌术后早期的应用价值［J］.中国医学创新,2010,7（28）:37-38.

7. UKRISANA P,WANGWINYUVIRAT M. Evaluation of the sensitivity of the double-contrast upper gastrointestinal series in the diagnosis of gastric cancer［J］. J Med Assoc Thai,2004,87（1）:80-86.

8. RIDEREAU-ZINS C,LEBIGOT J,MOUBARAK E,et al.

Postoperative imaging of the cardia and stomach［J］. J Radiol，2009，90（7-8Pt2）：937-953.

9. LAMB PJ，GRIFFIN SM，CHANDRASHEKAR MV.et al. Prospective study of routine contrast radiology after total gastrectomy［J］. Br J Surg，2004，91（8）：1015-1019.

10. 黄九峰. X线胃精细钡气造影对胃癌的诊断价值［J］. 临床和实验医学杂志，2014，13（3）：221-224.

11. 叶兴梅，汪世存，吴国忠. CT及X线钡餐造影在中晚期胃癌诊断中的对照研究［J］. 上海医学影像，2002，11（3）：187-188.

12. 续晋铭，田建明，卢晓玲，等. 早期前壁胃癌的X线双对比造影与术后标本涂钡片对照研究［J］. 中华临床医师杂志(电子版)，2010，4（6）：817-819.

第九章　肠管影像常见征象

第一节　肠腔改变

一、肠腔扩张

【定义】

当小肠、结肠直径持续超过正常范围时可诊断为肠腔扩张。一般认为,当小肠直径大于 3cm、左半结肠直径大于 5cm、右半结肠大于 7cm 时为肠腔扩张。肠腔扩张常继发于远端肠腔梗阻,沿扩张肠管可以找到梗阻点,即肠腔扩张与肠管塌陷的移行处,也可能没有明确的梗阻点,如麻痹性肠梗阻。对肠腔扩张的病因进行准确判断和解读对临床诊断和治疗具有重要意义。

【病理基础】

导致肠腔扩张的原因多为远端肠腔梗阻,而引起肠梗阻的病因依据病变类型而不同,可分为三大类:机械性肠梗阻、动力性肠梗阻和血运性肠梗阻。机械性肠梗阻包括单纯性肠梗阻和绞窄性肠梗阻,单纯性肠梗阻常见的原因有肠粘连、炎症性狭窄、肠道肿瘤、异物或粪石堵塞等;绞窄性肠梗阻常见于肠扭转、腹内疝、肠套叠、肠粘连等。动力性肠梗阻可见于腹部手术后、腹膜炎、肾绞痛等引起的麻痹性肠梗阻,也可见于过敏或中毒导致的痉挛性肠梗阻。血运性肠梗阻由于肠系膜血管阻塞导致肠壁缺血、缺氧、肠管痉挛,继发近端肠腔扩张。

【征象描述】

1. X 线检查　腹部立位片可见肠腔内阶梯样、长短不一的气液平面,卧位检查见相应肠腔管径增宽,小肠位于腹部中央,结肠位于腹部外周。空肠肠腔扩张时由于肠道黏膜皱襞较多呈弹簧样,回肠肠腔扩张时呈腊肠状,管壁光滑。结肠扩张时管径较大,可见结肠袋的间隔(图 9-1-1)。

2. CT 检查　可见小肠或结肠管径增宽,沿扩张的肠腔可找到梗阻点并可能显示病因(图 9-1-2)。

【相关疾病】

由于肠梗阻引起的肠腔扩张相关疾病见表 9-1-1。

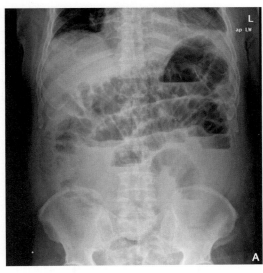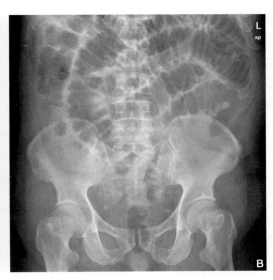

图 9-1-1　单纯性小肠梗阻

A. 腹部立位片可见肠腔内阶梯样、长短不一的气液平面,肠管呈弓形;B. 卧位见空肠肠腔管径增宽,呈弹簧样改变。

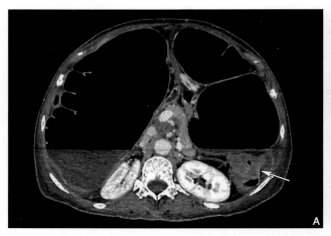
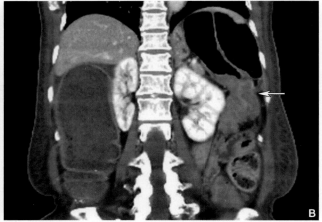

图 9-1-2 卵巢癌维持治疗后 CT 检查

A、B. 升结肠、横结肠明显扩张、积气、积液,梗阻点位于降结肠,可见局部管壁不均匀增厚合并软组织肿块形成(箭头),相应肠腔狭窄,病理提示为卵巢转移癌。

表 9-1-1 肠梗阻引起的肠腔扩张相关疾病

分类	病因
机械性肠梗阻	单纯性肠梗阻:肠粘连、炎性狭窄、肠道肿瘤、异物或粪石堵塞等
	绞窄性肠梗阻:肠扭转、腹内疝、肠套叠、肠粘连等
动力性肠梗阻	麻痹性肠梗阻:术后肠麻痹、弥漫性腹膜炎等
	痉挛性肠梗阻(过敏、中毒所致)
血运性肠梗阻	肠系膜上动脉栓塞
	肠系膜上静脉栓塞

【分析思路】

发现肠腔扩张时,首先应判断是否存在肠梗阻,然后沿扩张肠管寻找梗阻点,并进一步分析和诊断病因。X 线片发现肠腔扩张,首先需要判断扩张的肠管是小肠还是结肠,并初步判断梗阻的部位,例如高位肠梗阻或低位肠梗阻,还需判断有无绞窄性肠梗阻,但对于梗阻的病因诊断往往需要进一步行 CT 检查。

【疾病鉴别】

肠腔扩张与多种疾病相关,正确认识该征象并建立有序的诊断思路,有助于缩小鉴别诊断的范围,提高诊断准确率。

1. 诊断思路(图 9-1-3)

2. 鉴别诊断

(1)机械性肠梗阻

1)单纯性肠梗阻:肠道纤维粘连、炎性狭窄、肿瘤、肠内异物等可引起单纯性肠梗阻,一般在梗阻后 3~6 小时可出现 X 线异常表现。立位平片可见 3 个以上气液平面,扩张肠管呈弓形,表现为肠腔气柱渐高征,其中最低的气液平面位置可提示高位或低位肠梗阻。立卧位肠管变化大,由拱形转变为长管形,空肠扩张时管壁见多发黏膜皱襞,呈弹簧样,回肠扩张时呈腊肠状,管壁光滑,结肠扩张时可见结肠袋的间隔。单纯性肠梗阻时扩张肠管的肠壁、黏膜皱襞无增厚。

2)绞窄性肠梗阻:可由于肠扭转、腹内疝、肠套

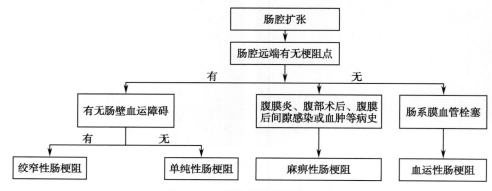

图 9-1-3 肠腔扩张的诊断思路

叠、肠粘连等引起。X线立位平片一般无阶梯状液气平面,肠扭转时可见空回肠换位,立卧位肠管变化不大,位置较固定,可见假肿瘤征、咖啡豆征等(详见后续章节),常伴有肠壁增厚、黏膜皱襞增粗。

(2)麻痹性肠梗阻:麻痹性肠梗阻常见的原因包括急性腹膜炎、脓毒败血症、腹部术后、低钾血症、严重外伤、外伤性休克及腹膜后间隙感染或血肿等。影像学表现为普遍性肠腔扩张、胀气,大、小肠均受累,以结肠为明显,气多液少,肠蠕动减弱。

(3)血运性肠梗阻:肠系膜血管栓塞可导致肠壁缺血、缺氧,继发肠蠕动减慢,肠内容物排除受阻而引起肠腔扩张。诊断肠系膜血管栓塞需要行腹部CT增强或CTA检查明确诊断,其直接征象为肠系膜上动脉或肠系膜上静脉管腔内充盈缺损,间接征象包括受累肠管强化减低、肠壁水肿增厚(多见于静脉栓塞)、肠腔扩张、肠壁积气或局部穿孔、肠周渗出及积液等。

(冯仕庭)

二、动脉瘤样扩张

【定义】

动脉瘤样扩张指肠管局部管壁增厚并呈瘤样扩张,一般不伴管腔狭窄,扩张肠腔远端无梗阻。

【病理基础】

动脉瘤样扩张病理基础是肠壁肌层神经丛的破坏,导致肠管无法正常收缩而呈瘤样扩张改变,常见的病因为肠道淋巴瘤,由于肿瘤沿肠壁黏膜下及肌层浸润生长,破坏肠壁及肌层神经丛,导致病变肠管张力减低,不能正常收缩,表现为动脉瘤样扩张;胃肠道间质瘤、小肠腺癌有时也可表现为动脉瘤样扩张。

【征象描述】

CT表现为肠壁环形增厚或偏心性增厚,有时可见软组织肿块,病变肠道黏膜可连续,也可见溃疡形成,病变肠道管径增宽,但肠腔一般无狭窄,无明显肠梗阻表现,肠周可见肿大淋巴结(图9-1-4)。淋巴瘤患者还

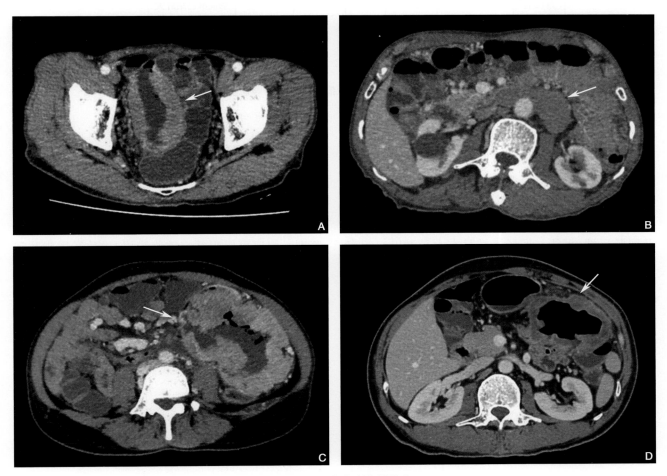

图9-1-4 肠道动脉瘤样扩张

A、B.弥漫大B细胞淋巴瘤。CT增强显示回肠远段小肠壁均匀环形增厚(图A箭头),均匀强化,管腔呈动脉瘤样扩张,黏膜面较光滑,腹膜后可见多发肿大、融合的淋巴结(图B箭头),均匀强化;C.小肠间质瘤患者。CT增强显示左中腹空肠肠壁偏心性增厚合并软组织肿块形成,肿块内见巨大溃疡,相应肠腔呈动脉瘤样扩张,肠周无肿大淋巴结(箭头);D.结肠癌患者。CT增强显示结肠脾曲肠壁不均匀增厚,黏膜破坏,管腔呈动脉瘤样扩张,增厚的肠壁强化不均匀,肠周脂肪间隙模糊,提示受侵犯(箭头)。

可见肝、脾肿大及其他部位淋巴结肿大等表现。

【相关疾病】

肠道动脉瘤样扩张相关疾病主要包括淋巴瘤、间质瘤、腺癌等。

【分析思路】

影像检查发现肠腔扩张,应判断是否存在肠梗阻,排除肠梗阻后诊断为动脉瘤样扩张。然后进一步分析病因,观察肠壁增厚是环形还是偏心性增厚,

肠黏膜是否完整,肠周淋巴结有无肿大,以及扫描范围内其他部位有无异常。

【疾病鉴别】

肠道动脉瘤样扩张最常见于淋巴瘤,但肠道间质瘤、肠癌有时也可表现为动脉瘤样扩张,需要仔细观察或分析影像征象,并结合临床相关资料、全面综合评估,才能做出准确诊断。

1. 诊断思路(图 9-1-5)

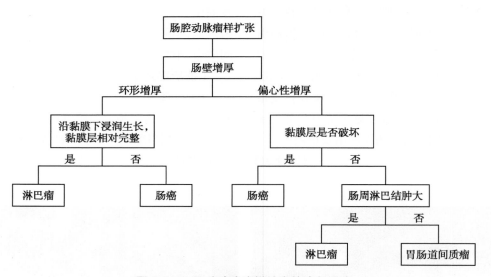

图 9-1-5 肠腔动脉瘤样扩张的诊断思路

2. 鉴别诊断

(1)淋巴瘤:胃肠道淋巴瘤包括原发性和继发性,原发性胃肠道淋巴瘤是结外淋巴瘤最常见的发病部位,致病危险因素包括克罗恩病、系统性红斑狼疮、免疫抑制或免疫受损状态等。小肠淋巴瘤常累及回肠远端,可能与回肠远端具有大量淋巴组织有关。病变可累及一处或多处肠管,表现为肠壁环形增厚,主要沿肠壁黏膜下浸润性生长,黏膜层一般无破坏,病变肠管与正常肠管之间分界不清晰,受累肠管呈动脉瘤样扩张,较少出现肠梗阻,病变密度及强化较均匀,少见坏死、囊变、出血及钙化。肠周可见肿大淋巴结,淋巴结可融合,密度及强化均匀。还可伴有肝脏、脾脏肿大及其他部位淋巴结肿大。

(2)胃肠道间质瘤:胃肠道间质瘤是胃肠道最常见的间叶源性肿瘤,起源于黏膜下,有向腔外生长趋势,也可同时向腔内、腔外生长,黏膜层完整或局部见溃疡,肿块容易合并出血、囊变。少部分间质瘤可表现为局部肠管动脉瘤样扩张,但其肠壁增厚常呈偏心性生长肿块,密度及强化不均匀,内可见巨大溃疡与肠腔相通,部分病变可有钙化,肠周一般无肿

大淋巴结。

(3)肠癌:小肠、大肠腺癌起源于肠黏膜,肠壁呈环形或偏心性增厚,主要向腔内生长,黏膜层破坏,病变常引起肠腔狭窄、梗阻。少部分腺癌无明显肠腔狭窄,甚至呈动脉瘤样扩张,此时需要与淋巴瘤鉴别。腺癌可侵犯并突破浆膜层,导致肠周脂肪间隙浸润、模糊,肠周淋巴结转移常合并坏死而表现为环形强化,还可出现肝、脾等远处转移。

(冯仕庭)

三、肠腔狭窄

【定义】

肠腔狭窄指由于各种病因导致的肠腔内径变窄,肠内容物通过受阻,常伴随肠梗阻及近端肠腔扩张。

【病理基础】

引起肠腔狭窄的病因很多,可大致分为三类:肠壁病变、肠腔内病变和肠外病变。肠壁病变如炎症、肿瘤等可引起肠壁增厚或肿块形成,导致肠腔狭窄。肠腔内病变如肠道蛔虫症、粪石、异物等,可导致肠腔内径缩窄、肠梗阻。肠外病变如肠粘连、肠外肿瘤压

迫或侵犯等,可引起肠腔内径狭窄,从而继发肠梗阻。

【征象描述】

肠壁病变引起的肠腔狭窄 CT 及 MRI 表现为肠壁的局限性或弥漫性增厚,或肠壁偏性增厚并软组织形成,管腔内径缩窄,同时伴有近端肠管扩张。肠腔内病变引起的肠腔狭窄 CT 可表现为肠腔内异常密度影,例如,肠道蛔虫病表现为肠腔内条形或团块样软组织密度影,增强扫描一般无强化,肠壁无增厚;肠内粪石 CT 表现为肠腔内结节或团块状高密度影,伴近端肠管扩张。肠外病变引起的肠腔狭窄 CT/MRI 可见显示病变肠管周围的肿块、粘连带等结构,相应肠管塌陷、充盈不良(图 9-1-6)。

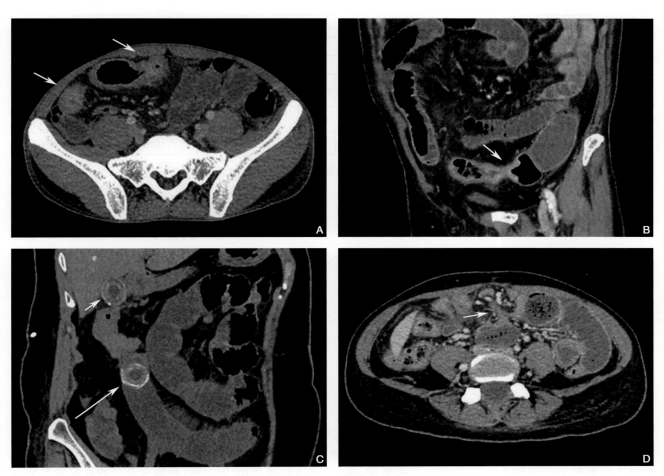

图 9-1-6 肠壁病变引起的肠腔狭窄

A. 克罗恩病患者,CT 增强显示回肠远段多发节段性肠壁增厚,肠腔狭窄(箭头);B. 乙状结肠癌患者,CT 增强显示乙状结肠近段肠壁不均匀增厚,肠腔狭窄(箭头);C. 胆囊-十二指肠瘘患者,CT 平扫显示空肠内见同心圆样致密影堵塞(长箭头),继发小肠梗阻,胆囊内亦见类似致密影(短箭头),提示为胆囊结石;D. 剖腹产术后肠粘连,CT 增强显示盆腔内小肠聚集,局部见粘连带(箭头)邻近肠腔狭窄,并近端小肠扩张、梗阻。

【相关疾病】

肠腔狭窄的相关疾病见表 9-1-2。

表 9-1-2 与肠腔狭窄的相关疾病

肠壁病变	肠腔内病变	肠外病变
肠道肿瘤	肠道蛔虫病	肠外肿瘤压迫或侵犯
炎症性病变	异物	肠粘连
	粪石或结石	

【分析思路】

影像学检查发现肠管内径变窄,首先应排除肠蠕动造成的生理性收缩变窄,然后判断狭窄是由肠壁病变、肠腔内病变或肠外病变引起,再进一步分析病变性质。肠腔内病变引起的狭窄,病变与肠壁间夹角多为锐角,邻近肠壁无增厚,增强扫描病变一般无强化。肠壁病变引起的狭窄,常由于肠壁增厚引起,此时需要观察肠壁增厚的范围,肿瘤性病变累及范围相对较局限,而炎性病变或肠壁血运障碍所致病变往往累及范围较广。肠外病变所致的肠腔狭窄,一般表现为受累肠管充盈不良、塌陷,此时需要观察肠周是否存在占位性病变或条索状粘连带。

【疾病鉴别】

肠腔狭窄可由肠壁病变、肠腔内病变或肠外病变等多种病因引起,在临床工作中发现该征象时,需

要建立良好的分析思路,仔细观察并分析影像征象,有助于缩小鉴别诊断范围、作出准确诊断。

1. 诊断思路(图 9-1-7)

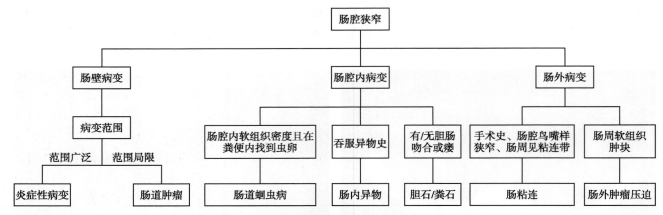

图 9-1-7 肠腔狭窄的诊断思路

2. 鉴别诊断

(1)肠壁病变

1)肠道肿瘤:肠道常见的良性肿瘤如腺瘤、向腔内生长的间质瘤均可引起肠腔狭窄。肠腺瘤表现为窄基底或宽基底与肠壁相连的肿块,突向肠腔内,表面不光滑,增强扫描明显强化,有时可见病变中央线样强化的血管影。胃肠道间质瘤有向腔外生长的趋势,较少引起肠腔狭窄,但有时肿块同时向腔内、腔外生长,突向腔内部分较大时也可引起肠腔狭窄,但肠壁黏膜层一般光滑完整,肿块内部密度不均匀,常有出现坏死和囊变,有时可见钙化。

引起肠腔狭窄的肠道恶性肿瘤最常见的是腺癌,CT 可见显示肠壁偏心性或环形不均匀增厚,或形成软组织肿块突入腔内,造成肠腔狭窄,肠壁黏膜层破坏,病变可突破浆膜层向肠周脂肪间隙浸润、侵犯,可伴有肠周淋巴结转移。

2)炎症性病变

a. 克罗恩病是一种病因未明的非特异性慢性炎性肠病,好发于末端回肠和右半结肠。CT 表现为节段性肠壁增厚,常以系膜缘肠壁的增厚为主,增强扫描可表现为肠壁分层样强化(活动期)或透壁强化(缓解期),病变部位肠腔狭窄,同时可伴有近端小肠扩张。肠周可见渗出及肠系膜淋巴结肿大,可伴有肠周脓肿及瘘管形成。

b. 肠结核是结核分枝杆菌引起的肠道慢性特异性感染性疾病,多数起病缓慢,病程较长。肠结核常累及回盲部,表现为回盲部肠壁增厚及异常强化,肠壁多为连续性增厚,累及的肠段范围较长,肠壁多为

环形增厚,系膜缘和游离缘均受累,回盲部常挛缩变形,回盲瓣口形态异常,肠周可见干酪样坏死的淋巴结。可能伴有肺结核和其他肠外结核。

c. 溃疡性结肠炎是慢性非特异性炎症性疾病,主要累及结直肠,受累肠段呈连续性增厚,黏膜表面欠光整,呈凹凸不平,提示溃疡。增强扫描肠壁明显强化,常呈现分层样强化,即黏膜层强化呈高密度,黏膜下层水肿呈低密度。结肠袋变浅甚至消失,肠腔狭窄,蠕动减弱,甚至引起肠梗阻。

(2)肠腔内病变

1)肠道蛔虫病:蛔虫一般寄生于小肠,可引起肠腔狭窄,甚至肠梗阻,也可经十二指肠乳头开口处进入胆道,引起胆绞痛、胰腺炎等。随着生活水平的提高和医疗卫生条件的改善,小肠蛔虫病的发病率逐渐减低。CT 检查可见肠道内条形、团块样软组织密度影,口服阳性对比剂后,虫体在肠腔高密度对比剂衬托下显示清晰,表现为条状充盈缺损影。粪便中找到蛔虫卵有利于明确诊断。

2)肠道异物:CT 表现为肠腔内异常密度影,其形态、大小、密度与异物性质有关,可造成肠腔狭窄或肠梗阻,增强扫描异物无强化。患者可有吞服异物史。

3)肠道粪石或结石:肠道内粪石或结石在 CT 图像上表现为高密度影,嵌顿于肠腔内时可引起肠腔狭窄、肠道梗阻,近端小肠扩张。胆肠吻合或胆道-肠道瘘的患者可出现胆石性梗阻,表现为肠腔内同心圆样高密度影,常会引起小肠梗阻。

(3)肠外病变

1）肠外肿瘤压迫或侵犯：肠腔外肿瘤引起的肠腔狭窄，是由于肿瘤压迫或直接侵犯造成，可为肠外原发性肿瘤或继发性肿瘤（如恶性肿瘤腹腔转移）。CT检查可以直接显示肠外肿瘤压迫或直接侵犯肠管，受累肠管充盈不良，肠腔萎陷，可伴有近端小肠扩张。

2）肠粘连：肠粘连是由于各种原因引起的腹腔肠管之间或肠管与腹壁之间的粘连，常见的病因有手术后粘连、炎症性粘连或先天性粘连，常引起粘连性肠梗阻。CT检查可见肠腔扩张，沿着扩张肠管寻找可发现梗阻点，表现为扩张肠管与塌陷肠管之间的移行段，局部伴有条索样粘连带。

（冯仕庭）

四、肠腔高密度

【定义】

肠腔高密度是指X线片或CT平扫检查时肠腔内出现异常高密度影，可伴有肠梗阻及近端肠腔扩张。

【病理基础】

肠腔内出现高密度影，可能的原因包括肠出血、肠内异物、粪石、胆石、阳性对比剂残留等，与肠壁及其他软组织相比，上述肠内容物的密度大、吸收X线量多，因此在X线或CT平扫上表现为高密度。

【征象描述】

X线片可以显示腹部不透X线的异物、阳性对比剂、粪石、胆石等，表现为腹部的结节状、不规则形或条形的异常高密度影。CT检查相比X线片具有更高的密度分辨率，可以显示X线片无法显示的肠出血（积血），同时能够清晰显示病变所在肠管的位置，定位更加清晰。肠出血表现为肠腔内密度增高，CT值一般为40~60Hu，当存在活动性出血时，增强扫描可见对比剂漏入肠腔，并随时间延长，对比剂范围逐渐扩大。肠内高密度异物可见于有吞服异物史的患者，异物的形态、大小、密度与异物的性质有关；肠镜治疗后钛夹留置表现为短条状致密影。肠内粪石、胆石表现为结节状、类圆形高密度影。口服阳性对比剂或钡灌肠检查后肠道内可见高密度影残留，一般密度较高，CT值大于100Hu（图9-1-8）。

【相关疾病】

肠腔高密度的相关疾病包括肠出血、肠内异物、粪石、胆石、阳性对比剂残留等。

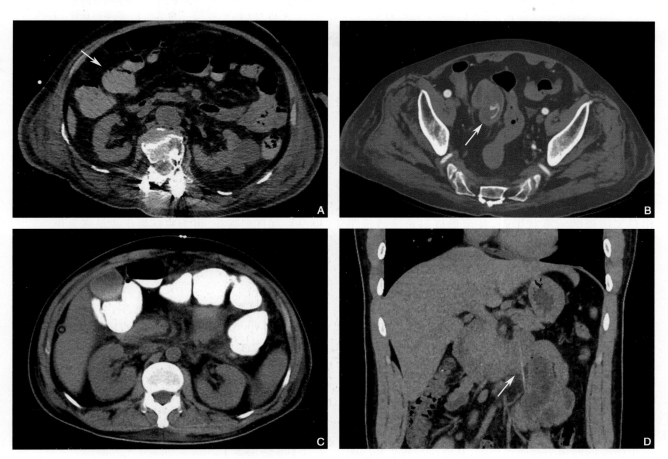

图9-1-8 肠腔异物

A、B. 为同一患者，便血查因，CT平扫可见肠内高密度影充填（箭头），增强CTA显示盆腔回肠内见条状明显强化灶（箭头），提示局部活动性出血；C. 显示结肠内大量阳性对比剂残留；D. 患者自诉吞服牙签后腹部疼痛，CT平扫显示十二指肠升段见条形高密度影（箭头），局部穿破肠壁。

【分析思路】

X线片检查发现腹部高密度影时,需要对病变进行定位,明确是否为肠腔内病灶,例如病灶周围是否有肠气勾勒出的肠道轮廓,但有时定位比较困难。此时可进一步行CT检查明确定位。CT平扫检查发现肠腔高密度影时,一般可以根据密度、分布范围、形态以及相关病史做出准确判断,怀疑肠道活动性出血时应行CT增强或CTA检查进一步明确诊断。

【疾病鉴别】

肠腔高密度常见于肠出血、肠内异物、粪石、胆石、阳性对比剂残留等,在临床工作中发现该征象时,需要建立清晰的分析诊断思路,进行准确的定位、定性诊断。

1. **诊断思路**(图9-1-9)

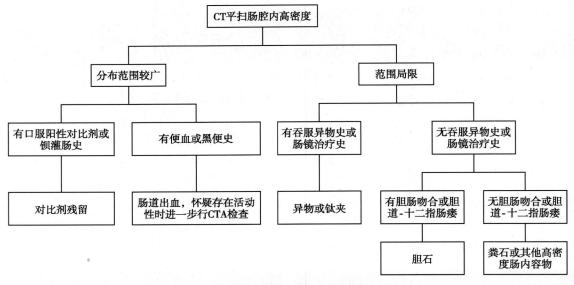

图 9-1-9 肠腔高密度的诊断思路

2. 鉴别诊断

(1)肠出血:CT平扫表现为肠腔内高密度液体充填,CT值一般为40~60Hu,怀疑存在活动性出血时应行CT增强或CTA检查,典型的活动性出血在CT增强扫描动脉期上表现为出血点附近高密度对比剂渗出,根据出血的血流速率、出血点部位不同,可表现为线状喷出、旋涡状、团片状或边界相对欠清晰的云雾状形态,甚至形成高密度液液平面,CT增强扫描静脉期高密度对比剂范围进一步扩大。

(2)肠腔内异物:不透X线的异物在X线片和CT平扫表现为肠腔内高密度影,其形态、大小、密度与异物性质有关,较大者可引起肠梗阻,增强扫描异物无强化,结合患者有吞服异物史可明确诊断。肠镜治疗后局部钛夹留置时,CT表现为紧贴肠壁的短条状致密影,结合患者治疗史容易作出诊断。

(3)肠道粪石或结石:肠道内粪石或结石在X线或CT图像上表现为类圆形或结节状高密度影,嵌顿于肠腔内时可引起肠道梗阻,其近端小肠扩张。胆肠吻合或胆道-肠道瘘的患者可伴有胆石进入小肠,表现为肠腔内同心圆样高密度影,继而引起小肠梗阻。

(4)阳性对比剂残留:口服阳性对比剂或钡灌肠检查后肠道内可见高密度对比剂残留,一般密度较高,CT值大于100Hu,可随肠道蠕动逐渐排出。

(冯仕庭)

五、靶环征

【定义】

靶环征是指肠壁环形增厚,CT增强扫描可见肠壁分层样环形强化,可为三环强化或单环强化。

【病理基础】

靶环征常见于缺血性肠病、炎性肠病、放射性肠炎和门静脉高压等疾病所致的肠黏膜水肿,典型者CT增强扫描肠壁呈分层样强化,内层为明显强化的黏膜层,外层为明显强化的固有肌层和浆膜层,中央的黏膜下层由于水肿而表现为低强化,由此构成三环样强化。当病变累及肠壁全层时,如慢性炎症所致的肠壁纤维化、肿瘤浸润等,此时肠壁的三层结构破坏,CT增强扫描表现为单层透壁环形强化,而无明显分层强化。

【征象描述】

CT、MRI增强检查均可显示肠壁靶环征,X线片检查则无法显示。CT、MRI增强检查显示肠壁环形均匀增厚,并呈三层环形强化,内、外层明显强化,中层轻度强化,呈靶环样改变,此征象在增强扫描动脉晚期和门脉早期显示最佳,一般在 CT 平扫不易显示,但当黏膜下层水肿非常严重时,CT 平扫也可见肠壁呈分层样改变;单

环征表现为肠壁均匀或不均匀增厚,增强扫描呈透壁环形强化,无分层样改变。当肠腔内有低密度液体或阴性对比剂充盈时,更易显示靶环征(图 9-1-10)。

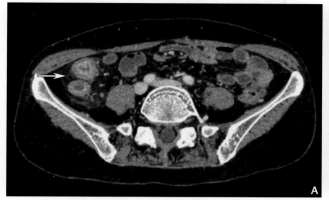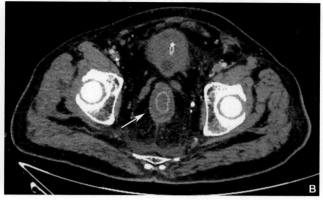

图 9-1-10 靶环征

A. 克罗恩病,CT 增强显示右下腹回肠壁水肿、增厚,黏膜层强化明显,呈靶环征(箭头);B. 直肠炎患者,CT 增强显示直肠壁水肿、增厚,黏膜层明显强化,呈靶环征(箭头)。

【相关疾病】

靶环征的相关疾病见表 9-1-3。

表 9-1-3 靶环征可见于以下相关疾病

三环靶征	单环靶征
缺血性肠病	肠壁纤维化
炎性肠病	肿瘤浸润
放射性肠炎	
门静脉高压相关性肠水肿	

【分析思路】

CT 检查发现肠壁增厚,需进一步行增强检查。当肠壁呈靶环样强化时,应判断是分层样强化还是单层透壁样强化,然后进一步分析病因,观察肠壁增厚是均匀环形增厚还是偏心性增厚,并注意观察肠周脂肪间隙、肠系膜血管等结构是否存在异常,同时应结合患者病史及治疗综合分析。

【疾病鉴别】

三环靶征多见于良性病变,如缺血性肠病、炎性肠病、放射性肠炎和门静脉高压等疾病所致的肠黏膜水肿,而单环靶征可见于肠壁纤维化、恶性肿瘤浸润等,在临床工作中需要仔细观察或分析影像征象,并结合临床相关资料、全面综合评估,才能做出准确诊断。

1. 诊断思路(图 9-1-11)

2. 鉴别诊断

(1)缺血性肠病:缺血性肠病常继发于肠系膜血管栓塞、闭袢性肠梗阻等疾病,由于肠壁缺血、缺氧,导致影像学检查可显示相应病因,如肠系膜上静脉内充盈缺损、肠扭转等。受累肠壁增厚呈均匀环形增厚,水肿严重时

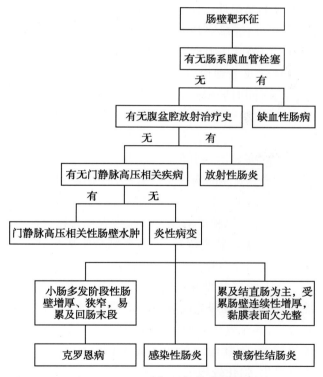

图 9-1-11 肠壁靶环征的诊断思路

CT 平扫即可显示三环样靶征,即内、外层较高密度,而黏膜下层明显低密度,增强扫描显示更加清晰。肠周脂肪间隙可见渗出及积液。缺血严重时肠壁强化减低,甚至可合并肠壁坏死、穿孔。靶环征对缺血性肠病诊断并无特异性,应进一步观察和分析病因,以协助临床诊疗。

(2)炎性肠病

1)克罗恩病:克罗恩病是一种病因未明的非特异性慢性炎性肠病,好发于回肠末段和右半结肠。CT 表现为节段性肠壁增厚,常以系膜缘肠壁的增厚

为主,炎症活动期 CT 增强扫描可表现为肠壁分层样强化及靶环征,炎症缓解期增强扫描可表现为单环透壁强化。病变部位肠腔狭窄,同时可伴有近端小肠扩张。肠周可见渗出及肠系膜淋巴结肿大,可伴有肠周脓肿及瘘管形成。

2)溃疡性结肠炎:溃疡性结肠炎是一种慢性非特异性炎症性疾病,主要累及结直肠,受累肠段呈连续性增厚,黏膜表面欠光整,呈凹凸不平,提示溃疡。CT 增强扫描肠壁明显强化,常呈现靶环样分层强化,即黏膜层异常强化呈高密度,黏膜下层水肿呈低密度。结肠袋变浅甚至消失,肠腔狭窄,蠕动减弱,甚至引起肠梗阻。

(3)放射性肠炎:放射性肠炎是由于腹盆腔恶性肿瘤经放射治疗后引起的肠道损害,可累及小肠、结直肠,由于肠壁小动脉内皮细胞受放射性照射后损伤、变性,而引起肠壁缺血、水肿,晚期可导致肠纤维化、肠腔狭窄等改变,因此在 CT 增强检查上也可表现为靶环征,但不具特异性,需要结合患者的治疗史综合诊断。

(4)门静脉高压相关性肠壁水肿:门静脉高压时由于门静脉压力增高,肠壁静脉回流受阻,导致肠壁内静脉及毛细血管充血、扩张,继而引起肠壁缺血、水肿,同时肠壁通透性增加,易诱发肠壁炎症性改变,导致肠壁增厚、黏膜水肿,从而表现为靶环征。CT 检查除了能够显示肠壁增厚、靶环征之外,更重要的是能够显示如肝硬化、脾大、食管-胃底静脉曲张等门静脉高压的病因及征象,从而明确诊断。

(5)感染性肠炎:感染性肠炎由于肠壁水肿、通透性增加,导致肠壁增厚、水肿,可表现为靶环征,其影像学表现无显著特异性,需要结合临床症状及实验室检查综合诊断。

(6)肠壁纤维化:肠壁纤维化常继发于各种慢性炎性病变,表现为肠壁增厚且僵硬、蠕动减少、肠腔狭窄,甚至发生肠梗阻,肠壁增厚一般呈较均匀的环形增厚,无软组织肿块形成,CT 增强扫描呈单环透壁强化,强化较均匀。

(7)恶性肿瘤浸润:肠道恶性肿瘤(如肠癌)常表现为肠壁不均匀增厚,有时为环形增厚,病变可浸润肠壁各层,而表现为透壁环形强化,但强化往往不均匀,且肠壁增厚不均匀,可见软组织肿块形成,肠周可见淋巴结转移。

(冯仕庭)

六、鹅颈征

【定义】

在排粪造影时显示,表现为在力排像上,肛管、直肠膨出部及邻近直肠分别类似鹅喙前端、鹅头及鹅颈形态称为鹅颈征。

【病理基础】

鹅颈征为直肠前壁突出或盆底痉挛综合征的影像表现,易发于中老年人群。一般来说,这种改变在排粪造影的力排像最典型,个别严重的患者在静坐像时有经验的诊断医生也可提出可疑诊断。

【征象描述】

直肠排粪造影可显示直肠可容纳的粪便量、直肠容纳粪便的情况以及直肠排出粪便的情况。目前虽然磁共振动态排粪造影应用越来越广泛,但 X 线排粪造影仍是方便且普遍采用的检查方法。临床上,妇科或者肛肠外科已经开设了盆底功能障碍的专病诊治,因此 X 线排粪造影的诊断已经不仅仅是专科医院的影像诊断工作,也成为综合性医院工作的常规项目。磁共振动态排粪造影由于可以用磁共振动态显示盆底肌肉运动情况,因此可以更好地判断盆底功能。

【相关疾病】

直肠下垂或称为直肠脱垂、直肠突出阴道或称为直肠膨出,以及骨盆底普遍无力和下垂,这些盆底功能异常均可导致大便失禁,女性盆底功能障碍的原因通常是分娩,发病年龄可以是四十多岁或更晚一些的年龄,直肠前壁突出或盆底痉挛综合征或盆底功能异常均为相关疾病,这些疾病没有解剖上的特异性,临床医生要结合病史进行相关体格检查进行诊断。这些检查包括肛门测压检查,即检查肛门括约肌的紧张度及其对刺激的反应能力,以及直肠的敏感性和功能;肛门直肠超声检查评估肛门括约肌的结构;结肠镜检查可以让医生检查直肠内部是否有疾病迹象或其他可能导致大便失禁的问题,例如炎症、肿瘤或瘢痕组织;肛门肌电图检查可排除神经损伤,这种损伤通常与分娩损伤相关。

【分析思路】

对于有排粪障碍的老年人,如在行 CT 或磁共振检查时发现直肠位置偏前,或者肛管部分与邻近直肠走行异常,即要进一步建议行 X 线排粪造影或者磁共振排粪造影检查,在该两种检查中如发现鹅颈征,并结合临床即可做出诊断。

【疾病鉴别】

鹅颈征属于在特殊的检查方法手段上所观察到的影像征象,属于功能性改变,可以结合临床进行诊断,一般无特殊鉴别诊断。

诊断思路如下(图 9-1-12)。

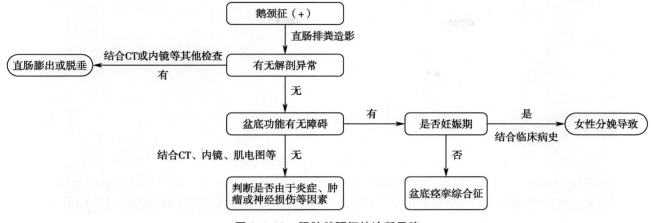

图 9-1-12 肠腔鹅颈征的诊断思路

（任 克 崔 龙）

七、苹果核征

【定义】

溃疡型大肠癌在钡餐造影 X 线检查时，表现为较大且不规则的龛影，沿大肠长轴发展，边缘有尖角及不规则的充盈缺损，肠壁僵硬，结肠袋消失，其典型 X 线表现是苹果核征。

【病理基础】

溃疡型大肠癌造成苹果核征改变，是由于病变狭窄段的两端是溃疡的环堤，中央的管腔狭窄段为癌性溃疡形成的癌性隧道。

【征象描述】

苹果核征为大肠癌行结肠 X 线造影时的表现。典型苹果核征在气钡双对比灌肠 X 线造影时显示最为明显，表现为大肠肿瘤环周浸润生长，在病灶两端形成不规则的隆起性改变，而病变中间一段肠管由于肿瘤生长导致管腔狭窄，但这个狭窄一方面是由于周围均为生长的肿瘤，因此正常的大肠管腔是消失的；另一方面肿瘤在生长过程中还不断形成溃疡，实质上，肿瘤中间一段就是大肠癌溃疡的部位，是在大肠管状结肠中形成的溃疡。

1. X 线检查 病变部位在 X 线造影上就可以见到不规则狭窄的影像表现，加之癌肿两端形成的隆起，在 X 线造影图像上，显示为局部固定的僵硬的两端隆起性改变，中间段不规则狭窄的形态。该形态除了气钡双重造影外，单纯钡剂灌肠也可显示类似形态，但局部黏膜破坏不如双重造影显示明确。在口服钡剂造影时由于大肠没有充分扩张，易漏诊苹果核征，因此在大肠检查中强调灌肠检查，考虑到大肠检查的现状，在上消化道口服钡剂造影报告中，建议加上"结肠直肠建议进行肠镜或灌肠相关检查"。

2. CT 检查 目前对于大肠检查，肠镜为公认的首选检查方法，临床有时会应用 CT 或 MRI 进行大肠检查，这里强调 CT 可有漏诊，而 MRI 更易造成漏诊，可将 CT 和 MRI 作为肠镜确诊病变性质后进行 TNM 分期的方法，而不是作为首选的筛查病变的方法。当然对于进展期大肠癌，CT 和 MRI 也可观察到苹果核征的影像表现，CT 显示为大肠病变两端的不规则的隆起性的软组织影，局部管腔狭窄，病变中间段可以看到大肠肠壁正常结构消失，为无层次的软组织影，管腔狭窄。根据肿瘤分期不同，可见肠壁侵犯的外侵征象及周围淋巴结肿大，还可以看到肿瘤侵犯邻近结构等，病变均有不同程度的异常强化（图 9-1-13）。

3. MRI 检查 大肠病变两端的可见略长 T_1、T_2 信号的不规则的隆起改变，病变中间段局部管腔狭窄，信号不均匀，有时可见长 T_1、T_2 混杂信号。肠壁侵犯的外侵显示为浆膜 T_2 加强信号不均匀。磁共振增强扫描，往往动脉期显示病变强化不均匀，门脉期病变两侧肿块明显强化，"苹果核"的中间溃疡不均匀或轻度强化。周围淋巴结如果有肿大也可见强化或不均匀强化。

【相关疾病】

与苹果核征有关的疾病见表 9-1-4。

【疾病鉴别】

肠道疾病在于检查方法的选择，临床根据病情选择合适的检查方法后，影像医师需要仔细观察发现征象，如 X 线钡灌肠造影易发现病变，发现即可做出诊断，而在 CT 检查中只要根据观察顺序，全面观察肠道即可发现此典型征象改变。

1. 诊断思路（图 9-1-14）

2. 疾病鉴别 苹果核征为大肠癌影像学单一对应影像学征象，其他炎性肠病和其他肿瘤性病变不形成典型的苹果核征，因此，如在 X 线钡灌肠造影、CT 或

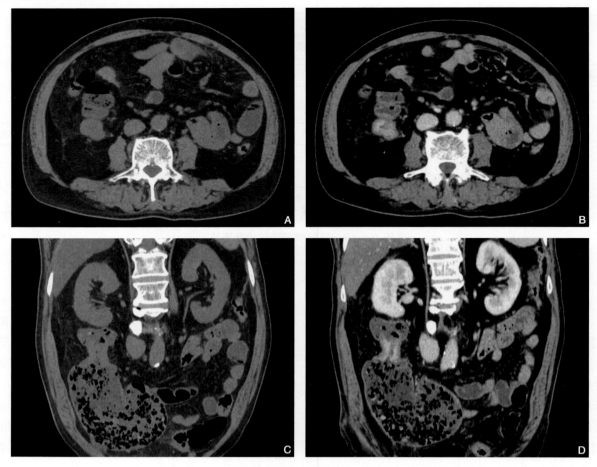

图 9-1-13 苹果核征

A. 为 CT 平扫轴位图像,显示升结肠病变局部管腔狭窄,可见升结肠肠壁正常结构消失,为无层次的软组织影,管腔狭窄;
B. 为 CT 增强轴位图像,病变处管壁增厚,正常结构消失,不均匀强化;C、D. 为 CT 平扫和增强冠状位重组图像,"苹果核征"
显示非常清晰,CT 显示升结肠病变两端的不规则的隆起性的软组织影,局部管腔狭窄,病变中间段可以看到大肠肠壁正常
结构消失,为无层次的软组织影,管腔狭窄。

表 9-1-4 与苹果核征有关的疾病

恶性病变	良性病变	医源性和治疗后的改变	类似征象及其他
大肠腺癌	炎性肠病	肠吻合术后狭窄	结肠憩室炎
直肠癌	纤维化性肠狭窄	放疗后引起的肠道狭窄	慢性缺血性肠炎
转移性肿瘤	肠道良性狭窄	化疗后肠壁纤维化	肠道淋巴瘤
腹膜转移癌	结肠腺瘤	外科手术后肠道狭窄	克罗恩病

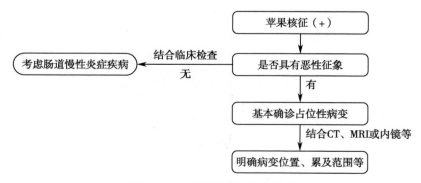

图 9-1-14 苹果核征的诊断思路

者 MRI 发现此征象,即可以诊断溃疡型大肠癌。

(任　克　崔　龙)

八、铅管征

【定义】

溃疡性结肠炎慢性期肠腔舒张或收缩均不佳,在钡剂灌肠检查中无论充盈相或黏膜相,狭窄肠管边缘光滑且僵硬,如铅管状或水管状,称为铅管征。

【病理基础】

溃疡性结肠炎的慢性期,炎症反复发作,病变愈合时由于肠壁黏膜下肌层纤维组织增生,黏膜下层大量纤维组织沿结肠长轴方向增生,导致肠壁严重纤维化,纤维瘢痕的收缩使肠腔变窄,肠管缩短,会严重影响结肠肠管的收缩与扩张能力,形似直筒状。

【征象描述】

铅管征为溃疡性结肠炎慢性期 X 线表现,典型铅管征在钡剂灌肠 X 线造影时显示最为明显,表现为一段结肠肠管肠袋结构不明显,甚至消失,肠管直径缩小,病变段肠管表现为比正常结肠直径更细的一段管状形态改变,该段肠管有时可见轮廓不光滑

改变,可见多发小的钡斑或龛影,严重者呈"黄瓜刺"改变,其无名沟消失,也可见小的轻度隆起样改变。病变段肠管蠕动及收缩能力减弱,质韧。

对于可疑结肠炎患者在行气钡双重造影时应特别慎重,钡剂和气体均有可能造成病变段肠管穿孔,钡剂进入腹膜腔导致腹膜炎,少量稀钡检查可增加安全性,也可以采用泛影葡胺灌肠检查,可避免上述风险。目前钡剂灌肠已很少使用,如果有灌肠检查需要应首选泛影葡胺灌肠检查。

在口服钡剂检查时,也可出现铅管征,但很多时候结肠肠管有持续的收缩,与铅管征不好鉴别。目前 CT 已成为检查肠道炎性病变重要的检查方法。CT 检查快速,并发症少,风险较小,并能观察肠管及腹腔内的改变,因此对于炎性肠病 CT 已成为常规的检查手段。CT 可观察到病变段结肠肠管管腔变细,肠袋结构消失,肠壁可略增厚,但在病变段其肠壁的增厚总体上是均匀的,这点与肿瘤性病变不同。肠管浆膜面也可见到不光滑及邻近浆膜面的炎性改变(图 9-1-15)。

【相关疾病】

与铅管征有关的疾病见表 9-1-5。

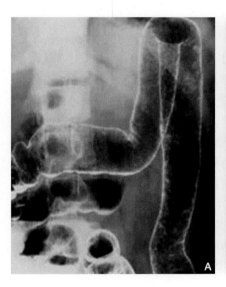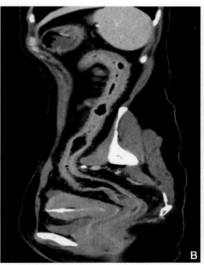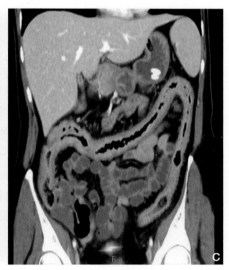

图 9-1-15　铅管征病例

A. 为结肠气钡双重造影图像,降结肠可见多发小的钡斑或龛影,肠袋结构消失;B. 为 CT 增强矢状位图像,可见该段肠管轮廓不光滑改变,管腔狭窄,呈"黄瓜刺"改变;C. 为 CT 增强冠状位重组图像,肠袋结构消失,病变处管壁均匀增厚,管壁僵硬,呈不均匀强化。

表 9-1-5　与铅管征有关的疾病

恶性病变	良性病变	医源性和治疗后的改变	类似征象及其他
结直肠癌	结肠憩室炎	放疗引起的肠道僵硬	慢性溃疡性结肠炎
腹膜转移癌	炎性肠息肉	肠吻合术后并发症	克罗恩病
直肠癌	慢性缺血性肠病	手术后肠道纤维化	伪膜性结肠炎
小肠腺癌	纤维化性肠狭窄	化疗后肠道改变	感染性肠炎

【疾病鉴别】

铅管征一般在溃疡性结肠炎较多见,也可见于其他原因引起的结肠炎性改变,但铅管征一般不见于克罗恩病。溃疡性结肠炎病变范围较长,克罗恩病病变多为多节段分布,较多累及小肠,小肠受累多见,小肠结肠可以同时发病,结肠病变范围相对较短

一些,形成病变外明显狭窄,活动期克罗恩病在CT增强扫描时狭窄段增厚的肠壁可见明显强化,严重的可见齿梳征或梳征,甚至出现肠管互相粘连、瘘管形成。呈铅管征的结肠病变段肠管厚度均匀,与肿瘤易鉴别。

1. 诊断思路(图 9-1-16)

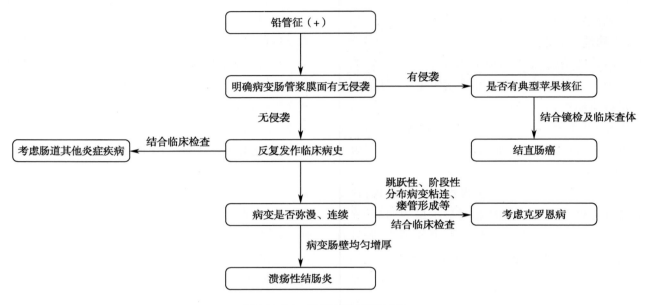

图 9-1-16 铅管征的诊断思路

2. 鉴别诊断

(1)良性病变

1)克罗恩病:病变主要在回肠末端和相邻结肠,呈现跳跃式分、阶段式特异性分布,易与病变连续性、弥漫性分布的溃疡性结肠炎鉴别。

2)缺血性肠炎:缺血性肠炎是一种相对罕见的小肠疾病,与溃疡性结肠炎相比,缺血性肠炎管腔狭窄,溃疡范围较大,溃疡蔓延到狭窄边缘,溃疡基底部常呈颗粒状。一般诊断需要结合临床病史及双气囊内镜。

(2)恶性疾病:结肠癌多发生于中老年,直肠指诊可触及肿块。X线钡剂检查可见管腔不规则狭窄,呈现苹果核征。此外,与溃疡性结肠炎相比,结直肠癌常累及浆膜面,结合结肠镜一般不难鉴别。

(任 克 崔 龙)

九、咖啡豆征

【定义】

咖啡豆征是乙状结肠扭转的经典 X 线表现,仰卧位腹部平片上表现为肠管透亮区呈类似咖啡豆样形态。典型咖啡豆征在立位腹平片表现最为明显,但在仰卧位腹平片或 CT 定位扫描时也可显示此征象。

【病理基础】

咖啡豆征形成的原因是乙状结肠扭转形成闭祥,相邻内侧肠壁紧贴。X 线上显示为一条具有软组织密度影的肠壁,肠管的内侧壁并列形成咖啡豆征的裂隙,肠管侧壁扩张形成咖啡豆征的外侧壁。肠管顶部由于结肠积气而圆隆,两侧外侧壁在肠气衬托下不可见并向扭曲的根部集中。一般来说,乙状结肠扭转由于其特定的部位和形成咖啡豆征的影像学表现,平片即可诊断乙状结肠扭转。乙状结肠扭转时由于肠壁动脉供血障碍及静脉回流障碍,肠壁水肿,壁增厚,闭祥中可有明显积气。

【征象描述】

1. X 线检查 不完全性绞窄性肠梗阻近端肠管内的大量气体和液体进入闭祥肠曲,致使闭祥肠曲不断扩大显示为椭圆形、边缘光滑、中央有一条分隔带的透亮影。咖啡豆征还可以指闭祥性小肠梗阻的 X 线片表现,其影像表现为一段卷曲扩张的小肠,肠壁向一点集中,肠道闭祥形成梗阻,其咖啡豆征中间肠壁的方向不固定,随部位或发生闭祥的位置而不同(图 9-1-17)。

2. CT 检查 目前由于经验的增加及 CT 的应用,基本上在乙状结肠扭转时已不需要采用对比剂灌肠检查。需要注意的是在乙状结肠扭转时,CT 图像扫描的

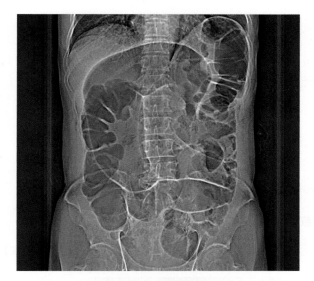

图 9-1-17 乙状结肠扭转病例
腹部 X 线可见闭袢乙状结肠扭转后扩张积气,扩张肠管的内侧壁并列靠近呈裂隙样,形成咖啡豆征的内侧壁,扩张肠管的外侧壁形成咖啡豆的外侧壁。

冠状位或斜冠状位的观察有助于确诊(图 9-1-18)。乙状结肠扭转时,CT 可观察到乙状结肠壁缠绕于其扭曲的根部。CT 增强扫描可见乙状结肠壁强化程度减低,肠壁增厚、水肿。乙状结肠扭转一般不进行磁共振检查。

【相关疾病】

与咖啡豆征有关的疾病见表 9-1-6。

【分析思路】

肠梗阻是一种需要早期诊断处理的临床急症,尽管影像医师可以通过 X 线检查发现肠管扩张的征象,但对于梗阻部位和梗阻类型判断需要有经验的影像医师进行判断,咖啡豆征主要起源于盆腔,可以占据整个腹部,约有 80% 起源于乙状结肠,直肠内缺乏气体则更有助于诊断。而 CT 检查主要明确梗阻具体部位,尤其是血供情况,结合临床病史可为临床方案的制订提供依据。

【疾病鉴别】

1. 诊断思路(图 9-1-19)

2. 疾病鉴别 咖啡豆征为肠梗阻对应的特异性 X 线影像学征象,因此,如在 X 线钡灌肠造影、CT 发现此征象,即可以诊断为肠梗阻。但对于梗阻部位、梗阻病因及血供情况诊断应结合增强 CT 和临床病史。

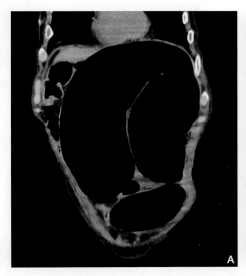
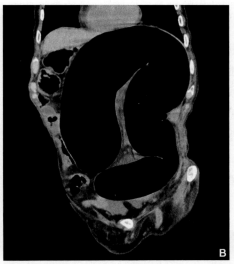

图 9-1-18 乙状结肠扭转病例
A、B. 为 CT 三维重建后处理图像,可见扭转扩张积气的乙状结肠从下腹部向上扩展,扩张肠管的内侧壁并列靠近呈裂隙样,形成咖啡豆征的内侧壁,扩张肠管的外侧壁形成咖啡豆的外侧壁。

表 9-1-6 与咖啡豆征有关的疾病

恶性病变	良性病变	医源性和治疗后的改变	类似征象及其他
大肠癌	结肠冗长症	肠手术后肠道粘连	乙状结肠扭转
直肠癌	肠道憩室	肠吻合术后狭窄	小肠扭转
转移性肿瘤	慢性便秘	术后肠道梗阻	肠梗阻
腹膜转移癌	结肠息肉	放疗后肠道改变	闭袢性肠梗阻

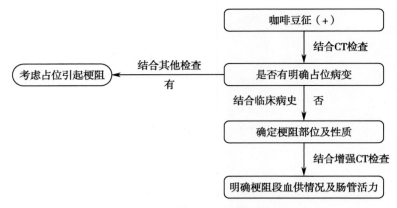

```
                    咖啡豆征（+）
                          │ 结合CT检查
                          ▼
  考虑占位引起梗阻  ◄─────  是否有明确占位病变
              结合其他检查    │
                 有         结合临床病史 │ 否
                          ▼
                    确定梗阻部位及性质
                          │ 结合增强CT检查
                          ▼
                明确梗阻段血供情况及肠管活力
```

图 9-1-19　咖啡豆征的诊断思路

（任　克　任振东）

十、鸟嘴征

【定义】

贲门失弛缓症口服对比剂 X 线造影时表现为食管下端自上而下逐渐狭窄，呈漏斗状或鸟嘴状。

【病理基础】

鸟嘴征为贲门失弛缓症 X 钡餐造影特征性表现，由于神经肌肉功能紊乱，食管缺乏蠕动，食管下括约肌高压和对吞咽动作的松弛反应障碍，导致食管功能性梗阻、扩张。咽下困难、食物反流反复发作是临床诊断的重要依据。

【征象描述】

1. X 线检查　鸟嘴征主要发生在贲门失弛缓症晚期，食管高度迂曲扩张，可呈"S"型位于横膈上，也可呈囊袋状扩张，内有较多钡剂潴留，下端呈"鸟嘴样"变细，造影剂几乎无法通过，胃泡极小（图 9-1-20）。

2. CT 检查　中、重度贲门失弛缓症可见狭窄上方食管明显扩张，其内积气积液，并可见食物残渣。

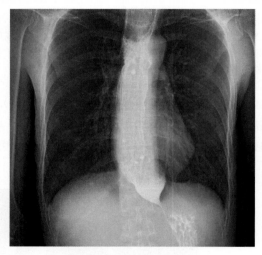

图 9-1-20　贲门失弛缓症病例

食管造影显示食管明显扩张，食管下端于胃底移行处明显变尖、变细，呈鸟嘴样改变。

食管下端狭窄段管腔逐渐变细且管壁光滑，伴有食管壁对称性增厚（图 9-1-21）。

【相关疾病】

与鸟嘴征有关的疾病见表 9-1-7。

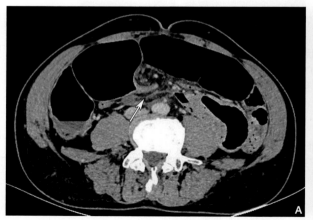
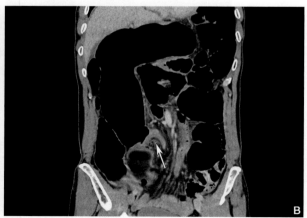

图 9-1-21　乙状结肠扭转病例

A. 轴位增强 CT 图像；B. 增强 CT 三维重建冠状位图像，扩张的肠袢在梗阻部位逐渐变尖（箭头），萎陷肠管与扩张肠管之间形成移行部，扩张肠管向萎陷部肠管的突出部分形似鸟嘴，即为鸟嘴征（箭头）。

表 9-1-7　与鸟嘴征有关的疾病

恶性病变	良性病变	医源性和治疗后的改变	类似征象及其他
食管癌	贲门失弛缓症	手术后食管狭窄	食管良性狭窄
胃癌	食管炎	放疗后食管纤维化	反流性食管炎
转移性肿瘤	结节病性食管狭窄	内镜治疗后并发症	食管裂孔疝
贲门癌	纤维化性食管狭窄	化疗后引起的食管损伤	胃食管反流病

【疾病鉴别】

典型的鸟嘴征在口服造影剂 X 线造影时显示最为明显,表现为食管近贲门处有一段食管明显变细,末端变尖。贲门失弛缓症产生的改变有两种形态:一是从食管下端至贲门逐渐变细变尖;另一种形态改变是近贲门一段有显著变细,末端近贲门处变尖。两种形态改变都可以看到中上段食管有不同程度扩张。

1. **诊断思路**(图 9-1-22)

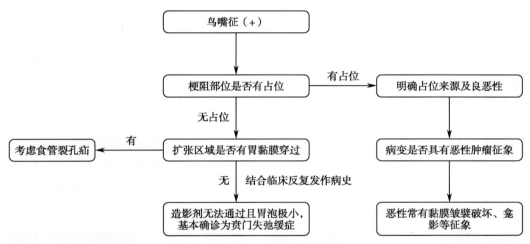

图 9-1-22　鸟嘴征的诊断思路

2. **疾病鉴别**

(1)恶性病变:食管下段贲门癌的 X 线表现为食管下端可见肿块影,病变区域呈边缘不规则狭窄,管壁僵硬,不能扩张,管腔内黏膜皱襞破坏紊乱,钡剂造影可见恶性腔内龛影征象。

(2)良性病变

1)食管裂孔疝:当食管裂孔疝较大时需要与贲门失弛缓症鉴别。食管裂孔疝的鸟嘴征上部分可见胃黏膜通过横膈,胃食管交接部分位于膈上。

2)食管静脉曲张:临床主要有肝硬化病史,典型表现为食管中下段黏膜皱襞增宽、迂曲,X 线钡剂造影呈蚯蚓状或串珠状充盈缺损,管壁边缘锯齿状。结合增强 CT 可见迂曲血管团,呈持续、延迟性强化。

3)乙状结肠扭转:除食管病变外,当临床有急腹症症状,X 线造影发现乙状结肠钡剂迅速充盈其梗阻远端,当钡剂接近阻塞处时,近狭窄处管腔变尖,形似鸟嘴。鸟嘴征是乙状结肠扭转在钡剂灌肠造影上特征性 X 线征象。

(任　克　任振东)

十一、堆硬币征

【定义】

堆硬币征(the stack of coins sign)是指在腹部平片、CT 或 MRI 上,节段性扩张的小肠肠襻的环形黏膜皱襞紧密平行排列,使得小肠形似堆叠的硬币。

【病理基础】

堆硬币征出现的原因是小肠肠管环形黏膜皱襞之间的间隔狭窄同时伴有肠腔扩张。通常,堆硬币征的堆叠黏膜皱襞是规则的且相互平行排列,相邻的增厚皱襞之间的间距变窄而显得拥挤,但仍有清晰的分界。

生理状况下,小肠肠管因经常处于蠕动或收缩状态,肠管瘪陷,黏膜皱襞常表现为羽毛状,并不表现为规则的环形黏膜皱襞。当肠管适度扩张,蠕动减弱或张力减低时,小肠纵向或斜行黏膜皱襞消失,小肠黏膜皱襞可表现为规则的环形黏膜皱襞,回肠黏膜皱襞较空肠稀疏。

多种原因可导致小肠黏膜皱襞增粗,其中,规则平滑的皱襞增厚常由肠壁内出血或肠壁充血水肿导致。其原因包括:抗凝治疗、局部缺血、血管炎、过敏性紫癜、血友病、继发于其他血液病的凝血异常。除出血外,其他病理改变(如水肿、细胞浸润)导致的黏膜皱襞增厚,也可具有类似的表现。

堆硬币征也见于一些肠管黏膜皱襞不增厚的疾病,例如硬皮病和热带口炎性腹泻。硬皮病出现堆硬币征的病理基础有所不同,在硬皮病累及小肠时,肠管环肌层的平滑肌萎缩与纤维组织替代,管壁张力减低而管腔扩张,但其厚度大致保持正常,而外纵肌相对内环肌而言肌萎缩程度较轻,外纵肌收缩导致肠管缩短,皱襞之间的间隔狭窄,皱襞紧密堆积而显示出"一叠硬币"的外观。

【征象描述】

1. X 线检查　在肠腔内有气体衬托的情况下,堆硬币征可在腹部 X 线片上显示,表现为平行排列的环形黏膜皱襞,皱襞增厚,皱襞间距狭窄,呈堆叠样改变。但 X 线的密度分辨力低,且为前后总和投照,如肠管内缺乏气体衬托则难以显示。

2. CT、MRI 检查　CT 及 MRI 可清晰显示该征象。CT 及 MRI 可直接显示小肠的环形黏膜皱襞,了解其部位、范围,并可判断其可能的病因。CT 表现为平行排列的增厚的小肠黏膜皱襞,伴或不伴肠壁增厚(图 9-1-23)。采用口服对比剂(尤其是口服阳性对比剂)可更好地显示黏膜皱襞,有利于该征象的显示。

3. 小肠钡剂造影检查　在小肠壁内出血病例的小肠钡剂造影图像上,小肠正常的羽毛状外观消失,横行排列的黏膜皱襞模式使得肠管边缘出现平行、对称且高度不一的"尖刺",形似尖桩栅栏,也称为"尖桩栅栏征(the picket-fence sign)"。硬皮病患者在小肠钡剂造影检查则出现"边缘隐匿表现(hidebound appearance)",其中明显扩张的无张力小肠表现为薄而紧密排列的环形皱襞,通常称为"肠管隐边征(the hide-bound bowel sign)"。

【相关疾病】

最初,堆硬币征被用于描述小肠肠壁血肿,例如凝血异常(如华法林过量使用、血友病、特发性血小板减少性紫癜、白血病)导致的自发性小肠壁血肿,后来该征象被发现与多种临床疾病有关。除了出血外,其他可能导致黏膜皱襞增厚(如水肿、细胞浸润)的疾病,也可表现出类似的外观,包括自身免疫性疾病(例如狼疮性肠炎、血管炎)、胰腺炎、胰腺癌、淋巴瘤、骨髓瘤、化疗后肠壁改变、肠梗阻,在鉴别诊断中应给予充分考虑,详见表 9-1-8。

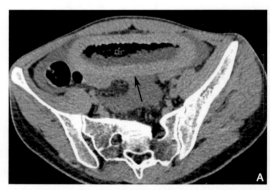
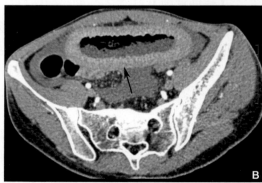
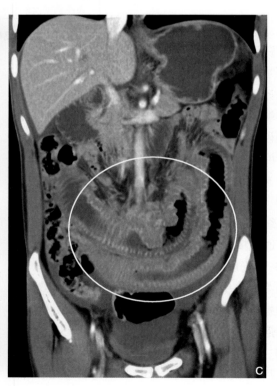

图 9-1-23　堆硬币征 CT 检查表现

患者男,27 岁,腹痛伴肛门停止排气排便 3 天。既往有血友病病史。A. CT 平扫横轴位示空肠节段性肠壁增厚(黑箭头),密度增高,伴中等量腹腔积液;B. 增强扫描门脉期横轴位示肠壁高密度区无强化(黑箭头);C. 增强扫描门脉期冠状位示受累小肠(白色圆圈)环形黏膜皱襞紧密平行排列呈一叠硬币样。手术病理证实小肠肠壁血肿,局限性坏死伴肠系膜血肿。

表 9-1-8 可表现为堆硬币征的疾病

肠壁增厚	肠壁无增厚
肠壁血肿	硬皮病
外伤性肠壁血肿	小肠吸收不良综合征
各种原因的自发性肠壁血肿	热带口炎性腹泻
凝血异常	乳糜泻
抗凝治疗（如华法林过量）	肠梗阻
血友病等先天性凝血系统缺陷	
继发于其他疾病的凝血异常	
肠壁水肿	
缺血性肠病	
肠系膜上动脉闭塞	
肠系膜上静脉血栓	
结缔组织疾病	
狼疮性肠炎	
系统性血管炎	
腹型紫癜（IgA血管炎）	
化疗后改变	
胰腺炎	
肠梗阻	
恶性肿瘤	
淋巴瘤	
骨髓瘤	
白血病肠壁浸润	

【分析思路】

发现堆硬币征,其"规则性"平行排列的小肠黏膜皱襞增厚的特征性表现模式,多为肠壁出血或水肿所致,这有助于缩小鉴别诊断范围,但通常需要结合临床资料才能正确地进行疾病诊断。需要注意的是,少数情况下,血液系统恶性病变也可"均匀性"地浸润肠壁从而出现规则性肠壁及黏膜皱襞增厚,在影像学上出现堆硬币征。同时,堆硬币征也可见于肠管壁及黏膜皱襞不增厚的疾病,例如硬皮病及小肠吸收不良综合征。

关于堆硬币征,其分析思路如下:

第一,识别这个征象。该征象的最重要特征是小肠黏膜皱襞沿肠管平行排列,相邻皱襞之间紧密,形似堆叠的硬币,非常形象,容易识别。判断的关键是要注意其黏膜皱襞是光滑、规则的,没有黏膜破坏表现。

第二,判断黏膜皱襞的厚度是否正常。黏膜皱襞增厚,常见于小肠壁血肿、水肿等;黏膜皱襞正常甚至变薄,则常见于硬皮病。

第三,结合其他影像学表现综合分析。小肠壁血肿急性期平扫呈相对高密度,增强扫描无强化;各种原因引起的肠管壁水肿的密度较低,MRI在 T_2WI 明显高信号;肠缺血可有肠壁强化减弱、分层强化、延迟强化等表现;硬皮病在小肠钡剂造影透视下观察可有肠壁僵硬,同时表现为"肠管隐边征"。

第四,结合患者的临床病史、临床症状、实验室资料、诊疗经过、多次影像学检查前后对比等临床资料,可缩小鉴别诊断范围。在一些正在接受抗凝治疗的患者或有凝血功能障碍的患者中,如果出现堆硬币征,应考虑是否有小肠壁血肿的可能;硬皮病为系统性疾病,可累及多个器官,如果患者有皮肤或其他部位受累或有相应的实验室指标异常,如出现堆硬币征,应考虑硬皮病累及肠管。

【疾病鉴别】

堆硬币征是提示小肠肠壁血肿的一个重要征象,但并非具有特异性,有多种其他疾病也可出现该征象,小肠肠壁血肿在很多情况下也可表现为肠黏膜皱襞的不光滑增厚而不表现出堆硬币征。因此,对于该征象,需要联合其他影像学特征和临床信息进行诊断和鉴别诊断。

1. **诊断思路**（图 9-1-24 ）

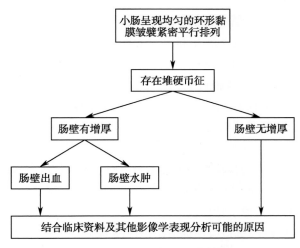

图 9-1-24 堆硬币征的诊断思路

2. **鉴别诊断**

（1）肠壁血肿:任何导致肠壁出血的原因都可能导致小肠皱襞均匀、规则增厚,边缘清晰。这种平行排列的黏膜皱襞在CT上呈现对称、均匀的黏膜皱襞增厚表现,即堆硬币征;通常为节段性受累,尤其是空肠。但随着出血进入肠系膜,可导致肠袢分离,甚至出现类似恶性肿瘤的偏心肿块。肠壁血肿在CT上表现为肠壁增厚,密度增高,增强扫描血肿无强化。

肠壁血肿的病因诊断需要根据临床资料综合考虑。如有抗凝治疗史应考虑到自发性血肿的可能性;此外,血友病也可表现为自发性肠壁血肿,但通常几乎所有患者曾有血友病性关节病的病史,而且因该病通常为X染色体连锁隐性遗传,几乎仅见于男性。

（2）肠壁水肿：各种原因的肠壁水肿（表9-1-3）可导致小肠普遍性或节段性规则性增厚，黏膜皱襞规则增厚可出现堆硬币征。肠壁黏膜下水肿在CT增强扫描上可表现为靶征。各种类型血管炎所致肠壁水肿可通过临床资料得到提示。

（3）硬皮病：硬皮病是一种自身免疫性结缔组织疾病，其特征是多系统纤维化和软组织钙化。硬皮病通常在中年（30～50岁）发病，女性好发。胃肠道改变是硬皮病继皮肤改变和雷诺现象之后的第三种常见表现。最常见的胃肠道受累部位是食管，约占全部硬皮病患者的80%，其次为小肠受累（其中最常见于十二指肠），约占60%。

钡剂造影检查：食管受累表现包括食管远端三分之二扩张，卧位食管排空障碍，纤维化导致明显长度缩短，下食管运动障碍（主动脉弓上方蠕动正常），括约肌张力降低引起的胃食管反流。小肠受累表现包括：管腔扩张，可以是显著扩张；蠕动减少/钡剂传输延迟；尽管扩张，但黏膜皱襞看起来相对正常；肠隐边征，表现为密集排列的黏膜皱襞，常认为是硬皮病的病理特征；手风琴征，表现为十二指肠均匀分布的黏膜皱襞清晰可见；囊状变，常在肠系膜缘。

CT检查：食管受累时出现仰卧时管腔内气液平；小肠受累时出现肠管内囊样积气。

（4）小肠吸收不良综合征：该病的诊断金标准是上消化道内镜检查和十二指肠活检。影像学对该病诊断的灵敏度及特异度都不高，但有助于了解疾病的发展过程。影像学特征包括：①小肠扩张，且与疾病严重程度成正比；②口服钡剂造影出现钡剂附壁不良、絮结沉降，这是由于肠道分泌过多，同时可表现为十二指肠结节样改变、空肠回肠皱襞模式反转、小肠分段显影；③造影检查或CT扫描可发现黏膜萎缩，可出现肠隐边征或堆硬币征；④可伴有一过性非梗阻性肠套叠，造影上表现为螺旋弹簧样外观，CT上则表现为同心圆征；⑤可继发空化性肠系膜淋巴结综合征，表现为脾脏萎缩、肠系膜淋巴结肿大、绒毛萎缩三联征，CT上其肠系膜淋巴结具有特征性表现，肿大淋巴结直径可达2～8cm，呈肠系膜囊性肿块，边缘薄而有强化，中央低密度，可为液体密度或脂肪密度，有时其内可出现脂液平面。

（龙学颖）

十二、哨兵袢征

【定义】

哨兵袢征（the sentinel loop sign）也称为"前哨肠管征"，是指腹腔内病变引起的邻近局限性肠麻痹（反射性肠淤张）；在腹部X线片或CT上表现为胀气扩张的一小段肠管，提示该区域可能存在炎性病变。

字面意义上，"哨兵"是指站岗和放哨的士兵或警卫，在医学上，则常被用于警示或提示可能存在疾病。Levita于1946年首次报道了该征象，在仰卧位腹部X线片上描述了急性胆囊炎、急性阑尾炎和肝下脓肿病例的孤立性扩张肠袢；Grollman等人在1950年将该征象用作急性胰腺炎的放射学征象。

【病理基础】

1929年，Alvarez和Hosoi通过实验证明，腹膜刺激会对消化道产生局部蠕动抑制。腹腔内各种急性炎症（例如急性阑尾炎、急性胆囊炎、急性胰腺炎）发展到一定程度后，常伴有邻近的腹膜炎，腹膜炎性刺激导致邻近肠管反射性肠麻痹。由于局部肠管相对蠕动缺乏，导致肠袢（通常是小肠）扩张。引起哨兵袢征的潜在腹腔病变可以通过临床病史、体征和实验室检查以及CT或B超等进一步明确。

【征象描述】

1. X线检查　哨兵袢征通常在腹部X线片上被描述，表现为局限性或一小段肠管积气增多，伴或不伴肠管扩张，需要与其他原因的肠梗阻鉴别。哨兵袢征扩张的肠管较为局限，一般为一小段肠管，扩张的程度较轻。由于哨兵袢征的发生部位一般靠近腹腔内炎症区域，其部位可能有助于提示炎症的来源。例如，上腹部的哨兵袢征可能提示急性胰腺炎，而右下腹的哨兵袢征则提示急性阑尾炎。

2. CT检查　平片上所有的影像学表现都可以在腹部CT上更好地显示，哨兵袢征也不例外。相对于腹部平片，CT的优势是不仅可以观察到胀气扩张的肠袢，而且可清晰显示腹膜炎的范围以及揭示导致肠淤张的病因（图9-1-25）。

【相关疾病】

哨兵袢征仅为提示腹腔内炎性反应的一个间接征象，本身并不具特异性表现。发现该征象的主要临床意义在于提示该区域可能存在局限性腹膜炎，主要包括腹腔内各种感染性病变，甚至还可见于局限性癌性腹膜炎。

【分析思路】

哨兵袢征在腹部平片上的分析思路如下：

第一，分析小肠肠气模式。平片上小肠内气体的正常模式为除十二指肠、空肠起始部、回肠末段可有少量气体外，其他部位应该保持无气状态，小肠肠管内积气应少于3～5处，宽度<（2.5～3）cm，呈小泡状；如有积气增多或伴肠管扩张，应考虑为异常肠

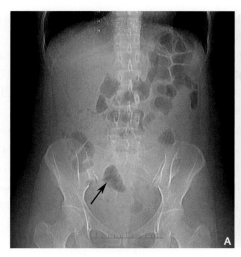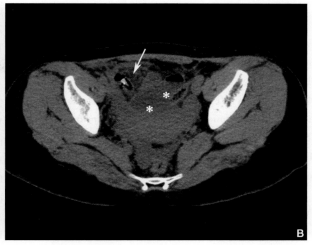

图 9-1-25 哨兵袢征的 CT 表现

患者女,35 岁,腹痛、发热 2 天。体格检查:右下腹肌紧张,有压痛及反跳痛。A.CT 定位片示右下腹局限性肠袢充气(黑箭头),轻度扩张;B.CT 平扫横轴位示盆腔右侧阑尾区可见阑尾增粗,其内见结节样致密影(粪石)及积气,伴周围脂肪间隙模糊(白箭头),邻近肠袢(白色星号)局限性轻度扩张伴气液平面。手术病理证实为急性坏疽性阑尾炎并穿孔伴阑尾周围蜂窝织炎。

气模式。但小肠内气体需要与结肠内积气区分,因为正常情况下,结肠内气体通常均恒定存在,区分的要点在于结肠通常位于腹区四周,其内为粪便,呈气-液-固混杂密度。如判断困难,可考虑进一步行 CT 扫描。

第二,与其他原因的肠梗阻进行鉴别诊断。鉴别方法见前述内容。

第三,根据肠袢所致部位,结合临床表现、体征、实验室资料等给出可能的原因及下一步影像学检查

的最佳方案(通常情况下 CT 为首选)。

【疾病鉴别】

哨兵袢征只是一个间接征象,也没有特异性,不能仅仅依据该征象作出任何临床诊断,需要联合其他影像学特征和临床信息进行诊断和鉴别诊断。在平片上疾病鉴别诊断困难,只能根据部位进行初步推测,确定诊断需要根据临床资料及 CT 扫描结果。

诊断思路如下(图 9-1-26):

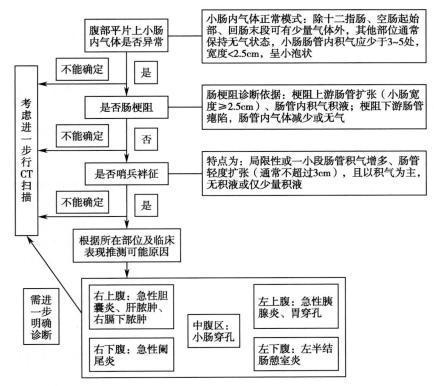

图 9-1-26 基于肠气模式及临床表现的诊断流程图

(龙学颖)

参 考 文 献

1. GORE RM,SILVERS RI,THAKRAR KH,et al. Bowel obstruction [J]. Radiol Clin North Am,2015,53(6):1225-1240.

2. DIAMOND M,LEE J,LEBEDIS CA.Small bowel obstruction and ischemia [J]. Radiol Clin North Am,2019,57(4):689-703.

3. NELMS DW,KANN BR.Imaging modalities for evaluation of intestinal obstruction [J]. Clin Colon Rectal Surg,2021,34(04):205-218.

4. TIRUMANI H,VASSA R,FASIH N,et al. Small bowel obstruction in the emergency department:MDCT features of common and uncommon causes [J]. Clin Imaging,2014,38(5):580-588.

5. BEATON C,DAVIES M,BEYNON J.The management of primary small bowel and colon lymphoma-a review [J]. Int J Colorectal Dis,2012,27(5):555-563.

6. KAROUI S,BOUBAKER J,FILALI A.Inflammatory bowel diseases and lymphoma [J]. La Tunisie medicale,2004,82(2):185-189.

7. LO RE G,FEDERICA V,MIDIRI F,et al. Radiological features of gastrointestinal lymphoma [J]. Gastroenterol Res Pract,2016,2016:2498143.

8. LAU S,TAM KF,KAM CK,et al. Imaging of gastrointestinal stromal tumour(GIST)[J]. Clin Radio,2004,59(6):487-498.

9. BETTENWORTH D,BOKEMEYER A,BAKER M,et al. Crohn's disease-associated small bowel strictures and fibrosis on cross-sectional imaging:a systematic review[J]. Gut,2019,68(6):1115-1126.

10. GORE RM,SILVERS RI,THAKRAR KH,et al. Bowel obstruction [J]. Radiologic Clinics of North America,2015,53(6):1225.

11. KIJIMA S,SASAKI T,NAGATA K,et al. Preoperative evaluation of colorectal cancer using CT colonography,MRI,and PET/CT [J]. World Journal of Gastroenterology,2014,20(45):16964-16975.

12. HAYAKAWA K,TANIKAKE M,YOSHIDA S,et al. CT findings of small bowel strangulation:the importance of contrast enhancement [J]. Emergency Radiology,2013,20(1):3-9.

13. GUELFGUAT M,KAPLINSKIY V,REDDY SH,et al. Clinical guidelines for imaging and reporting ingested foreign bodies [J]. AJR Am J Roentgenol,2014,203(1):37-53.

14. HAVLICHEK DH,KAMBOJ AK,LEGGETT CL.A practical guide to the evaluation of small bowel bleeding [J]. Mayo Clin Proc,2022,97(1):146-153.

15. LOO JT,DUDDALWAR V,CHEN FK,et al. Abdominal radiograph pearls and pitfalls for the emergency department radiologist:a pictorial review [J]. Abdom Radiol(NY),2017,42(4):987-1019.

16. AHUALLI J.The target sign:Bowel wall [J]. Radiology,2005,234(2):549-550.

17. TIRUMANI H,VASSA R,FASIH N,et al. Small bowel obstruction in the emergency department:MDCT features of common and uncommon causes [J]. Clin Imaging,2014,38(5):580-588.

18. WALTER J,AYOOB A,DISANTIS D.The bowel wall target sign [J]. Abdom Imaging,2015,40(2):457-458.

19. HAYAKAWA K,TANIKAKE M,YOSHIDA S,et al. CT findings of small bowel strangulation:the importance of contrast enhancement [J]. Emerg Radiol,2013,20(1):3-9.

20. AJIMSHA MS,ISMAIL LA,AL-MUDAHKA N,et al. Effectiveness of external myofascial mobilisation in the management of male chronic pelvic pain of muscle spastic type:A retrospective study [J]. Arab J Urol,2021,19(3):394-400.

21. MORRISSEY D,EL-KHAWAND D,GINZBURG N,et al. Botulinum toxin a injections into pelvic floor muscles under electromyographic guidance for women with refractory high-tone pelvic floor dysfunction:a 6-month prospective pilot study [J]. Female Pelvic Med Reconstr Surg,2015,21(5):277-282.

22. YANG SW,XIN XZ,LIU JN,et al. Efficacy of spastic pelvic floor syndrome treated with electroacupuncture at Baliao [J]. Zhongguo Zhen Jiu,2014,34(9):869-872.

23. THAPAR RB,PATANKAR RV,KAMAT RD,et al. MR defecography for obstructed defecation syndrome [J]. Indian J Radiol Imaging,2015,25(1):25-30.

24. GANESH S,KUMAR M.Physiotherapist management of a patient with spastic perineal syndrome and subsequent constipation:a case report [J]. Physiother Theory Pract,2021,37(1):242-251.

25. 金征宇,龚启勇. 医学影像学 [M]3 版. 北京:人民卫生出版社,2015.

26. 李曙光.肠梗阻 X 线诊断价值[J].中国实用医药,2014(30):2.

27. 丁佩媛,王永仁.绞窄性小肠梗阻的 X 线和 CT 诊断价值[J].医学信息:中旬刊,2011,24(6):2.

28. VENKATASAMY A,MINAULT Q,ROMAIN B,et al. The stack of coins sign in scleroderma [J]. Abdom Radiol(NY),2018,43(10):2878-2879.

29. SONDHI AR,PIPER MS,DIMAGNO MJ.Stack of coins sign in a patient with recurrent abdominal pain [J]. Gastroenterology,2018,154(5):e12-e13.

30. EISENBERG R.Thickening of small bowel folds [J]. AJR Am J Roentgenol,2009,193(1):W1-W6.

31. ALVAREZ WC,HOSOI K.What has happened to unobstructed bowel that fails to transport fluid and gas? [J]. Am J Surg,1929,6(5):569-578.

32. ALI N,LESHCHINSKIY S,JOHNSON M,et al. The sentinel loop sign [J]. Abdom Radiol,2018,43:3192-3194.

第二节 肠壁改变

一、肠壁增厚

【定义】

正常肠壁厚度均匀、环周对称，但不同部位、不同充盈状态下的小肠和结直肠肠壁厚度存在较大变化。充盈良好的正常小肠肠壁厚度通常在1~2mm，如果小肠充盈不足、肠腔塌陷则肠壁厚度可达2~3mm。充盈良好的结肠壁厚度一般不超过3mm，而非充盈状态下结肠肠壁厚度可达3~5mm。在肠管舒张、充盈良好的情况下，小肠肠壁厚度>3mm、结肠肠壁厚度>5mm应考虑肠壁增厚的可能。为了避免肠腔充盈不足和肠壁收缩状态所导致的假象，怀疑肠壁异常增厚时，与相邻区域、类似扩张程度的肠壁进行比较有助于明确诊断。

【病理基础】

导致肠壁增厚的疾病多种多样，几乎涵盖各类胃肠道疾病，如各类急慢性炎症、多种肿瘤、急慢性肠道缺血以及多种自身免疫性、过敏性、代谢性和系统性疾病等。肠壁增厚的病理学改变主要取决于病因及病变的发展阶段。

1. **急性期炎症表现** 见于各种细菌性、病毒性肠炎、各类炎性肠病（inflammatory bowel disease, IBD）（如克罗恩病、溃疡性结肠炎）急性期以及过敏性、变态反应性或自身免疫性疾病所致肠炎（如过敏性肠炎、过敏性紫癜、系统性红斑狼疮累及胃肠道以及嗜酸细胞性胃肠炎等）、放射性肠炎等以急性炎性渗出和损伤为主要表现的肠道病变，多数导致肠壁环周对称性肿胀、分层，黏膜层受累最明显，黏膜下层渗出增多，严重者可发生黏膜坏死、脱落，出现糜烂、溃疡甚至穿孔，伴不同程度肠周脂肪间隙渗出增多。

2. **慢性期炎症** 见于各种类型慢性或迁延不愈的急性肠道炎症，包括克罗恩病、严重的溃疡性结肠炎、肠结核、迁延不愈的放射性肠炎、孤立性直肠溃疡综合征等，病理组织学上常见炎症与组织修复并存，表现为肉芽组织增生伴不同程度炎性渗出和炎性细胞浸润，多呈环周或偏侧性、不均匀增厚，炎症活动期病变内肉芽组织内血供丰富，晚期炎症消退，病变以纤维瘢痕为主，血供相应减少。

3. **肠壁血运障碍** 各种原因导致的肠系膜大血管血运障碍（如肠系膜动脉血栓、门静脉/肠系膜静脉栓塞、各种类型绞窄性肠梗阻、严重的肠系膜旋转不良导致肠系膜血管受压或闭塞等）均可因缺血或淤血而导致肠壁血供减少，黏膜层最敏感容易出现坏死脱落，黏膜下层水肿常见，严重者肌层受累血供减少或无血供，导致肠壁不同程度环周均匀性增厚并肠壁肿胀分层，肠壁积气和肠穿孔均为肠壁坏死的表现。除肠系膜大血管病变外，白塞病（Behcet disease, BD）、严重动脉硬化或血管炎、结外NK/T细胞淋巴瘤、心力衰竭等也可通过引起末梢血管阻塞或血流量降低导致肠壁血运障碍，继发肠壁组织坏死、脱落，甚至肠壁穿孔。此外，肝硬化失代偿期或布-加综合征等导致严重门静脉高压的情况下，肠壁静脉回流受阻也可导致肠壁环周增厚、肿胀分层。

4. **肿瘤** 多种消化道及消化道外良恶性肿瘤，包括腺癌、印戒细胞癌、血管瘤、淋巴瘤等均可沿管壁浸润性生长，形成以管壁增厚为主要表现的肠道病变，根据肿瘤性质不同其病理学表现各有特点。此外，极少数种植性转移瘤可沿肠壁浸润导致肠壁增厚。

5. **其他** 此外各种原因导致的肠壁内出血，如服用抗凝药物（华法林等）导致肠壁内出血或休克患者出现黏膜下血管损伤，或代谢性疾病导致肠壁内异常物质沉积，如淀粉样变累及胃肠道等，也可引起肠道管壁增厚。

【征象描述】

1. **肠壁增厚的X线片与X线造影检查表现** 在肠道充盈气体的情况下，X线片上可以大体识别肠腔内侧壁轮廓，但由于缺乏对比，外侧壁通常不可见，因而无法准确客观地判断肠壁的真实厚度。X线造影检查通过在肠腔内引入阴性或阳性对比剂，能够更清晰地衬托出肠壁黏膜面的轮廓，帮助识别黏膜皱襞增粗、破坏、纠集、充盈缺损、龛影等征象，从而进行肠壁病变诊断，但绝大多数情况下肠壁厚度仍然不可测量（图9-2-1）。腹腔积气的情况下，如果肠壁两侧出现气体积聚，则可在气体衬托下大致判断肠壁厚度，此时在排除外伤、近期手术史以及排除腹腔肠曲重叠造成假象的情况下，需要注意胃肠穿孔的可能性。此外，在肠腔明显积气（如肠梗阻、肠套叠等）的情况下，肠腔气体可以衬托出环状襞（小肠）、弓状皱襞（结肠）或肠壁内缘轮廓，如果发现明显增厚的黏膜皱襞或者两段相邻肠管肠腔间的肠壁厚度明显增厚（肠间壁厚度>1cm），也需要注意肠壁增厚的可能性。怀疑肠壁增厚时，需要进一步进行CT或MRI检查（首选增强CT检查），以便更加直观地观察是否存在肠壁增厚、肠壁增厚的类型以及导致肠壁增厚的可能原因。

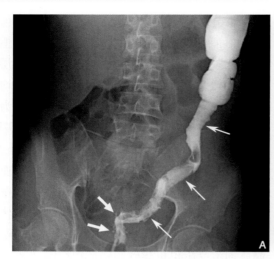
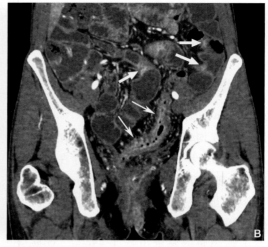

图 9-2-1　肠壁增厚的 X 线造影与 CT 表现对比

A. 克罗恩病患者接受钡灌肠 X 线造影检查,显示直肠 - 乙状结肠 - 降结肠远段肠腔狭窄、结肠袋变浅(细白箭),不能识别肠壁外缘及肠壁厚度,因此无法鉴别肠腔狭窄为肠壁增厚导致还是管壁收缩导致;乙状结肠远段及直肠壁可见多发小龛影(粗白箭),提示溃疡形成;B. 增强 CT 图像示下腹部小肠(粗白箭)、乙状结肠(细白箭)多节段性肠壁增厚,乙状结肠管腔变窄,增厚肠壁呈分层样强化(双环),肠周系膜的直小血管增粗。

2. CT 表现　CT 是最常用的断层成像方法,能够在极短的时间内完成各向同性的薄层断层扫描,获得高质量的腹部 CT 增强扫描图像,肠壁增厚的细节和程度能够很容易在 CT 图像上得到观察和测量,尤其在肠腔得到适度充盈的情况下。与常规增强 CT 相比,CT 小肠造影(CT enterography,CTE)检查更有利于准确评估小肠肠壁增厚。在肠腔塌陷、肠管充盈不良的情况下,轻度的肠壁增厚可能难以识别,此时与邻近和远处的其他肠襻进行比较,有助于判断肠壁增厚是否为病理性增厚。

在 CT 检查中,除了肠壁厚度的评估以外,为了更加有效地进行病因诊断,需要观察肠壁、肠周和肠腔异常的以下细节:

(1)肠壁增厚的方式:根据受累肠段的肠壁增厚方式,可以将表现为肠壁增厚的病变分为:均匀环周增厚或非均匀性增厚型,前者指受累肠壁全周厚度一致,呈环状向心性增厚,后者指肠壁增厚呈偏侧性、不均匀增厚。其中,均匀增厚多见于良性病变,如大血管血流动力学异常导致的肠壁缺血或淤血(如肠系膜血管栓塞、门静脉高压症等)、绞窄性肠梗阻、炎症性 / 全身性 / 系统性 / 代谢性疾病(如病毒性或细菌性肠炎、心力衰竭、尿毒症、系统性红斑狼疮、过敏性紫癜、嗜酸细胞性胃肠炎等)导致的肠道病变常表现为均匀环周增厚;而多数肿瘤性病变、部分慢性炎性疾病(如克罗恩病)等导致的肠壁增厚以偏侧、非均匀性增厚为主(图 9-2-2)。

(2)病变的分布:根据病变肠段的分布和受累肠段的数目,可以将肠道病变分为单发病变和多发病变。其中多发病变常见于克罗恩病(图 9-2-2)、肠

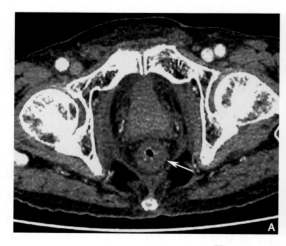
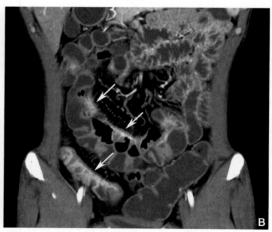

图 9-2-2　肠壁增厚的方式

A. 为放射性肠炎患者,直肠肠壁环周均匀性增厚(箭头);B. 为克罗恩病患者多节段小肠可见肠壁增厚,以系膜侧增厚为主(箭头)。

结核、腹型过敏性紫癜、嗜酸细胞性胃肠炎、系统性红斑狼疮肠道受累、淀粉样变性以及淋巴瘤等；其余大部分为单发局灶性、节段性或弥漫性肠道病变。

（3）病变的 CT 平扫密度：根据增厚的肠壁在 CT 平扫图像上的密度，可以将病变分为：①接近等密度：见于绝大部分肠壁病变，CT 平扫不能识别出显著的密度差异。②稍高密度：可为均匀稍高或高密度，主要见于各种原因导致的急性肠壁内出血，如绞窄性肠梗阻或使用抗凝药物等（图 9-2-3A、B）；或者表现为肠壁内多发结节状或线样高密度灶（钙化灶），见于海绵状血管瘤（结节状钙化灶常见）（图 9-2-3C）、肠道淀粉样变性（肠壁或系膜小血管线条样钙化）（图 9-2-3D）。③较低密度：见于各种严重的肠壁水肿或坏死前期。

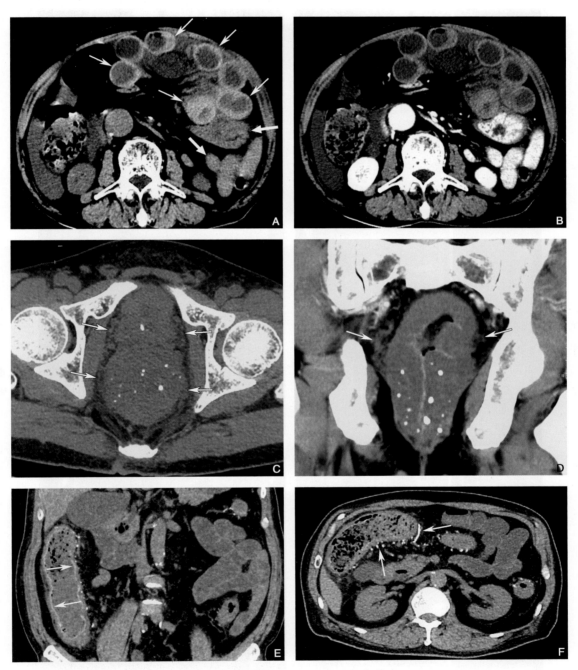

图 9-2-3　肠壁增厚的 CT 平扫密度

A、B. 腹内疝伴绞窄性肠梗阻，图 A CT 平扫见病变区小肠簇状扩张、肠壁增厚伴密度升高（细白箭），与左侧塌陷的正常小肠（粗白箭）形成明显对比，图 B 静脉期 CT 增强扫描见疝囊内小肠肠壁不强化（簇状扩张的区域），提示局部小肠梗死，其左后方相应区域正常小肠显著强化；C、D. 直肠海绵状血管瘤，轴位 CT 平扫见增厚的肠壁内多发小圆形钙化灶（静脉石），图 D 冠状位静脉期 CT 增强图像见显著增厚的肠壁内多发大小不等的钙化灶，管壁内侧见明显强化的黏膜层；直肠系膜及盆腔脂肪间隙小血管增粗迂曲（细白箭）；E、F. 结肠淀粉样变性，见升结肠黏膜层线样钙化（细白箭），图 F 见沿结肠系膜直小血管走行的线条形钙化（细白箭）。

（4）病变的强化方式：根据受累肠段的肠壁强化方式，可以将病变分为：①肠壁低/无强化：环周低/无强化，主要见于绞窄性肠梗阻；非环周分布的局限性肠壁低强化，见于各种原因导致的肠壁局限性缺血，如T细胞淋巴瘤（易侵犯血管导致血管阻塞）或者严重的肠壁炎症等。②环形分层强化：可以为双环强化，或者为三环强化，表现为水样靶征或脂肪靶征，即在黏膜层与肌层之间出现低密度的黏膜下层水肿带或黏膜下层脂肪沉积带，MR脂肪抑制序列有助于区别水肿和脂肪沉积。③肠壁分层不明显，病变区均匀或不均匀强化：均匀强化分为轻度（与平扫比较，增强后CT值增加10～30Hu）、中度（增强后CT值增加30～50Hu）和重度（增强后CT值增加超过50Hu）（图9-2-4）。

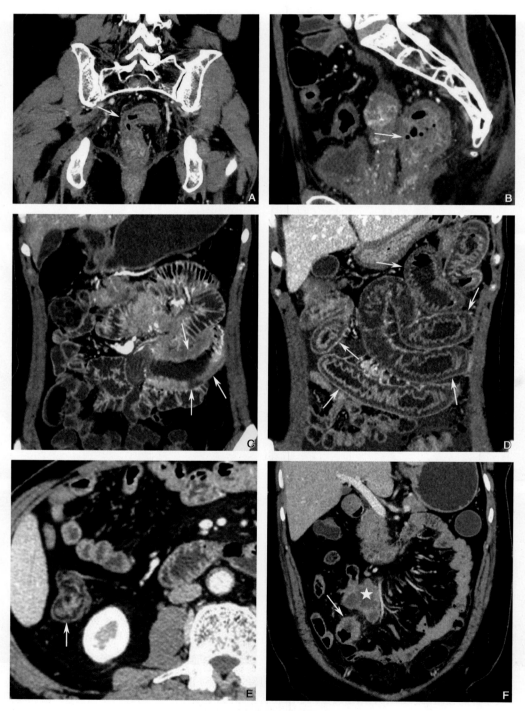

图9-2-4 肠壁增厚的强化方式

A～C.为肠壁低/无强化，图A、B为放射性肠炎，直肠及乙状结肠肠壁呈环周低强化（箭头）并且管壁内出现气体密度（箭头），提示肠壁坏死、有短期内肠穿孔可能，图C小肠T细胞淋巴瘤，病变区肠壁增厚，呈单层中等均匀强化（箭头），其内出现局限性无强化区（箭头），提示局部肠壁坏死；D、E为环形分层强化，图D为水样靶征（系统性红斑狼疮累及胃肠道，箭头），图E为脂肪靶征（克罗恩病治疗后，箭头）；F.为无分层的肠壁强化，小肠腺癌见肠壁偏侧增厚并不均匀强化（箭头），系膜侧转移性淋巴结肿大并融合成团（星号）。

（5）肠壁受累的长度与分布：根据受累肠壁的长度，可以将表现为肠道增厚的病变归入以下几类：①局限性肠壁受累（长度<5cm）；②节段性肠壁受累（5~10cm）或长节段肠壁受累（10~30cm）；③弥漫性肠壁受累（>30cm）。

（6）肠壁增厚的程度：在肠管舒张良好的情况下，可根据肠壁厚度将肠壁增厚的程度分为：轻度（3~4mm）、中度（≥5mm且<10mm）和重度（≥10mm）。尽管这些分类在对应的疾病上有重叠，如缺血性肠炎通常为轻-中度增厚，但静脉阻塞所致的肠壁淤血可致肠壁重度增厚，克罗恩病导致的肠壁增厚可为轻至重度的不同程度的增厚，但注意这些细节仍有助于缩小鉴别诊断的范围。

（7）病变累及的部位：许多肠道病变有相对特殊的好发部位，认识其分布倾向有助于对疾病做出正确诊断。

3. **MRI 表现**　在 MRI 检查中，发现肠壁增厚后，同样需要评估病变分布、肠壁增厚方式、病变的信号及强化方式、肠壁受累的长度与分布、肠壁增厚的程度、肠系膜及肠系膜血管改变、管腔内特殊成分等细节，内容基本同 CT 表现，此处不再赘述。此外，认真

观察病变的信号特点也有助于诊断，尽管绝大多数病变在 T_2WI 呈高或稍高信号、T_1WI 呈等或稍低信号，出现以下几类 MRI 信号表现时仍然具有相对有特征性：

（1）T_2WI 信号特点：部分病变在 T_2WI 的信号表现有一定特点，如：①增厚肠壁内见接近或略低于水样信号的高信号，常见于以下两种情况：病变呈不均匀高信号、黏膜层或固有肌层不完整的，多见于肿瘤；黏膜下层增厚并呈显著高信号的，多见于各类非特异性肠炎（图 9-2-5）；②T_2WI 呈低信号，常见于纤维结缔组织丰富的区域、钙或铁沉积、黑色素颗粒或脱氧血红蛋白等顺磁性物质沉积区（图 9-2-6）。干酪样坏死是凝固性坏死的特殊类型，含自由水相对较少、脂质成分较高，因此 T_2WI 多呈低信号、也可呈等/轻微高信号，T_1WI 多呈等或轻微低信号、偶呈轻微高信号表现，DWI 扩散受限不明显，有助于结核的诊断。

（2）T_1WI 信号特点：黑色素瘤、部分钙化灶、病变含脂肪成分（如肠壁内脂肪沉积、脂肪瘤）或含蛋白丰富，病变亚急性期出血（高铁血红蛋白）或存在慢血流时，可在 T_1WI 呈高或稍高信号。

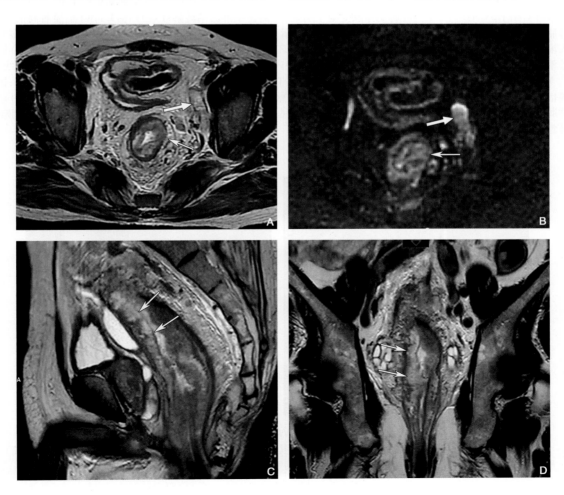

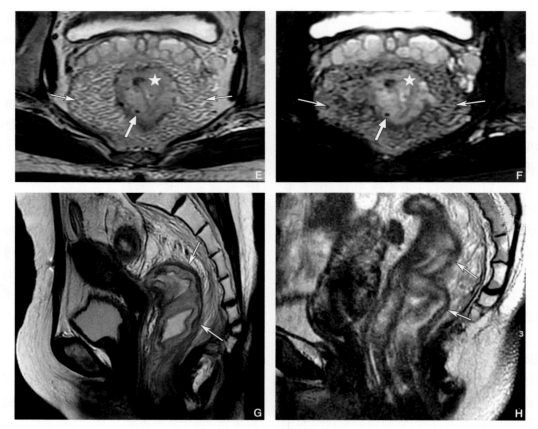

图 9-2-5　T₂WI 高信号的病变

A、B. 直肠黏液腺癌(细白箭)导致肠壁环周增厚,T₂WI(图 A)病变呈显著高信号(细胞外黏蛋白丰富),黏膜层及固有肌层破坏(细白箭),ADC 图(图 B)病变弥散受限不明显;左侧盆壁淋巴结转移灶(粗白箭),T₂WI 呈显著高信号,在高信号脂肪组织背景下容易被漏诊,ADC 图呈高信号,提示无弥散受限;左侧直肠系膜内(细白箭周围)也见多发类似稍大淋巴结;C、D. 直肠 - 乙状结肠印戒细胞癌导致肠壁环周增厚,矢状位(图 C)和冠状位 T₂WI 图像(图 D)见肠壁信号不均匀,前壁及右侧壁呈明显高信号(细白箭)(细胞内黏蛋白丰富),表面见条形低信号(细白箭)的黏膜线残留;E、F. 为直肠海绵状血管瘤,常规 T₂WI(图 E)及脂肪抑制 T₂WI(图 F)见环周增厚的肠壁呈显著高信号(星号),接近精囊腺信号,周围直肠系膜呈筛网状表现(细白箭区域),肠壁内见散在 T₂WI 低信号的静脉石(粗白箭);G、H. 图 G 为放射性肠炎,图 H 为严重直肠脱垂继发肠壁水肿,T₂WI 均见肠壁分层,由肠腔内缘到外缘依次为:较低信号黏膜线 - 高信号黏膜下层水肿带 - 低信号固有肌层(细白箭)。

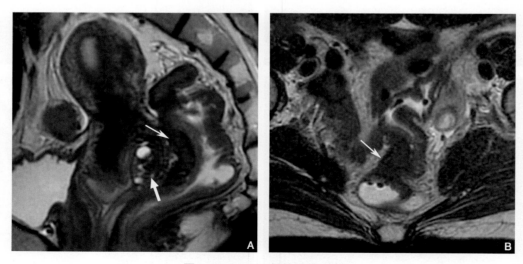

图 9-2-6　T₂WI 低信号的病变

子宫内膜异位症累及直肠患者,图 A 矢状位 T₂WI 图像见病变靠近直肠前壁一侧呈条形低信号(细白箭)、腹侧呈高低混杂信号(粗白箭);图 B 轴位 T₂WI 图像见直肠右侧壁病灶区呈条形低信号灶(细白箭)。

（3）高 b 值 DWI 序列（$b \geqslant 800$）呈显著高信号、ADC 图见显著弥散受限：常见于脓肿、小细胞肿瘤等。

【相关疾病】

多种多样的肠道疾病以及肠外病变累及肠道均可导致肠壁增厚，但不同的疾病其起源部位、肠壁受累的位置、范围、分布、肠壁增厚的方式、程度以及病变肠段的密度和强化方式等或多或少存在一定差异，熟悉不同表现所对应的相关疾病分布有助于对疾病的定性诊断（图 9-2-7）。

【分析思路】

1. 发现肠壁增厚时，按前述要点具体分析肠壁增厚的局部情况，初步得出倾向性的一个或多个可能诊断。例如，"靶征"常见于各类急性炎症或水肿（低分化腺癌或印戒细胞癌有时会出现类似表现，肠腔狭窄、僵硬，肠周淋巴结肿大等合并征象有助于明确诊断），可以缩小鉴别诊断的范围。

2. 进一步观察肠壁增厚以外的影像学征象，包括肠内容物情况、肠周及肠系膜异常、淋巴结大小及分布、其他器官异常情况等，辅助做出正确判断。

（1）肠内容物：小肠内有成形粪便，表明有长期的梗阻；肠腔内的高密度液体表明胃肠道出血；结肠腔内脂肪密度见于乳糜泻。

（2）肠系膜及肠系膜血管的改变：肠周脂肪密度增高，出现"脂肪爬行征"并直小血管增粗（"梳齿征"），克罗恩病可能性大；系膜侧为主的肠壁增厚伴显著的非干酪性肉芽肿或瘘管形成，多见于克罗恩病、缺血性肠炎、白塞病等，肠瘘也可见于肠结核；系膜血管增粗、交织，呈筛网状，常见于海绵状血管瘤；严重的肠系膜动脉硬化或血管炎是导致肠壁缺损性损伤和肠壁增厚的重要原因；肠系膜动脉期充盈缺损，提示血栓或栓塞；动脉夹层的患者可见管腔内线样分隔等。

（3）淋巴结大小及分布：低密度淋巴结伴边缘强化或钙化应警惕结核、其他分枝杆菌感染或组织胞浆菌病的可能性；低密度淋巴结也可见于黏液腺癌转移。艾滋病患者出现高密度淋巴结提示卡波西肉瘤的可能性；淋巴结钙化可见于多种良性和恶性疾病，良性者如结核及其它分枝杆菌感染、结节病、部分真菌感染，恶性者如黏液腺癌转移、肠系膜淋巴瘤治疗过程中、神经内分泌肿瘤等。淋巴结肿大的程度及是否进一步融合成团，也有助恶性肿瘤的判断。

（4）其他异常情况：结合患者的临床和实验室检查，以及其他器官的异常情况，也非常有助于肠壁增厚的病因诊断和疾病鉴别。如：感染性肠炎多数起病急，伴腹痛、腹泻、恶心、呕吐等消化道症状；结直肠癌常伴血便和大便性状改变，可有肿瘤标记物（主要为 CEA）增高；炎性肠病患者常呈慢性病程，反复腹泻、黏液脓血便，伴腹痛，活动期炎症指标及粪便钙卫蛋白增高；肛周出现多条瘘管的复杂性肛瘘的患者，也要警惕克罗恩病的可能；发现肺部有陈旧性或活动性肺结核表现，并回肠末段或回盲部肠壁增厚，需要结合实验室检查进一步评估肠结核的可能；出现口-眼-生殖器三联征（复发性口腔溃疡、眼炎、生殖器溃疡）、皮肤结节性红斑等的患者，白塞病的可能性大；接受放射治疗的患者，照射野出现长节段肠壁增厚，放射性肠炎的可能性大；而反复餐后 1 小时腹部绞痛的患者，要注意缺血性肠炎；出现面部蝶形红斑、口腔及鼻腔黏膜无痛性溃疡、光敏感、关节痛等的患者要考虑系统性红斑狼疮；血清学嗜酸性粒细胞显著增高的患者，嗜酸性粒细胞性胃肠炎的可能性大等。

【疾病鉴别】

肠壁增厚可因数十种疾病导致，不可孤立看待，疾病诊断需要密切结合临床，如病史、症状、实验室检查、肿瘤标志物等，并结合其他影像学表现进行综合分析，以确定最可能的疾病诊断。基于临床和影像信息的鉴别诊断流程图见图 9-2-8。

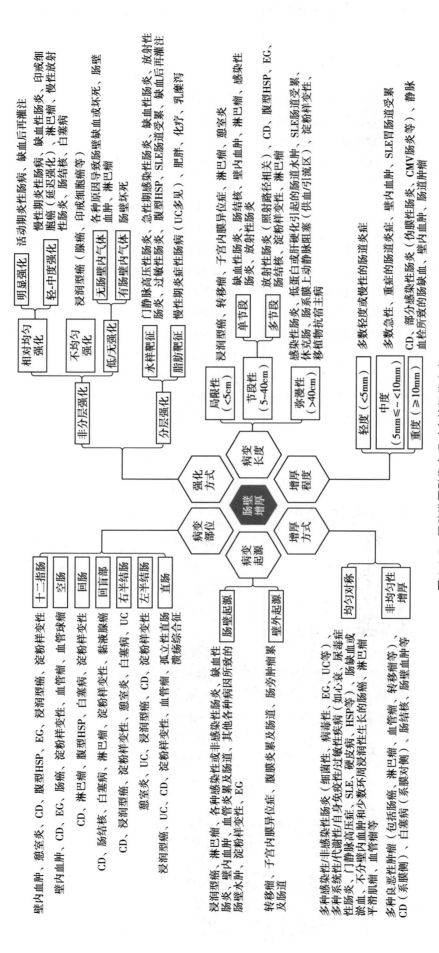

图 9-2-7 肠壁增厚影像表现对应的相关疾病

CD：克罗恩病（Crohn's disease）；UC：溃疡性结肠炎（ulcerative colitis）；EG：嗜酸细胞性胃肠炎（eosinophilic gastroenteritis）；SLE：系统性红斑狼疮（systemic lupus erythematosus）；HSP：过敏性紫癜（Henoch-Schonlein purpura）；CMV：巨细胞病毒（cytomegalo virus）。

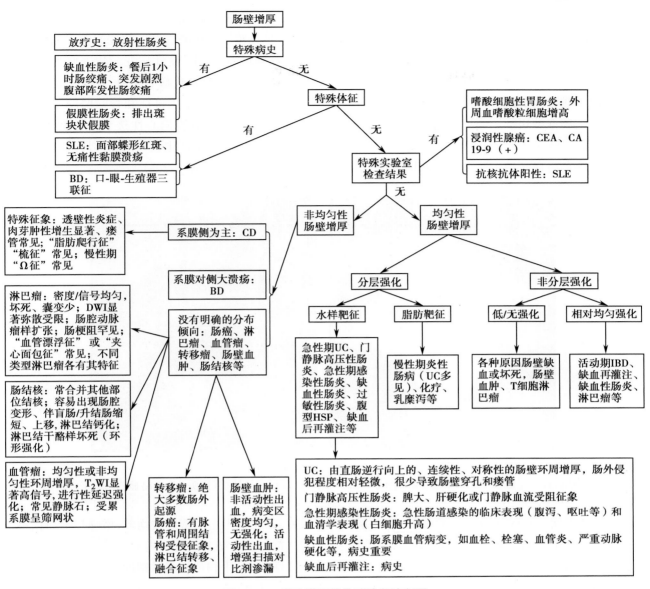

图 9-2-8 肠壁增厚的鉴别诊断流程图

CD：克罗恩病（Crohn's disease）；UC：溃疡性结肠炎（ulcerative colitis）；BD：白塞病（Behcet disease）；SLE：系统性红斑狼疮（systemic lupus erythematosus）。

（孟晓春　李文儒）

二、肠壁肿块

【定义】

肠壁结节或肿块是指局限性肠壁增厚，形成凸向肠腔内或肠腔外的软组织结节（直径＞3cm）或肿块（直径≤3cm），也可以跨越管壁向两侧形成局灶性结节或肿块。

【病理基础】

肠壁肿块主要见于良、恶性肿瘤或肿瘤样病变以及少数良性炎性疾病。起源于黏膜者，多向管腔内生长，可不同程度向管壁深层浸润，病变通常呈大小不等、乳头状、蕈伞状或菜花状，可有蒂或无蒂，以

息肉、腺瘤、腺癌等多见。起源于黏膜下或肌层的病变，即可向腔内也可向腔外隆起形成结节或肿块，以胃肠道间质瘤、神经内分泌肿瘤、淋巴瘤等更常见，向腔内凸起者表面可有黏膜覆盖或可破坏表面黏膜。少数情况下肠外病灶累及肠壁，也可以表现为肠壁结节或肿块。

良性病变生长相对缓慢，通常质地较均匀，形态较规则，表面较光滑，绝大多数不侵犯邻近结构，与正常组织分界清晰；恶性病变通常生长迅速，异质性大，容易发生溃烂、出血和坏死，形态相对不规则，表面通常不光滑，常呈菜花状或分叶状，病变与正常组织分界相对不清晰，容易侵犯周围结构或发生远处

转移。

【征象描述】

1. **X线片与X线造影检查表现** 由于缺乏软组织对比,常规X线片通常难以显示肠壁结节或肿块。少数情况下肠壁结节或肿块可能在肠气衬托下得以显示。巨大肠壁肿块推压邻近肠曲移位时也可以在X线片中得到显示。

X线造影检查显示肠壁结节或肿块表现为不同形态的充盈缺损影,有蒂或无蒂;病灶起源于黏膜时,可见黏膜皱襞中断、破坏;病变起源于黏膜下时,常见黏膜增宽、展平;良性病变多数表面光滑,形态规则;恶性病灶多数形态不规则,表面不光滑,病变向周围浸润时常见指压迹征和管壁僵硬等表现;肿块较大时,可导致管腔偏心性狭窄。肠腔外病变压迫和侵犯肠壁时,常产生较大的弧形压迹,多数情况下,肠壁内缘光滑(图9-2-9)。

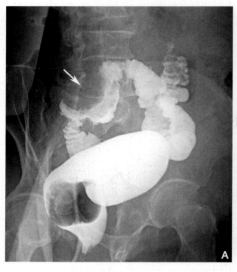
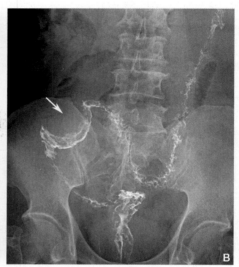

图 9-2-9 乙状结肠癌

X线造影检查充盈相(图A)和黏膜相(图B)见乙状结肠半球形充盈缺损(箭头),表面略显凹凸不平。

2. **CT表现** 肠腔充盈良好的情况下,薄层CT检查能够清楚地显示肠壁的结节和肿块(图9-2-10)。在进行肠壁结节或肿块的鉴别时,需要关注病变的以下细节:

(1)病灶的形态:黏膜起源病灶多呈乳头状或菜花状隆起凸向腔内,局部正常黏膜结构消失,可有蒂或无蒂;恶性者表面不光整,常呈菜花状或分叶状,或可因肿瘤坏死脱落而呈火山口状;黏膜下起源的病变多数呈形态规则的结节或肿块,少数也可有蒂。肠壁外起源的病变无蒂,呈半弧形凸向管腔。

(2)病变表面是否存在或残留黏膜线是鉴别病变黏膜起源和黏膜下起源的重要依据:黏膜下起源的病灶,当病灶较小时,其表面黏膜通常保持完整,增强扫描可见完整的"黏膜线"。当黏膜下肿瘤较大或为恶性肿瘤时,亦可破坏黏膜层,但通常肿瘤边缘可见一定范围的黏膜线残留。黏膜起源的肿瘤,无此征象。

(3)病变的密度:良性病灶及大B细胞淋巴瘤,通常密度较均匀;较大的恶性病变可因病灶内坏死、囊变、钙化或出血而密度欠均匀,增强扫描强化不均匀。部分肠壁结节或肿块内有特殊的组织成分而表现特殊的CT平扫或增强后密度,如良性成熟的脂肪瘤呈脂肪密度(-30~-100Hu),增强扫描不强化;新鲜的病灶内出血,CT平扫多呈均匀稍高密度,无强化;而血管类的肿瘤多呈显著强化,有时肿瘤内可见粗大血管进入等。

(4)病变与正常组织的分界:良性病灶多分界清楚;恶性病灶可向周围侵袭性生长,常常分界不清。

(5)病变与周围结构的相互关系:病变是否穿透肠壁侵犯邻近系膜,是否推压或侵犯周围脉管结构以及邻近的器官,是否合并周围或远处淋巴结转移。

3. **MRI表现** 尽管MRI检查时间长、患者受限多,但其卓越的软组织分辨能力和多参数成像能力,使得MRI检查在胃肠道疾病诊断中的应用越来越多(图9-2-11)。多方位 T_2WI 成像已被认为是观察肠壁各层结构及病变信号特点的最重要序列,DWI及动态增强序列也为评估病变结构及血流灌注情况提供

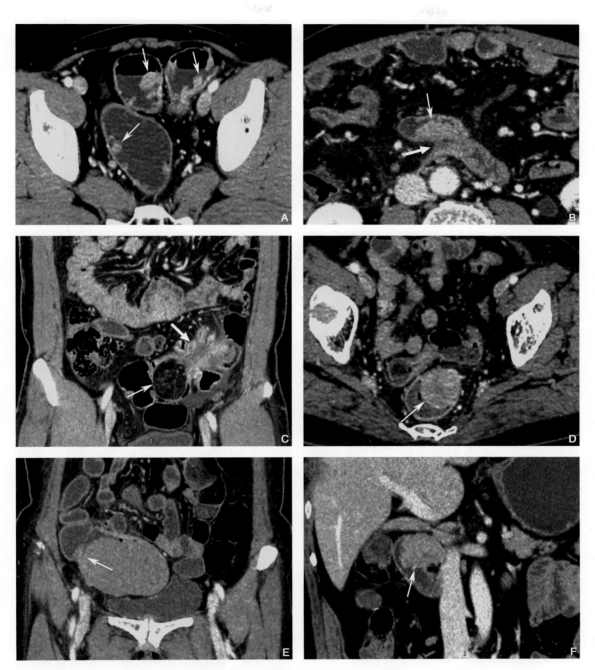

图 9-2-10 肠壁结节与肿块的 CT 表现

A. 乙状结肠多发息肉,见肠壁多发大小不等乳头、结节状隆起,形态规则,表面光滑,与正常组织分界清楚(细白箭);B. 小肠肠癌,肠壁结节呈宽基底隆起凸向腔内,表面凹凸不平(细白箭),病变穿透肠壁全层,累及后壁脂肪间隙(粗白箭),腹膜后大血管周围多发稍大淋巴结;C. 降结肠脂肪瘤(细白箭)导致肠套叠(粗白箭),脂肪瘤内呈脂肪密度,边缘光滑;D. 直肠神经鞘瘤,肠壁结节形态规则,边缘光滑,主体中等强化,中央见条片状稍低强化,表面见完整黏膜线覆盖(细白箭);E. 末段回肠弥漫大 B 细胞淋巴瘤形成巨大肠壁肿块(细白箭),凸向肠腔,密度均匀,中等强化,肿块右侧缘少许黏膜残留,近侧小肠未见明显积气积液;F. 十二指肠间质瘤跨壁凸向肠腔内及肠腔外,内缘稍显凹凸不平,肠腔侧见一粗大血管进入(细白箭)。

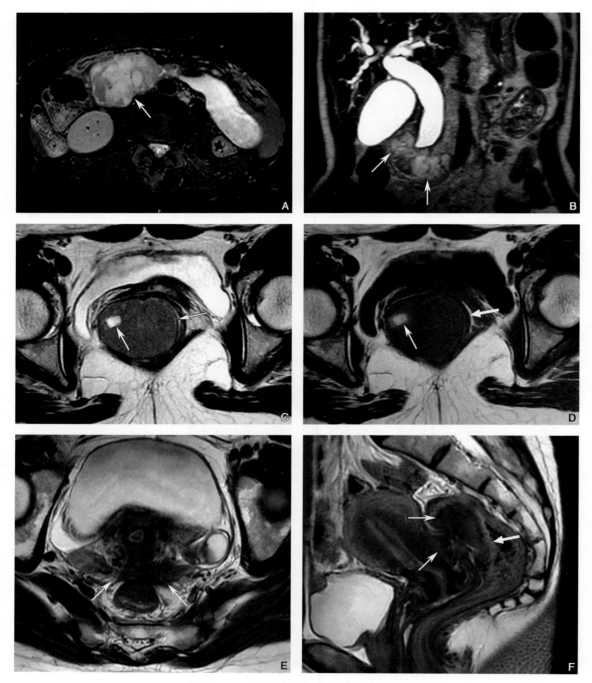

图 9-2-11　肠壁结节与肿块的 MRI 表现

A、B. 为十二指肠降段及水平段内侧壁黏液腺癌：脂肪抑制轴位 T_2WI（图 A）和常规冠状位 T_2WI（图 B）显示肠壁肿块凸向腔内，形态不规则，内包含大量长 T_2 信号成分，代表瘤内"黏液湖"，其内见分隔（细白箭）；
C、D. 直肠间质瘤：管壁肿块凸向腔内，呈 T_2WI（图 C）稍高、T_1WI（图 D）等信号，表面光滑，见低信号黏膜线覆盖（粗白箭），提示病变为黏膜下起源，内有少量出血（细白箭），呈 T_2WI 高信号（图 C）T_1WI 高信号（图 D）；
E、F. 为子宫内膜异位症，T_2WI 轴位（图 E）及矢状位（图 F）见不规则 T_2WI 低信号病变（纤维化改变为主）呈宽基底凸向直肠前壁（细白箭），其后方可见肠壁黏膜层覆盖（粗白箭），提示病变起源于肠壁外。

了良好补充。尽管绝大多数病变在 T_2WI 呈高或稍高信号、T_1WI 呈等或稍低信号,但以下几类组织成分有相对特殊的 MRI 信号,认识这些表现非常有助于疾病的鉴别:

(1)人体内成熟脂肪组织具有特殊的 MRI 信号,呈 T_2WI 高 T_1WI 高信号,脂肪抑制序列信号显著降低,非常容易识别,有助于帮助发现富含脂肪的病变,如脂肪瘤、畸胎瘤等。

(2)黑色素瘤因含有顺磁性物质(黑色素颗粒)而呈 T_2WI 低信号、T_1WI 高信号,这一信号特征有助于大多数病变鉴别。

(3)病灶内亚急性期出血或含蛋白丰富的区域(如黏液性囊肿等)在 T_1WI 可呈较高信号。

(4)病变内的液化性坏死区、黏液湖、囊变区以及其他任何含水丰富的区域,均可在 T_2WI 呈显著高信号,T_1WI 低信号,DWI 扩散不受限,如黏液腺癌、血管瘤、淋巴管囊肿以及肿瘤内的囊变区域等。

(5)纤维结缔组织丰富、含水量少的区域,T_2WI 信号低。

(6)小细胞肿瘤(如淋巴瘤)、多数恶性肿瘤及脓肿(组织成份黏稠极大限制了水分子的弥散运动)DWI 序列常呈显著弥散受限。

【相关疾病】

多种肠道及肠外病变可导致肠壁局限性增厚,形成结节或肿块,按照疾病的起源部位可以分为:黏膜起源病变、黏膜下或肌层起源病变;小肠壁起源和大肠壁起源的病变以及肠外起源的病变,详细情况见图 9-2-12。

【分析思路】

发现肠壁结节或肿块可以按照以下思路进行分析:

1. 首先根据肠壁隆起的形态、表面是否有黏膜线以及供血血管来源,初步分析结节或肿块的起源,评估病灶为肠壁病变还是肠外病变,如果判断为肠壁病变,那么是黏膜起源病变还是黏膜下病变,这对缩小鉴别诊断范围至关重要。

2. 根据病变形态是否规则、边缘是否光滑,质地是否均匀,以及与周围正常组织的分界是否清楚,有没有侵犯周围器官和结构以及经血行、淋巴道、种植转移的证据,判断病变的良恶性,进一步缩小可能的疾病种类。

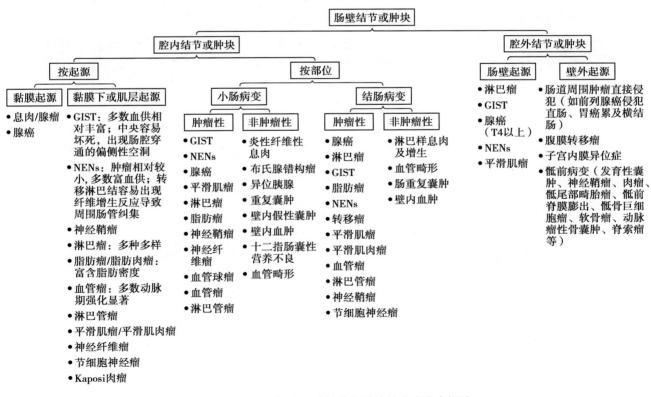

图 9-2-12　不同部位肠壁结节和肿块的疾病分布概述

GIST:胃肠道间质瘤(gastrointestinal stromal tumors);NENs:神经内分泌肿瘤(neuroendocrine neoplasms)。

3. 在上述基础上,可根据病变的在 CT 及 MRI 检查的密度/信号特点,以及注射对比剂后的强化特点,结合患者病史和实验室检查结果,进一步深入分析病变的可能种类。

【疾病鉴别】

肠壁结节和肿块可因数十种疾病导致,不可孤立看待,疾病诊断需要密切结合临床,如病史、家族史、症状、实验室检查、肿瘤标志物等,并结合其他影像学表现进行综合分析,以确定最可能的疾病诊断。基于可导致肠壁结节和肿块的病种过于庞大,给大家梳理出以下思路可供参考,详细情况见图 9-2-13。

此外,因为肠道腔内肿块涉及的病种很多,为了进一步梳理疾病谱,根据"T_2WI 高信号病变""偏侧带空洞病灶""容易穿孔的病变"归纳如下(图 9-2-14):

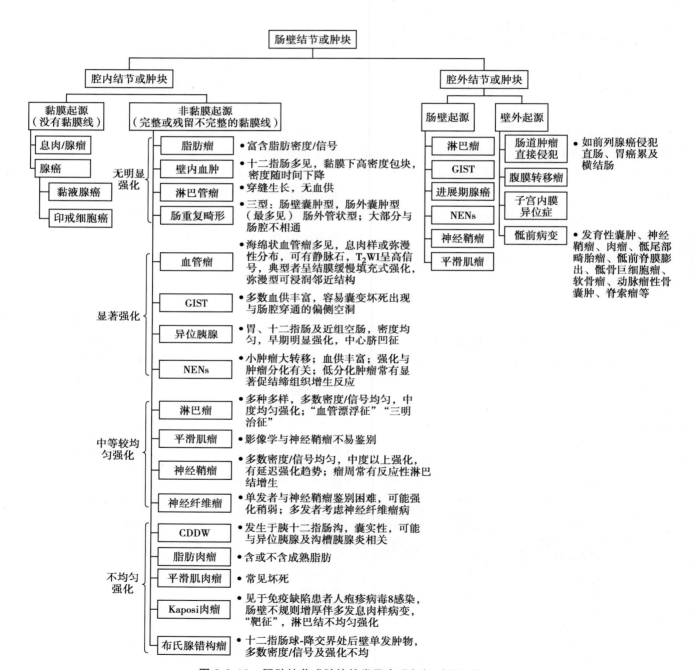

图 9-2-13 肠壁结节或肿块的常见表现与相对特征简述

GIST:胃肠道间质瘤(gastrointestinal stromal tumors);NENs:神经内分泌肿瘤(neuroendocrine neoplasms);CDDW:十二指肠壁囊性营养不良(cystic dystrophy of the duodenal wall)。

- 淋巴管瘤：穿缝生长，无血供
- 血管瘤：海绵状血管瘤多见，息肉样或弥漫性分布，可有静脉石，T_2WI呈高信号，典型者呈结膜缓慢填充式强化，弥漫型可浸润邻近结构
- 肠重复畸形：三型：肠壁囊肿型，肠外囊肿型（最多见），肠外管状型；大部分与肠腔不相通
- 壁内血肿：十二指肠发病
- 脂肪瘤：脂肪抑制序列可被抑制 $\left.\right\}$ T_1WI高信号

均匀高信号

T_2WI高信号病变

稍高-高信号
- 黏液腺癌：侵犯肠壁结构，DWI不均匀轻度受限，可伴钙化，淋巴结转移伴类似特性
- 神经鞘瘤：信号较腹膜后起源者要均匀，有延迟强化趋势；瘤周常有反应性淋巴结增生
- 异位胰腺：好发于胃、十二指肠及近组空肠，信号与胰腺实质相当，早期明显强化，中心脐凹征

偏侧带空洞的病变
- 淋巴瘤：空洞多与肠腔相通
- GIST：空洞为肿瘤内部坏死所致，可与肠腔相通
- 腺癌：常不相通，梗阻常见

容易肠穿孔的病变
- T或NK/T细胞淋巴瘤：肿瘤嗜血管特性，导致内部坏死从而继发穿孔
- 腺癌：可发生于肿瘤近端（因梗阻导致肠壁缺血）或肿瘤部位（化疗过程中肿瘤退缩、变薄继发）

图 9-2-14 按照"T_2WI高信号病变""偏侧带空洞的病变""容易肠穿孔的病变"的疾病分类

（孟晓春　李文儒）

三、肠壁气体

【定义】

肠壁气体是指小肠或结肠壁内存在气体，在 CT 上表现为肠壁内的气体影。新生儿肠壁气体常与坏死性小肠结肠炎相关，在成人中，在检查中偶然发现的肠壁气体通常是良性的，但是一部分继发性肠壁气体提示危及生命的相关疾病，例如肠缺血，与不良的预后相关，需要加以鉴别。

【病理基础】

肠壁气体的发病机制尚不清楚，可能来源于多种因素，目前主要存在三种假说：①机械假说：腔内压力的增高可能导致黏膜损伤，手术或内镜检查等可能会造成钝性创伤，肠腔内的气体可通过损伤的黏膜进入肠壁内；②肺源性假说：哮喘、间质性肺炎和慢性阻塞性肺疾病等可导致肺泡破裂，从而将气体释放到肠系膜脉管系统中；③细菌假说：产气细菌例如大肠埃希菌和梭状芽孢杆菌等可侵入肠壁内，在肠壁内造成积气。

【征象描述】

1. X 线检查　大约三分之二的肠壁气体可在 X 线上观察到，表现为圆形或线样的气体影或钡剂灌肠后的充盈缺损，有时还可观察到门静脉内的气体影。

2. CT 检查　CT 检查是诊断肠壁气体最敏感的技术，表现为囊样或线样分布的壁内气体，在肺窗中更易显示（图 9-2-15）。CT 可以显示 X 线上未显示的少量肠壁气体。增强扫描不是必须的，但有助于显示重要的并发症以及其他病变（图 9-2-16）。

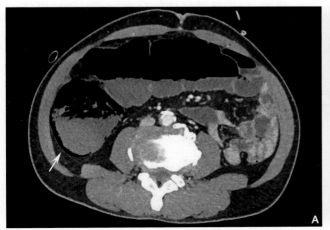
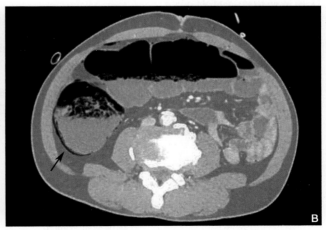

图 9-2-15 肠壁气体病例

A. 腹窗示右下腹肠壁内气体密度影（白箭头）；B. 肺窗显示气体更为明显（黑箭头）。

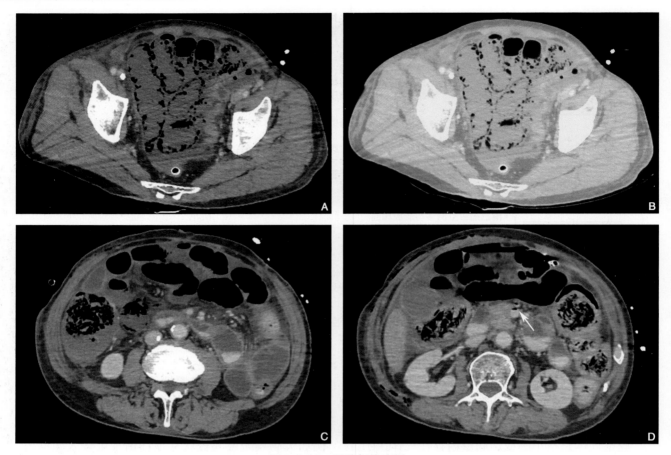

图 9-2-16　肠壁气体病例

A. 腹窗下腹部肠管多发肠壁积气；B. 肺窗显示气体更为明显；C. 上腹部肠管多发扩张及积气积液；D. 增强扫描示肠系膜上静脉腔内少量气体影（白箭头）。

【相关疾病】

　　肠壁气体本身并不是一种疾病，而是一种影像表现，因此诊断和治疗应从根本原因开始。不同原因导致的肠壁气体的治疗选择存在差异，影响临床决策的其他因素包括实验室检查和患者的临床表现等，缺血所致的积气通常伴随相关的临床症状和实验室检查异常，良性积气则通常无症状。与肠壁气体相关的疾病详见表 9-2-1。

【分析思路】

　　第一，鉴别肠壁气体与假性积气症。当肠腔内的气体滞留在粪便和邻近黏膜之间时，可能会被错误地诊断为肠壁气体。如果肠壁上聚集的气体停留在肠腔内的气液平处，往往提示假性积气，相应地沿着肠壁超出气液平的气体更符合肠壁气体的表现。假性积气时，肠壁黏膜皱襞完整，因此气柱可在粪便和肠壁间呈不规则间断，而相对平滑的连续气柱则提示伴随肠壁水肿的肠壁气体。

　　第二，分析肠壁气体的分布方式。肠壁气体可呈线状分布或囊状分布，前者可能与肠缺血或门静脉积气相关，后者则可见于良性的肠壁囊样积气。

表 9-2-1　肠壁气体相关疾病

炎性疾病	非炎性疾病	治疗后改变	肺源性疾病
缺血性肠炎	肠梗阻	肠道术后	哮喘
缺血性结肠炎	胶原血管病	内镜术后	慢性阻塞性肺疾病
坏死性小肠结肠炎	肠壁囊样积气	药物所致肠壁气体	肺气肿
炎性肠病	肠道创伤	小肠移植	
中毒性巨结肠	肠道腐蚀性创伤	移植物抗宿主病	
	假性积气症		

第三,观察腹部的其他影像学表现。门静脉气体和肠系膜血管的闭塞往往提示缺血性肠炎或结肠炎。肠梗阻、绞窄性内疝等病变则可能是造成肠壁气体的潜在原因。另一方面,较大的气体囊肿本身也可能引起梗阻等并发症,并进一步发展为溃疡、穿孔、腹膜炎等,需要在影像上加以关注。

第四,结合患者的临床病史、相关症状、实验室检查等临床资料,可进一步缩小鉴别诊断范围。例

如缺血导致的肠壁气体往往伴随血液中白细胞、乳酸、淀粉酶等指标的升高,而在新生儿中则要特别关注坏死性小肠结肠炎。

【疾病鉴别】

肠壁气体作为影像学上的表现,必须结合临床及病史以确定征象的意义,从而进行诊断和鉴别诊断。

1. 诊断思路(图 9-2-17)

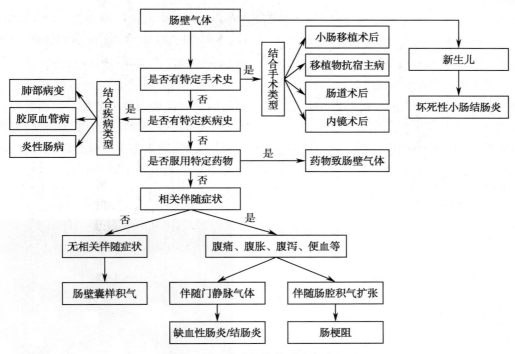

图 9-2-17　肠壁气体鉴别诊断流程图

2. 鉴别诊断

(1)坏死性小肠结肠炎:坏死性小肠结肠炎常见于新生儿,由细菌侵入肠壁引起,并可进一步导致肠穿孔、腹膜炎、败血症,最终危及生命。患儿常有腹胀、腹泻等症状,并伴随肠鸣音减弱,腹部压痛,严重时还可伴随呼吸衰竭、循环衰竭等全身症状。在腹部 X 线或 CT 上观察到肠袢扩张、肠壁气体和门静脉积气可有助于明确诊断。门静脉积气并不普遍存在,但是通常预示预后不佳。当病变进展为穿孔时,还可在腹腔内观察到游离气体。

(2)缺血性肠炎和结肠炎:缺血性肠炎和结肠炎是由血流量减少造成的肠道损伤,患者常有血便、腹痛等症状。腹部 X 线通常是正常的,但有时可见肠梗阻引起的肠腔扩张、坏死导致的肠壁气体以及穿孔导致的腹腔游离气体。增强 CT 上观察到肠壁增厚与肠壁分层强化("靶征")有助于确诊。在一部分患者中,可观察到肠系膜上动脉(SMA)、肠系膜

下动脉(IMA)以及静脉的闭塞。

(3)肠梗阻:肠梗阻是由肠道机械性阻塞造成的外科急腹症,常有腹胀、腹痛等症状。在 X 线上有时可见典型的阶梯状气液平及肠腔积气,CT 检查是推荐的检查方式,有助于确定肠梗阻的病因,区分梗阻类型,识别重要并发症等。当肠梗阻出现肠缺血时,常可观察到肠壁气体。结合肠梗阻典型征象可助于确诊。

(4)肠壁囊样积气:肠壁囊样积气是一种罕见的特发性疾病,一般认为发病机制与肠内压力升高以及产气细菌积聚相关,临床可表现为腹痛、腹泻、便血等,也可表现为无症状。部分患者可在 X 线上观察到多种形式的肠壁气体影,CT 检查则更为敏感,可见增厚肠壁内的气体,并可检测到其他重要的并发症。肠壁囊样积气常难以与其他疾病引起的肠壁气体相鉴别,需要结合临床症状和相关病史等综合评估,有时还需要进行内镜检查以确诊。

(童　彤)

四、分层强化（三明治征）

【定义】

分层强化指在 CT 或 MRI 增强扫描中，增厚的肠壁表现为三层结构，内层和外层是明显强化层，两者之间是低强化的中间层。明显强化的内层和外层作为夹心面包的两半，低强化的中间层作为夹层填充物，共同构成的形似"三明治"的影像表现，故又称三明治征。

【病理基础】

引起肠黏膜水肿、炎症或两者同时存在的多种肠管病变均可出现分层强化征象。内层的黏膜层及外层的固有肌层由于强化而呈现高密度信号，中间的黏膜下层由于水肿而呈现低密度信号。肠壁分层强化是多种因素综合作用的结果，包括肠道血管灌注改变、肠壁组织水肿、炎症细胞和肿瘤细胞的浸润以及渗出物的积聚等。肠道炎症、肿瘤、感染等因素可引起肠道血管灌注改变。肠道血管灌注改变导致肠壁内外两层的强化程度不同，形成"靶征"样的影像表现。在炎性肠病和肠道感染等情况下，肠壁内的组织会发生水肿，导致肠壁厚度增加，形成中层的低强化环。组织水肿通常表现为肠壁强化区域宽度增加、边缘模糊、肠壁厚度增加等影像表现。另外，渗出物的积聚也可导致肠壁分层强化。在肠道出血和肠道梗阻的情况下，肠壁内积聚液体和血液等渗出物而导致肠壁局部的厚度增加，引起肠壁分层强化的现象。总之，分层强化的出现提示黏膜和固有肌层的充血并伴有黏膜下水肿和炎症。

【征象描述】

1. CT 检查 肠壁分层强化表现为肠壁内外两层界限清晰的强化区域，通常伴随着肠壁的增厚。黏膜层和固有肌层呈现出较明显的强化，而黏膜下

层呈现出较弱的强化（图 9-2-18）。良性的肠管病变通常表现为肠壁的环形均匀性增厚，厚度一般不超过 1cm，病变严重者偶尔可能超过 1cm，但一般在 2cm 以内。当黏膜下层水肿非常严重时，CT 平扫也可能观察到肠壁增厚伴分层征象。

2. MRI 检查 肠壁分层强化的 MRI 征象通常表现为在肠壁不同层面上的强化程度呈现显著差异，其中黏膜下层强化程度最高，其次是黏膜层和肌层，而浆膜层强化程度最低（图 9-2-19）。在动态增强扫描中，肠壁的增强呈现出一个"分层"或"圣诞树"状的特征。此外，肠壁分层强化还可以伴随其他的病理改变，如肠壁增厚、病变的分布特征等。在注射对比剂后，各层之间的强化差异在动脉期早期和门脉期晚期表现最为清楚。当肠管内充满水而使肠管扩张时，分层强化显示更为清楚；而当对比剂注入速度太慢、剂量太少或延时时间过长时，可能不出现此征象。另外需要注意的是，肠道血管和淋巴管的强化也可能引起类似的影像表现，因此需要结合

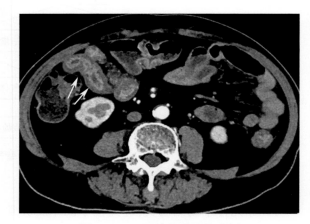

图 9-2-18 肠壁分层强化病例

患者男，65 岁，克罗恩病。CT 增强扫描动脉期示右侧部分小肠肠壁增厚伴分层强化（箭头）。

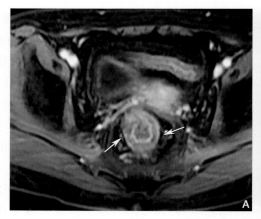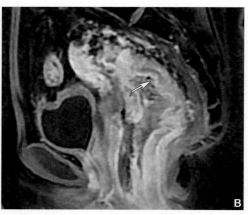

图 9-2-19 肠壁分层强化病例

患者女，69 岁，放射性肠炎。A. MRI 增强扫描横断面示直肠下段肠壁增厚，呈环状分层强化；B. 矢状面示直肠下段肠壁增厚伴分层强化。

临床表现和其他影像学征象进行综合分析,以避免误判。

【相关疾病】

肠壁分层强化常常与炎性肠病(如溃疡性结肠炎和克罗恩病)、感染性疾病、血管性疾病、肠道肿瘤、肠道梗阻、放疗改变及门静脉高压所致肠黏膜水肿等疾病相关(表9-2-2)。肠壁分层强化虽然不是一个特异征象,但在恶性病变中一般不出现。因此,在一般情况下,当观察到肠壁分层强化时,首先要考虑肠道的炎性病变。

表 9-2-2　肠壁分层强化相关疾病

炎性肠病	感染性疾病	肿瘤性疾病	血管性疾病	其他疾病
溃疡性结肠炎 克罗恩病	细菌性肠炎 病毒性肠炎 寄生虫感染 肠结核	肠道腺瘤 肠道腺癌 淋巴瘤 平滑肌瘤	消化道出血 憩室出血 门静脉高压所致肠黏膜水肿	肠道梗阻 自身免疫性疾病(如系统性红斑狼疮、类风湿性关节炎等) 其他少见的疾病(如恶性组织细胞病、嗜酸性肉芽肿等) 放疗

【分析思路】

肠壁分层强化主要由内层及外层的明显强化环和中间层的低强化环构成,分析思路如下:

第一,认识这个征象。

第二,观察肠壁强化的程度、范围及分布:根据影像学表现,观察肠管不同层次的强化情况,包括肠壁黏膜层、黏膜下层、肌层和浆膜层等。肠壁分层强化征象的分布和形态也有助于确定疾病的诊断,如溃疡性结肠炎常常表现为连续性的强化,而克罗恩病则表现为不连续的强化。

第三,评估肠壁的厚度:肠壁厚度是影响分层强化征象的重要因素之一,评估及测量肠壁的厚度是否有明显的增加,有助于疾病的诊断。

第四,考虑其他影像学征象:肠壁分层强化征象通常与其他影像学征象一起出现,如肠壁增厚、肠腔狭窄、肠黏膜破坏等,需要结合这些征象进行分析。

第五,需要多次影像学随访:对于复杂疾病需要进行多次影像学随访,以确定病变的变化和进展情况,有助于更准确地诊断和治疗。

【疾病鉴别】

肠壁分层强化只是一个征象,不可孤立看待,需要结合临床病史和表现,如消化道症状、炎症指标、肿瘤标志物等,并结合其他影像学表现进行综合分析,以确定最可能的疾病诊断。基于临床信息的鉴别诊断流程图见图9-2-20。

1. **诊断思路**(图9-2-20)

2. **鉴别诊断**(表9-2-3)

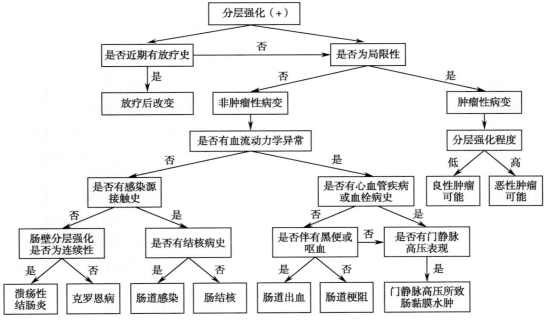

图 9-2-20　基于临床信息的鉴别诊断流程图

表 9-2-3 肠壁分层强化相关的几种不同常见疾病的主要鉴别诊断要点

疾病	影像特征	主要伴随征象	鉴别要点
溃疡性结肠炎	连续性的肠壁分层强化,肠壁增厚程度较轻	肠腔狭窄、痉挛、黏液脓血便	强化呈连续性,多累及乙状结肠和直肠
克罗恩病	不连续的肠壁分层强化,肠壁增厚程度较重	肠梗阻、肠瘘和腹痛	不连续强化,多累及乙状结肠和直肠
肠道感染	肠壁分层强化,但强化程度和范围不一	可伴有肠腔积液、肠壁增厚、肠道扩张等表现	不同感染病原体有不同的传播途径和病程,临床症状和表现不同,需要结合病史和实验室检查结果进行综合分析
肠道出血	肠道出血可表现为弥漫性肠壁分层强化,憩室出血可表现为局限性肠壁分层强化	肠道出血可伴有便血、黑便等表现,憩室出血可伴有腹痛、腹泻等表现	肠道出血可由各种原因引起,如肠道溃疡、肠道息肉、血管瘤等,需结合病史
肠道腺瘤	均可表现为局限性肠壁分层强化	可伴有便血、腹痛和腹泻等表现	分层强化程度较低,多为单个病变,一般不超过 2cm
肠道腺癌		可伴有局部淋巴结增大和远处转移	分层强化程度较高,多为单个病变,可超过 2cm

(童　彤)

五、肠壁憩室

【定义】

肠壁憩室是由于肠腔内压力增高导致肠壁薄弱区向外膨出形成,或是由于管腔外邻近组织结构病变的粘连、牵拉造成管壁全层向外突出的囊袋状结构,其内及附近的黏膜皱襞形态正常。

【病理基础】

按病理上肠壁肌肉的有无可分为真性憩室(憩室壁含正常各层组织)和假性憩室(憩室壁缺少肌层组织)。真性憩室属于先天性发育异常,较少见,如 Meckel 憩室。假性憩室为黏膜和黏膜下层组织经肠壁肌层薄弱处向外膨出而成,属于获得性异常,较常见,如绝大多数十二指肠憩室及结肠憩室。在假性憩室形成的初期,憩室壁可能还含有肌层,但随着憩室的增大,憩室壁大多没有肌层。肠壁憩室既可发生于结肠也可发生于小肠,以结肠憩室最为好发,小肠憩室少见;多数单发,多发者(≥2 枚)也不少见,例如结肠憩室还可同时伴发空肠、回肠或食管憩室。

【征象描述】

1. X 线检查　在消化道钡剂造影中,肠壁憩室通常表现为突向腔外的圆形或椭圆形囊袋状影(图 9-2-21);大小不一,直径可仅数毫米大小,也可大至数厘米;轮廓光滑,可见肠壁黏膜伸进憩室内,黏膜光整平滑;当憩室颈部较狭窄时,立位可见其内有气液平面,巨大憩室还可以见到造影剂、滞留液、气体

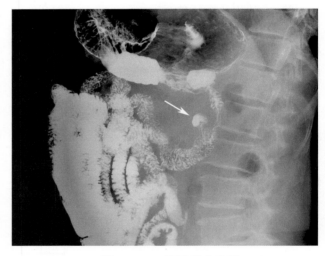

图 9-2-21 肠壁憩室病例
患者男,51 岁,上消化道造影示十二指肠降部单发憩室(箭头)。

三层密度影。有时由于憩室颈狭窄,食物进入憩室内排出困难,可在胃肠钡餐检查中呈现出憩室内充盈缺损影,此时应与肿瘤鉴别。

2. CT 检查　肠壁外类圆形或类椭圆形囊袋状影(图 9-2-22)。憩室内密度根据内容物的不同表现各异,可见含气液平的囊袋影、含气或含液囊袋影;若主要为气体和食物残渣,可呈类蜂窝状混杂密度囊袋影;口服对比剂后多可见憩室囊腔内高密度影。增强扫描示大部分憩室壁强化。若发生炎症则表现为毗邻肠壁不对称增厚,伴邻近肠壁旁脂肪间隙混浊、渗出影。

【相关疾病】

与肠壁憩室相关的疾病详见表 9-2-4。

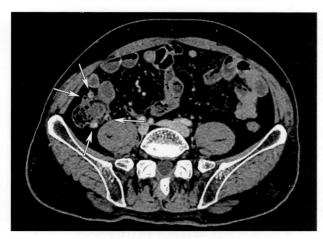

图 9-2-22　肠壁憩室病例
患者男,57 岁,盆腔 CT 横断面示升结肠多发小憩室(箭头)。

表 9-2-4　肠壁憩室相关疾病

非感染性疾病	感染性疾病
十二指肠憩室病	十二指肠憩室炎
Meckel 憩室	Lemmel 综合征
空、回肠憩室	Meckel 憩室炎
结肠憩室病	结肠憩室炎

【分析思路】

第一,正确认识肠壁憩室的影像征象。

第二,需要结合病史及周围组织结构表现进行鉴别诊断。升结肠靠近回盲部的憩室炎常被误诊为阑尾炎,CT 图像上发现正常或增粗的阑尾有助于鉴别。

第三,注意憩室常见并发症的征象。肠道穿孔,表现为腹腔内游离气体;肠腔内出血,CT 平扫表现为肠腔内高密度影,如果出血速度较快,增强扫描动脉期可见对比剂外渗进入憩室或肠腔内;当发生肠梗阻时,可出现肠管内气液平征象、鱼肋骨样改变、阶梯状征等征象。

【疾病鉴别】

1. 诊断思路(图 9-2-23)

2. 鉴别诊断

(1)急性阑尾炎:是临床常见的急腹症,需要与位于回盲部、升结肠的憩室炎和 Meckel 憩室炎鉴别。阑尾与其邻近这些部位的憩室炎的临床表现有类似之处,如发热、腹痛、压痛、反跳痛,右下腹炎性包块等。CT 图像上发现正常或增粗的阑尾有助于鉴别。阑尾炎 CT 主要表现为阑尾明显增粗(直径>6mm),阑尾管壁增厚、边缘模糊,管腔内积液,可伴粪石形成。合并阑尾周围炎时,表现为阑尾周围脂肪层内出现片絮状或条纹状密度增高影,边界不清,可同时伴有阑尾周围渗液,邻近结肠壁厚度正常。而单纯憩室炎患者阑尾显示正常,阑尾系膜脂肪结构清晰。

(2)克罗恩病:是一种慢性炎性肉芽肿性病变,可累及口腔至肛门的消化道任何部位。好发于末端回肠和右半结肠,多为广泛的节段性病变,常伴腹痛、腹泻,也可形成腹腔脓肿、瘘管和炎性包块。这些与结肠憩室炎尤其是复杂性升结肠憩室炎类似,但克罗恩病病程较长,常有便血,常同时累及多个肠段。克罗恩病的 CT 表现为肠壁节段性增厚及强化,活动期常表现为肠壁分层强化,缓解期常表现为均匀一致强化,呈轻到中度强化。因系膜侧反复溃疡愈合后短缩,表现为病变肠段系膜缘缩短,游离缘呈囊袋状向外突,即假性憩室改变。

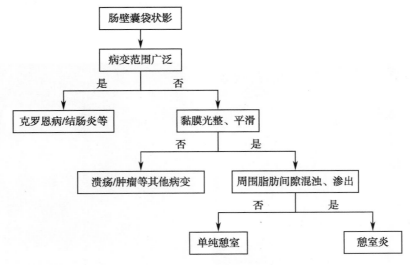

图 9-2-23　鉴别诊断流程图

（3）结肠癌：结肠憩室炎伴有大量纤维组织增生时，病变段肠管可发生狭窄、短缩，此时需要与结肠癌进行鉴别。结肠憩室炎时肠管虽狭窄，但黏膜线尚存在。而结肠癌一般无急性病史，肠壁呈不规则增厚，管腔不规则狭窄，无周围脂肪层改变或较轻微，周围肠系膜内可见淋巴结。临床鉴别困难时，建议急诊症状缓解后行结肠镜检查。

（4）结肠炎：临床表现和结肠憩室炎较为相似，但结肠炎 CT 表现为肠壁环形增厚，范围较广，部分可引起管腔狭窄。憩室炎则表现为憩室邻近管壁局部增厚，少有肠壁环形增厚，并可见突出于肠壁之外的囊袋影。

（童　彤）

六、肠壁囊性/囊实性病变

【定义】

肠壁囊性病变是指肠壁内出现单纯液性（液体）成分的病变；肠壁囊实性病变是指肠壁占位同时具有液性和实质组织成分。

【病理基础】

囊性病变可能是因管腔内液性成分物质异常积聚，呈现囊性外观。囊实性病变多为实体瘤的囊性变，其病理基础可能是由于血液供应不足导致肿块中心坏死所致。其他的肠壁囊实性改变形成机制包括瘤内出血的液化或化疗治疗后改变。

【征象描述】

1. CT 检查　CT 可显示病灶与肠壁的关系。肠壁囊性病变 CT 表现为肠壁低密度占位，其 CT 值接近水密度。肠壁囊实性占位囊性成分 CT 表现根据坏死和出血的程度而有所不同（图 9-2-24）。

2. MRI 检查　肠壁囊性病变 MR 表现为液性信号，T_1WI 呈低信号，T_2WI 呈高信号。肠壁囊实性占位 MR 表现根据坏死或出血的程度而有所不同。实性部分在 T_1WI 上呈低信号，在 T_2WI 上呈高信号，实性成分在增强扫描中可出现不同程度的强化（图 9-2-25）。

【相关疾病】

与肠壁囊性/囊实性病变有关的疾病见表 9-2-5。

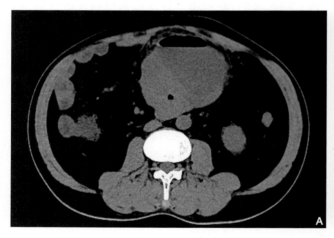
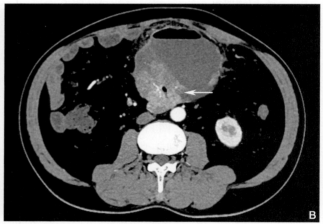

图 9-2-24　肠壁囊实性病变病例

A. CT 平扫横断面示空肠囊实性占位性病变；B. CT 增强动脉期示实性部分增强扫描呈轻度强化，病变周围脂肪间隙模糊，似可见完整黏膜面（箭头）。

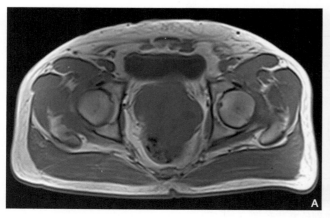
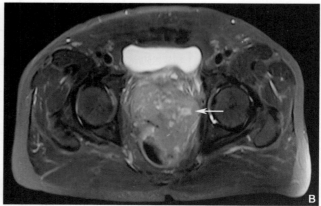

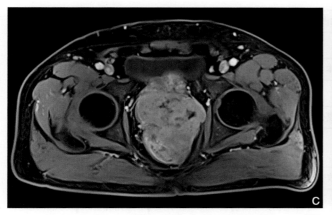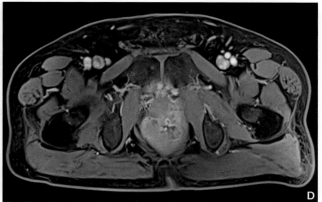

图 9-2-25 肠壁囊实性病变病例

A. MRI 横断面示直肠软组织肿块,T₁WI 呈低信号;B. T₂WI 呈稍高信号,内可见多发小囊变(箭头);C、D. 增强扫描显示实性成分轻度强化,部分层面可见完整黏膜面。

表 9-2-5 肠壁囊性/囊实性病变相关疾病

类型	具体疾病种类
先天性病变	重复囊肿、异位胰腺
肿瘤性病变	囊性肿瘤(阑尾囊性病变、淋巴管瘤)、实体瘤囊性变(神经鞘瘤、胃肠道间质瘤、腺癌)
炎性病变	深在性囊性胃炎、深在性囊性结肠炎、脓肿
其他病变	Brunner 腺增生、壁内假性囊肿、肠气囊肿

【分析思路】

胃肠道囊性病变发病率较低,可大致分为先天性病变、肿瘤性病变、炎性病变和其他病变。其中,深在性囊性胃炎、深在性囊性结肠炎和 Brunner 腺增生发病率较低,单纯通过影像表现难以明确诊断,可借助发病部位缩小鉴别诊断范围。另外,根据患者临床实验室指标、发病病程可初步鉴别炎性或感染性病变。而肠壁囊实性病变多为胃肠道实性占位性病变发生坏死或出血发生囊变导致。肠壁囊实性占位可利用病变的囊变程度、实性成分的强化方式进行鉴别诊断。异位胰腺增强扫描时各期强化程度与胰腺组织各期一致。胃肠道间质瘤中心区域常出现坏死及出血,易出现囊变;增强扫描多呈中等或明显强化。神经鞘瘤较少见囊变、坏死;增强后多呈缓慢渐进性强化。

【疾病鉴别】

1. **诊断思路**(图 9-2-26)

2. **鉴别诊断**

(1)重复畸形:胃肠道重复畸形是一种少见的胚胎发育畸形,可发生于口至肛门的任何位置,最常累及回肠及回盲部,主要分为肠壁囊肿型、肠外囊肿型及肠外管状型。病理组织学上具有三大特征:①与胃肠道紧密附着;②肠壁内衬消化道上皮,黏膜类型多与邻近部位消化道黏膜相同;③壁内有发育良好的平滑肌结构。部分病变也可能包含异位组织,包括胃黏膜、胰腺、淋巴组织和呼吸上皮。腹部平片可发现软组织肿块,有时也可发现囊壁的曲线钙化。CT 表现为单发、边界清楚的低密度囊性肿块,多与肠管不相通。增强扫描囊壁可见强化,部分可见典型双环晕轮征。内环为囊壁水肿的黏膜和黏液组成的低密度环,外环为肌层构成的高密度环。在 MRI 上,T₁ 加权图像上表现为边界清晰、均匀、低信号的肿块,T₂ 加权图像上呈高信号,出现出血或黏液时信号不均匀。

(2)异位胰腺:异位胰腺是指在胰腺正常范围之外的胃肠道中存在的胰腺组织,并且与胰腺本身缺乏解剖学或血管连接。异位胰腺最常见的位置是上消化道,特别是胃、十二指肠和近端空肠。在组织学上,异位胰腺含有正常胰腺成分,包括腺泡、胰岛和导管。CT 表现为类圆形壁内肿块,增强扫描时呈明显均一强化,各期强化程度与胰腺组织各期一致。在 MRI 中,异位胰腺与原位胰腺信号相似,具有特征性的 T₁ 高信号。在静脉注射造影剂后病变早期明显强化。异位胰腺可产生囊变,囊变可能是因为异位胰腺发生慢性胰腺炎合并假性囊肿,也可能是起源于导管上皮的囊肿,内衬有分泌功能的上皮,或是胰腺导管异常囊形扩张,扩张的导管破裂周围伴有轻度炎症,而并非真正的囊肿。因此,异位胰腺可表现为单房、多房囊性病变和实性肿块。

(3)阑尾黏液囊肿:阑尾黏液囊肿是由于阑尾腔梗阻,有功能的黏液细胞分泌的黏液不能及时排出,导致阑尾囊状扩张的一种疾病。阑尾黏膜上皮

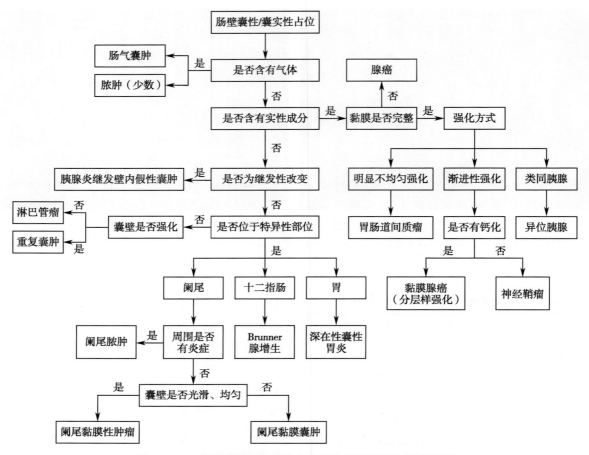

图 9-2-26　肠壁囊性/囊实性病变相关疾病鉴别诊断流程图

增生是导致阑尾腔梗阻的常见原因,炎性粘连以及粪石是引起阑尾腔梗阻的少见原因。CT 能有效显示囊性肿块与盲肠的解剖关系。典型 CT 表现是右下腹阑尾区可见呈圆形或管状的低密度肿块,壁薄,伴或不伴有囊壁钙化,周围肠系膜脂肪清晰,增强扫描囊壁可见强化。其中,囊壁钙化为弧形、曲线状或点状,这主要是由于阑尾壁黏液的慢性炎症刺激引起的营养不良反应,这种钙化高度提示阑尾黏液囊肿的诊断。当 CT 显示阑尾黏液囊肿壁或周围软组织增厚内壁不规则时常提示有并发症(继发感染、穿孔等)或合并恶性肿瘤。阑尾黏液囊肿的 MRI 表现提示其为囊性病变,而囊壁钙化在 MRI 中不太明显。

(4)阑尾黏液性肿瘤:2016 年腹膜表面肿瘤国际组织(PSOGI)形成共识并废弃了既往"囊腺瘤""恶性倾向未定的黏液性肿瘤"等称谓,共识统一将阑尾黏液性上皮肿瘤分为三类:第一类主要是癌前病变,包括锯齿状息肉、管状、绒毛状和绒毛管状腺瘤。第二类为具有恶性潜能的肿瘤,包括低级别阑尾黏液性肿瘤(LAMN)和高级别阑尾黏液性肿瘤(HAMN)。第三类为恶性肿瘤,包括具有或不具有印戒细胞成分的黏液腺癌,低分化癌伴印戒

(<50%)和印戒细胞癌(≥50%)。其中 LAMN 最为常见,约占 60%~70%。CT 上,良性表现是右下腹阑尾区可见边界清楚的低密度肿块,囊液密度均匀,囊壁薄且均匀,可有囊壁钙化,增强扫描囊壁可见强化。恶性表现为边界欠清,囊壁厚薄不均,内壁不光整,可见壁结节,腔内或囊壁内可见颗粒状或弧形钙化。囊液密度不均匀,增强可出现条絮状、分隔样强化;增强扫描囊壁可见强化,也可见壁结节强化。病变破裂时可见腹膜假性黏液瘤形成。MR 影像学表现为病灶呈 T_1WI 低信号,T_2WI 高信号,实性成分显示更加清晰,对钙化显示不敏感。

(5)淋巴管瘤:是胃肠道罕见的良性肿瘤,由黏膜下层中数条扩张的淋巴管组成,为正常淋巴引流受阻引起隔绝淋巴组织的异常扩张形成的囊性肿块。最常见于结肠,其次是十二指肠和胃。组织学上,淋巴管瘤的特征是扩张的淋巴管内衬有良性内皮细胞的局部增殖。在 CT 上表现为单发或多发、类圆形、边界清楚及光滑、密度均匀的低密度黏膜下肿块。

(6)胃肠道间质瘤:胃肠道最常见的间质肿瘤。它们最常见于胃,其次是小肠、十二指肠、结肠、直

肠和食管。胃肠道间质瘤的影像学征象可能因肿瘤的大小和侵袭行为而异。如果不存在坏死、出血和囊性变，胃肠道间质瘤表现为圆形、边界清楚、均匀的黏膜下肿块，增强扫描可见增强。部分病例可能因中心出血和坏死而呈现囊性外观，CT 表现为囊性或囊实性肿块，中心低密度区域对应于出血或坏死，增强呈中等或明显强化，囊实性者实性成分强化明显，肿瘤表面可见强化明显、完整的黏膜面。MRI 表现根据坏死和出血的程度而有所不同。实性部分在 T_1WI 上呈低信号，在 T_2WI 上呈高信号，在增强扫描上可见实性部分强化。T_1WI 和 T_2WI 上肿瘤内的出血区域信号强度从高到低不等。

（7）胃肠道神经鞘瘤：起源于肌间神经丛，位于消化道壁的黏膜下层和固有肌层。瘤组织内含有两种组织类型：Antoni A（束状型）：密集梭形细胞，成栅栏或漩涡状排列，不易囊变；Antoni B（网状型）：瘤细胞稀疏，网状排列，基质含水多，易囊变出血。影像学特点：胃肠道神经鞘瘤好发于胃（60%～70%），其次是结肠和直肠。CT 上常表现为均匀的等或稍低密度肿块，囊变、坏死较少见，病灶内出现低密度影通常代表肿瘤内部的坏死、陈旧出血或神经鞘瘤富含 Antoni B 型细胞区。增强后多呈缓慢渐进性强化。

（8）腺癌：胃肠道腺癌可由于血液供应不足导致中心坏死出现囊变，在 CT 上表现为囊实性肿块，增强扫描动脉期强化明显。另外，黏液腺癌是一组起源于上皮组织，以黏液分泌异常亢进为特征的恶性肿瘤。肿瘤分泌的黏液主要集聚在肠壁中层，增厚的肠壁内常见囊状低密度或呈分层样改变，有时表现为囊状低密度肿块，可伴有砂粒状钙化。增强扫描动脉期肿瘤实性部分多呈轻度强化，静脉期及延迟期呈明显较均匀强化，这也是与普通腺癌不同的地方。

（9）阑尾脓肿：阑尾炎形成肠壁蜂窝织炎、肠壁溃疡坏死，机体对炎症的局部反应使阑尾与周围组织、网膜和肠袢发生粘连，炎症局限形成炎性肿块或局部脓肿。CT 征象：阑尾区局限性混合密度肿块影，肿块内和/或邻近肠腔内积气；病变周围渗出或局限性腹腔积液，常伴有病变邻近肠壁水肿增厚，增强检查动脉期可见脓肿壁呈环形强化。

（10）深在性囊性胃炎：是一种较为罕见的疾病，主要表现为胃腺增生、囊性扩张，累及胃黏膜下层甚至胃固有肌层。囊变是该病的特征性表现。囊腔密度与囊液的成分和比例密切相关。CT 值越高表明囊液中黏液蛋白含量越高。此外，炎症细胞沉积或囊内出血可能是囊液呈高密度的原因。影像表现为病灶部位的胃壁增厚、结节状突起，可观察到黏膜下层散在的囊性扩张影。该病在腹部增强 CT 中动脉期无明显强化，而在静脉期，由于存在移位的胃黏膜，可出现不均匀强化。

（11）深在性囊性结肠炎：是一种非常少见的良性结直肠疾病，最常发生在结肠，其次为直肠。其特征是在结、直肠的黏膜下层内出现含有黏液的良性息肉样囊肿。此病好发于年轻人，女性更多见。

（12）壁内假性囊肿：壁内假性囊肿罕见，可发生于胃、十二指肠及结肠。发生机制不明，可能与胰腺假性囊肿破裂进入胃、肠壁、胰腺-消化道瘘、消化道壁异位胰腺炎症相关。

（13）Brunner 腺增生：Brunner 腺是黏膜和黏膜下碱性分泌腺。这些腺体保护十二指肠黏膜免受胃酸的破坏。组织学上，Brunner 腺增生可表现为单发或多发小结节，由增生腺体组成，维持小叶结构，纤维间隔将增生小叶分开。Brunner 腺增生可出现腺泡或腺管扩张，呈现囊性外观，可在影像上表现为孤立性囊性病变。

（14）肠气囊肿：是一种少见的肠道疾病，以发生在肠壁浆膜下及黏膜下层的多发性含气囊肿为特征，小肠好发。如果只发生在结肠，又称结肠气囊肿症，常发生于结肠黏膜下层。发病原因及机制尚不清楚。腹部 CT 检查在病变肠管浆膜下或黏膜下可见多发透亮类圆形的气囊影，边缘光滑，呈簇状、串珠状或葡萄状分布。

（童　彤）

七、肠壁穿孔

【定义】

肠壁穿孔是一种急性病理表现，是由不同病因引起的肠壁不连续导致肠道气体和内容物渗漏至腹膜腔。

【病理基础】

导致肠壁穿孔的病理基础依据病因而不同。外伤和医源性损伤可能导致胃肠道穿孔。导致自发性穿孔发生的两个基本因素是缺血和坏死。例如，肿瘤性病变引起的穿孔是由于肿瘤细胞取代肠壁，随后在快速生长或缺血条件下发生变性坏死而导致穿孔。此外，肿瘤细胞浸润导致的血管闭塞、直接肿瘤栓塞以及肠梗阻继发的管腔内压力增加可能诱发或加速肠缺血。由于肠道引起的肠腔内压力增加，肠穿孔会发生在与肿瘤部位不同的位置。消化性溃疡引起的穿孔是因胃液内胃酸-胃蛋白酶活性的作用而发生胃或十二指肠黏膜缺损不断加深,穿透肌层、浆膜层,最后穿透肠壁而发生穿孔。

【征象描述】

1. **X线检查** 膈下游离气体是立位平片上气腹的典型征兆,临床上应注意排除肠壁穿孔(图9-2-27)。

2. **CT检查** CT是发现和定位肠穿孔的主要影像检查手段。主要影像表现:①腹腔内游离空气(在肺窗中显示更清楚);②肠壁不连续;③局部肠系膜脂肪浸润、肠壁增厚或肠壁异常强化;④口服造影剂渗漏,对于诊断穿孔具有高度特异度,但灵敏度较低(图9-2-28)。

【相关疾病】

与肠壁穿孔有关的疾病见表9-2-6。

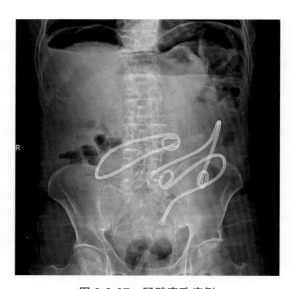

图9-2-27 肠壁穿孔病例
患者男,66岁,X线示双侧膈下可见积气,提示肠壁穿孔可能。

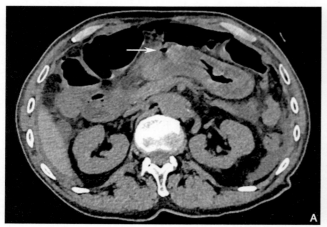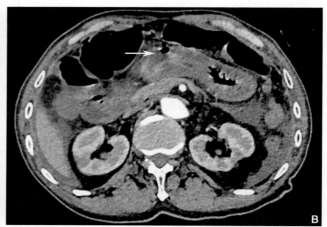

图9-2-28 肠壁穿孔病例
患者男,72岁。A.CT横断面平扫示胃窦壁不规则增厚;B.增强扫描强化不均匀,胃窦前壁局部中断(箭头),邻近可见积液、积气。

表9-2-6 肠壁穿孔相关疾病

类型	具体疾病种类
外伤	钝性损伤、穿透伤、摄入异物
医源性损伤	术中损伤、术后改变(吻合口瘘)、介入性检查(内镜损伤、肠镜、活检)
消化性溃疡	胃溃疡和十二指肠溃疡
炎症	克罗恩病、溃疡性结肠炎、憩室炎
缺血	血管闭塞、绞窄性肠梗阻、血管炎
肿瘤性病变	腺癌、胃肠道间质瘤、淋巴瘤、阑尾黏液性肿瘤、转移

【分析思路】

肠壁穿孔可以出现游离气体或者局限性脓肿形成。影像学的作用是怀疑肠壁穿孔时,尽可能确定引起肠壁穿孔的根本原因并且确定穿孔部位。当出现游离气体时,我们应该首先排除创伤性、医源性及缺血性等病因引起的肠壁穿孔。另外,需要放射科医生通过评价气体的量和位置来进行病因的鉴别诊断。如果气体多于液体,则考虑下消化道穿孔(例如乙状结肠憩室炎);当液体多于气体时,上消化道穿孔的可能性更大(例如十二指肠溃疡)。穿孔部位可通过以下方法定位:①气体位置:如果气体主要位于上腹部,则更有可能是上消化道穿孔;如果在盆腔内发现气体,则更常见于结肠穿孔,部分小肠穿孔也可出现;如果气体位于腹膜外,穿孔部位很可能是腹膜后。②如果肠穿孔是由于梗阻引起的,穿孔通常发生在肠扩张最明显的部位。③肠穿孔可能不会导致气腹,但从肠道流出的液体内容物可能形成黏液或脓肿,肠壁穿孔部位可能位于此处。

【疾病鉴别】

1. **诊断思路**(图9-2-29)

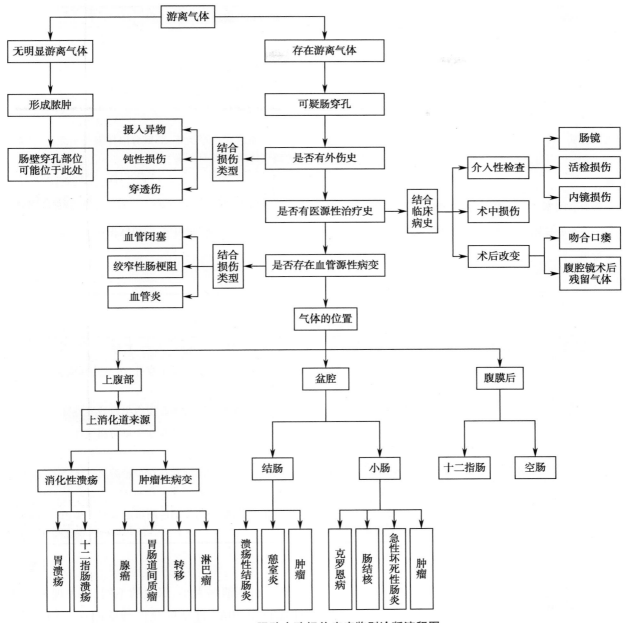

图 9-2-29　肠壁穿孔相关疾病鉴别诊断流程图

2. 鉴别诊断　肠壁穿孔可由创伤性、炎症性、缺血性和肿瘤性病因引起。当评估 CT 表现提示穿孔时,应考虑相关的临床和实验室数据以及其他 CT 表现以确定其病因。肠壁穿孔的病因谱及其特征性 CT 表现见表 9-2-7、表 9-2-8。

表 9-2-7　肠壁穿孔的病因谱及特征性 CT 表现

疾病	特征性 CT 表现
外伤	
腹部钝性损伤	腹腔游离气体,甚至肠系膜内有微小气泡,是腹部钝性损伤特异性但相对不敏感的征象。在增强 CT 上,结合肠壁增厚和肠壁不连续两种征象是诊断最准确的指标
腹部穿透性损伤	表现为肠壁增厚伴邻近肠系膜挫伤,或者为伤口痕迹一直延伸到受伤的肠道
摄入异物	常见穿孔部位包括回肠、回盲部和直肠乙状结肠段。CT 表现包括局部气腹和累及增厚肠段附近的脂肪

续表

疾病	特征性CT表现
医源性损伤	
术中损伤	在胃肠道重建手术中,在存在完整吻合口的情况下,造影剂渗漏到管腔外
内镜损伤	腹膜后空气与口腔造影剂泄漏。在内镜检查过程中,十二指肠可能发生穿孔
肠道炎症	
克罗恩病	克罗恩病常表现为肠壁节段性、偏侧性增厚,以系膜缘增厚为著;肠壁分层样强化呈靶征;肠系膜直小血管充血扩张。并发肠穿孔可出现游离气体或造影剂渗漏
缺血	
直接血管闭塞	血管内充盈缺损
绞窄性小肠梗阻	肠壁增厚,肠壁低灌注,肠系膜血管模糊,局部有肠系膜液,肠积气,门静脉积气和气腹
血管炎	
肿瘤	具体详见表9-2-8

表 9-2-8 肿瘤性病变引起肠壁穿孔肿瘤的 CT 表现

肿瘤类型	部位	CT表现	其他
腺癌	胃、结肠	不规则壁增厚伴壁强化、网膜饼形成(胃)、肿块周围淋巴结肿大	早期胃癌可发生穿孔,表现为深度溃疡
胃肠道间质瘤	胃、小肠	大块坏死;存在转移	外生性肿块伴有瘤内出血或囊性变
转移瘤	小肠	局灶性肠壁增厚,伴有不同程度的强化,其他部位存在原发病灶	穿孔周围通常存在少量游离气体
淋巴瘤	小肠	局灶性肠壁增厚,呈均匀等或低密度,淋巴结肿大,肝脾肿大	穿孔周围通常存在少量游离气体,肠腔扩张
阑尾黏液性肿瘤	阑尾	阑尾囊性扩张(>1.3cm),伴壁结节增强,可侵犯腹壁或腹膜后	与脓肿的鉴别诊断可通过存在瘤内/壁内钙化

(童 彤)

八、肠壁溃疡

【定义】

溃疡实际为一病理学专业名词,其对应的消化道造影影像征象表现为"龛影"(具体见"胃壁改变-龛影"章节),即钡剂涂布的消化道腔壁轮廓出现局限性外突。由于多种肠道疾病可以导致肠壁溃疡,而其所形成的钡剂残留大小、形态差异明显;同时由于肠壁相对于胃壁较薄,肠壁溃疡通常缺乏类似胃壁龛影的溃疡特征性影像表现,故本节保留溃疡的病理学称谓,将该类病变所导致的影像征象仍称为"溃疡"。

【病理基础】

肠道溃疡是指肠壁缺损超过黏膜肌层的病理损害。

【征象描述】

溃疡在钡灌肠表现为肠壁轮廓的局限性外突及钡斑。根据溃疡大小、深浅的不同,可表现为从针尖样(图9-2-30A)直至可穿透肠壁的深大钡剂残留。CT对于小溃疡敏感性不及造影,但对于深大溃疡可准确识别(图9-2-30B)。

【相关疾病】

与肠壁溃疡有关的疾病见表9-2-9。

表 9-2-9 肠壁溃疡相关疾病

类型	具体疾病种类
炎性(非感染性)	溃疡性结肠炎、克罗恩病、缺血性结肠炎、白塞结肠炎、移植物抗宿主病(GVHD)
炎性(感染性)	肠结核、十二指肠溃疡、巨细胞病毒感染
肿瘤性病变	腺癌、胃肠道间质瘤等肿物表面溃疡形成

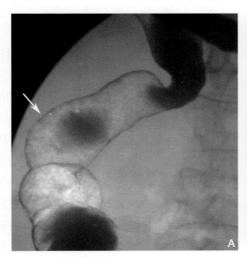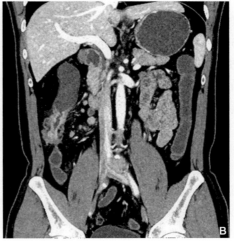

图 9-2-30 肠壁溃疡病例

A. 溃疡性结肠炎病例。钡灌肠造影显示乙状结肠弥漫分布针尖样、星芒样小溃疡（箭头）；

B. 克罗恩病病例。腹部增强 CT 重建图像，显示盲肠局灶性肠壁增厚及单发深大溃疡。

【分析思路】

肠壁溃疡涉及感染性和非感染性炎症以及肿瘤等广泛的疾病谱。针对肠道溃疡的鉴别诊断，需要从溃疡发生的部位、数量、大小和形态进行综合判断。尽管该征象最早从造影检查获得，但随着 CT 影像在肠道检查的逐渐广泛开展，该征象在 CT 的表现需要引起重视。同时，除了溃疡征象本身，CT 能够提供溃疡所在肠壁及肠外的其他影像特征，获得更多的病因诊断证据。

【疾病鉴别】

肠壁溃疡可以发生于多种疾病，自十二指肠至直肠均可发生，同时溃疡的形态大小也存在各种差异。因此需要根据溃疡的部位、形态以及其他肠壁、肠腔的表现进行综合分析，最终得出正确的影像诊断。

1. **诊断思路**（图 9-2-31）

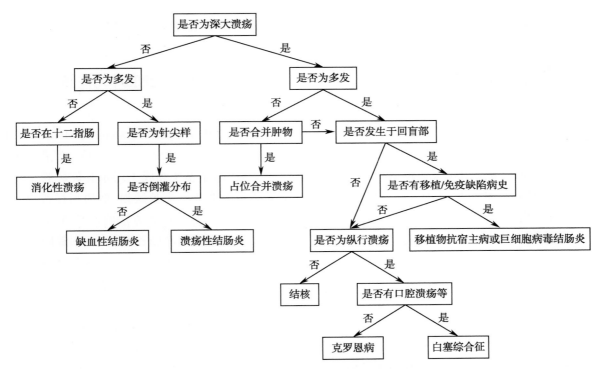

图 9-2-31 肠壁溃疡相关疾病鉴别诊断流程图

2. 鉴别诊断

（1）溃疡性结肠炎：为特发性结直肠炎症性疾病，发生率为（2～10）/10万。发病年龄双峰分布，分别为10～25岁及50～65岁。临床表现包括慢性腹泻、黏液血便和里急后重感。溃疡性结肠炎主要累及结直肠，呈自直肠开始的倒灌性分布。顾名思义，多发溃疡是溃疡性结肠炎的重要特征，在内镜下患者的肠黏膜表现为大片的糜烂和溃疡，这种溃疡在钡灌肠造影中表现为弥漫分布的针尖样、纽扣样肠壁凹陷。

（2）克罗恩病：为特发性消化道炎性疾病，是由遗传因素导致对环境因素（食物及肠道菌群）的异常免疫反应所引起的慢性炎症反应。高发年龄为15～25岁，男女发病均等。临床表现包括慢性腹痛、腹泻，可有血便，伴有贫血、体重减轻等全身症状。克罗恩病可以可累及全消化道，小肠受累最常见，特别是回肠末段，结肠很少单独受累。病灶呈局灶性、跳跃性分布。克罗恩病的溃疡在钡灌肠造影中的典型表现为平行于肠壁长轴的纵行深大溃疡。此种纵行溃疡在内镜中直视下更易发现。近年来CT小肠成像逐渐普遍应用，克罗恩病的溃疡在CT中的表现为在阶段性增厚肠壁中出现局限性缺损，缺损较深，甚至可达浆膜下，这也解释了克罗恩病容易发生肠穿孔、脓肿及瘘管形成的原因。

（3）（慢性）缺血性结肠炎：常为肠系膜动脉硬化导致的左半结肠慢性缺血。患者通常为中老年人。临床表现为左侧腹痛，严重时可出现便血。内镜下表现有时与溃疡性结肠炎类似，表现为在大片肠黏膜糜烂的基础上，出现弥漫的星芒状溃疡。

（4）白塞结肠炎：白塞综合征是一种系统性血管炎，其主要症状为复发性口腔溃疡、生殖器溃疡、眼部炎症。白塞结肠炎是临床少见类型，约占白塞综合征患者的10%～50%。病变主要位于回肠及回盲部，形成局灶或弥漫性溃疡。免疫性血管炎主要导致肠壁血管壁炎症和坏死，从而导致肠壁水肿、坏死、溃疡形成。白塞结肠炎的溃疡表现为在增厚肠壁的基础上发生深大的纵性溃疡，有时与克罗恩病不易区分。

（5）移植物抗宿主病（GVHD）：肠道GVHD为造血干细胞移植术后的肠道排异反应。患者可出现严重的腹泻和便血，内镜下表现为弥漫性黏膜糜烂水肿，并多发深大溃疡，病理表现为肠上皮细胞凋亡。临床病史、内镜下深大溃疡以及病理学所见的凋亡小体是诊断GVHD的依据。

（6）十二指肠溃疡：是消化性溃疡的常见类型，与胃酸刺激、幽门螺杆菌感染等因素相关。好发于十二指肠球部，在消化道造影中以十二指肠球部小钡斑为主要表现。其他表现包括周围黏膜纠集、十二指肠球部变形等。

（7）肠结核：为人型结核分枝杆菌感染肠道引起的疾病，通常由吞下含细菌的痰液或与开放性肺结核患者共餐而忽视餐具消毒所导致。临床表现包括：腹痛、腹泻与便秘交替及腹部肿块。主要发生部位为回盲部，回肠末端最多。主要原因为肠内容物在回盲部停留时间较久，同时结核分枝杆菌易侵犯淋巴组织，而回盲部淋巴组织丰富。肠结核所引起的溃疡较有特征性的表现，即为横行溃疡，即与肠腔走形方向垂直。其他影像表现还包括：盲肠明显水肿，通常与升结肠的病变不成比例，以及回盲瓣明显肿大等。

（8）巨细胞病毒结肠炎（cytomegalovirus colitis）：巨细胞病毒是双链DNA病毒，属于人类单纯疱疹病毒家族。巨细胞病毒结肠炎通常发生在免疫缺陷人群，如造血干细胞或器官移植患者，也与严重的溃疡性结肠炎相关。全消化道均可发生巨细胞病毒感染，结肠是最常见的部位。在内镜下，边缘清晰的多发深大溃疡是巨细胞病毒结肠炎的主要镜下表现。目前影像相关文献报道较少。

（9）肿瘤基础上发生的溃疡：结肠癌或胃肠道间质瘤，由于肿块表面的缺血坏死，会发生溃疡，表现为在肿块形成的基础上发生的局限性凹陷。因此溃疡是上述疾病诊断的次要征象。

（程　瑾）

九、指压痕征（缺血坏死性肠炎）

【定义】

指压痕（thumb printing sign）是Morston在1966年首次报道的一组缺血坏死性结肠炎患者的钡灌肠影像征象，即黏膜及黏膜下层水肿使黏膜呈息肉样突入肠腔内造成的充盈缺损，似拇指样改变。由于CT等现代化影像学检查方法的普及，缺血坏死性肠炎已经很少通过钡灌肠诊断，因此本篇除了介绍缺血坏死性结肠炎所导致的指压痕在钡灌肠中的经典表现，也介绍该征象在CT中的表现。

【病理基础】

缺血性结肠炎是由于肠系膜血管闭塞、狭窄或由于全身性低血压导致结肠供血不足或回流受阻，进而肠壁发生缺血坏死，并可能继发感染。主要的病例表现为结肠黏膜及黏膜下层水肿，严重可伴出血。水肿增厚的黏膜及黏膜下层形成大小不等的假息肉样表现突入肠腔,从而出现花边状或指压状表现。

【征象描述】

在钡灌肠图像中,指压状充盈缺损常呈多发,出现在肠壁两侧,且不对称(图9-2-32A)。据此可以与肠壁占位性病变所引起的充盈缺损相鉴别。在CT图像中,指压痕表现为由于肠壁节段性增厚,肠腔不规则狭窄,从而出现类似钡灌肠的指压痕征(图9-2-32B)。

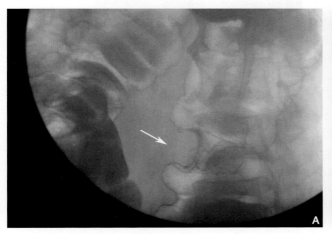
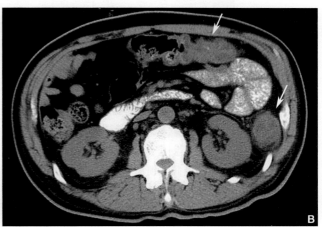

图9-2-32 指压痕征(缺血坏死性结肠炎)病例

A. 消化道造影示降结肠边缘不对称充盈缺损,表现为指压痕;B. 腹部CT显示横结肠及降结肠可见节段性管壁增厚,黏膜下层水肿。箭头所指为水肿增厚的黏膜及黏膜下层形成假息肉样突入肠腔。

【相关疾病】

指压痕是缺血坏死性肠炎的特征性征象。缺血坏死性肠炎发病率占所有消化道缺血改变的50%~60%,是消化道出血的原因之一,好发于50岁以上中老年人,女性多于男性。血容量减少时,乙状结肠在直肠交界处和横结肠接近结肠脾曲,由于位于血液供应的分水岭区域,尤其容易缺血。因而左半结肠缺血性结肠炎往往与血流灌注不足有关,好发于老年患者。而右半结肠缺血改变发生于年轻人较多,往往跟锐器或钝器伤导致的出血性休克有关。直肠由于侧支循环丰富,缺血性改变少见。

【分析思路】

在钡灌肠造影中如能准确识别出指压痕,则可以作为缺血坏死性结肠炎的特征性影像表现。因此准确区分指压痕征象和与其相似的息肉导致的充盈缺损,同时结合患者症状等特点,则可以做出准确的影像诊断。指压痕和息肉等导致的充盈缺损的差异主要表现在指压痕基底较宽,顶端逐渐变圆,即形成手指样外观,这与缺血坏死性结肠炎黏膜下层增厚的病理改变相关;相对应的息肉所引起的充盈缺损常为圆形。

(程 瑾)

十、鹅卵石/铺路石征

【定义】

鹅卵石征(cobblestone sign)最早用于描述克罗恩病患者的黏膜改变。该特征见于空腔脏器的黏膜面,表现为多发环形及纵行的裂隙将黏膜分割为鹅卵石或铺路石样外观。

【征象描述】

肠黏膜面多发息肉样的充盈缺损形成鹅卵石样表现(图9-2-33A),周围多发纵横交错的溃疡,在消化道造影中积钡,衬托出充盈缺损的轮廓,从而形成铺路石样(图9-2-33B)表现。

【相关疾病】

鹅卵石征或铺路石征最常见于克罗恩病,但其不具有特异性,可见于一系列发生于消化道空腔脏器的感染及非感染性炎性疾病。发生在肠道的疾病包括:克罗恩病、肠结核、巨细胞病毒感染、十二指肠Brunner腺增生等。

【分析思路】

鹅卵石或铺路石征是一种综合征,包括弥漫多发的充盈缺损和周围多发溃疡。从病理机制上看,可以有两种可能性,一种为增厚的肠壁黏膜面多发溃疡,将肠黏膜分割呈多发假息肉样的表现,此种类型见于克罗恩病、肠结核、巨细胞病毒感染和先天性巨结肠。另一种可能为肠壁弥漫息肉样充盈缺损,其周围的钡剂残留形成分割样结构,如十二指肠Brunner腺增生等。

从发生部位上看,鹅卵石征常发生在回盲部。

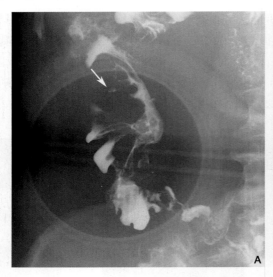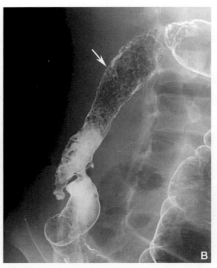

图 9-2-33　鹅卵石/铺路石征病例

A. 克罗恩病。钡灌肠图像显示回盲部多发大小不等类圆形的充盈缺损,呈铺路石样改变
(箭头);B. 肠结核。钡灌肠图像显示结肠多发小圆形充盈缺损,呈鹅卵石征(箭头)。充盈缺
损之间可见多发环状纵横交错的溃疡积钡,形成铺路石样外观。

主要原因在于该处淋巴组织较为丰富,因而一系列感染或非感染性肠道炎症常在此处发生,包括克罗恩病、肠结核、巨细胞病毒感染等。因此在进行鉴别诊断时还需要结合其他临床及影像特征。

【疾病鉴别】

1. **诊断思路**(图 9-2-34)

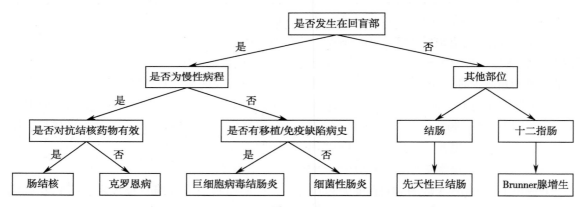

图 9-2-34　鹅卵石/铺路石征相关疾病鉴别诊断流程图

2. **鉴别诊断**

(1)克罗恩病:为特发性消化道炎症性疾病,病灶可发生在全消化道,呈跳跃性分布。好发部位为回盲部,以回肠末段及升结肠受累为多。克罗恩病在钡灌肠造影中的典型表现为在增厚的肠壁中出现平行于肠壁的纵行深大溃疡及假息肉形成。假息肉即形成鹅卵石样外观,假息肉病灶在多发溃疡的分割下形成铺路石样表现。

(2)肠结核:由人型结核分枝杆菌感染肠道所致。临床表现为腹痛、腹泻与便秘交替以及腹部肿块。与克罗恩病类似,同样好发生于回盲部。表现为肠壁增厚,导致假息肉形成,多发溃疡形成导致鹅卵石样表现。其他影像表现包括:盲肠水肿明显,与升结肠的病变不成比例,以及回盲瓣明显肿大等。尽管可以通过结核相关检查,如结核菌素试验、γ-干扰素释放试验(T-SPOT)等协助诊断。但肠结核与克罗恩病,无论从症状、影像表现,甚至病理均存在难以鉴别的情况。

(3)巨细胞病毒结肠炎:巨细胞病毒是疱疹病毒中的一种双链 DNA 病毒。巨细胞病毒肠道感染,在免疫正常人群通常仅表现为自限性腹泻。当宿主出现免疫缺陷时,病毒聚集导致内皮细胞损伤、继发溃疡。常累及盲肠及升结肠近段,有时可延伸至回肠末端。由于同时具有淋巴增殖、溃疡形成及肠壁增厚等表现,因此在钡灌肠造影中亦可以出现鹅卵石征的表现。

（4）先天性巨结肠（congenital megacolon）：先天性巨结肠是一种肠道运动障碍,其发病率为1:5 000。它会导致胎便排出延迟、腹胀、食欲不振、呕吐和小肠结肠炎。在某些情况下,患者可能直到青春期才出现症状,并且15%的病例直到5岁才得以诊断。扩张段结肠黏膜不规则和痉挛形成鹅卵石征。

（5）Brunner腺增生：属罕见疾病,发病原因不明,一般认为是一种良性肿瘤。发生于黏膜下层的Brunner腺内,在病理上也可以成为十二指肠腺瘤样息肉。其中弥漫结节增生型系由十二指肠腺所构成的多个结节,界限不清,广泛分布于大部分十二指肠,在消化道造影中表现为广泛的结节状充盈缺损,大小可从数毫米到数厘米,边缘光滑,呈圆形、卵圆形或卵石样隆起性病变。

（程　瑾）

参 考 文 献

1. GRABER SD,SINZ S,TURINA M,et al. Pneumatosis intestinalis in abdominal CT:predictors of short-term mortality in patients with clinical suspicion of mesenteric ischemia［J］. Abdom Radiol（NY）,2022,47（5）:1625-1635.

2. PAULSON EK,THOMPSON WM.Review of small-bowel obstruction:the diagnosis and when to worry［J］. Radiology,2015,275（2）:332-342.

3. WANG JH,FURLAN A,KAYA D,et al. Pneumatosis intestinalis versus pseudo-pneumatosis:review of CT findings and differentiation［J］. Insights Imaging,2011,2（1）:85-92.

4. AHUALLI J.The target sign:bowel wall［J］. Radiology,2005,234（2）:549-550.

5. BRUINING DH,ZIMMERMANN EM,LOFTUS EV,et al. Consensus recommendations for evaluation,interpretation,and utilization of computed tomography and magnetic resonance enterography in patients with small bowel crohn's disease［J］. Radiology,2018,286（3）:776-799.

6. SCHINDERA ST,NELSON RC,DELONG DM,et al. Multi-detector row CT of the small bowel:peak enhancement temporal window--initial experience［J］. Radiology,2007,243（2）:438-444.

7. STRATE LL,MORRIS AM.Epidemiology,pathophysiology,and treatment of diverticulitis［J］. Gastroen terology,2019,156（5）:1282-1298.

8. TURSI A,BRANDIMARTE G,DI MARIO F,et al. International consensus on diverticulosis and diverticular disease. statements from the 3rd international symposium on diverticular disease［J］. J Gastrointestin Liver Dis,2020,28:57-66.

9. HANNA MH,KAISER AM.Update on the management of sigmoid diverticulitis［J］. World J Gastroenterol,2021,27（9）:760-781.

10. LOW RN,BARONE RM,GURNEY JM,et al. Mucinous appendiceal neoplasms:preoperative MR staging and classification compared with surgical and histopathologic findings［J］. AJR Am J Roentgenol,2008,190（3）:656-665.

11. REZVANI M,MENIAS C,SANDRASEGARAN K,et al. Heterotopic pancreas:histopathologic features,imaging findings,and complications［J］. RadioGraphics,2017,37（2）:484-499.

12. BARAT M,PELLAT A,DOHAN A,et al. CT and MRI of gastrointestinal stromal tumors:new trends and perspectives［J］. Can Assoc Radiol J,2024,75（1）:107-117.

13. 粟兴,杨锦林.深在性囊性胃炎的临床研究进展［J］.中华胃肠内镜电子杂志,2019,6（03）:130-132.

14. BYUN JH,HA HK,KIM AY,et al. CT findings in peripheral T-cell lymphoma involving the gastrointestinal tract［J］. Radiology,2003,227（1）:59-67.

15. KIM SW,KIM HC,YANG DM.Perforated tumours in the gastrointestinal tract:CT findings and clinical implications［J］. Br J Radiol,2012,85（1017）:1307-1313.

16. OGURO S,FUNABIKI T,HOSODA K,et al. 64-Slice multidetector computed tomography evaluation of gastrointestinal tract perforation site:detectability of direct findings in upper and lower GI tract［J］. Eur Radiol,2010,20（6）:1396-1403.

17. AZER,SAMY A,FATEN LIMAIEM.Cytomegalovirus colitis［M］. Treasure Island（FL）:StatPearls,2023.

18. RICHARD M.GORE,MARC S. 胃肠影像学［M］. 4版. 孙应实,译. 北京:中国科学技术出版社,2021.

19. MARSTON A,PHEILS MT,THOMAS ML,et al. Ischaemic colitis［J］. Gut,1966,7（1）:1-15.

20. RICHARD M GORE,MARC S. 胃肠影像学［M］. 4版. 孙应实,译. 北京:中国科学技术出版社,2021.

21. FURUKAWA A,SAOTOME T,YAMASAKI M,et al. Cross-sectional imaging in Crohn disease［J］. RadioGraphics,2004,24（3）:689-702.

22. OH JY,NAM KJ,CHOI JC,et al. Benign submucosal lesions of the stomach and duodenum:imaging characteristics with endoscopic and pathologic correlation［J］. Eur J Radiol. 2008 Jul;67（1）:112-24.

23. PICKHARDT PJ,KIM DH,MENIAS CO,et al. Evaluation of submucosal lesions of the large intestine:part 1［J］. Neoplasms. Radiographics. 2007 Nov-Dec;27（6）:1681-92.

24. PICKHARDT PJ,KIM DH,MENIAS CO,et al. Evaluation of submucosal lesions of the large intestine:part 2.

Nonneoplastic causes［J］. RadioGraphics. 2007 Nov-Dec；27（6）：1693-703.

25. LEVY AD，SOBIN LH. From the archives of the AFIP：Gastrointestinal carcinoids：imaging features with clinicopathologic comparison［J］. RadioGraphics. 2007 Jan-Feb；27（1）：237-57.

26. MASSELLI G，COLAIACOMO MC，MARCELLI G，et al. MRI of the small-bowel：how to differentiate primary neoplasms and mimickers［J］. Br J Radiol. 2012 Jun；85（1014）：824-37.

27. MCLAUGHLIN PD，MAHER MM. Primary malignant diseases of the small intestine［J］. AJR Am J Roentgenol. 2013 Jul；201（1）：W9-14.

第三节　肠系膜改变

一、梳齿征

【定义】

梳齿征（the comb sign）是指因肠系膜充血，血管扩张、迂曲，在增强 CT 或 MRI 图像上，增粗的系膜直小血管间隔增宽，垂直排列于肠管系膜侧，状如梳齿，故称之为梳齿征。该征象是提示克罗恩病（Crohn disease，CD）的影像学征象，但有可能见于血管炎、肠系膜血栓栓塞和肠绞窄等疾病。

【病理基础】

供应肠道的动脉由肠系膜上动脉或肠系膜下动脉发出，于肠系膜内形成一系列相互吻合的动脉弓，其终末分支称为直小动脉。直小动脉以垂直方向自系膜缘进入肠壁，这些直小动脉间的吻合甚少。正常情况下，直小动脉直径小而在 CT 增强扫描上显示并不明显；各种原因引起的肠管充血，肠系膜的血流量明显增加，可使得直小动脉增粗。影像学上梳齿征中的梳齿在组织病理学上则代表充血扩张的直小动脉。

梳齿征最常见于克罗恩病，而且是提示疾病活动性的指标之一。克罗恩病是累及肠壁全层的慢性肉芽肿性炎症性疾患，肠系膜经常受累。有研究表明，受累肠道周围的肠系膜脂肪组织可分泌血管内皮生长因子，刺激系膜血管增生；同时受累的肠系膜纤维脂肪增生，系膜脂肪密度升高，肠管和肠系膜之间的脂肪界面消失，系膜血管从所在肠管的浆膜面分离，而系膜纤维脂肪增生和促结缔组织增生反应则使得直小动脉间距增宽。在系膜脂肪低密度背景上，增粗增多且间距增宽的肠系膜直小动脉突出显示，在影像学上表现出梳齿征。

【征象描述】

1. CT 检查　在增强 CT 上，克罗恩病受累肠道所属系膜内的直小动脉增粗扭曲，在增厚的系膜脂肪的低密度背景上突出显示，如成像平面与肠系膜血管平行，则这些以一定间距平行排列的直小血管呈现典型的梳齿样改变（图 9-3-1）。由于肠系膜血管通常为上下方向走行，因此在冠状位显示率较横轴位高。采用合适角度及厚度层块的 MIP 图像上显示最佳，VR 图像也可能有助于其显示。

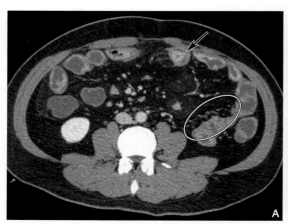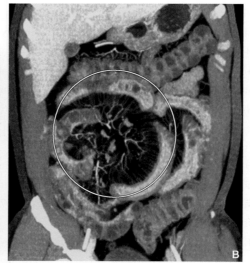

图 9-3-1　系膜梳齿征的 CT 表现

患者男，35 岁，腹泻 2 年。A. CT 增强扫描门脉期横轴位图像示多发节段性小肠管壁增厚，部分肠管壁可见分层强化（黑箭头），肠系膜脂肪增厚，系膜直小血管增粗增多（白色圈所示）；B. 增强扫描冠状位厚层块最大密度投影图像示增粗增多的系膜直小血管排列呈典型梳齿征（白色圈所示）。

2. MRI 检查 磁共振小肠成像（magnetic resonance enterography，MRE）在动态增强扫描图像上也可显示肠系膜梳齿征，其表现与增强 CT 相似。

【相关疾病】

梳齿征最早于 1995 年由 Meyers 在增强 CT 上用于描述克罗恩病患者中病变肠道处系膜内梳齿样

平行排列的增粗的直小血管，被认为是克罗恩病较为特征性的影像学表现，而且其存在往往提示克罗恩病的急性加重。后续研究表明，该征象并非克罗恩病独有的特征，也可见于急性肠炎、血管炎、肠系膜静脉血栓和肠绞窄等疾病。梳齿征可能涉及疾病及其类型详见表 9-3-1。

表 9-3-1 梳齿征相关疾病

炎性肠病	感染性肠炎	血管炎	缺血性肠病
克罗恩病	细菌性肠炎	肠贝赫切特病	肠系膜静脉血栓
溃疡性结肠炎	病毒性肠炎	系统性血管炎	绞窄性肠梗阻
		狼疮性肠炎	
		急性血管性紫癜	

【分析思路】

第一，发现与认识这个征象。梳齿征作为一个非常形象的影像学征象容易识别。但需要注意的是，如果成像平面垂直于系膜直小血管，则仅能显示密集分布的血管断面，此时应在沿受累处肠管长轴行多平面重组或最大密度投影以利于该征象的显示。

第二，知晓该征象在克罗恩病诊断上的价值。梳齿征最常见于克罗恩病，如患者影像学上出现梳齿征，应首先考虑克罗恩病诊断的可能性，而且多项研究表明，在导致肠壁增厚的疾病中，梳齿征基本上不见于肠结核、肠道原发淋巴瘤等疾病，这对于缩小鉴别诊断范畴有重要辅助价值。

第三，知晓该征象在评估克罗恩病的疾病活动性及严重程度上的作用。在已知克罗恩病的患者中，如果出现梳齿征时，提示疾病活动、急性加重或病变扩展。多项研究将梳齿征纳入影像学（包括 CTE、MRE）评估克罗恩病疾病活动期的指标。

第四，分析与该征象伴随的其他征象，并进行鉴别诊断。梳齿征虽然最常见于克罗恩病，但也可见于溃疡性结肠炎、感染性肠炎、血管炎、肠缺血等多种疾病；通常可通过伴随的其他征象及结合临床表现作出较为准确的鉴别诊断。

【疾病鉴别】

1. 诊断思路（图 9-3-2）

2. 鉴别诊断

（1）克罗恩病：梳齿征最常见于克罗恩病。对克罗恩病诊断及鉴别诊断具有重要价值的征象包括：①多发节段性肠管受累，呈跳跃性分布；②不对称性系膜侧增厚；③系膜侧深的纵行溃疡以及纵横

交错溃疡形成"铺路石征"；④系膜侧短缩，对系膜侧则囊袋样膨隆；⑤系膜脂肪增厚，可出现爬行脂肪；⑥继发窦道、瘘管等并发症；⑦伴有肛周病变，包括肛周脓肿、肛瘘。

（2）溃疡性结肠炎：溃疡性结肠炎是另一种炎性肠病，通常仅累及结肠。由于其并非跨肠壁的全层性炎症，故梳齿征的出现率远低于克罗恩病（文献报告仅 8% 患者出现梳齿征）。其与结肠克罗恩病的主要鉴别点见表 9-3-2。

（3）狼疮性肠炎：狼疮性肠炎，又称狼疮性肠系膜血管炎，是系统性红斑狼疮患者急性腹痛的原因之一，虽然临床上相对少见（占系统性红斑狼疮的 0.2%～9.7%），但若患者有狼疮病史达 10 年以上，合并肠道改变，需高度怀疑狼疮性肠炎。其病理改变为肠系膜血管炎并继发缺血性肠病。狼疮性肠炎可出现梳齿征（在出现缺血性肠病的患者中梳齿征的出现率达 87%）。狼疮性肠炎典型的 CT 表现为局限性或节段性肠管壁增厚伴"靶征"（黏膜下水肿）、肠系膜脂肪密度增高（肠系膜水肿）和"梳齿征"（图 9-3-3）。受累的胃肠道范围广，通常为连续性，常伴有腹腔积液。狼疮性肠炎多在狼疮活动期发病，常伴有系统性红斑狼疮的其他临床表现，结合病史及临床资料通常可作出诊断。

（4）肠贝赫切特病：白塞综合征是一类可累及全身多脏器的慢性系统性血管炎症性疾病，若累及肠道者被称为肠贝赫切特病。肠贝赫切特病也可在影像学上出现梳齿征（文献报告其出现率约 16.7%），与克罗恩病主要鉴别点如下：①临床表现：肠贝赫切特病口腔溃疡及生殖器溃疡非常常见，发热、皮肤病变、骨骼肌肉病变较常见，而腹泻、肛周病变则

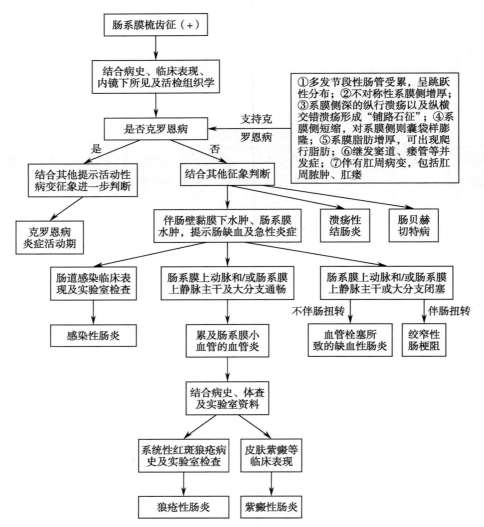

图 9-3-2　肠系膜梳齿征相关疾病的分析与鉴别流程图

表 9-3-2　结肠克罗恩病与溃疡性结肠炎的鉴别诊断

主要鉴别要点	克罗恩病	溃疡性结肠炎
胃肠受累部位	可累及任何节段,但以回肠及升结肠好发	仅累及结肠,但可有倒灌性回肠炎
跳跃性病变	常有	无,自远端结肠连续受累
结肠短缩	少见	有,晚期常伴结肠袋消失
溃疡	深,裂隙状,可散在	浅,融合,多为连续性
跨肠壁病变	常有	无
"铺路石"改变	常见	无
肉芽肿形成	10%	无
瘘管、脓肿	可有(具特征性)	无
假性憩室形成	有	无
梳齿征	常见	少见
爬行脂肪	有	无
中毒性巨结肠	罕见	相对常见
结肠癌的发病率	稍增加结肠癌发病率	明显增加结肠腺癌发病率

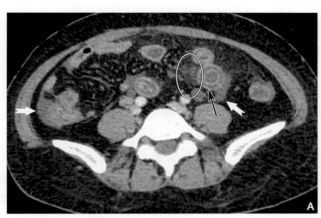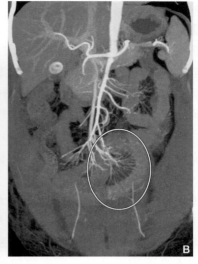

图 9-3-3　狼疮性肠炎表现为肠系膜梳齿征

患者女,33 岁,10 年前诊断为"系统性红斑狼疮,狼疮性肾炎,肠系膜血管炎",长期口服激素控制,间断性出现腹痛、腹泻。此次症状加重 3 天。A. CT 增强扫描横轴位示小肠肠管增厚,出现靶征(黑箭头),系膜水肿伴血管增粗(白色圆圈所示),伴少量腹腔积液(白色燕尾箭头);B. 斜冠状位厚层块最大密度投影示系膜血管增粗增多呈梳齿征(白色圆圈所示)。

更常见于克罗恩病;②内镜下表现:肠贝赫切特病绝大多数局限于回盲部,大多为圆形或椭圆形溃疡,溃疡>2cm 常见,穿透性溃疡的比例高,多发溃疡之间相互孤立存在;而克罗恩病多发病变更常见,纵行溃疡常见、卵石样表现、肠管狭窄、肛直肠受累相对常见;③影像学表现:肠贝赫切特病通常受累肠段数目≤3;克罗恩病非对称性肠壁受累、腔内假性息肉形成、靶征、梳齿征、瘘管相对更常见。

(5)其他:还有一些其他的疾病在发展过程中可以出现肠系膜血管扩张而出现梳齿征,比如其他血管炎(包括结节性多动脉炎,Henoch-Schonlein 综合征、显微镜下多血管病)、感染性肠炎、肠系膜血栓栓塞、绞窄性肠梗阻。临床病史、疾病的分布以及其他相关检查对疾病的鉴别诊断有一定帮助。

过敏性紫癜可累及胃肠道(50%～75%),紫癜、关节疼痛和腹痛是其常见症状,严重腹型紫癜者可出现肠缺血、严重胃肠道出血、肠套叠、穿孔和腹膜炎,预后较差。影像学上腹型紫癜典型特点为:多为小肠受累,好发部位为十二指肠降段、回肠末段,出现节段性肠壁水肿增厚,肠壁增厚厚度多在 4～10mm,肠壁可出现靶征(黏膜下水肿所致),伴肠蠕动明显减弱;儿童患者常伴肠套叠。部分患者可出现梳齿征,多为继发的肠缺血所致。部分患者胃肠道表现可能先于皮肤紫癜,故急腹症患者的影像学检查上如存在靶征和梳齿征应将该病纳入鉴别诊断范畴,及时评估皮肤科检查。

感染性肠炎通常并不累及肠系膜,仅极少数出现梳齿征。临床上,感染性结肠炎常有抗生素过度使用,实验室指标白细胞增高、CRP 水平升高。影像学上支持感染性结肠炎诊断的特征包括"空结肠"征(结肠内缺乏肠内容物及气体存在)、病变连续性分布、肠壁分层(靶征)、手风琴征。

继发于绞窄性肠梗阻及肠系膜血管栓塞的缺血性肠炎通常可通过原发病的典型表现而作出诊断。

(龙学颖)

二、漩涡征

【定义】

漩涡是水流遇低洼处所激成的螺旋形水涡。影像学上,当多个条带状影围绕一个中心结构呈螺旋状排列,形似漩涡状外观,则被称为漩涡征(the whirlpool sign)。该征象最常用于在腹部 CT 图像上描述肠系膜血管及其所属小肠肠襻沿顺时针或逆时针方向的旋转扭曲,是肠扭转(intestinal volvulus)的典型表现,尤其是肠旋转不良所致中肠扭转。与之相近的征象表述还有旋转征(the whirl sign)。

虽然该征象在 CT(尤其是增强扫描)上最常阐述,但超声及 MRI 也可以发现类似表现。除了用于描述小肠或结肠扭转,漩涡征也被用于描述卵巢或附件扭转、腹腔内睾丸扭转、游走脾伴蒂扭转、腹腔内带蒂肿瘤的蒂扭转等,此时旋转的轴分别可能为卵巢悬韧带或子宫阔韧带、精索、脾蒂、肿瘤蒂等。

本小节所阐述的特指肠系膜漩涡征。

【病理基础】

漩涡征被认为是肠扭转的一个具有病理特征性的影像学表现。肠扭转所致漩涡征中,漩涡的表现可涉及肠系膜及其肠管,在增强扫描图像上,扭曲的狭窄肠管呈软组织密度影,肠系膜血管分支可明显强化,其背景是由肠系膜脂肪形成的低密度,狭窄肠管及其系膜血管盘曲旋转走行共同构成了漩涡征。

肠扭转常与先天性发育异常(例如先天性中肠旋转不良、Meckel 憩室)相关,因此在儿科人群中更常见。中肠旋转不良时,小肠可能会因肠系膜基底缩短及固定不良而围绕其肠系膜底部扭曲到大肠上,从而导致中肠扭转。肠扭转发生后,易导致肠梗阻,其所致梗阻的严重程度与扭转的程度成正比,严重的肠扭转导致闭袢梗阻,可发生血管狭窄甚至闭塞,易于发生肠坏死、穿孔和败血症等严重并发症,因此需要及时诊断和紧急处理。

【征象描述】

1. **X 线检查**　漩涡征不能通过 X 线检查检出。中肠旋转不良在口服对比剂(碘水或钡剂)上消化道 X 线造影图像上可显示空肠上段的"螺旋状"走行,但通常该表现被称为瓶塞钻征(the corkscrew sign)而非漩涡征。

2. **CT 检查**　在肠系膜漩涡征中,肠系膜上静脉(superior mesenteric vein,SMV)主干及其属支以顺时针或逆时针方向围绕肠系膜上动脉(superior mesenteric artery,SMA)旋转并在其周围呈同心圆状扭曲,其周围的肠袢也随之参与扭转,导致形成更大的肿块(图 9-3-4)。

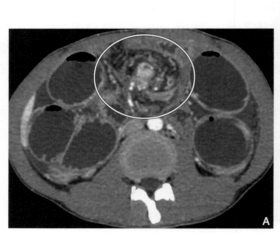
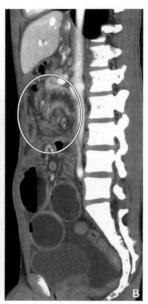

图 9-3-4　漩涡征的 CT 表现

患者男,15 岁,腹痛 4 天,加重 1 天。A. CT 增强扫描门脉期横轴位图像示中腹区肠系膜血管走行扭曲,可见肠系膜上静脉及空肠环绕肠系膜上动脉旋转呈漩涡状(白色圆圈所示),肠管于该处呈尖嘴状狭窄,上游空肠明显扩张,积气积液伴气液平面;B.CT 增强扫描门脉期矢状位图像示显影不良的肠系膜上静脉及空肠环绕肠系膜上动脉旋转走行呈漩涡状(白色圆圈所示)。手术探查示空肠起始部至空肠远端 100cm 广泛扩张,空肠系膜及其肠管扭转 360°,伴空肠局限性坏死。

漩涡征的 CT 特征一般包括以下几个方面:①中央血管部分或全部被肠袢包绕;②从颅尾方向观察,系膜血管呈顺时针或逆时针旋转;③至少存在 90°或以上的肠道旋转;④排除"漩涡"仅涉及血管或肠道的情况。可伴随其他相关发现:扭转常伴有大肠或小肠梗阻时,梗阻通常发生在漩涡处,其上游肠管扩张(小肠直径超过 2.5cm),伴肠管积气积液,梗阻下游小肠瘪陷。扭转处肠管典型表现为鸟嘴状狭窄,肠壁水肿、增厚,肠系膜血管充血水肿,肠系膜水肿,游离腹腔积液,严重者可为绞窄性肠梗阻,肠系膜血管变窄甚至闭塞,出现肠壁缺血、坏死甚至穿孔征象。

肠系膜上静脉转位征(the superior mesenteric vein rotation sign)及理发店旋转彩柱征(the barber-pole sign)是与肠系膜漩涡征相关但需要鉴别的征象:肠系膜上静脉转位征是指 SMV 位于 SMA 左侧的相互位置关系异常。该征象的意义在于其提示先天性中肠旋转不良的存在,但并不代表一定会伴有肠扭转。理发店旋转彩柱征最初是 Buranasiri 在罕见的逆时针中肠扭转病例的 CT 血管成像上描述的"肠系膜血管逆时针扭转"。后续文献报道表明该征象不一定意味着具有病理意义，也可能代表肠系膜血管的正常变异。

虽然肠系膜血管的螺旋状走行是识别漩涡征的重要特征，但有时这种血管漩涡状走行模式不是由于病理状况引起的，并可能会产生误导，特别是如果伴有肠袢的扩张及积气积液时。例如，中结肠静脉汇入肠系膜上静脉可形成漩涡状改变。部分手术（如结肠部分切除）术后患者，漩涡征可能为术后改变，手术可能使肠管及肠系膜旋转达 180°，但极少出现 360° 或更大角度的旋转，因此在这些术后患者中出现漩涡征时，肠扭转仍然是需要排除的诊断。

3. MRI 检查　漩涡征在 MRI 上的影像学特征与 CT 表现相似，以增强扫描显示较好。

【相关疾病】

1981 年，Fischer 首次将 CT 漩涡征描述为"围绕肠系膜上动脉的小肠肠袢形成漩涡状模式"。随后的病例报告该征象与中肠扭转和旋转不良、小肠扭转、闭袢性梗阻伴不同程度的扭转、盲肠扭转、乙状结肠扭转、腹内疝等多种急腹症有关。此外，肠系膜血管漩涡样走行也可见于不伴病理意义的肠系膜血管走行变异及胃肠部分切除术后改变。

【分析思路】

首先发现这个征象。CT 图像上肠系膜及其血管与肠管漩涡状的特殊走行使得这个征象易被发现。当 CT 图像与小肠的扭转轴相垂直时，漩涡征显示较好，适当角度的多平面重组图像及容积再现（volume rendering, VR）图像有助于该征象的展示。此外，在 PACS 系统中，通过以"电影"模式观察连续薄层断层图像，在脑海中这种"旋转"走行的模式也易发现。

其次，观察该征象的一些细节表现及伴随征象。需要根据漩涡的部位，并通过追踪肠袢走行确定所累及的肠管所在部位，肠道旋转的方向（顺时针/逆时针）及其旋转角度估计，以及是否存在小肠或大肠梗阻。如存在肠梗阻，还需判断是否存在绞窄性肠梗阻征象，有无肠坏死、肠穿孔的存在。

分析肠扭转的可能原因。小肠扭转的原因可以分为两种类型：一种是原发性小肠扭转，此型没有引起扭转的解剖异常；另一种为继发性小肠扭转，此型患者多因先天或后天性肠管解剖异常而导致肠扭转。原发性小肠扭转多见于婴幼儿，最常见原因为中肠旋转不良；继发性小肠扭转最常见的原因是腹腔内粘连，粘连导致小肠被固定在一个点而易扭转或形成腹内疝；其他原因还包括胃肠间质瘤、囊肿、脂肪瘤等。

【疾病鉴别】

1. 诊断思路（图 9-3-5）

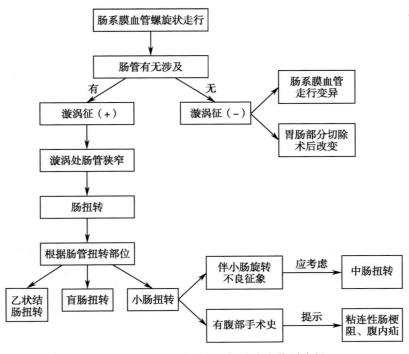

图 9-3-5　漩涡征的判断及相关疾病鉴别流程

2. 基于部位的疾病鉴别诊断　CT 上漩涡征的出现能够提示肠扭转的发生,漩涡征发生的位置有可能为疾病的鉴别诊断提供信息。上腹部出现漩涡征,肠管位置又固定者,要考虑是否继发于内疝,如小网膜囊内疝、十二指肠旁疝以及胃部分切除术后吻合口后疝等,应注意识别其解剖关系。中腹部出现漩涡征,多为单纯小肠扭转,而中下腹部出现漩涡征,可能与乙状结肠扭转有关(图 9-3-6)。

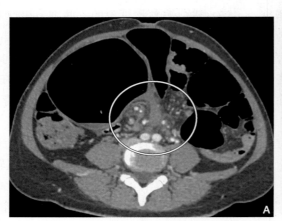
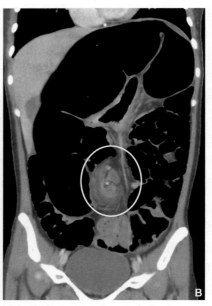

图 9-3-6　乙状结肠扭转表现为中腹区漩涡征

患者女,22 岁,腹痛伴肛门停止排气 4 日余。A、B. CT 增强扫描门脉期横轴位图像及冠状位重组图像示中腹区偏下部漩涡征(白色圆圈所示),该处尖嘴状狭窄的肠管为乙状结肠。手术证实乙状结肠冗长并顺时针扭转,肠壁明显扩张水肿,肠壁菲薄,系膜显著增厚水肿。

3. 常见疾病的特征分析　继发于中肠旋转不良的肠扭转(即中肠扭转):中肠扭转几乎仅见于儿科人群。漩涡征对中肠扭转的诊断价值非常大,其灵敏度和特异度分别为 92% 和 100%。中肠扭转中漩涡征的方向通常是顺时针的,同时可见肠系膜上静脉转位征。此外,还可显示小肠固定不良征象,体现在十二指肠空肠曲位置、空回肠位置或回盲部的位置异常。

小肠扭转:小肠是肠扭转最常见的部位,小肠扭转可以是顺时针或逆时针,几乎均会继发小肠梗阻,有较大比例的患者继发绞窄性肠梗阻。与该疾病相关的最重要征象是鸟嘴征,即在扭转处肠管的纵切面上呈鸟嘴状变尖。肠扭转通常为闭袢梗阻,可伴随闭袢性肠梗阻的其他影像学表现,包括放射状分布的扩张肠袢在某一处集中,扩张肠袢呈 U 形改变。

（龙学颖）

三、肠系膜混浊征

【定义】

肠系膜混浊征,又称雾状肠系膜征(misty mesentery sign),是指肠系膜脂肪受炎症细胞、液体(水肿、淋巴液和血液)、肿瘤浸润以及纤维化时在 CT 上表现出密度增高的征象。

【病理基础】

肠系膜由腹膜在肠管表面反折并融合而成,其内包含肠系膜动静脉、淋巴管、神经和脂肪组织。炎症细胞、液体(水肿、淋巴液和血液)、肿瘤浸润肠系膜或肠系膜纤维化是肠系膜混浊征的病理基础。

【征象描述】

正常肠系膜脂肪密度类似于皮下和腹膜后脂肪,CT 值约 -100～-160Hu。肠系膜混浊征可呈弥漫性或局限性分布,表现为肠系膜脂肪密度增高,可均匀或不均匀,CT 值约 -40～-60Hu,急性出血 CT 值可达 40～60Hu,穿行其中的肠系膜血管失去锐利边缘,可部分或完全模糊(图 9-3-7)。

【相关疾病】

引起肠系膜炎症细胞、液体(水肿、淋巴液和血液)、肿瘤浸润以及纤维化的多种临床疾病都可能表现出肠系膜混浊征,主要疾病见表 9-3-3。

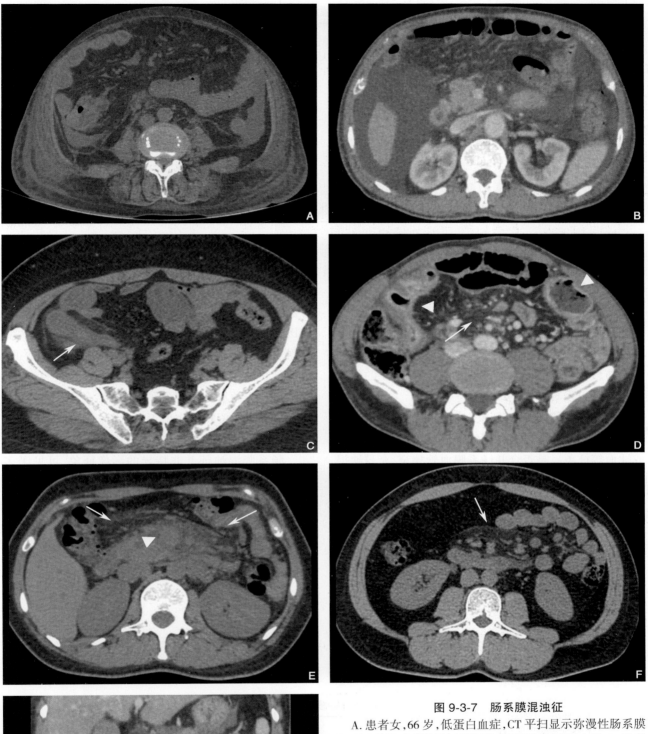

图 9-3-7 肠系膜混浊征

A. 患者女,66 岁,低蛋白血症,CT 平扫显示弥漫性肠系膜混浊伴腹腔积液及双侧腹壁皮下软组织广泛水肿;B. 患者男,66 岁,肝硬化门静脉高压,CT 增强显示弥漫性肠系膜混浊伴腹腔积液;C. 患者女,47 岁,急性阑尾炎,CT 平扫显示阑尾明显增粗(箭头),系膜混浊;D. 患者男,41 岁,克罗恩病,CT 增强显示局限性小肠系膜混浊(箭头)伴多节段小肠肠壁增厚强化,多发肠腔狭窄与扩张;E. 患者女,40 岁,肠系膜上静脉血栓形成,CT 平扫显示肠系膜上静脉增粗,密度不均匀增高(三角),周围肠系膜混浊(箭头);F. 患者男,48 岁,因右侧输尿管结石行腹部 CT 平扫检查,偶然发现上腹部空肠系膜脂膜炎,表现为局限性肠系膜混浊伴假包膜征(箭头);G. 患者男,41 岁,急性胰腺炎,CT 增强显示胰腺肿胀,周围多发渗出积液伴肠系膜混浊。

表 9-3-3 肠系膜混浊征常见疾病

炎症	水肿	淋巴水肿	出血或损伤	肿瘤性病变	特发性疾病
急性胰腺炎	心衰	淋巴系统先天发育异常	出血	淋巴瘤	肠系膜脂膜炎
炎性肠病	肾衰	丝虫病	外伤	转移瘤	
憩室炎	低蛋白血症	放疗后	肠系膜术后		
阑尾炎	门静脉高压				
	门静脉血栓				
	肠系膜动/静脉血栓				
	缺血性肠炎				

【分析思路】

第一,认识这个征象,分析肠系膜混浊征累及范围为弥漫性分布或局限性分布。全身性疾病,如心衰、肾衰、低蛋白血症等引起的肠系膜混浊通常呈弥漫性分布,范围从肠管的浆膜面直到肠系膜根部。而外伤、局灶性炎症或肿瘤浸润所致的肠系膜混浊常呈节段性局限性分布。有时沿肠系膜混浊的部位寻找有助于发现病变的线索。

第二,分析其他伴随征象。例如,是否合并肠壁增厚、肿块、异常强化、水肿、积气等提示肠壁炎症、肿瘤或缺血等征象。是否合并肠系膜血管狭窄、充盈缺损或肠系膜和腹膜后淋巴结肿大坏死等征象。是否存在假包膜征或脂肪环征等征象。是否存在胰腺炎或肝硬化门静脉高压的表现。全身性疾病引起的肠系膜混浊常合并广泛皮下水肿和腹腔积液。仔细分析伴随征象

对肠系膜混浊征病因的鉴别诊断具有重要作用。

第三,结合患者临床症状、诊疗经过、既往病史和影像学检查结果综合分析。例如既往基础疾病、肿瘤病史、外伤手术治疗史等。例如,累及肠系膜的淋巴瘤,治疗前常表现为肠系膜淋巴结增多肿大,部分融合,包绕肠系膜脂肪和血管,而呈现三明治征,化疗使受累淋巴结缩小后可显示受累肠系膜混浊,通常局限于原肿大淋巴结的范围,结合病史,对照化疗前后影像学资料可作出正确诊断。

【疾病鉴别】

肠系膜混浊征并非特异的影像征象,可见于多种疾病,不能孤立看待,需要联合其他影像学特征和临床信息进行诊断和鉴别诊断

1. **诊断思路**(图 9-3-8)

2. **鉴别诊断**(表 9-3-4)

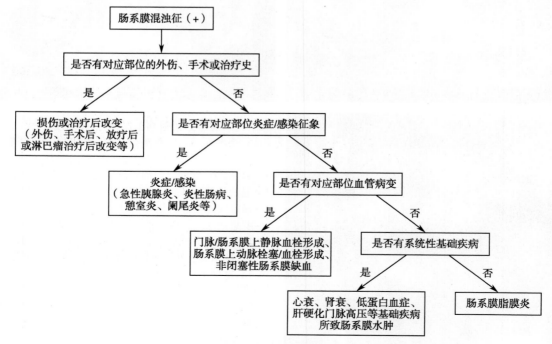

图 9-3-8 基于临床信息的鉴别诊断流程图

表 9-3-4　肠系膜混浊征常见疾病的主要鉴别要点

疾病	鉴别要点
肠系膜脂膜炎	沿肠系膜血管走行分布,血管无推移,可见假包膜征、脂肪环征
淋巴瘤	常合并腹膜后和其他部位淋巴结增多肿大,可有肠壁浸润表现
门静脉/肠系膜静脉血栓	门静脉或肠系膜静脉内充盈缺损,可合并肠壁增厚水肿、积气等缺血坏死表现
肠系膜出血/损伤	外伤病史,肠系膜受累部位与外伤部位相符,急性出血 CT 值较高,可达 40~60Hu,可合并肠壁增厚水肿、腹腔游离气体或腹腔积血等征象
肠系膜水肿	心衰、肾衰、低蛋白血症、肝硬化门静脉高压等基础疾病病史

（李　震）

四、缆绳征

【定义】

缆绳征是指肠系膜血管充血水肿,表现为呈扇形分布的缆绳状增粗,边缘毛糙。

【病理基础】

缆绳征的病理基础为各种原因引起的肠系膜静脉回流障碍,供血小动脉扩张、充血,导致肠系膜小血管增多、增粗而形成,常见于肠系膜上静脉血栓形成和绞窄性肠梗阻,也可见于肠系膜上动脉血栓形成。

【征象描述】

缆绳征表现为肠系膜血管充血水肿,呈扇形分布的缆绳状增粗,边缘毛糙。常见于肠系膜上静脉血栓形成和绞窄性肠梗阻,为提示急性肠缺血的间接征象之一。CT 平扫有时可见肠系膜血管内呈稍高密度的血栓。增强扫描能清楚地显示肠系膜动静脉及其内表现为低密度充盈缺损的血栓。多平面三维重建有助于更直观地显示呈扇形分布的缆绳征(图 9-3-9)。

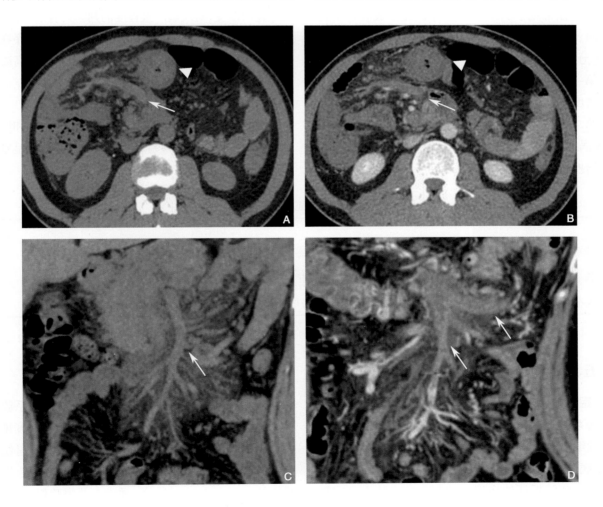

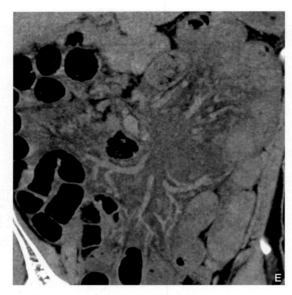

图 9-3-9　缆绳征

A、B. 患者男,40岁,突发腹痛伴呕吐1天余,CT平扫显示右上腹肠系膜血管增粗,边缘毛糙,密度稍增高,即缆绳征(图A箭头),CT增强显示肠系膜上静脉内表现为低密度充盈缺损的血栓,同时合并肠壁增厚水肿(三角),强化程度减低(图B箭头),提示肠缺血;C、D. 患者女,40岁,脾脏切除术后1月,腹痛发热2天,CT平扫显示缆绳征(图C箭头),CT增强显示肠系膜上静脉及脾静脉内血栓(图D箭头);E. 患者女,70岁,突发上腹痛7小时,CT平扫显示肠系膜血管增粗,呈扇形分布,边缘毛糙,肠系膜密度增高,手术证实为肠扭转所致的绞窄性肠梗阻。

【相关疾病】

缆绳征常见于肠系膜上静脉血栓形成和绞窄性肠梗阻,也可见于肠系膜上动脉血栓形成。

【分析思路】

第一,认识这个征象,注意观察增粗的肠系膜血管内密度是否均匀,是否存在提示血栓的征象。

第二,分析其他伴随征象。例如,是否存在鸟嘴征、漩涡征、肠祥积气积液等提示腹内疝、肠扭转等绞窄性肠梗阻的征象,这些征象有助于疾病病因的鉴别诊断。是否存在肠壁厚度、密度、强化程度等其他提示肠缺血的改变,对疾病严重程度的判断具有重要作用。

第三,结合患者临床症状及病史。是否存在肠梗阻的症状。是否存在动脉粥样硬化、血液高凝状态等病史或危险因素。

【疾病鉴别】

缆绳征主要见于肠系膜上静脉血栓形成和绞窄性肠梗阻,也可见于肠系膜上动脉血栓形成,鉴别要点见表 9-3-5。

表 9-3-5　缆绳征主要鉴别要点

疾病	鉴别要点
肠系膜上静脉血栓形成	血液高凝状态危险因素,肠系膜上静脉内充盈缺损
肠系膜上动脉血栓形成	动脉粥样硬化病史,肠系膜上动脉内充盈缺损
绞窄性肠梗阻	肠梗阻症状,鸟嘴征、漩涡征、肠祥积气积液等征象

（李　震）

五、肠系膜污垢征

【定义】

肠系膜污垢征是指肠系膜或大网膜内出现絮状或多发细小点状、短条状密度增高影。

【病理基础】

肠系膜污垢征的病理基础为炎症或肿瘤浸润肠系膜或大网膜。

【征象描述】

肠系膜污垢征是指正常呈脂肪密度的肠系膜或大网膜内出现絮状或多发细小点状、短条状密度增高污垢样影(图9-3-10)。随病情进展,可进一步呈结节状或肿块样改变,甚至大网膜增厚融合呈饼状,即网膜饼征(omental cake sign)。通常合并腹腔积液。

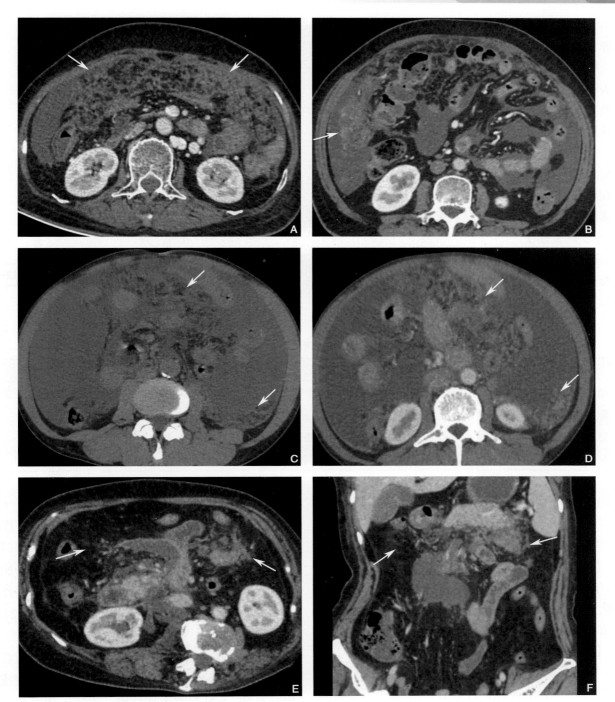

图 9-3-10　肠系膜污垢征

A. 患者女,68 岁,胃癌,腹部 CT 增强显示肠系膜污垢征,局部大网膜呈饼状改变(箭头);B. 患者女,65 岁,腹膜间皮瘤,腹部 CT 增强显示肠系膜污垢征伴结节及肿块(箭头);C、D. 患者男,54 岁,结核性腹膜炎,腹部 CT 平扫及增强显示肠系膜污垢征(图 C、D 箭头),腹膜均匀增厚轻度强化(图 D 箭头);E、F. 患者女,59 岁,胰腺炎,腹部 CT 增强显示肠系膜污垢征(箭头)。

【相关疾病】

炎症或肿瘤浸润肠系膜或大网膜均可引起肠系膜污垢征,常见于腹膜转移癌,如卵巢癌、胃癌、结肠癌转移等,也可见于结核性腹膜炎、原发性腹膜癌、腹膜恶性间皮瘤、胰腺炎、腹腔感染等疾病。

【分析思路】

第一,认识这个征象。

第二,分析其他伴随征象,例如,腹膜增厚的形态、腹腔积液的量和密度、淋巴结改变、原发肿瘤和其他部位转移瘤的情况。结核性腹膜炎通常腹膜呈光滑均匀增厚,腹腔积液量相对较少,密度较高,可伴有肠系膜淋巴结坏死环状强化或钙化。而肿瘤所致者多伴有腹膜结节或肿块,甚至发展成网膜饼,腹腔积液量较多,密度较低(CT 值常<20Hu),肿大淋

巴结常沿原发肿瘤病灶淋巴引流途径分布。注意寻找原发肿瘤病灶的证据,特别是卵巢、胃、结肠等部位。腹膜转移癌有时可导致胃肠道浆膜面增厚或卵巢表面种植转移,此时需要注意与该部位原发肿瘤相鉴别。寻找是否存在其他部位转移瘤,如肝、骨、肺转移等。是否有胰腺肿胀、坏死等胰腺炎表现。

第三,结合患者临床症状、既往病史和实验室检查结果综合分析。例如,是否有发热、盗汗等结核中毒症状。是否有肺结核、其他部位结核、胰腺炎、腹腔感染或原发肿瘤病史。是否存在石棉暴露史。

【疾病鉴别】

肠系膜污垢征主要见于腹膜转移癌、结核性腹膜炎、原发性腹膜癌、腹膜恶性间皮瘤等疾病。肠系膜污垢征不能孤立看待,需要联合其他影像学特征

和临床信息进行诊断和鉴别诊断。

1. **诊断思路**(图9-3-11)

2. **鉴别诊断**(表9-3-6)

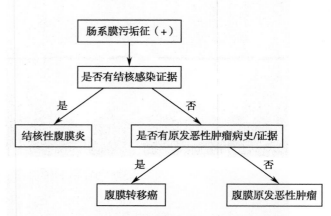

图9-3-11　基于临床信息的鉴别诊断流程图

表9-3-6　肠系膜污垢征主要鉴别要点

疾病	鉴别要点
结核性腹膜炎	腹膜光滑均匀增厚,肠系膜淋巴结结核表现,结核中毒症状,结核感染病史或实验室检查证据
腹膜转移癌	原发肿瘤病史或病灶,腹膜结节、肿块或网膜饼,其他部位转移瘤
原发性腹膜癌	多见于绝经后女性,盆腔系膜及腹膜受累为重,无其他部位原发肿瘤证据
腹膜恶性间皮瘤	石棉暴露史,腹膜结节、肿块或网膜饼,无其他部位原发肿瘤证据

(李　震)

六、结肠旁高密度环征(肠脂垂)

【定义】

结肠旁高密度环征是指结肠旁卵圆形脂肪密度病灶,中心密度较低,边缘密度较高,呈稍高密度环状,故称结肠旁高密度环征。

【病理基础】

肠脂垂附着于结肠带两侧,由肠壁浆膜下的脂肪组织集聚而成,为许多大小不等、形状不定的脂肪小突起,分布于盲肠至直乙状结肠交界区,多见于乙状结肠、降结肠和盲肠,由肠系膜动脉结肠支的末端小动脉供血,回流至弯曲且管径窄小的静脉。肠脂垂末端游离,活动度大,易出现扭转和血运障碍,从而导致局部脂肪坏死和炎症,发生肠脂垂炎。组织病理学改变早期为栓塞脂肪组织充血水肿,随之继发炎性改变,大量中性粒细胞和淋巴细胞浸润,最终坏死组织吸收或被纤维组织取代,可发生钙化。坏死的肠脂垂可从附着部位脱落,形成腹腔游离体。

【征象描述】

结肠旁高密度环征是肠脂垂炎较特异的CT征象,表现为结肠旁卵圆形脂肪密度病灶,以左半结肠

和盲肠多见,病灶一般直径为1～4cm,中心密度较低,边缘密度较高,呈稍高密度环状,病灶中央有时可见点状或线状稍高密度影,即中心点征,提示肠脂垂内血栓形成或出血。病灶邻近脂肪间隙模糊,可伴渗出和局部腹膜增厚,结肠壁通常无增厚(图9-3-12)。

【相关疾病】

肠脂垂炎临床症状无特异性,主要表现为急性腹痛,多位于下腹部,与病变部位相对应的固定或局限性疼痛,不具有游走性特点。通常不伴发热和白细胞升高。腹部可有局限性压痛,偶尔可触及肿块。肠脂垂炎为自限性疾病,一般1周内自行缓解。

【分析思路】

第一,病灶部位:位于结肠旁,但不与肠腔相通,以乙状结肠、降结肠和盲肠旁多见,直肠无肠脂垂,因此不会发生肠脂垂炎。多平面三维重建(MPR)有助于显示病变与结肠的关系。结肠憩室炎同样好发于乙状结肠、降结肠及盲肠,但是憩室与结肠肠腔相通。网膜梗死病灶通常与肠管有一定的距离。

第二,病灶密度:中心呈脂肪密度,CT值大约-40～-75Hu,可伴中心点征,病灶边缘由于炎症

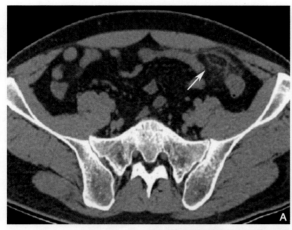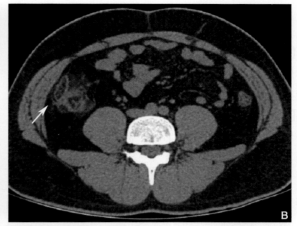

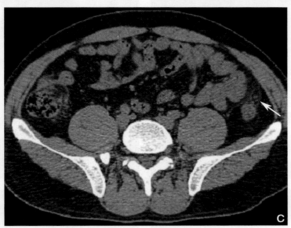

图 9-3-12 结肠旁高密度环征

A. 患者男,33 岁,突发左下腹痛 1 天,腹部 CT 平扫显示左下腹降结肠旁高密度环征,伴周围渗出,邻近腹膜增厚(箭头);B. 患者男,31 岁,右下腹痛,腹部 CT 平扫显示右下腹盲肠旁高密度环征,伴周围渗出(箭头);C. 患者男,33 岁,左下腹痛,腹部 CT 平扫显示左下腹降结肠旁高密度环征伴中心点征,周围脂肪间隙稍模糊(箭头)。

渗出,呈稍高密度环状,邻近脂肪间隙模糊。仔细测量病灶中心 CT 值有助于与结肠憩室炎相鉴别。结肠憩室炎病灶中心一般为气体密度影或与结肠内容物密度类似的混杂稍高密度粪石影。而网膜梗死病灶周围通常无连续的高密度环。

第三,病灶大小与形态:病灶通常呈卵圆形,一般直径 1～4cm。网膜梗死范围通常更大,一般>5cm。

第四,患者临床症状和病史:患者有无临床症状,症状部位与影像病变部位是否一致,是否有腹部手术或创伤史等。网膜梗死患者可有腹部手术或创伤病史。

【疾病鉴别】

结肠旁高密度环征是肠脂垂炎较特异的 CT 征象,正确识别这一征象对诊断具有重要作用。在临床工作中,肠脂垂炎常需与结肠憩室炎和网膜梗死相鉴别。

鉴别要点如下(表 9-3-7):

表 9-3-7 肠脂垂炎、结肠憩室炎、网膜梗死鉴别要点

疾病	鉴别要点
肠脂垂炎	结肠旁高密度环征,可伴有中心点征
结肠憩室炎	病灶与结肠肠腔相通,中心一般为气体密度影或混杂稍高密度粪石影,局部憩室壁或结肠壁常增厚
网膜梗死	可有腹部手术或创伤病史,病灶较大,一般>5cm,边缘通常缺乏连续的高密度环,通常与肠管有一定的距离

(李 震)

七、脂肪晕征

【定义】

脂肪晕征（fat halo sign）是由于肠壁黏膜下层脂肪聚集，在 CT 中形成肠壁中层的环形脂肪密度影。

【病理基础】

脂肪晕征的病理基础是肠壁黏膜下层脂肪浸润聚集。

【征象描述】

脂肪晕征表现为肠壁黏膜下的环形低密度影，密度均匀，CT 值一般在 -10～-68Hu，厚度基本相等，形态与肠腔相一致，以升结肠、横结肠和降结肠多见。肠腔中度扩张时能更好地显示脂肪晕征，表现为黏膜 - 脂肪晕 - 肌层三层结构（图 9-3-13）。然而当肠腔扩张明显时，脂肪晕征则很少出现或消失，可能是由于肠腔扩张压迫黏膜下层脂肪所致。

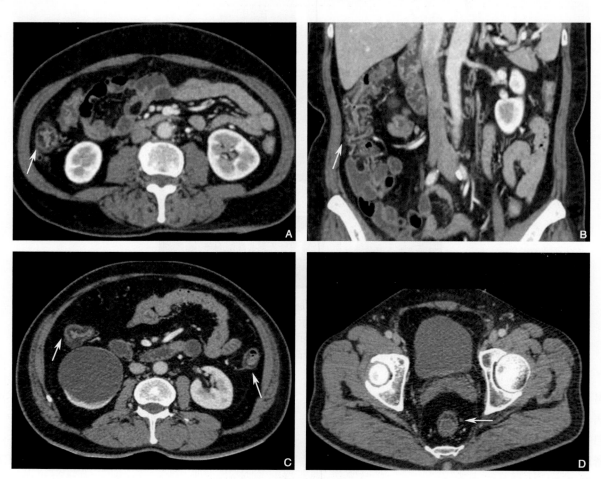

图 9-3-13 肠壁脂肪晕征
A、B. 患者女，64 岁，腹胀不适十余年，腹部 CT 增强显示升结肠肠壁脂肪晕征（箭头）；C、D. 患者男，54 岁，因体检发现右肾囊性占位行腹部 CT 增强检查，偶然发现升结肠、降结肠及直肠肠壁脂肪晕征（箭头）。

【相关疾病】

既往认为肠壁脂肪晕征见于慢性炎性肠病（克罗恩病和溃疡性结肠炎）、细胞减数治疗或器官移植患者，后发现此征象也可见于肥胖或正常人群。

【分析思路】

第一，认识这个征象，注意与肠壁水肿的鉴别。脂肪晕征的病理基础是黏膜下脂肪聚集，而水肿是肠壁组织间隙水分的增多。因此水肿以肠壁增厚为主，CT 值高于脂肪，一般在 0Hu 左右。而脂肪晕征以肠壁黏膜与肌层的分离为主，CT 值更低，一般在 -10～-68Hu。

第二，分析其他伴随征象。慢性炎性肠病所致的脂肪晕征经常伴有肠壁增厚，黏膜紊乱强化，肠腔狭窄，系膜血管增多等征象。肥胖患者可见到皮下及腹腔脂肪聚集。

第三，结合患者临床症状及病史。患者有无临床症状以及相关的慢性炎性肠病、细胞减数治疗、器官移植或肥胖症病史。

【疾病鉴别】

脂肪晕征主要见于慢性炎性肠病、细胞减数治疗或器官移植患者，也可见于肥胖或正常人群。鉴别要点见表 9-3-8。

表 9-3-8 脂肪晕征主要鉴别要点

疾病	鉴别要点
慢性炎性肠病	通常有慢性炎性肠病病史,伴有肠壁增厚,黏膜紊乱强化,肠腔狭窄,系膜血管增多等伴随征象
肥胖症	肥胖症病史,皮下及腹腔脂肪聚集
正常表现	无症状,无相关的慢性炎性肠病、细胞减数治疗、器官移植或肥胖症病史
细胞减数治疗或器官移植	相应的临床病史

（李　震）

八、手风琴征

【定义】

手风琴征（accordion sign）中低密度的软组织影代表了显著水肿增厚并折叠的肠壁,高密度影代表了填充于增厚肠壁之间的口服对比剂或增强后显著强化的黏膜层。这种低密度与高密度相间的条带状表现与手风琴非常相似,因此称为手风琴征。

【病理基础】

手风琴征的"黑键"代表的是由于炎性反应而显著增厚水肿并折叠的肠壁,"白键"代表的是充填于增厚的肠壁之间的口服对比剂或增强后显著强化的黏膜层,多见于结肠,少数累及小肠。

【征象描述】

手风琴征主要见于口服或静脉注射对比剂腹部CT 扫描后,常表现为肠壁明显增厚水肿,呈低密度,充填于皱襞之间的对比剂或显著强化的黏膜层,呈高密度,因此呈现出高低密度相间的征象,酷似"手风琴"。通常合并肠道积气积液扩张,腹腔积液等（图 9-3-14）。

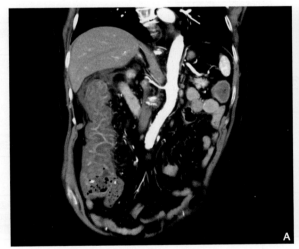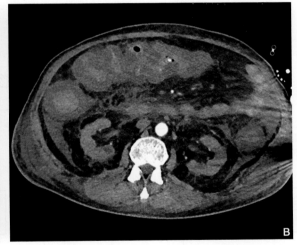

图 9-3-14 风琴征典型病例

A. 女,87 岁,便血半日,CT 增强显示右半结肠的肠壁显著增厚,黏膜显著强化,呈现典型的手风琴征,肠镜诊断为缺血性肠病;B. 男,73 岁,食管癌放、化疗史,CT 增强图像显示结肠壁显著弥漫性增厚,并伴有黏膜下水肿和弥漫性黏膜充血,呈现典型的手风琴征,肠腔积血,大便检查艰难梭菌阳性,结合肠镜检查明确为假膜性结肠炎。

【相关疾病】

手风琴征被认为是假膜性结肠炎（pseudomembranous colitis,PMC）的特征性 CT 表现（4%～19%）。但 CT 诊断 PMC 的敏感性并不高,相似表现也可见于其他肠道疾病如感染性肠炎（肠结核、细菌性痢疾等）、炎性肠病（克罗恩病、溃疡性结肠炎）、缺血性肠病、感染性肠炎（肠结核、细菌性痢疾等）、放射性肠炎、中性粒细胞减少性肠炎等,详见表 9-3-9。

【分析思路】

第一,认识这个征象。

第二,病变定位:不同肠道疾病的好发肠段不同,明确手风琴征的出现部位对于疾病诊断及鉴别

表 9-3-9　手风琴征相关疾病

感染性肠炎	炎性肠病	缺血性肠病	治疗后改变	其他
假膜性结肠炎	克罗恩病	缺血性肠炎	放射性肠炎	中性粒细胞减少性肠炎
肠结核	溃疡性结肠炎	急性肠系膜缺血	移植物抗宿主病	门静脉高压
细菌性痢疾		狼疮性肠炎		血管性水肿
阿米巴肠炎				

诊断具有一定价值,例如假膜性结肠炎好发于全段结肠,而克罗恩病好发于回肠末端等。

第三,病灶定性:结合患者的临床病史、症状、诊疗经过、多次影像学检查前后对比结果等临床资料,可缩小鉴别诊断范围。在近三个月进行异基因造血干细胞移植的患者中,如果出现胃肠道反应合并手风琴征,应考虑是否是肠道移植物抗宿主病的可能;如果患者在放疗后出现胃肠道反应合并手风琴征,那么可能是由于放疗引起的放射性肠炎。

【疾病鉴别】

手风琴征只是一个征象,主要反映的是肠道由活动性炎症等因素导致的肠壁黏膜下层水肿增厚并折叠,黏膜层充血。此征象与多种肠道疾病相关,需要联合临床病史及其他影像学特征进行诊断和鉴别诊断。

1. **诊断思路**(图 9-3-15)
2. **鉴别诊断**(表 9-3-10)

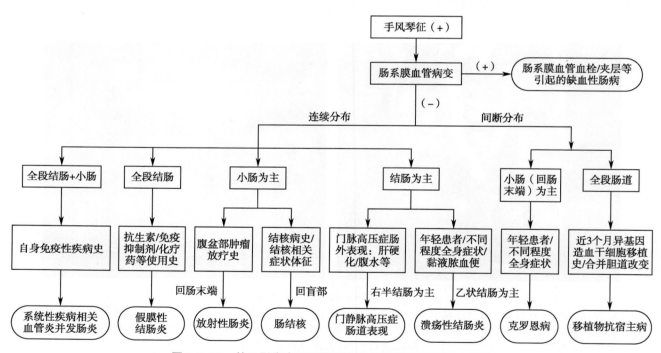

图 9-3-15　基于影像表现及临床信息的肠道疾病诊断流程图

表 9-3-10 手风琴征主要相关疾病间的诊断与鉴别诊断

类别	疾病	临床病史	主要发病部位	主要征象
感染性肠炎	假膜性肠炎	抗生素/免疫抑制剂/抗肿瘤药物/质子泵抑制剂等药物的使用史	全段结肠	1. 肠道改变 CT增强显示肠壁显著增厚并折叠,黏膜充血著强化,肠道周围脂肪间隙模糊,腹腔积液等 2. 肠外病变 散在黄色或灰白色的污斑样假膜,黏膜明显充血水肿,可见糜烂和溃疡
	肠结核	1. 结核病史(肺结核多见) 2. 年轻患者多见(<40岁) 3. 腹痛(右下腹/脐周) 4. 腹部包块(回盲部) 5. 腹泻、便秘 6. 结核相关全身症状	回盲部多见,其次为升结肠、空肠	1. 肠道改变 CT增强显示病变区肠壁环形增厚,肠腔狭窄 2. 肠外病变 腹腔淋巴结肿大(环形强化/伴钙化),肺结核等,存在结核性腹膜炎时表现为中少量腹腔积液,小肠常互相粘连,壁层腹膜增厚呈线带状并有强化 3. 肠镜表现 肠黏膜充血水肿,可见到点状或片状糜烂灶,表面附黄白色黏稠渗出物或霜样白苔。可伴有溃疡/增生性结节
炎性肠病	克罗恩病	1. 年轻患者多见(20~40岁) 2. 腹泻反复发作 3. 间歇性腹痛 4. 体重减轻 5. 不同程度的全身症状	小肠(回肠末端为主),其次为右半结肠	1. 肠道改变 CT增强显示节段性(跳跃性)肠壁偏侧性水肿增厚(肠系膜侧明显),分层强化均匀强化(溃疡),伴空气/对比剂进入病变肠道 2. 肠系膜改变 肠系膜侧血管增生,肠系膜脂肪增生防形成手指状凸起、包裹病变肠道 3. 其他 肠系膜淋巴结增生,瘘管/炎性包块/脓肿等 4. 肠镜表现 节段性、非对称性的各种黏膜疾病,特征性表现为非连续性病变、纵行溃疡和卵石样外观
	溃疡性结肠炎	1. 年轻患者多见(20~49岁) 2. 腹泻反复发作伴黏液脓血便 3. 间歇性腹痛 4. 不同程度的全身症状	直肠、结肠(起源于直肠远端,多累及乙状结肠)	1. 肠道改变 CT增强显示病变区肠壁增厚,呈连续均匀改变,肠管变窄,结肠袋消失,肠膜层明显强化 2. 肠系膜改变 呈铅管样,黏膜面多发小溃疡和炎性息肉,呈锯齿状改变,黏膜层增生,与克罗恩病表现类似 3. 其他 肠系膜密度增高,模糊,系膜血管增生等 4. 肠镜表现 黏膜弥漫性充血并大小不一的浅溃疡,结肠袋消失,肠腔瘢痕性缩窄者可见肠管纤维化,结肠袋消失,肠腔瘢痕性缩窄
缺血性肠病	缺血性肠炎	1. 老年人多见(>50岁) 2. 急性发病 3. 进展性腹痛 4. 下消化道出血腹泻	结肠脾区、降结肠、乙状结肠	1. 肠道改变 CT增强显示缺血肠段管壁增厚,黏膜充血强化,肠管积液扩张 2. 肠系膜血管改变 CT血管造影/增强显示系膜血管(SMA、SMV等)增粗、管腔狭窄/闭塞、夹层,并侧支循环形成 3. 肠系膜脂肪改变 肠系膜脂肪浸润水肿,肠系膜、肠壁/肠门静脉积气 4. 其他 腹腔积液等
	狼疮性肠炎	系统性红斑狼疮(SLE)病史	全段肠道	1. 肠道改变 CT增强显示肠壁广泛水肿增厚,黏膜显著充血强化;肠管广泛扩张(假性肠梗阻) 2. 肠系膜改变 肠系膜充血水肿模糊 3. 其他 胃壁水肿增厚,腹腔积液,SLE侵犯其他系统表现
治疗后改变	放射性肠炎	1. 腹盆部肿瘤放疗史 2. 放疗相关的胃肠道症状	小肠(回肠末端、直肠多见)	1. 肠道改变 CT增强显示累及肠壁均匀增厚,黏膜充血显著强化,肠道积液扩张;慢性期可见肠壁纤维化,肠管狭窄、溃疡、瘘管,肠腔成角等 2. 肠外改变 邻近放疗区域器官/组织受累(膀胱炎等),肠系膜血管模糊
	移植物抗宿主病	1. 近三个月异基因造血干细胞移植史 2. 腹泻、腹痛等胃肠道症状	全段肠道	1. 肠道改变 CT增强显示节段性肠壁增厚,黏膜充血强化,近端肠道扩张 2. 肠外改变 肠系膜充血水肿模糊,腹腔积液,胆囊扩张,胆囊壁并明显强化等

(周淑伟 王远成)

九、腹茧症

【定义】

腹茧症（abdominal cocoon）是以小肠被茧状包裹在一层异常的纤维膜内为其特征，又称为包裹性腹膜硬化（encapsulating peritoneal sclerosis，EPS），是一种罕见的引起肠梗阻并且潜在危及生命的疾病。

1907 年 Owtschinnikow 首次将腹茧症描述为"慢性纤维包裹性腹膜炎"。此后该病使用过多种术语，如腹膜硬化、腹膜纤维化、硬化性腹膜炎、硬化性腹膜增厚、硬化性包裹性腹膜炎等。但首选的术语是腹茧症，因为它最好地描述了这种疾病的形态学和组织学改变。病理上，腹茧症并不总是具有明显的炎症特征，因此不建议使用腹膜炎一词。

1978 年，Foo 使用"腹茧症"来描述无法确定病因的原发性或特发性 EPS。目前，大多数学者不仅使用腹茧症来描述原发性或特发性的 EPS，也指其继发性形式。因此，腹茧症这个术语被认为与 EPS 同义。

【病理基础】

组织病理学上表现为白色、不透明、增厚或呈"黄褐色""皮革样"外观的腹膜，包裹小肠环，出现纤维蛋白沉积、成纤维细胞肿胀、间皮层丢失、各种激活和增殖标记物表达、伴或不伴单核炎性细胞。结核性腹茧症可能有上皮样巨细胞肉芽肿，干酪样坏死伴或不伴抗酸杆菌。

由于慢性腹腔内纤维炎症过程，导致部分或全部小肠被增厚的纤维胶原膜包裹。这层纤维膜可继续向周围或远处蔓延，将腹腔内其他脏器如结肠、阑尾、盲肠、胃、肝、脾、子宫及附件等包裹。

腹茧症分为局限型及弥漫型，前者指部分小肠或脏器被纤维膜包裹，后者指全部小肠合并或不合并其他脏器包裹。

【征象描述】

1. **X 线检查** 可出现肠梗阻征象，但无特异性，灵敏度低，可能无异常（图 9-3-16）。有时可见腹膜和肠壁钙化（腹膜透析常见），以及不全性肠梗阻。结核性腹茧症有急性完全性肠梗阻的倾向，穿孔导致膈下积气罕见。

2. **小肠钡剂造影检查** 全部或部分小肠（主要是回肠）折曲排列成的"菜花"状、"手风琴"状或"拧麻花"状及盘曲状，钡柱前端前进方向呈"M"形，而非正常情况下的"Z"形；肠祥僵硬、固定，活动度受限，不能通过压舌板施加压力分离，推动腹部包块该段小肠随之移动，钡剂在小肠通过的时间明显迟滞。

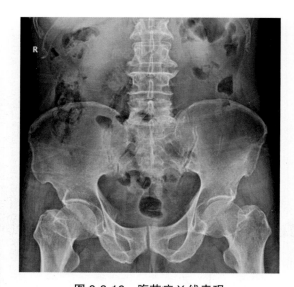

图 9-3-16 腹茧症 X 线表现
男，65 岁，病理提示腹膜转移性腺癌，腹部平片基本正常。

3. **CT 检查** 为首选检查，增强 + 口服对比剂更好显示肠道轮廓。表现为腹膜增厚，持续明显强化；一般认为腹膜厚度＞0.2cm 为增厚，小肠祥向腹腔中央聚集，并被增厚的纤维胶原膜包裹，可能出现小肠扩张、肠壁增厚（图 9-3-17）；肠过度粘连、成角，提示预后不良，肠过度粘连在结核性腹茧症中更常见（图 9-3-18）。CT 还可以发现如浆膜、网膜结节、肠系膜和腹膜后坏死淋巴结。CT 可以较好地显示腹膜、肠壁或淋巴结钙化，腹茧症钙化可以是局灶性/弥漫性，呈细线状、团块状。腹腔积液在腹茧症中很常见，CT 可以显示包裹性液体积聚（图 9-3-19）。

【相关疾病】

通常将发病原因不明、无腹部手术及外伤史者归于原发性腹茧症，可能因先天性发育畸形所致，常合并大网膜缺如或发育不全、肝左叶缺如、游离盲肠等腹腔畸形。

另一类相对有较明确的病因，归为继发性腹茧症，包括结核性腹膜炎、非特异性腹腔炎症、长期腹膜透析、肝硬化腹腔积液患者行腹腔静脉转流、腹腔内化疗以及肝移植术后等，腹腔在炎症和异物刺激下，大量纤维蛋白析出，吸收障碍和结缔组织增生而形成包膜。具体详见表 9-3-11。

【分析思路】

首先，患者常具有一定的临床表现：呕吐、腹痛或腹胀；反复发作、自发消退的亚急性肠梗阻；营养不良；随着茧的形成而逐渐发展为完全硬化，此时有明显的机械性肠梗阻。触诊时腹部柔软；在腹部的中央可以摸到柔软的无痛肿块，这代表了聚集的肠环，结核性腹茧症的临床表现有一定的差异，结核性

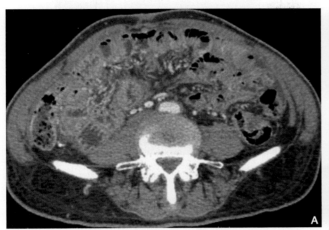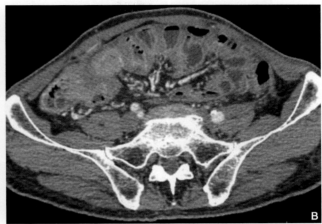

图 9-3-17　腹茧症 CT 表现
男,65 岁,病理提示腹膜转移性腺癌。

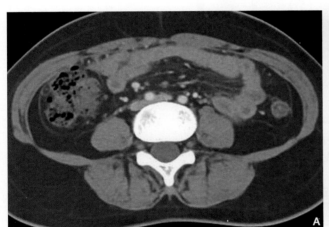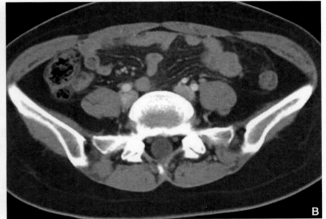

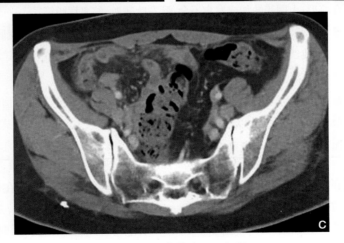

图 9-3-18　腹茧症 CT 表现
患者,女,40 岁,结核感染 T 细胞检测阳性。

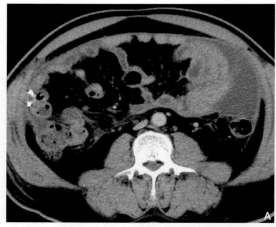
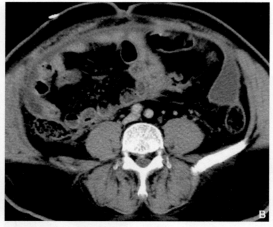
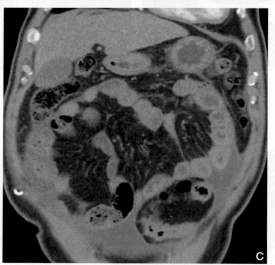

图 9-3-19　腹茧症 CT 表现
患者,男,50 岁,原发性细菌性腹膜炎。

表 9-3-11　腹茧症相关疾病

分类	相关疾病
原发性腹茧症	先天性发育畸形:大网膜缺如或发育不全、肝左叶缺如、游离盲肠等
继发性腹茧症	治疗或手术相关:长期腹膜透析、肝硬化腹腔积液患者行腹腔静脉转流、腹腔内化疗以及器官移植术后
	腹膜炎:细菌性或结核性腹膜炎
	恶性肿瘤:胃、胰腺、肾脏、肠道神经内分泌瘤;卵巢肿瘤;淋巴瘤
	女性生殖系统疾病:卵巢卵黄囊瘤;子宫内膜异位症;子宫腺肌病、平滑肌瘤;畸胎瘤
	肠穿孔
	自身免疫性疾病:系统性红斑狼疮

腹茧症患者急性小肠梗阻的发生率较高。

　　其次,腹茧症的 CT 检查具有一定的特异性征象包括:①茧样纤维包膜(即"n"形或类圆形肠管周围等或稍低密度结构),若纤维膜厚度均匀一致可呈"新月形"。若厚度不一则呈"新月形"或"半圆形"。增强扫描时该膜有延迟强化。②小肠排列呈外缘光整的"扭麻花"征及盘曲成团的肠管聚集征,肠壁粘连紧密;此征在矢状位重建时观察更清楚。③小肠梗阻征象可在

茧状膜包裹前出现,也可在包膜内的小肠出现。④常伴有肠系膜根部团块状影,并与局部肠管有粘连征象,增强扫描有延迟强化。同时可出现少量腹腔积液、肠系膜血管扩张等间接征象。患者出现上述第 1 条和其他任意两条 CT 征象,腹茧症的诊断即可成立。

　　【疾病鉴别】

　　1. **诊断思路**　因此,临床诊断腹茧症需要联合影像学特征和临床信息,详细的诊断流程图见图 9-3-20。

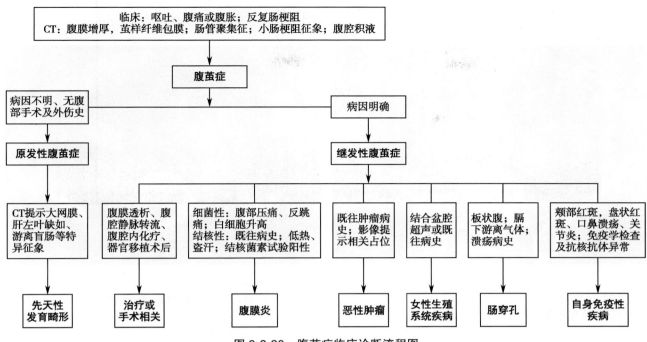

临床：呕吐、腹痛或腹胀；反复肠梗阻
CT：腹膜增厚，茧样纤维包膜；肠管聚集征；小肠梗阻征象；腹腔积液

腹茧症

病因不明、无腹部手术及外伤史　　　　　病因明确

原发性腹茧症　　　　　　　　　　　继发性腹茧症

CT提示大网膜、肝左叶缺如、游离盲肠等特异征象

腹膜透析、腹腔静脉转流、腹腔内化疗、器官移植术后

细菌性：腹部压痛、反跳痛；白细胞升高
结核性：既往病史；低热、盗汗；结核菌素试验阳性

既往肿瘤病史；影像提示相关占位

结合盆腔超声或既往病史

板状腹；膈下游离气体；溃疡病史

颊部红斑，盘状红斑、口鼻溃疡、关节炎；免疫学检查及抗核抗体异常

先天性发育畸形

治疗或手术相关

腹膜炎

恶性肿瘤

女性生殖系统疾病

肠穿孔

自身免疫性疾病

图 9-3-20　腹茧症临床诊断流程图

2. 鉴别诊断

（1）腹膜癌：表现为腹膜增厚和异常强化，类似于腹茧症。然而，这两种疾病通常很容易区分，因为腹膜癌增厚是结节状的（腹茧症较平滑增厚），在大网膜、直肠子宫陷凹和浆膜表面有相关癌结节，伴或不伴淋巴结肿大。可以发现原发性恶性肿瘤（卵巢、胃等）的证据。

（2）腹内疝：表现为肠袢异常聚集，类似于腹茧症的肠袢中心移位。但腹内疝解剖区域相对固定，并且由于血管蒂的损伤、缺血等并发症在腹内疝中更为常见。

（3）粘连性肠梗阻：多继发于手术后或腹腔结核，临床出现反复发作的不全肠梗阻，临床上鉴别困难，但 CT 上梗阻部位呈现局部肠管紊乱、局部明显粘连带形成，无肠管包裹征象，且病因相对明确。腹茧症易合并粘连性肠梗阻，茧样纤维包膜的显示有助于腹茧症的诊断。

具体的腹茧症鉴别诊断思路见表 9-3-12。

表 9-3-12　腹茧症主要鉴别诊断要点

疾病	与腹茧症的共同点	鉴别要点
腹膜癌	腹膜增厚和异常强化	结节状腹膜增厚，腹茧症腹膜增厚较平滑；伴原发性恶性肿瘤（卵巢、胃等）
腹内疝	肠袢异常聚集，类似于腹茧症的肠袢中心移位	腹内疝解剖区域相对固定；缺血等并发症更常见
粘连性肠梗阻	继发于手术后或腹腔结核，反复发作的不全肠梗阻	病因相对明确；梗阻部位呈现局部肠管紊乱、局部明显粘连带形成，无肠管包裹征象

（王伟浪　王远成）

十、脂肪条纹征

【定义】

脂肪条纹征（fat stripe sign）是指在腹部 CT 检查中观察到的一种影像学征象，常见于阑尾周围炎。它是指在回盲部或阑尾周围的脂肪组织中形成的片状或条线状密度增高影，故称脂肪条纹征。

【病理基础】

脂肪条纹征的形成是由于阑尾周围的炎症反应导致脂肪组织的水肿和炎性渗出物的积聚。这些炎症反应引起了脂肪组织的密度增加，从而在 CT 图像上形成了条带状或线状的高密度区域。

【征象描述】

脂肪条纹征在 CT 上表现为回盲部或阑尾周围出现片状或条线状密度增高影,脂肪间隙模糊,局部筋膜增厚(图 9-3-21)。

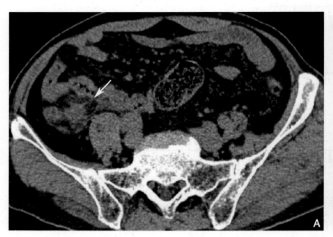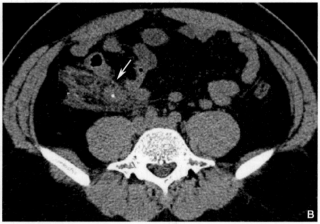

图 9-3-21 脂肪条纹征 CT 表现

A. 男,22 岁,阑尾增粗,周围脂肪间隙模糊,见条线状密度增高影(箭头);B. 男,79 岁,阑尾增粗,管腔内可见粪石,周围脂肪间隙模糊,见片状及条线状密度增高影(箭头)。

【相关疾病】

脂肪条纹征常见为阑尾周围炎的征象,但只是阑尾炎的一种主要间接征象,不能单凭此诊断阑尾炎,克罗恩病、盲肠炎、憩室炎、肿瘤穿孔和盆腔炎等亦可有相似的表现。

【分析思路】

脂肪条纹征是由于阑尾周围水肿、炎症反应导致脂肪组织在 CT 上呈现出密度增高的表现。分析脂肪条纹征时,需要了解患者的病史、临床症状、影像学检查以及实验室检查等,缩小鉴别诊断范围。需要注意的是,脂肪条纹征并不是特异性的影像征象,可能与其他腹部炎症或感染相关,因此需要综合考虑临床表现和检查结果进行判断。

【疾病鉴别】

1. **诊断流程**(图 9-3-22)

2. **鉴别诊断**

(1)原发性肠脂垂炎:一种少见良性自限性疾病,多见于肥胖患者,其临床表现为腹部疼痛,白细胞和血沉多正常或轻微升高,与急腹症早期表现极为相似,常误诊为阑尾炎、憩室炎或胆囊炎等。CT 是最有效的诊断方法,CT 平扫表现为位于结肠系膜对侧邻近肠管旁卵圆形或戒指样脂肪密度或略高于脂肪密度肿块,一般直径约 2~4cm,提示梗死的脂肪组织,为本病特异性表现。早期病灶边缘呈高密度环状影,

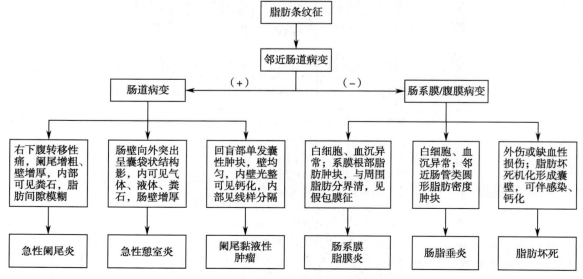

图 9-3-22 脂肪条纹征诊断流程图

提示脏层腹膜组织炎性改变。病灶中央见点状、线状或圆形高密度影,提示中央静脉充盈、血栓形成或出血性坏死。炎症向周围蔓延,病灶周围脂肪间隙出现絮状、索条状高密度影,提示继发性周围炎症、渗出,进一步发展可出现坏死、穿孔,形成局部脓肿或弥漫性腹膜炎,局部纤维化可与邻近肠管粘连发生肠梗阻。CT增强可见病灶边缘呈轻至中度均匀环形强化。

(2)急性憩室炎:结肠憩室炎是结肠憩室最常见的并发症,通常由于粪便、气体等内容物进入口小腔大的憩室内排出不畅引起感染所致,10%~20%结肠憩室病变的人群均可发展成憩室炎,急性憩室炎发病年龄通常更大,80岁人群中可达约80%。CT表现为有肠壁向外突出的囊袋状结构影,其内可充盈气体、液体或粪石,结肠肠壁增厚、强化,周围脂肪密度呈片絮状或条纹状密度增高,邻近筋膜增厚。憩室内粪石表现为憩室内结节状或环形致密影。

(张书航　王远成)

十一、脂肪环征

【定义】

脂肪环征(fat-ring sign)描述了呈云雾状密度增高的肠系膜内血管和/或结节周围环绕着低密度脂肪的CT征象。"环"实际上代表了血管和/或结节周围密度正常的脂肪。

【病理基础】

导致出现脂肪环征这一CT征象的原因与病变种类有关。就肠系膜脂膜炎而言,其存在三个进行性病理阶段:在第一阶段,肠系膜脂肪经历弥漫性变性,形成以脂肪坏死为主的肠系膜脂肪营养不良,进而发展成为以脂肪坏死和致密炎性细胞浸润为特征的肠系膜脂膜炎,最后是肠道及其周围结构回缩的纤维化形式,即硬化性肠系膜炎。在肠系膜脂膜炎发生发展的过程中,CT图像上脂肪环征的出现对应了组织病理学上穿插于血管和/或结节和炎症细胞之间的未受影响的非炎症脂肪。此外,在非霍奇金淋巴瘤中也偶见脂肪环征的报道,系化疗导致肠系膜淋巴结缩小,从而出现该征象。

【征象描述】

如图9-3-23、图9-3-24所示,CT上表现为在弥漫性密度稍增高(-40~-60Hu)的肠系膜脂肪组织中,位于其内的肠系膜血管和/或结节周围可见环状脂肪正常低密度影包绕(箭头)。

【相关疾病】

与脂肪环征有关的疾病见表9-3-13。

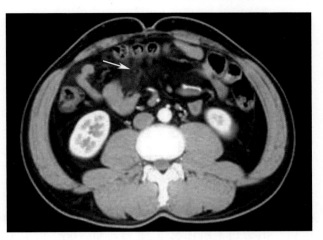

图9-3-23　脂肪环征CT表现
男,41岁,三天前无明显诱因出现腹部疼痛。

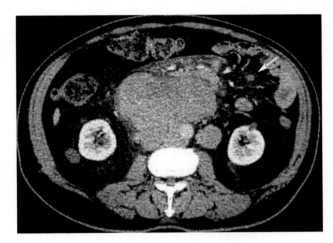

图9-3-24　脂肪环征CT表现
男,74岁,发现腹腔肿物一年余。

表9-3-13　与脂肪环征有关的疾病

良性病变	恶性病变
肠系膜脂膜炎	非霍奇金淋巴瘤

【分析思路】

脂肪环征主要由肠系膜内血管和/或结节及其周围包绕的低密度脂肪环构成,反映血管及结节周围存在正常脂肪组织,往往见于肠系膜脂膜炎,偶见于非霍奇金淋巴瘤。

【疾病鉴别】

脂肪环征主要与良性病变的肠系膜脂膜炎和恶性病变的非霍奇金淋巴瘤有关,需要结合其他影像学检查和临床资料进行诊断和鉴别诊断。

1. **诊断思路**(图9-3-25)
2. **鉴别诊断**

(1)良性病变:肠系膜脂膜炎(mesenteric panniculitis,MP)是一种以慢性炎症为主的肠系膜炎性疾病,好发于小肠系膜,最常见于空肠系膜,病因不明,可

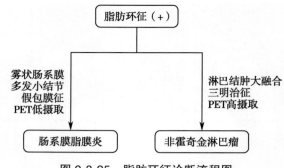

图 9-3-25　脂肪环征诊断流程图

并发于手术、外伤、感染、缺血,以及多种自身免疫性疾病。50 岁以上男性多见,儿童少见。90% 以上患者累及小肠系膜,空肠系膜比回肠系膜更容易受累,偶累及结肠系膜、乙状结肠系膜、后腹膜、网膜等。疾病无特异性表现,临床症状包括腹胀、腹痛、恶心、呕吐、厌食、发热、乏力、消瘦、恶病质、大便习惯改变(包括腹泻、便秘)和便血,部分患者无症状。体征包括腹部肿块、腹膜刺激征、腹部膨隆、腹腔积液。部分表现为白细胞升高、血沉加快、小细胞性贫血、低白蛋白血症和 C 反应蛋白升高。

影像表现:CT 除可出现脂肪环征,另可见假包膜征,表现为肿块周围厚度约 2～8mm 的软组织密度带,是肠系膜炎症与周围正常脂肪组织的分界,代表炎症的一种自限性反应。一般前方及后方包膜较厚,肿块右侧包膜较薄,部分病例可缺如,包膜随着肿块向左腹部延伸可达肠袢。肠系膜内软组织结节相对较小,通常小于 5mm,不融合。

(2)恶性病变:非霍奇金淋巴瘤是肠系膜最常见的肿瘤,30%～50% 的非霍奇金淋巴瘤存在于肠系膜淋巴结内。好发年龄为 50～60 岁,男性多于女性,儿童少见。临床表现多样,且缺乏特异性。多数患者主要表现为间歇性腹痛、不规则发热,还可有腹痛、恶性、呕吐、食欲减退、腹部肿块等,也可表现为消化不良,如腹泻、体重减轻,少数患者可出现胃肠道出血、肠梗阻、肠套叠等相关并发症。

影像表现:CT 有时可见肠系膜内淋巴结周围的"脂肪环形",多发肿大淋巴结可融合,包绕肠系膜血管,形成典型三明治征。

（李彬荣　王远成）

参 考 文 献

1. MEYERS MA,MCGUIRE PV.Spiral CT demonstration of hypervascularity in Crohn disease:"vascular jejunization of the ileum" or the "comb sign"[J].Abdom Imaging,1995,20(4):327-332.

2. MADUREIRA AJ.The comb sign[J].Radiology,2004,230(3):783-784.

3. JU JH,MIN JK,JUNG CK,et al. Lupus mesenteric vasculitis can cause acute abdominal pain in patients with SLE[J].Nat Rev Rheumatol,2009,5:273-281.

4. HILL NS,DISANTIS DJ.The comb sign[J].Abdom Imaging,2015,40(5):1010.

5. SAKURAI T,KATSUNO T,SAITO K,et al. Mesenteric findings of CT enterography are well correlated with the endoscopic severity of Crohn's disease[J].Eur J Radiol,2017,89:242-248.

6. PANIZZA PS,VIANA PC,HORVAT N,et al. Inflammatory bowel disease:current role of imaging in diagnosis and detection of complications:gastrointestinal imaging[J].RadioGraphics,2017,37:701-702.

7. 江浩,张蓓,张华,等.急性肠系膜血管梗塞的 CT 表现[J].中华放射学杂志,2005(08):852-855.

8. 李征宇,陈海曦,张贵祥.急性肠缺血的 CT 征象分析[J].中国医学计算机成像杂志,2005(04):251-254.

9. 阮志兵,楚兰,焦俊,等.肠粘连束带腹内疝的 CT 诊断[J].中华疝和腹壁外科杂志(电子版),2018,12(01):51-55.

10. FISHER JK.Computed tomographic diagnosis of volvulus in intestinal malrotation[J].Diagnostic Radiol,1981,140(1):145-146.

11. EPELMAN M.The whirlpool sign[J].Radiology,2006,240:910-911.

12. SUÁREZ VEGA VM,MARTÍ DE GRACIA M,VERÓN SÁNCHEZ A,et al. Trapped on the "whirl":diagnostic sign on emergency CT[J].Emerg Radiol,010,17(2):139-147.

13. BONNEY R,REVELS JW,WANG SS,et al. A comprehensive radiologic review of abdominal and pelvic torsions[J].Abdom Radiol(NY),2021,46(6):2942-2960.

14. 闫喆,白人驹,李亚军,等.几种常见腹膜弥漫性病变的 MSCT 诊断及鉴别诊断[J].临床放射学杂志,2010,29(02):207-210.

15. 曹开明,郝楠馨,王葳,等.原发性腹膜癌的 CT、MRI 表现[J].临床放射学杂志,2010,29(12):1629-1632.

16. 赵金坤,白人驹.腹部脂肪坏死的临床和 CT 表现[J].国际医学放射学杂志,2013,36(06):538-540.

17. 王勇,狄镇海,胡东劲,等.原发性肠脂垂炎的 CT 表现及鉴别诊断[J].放射学实践,2013,28(02):181-183.

18. 杜菁,葛东庆.肠壁脂肪晕征分析[J].沈阳医学院学报,2006(01):32-33.

19. 李文华,徐文坚,耿海.消化系统影像学诊断手册[M].北京:人民卫生出版社,2012:515-516.

20. FITZPATRICK LA,RIVERS-BOWERMAN MD,THIPPHAVONG S,et al. Pearls,pitfalls,and conditions that mimic mesenteric ischemia at CT[J].RadioGraphics,2020,40(2):545-561.

21. ITANI M, KAUR N, ROYCHOWDHURY A, et al. Gastrointestinal manifestations of immunodeficiency: imaging spectrum [J]. RadioGraphics, 2022, 42(3): 759-777.

22. THOMAS SP, JAFFE TA. CT Versus MR enterography: point-CT enterography remains essential to imaging patients with inflammatory bowel disease in the acute setting [J]. AJR Am J Roentgenol, 2023, 220(6): 787-788.

23. MCGETTIGAN MJ, MENIAS CO, GAO ZJ, et al. Imaging of drug-induced complications in the gastrointestinal system [J]. RadioGraphics, 2016, 36(1): 71-87.

24. 郭亚慧, 牛巍巍, 张晓岚. 炎症性肠病诊断与治疗的共识意见 (2018 年, 北京): 克罗恩病部分解读 [J]. 临床荟萃, 2018, 33(12): 1077-1079, 1082.

25. WONG MYW, ANSARI S, SHIN JS, et al. Diarrhea in an immunosuppressed patient-the accordion sign [J]. Int J Infect Dis, 2019, 83: 46-48.

26. XIAO J, LI QD. Multi-slice spiral CT evaluation of chronic radiation colitis and rectitis [J]. Exp Ther Med, 2020, 20(4): 3033-3040.

27. FRAZÃO J. Abdominal cocoon syndrome: a rare cause of intestinal obstruction [J]. Cureus, 2022, 14(3): e22929.

28. SINGHAL M. Encapsulating peritoneal sclerosis: the abdominal cocoon [J]. RadioGraphics, 2019, 39(1): 62-77.

29. DANFORD CJ. Encapsulating peritoneal sclerosis [J]. World J Gastroenterol, 2018, 24(28): 3101-3111.

30. CHAUDHARY P, NABI I, ARORA MP. Periappendicitis: our 13 year experience [J]. Int J Surg, 2014, 12(9): 1010-1013.

31. HUERTA S. Diagnosis and management of acute appendicitis [J]. JAMA, 2022, 327(12): 1183-1184.

32. QUADRI R, VASAN V, HESTER C, et al. Comprehensive review of typical and atypical pathology of the appendix on CT: cases with clinical implications [J]. Clin Imaging, 2019, 53: 65-77.

33. 王勇, 狄镇海, 胡东劲, 等. 原发性肠脂垂炎的 CT 表现及鉴别诊断 [J]. 放射学实践, 2013, 28(02): 181-183.

34. NAKAGAWA H, MIYATA Y. Abdominal pain caused by epiploic appendagitis [J]. CMAJ, 2022, 194(27): E942.

35. 王锋, 赵红金, 刘林祥, 等. 肠系膜脂膜炎的 CT 影像学表现及鉴别 [J]. 临床放射学杂志, 2011, 30(07): 1010-1014.

36. YUSAKU K. Sclerosing Mesenteritis: "Fat Ring Sign" [J]. Chonnam Med J, 2022, 58(3): 135.

37. EZE VN, HALLIGAN S. Meseneric panniculitis: a clinical conundrum [J]. Br J Radiol, 2023, 96(1142): 20211369.

38. GIUSEPPE B, ALBERTO BM, GIANPAOLO C. Clinical and radiological features of mesenteric panniculitis: a critical overview [J]. Acta Biomed, 2019, 90(4): 411-422.

39. ABDELWAHED RMH, REZK SA. Mesenteric panniculitis: an update [J]. Expert Rev Gastroenterol Hepatol, 2015, 9(1): 67-78.

40. FIDLER J. MR imaging of the small bowel [J]. Radiol Clin North Am, 2007; 45(2): 317-331.

41. FITZPATRICK LA, RIVERS-BOWERMAN MD, Thipphavong S, et al. Pearls, Pitfalls, and Conditions that Mimic Mesenteric Ischemia at CT [J]. RadioGraphics, 2020, 40(2): 545-461.

42. CHILDERS BC, CATER SW, HORTON KM, et al. CT Evaluation of Acute Enteritis and Colitis: Is It Infectious, Inflammatory, or Ischemic?: Resident and Fellow Education Feature [J]. RadioGraphics. 2015; 35(7): 1940-1941.

中英文名词对照索引

登录中华临床影像征象库步骤

▌公众号登录 >>

扫描二维码
关注"临床影像及病理库"公众号

点击"影像库"菜单
进入中华临床影像库首页

▌网站登录 >>

输入网址 medbooks.ipmph.com/yx
进入中华临床影像库首页

进入中华临床影像库首页

注册或登录

PC 端点击首页"兑换"按钮
移动端在首页菜单中选择"兑换"按钮

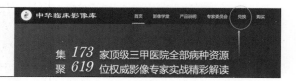

输入兑换码,点击"激活"按钮
开通中华临床影像征象库的使用权限

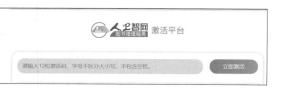

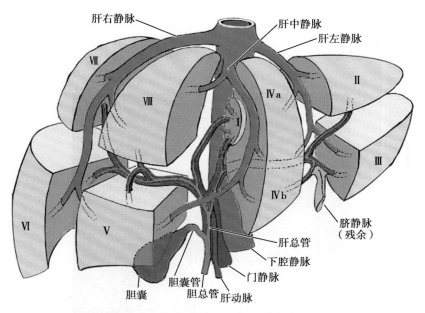

彩图 1-1-1 肝脏 Couinaud 分段法解剖示意图

Ⅰ段:尾状叶;Ⅱ段:左外叶上段;Ⅲ段:左外叶下段;Ⅳ段:左叶内侧段;Ⅴ段:右前叶下段;Ⅵ段:右后叶下段;Ⅶ段:右后叶上段;Ⅷ段:右前叶上段。

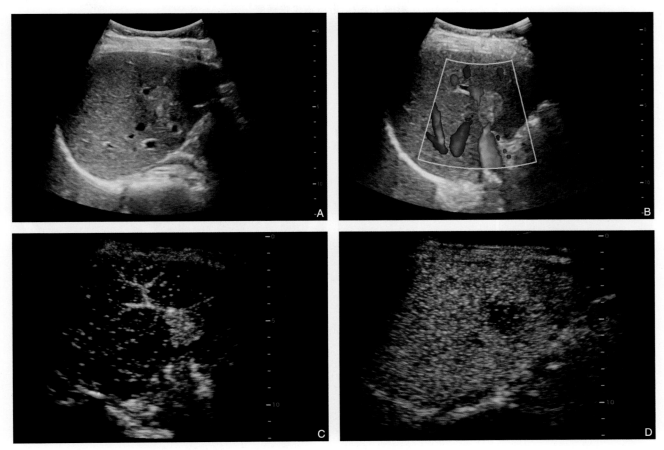

彩图 1-1-6 超声成像

A~D 为腹部超声图像。A. 超声,显示右肝前叶下段高回声结节;B. 为 CDFI,该异常回声未见明显血流信号;C. 超声造影动脉期(注射对比剂后 10 秒),可见病灶明显强化;D. 延迟期(注射对比剂后 6 分 32 秒后可见对比剂廓清)。

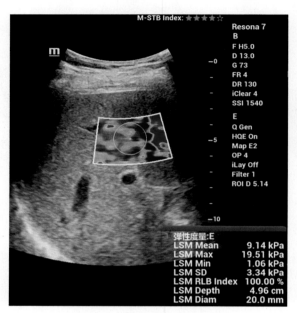

彩图 1-1-7 肝脏占位性病变
使用声辐射力脉冲弹性成像测得的肝脏硬度。

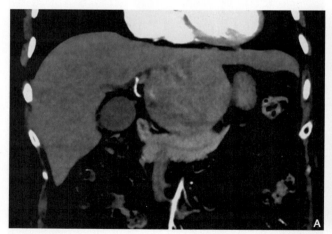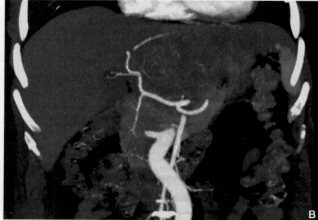

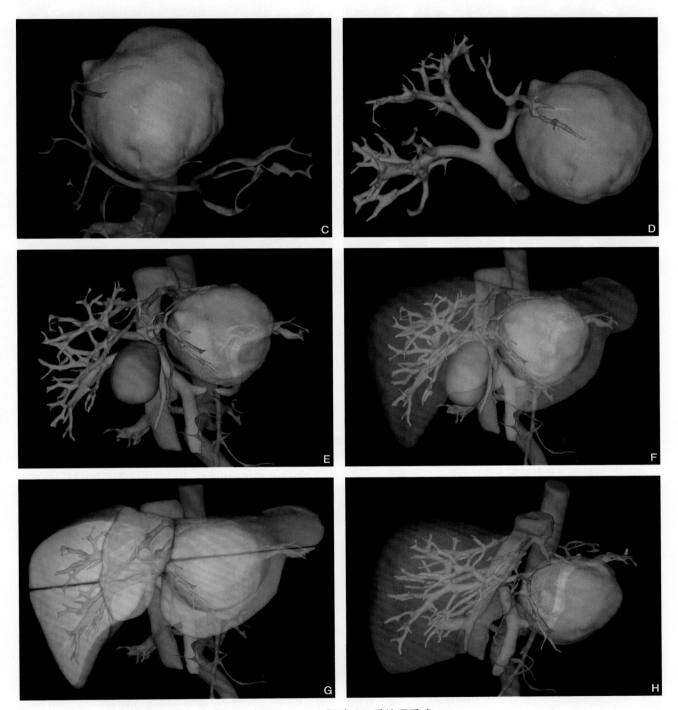

彩图 1-1-11　肝脏 CT 后处理重建

A. 动脉期图像的冠状位重建，清晰显示肝脏左叶占位性病灶大部分向肝外生长；B. 最大密度投影，显示肝左叶病灶和肝左动脉的关系；C. 肝动脉三维重建，伪彩图上更加明确地显示病灶的供血动脉；D. 门静脉三维重建，伪彩图上显示门静脉走行及与肝内病灶的关系；E. 三维融合重建，显示肝动脉、门静脉、肝静脉与肝脏肿瘤之间的关系，可更直观地评估病灶与邻近血管及胆道的关系；F. 三维融合重建，增加了肝脏的背景，可直观显示肝内病灶的部位以及与肝内血管的关系；G. 基于 CT 图像的三维重建可清晰显示 Couinaud 分段，并可测定各肝段的体积，为术前规划提供全面直观的信息；H. 基于三维重建图像，可进行虚拟半肝切除手术，并精准测量残余右半肝的体积，以评估患者的肝功能储备。

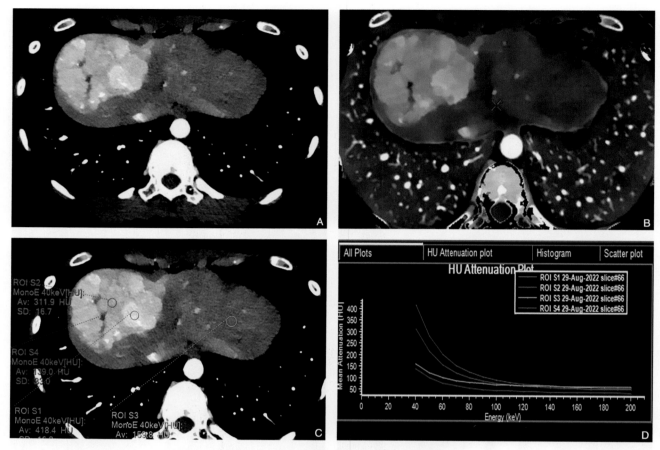

彩图 1-1-13　肝脏能量 CT 多参数分析

A. 动脉期 40keV 虚拟单能量图像,肝脏膈顶处肝细胞癌病灶的强化显示更加明显,病灶的边界显示更加清晰;B. 动脉期碘密度图像,肝脏膈顶处肝细胞癌病灶的碘浓度明显高于邻近的肝实质;C. 在动脉期 40keV 虚拟单能量图像上分别勾画肝实质(ROI S3)、肿瘤病灶不同强化程度区域的感兴趣区(ROI S1、ROI S2 及 ROI S4);D. 为上述感兴趣区组织的能谱曲线,提示在低能量段的虚拟单能量图像上,能够更好地区分病灶内的不同性质组织的成分。

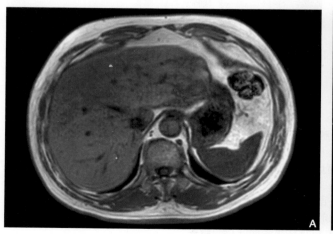

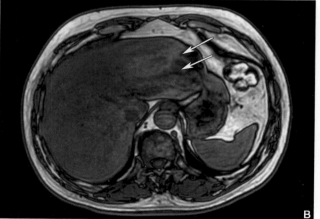

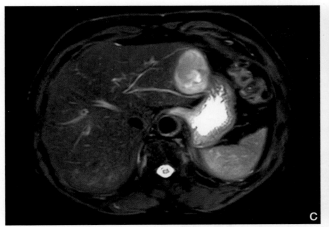
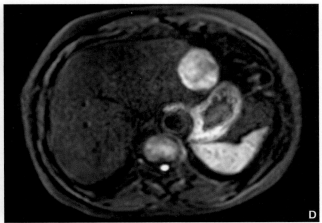
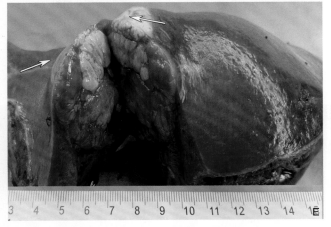

彩图 1-1-14　HCC 患者的肝脏 MR 检查

A. 为 T₁WI 同相位,可见肝脏 S₂ 段类圆形异常信号影,呈等高不均匀混杂信号;B. 为 T₁WI 反相位,肝脏背景信号减低(提示存在脂肪肝),S₂ 段病灶内局部信号明显减低,提示病灶内有脂肪变性(箭头);C. 为 T₂WI+脂肪抑制,S₂ 段病灶呈椭圆形、不均匀高信号改变;D. 为 DWI,S₂ 段病灶呈不均匀高信号;E. 为 S₂ 段病灶手术切除后的大体标本,病灶内见黄色含脂肪的区域(箭头)。

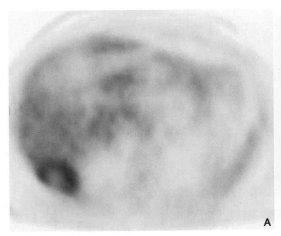
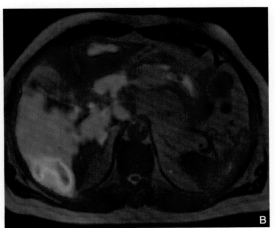

彩图 1-1-18　肝脏 ¹⁸F-FDG PET/MRI 显像

A. 为肝脏 ¹⁸F-FDG PET 图像;B. 为 ¹⁸F-FDG PET 与 T₂WI 融合的图像,可见肝右后叶环状摄取增高区。

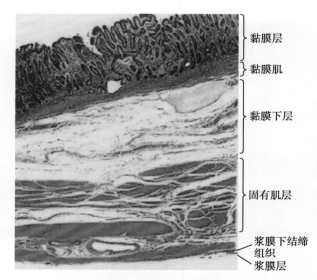

彩图 1-5-1 胃肠道的横断面病理分层结构图

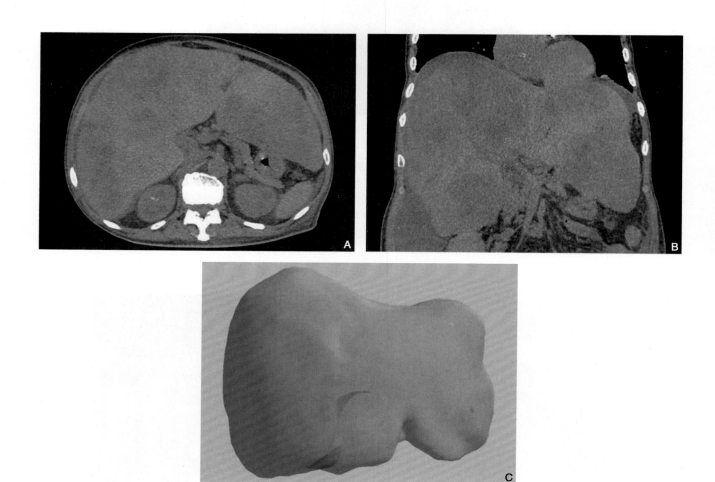

彩图 3-1-1 结肠癌肝脏多发转移致肝脏肿大

A. 为 CT 平扫横断位,显示肝脏肿大版密度不均匀,肝内多发低密度灶,边界不清。肝脏最大长径 271.34mm 及前后径 204.59mm;B. 为 CT 冠状位,显示肝脏肿大,上下径 210.84mm;C. 为三维后处理重建,测得肝脏体积约 4 886.52cm³,明显高于正常值范围。

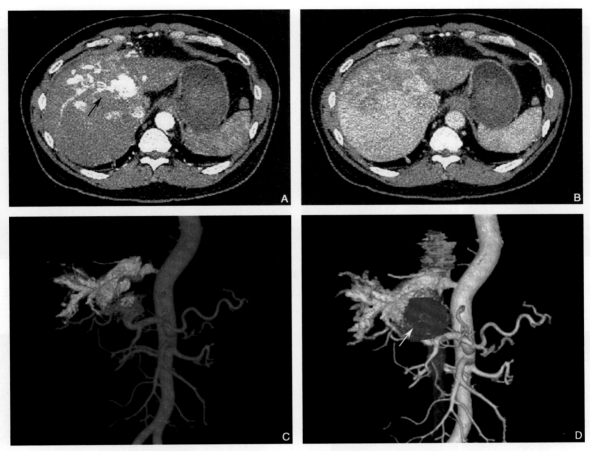

彩图 3-5-7　肝脏巨块型肝癌并肿瘤内动静脉瘘 CT 检查
A. 肝脏 CT 增强动脉期,可见肝中静脉增粗,并提前显示(黑箭头),强化密度与同层面肝动脉及腹主动脉相似;
B. 肝脏 CT 增强门脉期,早期显影的肝静脉呈等密度,肿瘤密度降低;C. 肝脏 CT 增强动脉期 VR 重建,示肝静脉与肝动脉间交通;D. 肝脏 CT 增强动脉期肿块与动静脉融合 VR 重建图像(白箭头)。

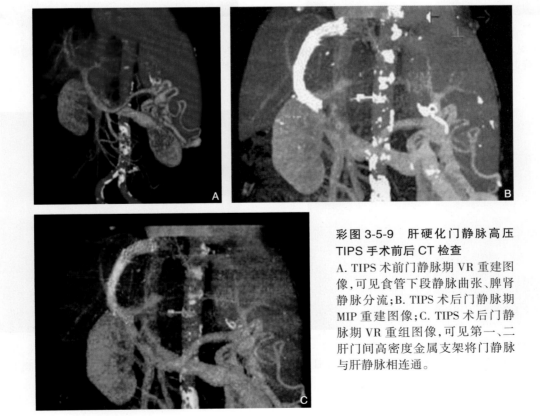

彩图 3-5-9　肝硬化门静脉高压 TIPS 手术前后 CT 检查
A. TIPS 术前门静脉期 VR 重建图像,可见食管下段静脉曲张、脾肾静脉分流;B. TIPS 术后门静脉期 MIP 重建图像;C. TIPS 术后门静脉期 VR 重组图像,可见第一、二肝门间高密度金属支架将门静脉与肝静脉相连通。

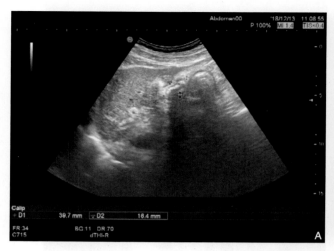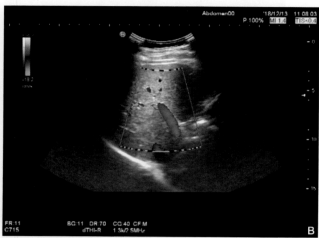

彩图 4-2-5 胆囊萎缩超声表现

患者男,43 岁。A、B. 胆囊窝处未见正常胆囊腔显示,可见多个强回声光团填充胆囊腔,呈"壁 - 结石 - 声影"三联征。

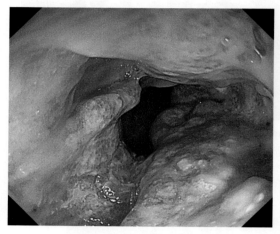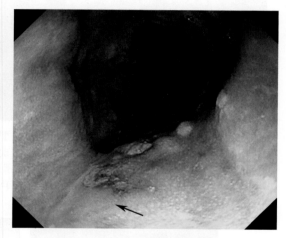

彩图 7-3-4 食管鳞状细胞癌

患者,男,61 岁,吞咽不利 3 个月余,内镜显示食管胸中段黏膜不规则状隆起、糜烂、溃疡、被覆脓苔。

彩图 7-3-9 食管鳞状细胞癌

与图 7-3-6 为同一患者,黑箭头示局部黏膜增厚、变平伴充血、糜烂。

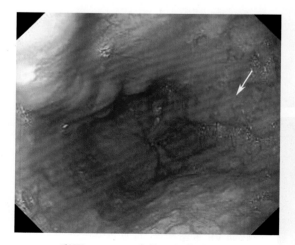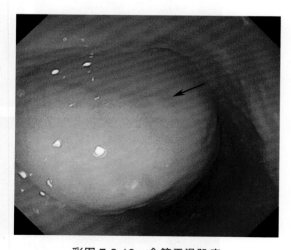

彩图 7-3-13 食管下段静脉曲张

患者男,57 岁,肝硬化病史 10 年余;黑箭头显示增粗迂曲的食管下段静脉。

彩图 7-3-18 食管平滑肌瘤

与图 7-3-15 为同一患者,黑箭头显示食管黏膜下明显隆起,黏膜面光整。